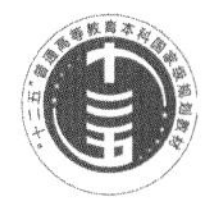

"十二五"普通高等教育本科国家级规划教材

国家卫生健康委员会"十四五"规划教材

全　国　高　等　学　校　教　材

供八年制及"5+3"一体化临床医学等专业用

系统解剖学

Systematic Anatomy

第4版

主　　编　崔慧先　孙晋浩

副 主 编　黄文华　吕　捷　张晓明　张　平

数字主编　崔慧先　孙晋浩

数字副主编　黄文华　吕　捷　张晓明　张　平

人民卫生出版社

·北　京·

图书在版编目（CIP）数据

系统解剖学 / 崔慧先，孙晋浩主编 . —4 版 . —北京：人民卫生出版社，2024.4

全国高等学校八年制及“5+3”一体化临床医学专业第四轮规划教材

ISBN 978-7-117-35703-6

Ⅰ. ①系⋯ Ⅱ. ①崔⋯ ②孙⋯ Ⅲ. ①系统解剖学－高等学校－教材 Ⅳ. ①R322

中国国家版本馆 CIP 数据核字（2023）第 239142 号

系统解剖学
Xitong Jiepouxue
第 4 版

主　　编：崔慧先　孙晋浩
出版发行：人民卫生出版社（中继线 010-59780011）
地　　址：北京市朝阳区潘家园南里 19 号
邮　　编：100021
E - mail：pmph @ pmph.com
购书热线：010-59787592　010-59787584　010-65264830
印　　刷：鸿博睿特（天津）印刷科技有限公司
经　　销：新华书店
开　　本：850 × 1168　1/16　　印张：32
字　　数：947 千字
版　　次：2005 年 8 月第 1 版　　2024 年 4 月第 4 版
印　　次：2024 年 7 月第 1 次印刷
标准书号：ISBN 978-7-117-35703-6
定　　价：139.00 元
打击盗版举报电话：010-59787491　E-mail：WQ @ pmph.com
质量问题联系电话：010-59787234　E-mail：zhiliang @ pmph.com
数字融合服务电话：4001118166　E-mail：zengzhi @ pmph.com

编　　者

（以姓氏笔画为序）

马　隽（河北医科大学）
马　超（北京协和医学院）
吕　捷（中国医科大学）
刘　芳（海军军医大学）
刘宝全（哈尔滨医科大学）
孙晋浩（山东大学齐鲁医学院）
严小新（中南大学基础医学院）
李　华（四川大学华西基础医学与法医学院）
李　岩（上海交通大学医学院）
李云庆（空军军医大学）
汪华侨（中山大学中山医学院）
张　平（天津医科大学）
张红旗（复旦大学上海医学院）
张晓明（浙江大学医学院）
陆　利（山西医科大学）
赵小贞（福建医科大学）
钱亦华（西安交通大学医学部）
高　艳（首都医科大学）
黄文华（南方医科大学）
崔慧先（河北医科大学）
臧卫东（郑州大学医学院）
廖燕宏（华中科技大学同济医学院）

学术秘书

李　莎（河北医科大学）

数字编委

（数字编委详见二维码）

数字编委名单

融合教材阅读使用说明

融合教材即通过二维码等现代化信息技术，将纸书内容与数字资源融为一体的新形态教材。本套教材以融合教材形式出版，每本教材均配有特色的数字内容，读者在阅读纸书的同时，通过扫描书中的二维码，即可免费获取线上数字资源和相应的平台服务。

本教材包含以下数字资源类型

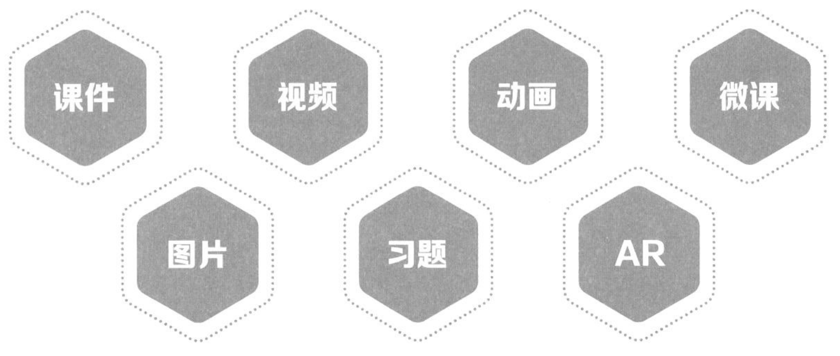

本教材特色资源展示

获取数字资源步骤

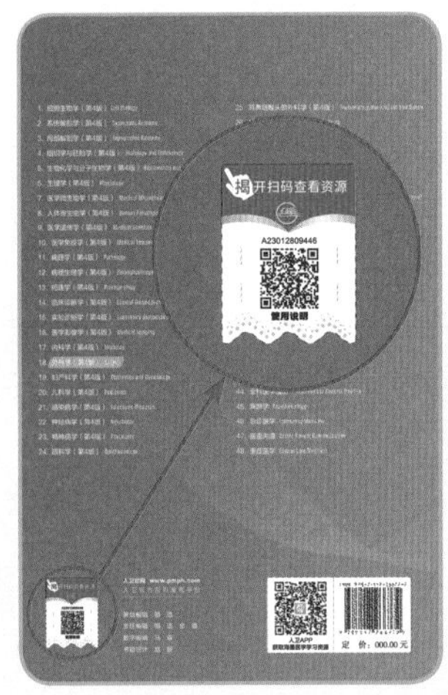

①扫描封底红标二维码，获取图书“使用说明”。

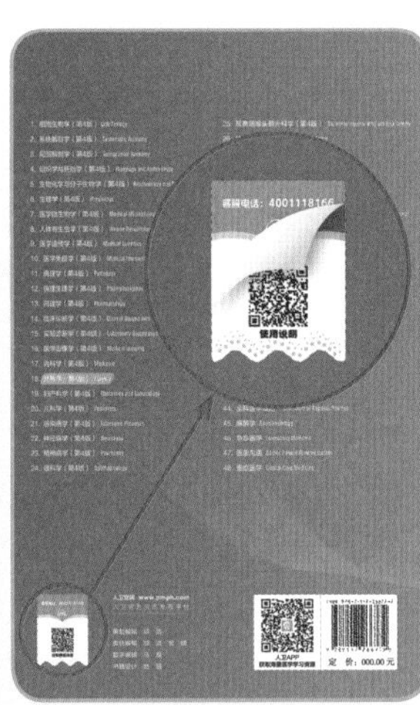

②揭开红标，扫描绿标激活码，注册 / 登录人卫账号获取数字资源。

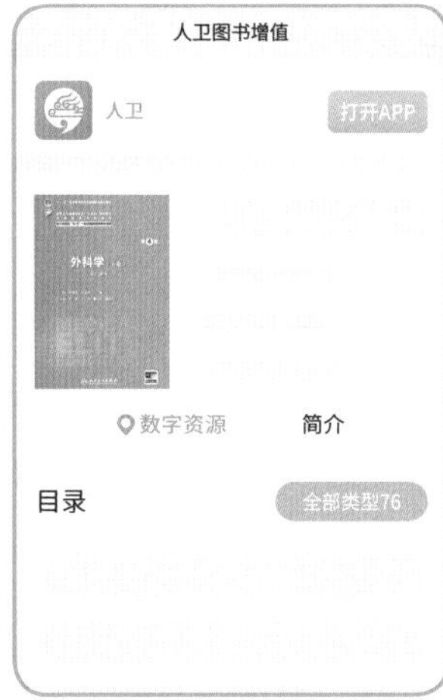

③扫描书内二维码或封底绿标激活码随时查看数字资源。

④登录 zengzhi.ipmph.com 或下载应用体验更多功能和服务。

APP 及平台使用客服热线　400-111-8166

读者信息反馈方式

欢迎登录“人卫 e 教”平台官网“medu.pmph.com”，在首页注册登录（也可使用已有人卫平台账号直接登录），即可通过输入书名、书号或主编姓名等关键字，查询我社已出版教材，并可对该教材进行读者反馈、图书纠错、撰写书评以及分享资源等。

全国高等学校八年制及“5+3”一体化临床医学专业第四轮规划教材　修订说明

为贯彻落实党的二十大精神，培养服务健康中国战略的复合型、创新型卓越拔尖医学人才，人卫社在传承20余年长学制临床医学专业规划教材基础上，启动新一轮规划教材的再版修订。

21世纪伊始，人卫社在教育部、卫生部的领导和支持下，在吴阶平、裘法祖、吴孟超、陈灏珠、刘德培等院士和知名专家亲切关怀下，在全国高等医药教材建设研究会统筹规划与指导下，组织编写了全国首套适用于临床医学专业七年制的规划教材，探索长学制规划教材编写“新”“深”“精”的创新模式。

2004年，为深入贯彻《教育部 国务院学位委员会关于增加八年制医学教育（医学博士学位）试办学校的通知》（教高函〔2004〕9号）文件精神，人卫社率先启动编写八年制教材，并借鉴七年制教材编写经验，力争达到“更新”“更深”“更精”。第一轮教材共计32种，2005年出版；第二轮教材增加到37种，2010年出版；第三轮教材更新调整为38种，2015年出版。第三轮教材有28种被评为“十二五”普通高等教育本科国家级规划教材，《眼科学》（第3版）荣获首届全国教材建设奖全国优秀教材二等奖。

2020年9月，国务院办公厅印发《关于加快医学教育创新发展的指导意见》（国办发〔2020〕34号），提出要继续深化医教协同，进一步推进新医科建设、推动新时代医学教育创新发展，人卫社启动了第四轮长学制规划教材的修订。为了适应新时代，仍以八年制临床医学专业学生为主体，同时兼顾“5+3”一体化教学改革与发展的需要。

第四轮长学制规划教材秉承“精品育精英”的编写目标，主要特点如下：

1. 教材建设工作始终坚持以习近平新时代中国特色社会主义思想为指导，落实立德树人根本任务，并将《习近平新时代中国特色社会主义思想进课程教材指南》落实到教材中，统筹设计，系统安排，促进课程教材思政，体现党和国家意志，进一步提升课程教材铸魂育人价值。

2. 在国家卫生健康委员会、教育部的领导和支持下，由全国高等医药教材建设研究学组规划，全国高等学校八年制及“5+3”一体化临床医学专业第四届教材评审委员会审定，院士专家把关，全国医学院校知名教授编写，人民卫生出版社高质量出版。

3. 根据教育部临床长学制培养目标、国家卫生健康委员会行业要求、社会用人需求，在全国进行科学调研的基础上，借鉴国内外医学人才培养模式和教材建设经验，充分研究论证本专业人才素质要求、学科体系构成、课程体系设计和教材体系规划后，科学进行的，坚持“精品战略，质量第一”，在注重“三基”“五性”的基础上，强调“三高”“三严”，为八年制培养目标，即培养高素质、高水平、富有临床实践和科学创新能力的医学博士服务。

4. 教材编写修订工作从九个方面对内容作了更新:国家对高等教育提出的新要求;科技发展的趋势;医学发展趋势和健康的需求;医学精英教育的需求;思维模式的转变;以人为本的精神;继承发展的要求;统筹兼顾的要求;标准规范的要求。

5. 教材编写修订工作适应教学改革需要,完善学科体系建设,本轮新增《法医学》《口腔医学》《中医学》《康复医学》《卫生法》《全科医学概论》《麻醉学》《急诊医学》《医患沟通》《重症医学》。

6. 教材编写修订工作继续加强"立体化""数字化"建设。编写各学科配套教材"学习指导及习题集""实验指导/实习指导"。通过二维码实现纸数融合,提供有教学课件、习题、课程思政、中英文微课,以及视频案例精析(临床案例、手术案例、科研案例)、操作视频/动画、AR模型、高清彩图、扩展阅读等资源。

全国高等学校八年制及"5+3"一体化临床医学专业第四轮规划教材,均为国家卫生健康委员会"十四五"规划教材,以全国高等学校临床医学专业八年制及"5+3"一体化师生为主要目标读者,并可作为研究生、住院医师等相关人员的参考用书。

全套教材共48种,将于2023年12月陆续出版发行,数字内容也将同步上线。希望得到读者批评反馈。

全国高等学校八年制及“5+3”一体化临床医学专业第四轮规划教材　序言

“青出于蓝而胜于蓝”，新一轮青绿色的八年制临床医学教材出版了。手捧佳作，爱不释手，欣喜之余，感慨千百位科学家兼教育家大量心血和智慧倾注于此，万千名医学生将汲取丰富营养而茁壮成长，亿万个家庭解除病痛而健康受益，这不仅是知识的传授，更是精神的传承、使命的延续。

经过二十余年使用，三次修订改版，八年制临床医学教材得到了师生们的普遍认可，在广大读者中有口皆碑。这套教材将医学科学向纵深发展且多学科交叉渗透融于一体，同时切合了“环境 - 社会 - 心理 - 工程 - 生物”新的医学模式，秉持“更新、更深、更精”的编写追求，开展立体化建设、数字化建设以及体现中国特色的思政建设，服务于新时代我国复合型高层次医学人才的培养。

在本轮修订期间，我们党团结带领全国各族人民，进行了一场惊心动魄的抗疫大战，创造了人类同疾病斗争史上又一个英勇壮举！让我不由得想起毛主席《送瘟神二首》序言：“读六月三十日人民日报，余江县消灭了血吸虫，浮想联翩，夜不能寐，微风拂煦，旭日临窗，遥望南天，欣然命笔。”人民利益高于一切，把人民群众生命安全和身体健康挂在心头。我们要把伟大抗疫精神、祖国优秀文化传统融会于我们的教材里。

第四轮修订，我们编写队伍努力做到以下九个方面：

1. 符合国家对高等教育的新要求。全面贯彻党的教育方针，落实立德树人根本任务，培养德智体美劳全面发展的社会主义建设者和接班人。加强教材建设，推进思想政治教育一体化建设。

2. 符合医学发展趋势和健康需求。依照《“健康中国 2030”规划纲要》，把健康中国建设落实到医学教育中，促进深入开展健康中国行动和爱国卫生运动，倡导文明健康生活方式。

3. 符合思维模式转变。二十一世纪是宏观文明与微观文明并进的世纪，而且是生命科学的世纪。系统生物学为生命科学的发展提供原始驱动力，学科交叉渗透综合为发展趋势。

4. 符合医药科技发展趋势。生物医学呈现系统整合 / 转型态势，酝酿新突破。基础与临床结合，转化医学成为热点。环境与健康关系的研究不断深入。中医药学守正创新成为国际社会共同的关注。

5. 符合医学精英教育的需求。恪守“精英出精品，精品育精英”的编写理念，保证“三高”“三基”“五性”的修订原则。强调人文和自然科学素养、科研素养、临床医学实践能力、自我发展能力和发展潜力以及正确的职业价值观。

6. 符合与时俱进的需求。新增十门学科教材。编写团队保持权威性、代表性和广泛性。编写内容上落实国家政策、紧随学科发展，拥抱科技进步、发挥融合优势，体现我国临床长学制办学经验和成果。

7. 符合以人为本的精神。以八年制临床医学学生为中心，努力做到优化文字：逻辑清晰，详略有方，重点突出，文字正确；优化图片：图文吻合，直观生动；优化表格：知识归纳，易懂易记；优化数字内容：网络拓展，多媒体表现。

8. 符合统筹兼顾的需求。注意不同专业、不同层次教材的区别与联系，加强学科间交叉内容协调。加强人文科学和社会科学教育内容。处理好主干教材与配套教材、数字资源的关系。

9. 符合标准规范的要求。教材编写符合《普通高等学校教材管理办法》等相关文件要求，教材内容符合国家标准，尽最大限度减少知识性错误，减少语法、标点符号等错误。

最后，衷心感谢全国一大批优秀的教学、科研和临床一线的教授们，你们继承和发扬了老一辈医学教育家优秀传统，以严谨治学的科学态度和无私奉献的敬业精神，积极参与第四轮教材的修订和建设工作。希望全国广大医药院校师生在使用过程中能够多提宝贵意见，反馈使用信息，以便这套教材能够与时俱进，历久弥新。

愿读者由此书山拾级，会当智海扬帆！

是为序。

中国工程院院士
中国医学科学院原院长　劉德培
北京协和医学院原院长

二〇二三年三月

主编简介

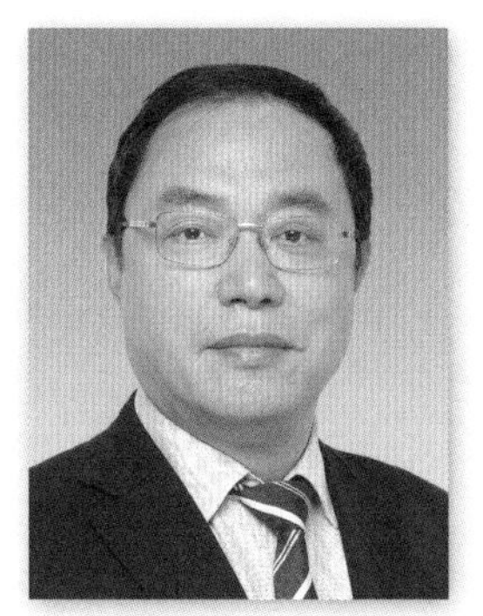

崔慧先

医学博士，教授，博士研究生导师。享受国务院政府特殊津贴专家。现担任中国解剖学会副理事长、教育部高等学校基础医学类教学指导委员会副主任委员、教育部临床医学专业认证工作委员会副主任委员；河北省神经科学学会理事长、河北省干细胞学会理事长、河北省解剖学会名誉理事长；河北省神经退行性疾病机制研究重点实验室主任、河北省干细胞医学转化工程研究中心主任、河北医科大学国际合作研究干细胞实验室主任。

从事人体解剖学教学和研究工作逾 40 年，目前担任教育部人体解剖学课程虚拟教研室负责人、国家级一流本科专业基础医学专业负责人、国家级一流本科课程系统解剖学课程负责人、国家级精品视频公开课系统解剖学课程负责人。主编国家级规划教材 6 部，获首届全国教材建设奖全国优秀教材二等奖 1 项。从事神经退行性疾病的基础研究和干细胞研究，主持国家自然科学基金以及河北省自然科学基金重点项目等 20 余项，发表学术论文 180 余篇；获河北省科学技术进步奖和教学成果奖共计 11 项；培养博士和硕士研究生 130 余名；获河北省省管优秀专家、河北省有突出贡献中青年专家、河北省教学名师等荣誉称号。

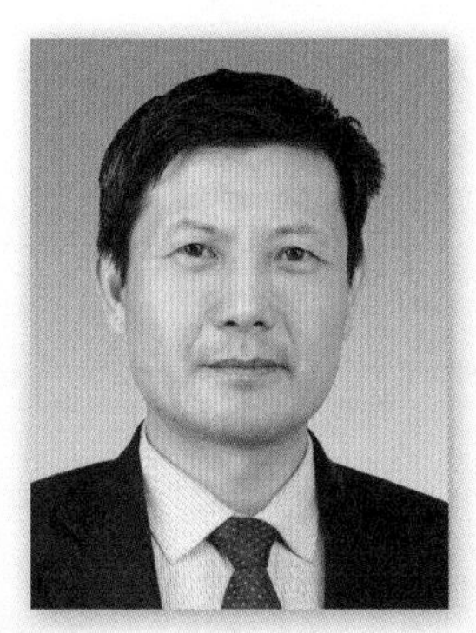

孙晋浩

教授，博士生导师。现任山东大学基础医学院人体解剖与神经生物学系主任。兼任中国解剖学会理事，中国解剖学会运动解剖学分会常委，中国解剖学会再生医学分会委员，中国毒理学会药物依赖性毒理学专业委员会委员，山东解剖学会常务理事，山东中西医结合学会实验医学专业委员会副主任委员等。

从事教学科研工作 26 年，主讲本科生、研究生、留学生人体解剖学课程。作为副主编参编国家级规划教材 4 部，主编国家医学教育题库《系统解剖学》，并参编《中华医学百科全书·系统解剖学》等著作 20 余部。为"系统解剖学"国家精品在线开放课程、精品课程、国家一流本科课程主要建设人员。

主要从事神经发育与神经退行性疾病的研究，于 2006 年及 2013 年赴美国耶鲁大学研修学习。主持国家自然科学基金 6 项，主持省部级科研课题 10 余项。发表研究论文近百篇，其中 SCI 论文 50 余篇。获山东省高等学校优秀科研成果奖，山东省省级教学成果奖；作为副主编编写的《系统解剖学》获首届全国教材建设奖全国优秀教材二等奖。

副主编简介

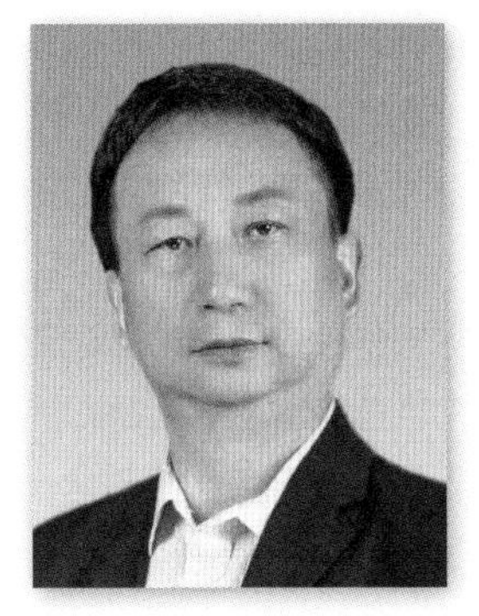

黄文华

教授，博士生导师，现任南方医科大学人体解剖与组织胚胎国家重点学科学术带头人。教育部高等学校基础医学类教学指导委员会委员，国家重点研发计划首席科学家。首届“中国青年解剖科学家奖”获得者，作为主编编写的《人体解剖学》获首届全国教材建设奖全国优秀教材一等奖，获国家级教学成果奖一等奖、二等奖各 1 项，获广东省教育教学成果奖 4 项。承担教学课题 12 项，发表教学论文 16 篇，作为主编/副主编参编教材、专著 32 部。主编作品获广东省科普作品创作大赛一等奖。近年来的一系列科研成果获国家科技进步奖二等奖、广东省科技进步奖一等奖等科研奖励 9 项。主持国家/省部级课题 20 余项，发表学术论文 466 篇，其中 SCI 收录 200 余篇，申请专利 139 项（授权 75 项、转化 5 项）。

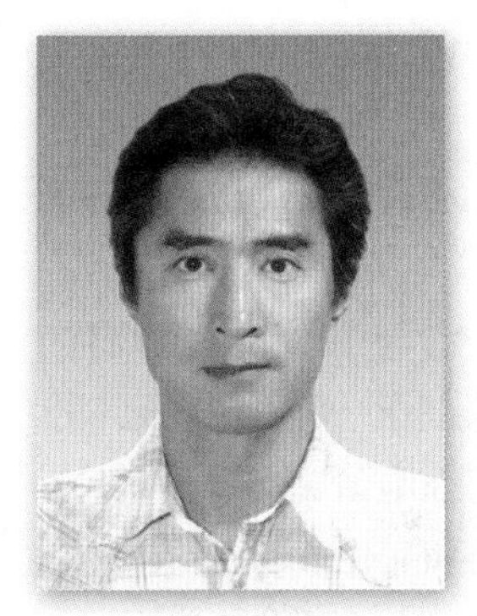

吕　捷

教授，博士生导师，现任中国医科大学人体解剖学教研室主任。兼任中国解剖学会人脑库研究分会及再生医学分会委员，辽宁省解剖学会秘书长，辽宁省神经科学学会常务理事。

主要从事神经发育疾病的研究，于 2005—2015 年在美国哈佛医学院贝斯以色列女执事医疗中心神经科任博士后、讲师，2017 年回国后从事人体解剖学教学科研工作，承担国家自然科学基金 2 项。在国际学术期刊发表论文 50 余篇；作为主编、副主编参与编写“系统解剖学”规划教材和题库等 3 种。主持国家精品课程“人体解剖学”、辽宁省精品课程“Human Anatomy”等。创建中国医科大学人脑组织库。“基于虚拟现实的动态心脏解剖教学新系统研发”获中国医药教育协会科学技术奖教育创新一等奖。

副主编简介

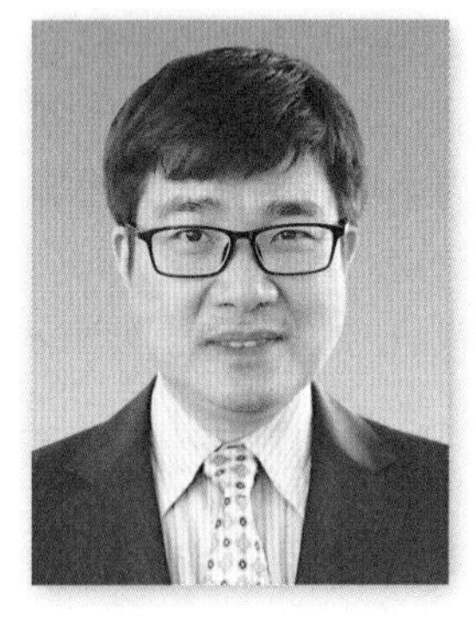

张晓明

教授，博士生导师，现任浙江大学人体解剖与组织胚胎学系主任。国家级课程思政教学名师，“系统解剖学”国家级一流课程负责人。兼任中国解剖学会常务理事，浙江省解剖学会理事长，浙江省高等学校基础医学与预防医学类专业教学指导委员会秘书长。

从事解剖学的教学和科研工作28年。担任教育部首期来华留学生全英文教学师资培训班负责人，国家自然科学基金、多个省市自然科学基金评委及会评专家，多个SCI期刊审稿专家。近年来主持国家自然科学基金、中央高校专项基金、浙江省自然科学基金等项目10余项。荣获浙江省课程思政优秀教学案例特等奖，浙江省高校首批“互联网+教学”优秀案例一等奖，浙江大学优质教学奖一等奖和最受欢迎基础课教师等荣誉多项。

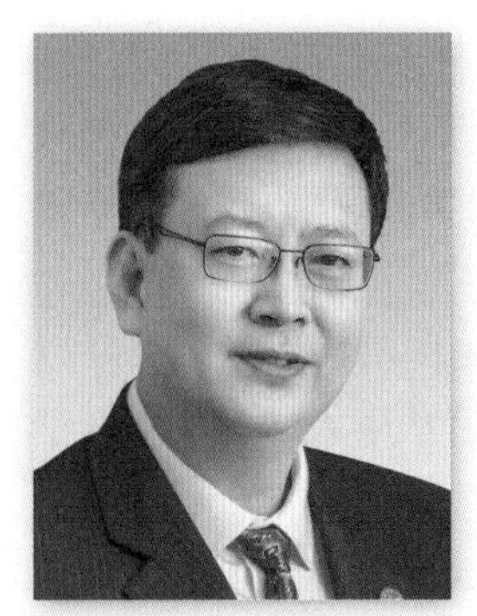

张 平

教授，博士生导师，现任天津医科大学人体解剖与组织胚胎学系主任。毕业于北京大学医学部，曾任北京协和医学院副教授、研究生导师，2001—2014年在美国印第安纳大学任博士后和研究教授。兼任国际华人骨研学会干细胞和再生医学副主席，天津市解剖学学会副理事长，*Journal of Orthopaedic Translation*、《解剖学报》编委。

从事解剖学教学和科研工作35年，作为副主编、编委参与10部规划教材的编写。担任国家级来华留学英语授课品牌课程“人体解剖学”负责人，天津市“系统解剖学”一流本科建设课程负责人。研究方向为干细胞研究与器官修复，承担国家自然科学基金等20余项课题，获国家发明专利和实用新型授权8项。发表研究论文160余篇，参加90余次国际学术会议并受邀做大会报告30余次。

前　言

伴随着我国高等医学教育改革的不断深入，医学人才培养体系基本形成，其中，八年制及“5+3”一体化临床医学专业作为国际化、创新型医学人才培养的主渠道，其培养质量越来越受到重视。教材作为知识传授的重要载体，在人才培养中发挥着重要作用。在此背景下，人民卫生出版社于2005年组织专家编写出版了适应长学制教学需要的《系统解剖学》教材，经过前三版编委的共同努力，本教材得到不断完善。

根据2021年5月在武汉市召开的全国高等学校八年制及“5+3”一体化临床医学专业第四轮规划教材主编人会议精神，以及教材编写的原则、要求和前版教材使用以来所收集的宝贵意见，《系统解剖学》第4版教材编委会在2021年7月召开的编写会议上明确提出，在保留前版教材主体内容的基础上对教材进行修订，讨论通过了修订原则、修编大纲和编写样章，并对编写、审校和审定工作进行了分工。

本教材编委由来自全国21所院校长期从事人体解剖学教学和科研工作的22位教师担任。编写过程中，编委们汲取了前版教材的经验和成果，以严谨认真和精益求精的态度投身于编写工作。根据修编要求，编写成稿后历经编委交叉互审、编委修改、副主编审校以及主编审定等环节，力求将《系统解剖学》第4版打造成精品教材。

《系统解剖学》第4版除了具有医学本科生教材必须具备的“三基”(基本理论、基本知识、基本技能)、“五性”(思想性、科学性、先进性、启发性、适用性)和“三特定”(特定对象、特定要求、特定限制)外，更加注重对八年制及“5+3”一体化临床医学专业学生宽厚的基础知识、科学的思维能力和较强的创新精神的培养。修订和调整的主要内容包括：①在保证知识的完整性、衔接性前提下，调整了目录结构，取消了“篇”的设置，采用九章九系统的分章节形式，按人体的九大系统分别描述，使章节内容等级一致，层次更清晰。同时，考虑到有些内容很难归入某一个系统，则采用了单独编排的形式，如绪论、内脏学总论、会阴、腹膜等。②优化了内在的逻辑结构，将“内分泌系统”放在第六章；神经系统的“中枢神经系统”置于“周围神经系统”之前，使前后知识衔接有序，更加符合解剖学认知规律和教学实际。③增加了学习要点、思考题和章末小结(英文)，使学生在学习中把握大纲要求，提炼归纳总结，提高专业英语以及分析问题、解决问题的能力。④更新了“知识框”内容，以拓宽学生的视野，启迪创新思维，提高人文素养，保证教材的先进性和人文性。⑤全部插图更换为彩色插图，使之更直观、形象、明晰。解剖学专业名词以2014年全国自然科学名词审定委员会公布的《人体解剖学名词》为标准，重要的专业名词附有中英文名词对照索引。计量单位严格遵循《中华人民共和国法定计量单位》的统一规定。

本版教材将纸质教材与数字资源有机融合，使读者在阅读纸质教材的同时，可以便捷地获得相关的数字资源，内容包括PPT、视频、动画、微课、AR等。同时，还配套编写了《系统解剖学学习指导与习题集》，旨在提高学生的自主学习能力和科学创新能力，并建立初步的临床思维。

本版教材内容丰富，知识点多，图文并茂，语言流畅，不仅可以供八年制及“5+3”一体化临床医学等专业师生使用，也可以作为其他学制的医学生及教师的教学用书或临床医生的参考用书，并可供预防医学、口腔医学等专业和毕业后及继续医学教育的师生参考。

我们特别感谢前三版所有编委对本教材的编写、修订所做出的贡献；感谢广大师生和读者提出的宝贵意见和建议；感谢参加本次教材编写工作的各位副主编和全体编者的大力支持和通力合作；特别感谢河北医科大学李莎教授为本教材编写顺利完成所付出的辛勤劳动。在本教材编写过程中，还得到许多老师的无私帮助，在此一并表示衷心感谢。

虽然各位编委在编写过程中严谨认真，字斟句酌，但由于水平有限，疏漏甚至错误在所难免，恳请广大师生和读者不吝赐教。

崔慧先 孙晋浩

目　录

绪　论

学习要点

1. 人体解剖学的定义和分科。
2. 人体的组成和系统的划分。
3. 解剖学姿势、方位术语、轴和面。

一、人体解剖学的定义和地位

人体解剖学 human anatomy 是研究正常人体形态结构的科学，属生物科学中的形态学范畴。医学研究的对象是人，需要从了解人体形态结构开始。学习人体解剖学的目的是理解和掌握人体各系统器官的正常形态结构、位置与毗邻关系、生长发育规律及其功能意义，为其他医学课程的学习奠定坚实的基础。人体解剖学与其他医学学科关系密切，只有掌握了人体的正常形态结构，才能判断人体的正常和异常，理解人体的生理现象和病理变化，从而对疾病作出准确的预防、诊断和治疗。医学名词中有大量的专业术语来源于解剖学。如果把医学比喻为一座大厦，解剖学就是它的基石，决定大厦的安危。因此，解剖学是医学课程中一门重要的必修课，是学习其他医学课程的基础。

二、人体解剖学的分科

人体解剖学是一门古老学科，历经数千年的发展与演进。伴随着科学技术的不断更新和进步，解剖学科经历了大体解剖学、显微解剖学、超微解剖学三个阶段，逐渐分化形成从宏观到微观的解剖学科体系。

根据观察角度和描述方法不同，人体解剖学通常可分为**系统解剖学** systematic anatomy 和**局部解剖学** topographic anatomy 等。系统解剖学是按人体的器官功能系统（如运动系统、消化系统、呼吸系统、泌尿系统、生殖系统、内分泌系统、脉管系统、感觉器和神经系统），描述正常人体器官形态结构的科学。局部解剖学是按人体的局部分区（如头部、颈部、胸部、腹部、盆部、背部和四肢等），描述某一部位的结构层次、器官配布、毗邻关系以及临床应用的科学。

系统解剖学和局部解剖学主要通过肉眼观察来研究人体的形态结构，统称为**巨视解剖学** macroanatomy。以显微镜观察为研究手段的组织学、细胞学、胚胎学等，统称为**微视解剖学** microanatomy。

由于研究的角度、手段和目的不同，人体解剖学又逐渐分化形成许多新的分支学科，如：密切联系外科手术的**外科解剖学** surgical anatomy；用 X 线技术研究人体形态结构的 **X 线解剖学** X-ray anatomy；研究人体局部或器官断面形态结构的**断层解剖学** sectional anatomy；研究人体表面形态特征的**表面解剖学** surface anatomy；研究体育运动和动作姿势对人体形态结构产生影响的**运动解剖学** locomotive anatomy；研究人体外形轮廓和结构比例，为绘画造型打基础的**艺术解剖学** art anatomy。随着科学技术的发展，人类进入了智能化、信息化和数字化的时代，产生了微创解剖学、虚拟解剖学、数字解剖学等新学科。随着人体奥秘的不断揭示和破译，又会有新的学科不断从解剖学中脱颖而出，形成新兴的边缘交叉学科，但在广义上仍属于解剖学范畴。

三、西方人体解剖学的发展简史

西医对解剖学的记载，是从古希腊名医 Hippocrates（公元前 460—公元前 377 年）开始。他认为心脏有两个心室和两个心房，并在他的医学著作中对头骨作了正确的描述。希腊的另一位学者 Aristotle（公元前 384—公元前 322 年）解剖了动物，提出心是血液循环中心，并把神经和肌腱区分开来，但他误将动物解剖所得的结论套用到人体，错误较多。

古希腊医学家 Herophilus 对解剖学有较大的影响，他通过对人体的解剖，发现小肠的起始段大约有 12 个指头并列长度，命名为“十二指肠”。他还命名了“前列腺”“睫状体”“视网膜”“乳糜管”和“淋巴”等，研究了肝、胰和女性生殖器的子宫与输卵管等。

西方最早的、比较完整的解剖学论著是古罗马医学家 Galen（130—201 年）的《医经》。该书是 16 世纪以前西方医学的权威巨著，书中对血液流动、神经分支和脑、心等器官有较具体的描述，指出血管内运行的是血液而不是空气，神经是按区分布的，脑神经有 7 对等，但因其资料主要来自动物解剖，错误也在所难免。

15—16 世纪，欧洲进入文艺复兴时期，科学艺术的蓬勃发展促进了解剖学的快速进步。意大利科学家、艺术家 Leonardo Da Vinci（1457—1519 年）解剖了 30 多具人体，用蜡灌注人体管道从而探明血管的走行，证明了血管起源于心脏。他将空气吹入肺，证明空气不能直接由呼吸道进入心。他一生留下大量极为精致的人体解剖素描图，并写下数百页研究笔记详尽记录他的发现，包括人体的骨骼和肌肉群等。

现代解剖学的奠基人是比利时解剖学家 A. Vesalius（1514—1564 年）。他亲自从事人体解剖，进行细致观察，最终在 1543 年出版了《人体构造》这一划时代的解剖学巨著。全书共七册，系统地记述了人体器官和系统的形态与构造，对当时流行的一些错误论点予以纠正，建构起反对迷信权威、重视实验观察的科学态度，开创了现代解剖学，奠定了解剖学在医学中重要的基础地位。

17 世纪英国生理学家 W. Harvey（1578—1657 年）开展了动物实验研究，证明了血液循环的原理，首次提出心血管是一套封闭的管道系统。他开创了动物实验研究的方向，并且把生理学从解剖学中划分出去，形成了独立的学科体系。

意大利解剖学家 M. Malpighi（1628—1694 年）用显微镜观察到蛙的微循环血管，证明了动脉与静脉相连通，为微循环学说的建立提供了形态学基础。他在动物和植物微细结构的研究中，总结出动、植物均由细胞构成，为组织学从解剖学中派生出来并形成一门新学科奠定了基础。

意大利人 G. B. Morgagni（1682—1771 年）认为一切疾病都发生在身体的一定位置，把解剖学和临床症状联系起来。他编写的《疾病的位置与病因》将疾病建立在器官变化上，被认为是病理解剖学的创始人。

英国生物学家 C. Darwin（1809—1882 年）的《物种起源》《人类起源与性的选择》等巨著在 19 世纪问世，创立了崭新的人类起源和生物进化的理论，使探索人体形态结构的工作有了正确的遵循并走上了科学发展的道路，至今仍有着深远的影响。

1858 年，由英国著名解剖学家、外科医师 Henry Gray（1827—1861 年）编著的 *Anatomy: Descriptive and Surgical*，即 *Gray's Anatomy*（《格氏解剖学》第 1 版）问世。《格氏解剖学》问世 160 多年来，经众多学者反复修订、编译、再版，成为当今解剖学界最权威、最有影响力的鸿篇巨著。

20 世纪发明的电子显微镜，被广泛应用于细胞的超微结构与三维构筑的研究，使形态科学研究跨入细胞和亚细胞水平并进而达到分子水平。同时，巨视解剖学的发展并没有因为显微解剖学和超微解剖学的出现而停止。随着科学技术的飞跃发展和临床医学的不断进步，人体解剖学的研究也取得了很大的成就，知识领域不断扩大。计算机断层扫描（CT）和正电子发射断层扫描（PET）技术的产生和推广应用，促使人们研究人体断面或器官的内部结构，对解剖学提出了新的要求，从而产生了影像解剖学、数字解剖学和虚拟解剖学等新的学科。应用力学原理分析骨骼的形态结构、采用流体力

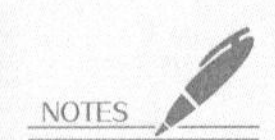

学原理研究心血管的形态结构等，都是医学发展对解剖学提出的新要求，产生新的交叉科学。心、肺、肝、脾、肾等外科的发展促进了对心的内部结构、肺段、肝段、脾段和肾段等器官内结构特征的研究。免疫科学的发展，推动了器官移植解剖学和组织工程学等学科的涌现和发展。腔镜技术的应用，可以在不牵动脏器或不破坏结构的前提下直观清晰地观察人体结构层次、血管、神经等，加深了对解剖结构的认识，促进了显微外科解剖学的发展。

四、我国人体解剖学的发展简史

我国文化历史源远流长，传统医学中的解剖学起源很早。通常认为我国最早有文字记载的解剖学资料源自医学典籍《黄帝内经》，其有关人体形态的描述是“若夫八尺之士，皮肉在此，外可度量切循而得之，其尸可解剖而视之，其脏之坚脆，腑之大小，谷之多少，脉之长短……皆有大数。”这是对“解剖”一词最早的记载。

史书曾记载，新莽天凤三年（公元 16 年），王莽令太医尚方与巧屠一起解剖被处死刑者公孙庆的尸体，不仅度量其五脏，而且“以竹筳导其脉，知所始终……”。这是我国古代对人体解剖的描述。

两宋时期，曾有人体解剖的记载和《五脏六腑》《存真图》的绘制。宋慈著《洗冤集录》（1247 年）广泛地描述了解剖学知识，对人体骨骼和胚胎的记载更为详细，并附有检骨图。

清代道光年间，王清任（1768—1831 年）编著《医林改错》一书。他亲自解剖观察 30 余具人体，描述了人体各器官系统的解剖学结构，对骨骼和内脏的记载非常详细，纠正古医书中的错误。书中对脑的认识，如“灵机记性不在心在于脑”“所听之声归于脑”“两目即脑汁所生，两目系如线，长于脑，所见之物归于脑”等论述，都基本符合现代医学知识。

我国的解剖学研究，虽然在古代已有很大成就，但发展缓慢，解剖学没有自成体系。我国的现代解剖学自 19 世纪逐步发展起来。1894 年，清朝在天津开办的北洋医学堂开设了人体解剖学课程，此后，解剖学逐步发展为一门独立的学科。中华人民共和国成立后，随着医学教育事业的蓬勃发展，解剖学工作者队伍迅速发展壮大，编辑出版了我国自己的解剖学教材和专著，修订了解剖学术语，完善了对中国人体质的调查，为我国医学的发展以及解剖学领域的不断延展做出了巨大贡献。

五、人体的组成和系统的划分

细胞是构成人体的基本结构和功能单位，细胞和细胞间质共同构成组织。人体的基本组织分为上皮组织、结缔组织、肌组织和神经组织。几种组织结合形成具有一定形态和功能的结构称为器官，如心、肝、肺、肾等。人体的诸多器官按照功能的差异，分别组成 9 大系统：运动系统由骨、骨连结和骨骼肌组成，执行躯体的运动功能；消化系统由消化管和消化腺组成，主要执行消化食物、吸收营养物质和排出代谢产物的功能；呼吸系统由呼吸道和肺组成，执行气体交换功能，吸进氧气，排出二氧化碳；泌尿系统由肾、输尿管、膀胱和尿道构成，排出机体内多余的水分和溶于水的代谢产物，如尿素、尿酸等；生殖系统由男性生殖器系统和女性生殖器系统组成，主要执行生殖繁衍后代的功能并具有分泌性激素的功能；内分泌系统由内分泌细胞、组织和器官组成，协调全身各系统的器官活动；脉管系统包括心血管系统和淋巴系统，输送血液和淋巴在体内循环流动；感觉器由感受器和附属器构成，感受机体内、外环境刺激并产生兴奋；神经系统由中枢神经系统和周围神经系统组成，调控人体全身各系统器官活动的协调和统一。

六、解剖学姿势、方位术语、轴和面

人体各部与器官结构的位置关系不是恒定不变的，为了准确描述人体各器官的形态结构和位置，需要有公认的标准和规范的描述，以便统一认识，避免混淆与理解错误。因此，确立了解剖学姿势，形成了轴、面和方位等术语。这些概念和术语是学习解剖学必须遵循的基本原则。

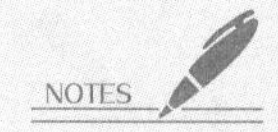

（一）解剖学姿势

人体的标准**解剖学姿势** anatomical position 是指身体直立，面向前，两眼平视正前方，两足并拢，足尖向前，两上肢下垂于躯干的两侧，掌心向前。描述人体结构时，均应以此姿势为标准。即使被观察的客体、标本或模型是俯卧位、仰卧位、横位或倒置，或只是身体的一个局部，仍应按人体的标准解剖学姿势进行描述。

（二）方位术语

按照人体的标准解剖学姿势，又规定了一些表示方位的术语（绪论图-1）。

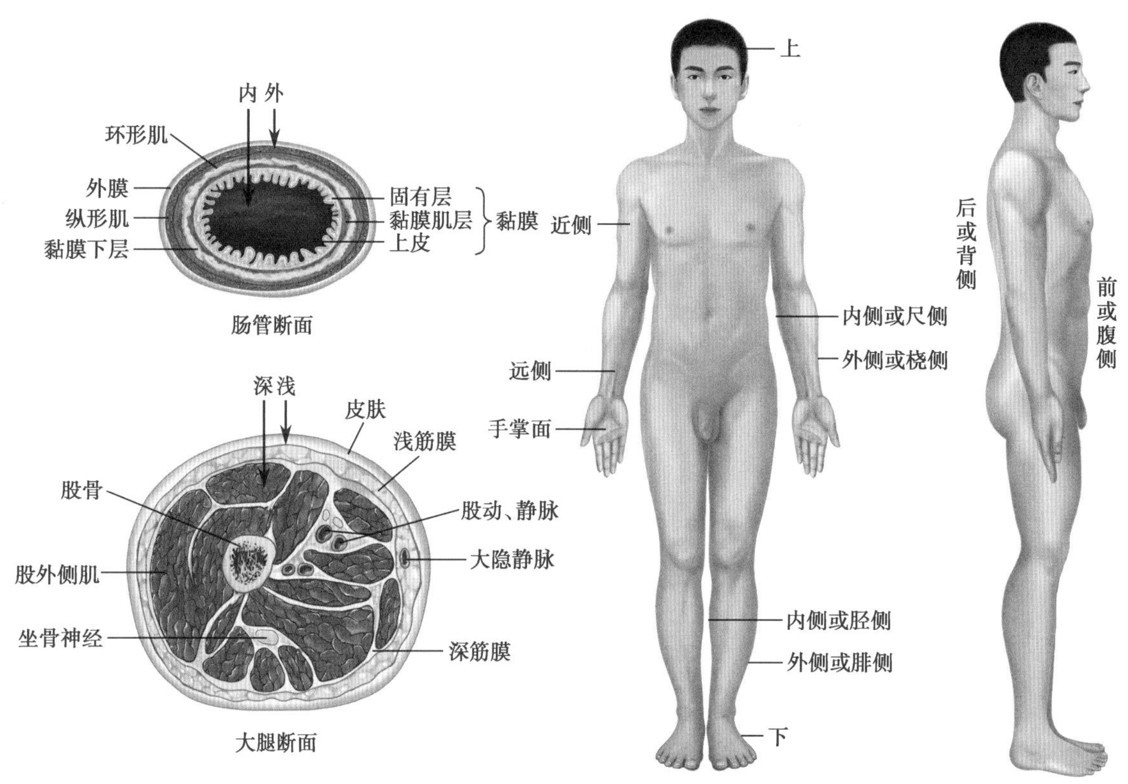

绪论图-1 常用方位术语

上 superior 和**下** inferior，是描述器官或结构距颅顶或足底相对远、近的术语。近头者为上，近足者为下，如眼位于鼻的上方，而口位于鼻的下方。比较解剖学则常用**颅侧** cranial 和**尾侧** caudal 作为对应名词。

前 anterior 和**后** posterior，是描述器官或结构距身体前、后面相对远、近的术语。距身体腹面近者为前，也称为**腹侧** ventral；距背面近者为后，也称为**背侧** dorsal。

内侧 medial 和**外侧** lateral 是描述器官或结构距人体正中矢状面相对远、近的术语。距人体正中矢状面近者为内侧，远离正中矢状面者为外侧，如眼位于鼻的外侧、耳的内侧。

内 internal 和**外** external，是描述体腔或空腔器官相互位置关系的术语。近内腔者为内，远内腔者为外。内、外与内侧、外侧是两种完全不同含义的解剖学术语，初学者一定要注意区别。

浅 superficial 和**深** profundal，是描述器官或结构距皮肤表面相对远、近的术语。距体表近者为浅，远离体表者为深。

近侧 proximal 和**远侧** distal，是描述器官或结构距肢体根部相对远、近的术语，常用于四肢。距肢体根部近者为近侧，远离肢体根部者为远侧。

上肢的**尺侧** ulnar 和**桡侧** radial、下肢的**胫侧** tibial 和**腓侧** fibular 分别与其内侧和外侧相对应，是根据前臂桡骨、尺骨和小腿胫骨、腓骨的位置，描述前臂和小腿与正中矢状面相对位置的关系术

语。在前臂，距尺骨近者为尺侧，距桡骨近者为桡侧；在小腿，距胫骨近者为胫侧，距腓骨近者为腓侧。

（三）轴和面

轴和面是描述人体器官形态，尤其是描述关节运动、断层解剖学和影像解剖学时常用的术语。人体可设有互相垂直的3种轴，即垂直轴、矢状轴和冠状轴；依据上述3种轴，人体还可设有互相垂直的3种面，即矢状面、冠状面与水平面（绪论图-2）。

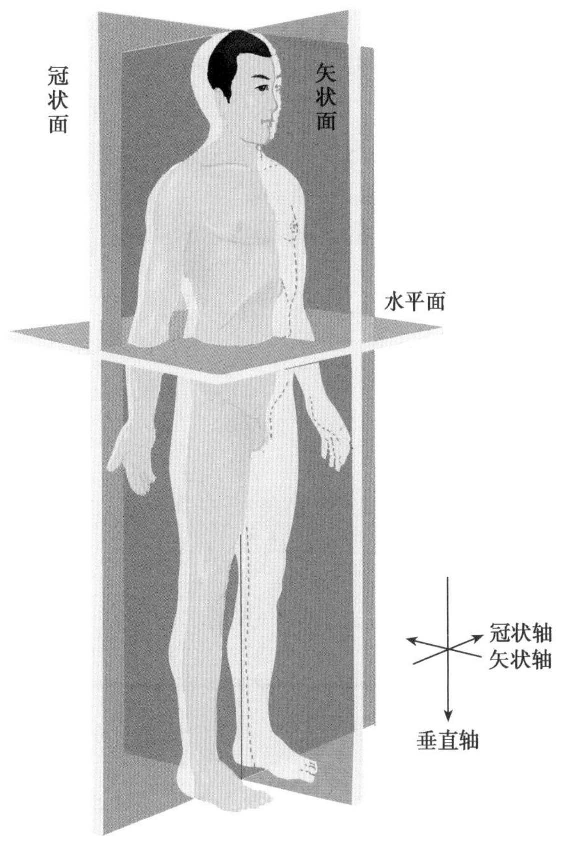

绪论图-2　人体的轴和面

1. 轴

（1）**垂直轴** vertical axis：为上、下方向，并与地平面（水平面）相垂直的轴。

（2）**矢状轴** sagittal axis：是从腹侧面至背侧面，同时与垂直轴呈直角交叉的轴，又名腹背轴。

（3）**冠状轴** frontal axis：为左、右方向与水平面平行，与前两个轴相垂直的轴。

2. 面

（1）**矢状面** sagittal plane：是指前、后方向，将人体分成左、右两部的剖面，该切面与水平面垂直。经过人体正中的矢状面称为正中矢状面，它将人体分成左、右对等的两部分。

（2）**冠状面** frontal plane：是指左、右方向，将人体分为前、后两部的剖面，该切面与水平面及矢状面互相垂直。

（3）**水平面** horizontal plane：又称**横切面** transverse section，是指与矢状面和冠状面相互垂直，将人体分为上、下两部的剖面。

在描述器官的切面时，常以器官自身的长轴为标准，与其长轴平行的切面称纵切面，与其长轴垂直的切面称横切面。

七、人体器官的变异、畸形和体型

人体解剖学中所描述的器官形态、构造、位置、大小及其血液供应和神经配布等，均属于正常形态或类型，在统计学上为大多数。人体的有些结构与正常形态虽不完全相同，但与正常值比较接近，差异不显著，称为**变异** variation。如超出一般变异范围，统计学上出现率极低，甚至影响正常生理功能者，称为**异常** abnormality 或**畸形** deformation。

人体结构虽基本相同，但受到遗传因素、发育状况、营养、职业和锻炼等影响，每个人的高矮、胖瘦及器官形态等均有各自的特点，这些特点在人体上的综合表现称为**体型**。通常人体可分为矮胖型、瘦长型和适中型。

八、学习人体解剖学的方法

医学生学习解剖学是从大体老师及标本模型开始，要全面正确地认识人体结构，把静止固化的东西学活，在理解的基础上记忆，就必须以辩证唯物主义的观点为指导，运用理论联系实际的方法去探讨、研究人体。学习人体解剖学时，务必要坚持四个观点，即：进化发展的观点、形态与功能相互影响的观点、局部与整体统一的观点和理论与实际相结合的观点。

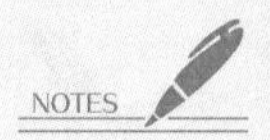

解剖学是一门形态学科，形态结构描述多、名词多，假如死记硬背，则如同嚼蜡，不仅索然无味，而且事倍功半。因此，学好解剖学必须坚持理论联系实际，做到三个结合：①图文结合。图是将名词概念形象化，学习时做到文字和图形结合起来，以建立初步形态印象，帮助理解和记忆。②理论学习与观察实物（标本、模型等）相结合。通过对标本和模型的观察、辨认与识别以及活体触摸，建立形态概念，形成形象记忆，这是学好解剖学最重要、最基本的方法之一。③理论知识与临床应用相结合。基础是为临床服务的，在学习解剖学的过程中适当联系临床应用，可激发学习兴趣，增强对某些结构重要性的认识。

（崔慧先）

NOTES

第一章
运动系统

运动系统由骨、骨连结和骨骼肌组成，约占成年人体重的60%~70%，执行支持、保护和运动功能。骨是一种有生命的器官，由骨组织（细胞、胶原纤维和基质）构成，具有一定形态和构造，有骨膜、骨髓、血管、淋巴管、神经。骨借骨连结相连构成骨骼，构成坚韧的骨支架支持人体质量，赋予人体基本形态，为骨骼肌提供广阔的附着点，并对脑、心、肺、肝、脾等器官起保护作用，同时，关节为运动提供形态基础。骨还是重要的造血器官，储存体内的钙、磷等矿物质。骨骼肌主要分布于躯干四肢并附着于骨，包括肌腹、肌腱和腱膜，在神经系统支配下产生收缩和舒张运动，以关节为支点牵引骨改变位置，产生运动。运动中，骨起杠杆的作用，关节是运动的枢纽，骨骼肌则是动力器官。骨骼肌是运动系统的主动部分，骨和关节是运动系统的被动部分。

第一节 骨

学习要点

1. 骨的形态、分类和构造。
2. 椎骨的一般形态，各部椎骨的特征性结构。
3. 骶骨、胸骨、肋骨的结构。
4. 脑颅骨与面颅骨的组成，各颅骨分部与结构。
5. 颅底内面、外面，颅的侧面、正面观，眶、鼻腔结构及鼻旁窦。
6. 肩胛骨、肱骨、桡骨、尺骨的形态与结构。
7. 髋骨、股骨、胫骨的形态与结构。
8. 重要的骨性标志及意义。

一、概述

骨 bone 是一种器官，主要由骨组织构成，外被骨膜，内容骨髓，含有丰富的血管、淋巴管及神经，能不断地进行新陈代谢，并有修复、再生和改建的能力。运动可以促进骨的良好发育，而长期废用则会出现骨质疏松。基质中除胶原纤维外，还有大量钙、磷等无机盐沉积，是体内矿物质的储存库，参与体内钙、磷代谢和电解质平衡。红骨髓具有造血功能，而黄骨髓则富含脂肪细胞，是机体能量的一种储存方式。

（一）骨的分类

成人有206块骨（图1-1 AR），按部位可分为颅骨、躯干骨和四肢骨3部分，前二者统称中轴骨。按形态，骨可分为4类。

1. 长骨 long bone 呈长管状，分布于四肢，分一体两端。体又称**骨干** diaphysis，内有空腔，称**髓腔** medullary cavity，容纳骨髓。体表面有1或2个血管出入的孔，称**滋养孔** nutrient foramen。两端膨大，称**骺** epiphysis，有一光滑的**关节面** articular surface，与相邻关节面构成关节。骨干与骺相邻的部分称**干骺端** metaphysis，幼年时保留一片软骨，称**骺软骨** epiphysial cartilage，骺软骨细胞不断分裂增殖和骨化，可以使骨不断加长。18岁以后，骺软骨骨化，骨干与骺融为一体，其间遗留一**骺线** epiphysial line。

2. **短骨** short bone 形似立方体，多成群分布于连结牢固且较灵活的部位，如腕骨和跗骨。

3. **扁骨** flat bone 呈板状，主要构成颅腔、胸腔和盆腔的壁，起保护作用，如颅盖诸骨和肋骨。

4. **不规则骨** irregular bone 形状不规则，如椎骨。有些不规则骨内有空腔，称**含气骨** pneumatic bone，如上颌骨。

骨根据发生可分为膜化骨和软骨化骨。有的骨由膜化骨和软骨化骨组成，则称复合骨，如枕骨。发生在某些肌腱内的扁圆形小骨称**籽骨** sesamoid bone，如髌骨和第一跖骨头下方的籽骨。

（二）骨的表面形态

骨的表面因受肌肉牵拉、血管神经的经过和贯通以及与脏器邻接等因素产生特定的形态而被赋予相应的名称。

1. **骨面突起** 突然高起的称为**突** process，较尖锐的小突起称为**棘** spine；基底较广的突起称**隆起** eminence，表面粗糙的隆起称**粗隆** tuberosity 或**结节** tubercle，细长的锐缘称**嵴** crest，低而粗涩的嵴称**线** line。

2. **骨面凹陷** 大的凹陷称**窝** fossa，小的称**凹** fovea 或**小凹** foveola，长形的凹陷称**沟** sulcus，浅的凹陷称**压迹** impression。

3. **骨的空腔** 骨内的腔洞称**腔** cavity、**窦** sinus 或**房** antrum，小的称**小房** cellula，长形的称**管** canal 或**道** meatus。腔或管的开口，称**口** aperture 或**孔** foramen，不整齐的口称**裂孔** hiatus。

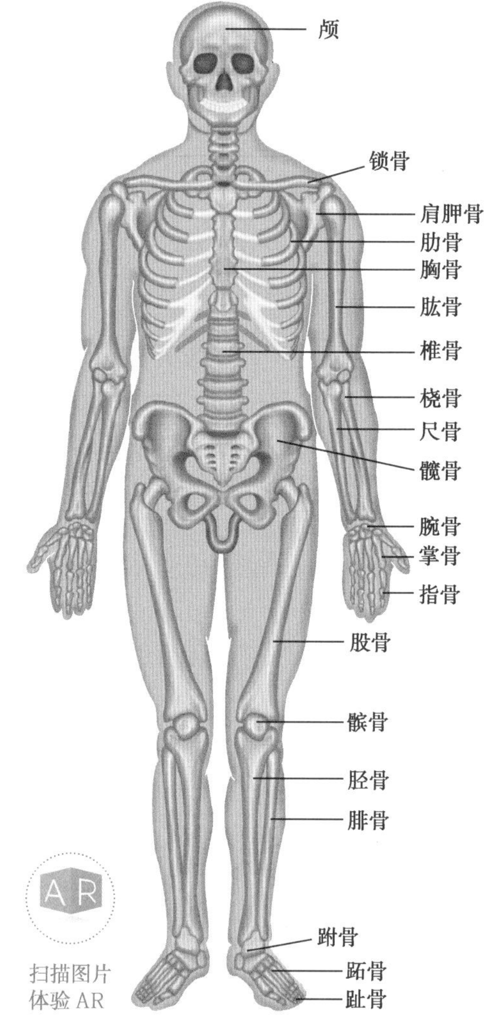

图 1-1 全身骨骼

4. **骨端的膨大** 较圆者称**头** head 或**小头** capitulum，头下略细的部分称**颈** neck。椭圆的膨大称**髁** condyle，髁上的突出部分称**上髁** epicondyle。

5. **其他特征** 平滑的骨面称**面** surface。骨的边缘称**缘** border，边缘的缺口称**切迹** notch。

（三）骨的构造

1. **骨质** 由骨组织构成，分密质和松质。**骨密质** compact bone 质地致密，耐压性较大，分布于骨的表面。**骨松质** spongy bone 呈海绵状，由相互交织的**骨小梁** trabeculae 排列而成，分布于骨的内部，骨小梁的排列与骨所承受的压力和张力的方向一致，因而能承受较大的重量。颅盖骨表层为密质，分别称外板和内板。外板厚而坚韧，富有弹性，内板薄而松脆，故颅骨骨折多见于内板。两板之间的松质称**板障** diploë，内有板障静脉经过（图 1-2）。

2. **骨膜** periosteum 除关节面的部分外，新鲜骨的表面都覆有骨膜。骨膜由纤维结缔组织构成，含有丰富的神经和血管，对骨的营养、再生和感觉有重要作用。骨膜可分为内、外两层。外层致密，有许多胶原纤维束穿入骨质，使之固着于骨面。内层疏松，有成骨细胞和破骨细胞，分别具有产生新骨质和破坏旧骨质的功能：幼年期功能非常活跃，直接参与骨的生长；成年时转为静止状态，但如果骨发生损伤，如骨折，骨膜可恢复功能，参与骨折端的修复愈合。如果骨膜剥离太多或损伤过大，骨折愈合则困难（图 1-3）。

衬在髓腔内面和松质间隙内的膜称**骨内膜** endosteum，是菲薄的结缔组织，含有成骨细胞和破骨细胞，有造骨和破骨的功能。

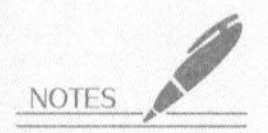

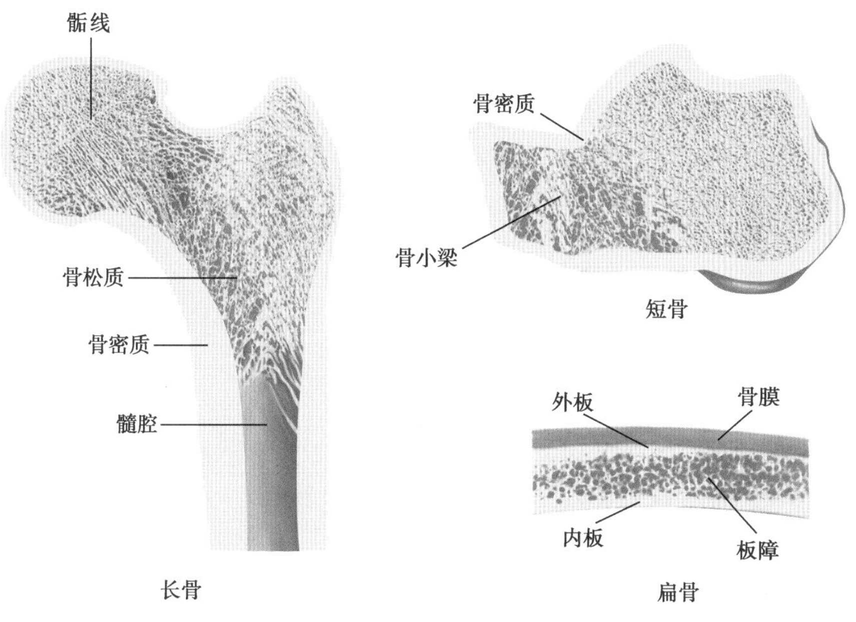

图 1-2 骨的内部构造

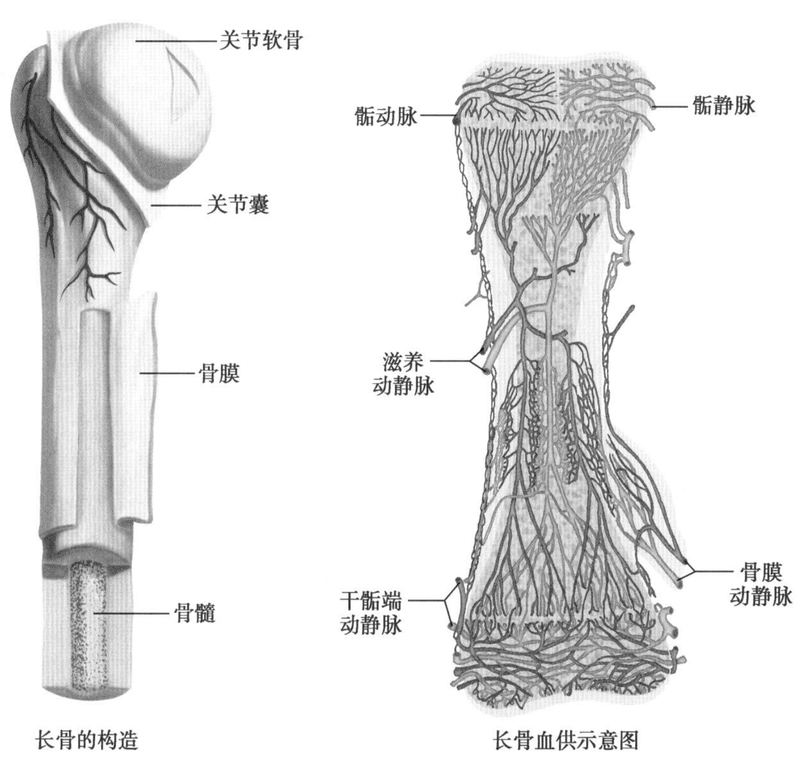

图 1-3 长骨的构造及血液供应

3. **骨髓 bone marrow** 是充填于骨髓腔和骨松质间隙内的一种海绵状组织。胎儿和幼儿的骨髓具有造血功能且含不同发育阶段的红细胞、血小板和某些白细胞，呈红色，称**红骨髓** red bone marrow。5 岁以后，长骨骨干内的红骨髓逐渐被脂肪组织代替，呈黄色，称**黄骨髓** yellow bone marrow，失去造血活力。但在慢性失血过多或重度贫血时，黄骨髓可转化为红骨髓，恢复造血功能。在椎骨、髂骨、肋骨、胸骨及肱骨和股骨的近侧端骨松质内，终生都是红骨髓，故临床常选胸骨、髂后上棘等处进行骨髓穿刺，检查骨髓象。

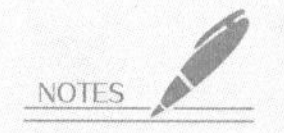

4. 骨的血管、淋巴管和神经 长骨的动脉包括滋养动脉、干骺端动脉、骺动脉及骨膜动脉。滋养动脉是长骨的主要动脉，一般有1或2支，经骨干的滋养孔进入骨髓腔，分升支和降支达骨端，分支分布到骨干密质的内层、骨髓和干骺端，在成年人可与干骺端动脉及骺动脉的分支吻合。干骺端动脉和骺动脉均发自邻近动脉，从骺软骨附近穿入骨质。上述各动脉均有静脉伴行。不规则骨、扁骨和短骨的动脉来自骨膜动脉或滋养动脉（图1-3）。

骨膜的淋巴管很丰富，但骨的淋巴管是否存在尚有争论。

神经伴滋养血管进入骨内，分布到哈弗斯管的血管周围间隙中，以内脏传出纤维较多，分布到血管壁；躯体传入纤维则多分布于骨膜，骨膜对张力或撕扯的刺激较为敏感，故骨脓肿和骨折常引起剧痛。

（四）骨的化学成分和物理性质

骨基质主要由有机质和无机质组成。有机质主要是骨胶原纤维束和黏多糖蛋白等，构成骨的支架，赋予骨弹性和韧性。无机质主要是碱性磷酸钙，使骨坚硬挺实。脱钙骨（去掉无机质）仍具原骨形状，但柔软有弹性；煅烧骨（去掉有机质）虽形状不变，但脆而易碎。两种成分的比例随年龄的增长而发生变化。幼儿骨有机质和无机质各占1/2，故弹性较大，柔软，易发生变形，在外力作用下不易骨折或折而不断，称青枝骨折。成年人骨有机质和无机质的比例约为3 ∶ 7，这个比例最为合适，因而骨具有很大硬度和一定的弹性，较坚韧。新鲜人骨的生物力学性能：弯曲强度160MPa，剪切强度54MPa，拉伸强度120~150MPa，杨氏模量18GPa。老年人的骨无机质所占比例超过75%，脆性较大，易发生骨折。

（五）骨的发生和发育

骨发生于中胚层的间充质，从胚胎第8周开始，间充质呈膜状分布。后期有的在膜的基础上骨化，称膜化骨；有的发育成软骨，之后再骨化，称软骨化骨。

1. 膜化骨 在间充质膜内有些间充质细胞分化为成骨细胞，产生骨胶原纤维和基质，基质中逐渐有钙沉积，构成骨质。化骨开始的部位称骨化点（中心），由此向外呈放射状增生，形成海绵状骨质。新生骨质周围的间充质膜即成为骨膜。骨膜下的成骨细胞不断产生新骨，使骨不断加厚；骨化点边缘不断产生新骨质，使骨不断加宽。同时，破骨细胞将已形成的骨质破坏吸收，成骨细胞再将其改造和重建，如此不断进行，最终达到成体骨的形态，如颅盖骨和面颅骨等。

2. 软骨化骨 以长骨为例，间充质内先形成软骨性骨雏形，软骨外周的间充质形成软骨膜，膜下的一些间充质细胞分化为成骨细胞。围绕软骨体中部产生的骨质，称骨领。骨领处的软骨膜即成为骨膜。骨领生成的同时，有血管侵入软骨体，间充质也随之而入，形成红骨髓，间充质细胞分化为成骨细胞与破骨细胞，开始造骨，此处即称为原发骨化点（初级骨化中心）。中心被破骨细胞破坏而形成的腔，即骨髓腔。胎儿出生前后，骺处出现继发骨化点（次级骨化中心），在骺部也进行造骨。骨膜、原发骨化点和继发骨化点不断造骨，分别形成骨干与骺，二者之间有骺软骨。此后，外周的骨膜不断造骨，使骨干不断加粗。骨髓腔内也不断地破骨、造骨与重建，使骨髓腔不断地扩大。同时，骺软骨也不断增长和骨化，使骨不断加长。近成年时，骺软骨停止增长，全部骨化，骨干与骺之间遗留一骺线（在X线下不显影）。形成关节面的软骨，保留为关节软骨，终身不骨化。

（六）骨的生长、维持和重建

骨形态形成的控制因素还不太清楚，然而其细微的形态构造则在整个生长发育过程中受内、外环境的影响，不断发生变化。影响骨生长发育的因素有神经、内分泌、营养、疾病及其他物理、化学因素等。神经系统调节骨的营养过程：功能加强时，可促使骨质增生，骨坚韧粗壮；反之，骨质变得疏松，神经损伤后的瘫痪患者骨出现脱钙、疏松和骨质吸收，甚至出现自发性骨折。内分泌对骨的发育有很大作用：如果成年以前，垂体生长激素分泌亢进，可促使骨过快过度生长而形成巨人症；若分泌不足，则发育停滞成为侏儒。成年人垂体生长激素分泌亢进，出现肢端肥大症。维生素A对成骨细胞和破骨细胞的作用进行调节、平衡，保持骨的正常生长。维生素D促进肠道对钙、磷的吸收，缺乏时体内钙、

磷减少，影响骨的钙化，在儿童期可造成佝偻病，在成年期可导致骨质软化。此外，机械因素的作用也不容忽视。稳定的张力会促进骨的生成，例如网球运动员握球拍的手臂骨组织较对侧粗壮，而持续性的压力则会导致骨质吸收，这一原理成为牙矫正术治疗的基础：在牙的内侧或外侧施以稳定的压力，受压的牙槽骨在破骨细胞的作用下骨质吸收，而受牵拉侧的牙槽骨则骨质生成，因此可以使牙在牙槽骨内缓慢移动，矫正到正常位置。另外肿瘤的压迫也可引起骨的变形。

据统计，成年人骨骼中每年大约 10% 的骨组织通过骨的重建进行更新，骨的重建取决于骨的消除和沉积的平衡，即依赖于破骨细胞和成骨细胞的功能平衡。骨重建的类型和范围则取决于骨的力学负荷，例如在骨折愈合的初期，骨痂颇不规则，经过一定时间的吸收和改建，可基本恢复原有的形态结构。

二、躯干骨

躯干骨包括 24 块椎骨、1 块骶骨、1 块尾骨、1 块胸骨和 12 对肋。它们参与脊柱、骨性胸廓和骨盆的构成。

（一）椎骨

幼年时椎骨为 32 或 33 块，分为颈椎 7 块，胸椎 12 块，腰椎 5 块，骶椎 5 块，尾椎 3 或 4 块。成年后 5 块骶椎融合成 1 块骶骨，3 或 4 块尾椎常合成 1 块尾骨。

1. 椎骨的一般形态（图 1-4） **椎骨** vertebrae 由前方短圆柱形的椎体和后方板状的椎弓构成。

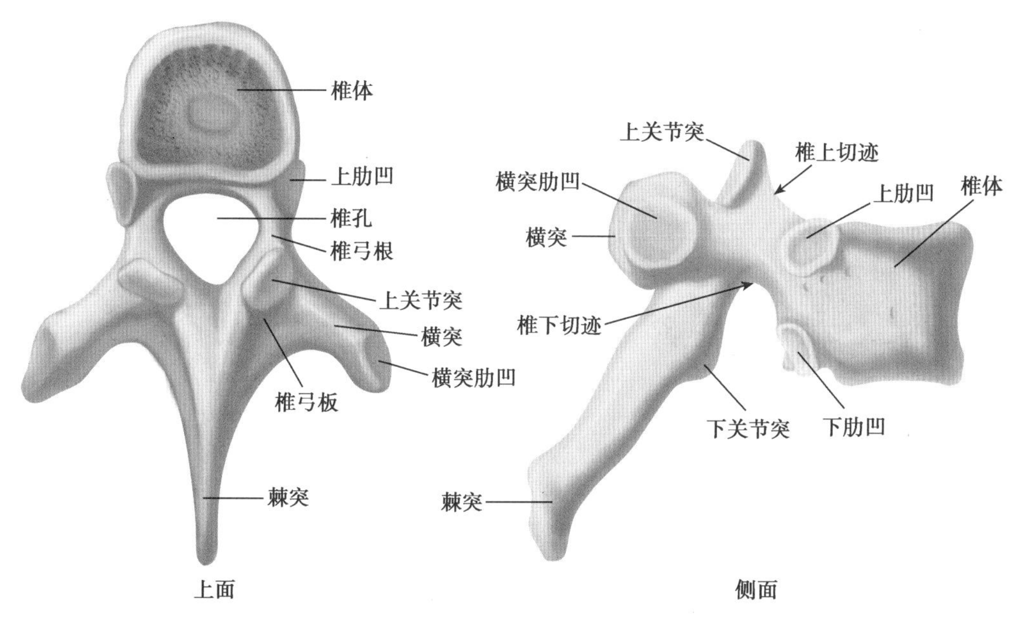

图 1-4 椎骨的一般形态（胸椎）

（1）**椎体** vertebral body：是椎骨负重的主要部分，内部充满骨松质，表面的骨密质较薄，上下面皆粗糙，借椎间纤维软骨与相邻椎骨相接。椎体后面微凹陷，与椎弓共同围成**椎孔** vertebral foramen。各椎孔贯通，构成容纳脊髓的**椎管** vertebral canal。

（2）**椎弓** vertebral arch：是弓形骨板，紧连椎体的缩窄部分，称**椎弓根** pedicle of vertebral arch，根的上、下缘各有**椎上切迹** superior vertebral notch 和**椎下切迹** inferior vertebral notch。相邻椎骨的上、下切迹共同围成**椎间孔** inter vertebral foramina，有脊神经和血管通过。两侧椎弓根向后内扩展变宽，称**椎弓板** lamina of vertebral arch，在中线会合。由椎弓发出 7 个突起：①**棘突** spinous process 1 个，伸向后方或后下方，尖端可在体表扪及；②**横突** transverse process1 对，伸向两侧，棘突和横突都是肌和韧带的附着处；③**关节突** articular process 2 对，在椎弓根与椎弓板结合处分别向上、下方突起，即上关节突和下关节突，相邻关节突构成关节突关节。

2. 各部椎骨的主要特征

（1）**颈椎** cervical vertebrae（图 1-5）：椎体较小，横断面呈椭圆形。上、下关节突的关节面几乎呈水平位。第 3~7 颈椎体上面侧缘向上突起称**椎体钩** uncus of vertebral body。椎体钩若与上位椎体的前后唇缘相接，则形成**钩椎关节** uncovertebral joint，又称 Luschka 关节。如此处的骨质过度增生肥大，可使椎间孔狭窄，从而压迫脊神经，为颈椎病的病因之一。椎孔较大，呈三角形。横突有**横突孔** transverse foramen，椎动脉和椎静脉通过。第 7 颈椎横突孔较小，只有椎静脉通过。第 6 颈椎横突末端前方的结节特别隆起，称颈动脉结节，颈总动脉经其前方。当头部出血时，可用手指将颈总动脉压于此结节，进行暂时性止血。第 2~6 颈椎的棘突较短，末端分叉。

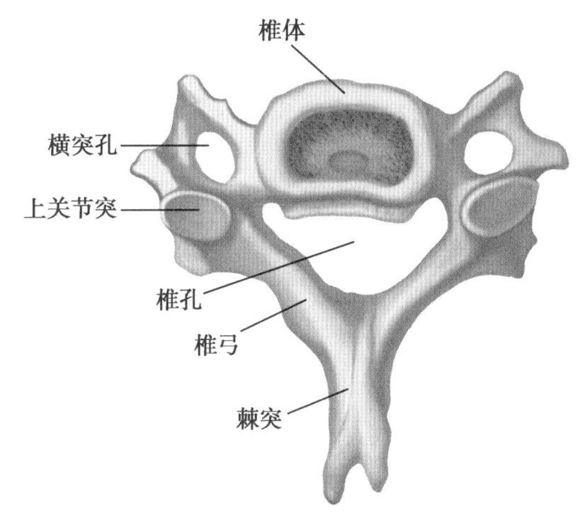

图 1-5 颈椎（上面）

第 1 颈椎又名**寰椎** atlas（图 1-6），呈环状，无椎体、棘突和关节突，由前弓、后弓及侧块组成。前弓较短，后面正中有齿突凹，与枢椎的齿突相关节。侧块连接前后两弓，上面各有一椭圆形关节面，与枕髁相关节；下面有圆形关节面与枢椎上关节面相关节。后弓较长，上面有横行的椎动脉沟，有同名动脉通过。

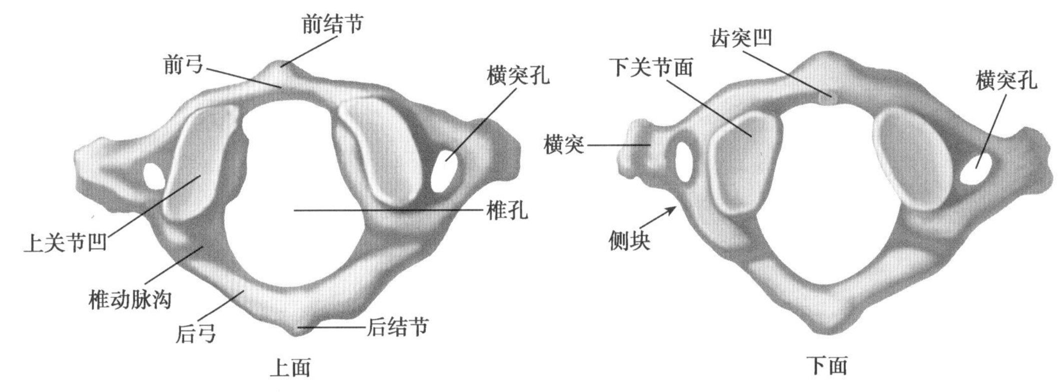

图 1-6 寰椎

第 2 颈椎又名**枢椎** axis（图 1-7），椎体向上伸出齿突，与寰椎齿突凹相关节。在进化方面，齿突原为寰椎椎体，发育过程中脱离寰椎，而与枢椎椎体融合。

第 7 颈椎又名**隆椎** vertebra prominens（图 1-8），棘突特长，末端不分叉，活体易于触及，常作为计数椎骨序数的标志。

（2）**胸椎** thoracic vertebrae（见图 1-4）：椎体自上向下逐渐增大，横断面呈心形。其矢径较横径略长，上部胸椎体近似颈椎，下部则近似腰椎。在椎体两侧面后份的上缘和下缘处，有半圆形浅凹，称上、下肋凹，与肋头相关节。在横突末端前面，有横突肋凹与肋结节相关节。关节突的关节面呈冠状位，上关节突关节面朝向后，下关节突关节面则朝向前。棘突较长，向后下方倾斜，各相邻棘突呈叠瓦状排列。

第 1 胸椎棘突粗大并水平向后，椎体有一圆形的全肋凹和一半圆形的下肋凹。第 9 胸椎可能存在下半肋凹缺如，第 10 胸椎只有一个上肋凹，第 11、12 胸椎各有一个全肋凹，横突无肋凹。

（3）**腰椎** lumbar vertebrae（图 1-9）：椎体粗壮，横断面呈肾形。椎孔呈卵圆形或三角形。上、下关节突粗大，关节面几呈矢状位，棘突宽而短，呈板状，水平伸向后方。各棘突的间隙较宽，临床上可于此做椎管穿刺术。

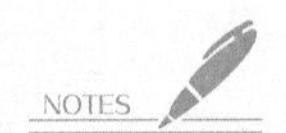

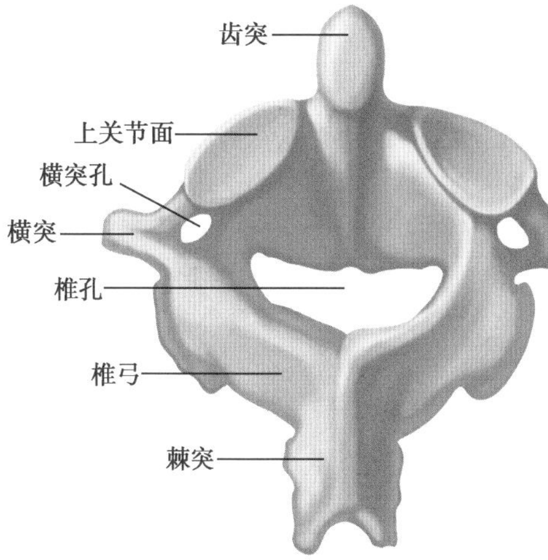

图 1-7 枢椎(上面)

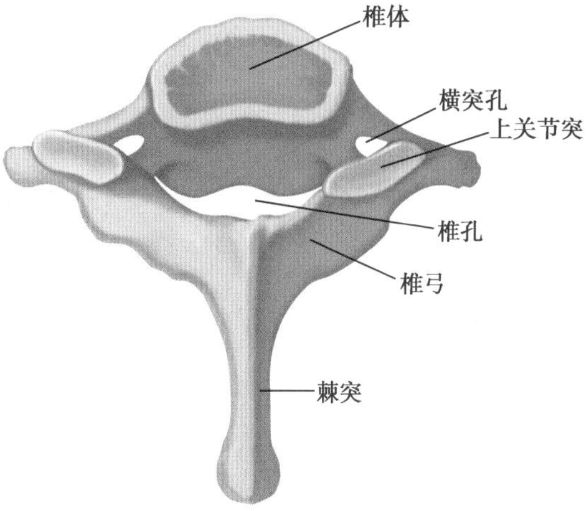

图 1-8 第七颈椎(上面)

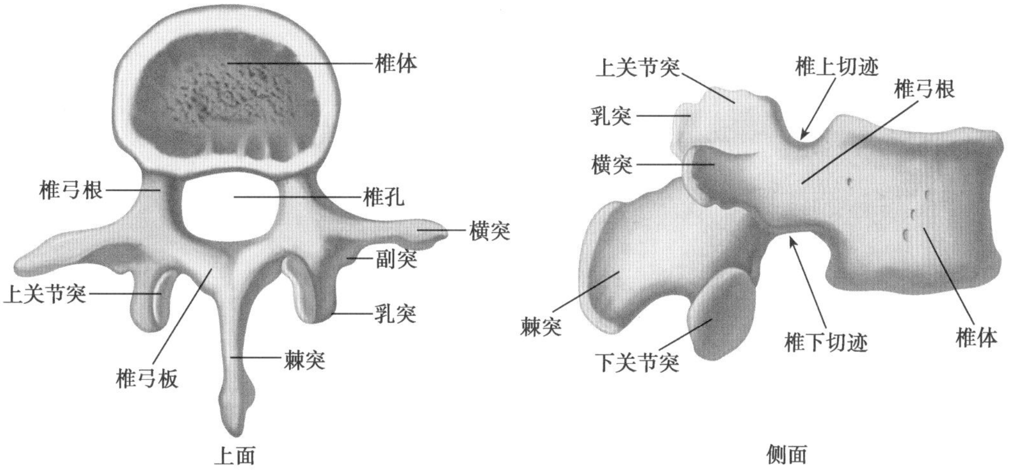

上面

侧面

图 1-9 腰椎

(4) **骶骨** sacrum, sacral bone(图 1-10、图 1-11):由 5 块骶椎融合而成,呈三角形,底向上,尖朝下,盆面(前面)凹陷,上缘中份向前隆凸,称**岬** promontory。盆面中部可见四条横线,是椎体融合的痕迹。横线两端有 4 对骶前孔,背面粗糙隆凸,正中线处为骶正中嵴,外侧有 4 对骶后孔。骶前、后孔分别有骶神经前、后支通过。骶前、后孔均与骶管相通,骶管上通连椎管,下端的裂孔称**骶管裂孔** sacral hiatus,裂孔两侧有向下突出的**骶角** sacral cornu,骶管麻醉常以骶角作为标志。骶骨外侧部上宽下窄,上份由耳状面与髂骨的耳状面构成骶髂关节,耳状面后方骨面凹凸不平,称骶粗隆。骶骨参与构成骨盆后壁,上连第五腰椎,下接尾骨。

(5) **尾骨** coccyx(图 1-10、图 1-11):由 3 或 4 块退化的尾椎融合而成。上接骶骨,下端游离为尾骨尖。跌倒或撞击可能导致尾骨骨折。

(二) 胸骨

胸骨 sternum(图 1-12)为长方形扁骨,位于胸前壁正中,前凸后凹,分柄、体和剑突三部分。**胸骨柄** manubrium sterni 上宽下窄,上缘中份为**颈静脉切迹** jugular notch,两侧有锁切迹与锁骨相连结。柄外侧缘上份接第 1 肋。柄与体连接处微向前突,称**胸骨角** sternal angle,可在体表扪及,两侧平对第 2 肋,是计数肋的重要标志,胸骨角向后平对第 4 胸椎体下缘。**胸骨体** body of sternum 呈长方形,外侧缘有与第 2~7 肋软骨连接的肋切迹。**剑突** xiphoid process 扁而薄,形状变化较大,下端游离。

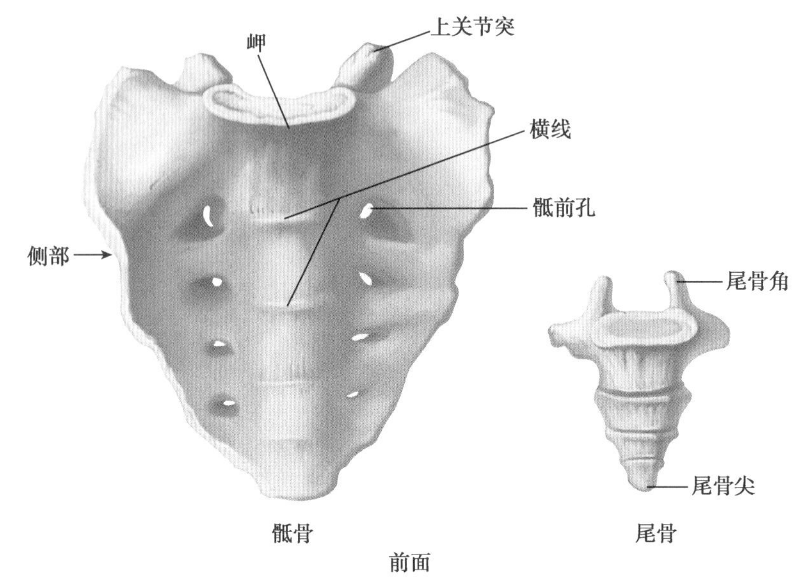

图 1-10 骶骨和尾骨(前面)

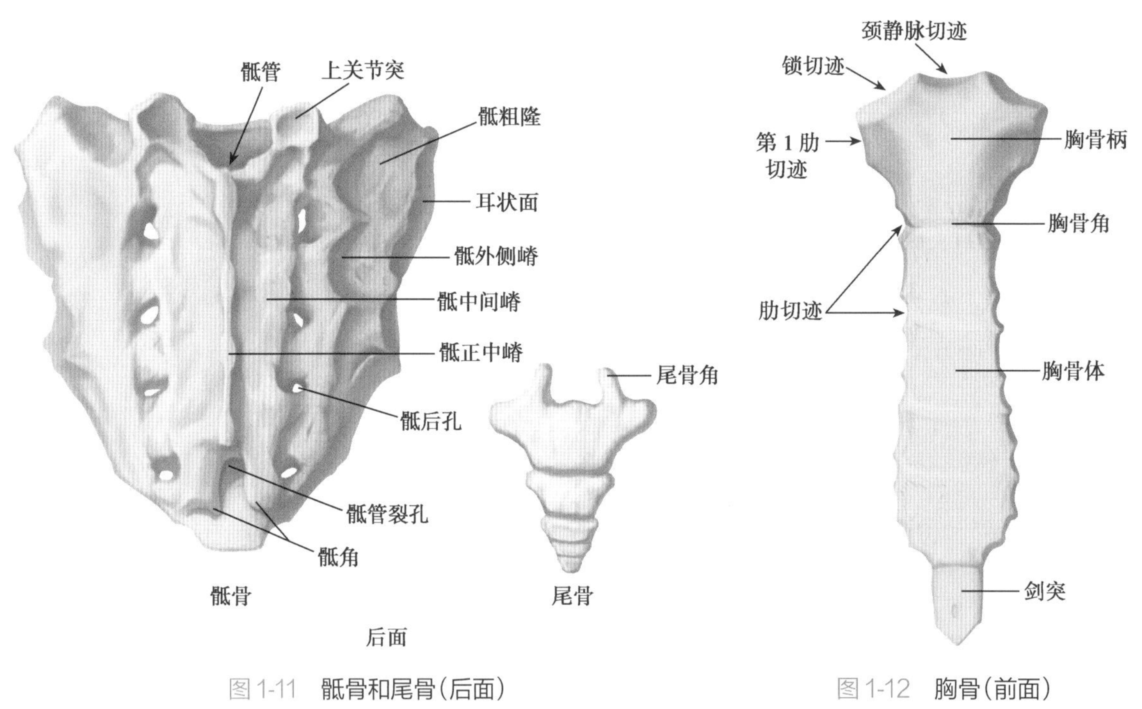

图 1-11 骶骨和尾骨(后面)

图 1-12 胸骨(前面)

(三) 肋

肋 rib 由肋骨与肋软骨组成,共 12 对。第 1~7 对肋前端借肋软骨直接与胸骨连接,称真肋。第 8~10 对肋前端借肋软骨与上位肋软骨连接,形成**肋弓** costal arch,称假肋。第 11、12 对肋前端无肋软骨,肋骨前段游离于腹壁肌层中,称浮肋。

1. 肋骨 costal bone(图 1-13) 属扁骨,分为体和前、后两端。后端膨大,称**肋头** costal head,有关节面与胸椎肋凹相关节。外侧稍细,称**肋颈** costal neck。颈外侧的粗糙突起称**肋结节** costal tubercle,有关节面与相应胸椎的横突肋凹相关节。**肋体** shaft of rib 长而扁,分内、外两面和上、下两缘。内面近下缘处有**肋沟** costal groove,有肋间神经、血管经过。体的后份急转处称**肋角** costal angle,前端稍宽,与肋软骨相接。

第 1 肋骨扁宽而短，分上、下面和内、外缘，无肋角和肋沟。内缘前份有前斜角肌结节，为前斜角肌腱附着处，其前、后方分别有锁骨下静脉和锁骨下动脉经过的压迹（沟）。

第 2 肋骨为过渡型。第 11、12 肋骨无肋结节、肋颈和肋角。

2. **肋软骨 costal cartilage** 位于各肋骨前方，由透明软骨构成，终生不骨化。

3. **肋的先天变异** 肋骨可有多种先天变异。

（1）颈肋：见于一侧或两侧，表现为短小较直的小肋骨，多自第 7 颈椎处伸出。

（2）叉状肋：为最常见的肋骨变异，肋骨前端呈叉状，有时一支明显，另一支短小，甚至仅为肋骨上的突起，易被误认为病变。

（3）肋骨联合：多见于第 5、6 肋的后端，表现为相邻两条肋骨局部呈骨性联合，肋间隙变窄，易被误认为肺内病变。

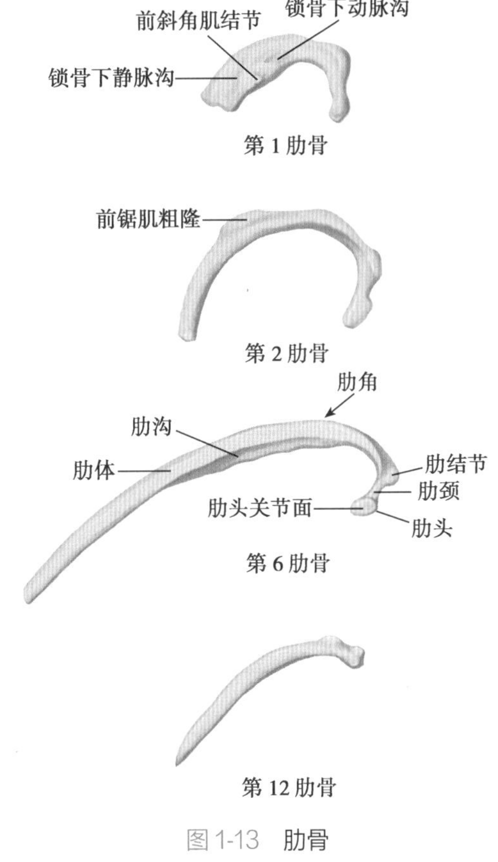

图 1-13 肋骨

三、颅骨

颅 skull 位于脊柱上方，由 23 块扁骨和不规则骨组成（中耳的 3 对听小骨未计入）。除下颌骨和舌骨以外，颅骨彼此借缝或软骨牢固连结。颅以眶上缘和外耳门上缘的连线分为后上方的脑颅和前下方的面颅。

（一）脑颅骨

脑颅骨有 8 块，不成对的有额骨、筛骨、蝶骨和枕骨，成对的有颞骨和顶骨。脑颅骨围成颅腔，其顶是穹窿形的**颅盖** calvaria，由额骨、枕骨和顶骨构成，底由中部的蝶骨、后方的枕骨、两侧的颞骨、前方的额骨和筛骨构成。

1. **额骨 frontal bone（图 1-14）** 位于颅的前上方，分 3 部：①额鳞，是瓢形或贝壳形的扁骨，内含空腔，称额窦；②眶部，为后伸的水平位薄骨板，构成眶上壁；③鼻部，位于两侧眶部之间，呈马蹄铁形，缺口处为筛切迹。

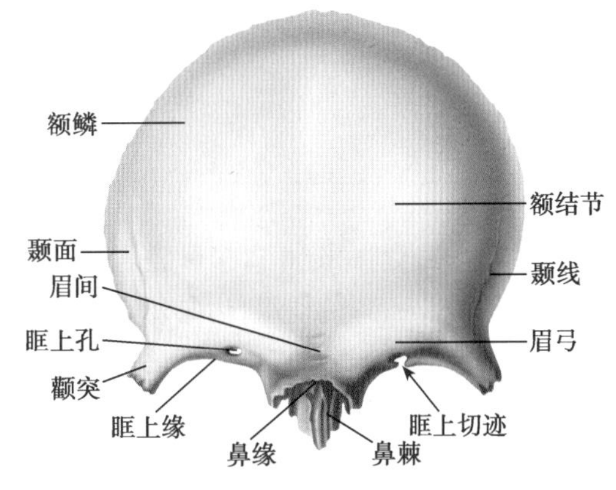

图 1-14 额骨（前面）

2. **筛骨 ethmoid bone（图 1-15）** 为最脆弱的含气骨。位于两眶之间，构成鼻腔上部和外侧壁。在冠状位上，筛骨呈巾字形，分 3 部：①筛板，是多孔的水平骨板，构成鼻腔的顶，板的前份正中有向上伸出的骨嵴，称鸡冠；②垂直板，自筛板中线下垂，居正中矢状位，构成骨性鼻中隔上部；③筛骨迷路，位于垂直板两侧，由菲薄骨片围成许多小腔，称筛窦。迷路内侧壁具有两个卷曲小骨片，即上鼻甲和中鼻甲。迷路外侧壁骨质极薄，构成眶的内侧壁，称眶板。

3. **蝶骨 sphenoid bone（图 1-16、图 1-17）** 形似蝴蝶，居颅底中央，“嵌入”额骨、颞骨和枕骨之间，分体、大翼、小翼和翼突 4 部。

（1）蝶骨体：为中间部的立方形骨块，以中隔将蝶骨体分为左、右两个气窦，称为蝶窦，窦分隔

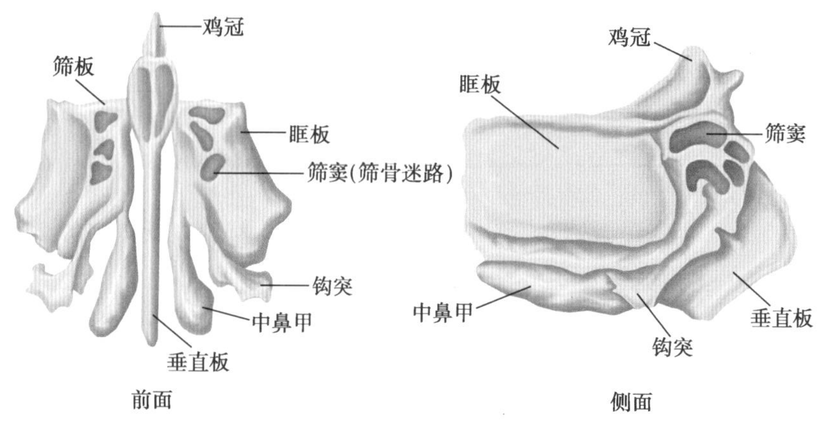

图 1-15　筛骨

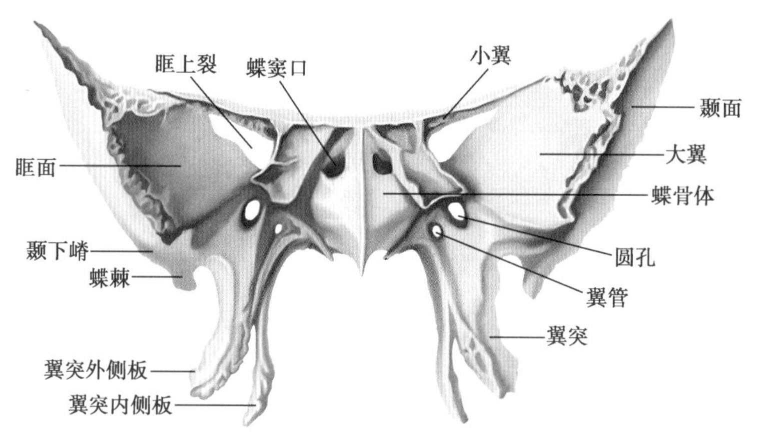

图 1-16　蝶骨(前面)

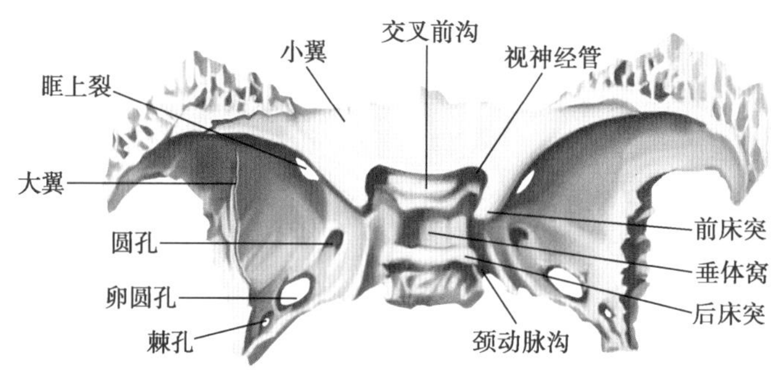

图 1-17　蝶骨(上面)

为左右两半,分别向前开口于鼻腔。蝶骨体上面又称大脑面,前方平滑处为蝶轭,轭的后界为**交叉沟** sulcus chiasmatis 的前缘,沟向外侧到**视神经管** optic canal。体上面呈马鞍状,称**蝶鞍** sella turcica,构成颅中窝的一部分,其中央凹陷为**垂体窝** hypophysial fossa。蝶鞍的前缘有**中床突** middle clinoid processes,其后为**鞍背** dorsum sellae,鞍背上角为**后床突** posterior clinoid processes,蝶骨体外侧面与蝶骨大翼和翼突内侧板相连,蝶骨体后面接枕骨,下面组成鼻腔顶。

（2）**大翼** greater wing:由体两侧发出,向外上方扩展,分为大脑面、颞面、颞下面和眶面。①大脑面:为颅中窝的前部,容纳大脑颞叶前部。近蝶骨体处的前内侧有**圆孔** firamen rotundum,向前通翼腭窝。圆孔的后外侧为**卵圆孔** foramen ovale,向下通颞下窝。再向后外侧是较小的**棘孔** foramen spinosum。②颞面:构成**颞窝** temporal fossa 的一部分,其下界为**颞下嵴** infratemporal crest。③颞下面:位于颞下嵴内侧,构成颞下窝的上壁。在颞下面亦可见卵圆孔和棘孔。④眶面:构成眶的外侧壁。

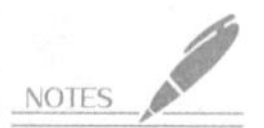
NOTES

（3）**小翼** lesser wing：为成对的三角形薄骨板，从体的前上份发出。上面是颅前窝的后部，下面构成眶上壁的后部和眶上裂的上界，后缘突入到大脑外侧裂，其内侧端是前床突。小翼与体的交界处有视神经管，有视神经和眼动脉通过。小翼与大翼间的裂隙为**眶上裂** superior orbital fissure，为三角形。

（4）**翼突** pterygoid process：从蝶骨体与大翼连接处伸向下方的突起，由外板和内板构成内、外板的前上部融合，下部分离形成翼切迹，其内有翼骨锥突。内、外板之间的窝称为**翼突窝** pterygoid fossa，为翼内肌的起始处。根部贯通一矢状方向的细管，称**翼管** pterygoid canal，向前通入翼腭窝。

4. **颞骨 temporal bone**（图 1-18） 左右成对，形状不规则，以外耳门为中心分 3 部：分为鳞部、岩部和鼓部三部分，参与构成颅底和颅腔侧壁。

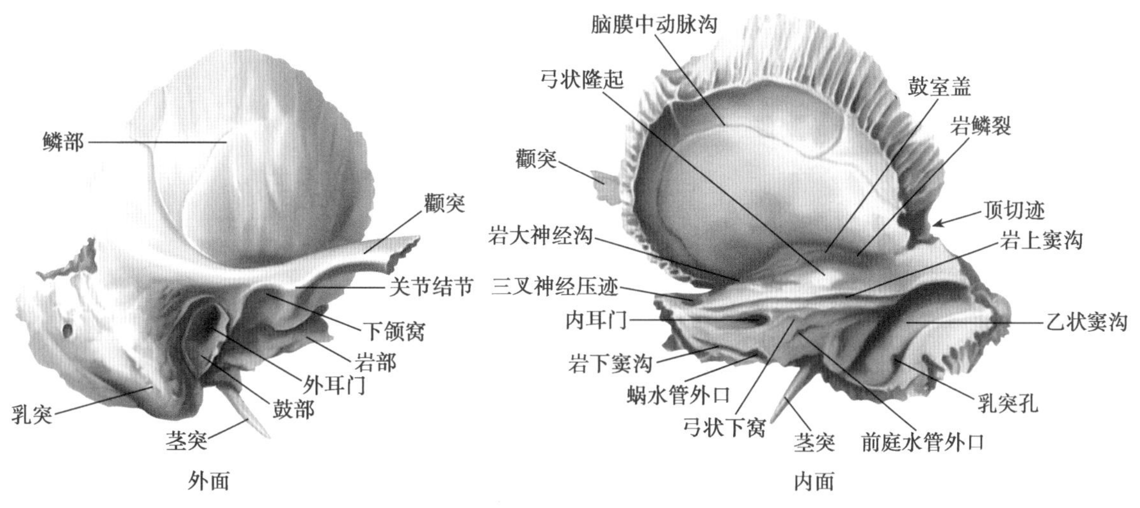

图 1-18 颞骨

（1）**鳞部** squamous part：位于外耳门前上方，呈鳞片状。内面有脑回的压迹和脑膜中动脉沟；外面光滑，前下部有伸向前的**颧突** zygomatic process，与颧骨的颞突构成颧弓。颧突根部下面的深窝即**下颌窝** mandibular fossa，颧突前根起始处形成一短半圆柱状的关节结节，关节结节后方、鼓部前方有**关节窝** articular fossa，为颞下颌关节的组成部分。窝前缘的横行突起，称**关节结节** articular tubercle。

（2）**岩部** petrous part：呈三棱锥形，尖指向前内，与蝶骨体相接，底与颞鳞、乳突部相续。前面朝向颅中窝，中央有弓状隆起，隆起外侧较薄的部分称鼓室盖，近尖端处有光滑的三叉神经压迹。后面中央部有一大孔，即**内耳门** internal acoustic pore，通入内耳道，下面凹凸不平，中央有颈动脉管外口，向前内通入**颈动脉管** carotid canal。此管先垂直上行，继而折向前内，开口于岩部尖，称颈动脉管内口。颈动脉管外口后方的深窝是颈静脉窝，后外侧的细长骨突为**茎突** styloid process。岩部后份肥厚的突起，位于外耳门后方，称**乳突** mastoid process，内有许多腔隙，称乳突小房，茎突根部后方的孔为**茎乳孔** stylomastoid foramen。

（3）**鼓部** tympanic part：位于下颌窝后方，为弯曲的骨片。从前、下、后 3 面围绕外耳道。

5. **枕骨 occipitalbone** 位于颅的后下部，呈勺状。前下部有**枕骨大孔** foramen magnum。枕骨借此孔分为 4 部，前为基底部，后为枕鳞，两侧为侧部，侧部的下方有椭圆形关节面，称枕髁。

6. **顶骨 parietal bone** 呈四边形，位于颅顶中部两侧，左右各一。

（二）面颅骨

面颅骨 15 块，成对的有上颌骨、腭骨、颧骨、鼻骨、泪骨及下鼻甲，不成对的有犁骨、下颌骨和舌骨。面颅骨围成眶腔、鼻腔和口腔。

1. **下颌骨 mandible**（图 1-19） 为面颅骨最大者，分一体两支：①下颌体，为弓状板，有牙槽突、下颌体下缘和内、外两面；上缘构成牙槽弓，有容纳下牙根的牙槽，外面正中凸向前为颏隆凸，前外侧面有**颏孔** mental foramen；内面正中有两对小棘，称颏棘，其下外方有一椭圆形浅窝，称二腹肌窝。

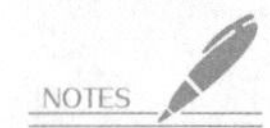

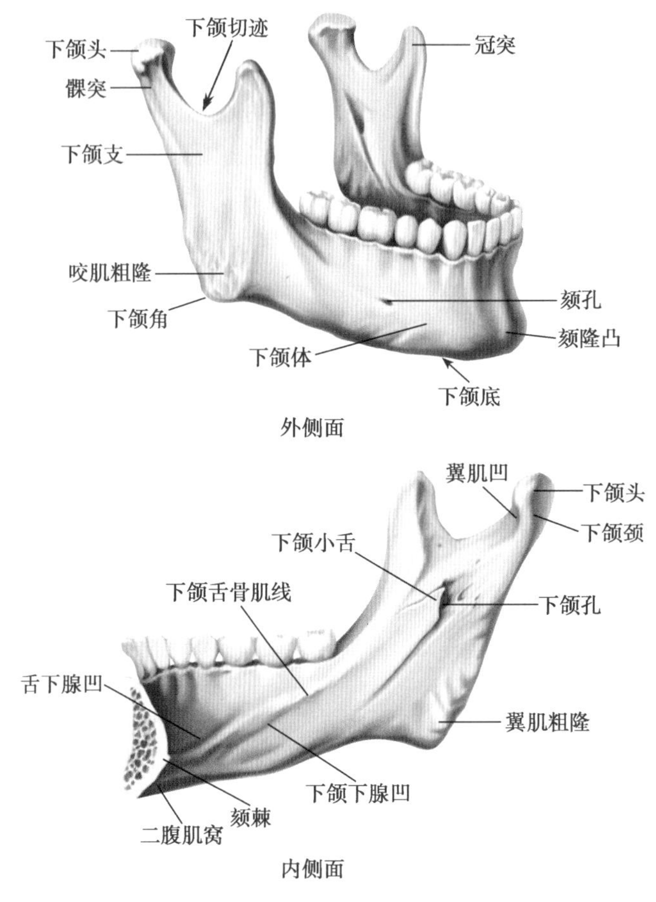

图 1-19 下颌骨

②**下颌支** ramus of mandible，为下颌体向后上方延伸的方形骨板，末端有两个突起，前方的称冠突，后方的称髁突，两突之间的凹陷为下颌切迹，髁突上端的膨大为**下颌头** head of mandible，与下颌窝相关节。下颌头下方较细处是**下颌颈** neck of mandible。下颌支后缘与下颌底相交处称**下颌角** angle of mandible。内面中央有**下颌孔** mandibular foramen，孔的前缘有伸向上后的骨突，称下颌小舌。

2. 舌骨 hyoid bone（图 1-20） 居下颌骨下后方，呈马蹄铁形。中间部称舌骨体，左右成对的向后外延伸的长突为舌骨大角，向上的短突为舌骨小角。舌骨大角和舌骨体都可在体表扪到。

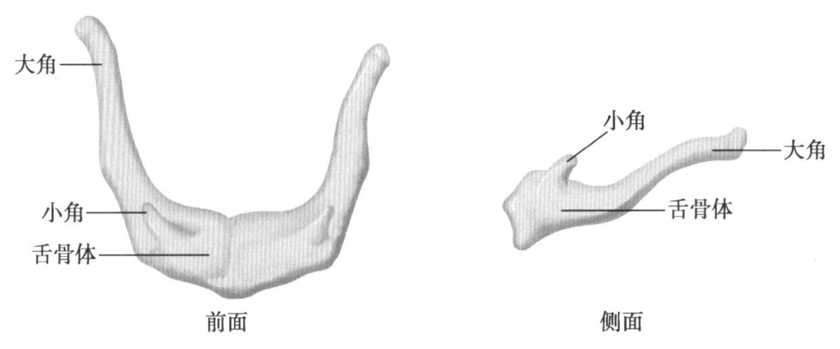

图 1-20 舌骨

3. 犁骨 vomer 为斜方形小骨片，组成鼻中隔后下份。

4. 上颌骨 maxilla（图 1-21） 成对，构成颜面的中央部，几乎与全部面颅骨相接，可分为一体和四突：①上颌体，内含上颌窦，分前面、颞下面、眶面及鼻面。前面上方有**眶下孔** infraorbital foramen，下方凹陷称**尖牙窝** canine fossa；颞下面朝向后外，中部即上颌结节上方有几个小的牙槽孔；眶面构成眶的下壁，有矢状位的眶下沟，向前下连于眶下管；鼻面构成鼻腔外侧壁，后份有大的上颌窦裂孔，通入

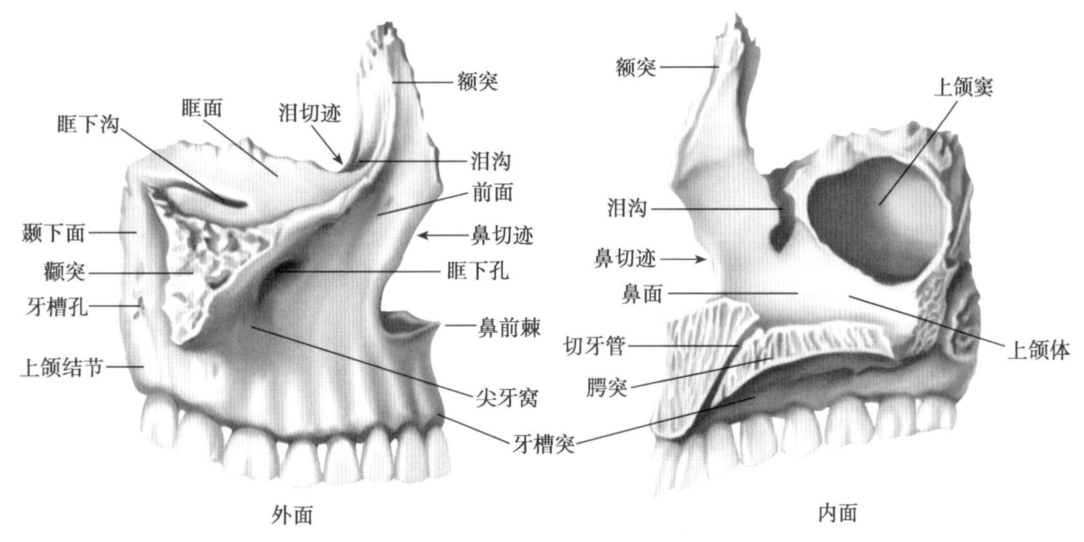

图 1-21 上颌骨

上颌窦，前份有纵行的泪沟。②**额突** frontal process，突向上方，接额骨、鼻骨和泪骨。③**颧突** zygomatic process，伸向外侧，接颧骨。④**牙槽突** alveolar process，伸向下，其下缘有牙槽，容纳上颌牙根。⑤**腭突** palatine process，向内水平伸出，于中线与对侧腭突结合，组成骨腭的前份。

5. **腭骨** palatine bone（图 1-22） 呈 L 形，位于上颌骨腭突与蝶骨翼突之间，垂直板构成鼻腔外侧壁的后份，水平板组成骨腭的后份。

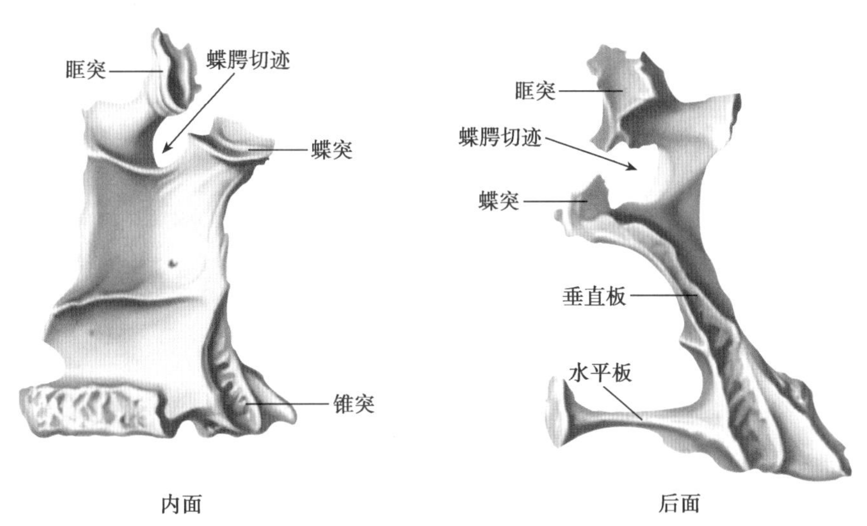

图 1-22 腭骨

6. **鼻骨** nasal bone 为成对的长条形的小骨片，上窄下宽，构成鼻背的基础。

7. **泪骨** lacrimal bone 为方形小骨片，位于眶内侧壁的前份。前接上颌骨，后连筛骨迷路眶板。

8. **下鼻甲** inferior nasal concha 为薄而卷曲的小骨片，附着于上颌体和腭骨垂直板的鼻面上。

9. **颧骨** zygomatic bone 位于眶的外下方，呈菱形，形成面颊的骨性突起。

（三）颅的整体观

除下颌骨和舌骨外，颅骨借膜和软骨牢固结合。

1. **颅顶面** 呈卵圆形，前窄后宽，光滑隆凸。顶骨中央最隆凸处，称顶结节。额骨与后部顶骨连接构成**冠状缝** coronal suture。两侧顶骨连接构成**矢状缝** sagittal suture，两侧顶骨与枕骨连接构成**人字缝** lambdoid suture。矢状缝后份两侧常有一小孔，称顶孔。

2. 颅后面 可见人字缝和枕鳞。枕鳞中央最突出部是**枕外隆凸** external occipital protuberance，向两侧的弓形骨嵴称上项线，其下方有平行的下项线。

3. 颅内面 颅盖内面凹陷，有许多与脑沟回对应的压迹与骨嵴。两侧有树枝状动脉沟，是脑膜中动脉及其分支的压迹。正中线上有一条浅沟，为上矢状窦沟，沟两侧有许多颗粒小凹，为蛛网膜颗粒的压迹。

颅底内面高低不平，有颅前窝、颅中窝和颅后窝，呈阶梯状。窝中有许多孔和裂，大都与颅底外面相通（图 1-23）。

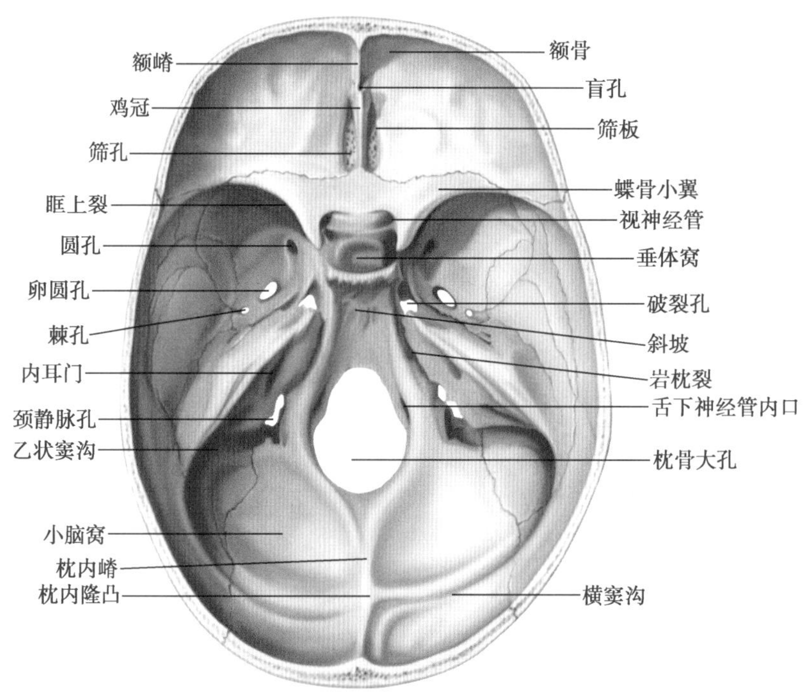

图 1-23 颅底内面观

（1）**颅前窝** anterior cranial fossa：由额骨眶部、筛骨筛板和蝶骨小翼构成。在正中线上由前至后有额嵴、盲孔、鸡冠等结构，筛板上有筛孔通鼻腔。

（2）**颅中窝** middle cranial fossa：由蝶骨体及大翼、颞骨岩部等构成。中间狭窄，两侧宽广。中央是蝶骨体，上面有垂体窝，窝前外侧有视神经管，通入眶腔，管口外侧有突向后方的前床突。垂体窝前方为鞍结节，后方横位的骨隆起是鞍背。鞍背两侧角向上突起为后床突。垂体窝和鞍背统称蝶鞍，其两侧浅沟为颈动脉沟，沟向前外侧通入眶上裂，沟后端有**破裂孔** foramen lacerum，此孔外侧有颈动脉管内口。蝶鞍两侧，由前内向后外，依次有圆孔、卵圆孔和棘孔，脑膜中动脉沟自棘孔向外上方走行。弓状隆起与颞鳞之间的薄骨板为鼓室盖，岩部尖端有一浅窝，为三叉神经压迹。

（3）**颅后窝** posterior cranial fossa：主要由枕骨和颞骨岩部后面构成。中央有枕骨大孔，孔前上方的平坦斜面称斜坡，孔前外缘上有舌下神经管内口，孔后上方有一十字形隆起，其交会处称**枕内隆凸** internal occipital protuberance，由此向上延续为上矢状窦沟，向下续于枕内嵴，向两侧续于横窦沟，继转向前下内续于乙状窦沟，末端终于**颈静脉孔** jugular foramen。颞骨岩部后面有向前内的开口，即内耳门，通入内耳道。

4. 颅底外面（图 1-24） 高低不平，有许多神经血管通过的孔、裂。两侧牙槽突合成牙槽弓，上颌骨腭突与腭骨水平板构成骨腭，骨腭正中有腭中缝，其前端有切牙孔，通入切牙管；近后缘两侧有腭大孔。鼻腔向后的开口为鼻后孔。鼻后孔两侧的垂直骨板为翼突内侧板。在翼突外侧板根部后外方，有较大的卵圆孔和较小的棘孔。枕骨大孔前方为枕骨基底部，与蝶骨体直接结合（25 岁以前借软骨

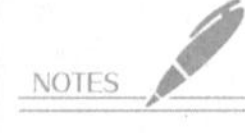

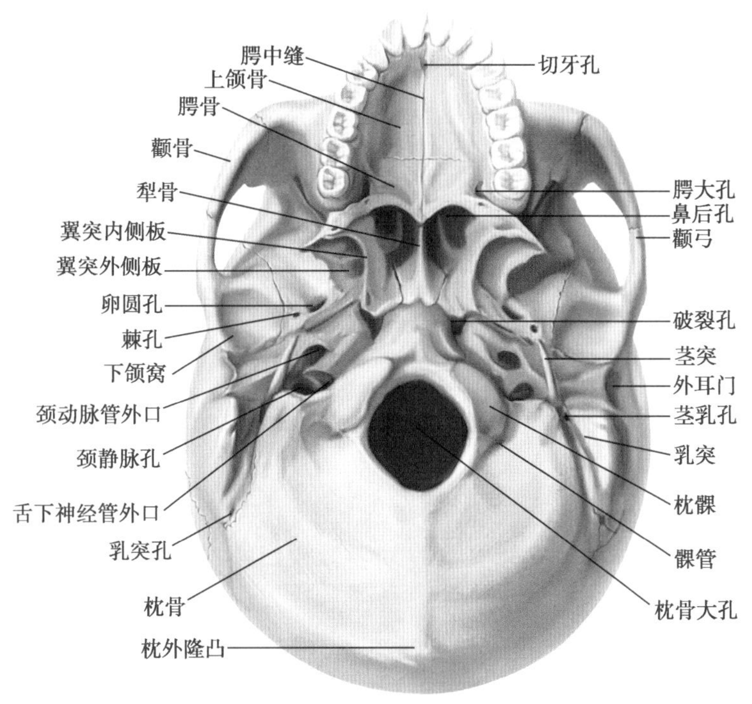

图 1-24 颅底外面

结合);两侧有椭圆形的枕髁:枕髁前外侧稍上有舌下神经管外口,后方有不恒定的髁管开口。在枕髁外侧、枕骨与颞骨岩部交界处,有颈静脉孔,其前方的圆形孔为颈动脉管外口。颈静脉孔的后外侧,有细长的茎突,茎突根部后方有茎乳孔。颧弓根部后方有下颌窝,与下颌头相关节。下颌窝前缘的隆起称关节结节。蝶骨、枕骨基底部和颞骨岩部围成不规则的破裂孔,活体为软骨所封闭。

5. 颅侧面(图 1-25) 中部有外耳门,其后方为乳突,前方是颧弓,二者在体表可扪到。颧弓将颅侧面分为上方的颞窝和下方的颞下窝。颞窝的上界为颞线,起自额骨与颧骨相接处,弯向上后,经额骨和顶骨转向下后达乳突根部。颞窝前下部较薄,额、顶、颞、蝶四骨会合处常构成 H 形的缝,称**翼点** pterion,是整个颅最为薄弱处,其内面有脑膜中动脉前支通过(常有血管沟),临床 X 线检查及手术中应注意,受到外伤暴力易引发颅内大出血。

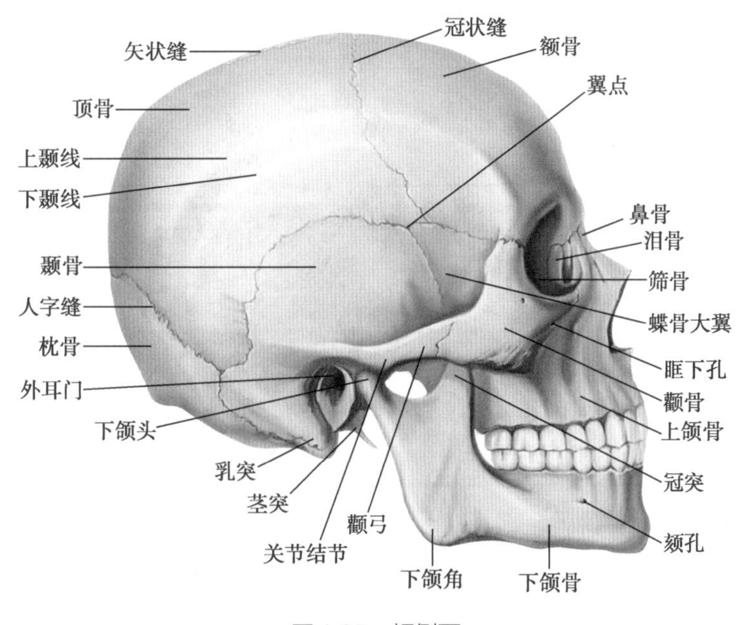

图 1-25 颅侧面

（1）**颞下窝** infra temporal fossa：是上颌骨体和颧骨后方的不规则间隙，容纳咀嚼肌、血管和神经等，向上与颞窝通连。窝前壁为上颌骨体和颧骨，内侧壁为翼突外侧板，外侧壁为下颌支，下壁与后壁空缺。此窝向上借卵圆孔和棘孔与颅中窝相通，向前借眶下裂通眶，向内侧借上颌骨与蝶骨翼突之间的翼上颌裂通翼腭窝。

（2）**翼腭窝** pterygopalatine fossa（图 1-26）：为上颌骨体、蝶骨翼突和腭骨之间的狭窄间隙，深藏于颞下窝内侧，有神经、血管经过。此窝向外侧通颞下窝，向前借眶下裂通眶，向内侧借腭骨与蝶骨围成的蝶腭孔通鼻腔，向后借圆孔通颅中窝，借翼管通颅底外面，向下移行于腭大管，继经腭大孔通口腔。

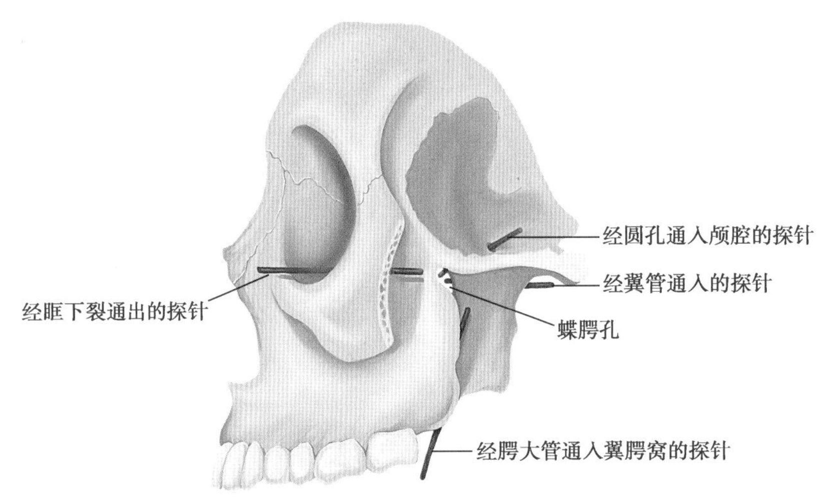

图 1-26 翼腭窝

6. 颅前面（图 1-27 AR） 分为额区、眶、骨性鼻腔和骨性口腔。

（1）额区：为眶以上的部分，由额鳞组成。两侧可见隆起的额结节，结节下方有与眶上缘平行的弓形隆起，称眉弓。左、右眉弓间的平坦部称眉间。眉弓与眉间都是重要的体表标志。

AR
扫描图片
体验 AR

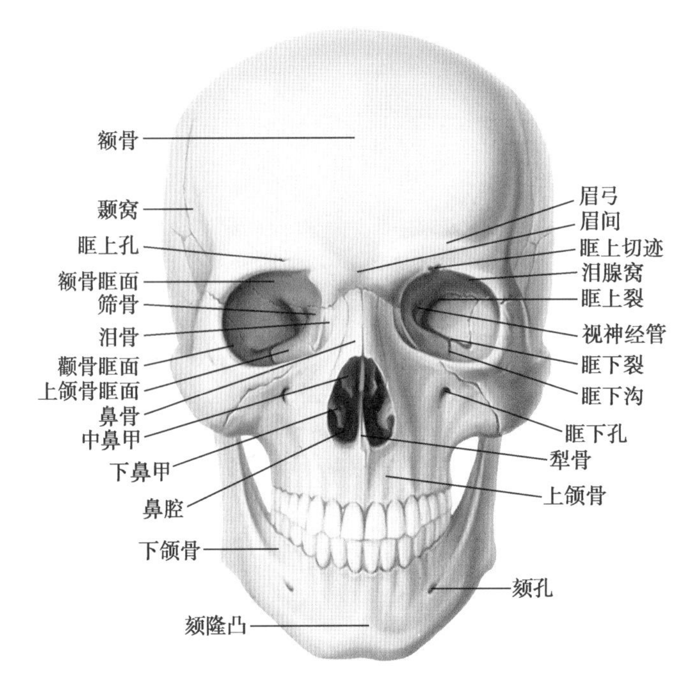

图 1-27 颅前面

（2）**眶** orbit：为一对四棱锥形深腔，底朝前外，尖向后内，容纳眼球及附属结构，可分上、下、内侧、外侧四壁。

1）底：即眶口，略呈四边形，向前下外倾斜。眶上缘中内 1/3 交界处有眶上孔或眶上切迹，眶下缘中份下方有眶下孔。

2）尖：指向后内，尖端有一圆形孔，即视神经管，通入颅中窝。

3）上壁：由额骨眶部及蝶骨小翼构成，与颅前窝相邻，前外侧份有一深窝，称泪腺窝，容纳泪腺。

4）内侧壁：最薄，由前向后为上颌骨额突、泪骨、筛骨眶板和蝶骨体，与筛窦和鼻腔相邻。前下份有一个长圆形窝，容纳泪囊，称泪囊窝，此窝向下经**鼻泪管** nasolacrimal canal 通鼻腔。

5）下壁：主要由上颌骨构成，壁下方为上颌窦。下壁和外侧壁交界处后份有**眶下裂** inferior orbital fissure，向后通入额下窝和翼腭窝，裂中部有前行的眶下沟，沟向前导入眶下管，管开口于眶下孔。

6）外侧壁：较厚，由额骨和蝶骨构成。外侧壁与上壁交界处的后份，由眶上裂向后通入颅中窝。

（3）**骨性鼻腔** bony nasal cavity（图 1-28）：位于面颅中央，介于两眶和上颌骨之间，由犁骨和筛骨垂直板构成的骨性鼻中隔将其分为左、右两半。

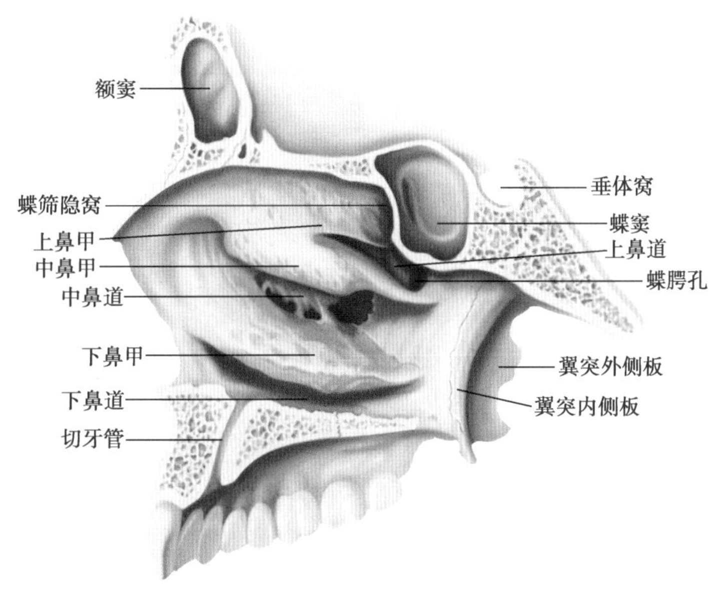

图 1-28 骨性鼻腔

鼻腔顶主要由筛骨板构成，有筛孔通颅前窝。底由骨腭构成，前端有切牙管通口腔。外侧壁自上而下有 3 个向下弯曲的骨片，称上、中、下鼻甲，每个鼻甲下方为相应的鼻道，分别称上、中、下鼻道。上鼻甲后上方与蝶骨之间的间隙称蝶筛隐窝。中鼻甲后方有蝶腭孔，通向翼腭窝。鼻腔前方开口称梨状孔，后方开口称鼻后孔，通咽腔。

（4）**鼻旁窦** paranasal sinus（图 1-29、图 1-30）：是上颌骨、额骨、蝶骨和筛骨内的骨腔，位于鼻腔周围并开口于鼻腔。

1）**额窦** frontal sinus：居眉弓深面，左右各一，窦口向后下，开口于中鼻道前部。

2）**筛窦** ethmoidal sinus：又称筛骨迷路，呈蜂窝状，分前、中、后 3 群，前、中群开口于中鼻道，后群开口于上鼻道。

3）**蝶窦** sphenoidal sinus：居蝶骨体内，被内板隔成左右两腔，多不对称，向前开口于蝶筛隐窝。

4）**上颌窦** maxillary sinus：最大，位于上颌骨体内。窦顶为眶下壁，底为上颌骨牙槽突，与第 1、2 磨牙及第 2 前磨牙紧邻。前壁的凹陷处称尖牙窝，骨质最薄。内侧壁即鼻腔外侧壁。上颌窦开口于中鼻道，窦口高于窦底，直立位时不易引流。

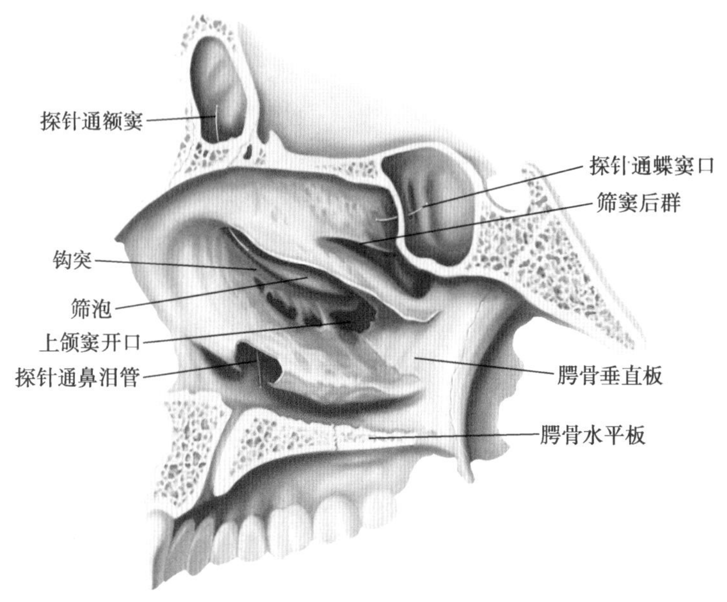

图 1-29 鼻腔外侧壁(部分鼻甲已切除)

(5) **骨性口腔** bony oral cavity:由上颌骨、腭骨及下颌骨围成。顶为骨腭,前壁及外侧壁由上、下颌骨牙槽部及牙围成,向后通咽,底缺如,由软组织封闭。

(四) 新生儿颅的特征及生后变化

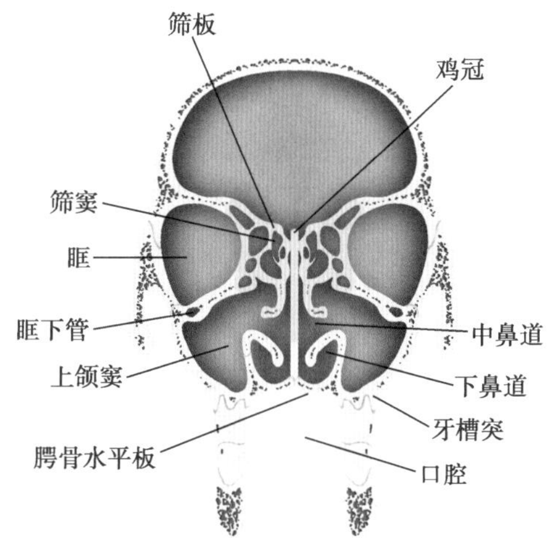

图 1-30 颅的冠状切面(通过第三磨牙)

胎儿时期由于脑及感觉器官发育早,而咀嚼和呼吸器官,尤其是鼻旁窦和上、下颌骨发育较慢,故出生时脑颅比面颅大得多。新生儿面颅占全颅的 1/8,而成人为 1/4。从颅顶观察,新生儿颅呈五角形,额结节、顶结节和枕鳞都是骨化中心部位,发育明显。新生儿颅尚未发育完全,额骨正中缝尚未愈合,额窦尚未发育,眉弓及眉间不明显。颅顶各骨之间的缝隙尚未形成,骨缝间充满纤维组织膜。在多骨交接处,间隙的膜较大,称**颅囟** cranial fontanelle。**前囟(额囟)** anterior fontanelle 最大,呈菱形,位于矢状缝与冠状缝相接处。**后囟(枕囟)** posterior fontanelle 位于矢状缝与人字缝会合处,呈三角形。另外,还有顶骨前下角处的蝶囟和顶骨后下角处的乳突囟。前囟在生后 1~2 岁时闭合,后囟在生后 6 个月时闭合(图 1-31)。

颅骨发育的年龄特点:从出生到 7 岁是颅的快速生长期,由于牙和鼻旁窦相继出现,面颅迅速扩大。从 7 岁到性成熟期是颅生长的相对静止期,逐渐出现性别差异。性成熟期到 25 岁为颅的成长期,性别差异更加明显,额部向前突出,眉弓、乳突和鼻旁窦发育迅速,下颌角显著,骨表面肌和筋膜附着的骨结构明显。颅底诸骨为软骨化骨,成年后蝶枕软骨结合变为骨性结合。老年期因骨质被吸收,颅骨变薄,伴随牙脱落,牙槽被吸收变平,面部变得短小。

四、附肢骨

附肢骨包括上肢骨和下肢骨。上、下肢骨分别由肢带骨和自由肢骨组成。

(一) 上肢骨

1. 上肢带骨

(1) **锁骨** clavicle(图 1-32):呈~形弯曲,横位于颈根部。全长位于皮下,可在体表扪到。内侧端

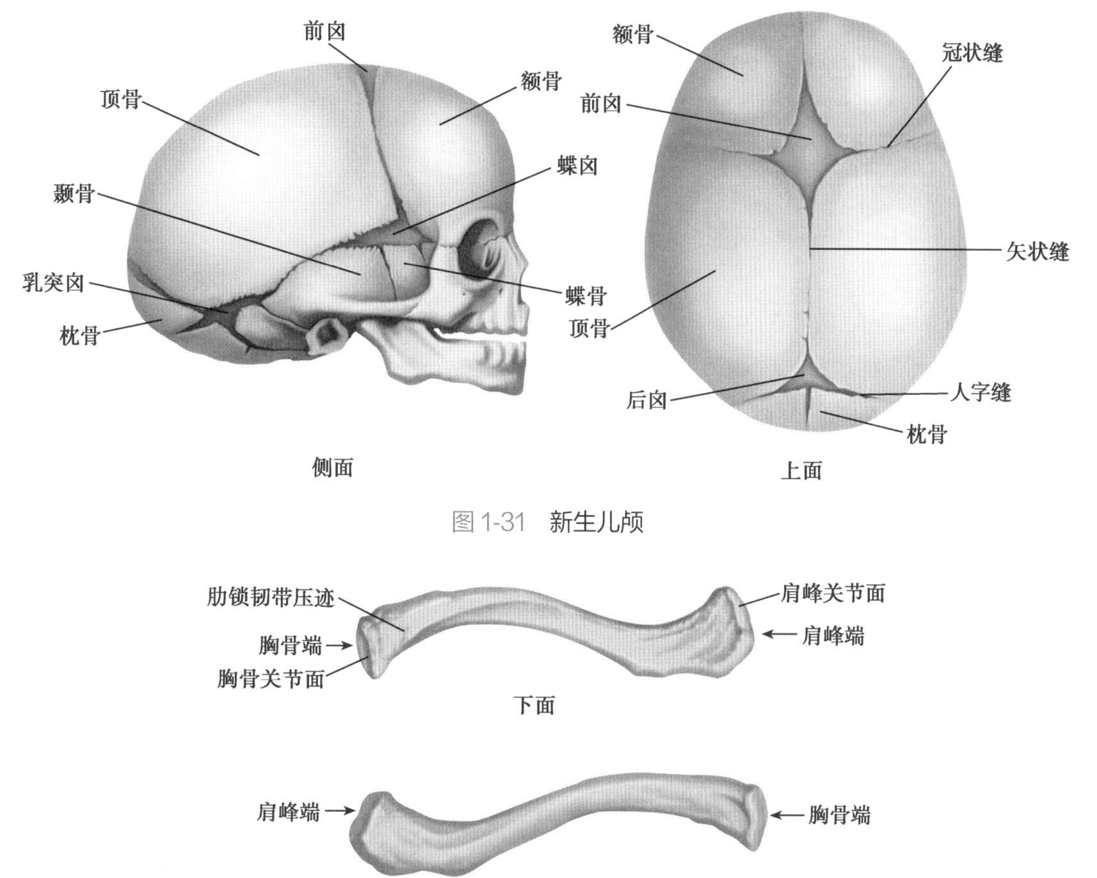

图 1-31 新生儿颅

图 1-32 锁骨

粗大，为胸骨端，有关节面与胸骨柄相关节。外侧端扁平，称肩峰端，有小关节面与肩胛骨肩峰相关节。内侧 2/3 凸向前，呈三棱棒形，外侧 1/3 凸向后，呈扁平形。锁骨骨折多发生于中、外 1/3 交界处。

（2）**肩胛骨** scapula（图 1-33）：为三角形扁骨，贴于胸廓后外面，介于第 2 肋到第 7 肋之间，可分两面、三缘和三个角。腹侧面（肋面）与胸廓相对，为一大浅窝，称**肩胛下窝** subscapular fossa，背侧面有一横嵴，称**肩胛冈** spine of scapula，冈上、下方的浅窝，分别称**冈上窝** supraspinous fossa 和**冈下窝** infraspinous fossa，肩胛冈向外侧延伸的扁平突起称**肩峰** acromion，与锁骨外侧端相关节。

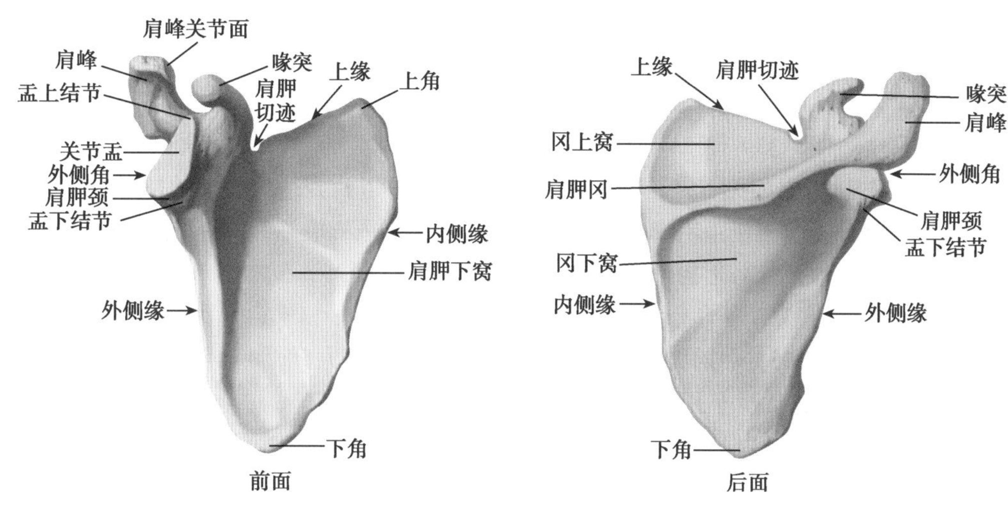

图 1-33 肩胛骨

上缘短而薄,外侧份有肩胛切迹和指状突起,称**喙突** coracoid process。内侧缘薄而锐利,又称脊柱缘。外侧缘肥厚,邻近腋窝,又称腋缘。上角为上缘与脊柱缘会合处,平对第2肋。下角为脊柱缘与腋缘会合处,平对第7肋或第7肋间隙,为计数肋的标志。外侧角为腋缘与上缘会合处,最肥厚,朝向外侧方的梨形浅窝称**关节盂** glenoid cavity,与肱骨头相关节。盂上、下方各有一粗糙隆起,分别称盂上结节和盂下结节。肩胛冈、肩峰、肩胛骨下角、内侧缘及喙突都可在体表扪到。肩胛骨和锁骨作为上肢带骨位于胸廓之外,可以保证上肢的灵活运动。

2. 自由上肢骨

(1)**肱骨** humerus(图1-34):分一体及上、下两端。上端有朝向上后内方呈半球形的**肱骨头** head of humerus,与肩胛骨的关节盂相关节。头周围的环状浅沟称**解剖颈** anatomical neck。肱骨头的外侧和前方有隆起的**大结节** greater tubercle 和**小结节** lesser tubercle,向下各延伸一嵴,称大结节嵴和小结节嵴。两结节间有一纵沟,称**结节间沟** intertubercular sulcus。上端与体交界处稍细,称**外科颈** surgical neck,较易发生骨折。

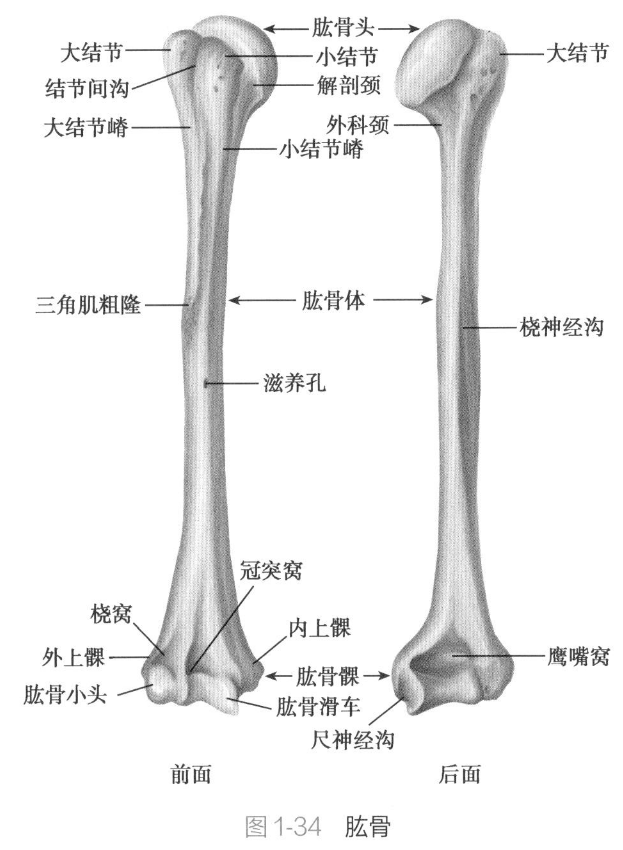

图1-34 肱骨

肱骨体上半部呈圆柱形,下半部呈三棱柱形。中部外侧面有粗糙的**三角肌粗隆** deltoid tuberosity,后面中部,有一自内上斜向外下的浅沟,称**桡神经沟** sulcus for radial nerve,桡神经和肱深动脉经过此沟,肱骨中部骨折可能伤及桡神经。内侧缘近中点处常有开口向上的滋养孔,下端较扁,外侧部前面有半球状的**肱骨小头** capitulum of humerus,与桡骨相关节;内侧部有滑车状的**肱骨滑车** trochlea of humerus,与尺骨形成关节,滑车前面上方有一窝,称冠突窝;肱骨小头前面上方有一窝,称桡窝;滑车后面上方有一窝,称鹰嘴窝,伸肘时容纳尺骨鹰嘴;小头外侧和滑车内侧各有一突起,分别称**外上髁** lateral epicondyle 和**内上髁** medial epicondyle,内上髁后方有一浅沟,称**尺神经沟** sulcus for ulnar nerve,尺神经由此经过。

下端与体交界处,即肱骨内、外上髁稍上方,骨质较薄弱,易发生肱骨骨折。肱骨大结节和内、外上棘都可在体表扪到。

(2)**桡骨** radius(图1-35):位于前臂外侧部,分一体两端。上端膨大,称**桡骨头** head of radius,头上面的关节凹与肱骨小头相关节;周围的环状关节面与尺骨相关节;头下方略细,称**桡骨颈** neck of radius,颈的内下侧有突起的**桡骨粗隆** radial tuberosity,桡骨体呈三棱柱形,内侧缘为薄锐的骨间缘。下端前凹后凸,外侧向下突出,称**桡骨茎突** styloid process of radius,下端内面有关节面,称尺切迹,与尺骨头相关节,下面有腕关节面与腕骨相关节。桡骨茎突和桡骨头在体表可扪到。

(3)**尺骨** ulna(图1-35):居前臂内侧,分一体两端。上端粗大,前面有一半圆形深凹,称**滑车切迹** trochlear notch,与肱骨滑车相关节。切迹后上方的突起称**鹰嘴** olecranon,前下方的突起称**冠突** coronoid process,冠突外侧面有桡切迹,与桡骨头相关节;冠突下方的粗糙隆起称**尺骨粗隆** ulnar tuberosity。尺骨体上段粗、下段细,外侧缘锐利,为骨间缘,与桡骨相对。下端称**尺骨头** head of ulna。其前、外、后有环状关节面与桡骨的尺切迹相关节,下面光滑,借三角形的关节盘与腕骨相隔。头后内

NOTES

侧的锥状突起称**尺骨茎突** styloid process of ulna，比桡骨茎突约高 1cm。鹰嘴、后缘全长、尺骨头和茎突都可在体表扪到。

（4）手骨：包括腕骨、掌骨和指骨（图 1-36）。

1）**腕骨** carpal bone：8 块，属短骨，排成近、远两列，近侧列由桡侧向尺侧为**手舟骨** scaphoid bone、

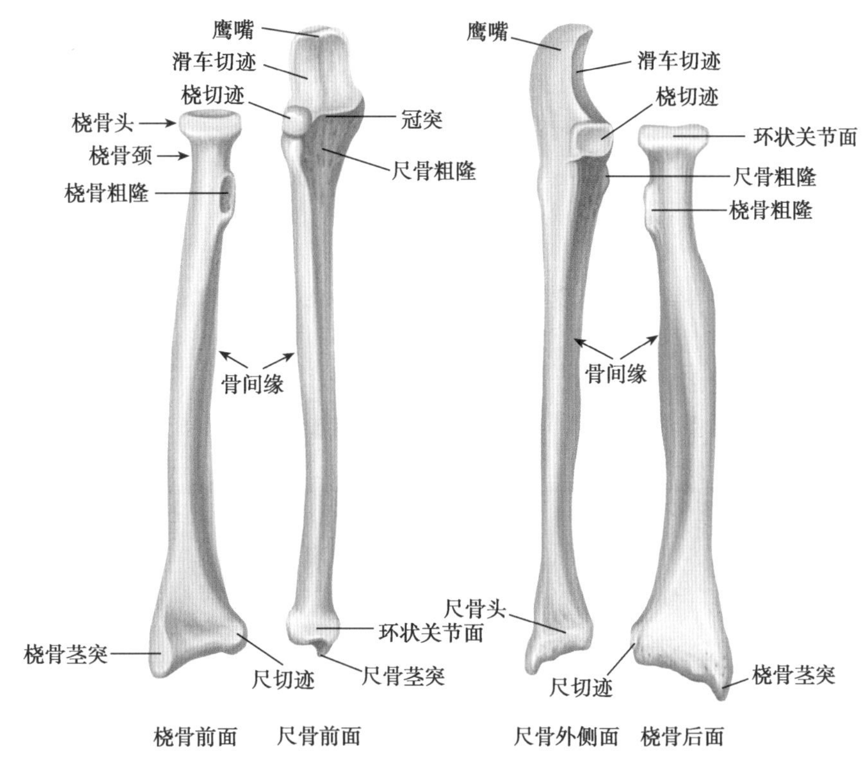

图 1-35 桡骨与尺骨

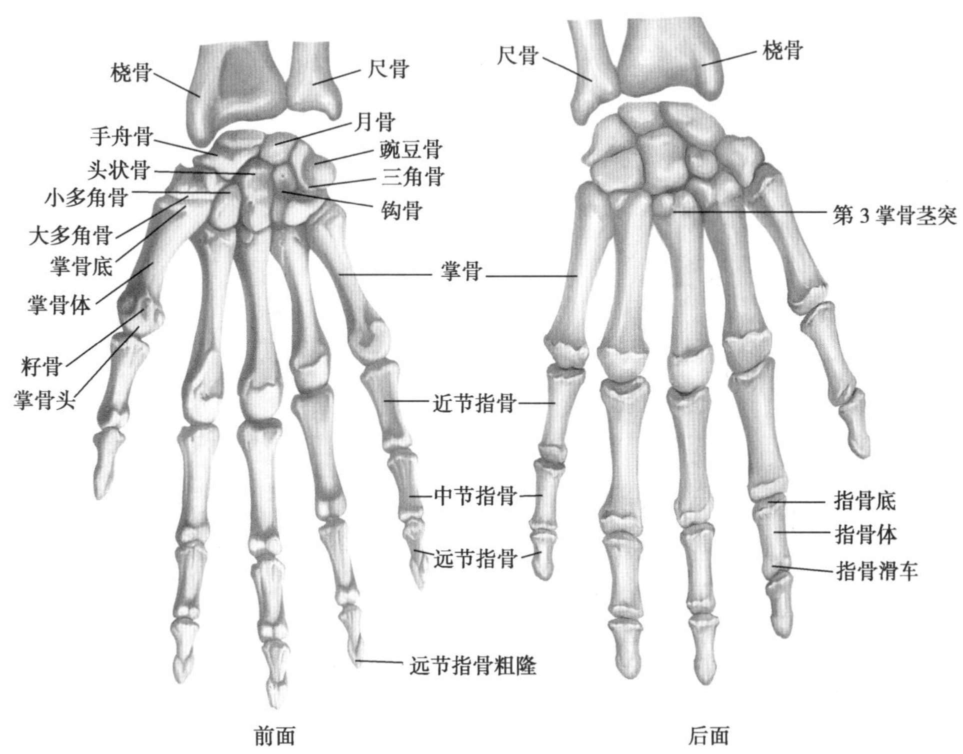

图 1-36 手骨

月骨 lunate bone、**三角骨** triquetral bone 和**豌豆骨** pisiform bone，远侧列为**大多角骨** trapezium bone、**小多角骨** trapezoid bone、**头状骨** capitate bone 和**钩骨** hamate bone。8 块腕骨构成一掌面凹陷的腕骨沟。各骨相邻处有关节面，参与构成腕骨间关节。手舟骨、月骨和三角骨近端形成的椭圆形关节面，与桡骨腕关节面及尺骨下端的关节盘构成桡腕关节。

2）**掌骨** metacarpal bone：5 块，属长骨。由桡侧向尺侧，为第 1~5 掌骨。近端为底，接腕骨。远端为头，接指骨。中间部为体。第 1 掌骨短而粗，其底有鞍状关节面，与大多角骨的鞍状关节面相关节。

3）**指骨** phalanges of finger：共 14 块，属长骨。拇指有 2 节，其余各指为 3 节，为近节指骨、中节指骨和远节指骨。每节指骨的近端为底，中间部为体，远端为滑车。远节指骨远端掌面粗糙，称远节指骨粗隆。

3. 上肢骨常见的变异和畸形

（1）锁骨：可见先天性锁骨缺如。

（2）肱骨：冠突窝与鹰嘴窝之间出现穿孔，称滑车上孔。内上方有时出现向下的突起，称上突，借韧带连于内上肘，韧带若骨化则出现髁上孔。

（3）桡骨：可部分或全部缺如。

（4）尺骨：鹰嘴与尺骨干可不融合。

（5）腕骨：可出现二分舟骨。

（6）掌骨、指骨：可出现多指或并指。

（二）下肢骨

1. 下肢带骨　髋骨 hipbone 是不规则的扁骨，上部扁阔，中部窄厚，有朝向下外的**髋臼** acetabulum；下部有一大的闭孔。左、右髋骨与骶骨、尾骨组成骨盆。髋骨由**髂骨** ilium、**耻骨** pubis 和**坐骨** ischium 组成，3 骨汇合于髋臼，16 岁左右完全融合（图 1-37~图 1-39）。

（1）**髂骨** ilium：构成髋骨上部，分为肥厚的髂骨体和扁阔的髂骨翼。髂骨体构成髋臼的上 2/5，髂骨翼上缘肥厚，形成弓形的**髂嵴** iliac crest，髂嵴最高点水平平对第四腰椎棘突水平，是腰椎穿刺时确定穿刺部位的标志。髂嵴前后端各有两个凸起，前端上方的凸起为**髂前上棘** anterior superior iliac spine，是临床上常用的骨性标志，下方为**髂前下棘** anterior inferior iliac spine，后端上方为**髂后上棘** posterior superior iliac spine，下方为**髂后下棘** posterior superior iliac spine。在髂前上棘后方 5~7cm 处，髂嵴外唇向外突起，称**髂结节** tubercle of iliac crest，它们都是重要的体表标志。在髂前、后上棘的下方各有一薄锐突起，分别称髂前下棘和髂后下棘，髂后下棘下方有深陷的**坐骨大切迹** greater sciatic

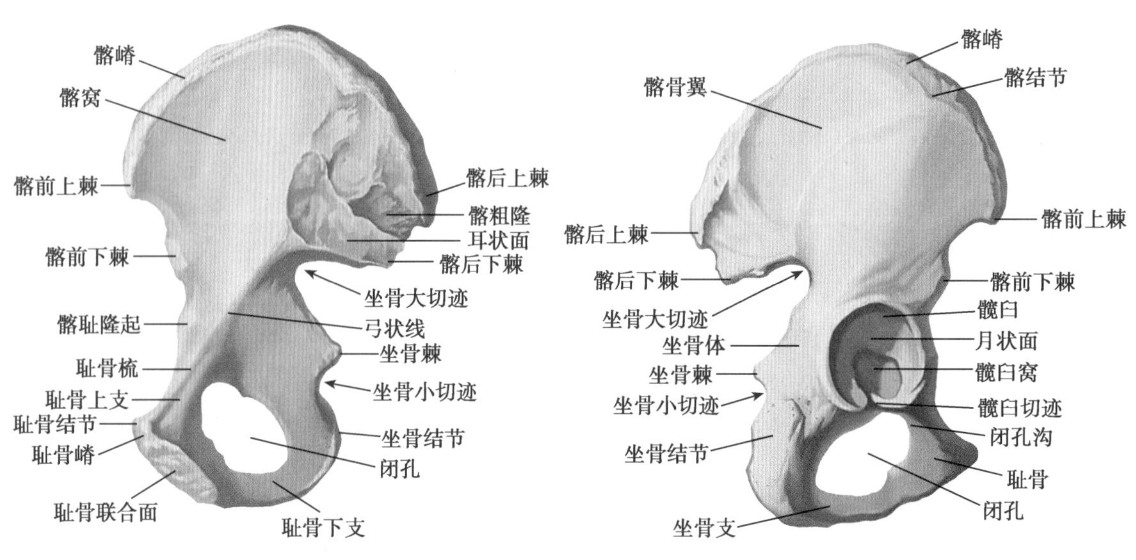

图 1-37　髋骨内面观　　图 1-38　髋骨外面观

notch。髂骨翼内面的浅窝称**髂窝** iliac fossa，髂窝下界有圆钝骨嵴，称**弓状线** arcuate line。髂骨翼后下方粗糙的耳状面与骶骨相关节。耳状面后上方有髂粗隆与骶骨借韧带相连结。髂骨翼外面称为臀面，有臀肌附着。

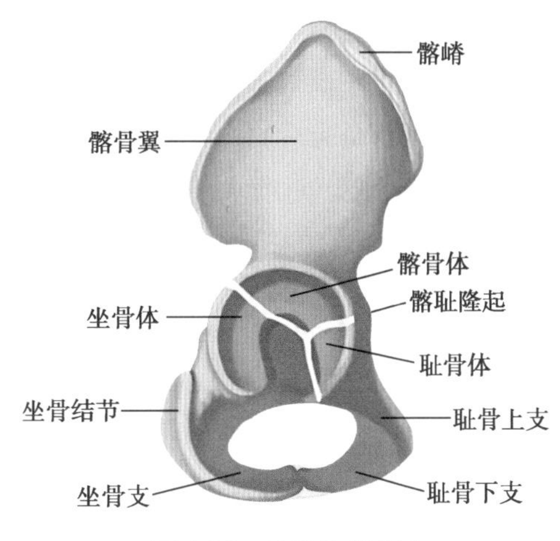

图 1-39 6 岁幼儿髋骨

（2）**坐骨** ischium：构成髋骨的后下部，分坐骨体和坐骨支。体组成髋臼的后下 2/5，后缘有尖形的**坐骨棘** ischial spine，棘下方为**坐骨小切迹** lesser sciatic notch。坐骨棘与髂后下棘之间为坐骨大切迹。坐骨体下后部向前上内延伸为较细的坐骨支，其末端与耻骨下支结合。坐骨体与坐骨支移行处的后部是粗糙的隆起，为**坐骨结节** ischial tuberosity，是坐骨最低部，可在体表扪到。

（3）**耻骨** pubis：构成髋骨前下部，分体和上、下两支。体组成髋臼前下 1/5，与髂骨体的结合处骨面粗糙隆起，称髂耻隆起，由此向前内伸出耻骨上支，其末端急转向下成为耻骨下支。耻骨上支上面有一条锐嵴，称**耻骨梳** pecten pubis，向后移行于弓状线，向前终于**耻骨结节** pubic tubercle，是重要体表标志。耻骨结节到中线的粗钝上缘为耻骨嵴，也可在体表扪到。耻骨上、下支相互移行处内侧的椭圆形粗糙面称**耻骨联合面** symphysial surface，两侧联合面借软骨相接，构成耻骨联合。耻骨下支伸向后下外，与坐骨支结合。耻骨与坐骨共同围成**闭孔** obturator foramen。

髋臼是髋骨外面中央的环形关节窝，由髂、坐、耻三骨的体构成，与股骨头相关节，其底部中央粗糙，无关节软骨附着，称为髋臼窝。窝的周围骨面光滑，附以关节软骨，叫作月状面。髋臼的前下部骨缘凹入，叫髋臼切迹。髋臼切迹借助一条横韧带而变成一个供滋养血管进入髋关节的孔。

闭孔为坐骨与耻骨间的大孔，由坐骨与耻骨共同构成。闭孔由纤维膜封闭，神经和血管由此部进入骨盆。

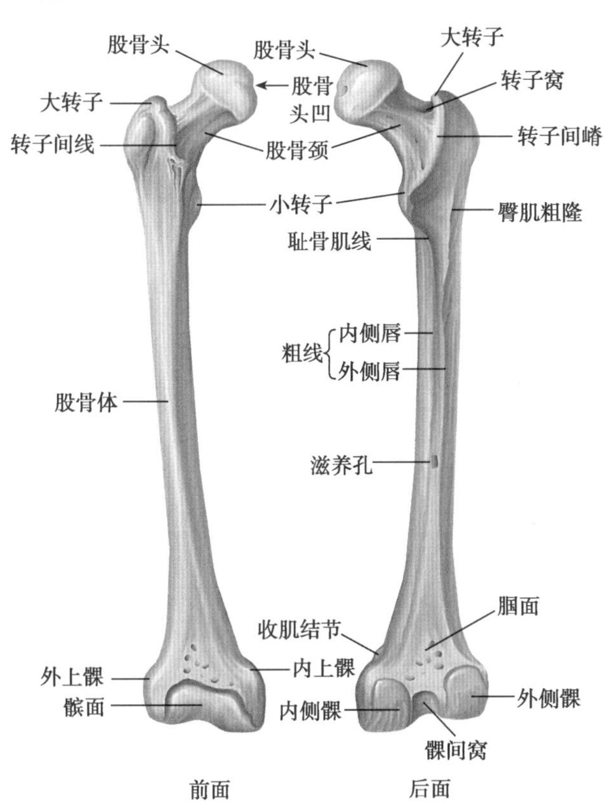

图 1-40 股骨

由骨质疏松和骨质脆弱导致的髋骨骨折是常见的老年骨折。

2. 自由下肢骨

（1）**股骨** femur（图 1-40）：是人体最长、最结实的长骨，长度约为体高的 1/4，分一体两端。上端有朝向内上的**股骨头** femoral head，与髓臼相关节。头中央稍下有小的股骨头凹。头下外侧的狭细部称**股骨颈** neck of femur。股骨颈与股骨体之间的夹角为 125°，女性的骨盆宽阔，此角较小。颈与体连接处上外侧的方形隆起称**大转子** greater trochanter，下方的隆起称**小转子** lesser trochanter，有肌肉附着。大、小转子之间，前面有转子间线，后面有转子间嵴，大转子是重要的体表标志，可在体表扪到。股骨体略弓向前，上段呈圆柱形，中段呈三棱柱形，下段前后略扁。体后面有纵嵴为**粗线** linea aspera，此线上端分叉，向上外延续于粗糙的**臀肌粗隆** gluteal tuberosity，向上内侧延续为耻骨肌线。粗线下端也分为内、外两线，二

线间的骨面为腘面。粗线中点附近有口朝下的滋养孔。

下端有两个向后突出的膨大，为**内侧髁** medial condyle 和**外侧髁** lateral condyle，外侧髁的前面、下面和后面都是光滑的关节面。两髁前方的关节面彼此相连形成髌面，与髌骨相接。两髁后方之间的深窝称**髁间窝** intercondylar fossa。内、外侧面最突起处分别为**内上髁** medial epicondyle 和**外上髁** lateral epicondyle。内上髁后上方的小突起称**收肌结节** adductor tubercle。它们都是在体表可扪到的重要标志。

（2）**髌骨** patella（图 1-41）：俗称膝盖骨，是股四头肌肌腱中形成的一块籽骨，也是人体最大的籽骨，位于股骨下端前面和股四头肌腱内，上宽下尖，前面粗糙，后面为关节面，与股骨髌面相关节。髌骨可在体表扪到。

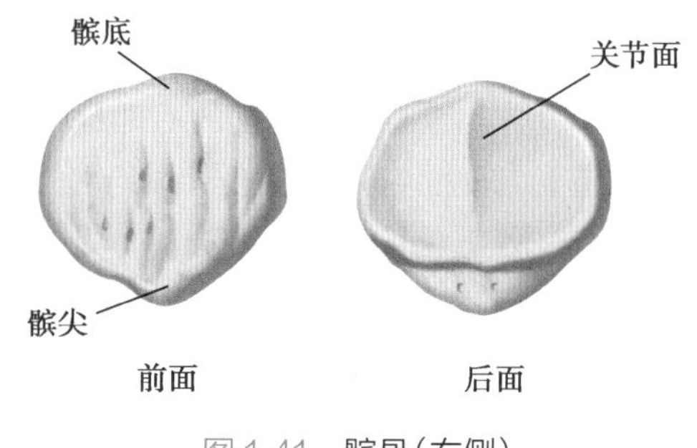

图 1-41 髌骨（右侧）

（3）**胫骨** tibia（图 1-42）：位于小腿内侧，是粗大的长骨，分一体两端。上端膨大，向两侧突出，形成内侧髁和外侧髁。两髁上面有微凹的关节面，与股骨内、外侧髁相关节。两上关节面之间有向上的粗糙隆起称**髁间隆起** intercondylar eminence。外侧髁后下方有腓关节面与腓骨头相关节。上端前面的隆起称**胫骨粗隆** tibial tuberosity。外侧髁和胫骨粗隆于体表可扪到。胫骨体呈三棱柱形，较锐的前缘和内侧面直接位于皮下，外侧缘有小腿骨间膜附着，称骨间缘。后面上份有斜向下内的比目鱼肌线，体上、中 1/3 交界处附近有向上开口的滋养孔。

下端稍膨大，其内下有一突起，称**内踝** medial malleolus。下端下面和内踝外侧面有关节面与距骨滑车相关节。下端的外侧面有腓切迹与腓骨相接。内踝可在体表扪到。

（4）**腓骨** fibula（图 1-42）：细长，位于胫骨外后方，分一体两端。上端稍膨大，称**腓骨头** fibular head，有腓骨头关节面与胫骨相关节。头下方缩窄，称**腓骨颈** neck of fibula。内侧缘锐利，称骨间缘，

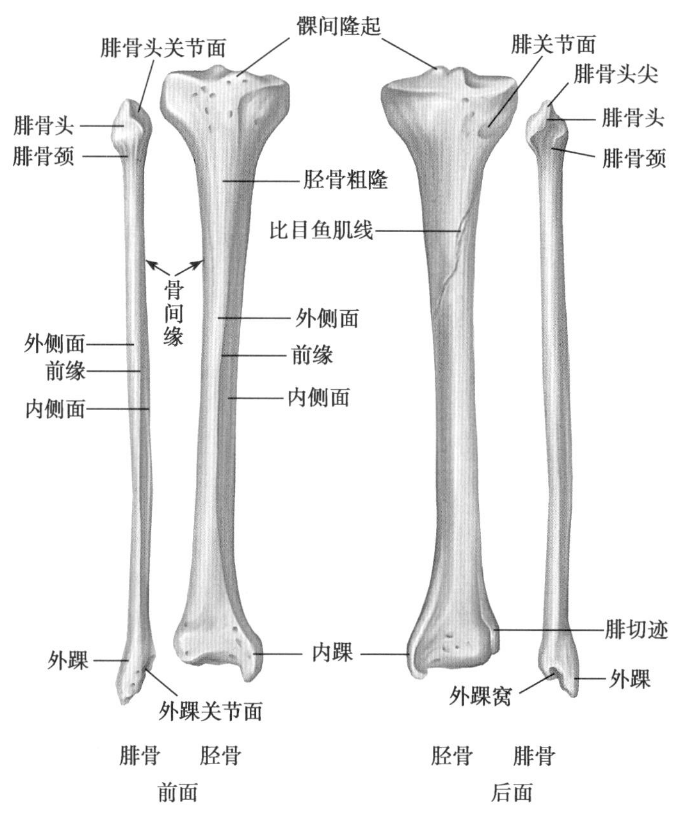

图 1-42 胫骨和腓骨（右侧）

有小腿骨间膜附着，体内侧近中点处，有向上开口的滋养孔。

下端膨大形成**外踝** lateral malleolus。内侧有外踝关节面，与距骨相关节。腓骨头和外踝都可在体表扪到。

（5）足骨：包括跗骨、跖骨和趾骨（图 1-43）。

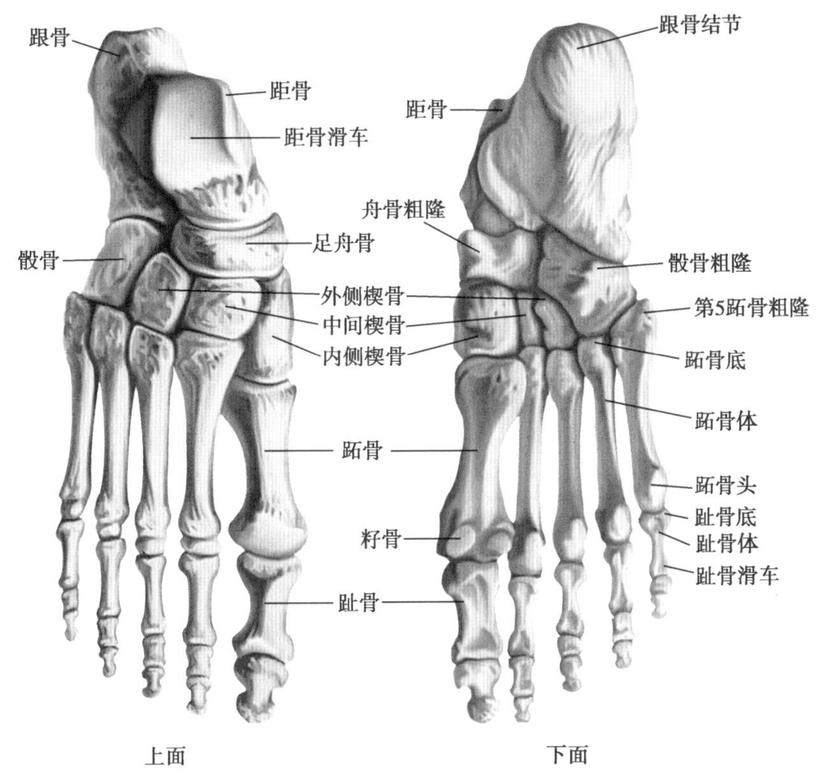

图 1-43 足骨

1）**跗骨** larsal bone：7 块，属短骨。分前、中、后 3 列，前列包括**内侧楔骨** medial cuneiform bone、**中间楔骨** intermediate cuneiform bone、**外侧楔骨** lateral cuneiform bone 和跟骨前方的**骰骨** cuboid bone，中列为位于距骨前方的**足舟骨** navicular bone，后列包括上方的**距骨** talus 和下方的**跟骨** calcaneus。

与下肢支持和负重功能相适应，跗骨几乎占据全足的一半，距骨上面有前宽后窄的关节面，称距骨滑车，与内、外踝和胫骨的下关节面相关节。距骨下方与跟骨相关节。跟骨后端隆凸为跟骨结节。距骨前接足舟骨，足舟骨内下方隆起的舟骨粗隆是重要体表标志。足舟骨前方与 3 块楔骨相关节，外侧的骰骨与跟骨相接。

2）**跖骨** metatarsal bone：5 块，属长骨，为第 1~5 跖骨，形状和排列大致与掌骨相当，但比掌骨粗大。每一跖骨近端为底，与骰骨相接，中间为体，远端称头，与近节趾骨相接。第 5 跖骨底向后突出，称第 5 跖骨粗隆，在体表可扪到。

3）**趾骨** phalanges of toe：属长骨，共 14 块，第 1 趾为 2 节，其余各趾为 3 节，形态和命名与指骨相同。每节趾骨也大体分为底、体、滑车三部分，按解剖位置分为近节趾骨、中节趾骨和远节趾骨。近节趾骨粗壮，其余趾骨细小，第 5 趾的远节趾骨甚小，常与中节趾骨长合。

3. 下肢骨常见的变异和畸形

（1）髂骨：髂窝穿孔；耻骨支与坐骨支不长合。

（2）股骨：臀肌粗隆异常粗大，形成第 3 转子。

（3）髌骨：可缺如或为二分髌骨。

（4）距骨：后下部和前上部可出现三角骨和距上骨。

（5）楔骨：内侧楔骨和中间楔骨之间可出现楔间骨。

（6）跖骨：第1跖骨与第2跖骨之间可出现跖间骨。

（7）趾骨：多趾。

骨组织工程

骨组织工程是指将分离的自体高浓度成骨细胞、骨髓基质干细胞或软骨细胞，经体外培养扩增后种植于一种天然或人工合成的、具有良好生物相容性、可被人体逐步降解吸收的细胞支架上。这种生物材料支架可为细胞提供生存的三维空间，有利于细胞获得足够的营养物质，进行物质交换，排除废料，使细胞在预制形态的三维支架上生长，然后将这种细胞杂化材料植入骨缺损部位，在生物材料逐步降解的同时，种植的骨细胞不断增殖，从而达到修复骨组织缺损的目的。种子细胞、支架材料及生长因子是骨组织工程的重要因素。

第二节 骨 连 结

学习要点

1. 骨连结的分类。
2. 滑膜关节的基本结构、辅助结构和运动形式。
3. 脊柱的组成、连结和整体观特点。
4. 骨性胸廓的组成。
5. 新生儿颅囟的构成及特点。
6. 颞下颌关节的组成、结构特点和运动形式。
7. 肩关节、肘关节和桡腕关节的组成、结构特点和运动形式。
8. 骨盆的组成、性别差异和界线。
9. 髋关节、膝关节和距小腿关节的组成、结构特点和运动形式。

一、概述

骨与骨之间借纤维结缔组织、软骨或骨相连，形成骨连结。按骨连结的不同方式，可分为直接连结和间接连结两大类（图1-44）。

（一）直接连结

直接连结是骨与骨借纤维结缔组织或软骨相连结，较牢固，不活动或少许活动。这种连结可分为**纤维连结** fibrous joint、**软骨连结** cartilaginous joint 和**骨性结合** synostosis 等3类。

1. 纤维连结 指两骨之间以纤维结缔组织相连结，可分为两种。

（1）**韧带连结** syndesmosis：连结两骨的纤维结缔组织呈条索状或膜板状，如椎骨棘突之间的棘间韧带、前臂骨间膜等。

（2）**缝** suture：两骨间借少量纤维结缔组织相连，见于颅骨间，如颅的矢状缝和冠状缝等。如果缝骨化，则成为骨性结合。

2. 软骨连结 指两骨之间借软骨相连结。软骨连结可分为两种。

（1）**透明软骨结合** synchondrosis：如长骨骨干与骺之间的骺软骨、蝶骨与枕骨的结合等，多见于幼年发育时期，随着年龄增长而骨化，形成骨性结合。

（2）**纤维软骨结合** symphysis：如椎骨椎体之间的椎间盘及耻骨联合等。

软骨 cartilage 是一种特殊分化的结缔组织，由软骨细胞、软骨基质及埋藏于基质中的纤维共同组成，后二者称细胞间质，**软骨细胞** chondrocyte 被包埋在基质的小腔内。

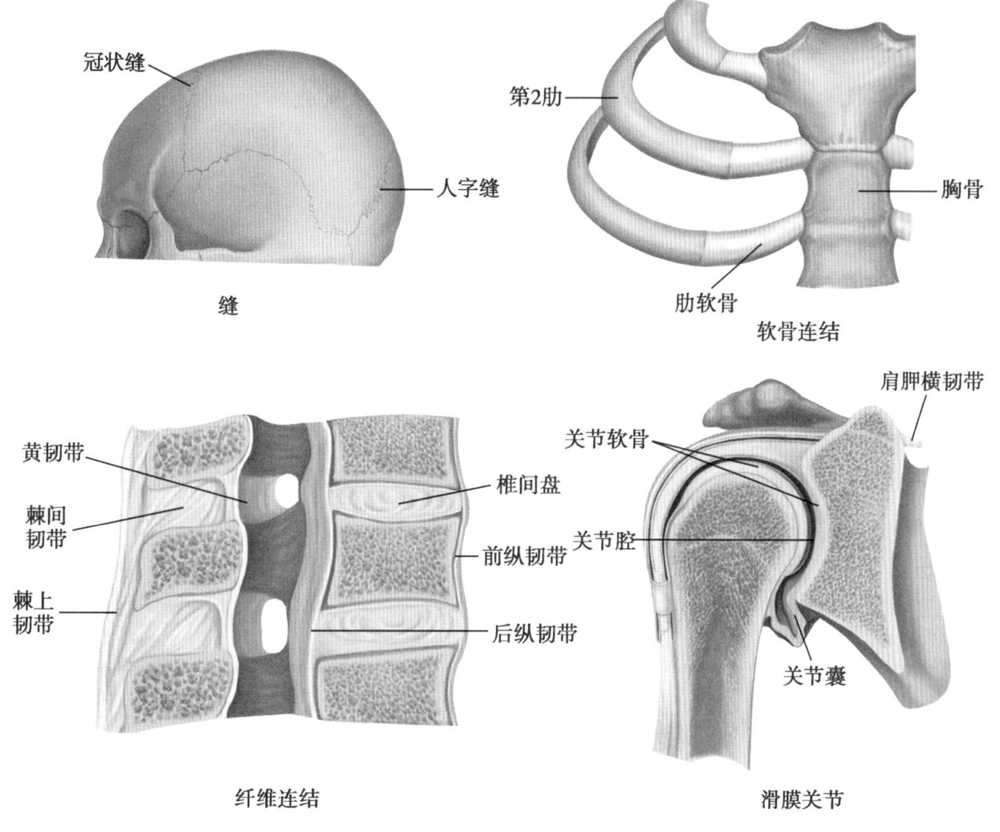

图1-44 骨连结的分类

3. 骨性结合 指两骨间以骨组织连结，常由纤维连结或软骨连结骨化而成，如骶椎骨之间的骨性结合以及髂、耻、坐骨之间在髋臼处的骨性结合等。

（二）间接连结

关节间接连结又称为**关节** articulation 或**滑膜关节** synovial joint，是骨连结的最高分化形式。关节的相对骨面互相分离，具有充以滑液的腔隙，借其周围的结缔组织相连结，因而通常具有较大的活动性。

1. 关节的基本构造

（1）**关节面** articular surface：是参与组成关节的各相关骨的接触面。每一关节至少包括两个关节面，一般为一凸一凹，凸者称为关节头，凹者称为关节窝。关节面上终生被覆有**关节软骨** articular cartilage。关节软骨多数由透明软骨构成，少数为纤维软骨，其厚薄因不同的关节和年龄而异，通常为2~7mm。关节软骨不仅使粗糙不平的关节面变为光滑，同时在运动时可减少关节面的摩擦，缓冲震荡和冲击。

关节软骨损伤

关节软骨是最具代表性的透明软骨。它覆盖于滑膜关节骨端关节头的表面，起到承受力学负荷、减少相邻两骨间摩擦、缓冲震荡等作用。关节软骨损伤是临床十分常见的病症。据统计，软骨运动创伤多发于年轻人，而软骨退变多发于老年人。X线片显示4%~10%的15~24岁的年轻人出现软骨病变，而对于年龄超过55岁的老年人，这一数字高达80%。现代研究者认为由于软骨无血管无神经，细胞代谢缓慢，所以无法进行自发修复。如果软骨损伤不及时治疗的话，会逐渐影响损伤周围的正常软骨，造成进一步磨损，最终引发骨关节炎。

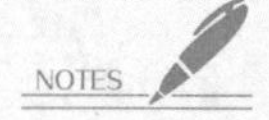

（2）**关节囊** articular capsule：是由纤维结缔组织膜构成的囊，附着于关节面的周围，并与骨膜融合续连，它包围关节，封闭关节腔，可分为内、外两层。

外层为**纤维膜** fibrous membrane，厚而坚韧，由致密结缔组织构成，含有丰富的血管和神经。纤维膜的厚薄通常与关节的功能有关，如下肢关节的负重较大，相对稳固，其关节囊的纤维膜则坚韧而紧张；而上肢关节运动灵活，则纤维膜薄而松弛。纤维膜的有些部分，还可明显增厚形成韧带，以增强关节的稳固，限制其过度运动。

内层为**滑膜** synovial membrane，由薄而柔润的疏松结缔组织膜构成，衬贴于纤维膜的内面，其边缘附着于关节软骨的周缘，包被着关节内除关节软骨、关节唇和关节盘以外的所有结构。滑膜表面有时形成许多小突起，称为**滑膜绒毛** synovial villus，多见于关节囊附着部的附近。滑膜富含血管网，能产生**滑液** synovial fluid。滑液是透明的蛋白样液体，呈弱碱性，它为关节内提供了液态环境，不仅能增加润滑，而且也是关节软骨、半月板等新陈代谢的重要媒介。

（3）**关节腔** articular cavity：是由关节囊滑膜层和关节面共同围成的密闭腔隙，腔内含有少量滑液，关节腔内呈负压，对维持关节的稳固有一定作用（图1-45）。

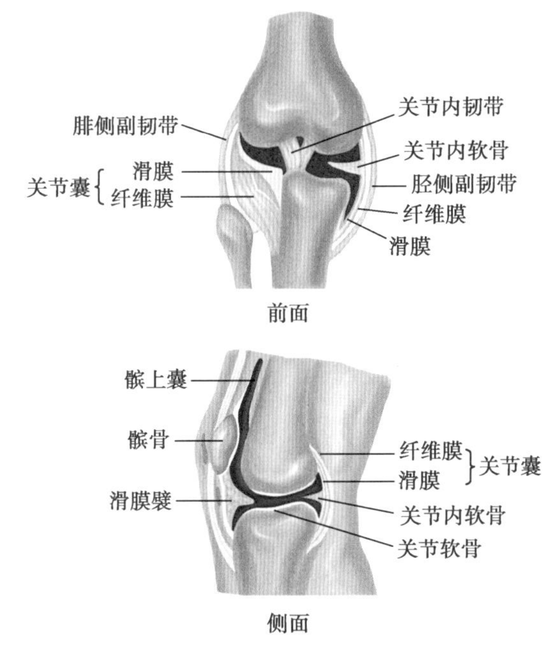

图1-45 滑膜关节的构造

2. 关节的辅助结构 关节除了具备上述的关节面、关节囊、关节腔3项基本结构外，一些关节为适应其功能还形成了特殊的辅助结构。这些辅助结构对于增加关节的灵活性或稳固性都有重要作用。

（1）**韧带** ligament：是连于相邻两骨之间的致密纤维结缔组织束，有加强关节的稳固或限制其过度运动的作用。位于关节囊外的称囊外韧带：有的与囊相贴，为囊的局部纤维增厚，如髋关节的髂股韧带；有的与囊不相贴，分离存在，如膝关节的腓侧副韧带；有的是关节周围肌腱的直接延续，如膝关节的髌韧带。位于关节囊内的称囊内韧带，有滑膜包裹，如膝关节内的交叉韧带等。

（2）**关节盘** articular disc 和**关节唇** articular labrum：是关节腔两种不同形态的纤维软骨。

关节盘位于两骨的关节面之间，其周缘附着于关节囊，将关节腔分成两部。关节盘多呈圆盘状，中部稍薄，周缘略厚。膝关节的关节盘呈半月形，称半月板。关节盘可调整关节面更为适配，减少外力对关节的冲击和震荡。此外，分隔而成的两个腔可增加关节运动的形式和范围。

关节唇是附着于关节窝周缘的纤维软骨环，它加深关节窝，增大关节面，如髋臼唇等，增加了关节的稳固性。

（3）**滑膜襞** synovial fold 和**滑膜囊** synovial bursa：有些关节囊的滑膜表面积大于纤维层，滑膜重叠卷折并突入关节腔形成滑膜襞。有时此襞内含脂肪，则形成滑膜脂垫。在关节运动时，关节腔的形状、容积、压力发生改变，滑膜脂垫可起调节或填充作用。滑膜襞和滑膜脂垫在关节腔内扩大了滑膜的面积，有利于滑液的分泌和吸收。有时滑膜也可从关节囊纤维膜的薄弱或缺如处作囊状膨出，充填于肌腱与骨面之间，形成滑膜囊，它可减少肌肉活动时与骨面之间的摩擦。

3. 关节的运动 滑膜关节关节面的复杂形态，运动轴的数量和位置，决定了关节的运动形式和范围。滑膜关节的运动形式基本上是沿3个互相垂直的轴所作的运动。

（1）**移动** translation：是最简单的一个骨关节面在另一骨关节面的滑动，如跗跖关节、腕骨间关节

等。其实即使小的跗骨或腕骨运动时，也涉及多轴向的运动，用连续放射摄影技术观察，都显示了明显的旋转和角度运动。

（2）**屈** flexion 和**伸** extension：通常是指关节沿冠状轴进行的运动。运动时，相关关节的两骨之间的角度变小，称为屈；反之，角度增大称为伸。一般关节的屈是指向腹侧面成角，而膝关节则相反，小腿向后贴近大腿的运动称为膝关节的屈，反之称为伸。在手部，由于拇指几乎与其他4指成直角，拇指背面朝向外侧，故该关节的屈伸运动是围绕矢状轴进行，拇指与手掌面的角度减小称为屈，反之称为伸。在足部的屈伸则反映了胚胎早期后肢芽的旋转，足尖上抬，足背向小腿前面靠拢为踝关节的伸，习惯上称之为**背屈** dorsiflexion，足尖下垂为踝关节的屈，习惯上称为**跖屈** plantar flexion。

（3）**收** adduction 和**展** abduction：是关节沿矢状轴进行的运动。运动时，骨向正中矢状面靠拢称为收，反之，远离正中矢状面称为展。对于手指和足趾的收展，则人为地规定以中指和第2趾为中轴的靠拢或散开的运动。而拇指的收展是围绕冠状轴进行，拇指向示指靠拢称为收，远离示指称为展。

（4）**旋转** rotation：是关节沿垂直轴进行的运动。如肱骨围绕骨中心轴向前内侧旋转，称**旋内** medial rotation，而向后外侧旋转，则称**旋外** lateral rotation。在前臂桡骨对尺骨的旋前、旋后运动，则是围绕桡骨头中心到尺骨茎突基底部的轴线旋转，将手背转向前方的运动称**旋前** pronation，将手掌恢复到向前而手背转向后方的运动称**旋后** supination。

（5）**环转** circumduction：运动骨的上端在原位转动，下端则做圆周运动，运动时全骨描绘出一圆锥形的轨迹。能沿两轴以上运动的关节均可作环转运动，如肩关节、髋关节和桡腕关节等。环转运动实际上是屈、展、伸、收依次结合的连续动作。

4. 关节的分类 关节有多种分类，有的按构成关节的骨数目分成单关节（两块骨构成）和复关节（两块以上的骨构成）。有的按一个或多个关节同时运动的方式分成单动关节（如肘关节、肩关节等）和联动关节（如两侧的颞下颌关节等）。按关节运动轴的数目和关节面的形态，常用的关节可分为以下3类（图1-46）。

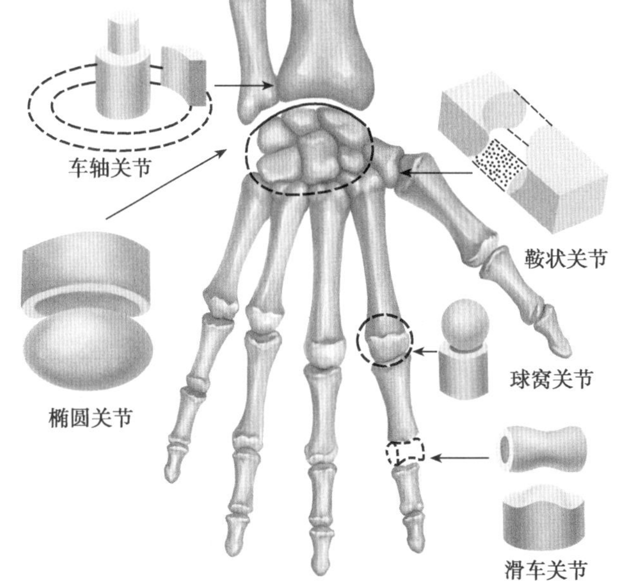

图1-46 滑膜关节的类型

（1）单轴关节：关节只能绕一个运动轴做一组运动，包括两种形式。

1）**屈戌关节** hinge joint：又名滑车关节，一骨关节头呈滑车状，另一骨有相应的关节窝。通常只能绕冠状轴做屈伸运动，如指骨间关节。

2）**车轴关节** trochoid joint or pivot joint：由圆柱状的关节头与凹面状的关节窝构成，关节窝常由骨和韧带连成环。可沿垂直轴做旋转运动，如寰枢正中关节和桡尺近侧关节等。

（2）双轴关节：关节能绕两个互相垂直的运动轴进行两组运动，也可进行环转运动，包括两种形式。

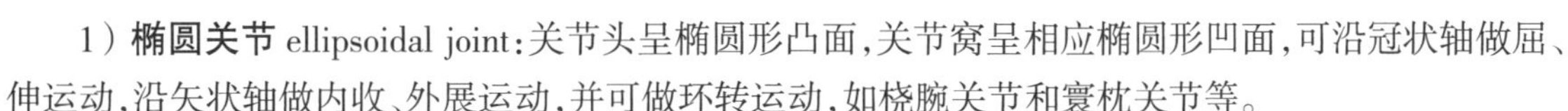
1）**椭圆关节** ellipsoidal joint：关节头呈椭圆形凸面，关节窝呈相应椭圆形凹面，可沿冠状轴做屈、伸运动，沿矢状轴做内收、外展运动，并可做环转运动，如桡腕关节和寰枕关节等。

2）**鞍状关节** sellar joint or saddle joint：两骨的关节面均呈鞍状，互为关节头和关节窝。鞍状关节有两个运动轴，可沿两轴做屈、伸、收、展和环转运动，如拇指腕掌关节。

（3）多轴关节：关节具有两个以上的运动轴，可做多方向的运动。通常也有两种形式。

1）**球窝关节** ball-and-socket joint or spheroidal joint：关节头较大，呈球形，关节窝浅而小，与关节头

的接触面积不到 1/3，如肩关节。可做屈、伸、收、展、旋内、旋外和环转运动。也有的关节窝特别深，包绕关节头的大部分，虽然也属于球窝关节，但运动范围受到一定限制，如髋关节。掌指关节亦属球窝关节，因其侧副韧带较强，旋转运动受限。

2）**平面关节** plane joint：两骨的关节面均较平坦而光滑，但仍有一定的弯曲或弧度，也可列入多轴关节，可做多轴性的滑动或转动，如腕骨间关节和跗跖关节等。

二、躯干骨的连结

躯干骨的 24 块椎骨、1 块骶骨和 1 块尾骨借骨连结形成**脊柱** vertebral column，构成人体的中轴，上端承载颅，下端连结附肢带骨。

（一）椎骨间的连结

各椎骨之间借韧带、软骨和滑膜关节相连，可分为椎体间连结和椎弓间连结。

1. 椎体间的连结 椎体之间借椎间盘及前、后纵韧带相连。

（1）**椎间盘** intervertebral disc：是连结相邻两个椎体的纤维软骨盘（第 1 及第 2 颈椎之间除外），成人有 23 个椎间盘。椎间盘由两部分构成，中央部为**髓核** nucleus pulposus，是柔软而富有弹性的胶状物质，为胚胎时脊索的残留物。周围部为**纤维环** anulus fibrosus，由多层纤维软骨环按同心圆排列组成，牢固连结各椎体上、下面，保护髓核并限制髓核向周围膨出。椎间盘既坚韧，又富弹性，承受压力时被压缩，除去压力后又复原，具有“弹性垫”样作用，可缓冲外力对脊柱的震荡，也可增加脊柱的运动幅度。23 个椎间盘的厚薄各不相同，以中胸部较薄，颈部较厚，而腰部最厚，所以颈、腰椎的活动度较大。颈、腰部的椎间盘前厚后薄，胸部的则与此相反。其厚薄和大小可随年龄而有差异。当纤维环破裂时，髓核容易向后外侧脱出，突入椎管或椎间孔，压迫相邻的脊髓或神经根引起放射性痛，临床称为椎间盘突出症（图 1-47）。

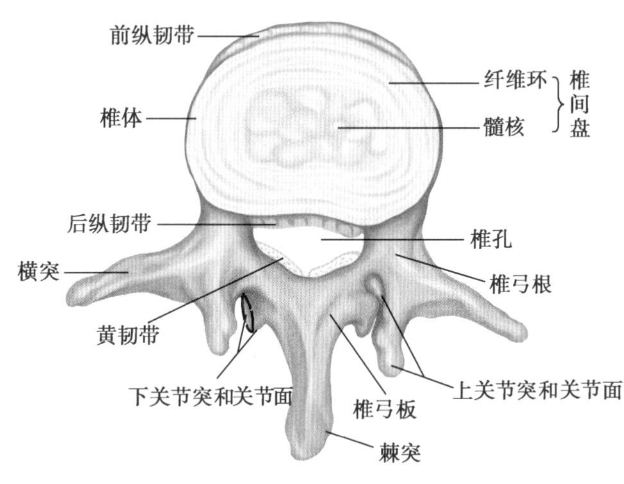

图 1-47 椎间盘与关节突（腰椎上面）

椎间盘突出

椎间盘是脊柱缓冲震荡的主要结构，通过力的传导与自身变形可缓冲压力，起到保护脊髓及机体重要器官的作用，并通过髓核变形使椎体表面和纤维环承受相同的力。椎间盘退行性变是椎间盘的衰老过程，是临床十分常见的病症。椎间盘并无血液供应，损伤后无法修复，随着年龄的增长，容易发生退变。20 岁椎间盘即开始发生退变。退行性变过程中椎间盘含水量逐渐下降，弹性减弱，纤维环出现变性，失去原来的层次和力学性能，纤维环产生微裂痕。在腰椎遭受弯曲和扭转暴力时，或负荷突然加大时，变性的髓核沿着纤维环内裂隙突出，纤维环破裂，最终形成了腰椎间盘突出。

（2）**前纵韧带** anterior longitudinal ligament：是椎体前面延伸的一束坚固的纤维束，宽而坚韧，上自枕骨大孔前缘，下达第 1 或第 2 骶椎椎体。其纵行的纤维牢固地附着于椎体和椎间盘，有防止脊柱过度后伸和椎间盘向前脱出的作用。

（3）**后纵韧带** posterior longitudinal ligament：位于椎管内椎体的后面，窄而坚韧。起自枢椎并与覆盖枢椎椎体的覆膜相续，下达骶管。与椎间盘纤维环及椎体上、下缘紧密连结，而与椎体结合较为疏

松，有限制脊柱过度前屈的作用。

2. 椎弓间的连结 包括椎弓板、棘突、横突间的韧带连结和上、下关节突间的滑膜关节连结（图 1-48）。

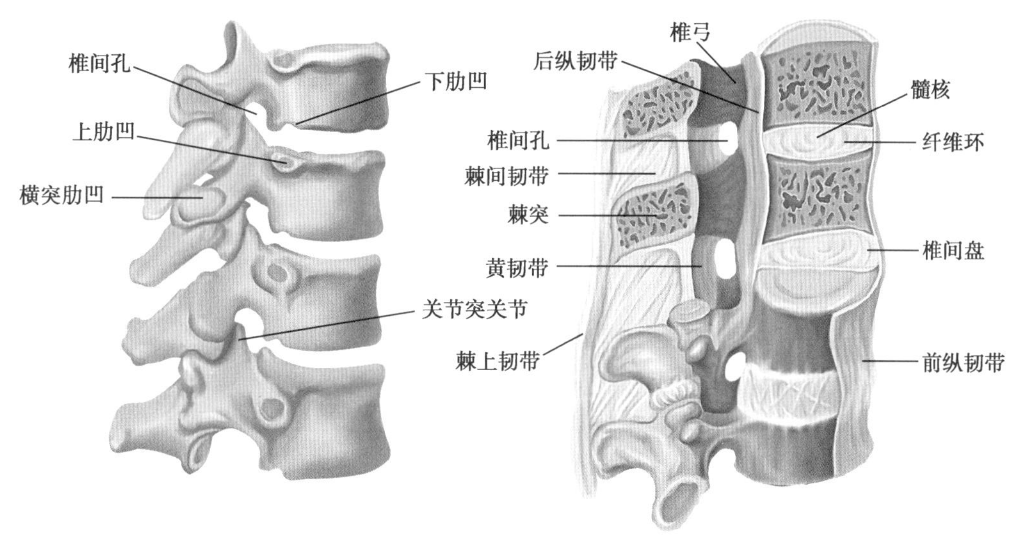

图 1-48 椎骨间的连结（腰椎侧面）

（1）**黄韧带** ligamenta flava：位于椎管内，是连结相邻两椎弓板间的韧带，由黄色的弹性纤维构成。黄韧带协助围成椎管，并有限制脊柱过度前屈的作用（图 1-49）。

（2）**棘间韧带** interspinal ligament：是连结相邻棘突间的薄层纤维，附着于棘突根部到棘突尖。向前与黄韧带、向后与棘上韧带相移行。

（3）**棘上韧带** supraspinal ligament 和**项韧带** ligamentum nuchae：棘上韧带是连结胸、腰、骶椎各棘突尖之间的纵行韧带，前方与棘间韧带相融合，都有限制脊柱前屈的作用。而在颈部，从颈椎棘突尖向后扩展成三角形板状的弹性膜层，称为项韧带。项韧带常被认为是棘上韧带和颈椎棘突间韧带的延续，向上附着于枕外隆凸及枕外嵴，向下达第 7 颈椎棘突并续于棘上韧带，是颈部肌肉附着的双层致密弹性纤维隔（图 1-50）。

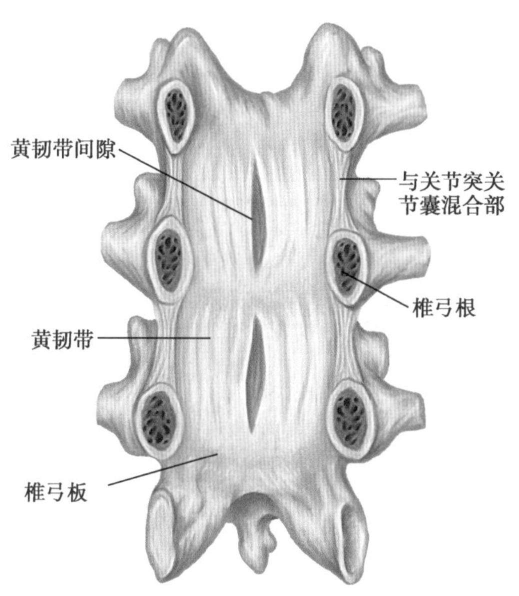

图 1-49 黄韧带（腰椎椎弓板前面）

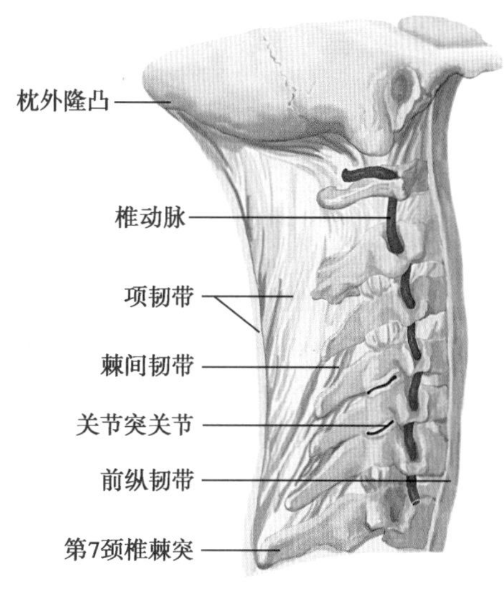

图 1-50 项韧带

（4）**横突间韧带** intertransverse ligament：位于相邻椎骨横突间的纤维索，部分与横突间肌混合。

（5）**关节突关节** zygapophysial joint：由相邻椎骨的上、下关节突的关节面构成，属平面关节，只能做轻微滑动。

3. 寰椎与枕骨及枢椎的关节

（1）**寰枕关节** atlantooccipital joint：为两侧枕髁与寰椎侧块的上关节凹构成的联合关节，属双轴型椭圆关节。两侧关节同时活动，可使头做俯仰和侧屈运动。关节囊和寰枕前、后膜相连结。**寰枕前膜** anterior atlantooccipital membrane 是前纵韧带的最上部分，连结枕骨大孔前缘与寰椎前弓上缘之间。**寰枕后膜** posterior atlantooccipital membrane 位于枕骨大孔后缘与寰椎后弓上缘之间。

（2）**寰枢关节** atlantoaxial joint：包括3个滑膜关节，其中2个在寰椎侧块，1个在正中复合体，分别称为寰枢外侧关节和寰枢正中关节。寰枢外侧关节：由寰椎侧块的下关节面与枢椎上关节面构成，关节囊的后部及内侧均有韧带加强。寰枢正中关节：由齿突与寰椎前弓后方的关节面和寰椎横韧带构成。

寰枢关节沿齿突垂直轴运动，使头连同寰椎进行旋转。寰枕、寰枢关节的联合活动能使头做俯仰、侧屈和旋转运动。寰枢关节还由下列韧带增强。

齿突尖韧带：由齿突尖延到枕骨大孔前缘。翼状韧带：由齿突尖向外上方延至枕髁内侧。寰椎横韧带：连结寰椎左、右侧块，防止齿突后退。从韧带中部向上有纤维束附于枕骨大孔前缘，向下有纤维束连结枢椎椎体后面。因此，寰椎横韧带与其上、下两纵行纤维索，共同构成寰椎十字韧带。覆膜：是坚韧的薄膜，从枕骨斜坡下降，覆盖于上述韧带的后面，向下移行于后纵韧带（图1-51）。

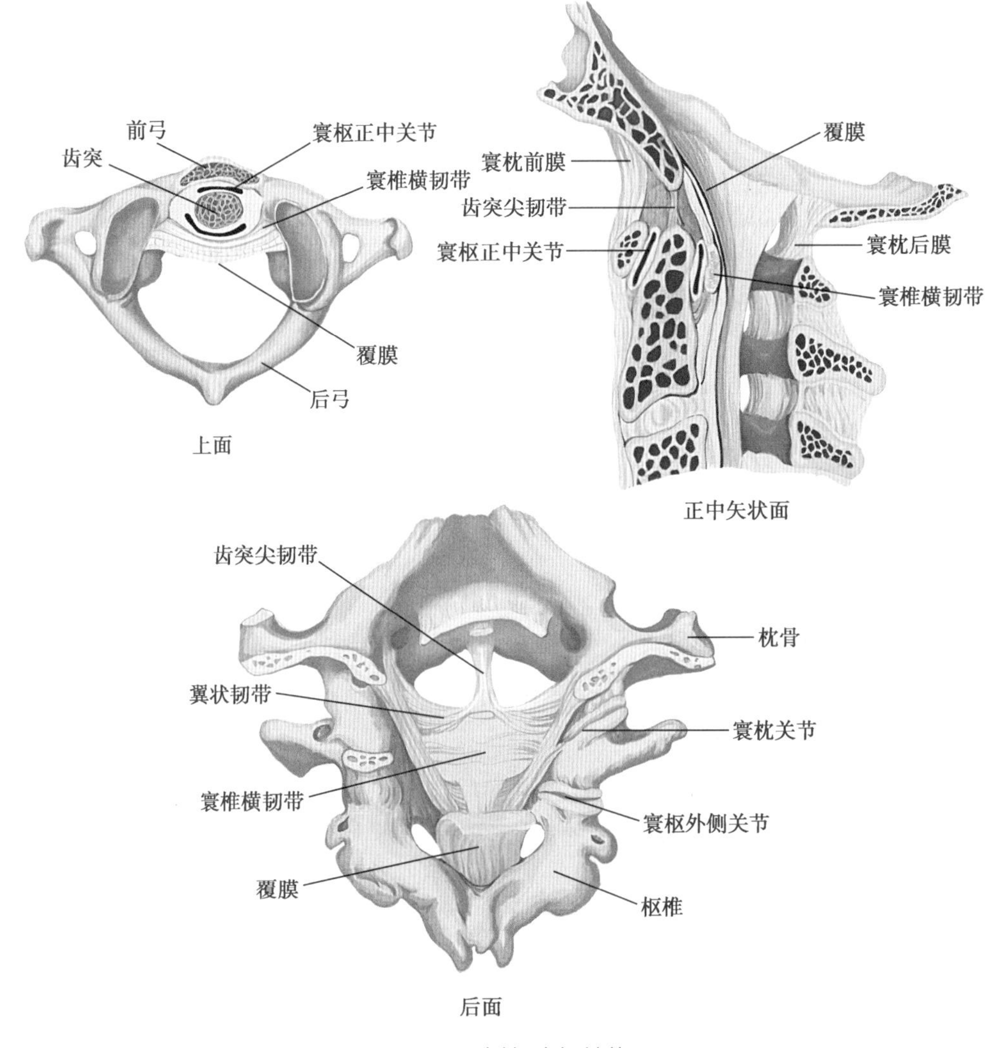

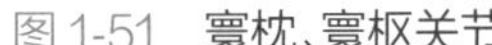
图1-51　寰枕、寰枢关节

（二）脊柱的整体观及其运动

1. 脊柱的整体观　脊柱的功能是支持躯干和保护脊髓。成年男性脊柱长约70cm，女性的略短，约60cm。其长度可因姿势不同而略有差异，静卧比站立时可长出2~3cm，主要由站立时椎间盘被压缩所致。椎间盘的总厚度约为脊柱全长的1/4。老年可因椎间盘胶原成分改变而变薄，骨质疏松致椎体加宽而高度减小，以及脊柱肌肉动力学下降致胸曲和颈曲的凸度增加，这些变化都直接导致老年脊柱的长度减小。

（1）脊柱前面观：从前面观察脊柱，自第2颈椎到第3腰椎的椎体宽度，自上而下随负载增加而逐渐加宽，到第2骶椎为最宽。自骶骨耳状面以下，由于重力经髂骨传到下肢骨，椎体已无承重意义，体积也逐渐缩小。从前面观察脊柱，正常人的脊柱有轻度侧屈，惯用右手的人，脊柱上部略凸向右侧，下部则代偿性地略凸向左侧。

（2）脊柱后面观：从后面观察脊柱，可见所有椎骨棘突连贯形成纵嵴，位于背部正中线上。颈椎棘突短而末端分叉，近水平位。胸椎棘突细长，斜向后下方，呈叠瓦状。腰椎棘突呈板状，水平伸向后方。

（3）脊柱侧面观：从侧面观察脊柱，可见成人脊柱有颈、胸、腰、骶4个生理性弯曲。其中，颈曲和腰曲凸向前，胸曲和骶曲凸向后。脊柱的这些弯曲增大了脊柱的弹性，对维持人体的重心稳定和减轻震荡有重要意义。胸曲和骶曲在胚胎时已形成，胚胎是在全身屈曲状态下发育。婴儿出生后的开始抬头、坐起及直立行走对颈曲和腰曲的改变产生明显影响。也有认为凸向前方的颈曲在胚胎时也已显现，这是胚胎伸头动作肌肉发育的结果。脊柱的每一个弯曲都有它的功能意义：颈曲支持头的抬起，腰曲使身体重心垂线后移，以维持身体的前后平衡，保持稳固的直立姿势；而胸曲和骶曲在一定意义上扩大了胸腔和盆腔的容积（图1-52）。

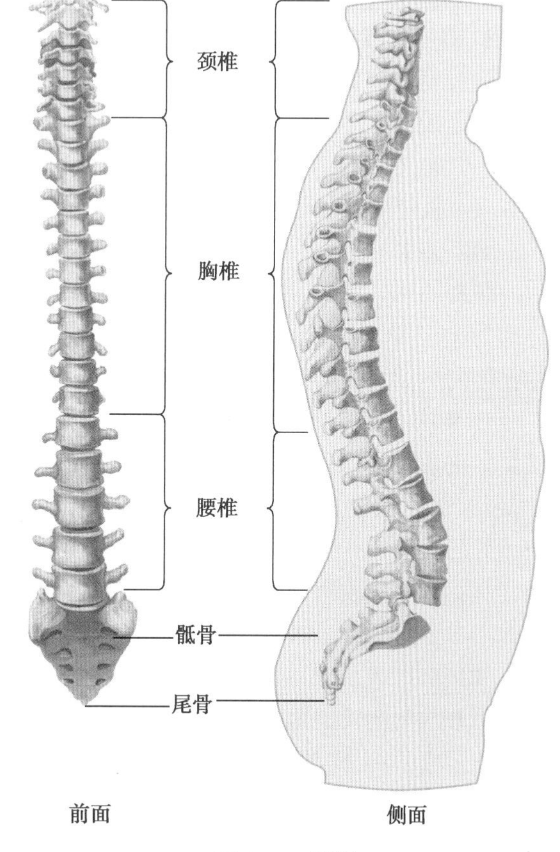

图1-52　脊柱

2. 脊柱的运动　在相邻两椎骨之间是有限的，但整个脊柱的活动范围较大，可做屈、伸、侧屈、旋转和环转运动。脊柱各部的运动性质和范围不同，这主要取决于关节突关节的方向和形状、椎间盘的厚度、韧带的位置及厚薄，同时也与年龄、性别和锻炼程度有关。在颈部，颈椎关节突的关节面略呈水平位，关节囊松弛，椎间盘较厚，故屈伸及旋转运动的幅度较大。在胸部，胸椎与肋骨相连，椎间盘较薄，关节突的关节面呈冠状位，棘突呈叠瓦状，这些因素限制了胸椎的运动。

（三）肋的连结

肋的连结主要关节有肋椎关节和胸肋关节。

1. 肋椎关节 costovertebral joint　肋骨与脊柱的连结包括肋头和椎体的连结（称为肋头关节）以及肋结节和横突的连结（称为肋横突关节）。这两个关节在功能上是联合关节，运动时肋骨沿肋头至肋结节的轴线旋转，使肋上升或下降，以增加或缩小胸廓的前后径和横径，从而改变胸腔的容积，有助于呼吸（图1-53）。

（1）**肋头关节** joint of costal head：由肋头的关节面与相邻胸椎椎体边缘的肋凹（常称半关节面）构成，属于微动关节且有肋头辐状韧带和关节内韧带加强。

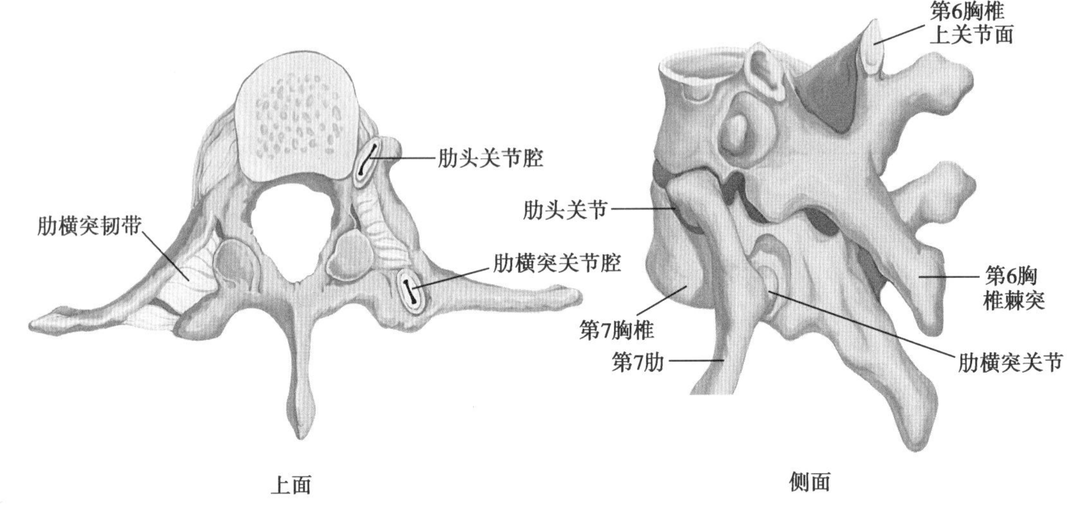

图1-53 肋椎关节

（2）**肋横突关节** costotransverse joint：由肋结节关节面与相应椎骨的横突肋凹构成，也属于微动关节，有肋横突韧带、囊韧带、肋横突上韧带和肋横突外侧韧带等加强。

2. 胸肋关节 sternocostal joint 由第 2~7 肋软骨与胸骨相应的肋切迹构成，属微动关节。第 1 肋与胸骨柄之间的连结是软骨连结，第 8~10 肋软骨的前端不直接与胸骨相连，而依次与上位肋软骨形成软骨连结。因此，在两侧各形成一个肋弓，第 11 和 12 肋的前端游离于腹壁肌肉之间（图 1-54）。

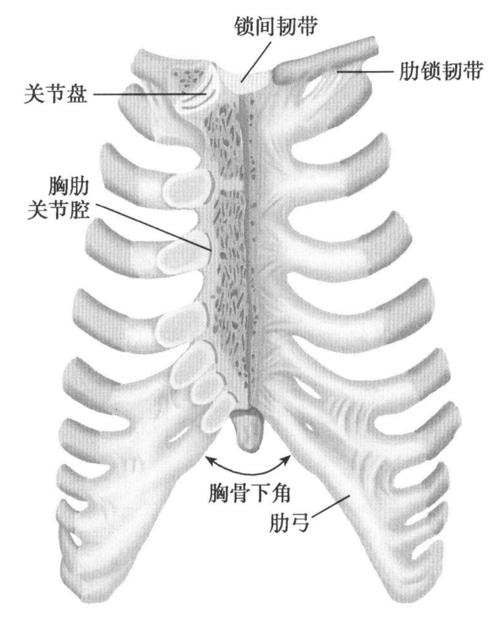

图1-54 胸肋关节和胸锁关节

（四）胸廓

胸廓 thorax 由 12 块胸椎、12 对肋、1 块胸骨和它们之间的连结共同构成。它上窄，下宽，前后扁平，由于胸椎椎体前凸，水平切面上呈肾形。

1. 胸廓的整体观 成人胸廓近似圆锥形，容纳胸腔脏器。胸廓有上、下两口和前、后、外侧壁。胸廓上口较小，由胸骨柄上缘、第 1 肋和第 1 胸椎椎体围成，是胸腔与颈部的通道。由于胸廓上口的平面与第 1 肋的方向一致，向前下倾斜，故胸骨柄上缘约平对第 2 胸椎体下缘。胸廓下口宽而不整，由第 12 胸椎、第 11 及 12 对肋前端、肋弓和剑突围成，膈肌封闭胸腔底。两侧肋弓在中线构成向下开放的胸骨下角。角的尖部有剑突，剑突又将胸骨下角分成了左、右剑肋角。剑突尖约平对第 10 胸椎体下缘。胸廓前壁最短，由胸骨、肋软骨及肋骨前端构成。后壁较长，由胸椎和肋角内侧的部分肋骨构成。外侧壁最长，由肋骨体构成。相邻两肋之间称肋间隙（图 1-55）。

2. 胸廓的运动 胸廓除具有保护、支持功能外，主要参与呼吸运动。吸气时，在肌作用下，肋的前部抬高，伴以胸骨上升，从而加大了胸廓的前后径。肋上提时，肋体向外扩展，加大胸廓横径，使胸腔容积增大。呼气时，在重力和肌肉作用下，胸廓做相反的运动，使胸腔容积减小。胸腔容积的改变，促成了肺呼吸。

三、颅骨的连结

颅骨的连结可分为纤维连结、软骨连结和滑膜关节 3 种。

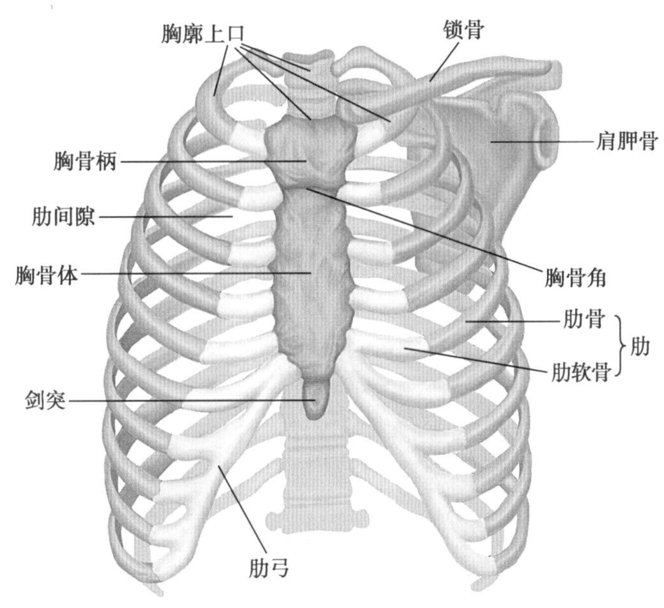

图 1-55 胸廓(前面)

(一) 颅骨的纤维连结和软骨连结

各颅骨之间借缝、软骨和骨相连结，彼此之间结合较为牢固。

颅盖诸骨是在膜的基础上骨化的，骨与骨之间留有薄层结缔组织膜，构成缝。有冠状缝、矢状缝、人字缝和蝶顶缝等。随着年龄的增长，有的缝可发生骨化而成为骨性结合。

颅底诸骨是在软骨基础上骨化的，骨与骨之间的连结是软骨性的，如成年前蝶骨体后面与枕骨基底部之间的蝶枕软骨结合。此外，尚有蝶岩、岩枕软骨结合等，随着年龄的增长都先后骨化而成为骨性结合。

(二) 颅骨的滑膜关节

颅骨的滑膜关节为**颞下颌关节** temporomandibular joint，又称**下颌关节**，由下颌骨的下颌头与颞骨的下颌窝和关节结节构成。其关节面表面覆盖的是纤维软骨。关节囊松弛，上方附着于下颌窝和关节结节的周围，下方附着于下颌颈，囊外有外侧韧带加强。关节囊内有纤维软骨构成的关节盘，呈椭圆形，上面如鞍状，前凹后凸，与关节结节和下颌窝的形状相对应。关节盘的周缘与关节囊相连，将关节腔分为上、下两部分。关节囊的前份较薄弱，下颌关节易向前脱位(图 1-56)。

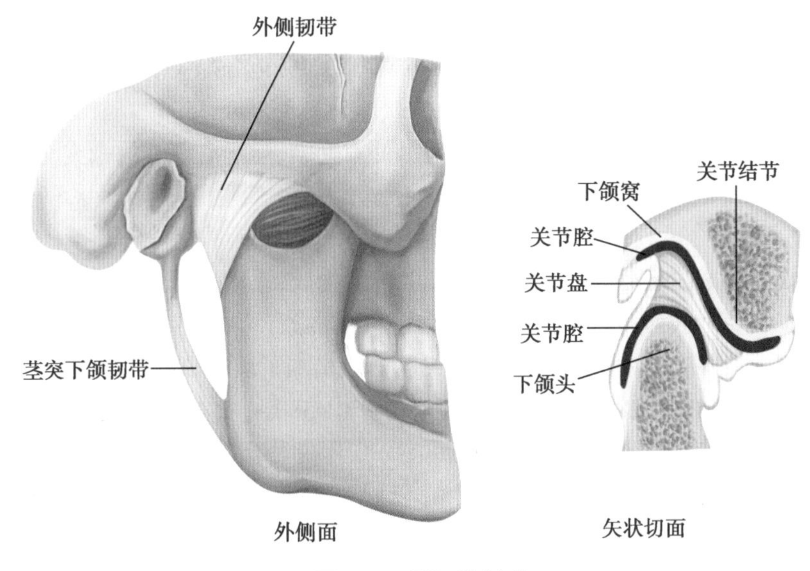

图 1-56 颞下颌关节

颞下颌关节属于联合关节，两侧必须同时运动。下颌骨可做上提、下降、前进、后退和侧方运动。其中，下颌骨的上提和下降运动发生在下关节腔，前进和后退运动发生在上关节腔，侧方运动是一侧的下颌头对关节盘做旋转运动，而对侧的下颌头和关节盘一起对关节窝做前进运动。张口是下颌骨下降并伴有向前的运动，故大张口时，下颌骨体降向下后方，而下颌头随同关节盘滑至关节结节下方。如果张口过大且关节囊过分松弛时，下颌头可滑至关节结节前方而不能退回关节窝，造成下颌关节脱位。手法复位时，必须先将下颌骨拉向下，超过关节结节，再将下颌骨向后推，才能将下颌头回纳下颌窝内。闭口则是下颌骨上提并伴下颌头和关节盘一起滑回关节窝的运动。

四、附肢骨的连结

附肢的主要功能是支持和运动，故附肢骨的连结以滑膜关节为主。人类由于直立，上肢获得了适于抓握和操作的很大活动度，所以上肢关节以灵活运动为主；下肢起着支持身体的重要作用，所以下肢关节以运动的稳定为主。

（一）上肢骨的连结

上肢骨的连结包括上肢带骨的连结和自由上肢骨的连结。

1. 上肢带骨连结

（1）**胸锁关节** sternoclavicular joint：是上肢骨与躯干骨连结的唯一关节。由锁骨的胸骨端与胸骨的锁切迹及第一肋软骨的上面构成，属于多轴关节。关节囊坚韧并由胸锁前、后韧带，锁间韧带，肋锁韧带等囊外韧带加强。囊内有纤维软骨构成的关节盘，将关节腔分为外上和内下两部分。关节盘使关节头和关节窝相适应，由于关节盘下缘附着于第1肋软骨，所以能阻止锁骨向内上方脱位。胸锁关节允许锁骨外侧端向前、向后运动角度约20°~30°，向上、向下运动角度约60°，并绕冠状轴做微小的旋转和环转运动。胸锁关节的活动度虽小，但以此为支点扩大了上肢的活动范围（图1-57）。

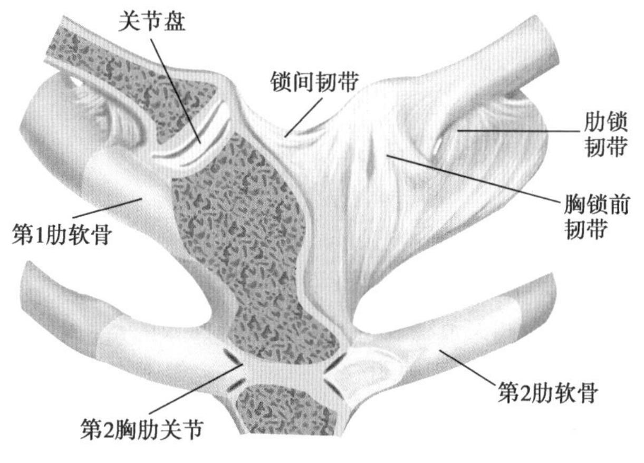

图1-57 胸锁关节

（2）**肩锁关节** acromioclavicular joint：由锁骨的肩峰端与肩峰的关节面构成，属于平面关节，是肩胛骨活动的支点。关节的上方有肩锁韧带加强，关节囊和锁骨下方有坚韧的喙锁韧带连于喙突。囊内的关节盘常出现于关节上部，部分地分隔关节（完全分隔关节的情况罕见），关节活动度小。

（3）**喙肩韧带** coracoacromial ligament：为三角形的扁韧带，连于肩胛骨的喙突与肩峰之间，它与喙突、肩峰共同构成喙肩弓，架于肩关节上方，有防止肱骨头向上脱位的作用。

2. 自由上肢骨连结

（1）**肩关节** shoulder joint：由肱骨头与肩胛骨关节盂构成，也称盂肱关节，是典型的多轴球窝关节。近似圆球的肱骨头和浅而小的关节盂，虽然关节盂的周缘有纤维软骨构成的盂唇来加深关节窝，仍仅能容纳关节头的1/4~1/3。肩关节的这种骨结构形状增加了运动幅度，但也减少了关节的稳固，因此，关节周围的肌肉、韧带对其稳固性起了重要作用（图1-58）。

肩关节囊薄而松弛，其肩胛骨端附着于关节盂缘，肱骨端附于肱骨解剖颈，在内侧可达肱骨外科颈。关节囊的滑膜层可膨出形成滑液鞘或滑膜囊，以利于肌腱的活动。肱二头肌长头腱就在结节间滑液鞘内穿过关节。关节囊的上壁有喙肱韧带，从喙突根部至肱骨大结节前面，与冈上肌腱交织在一起并融入关节囊的纤维层。囊的前壁和后壁也有数条肌腱的纤维加入，以增加关节的稳固性。囊的

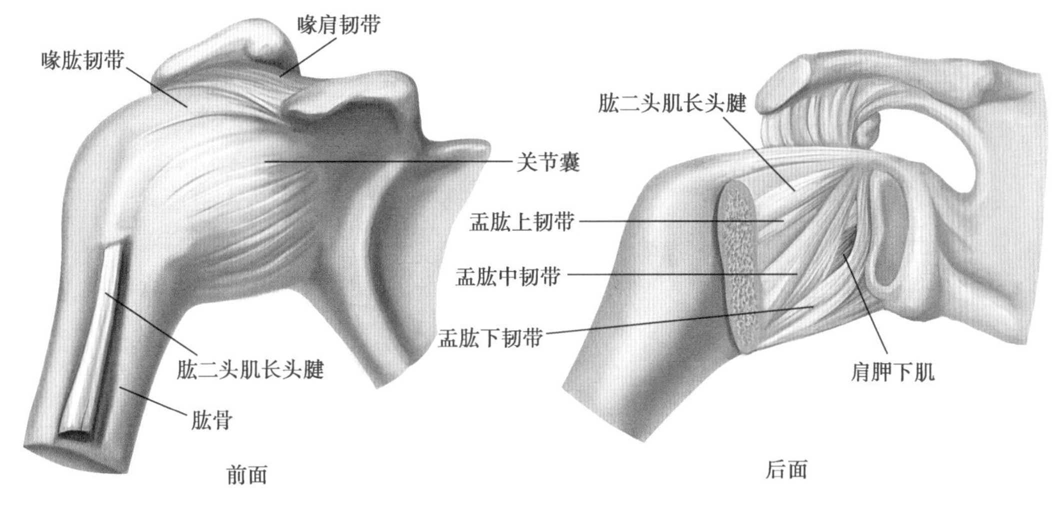

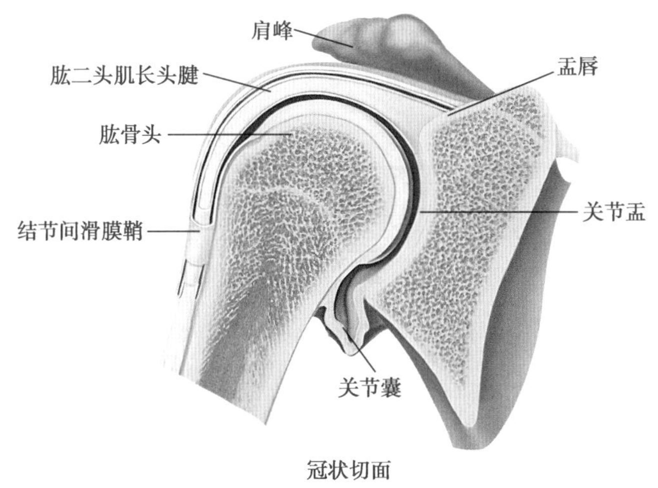

图 1-58 肩关节

下壁相对最为薄弱，故肩关节脱位时，肱骨头常从下方滑出，发生前下方脱位。

肩关节为全身最灵活的关节，可做 3 轴运动，即冠状轴上的屈和伸，矢状轴上的收和展，垂直轴上旋内、旋外及环转运动。臂外展超过 40°~60°，继续抬高至 180°时，常伴随胸锁与肩锁关节的运动及肩胛骨的旋转运动。

肩关节的灵活也带来了关节的易损，肩关节损伤的外科修复随着新设计的人工替代物进展，治疗效果也得到不断改善。无论是替换肱骨头的半关节成形或包括关节盂在内的全关节修复，小心修复关节周围肌腱、韧带等都是十分重要的。

（2）**肘关节** elbow joint：是由肱骨下端与尺、桡骨上端构成的复关节，包括 3 个关节。

1）**肱尺关节** humeroulnar joint：由肱骨滑车和尺骨滑车切迹构成。

2）**肱桡关节** humeroradial joint：由肱骨小头和桡骨头关节凹构成。

3）**桡尺近侧关节** proximal radioulnar joint：由桡骨环状关节面和尺骨桡切迹构成。

上述 3 个关节包在一个关节囊内，肘关节囊前、后壁薄而松弛，两侧壁厚而紧张，并有韧带加强。囊的后壁最薄弱，常见桡、尺两骨向后脱位，移向肱骨的后上方（图 1-59）。

肘关节的韧带有如下几种。

桡侧副韧带 radial collateral ligament：位于囊的桡侧，由肱骨外上髁向下扩展，止于桡骨环状韧带。

尺侧副韧带 ulnar collateral ligament：位于囊的尺侧，由肱骨内上髁向下呈扇形扩展，止于尺骨滑车切迹内侧缘。

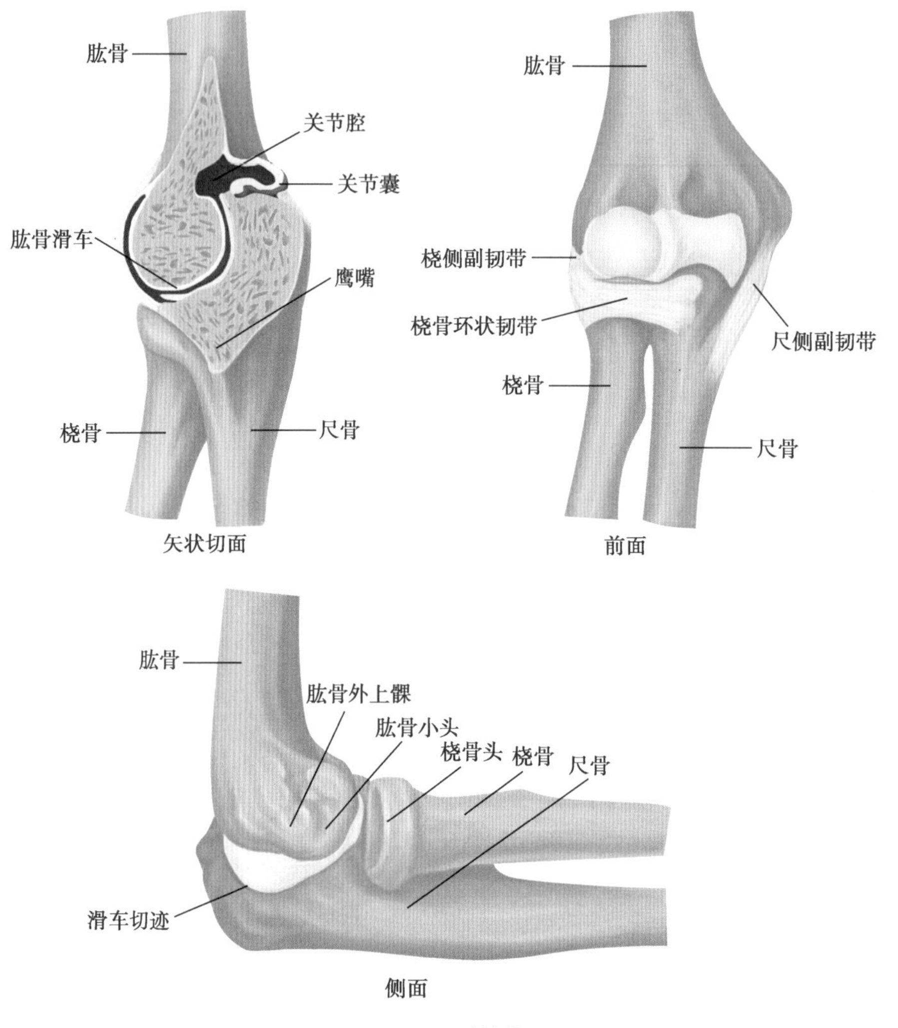

图 1-59 肘关节

桡骨环状韧带 annular ligament of radius：位于桡骨环状关节面的周围，两端附着于尺骨桡切迹的前、后缘，与尺骨桡切迹共同构成一个上口大、下口小的骨纤维环来容纳桡骨头，防止桡骨头脱出。幼儿 4 岁以前，桡骨头尚在发育之中，环状韧带松弛，在肘关节伸直位猛力牵拉前臂时，桡骨头易被环状韧带卡住，或环状韧带部分夹在肱、桡骨之间，从而发生桡骨小头半脱位。

肘关节的运动以肱尺关节为主，允许做屈、伸运动，尺骨在肱骨滑车上运动，桡骨头在肱骨小头上运动。肱骨滑车的内侧缘更为向前下突出，超过外侧缘约 6mm，使关节的运动轴斜向下外，当伸前臂时，前臂偏向外侧，与上臂形成约 10°~15°的"提携角"。肘关节的提携角使关节处于伸位时，前臂远离正中线，增大了运动幅度；关节处于屈位时，前臂贴近正中线，有利于生活和劳动的操作。肱桡关节能做屈、伸和旋前、旋后运动，桡尺近侧关节与桡尺远侧关节联合可使前臂旋前和旋后。

肱骨内、外上髁和尺骨鹰嘴都易在体表扪及。当肘关节伸直时，此 3 点位于一条直线上，当肘关节屈至 90°时，此 3 点的连线构成一个顶角朝下的等腰三角形。肘关节发生脱位时，鹰嘴移位，3 点位置关系发生改变。而肱骨髁上骨折时，3 点位置关系不变。

在临床，肘关节后脱位最为常见，关节后脱位常合并尺骨冠突骨折。在外侧脱位时，由于关节侧副韧带的附着和力量，常常合并肱骨内上髁撕裂。

（3）桡尺连结：桡、尺骨借桡尺近侧关节、桡尺远侧关节和前臂骨间膜相连。

1）**前臂骨间膜** interosseous membrane of forearm：连结尺骨和桡骨的骨间缘之间的坚韧纤维膜。纤维方向是从桡骨斜向下内达尺骨。当前臂处于旋前或旋后位时，骨间膜松弛。前臂处于半旋前位

时，骨间膜最紧张，这也是骨间膜的最大宽度。因此，处理前臂骨折时，应将前臂固定于半旋前或半旋后位，以防骨间膜挛缩，影响前臂愈后的旋转功能（图 1-60）。

2）桡尺近侧关节：见肘关节。

3）**桡尺远侧关节** distal radioulnar joint：由尺骨头环状关节面构成关节头，由桡骨的尺切迹及自下缘至尺骨茎突根部的关节盘共同构成关节窝。关节盘为三角形纤维软骨板，将尺骨头与腕骨隔开。关节囊松弛，附着于关节面和关节盘周缘。

桡尺近侧和远侧关节是联合关节，前臂可做旋转运动，其旋转轴为通过桡骨头中心至尺骨头中心的连线。运动时，桡骨头在原位自转，而桡骨下端连同关节盘围绕尺骨头旋转，实际上只是桡骨做旋转运动。当桡骨转至尺骨前方并与之相交叉时，手背向前，称为旋前；与此相反的运动，即桡骨转回到尺骨外侧，称为旋后。

（4）**手关节** joints of hand：包括桡腕关节、腕骨间关节、腕掌关节、掌骨间关节、掌指关节和指骨间关节（图 1-61）。

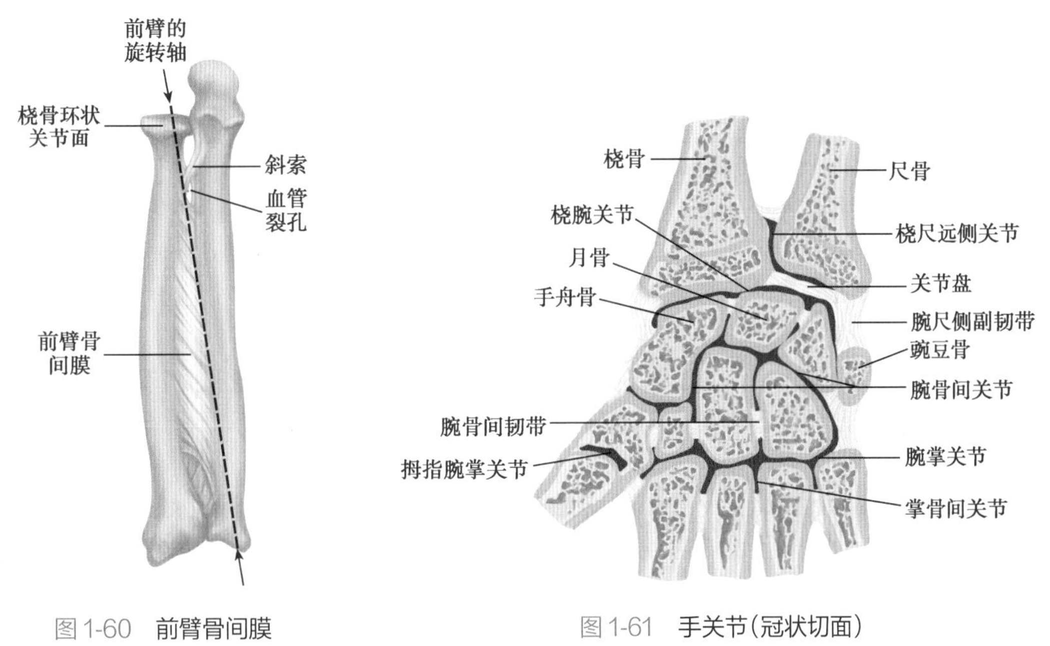

图 1-60 前臂骨间膜

图 1-61 手关节（冠状切面）

1）**桡腕关节** radiocarpal joint：又称**腕关节** wrist joint，是典型的椭圆关节。由手舟骨、月骨和三角骨的近侧关节面作为关节头，桡骨的腕关节面和尺骨头下方的关节盘作为关节窝而构成。关节囊松弛，关节的前、后和两侧均有韧带加强，其中掌侧韧带最为坚韧，所以腕的后伸运动受限。桡腕关节可做屈、伸、收、展及环转运动。

2）**腕骨间关节** intercarpal joint：为相邻各腕骨之间构成的关节，可分为近侧列腕骨间关节、远侧列腕骨间关节和两列腕骨之间的腕中关节。各腕骨之间借韧带连结成一整体，各关节腔彼此相通，只能做轻微的滑动和转动，属微动关节。腕骨间关节和桡腕关节的运动通常是一起进行的，并受相同肌肉的作用。

3）**腕掌关节** carpometacarpal joint：由远侧列腕骨与 5 个掌骨底构成。除拇指和小指的腕掌关节外，其余各指的腕掌关节运动范围极小。

拇指腕掌关节 carpometacarpal joint of thumb 是由大多角骨与第 1 掌骨底构成的鞍状关节，为人类及灵长目动物所特有。关节囊厚而松弛，可做屈、伸、收、展、环转和对掌运动。由于第 1 掌骨的位置向内侧旋转了近 90°，故拇指的屈、伸运动发生在冠状面上，即拇指在手掌平面上向掌心靠拢为屈，离开掌心为伸。而拇指的收、展运动发生在矢状面上，即拇指在与手掌垂直的平面上离开示指为展，靠

拢示指为收。对掌运动则是拇指向掌心、拇指尖与其余四指尖掌侧面相接触的运动。这一运动加深了手掌的凹陷，是人类进行握持和精细操作时所必需的主要动作。

4）**掌骨间关节** intermetacarpal joint：是第2~5掌骨底相互之间的平面关节，其关节腔与腕掌关节腔交通。

5）**掌指关节** metacarpophalangeal joint：共5个，由掌骨头与近节指骨底构成。关节囊薄而松弛，其前、后有韧带增强，掌侧韧带较坚韧，并含有纤维软骨板。囊的两侧有侧副韧带，从掌骨头两侧延向下附着于指骨底两侧，此韧带在屈指时紧张，伸指时松弛。当指处于伸位时，掌指关节可做屈、伸、收、展及环转运动，环转运动因受韧带限制，幅度小。当掌指关节处于屈位时，仅允许做屈、伸运动。手指的收、展是以通过中指的正中线为准的，向中线靠拢是收，远离中线是展。当手握拳时，掌指关节显露于手背的凸出处是掌骨头。

6）**指骨间关节** interphalangeal joint of hand：共9个，由各指相邻两节指骨的底和滑车构成，是典型的滑车关节。关节囊松弛，两侧有韧带加强，只能做屈、伸运动。指屈曲时，指背凸出的部分是指骨滑车。

（二）下肢骨的连结

下肢的主要功能是支持体重和运动，以及维持身体的直立姿势。下肢骨的形态结构为适应功能需要而变得更粗大强壮，适于支撑和抗机械重力，内部的骨小梁构造也呈现出特殊的重力线排列模式。髋骨则为适应女性分娩，其形态结构也表现出性别差异。

人的直立姿势使身体重心移至脊柱前方。在髋关节水平，身体重心则位于髋关节后方和第2骶椎之前，以抵消重力所致的躯干前倾。重力线自此经两膝及踝关节之前，在踝部则通过足舟骨。由于股骨颈的倾斜和股骨在垂线的角度，使膝、胫骨和足都十分靠近重力线，所以当行走时，在支撑腿上对维持重心的能量消耗最小，使离地腿有足够的能量向前摆动，以增加步幅长度。

下肢关节在结构上的牢固是通过关节面的形态，关节囊韧带的粗细、数量和关节周围肌肉的大小与强度来获得的。下肢骨的连结包括下肢带骨的连结和自由下肢骨的连结。

1. 下肢带骨连结

（1）**骶髂关节** sacroiliac joint：由骶骨和髂骨的耳状面构成，关节面凹凸不平，彼此结合十分紧密。关节囊紧张有骶髂前韧带和骶髂后韧带加强。关节后上方尚有骶髂骨间韧带充填和连结。骶髂关节具有相当大的稳固性，以适应支持体质量的功能。在妊娠妇女中，其活动度可稍增大。

（2）髋骨与脊柱间的韧带连结：髋骨与脊柱之间常借下列韧带加固。

1）**髂腰韧带** iliolumbar ligament：强韧肥厚，由第5腰椎横突横行放散至髂嵴的后上部。

2）**骶结节韧带** sacrotuberous ligament：位于骨盆后方，起自骶、尾骨的侧缘，呈扇形，集中附着于坐骨结节内侧缘。

3）**骶棘韧带** sacrospinous ligament：位于骶结节韧带的前方，起自骶、尾骨侧缘，呈三角形，止于坐骨棘，其起始部为骶结节韧带所遮掩。

骶棘韧带与坐骨大切迹围成**坐骨大孔** greater sciatic foramen，骶棘韧带、骶结节韧带和坐骨小切迹围成**坐骨小孔** lesser sciatic foramen，有肌肉、血管和神经等从盆腔经坐骨大、小孔达臀部和会阴（图1-62、图1-63）。

（3）**耻骨联合** pubic symphysis：由两侧耻骨联合面借纤维软骨构成的耻骨间盘连结构成。耻骨间盘中往往出现一矢状位的裂隙，女性较男性的厚，裂隙也较大，孕妇和经产妇尤为显著。在耻骨联合的上、下方分别有连结两侧耻骨的耻骨上韧带和耻骨弓状韧带。耻骨联合的活动甚微，但在分娩过程中，耻骨间盘中的裂隙增宽，以增大骨盆的径线（图1-64）。

（4）髋骨的固有韧带：即**闭孔膜** obturator membrane，它封闭闭孔并为盆内、外肌肉提供附着。膜的上部与闭孔沟围成**闭膜管** obturator canal，有神经、血管通过。

（5）**骨盆** pelvis：由左、右髋骨和骶、尾骨以及其间的骨连结构成。人体直立时，骨盆向前倾斜，两

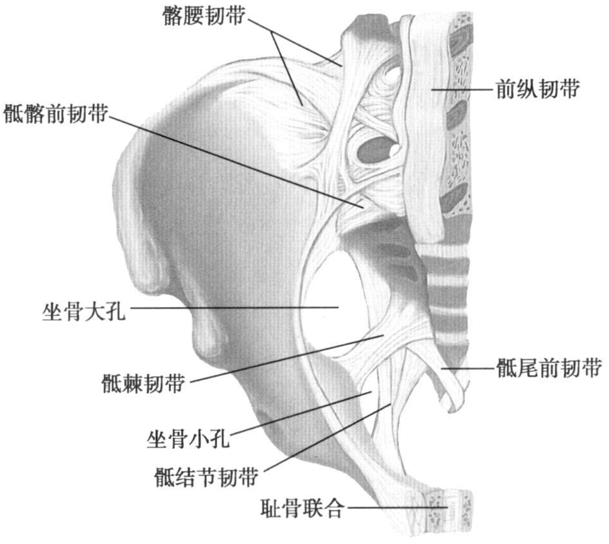

前面

图 1-62 骨盆的韧带（前面）

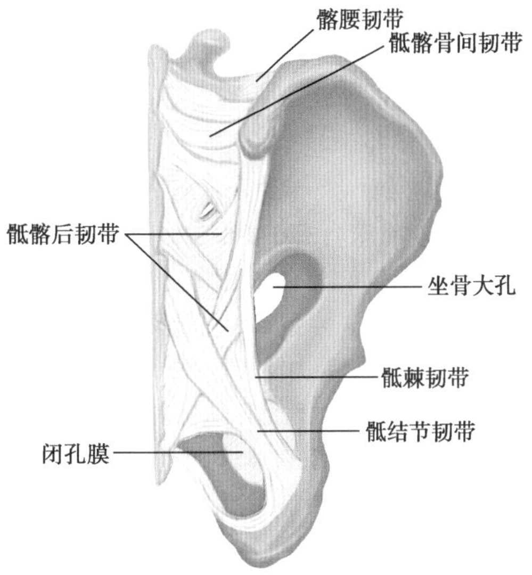

后面

图 1-63 骨盆的韧带（后面）

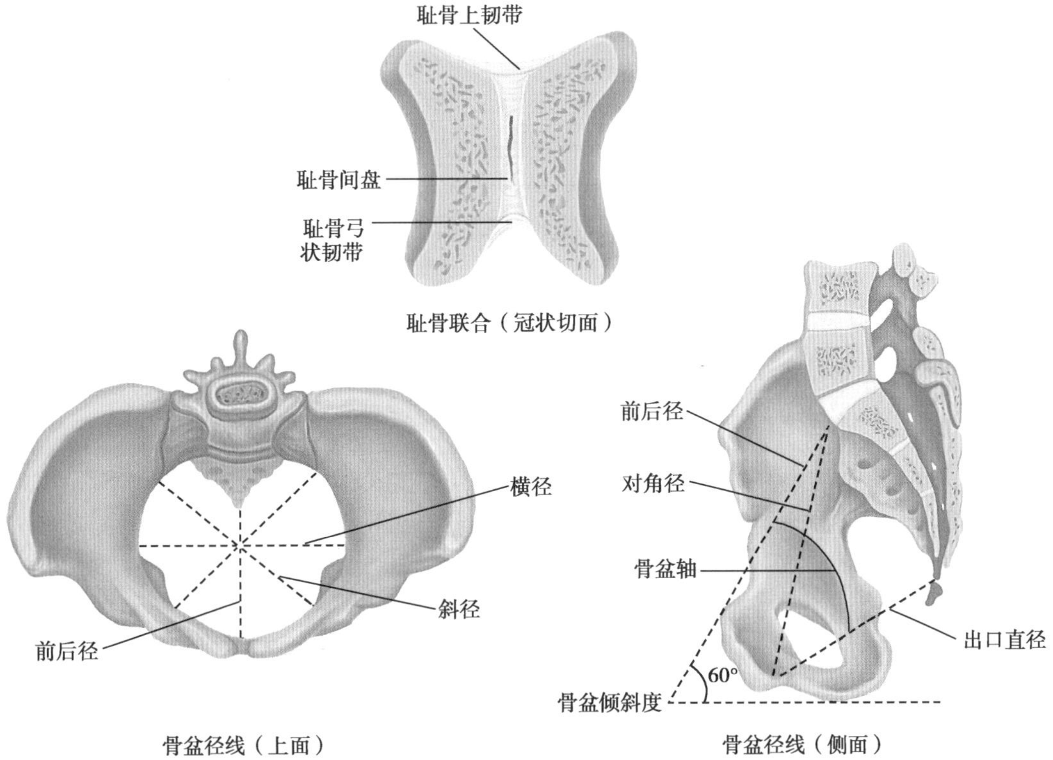

耻骨联合（冠状切面）

骨盆径线（上面）

骨盆径线（侧面）

图 1-64 耻骨联合及骨盆径线

侧髂前上棘与两耻骨结节位于同一冠状面内，此时，尾骨尖与耻骨联合上缘位于同一水平面上。骨盆可由骶骨岬向两侧经弓状线、耻骨梳、耻骨结节至耻骨联合上缘构成的环形界线，分为上方的大骨盆（又称假骨盆）和下方的小骨盆（又称真骨盆）。

大骨盆 greater pelvis，由界线上方的髂骨翼和骶骨构成。由于骨盆向前倾斜状，故大骨盆几乎没有前壁。

小骨盆 lesser pelvis，是大骨盆向下延伸的骨性狭窄部，可分为骨盆上口、骨盆下口和骨盆腔。骨盆上口由上述界线围成，呈圆形或卵圆形。骨盆下口由尾骨尖、骶结节韧带、坐骨结节、坐骨支、耻骨

支和耻骨联合下缘围成，呈菱形。两侧坐骨支与耻骨下支连成耻骨弓，它们之间的夹角称为耻骨下角。骨盆上、下口之间的腔称为骨盆腔。小骨盆腔也称为固有盆腔，该腔内有直肠、膀胱和部分生殖器官。小骨盆腔是一前壁短，侧壁和后壁较长的弯曲通道，其中轴为骨盆轴，分娩时，胎儿循此轴娩出。

骨盆是躯干与自由下肢骨之间的骨性成分，起着传导重力和支持、保护盆腔脏器的作用。人体直立时，身体质量自第5腰椎、骶骨经两侧的骶髂关节、髋臼传导至两侧的股骨头，再由股骨头向下到达下肢，这种弓形力传递线称为股骶弓。当人在坐位时，重力由骶髂关节传导至两侧坐骨结节，此种弓形的力传递称为坐骶弓。骨盆前部还有两条约束弓，以防止上述两弓向两侧分开。一条在耻骨联合处连结两侧耻骨上支，可防止股骶弓被压挤。另一条为两侧坐骨支和耻骨下支连成的耻骨弓，能约束坐骶弓不致散开。约束弓不如重力弓坚强有力，外伤时，约束弓的耻骨上支较下支更易骨折（图1-65）。

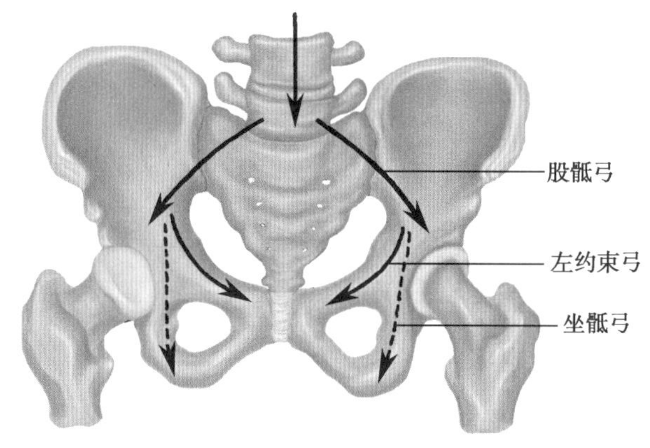

图1-65 骨盆的力传导方向

骨盆的位置可因人体姿势不同而变动。人体直立时，骨盆向前倾斜，骨盆上口的平面与水平面构成约50°~55°的角（女性可为60°），称为骨盆倾斜度。骨盆倾斜度的增减将影响脊柱的弯曲：如倾斜度增大，则重心前移，必然导致腰曲前凸增大；反之则腰曲减小。

骨盆的性别差异

在人的全身骨骼中，男、女骨盆的性别差异最为显著，甚至在胎儿时期的耻骨弓就有明显性别差异。骨盆的性别差异与其功能有关，虽然骨盆的主要功能是运动，但女性骨盆还要适合分娩的需要。因此，女性骨盆外形短而宽，骨盆上口近似圆形，较宽大，骨盆下口和耻骨下角较大，女性耻骨下角可达90°~100°，男性则为70°~75°（知识链接图1-1）。

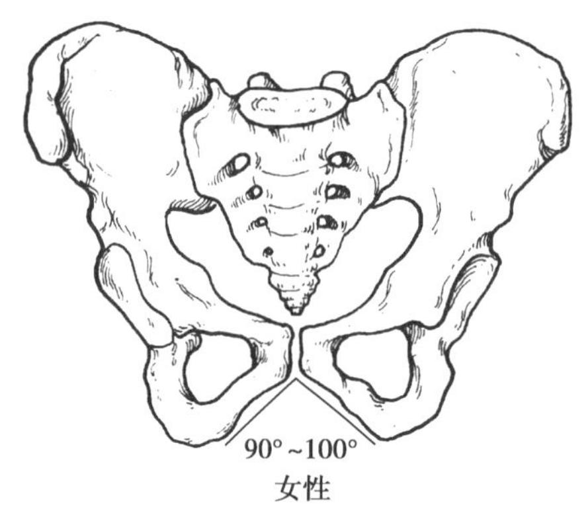

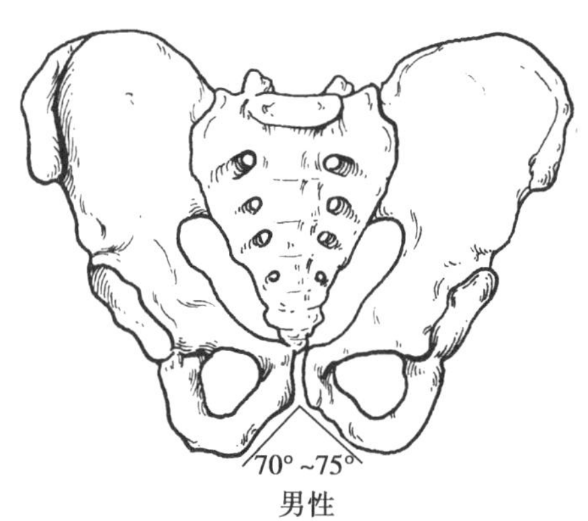

知识链接图1-1 骨盆的性别差异

2. 自由下肢骨连结

（1）**髋关节** hip joint：由髋臼与股骨头构成，属多轴的球窝关节。髋臼的周缘附有纤维软骨构成的**髋臼唇** acetabular labrum，以增加髋臼的深度。髋臼切迹被髋臼横韧带封闭，使半月形的髋臼关节面扩大为环形以紧抱股骨头。髋臼窝内充填有脂肪组织（图1-66）。

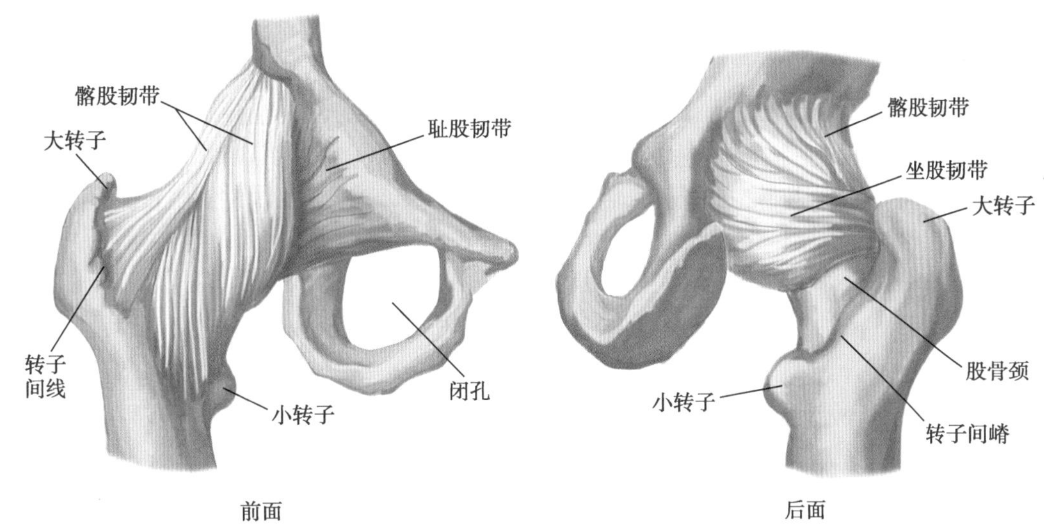

图 1-66 髋关节

髋关节的关节囊坚韧致密，向上附着于髋臼周缘及横韧带，向下附着于股骨颈，前面达转子间线，后面包罩股骨颈的内侧 2/3（转子间嵴略上方处），使股骨颈骨折有囊内、囊外骨折之分。关节囊周围有多条韧带加强。

1）**髂股韧带** iliofemoral ligament：最为强韧，起自髂前下棘，呈人字形向下经囊的前方止于转子间线，可限制大腿过伸，对维持人体直立姿势有很大作用。

2）**股骨头韧带** ligament of the head of femur：位于关节内，连结股骨头凹和髋臼横韧带，为滑膜所包被，内含营养股骨头的血管。当大腿半屈并内收时，韧带紧张，外展时韧带松弛。

3）**耻股韧带** pubofemoral ligament：由耻骨上支向外下于关节囊前下壁与髂股韧带的深部融合，可限制大腿的外展及旋外运动。

4）**坐股韧带** ischiofemoral ligament：加强关节囊的后部，起自坐骨体，斜向外上与关节囊融合，附着于大转子根部，可限制大腿的旋内运动。

5）**轮匝带** zona orbicularis：是关节囊的深层纤维围绕股骨颈的环形增厚，可约束股骨头向外脱出。

髋关节可做三轴的屈、伸、展、收、旋内、旋外以及环转运动。由于股骨头深藏于髋臼窝内，关节囊相对紧张而坚韧，又受多条韧带限制，其运动幅度远不及肩关节，而具有较大的稳固性，以适应其承重和行走的功能。髋关节囊的后下部相对较薄弱，脱位时，股骨头易向下方脱出（图 1-67）。

髋关节承载人体的重量随着活动而变化。单脚站立时，所承受的力为体重的 2.1 倍；而行走时，关节在站立相的负重为体重的 2.6~2.8 倍。然而髋关节接触压力的最高点始终位于髋臼的上后区，这与临床观察到髋关节发生退行性变化的部位一致。

（2）**膝关节** knee joint：由股骨下端、胫骨上端和髌骨构成，是人体最大最复杂的关节。髌骨与股骨的髌面相接，股骨的内、外侧髁分别与胫骨的内、外侧髁相对。

膝关节的关节囊薄而松弛，附着于各关节面的周缘，周围有韧带加固，以增加关节的稳定性。主要韧带有以下几种。

1）**髌韧带** patellar ligament：为股四头肌腱的中央部纤维索，自髌骨向下止于胫骨粗隆。髌韧带扁平而强韧，其浅层纤维越过髌骨连于股四头肌腱。

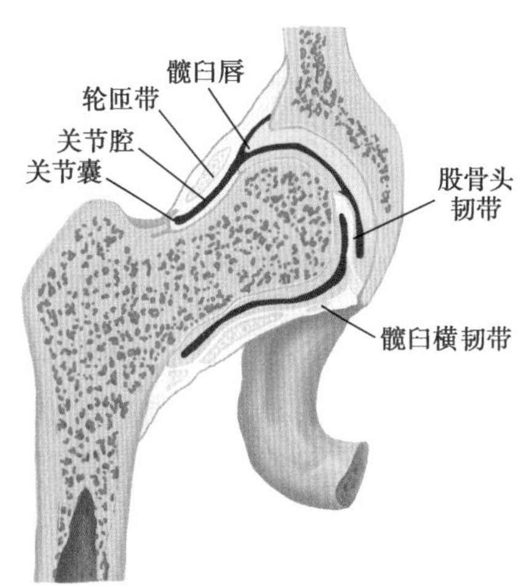

图 1-67 髋关节（冠状切面）

2）**腓侧副韧带** fibular collateral ligament：为条索状坚韧的纤维索，起自股骨外上髁，向下延伸至腓骨头。韧带表面大部分被股二头肌腱所遮盖，与外侧半月板不直接相连。

3）**胫侧副韧带** tibial collateral ligament：呈宽扁束状，位于膝关节内侧后份。起自股骨内上髁，向下附着于胫骨内侧髁及相邻骨体，与关节囊和内侧半月板紧密结合。胫侧副韧带和腓侧副韧带在伸膝时紧张，屈膝时松弛，半屈膝时最松弛。因此，在半屈膝位允许膝关节做少许旋内和旋外运动。

4）**腘斜韧带** oblique popliteal ligament：由半膜肌腱延伸而来，起自胫骨内侧髁，斜向外上方，止于股骨外上髁，部分纤维与关节囊融合，可防止膝关节过伸。

5）**膝交叉韧带** cruciate ligaments of knee：位于膝关节中央稍后方，非常强韧，由滑膜衬覆，可分为前、后两条。

前交叉韧带 anterior cruciate ligament，起自胫骨髁间隆起的前方内侧，与外侧半月板的前角愈着，斜向后上方外侧，纤维呈扇形附着于股骨外侧髁的内侧。

后交叉韧带 posterior cruciate ligament，较前交叉韧带短而强韧，并较垂直。起自胫骨髁间隆起的后方，斜向前上方内侧，附着于股骨内侧髁的外侧面（图 1-68）。

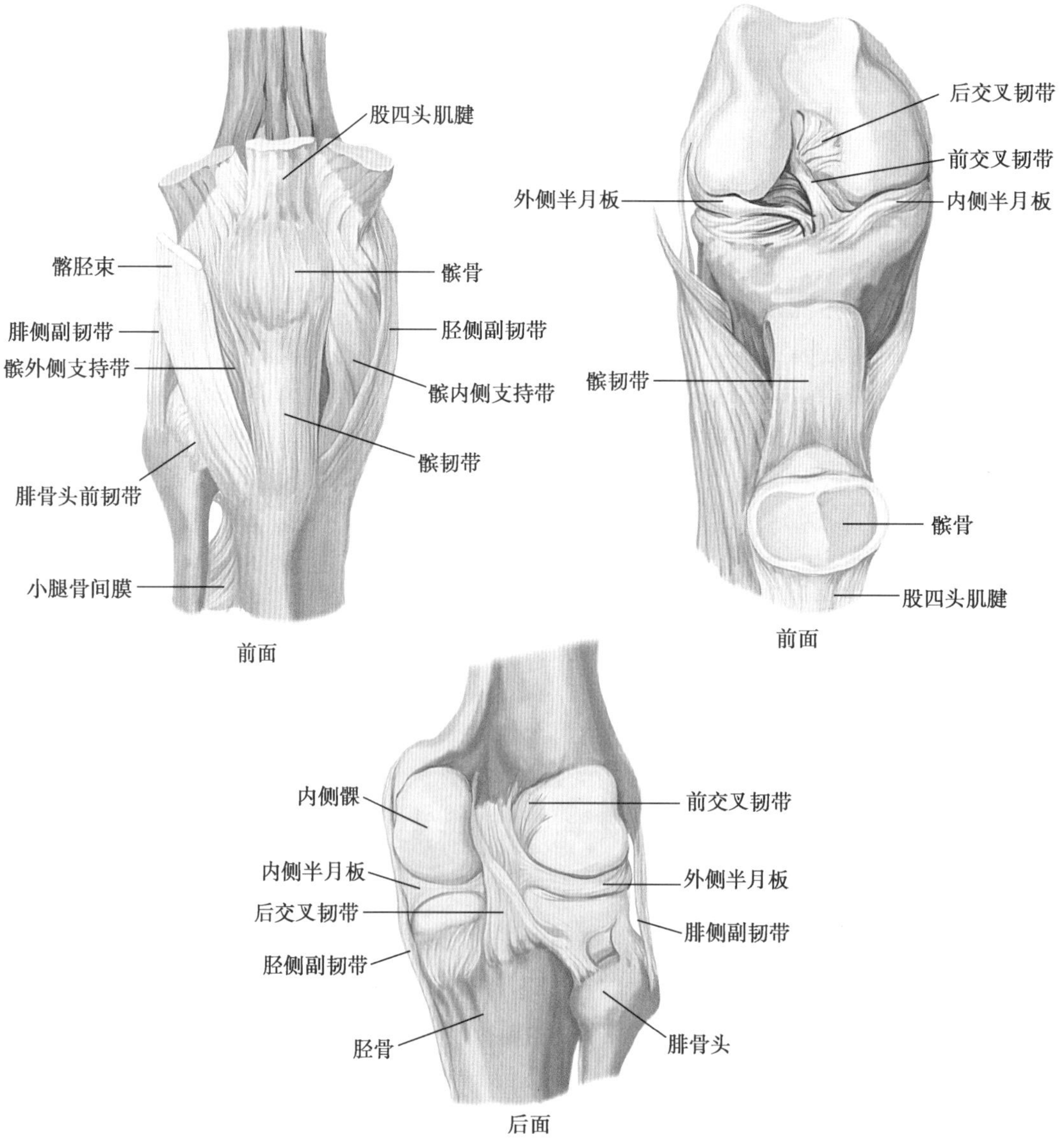

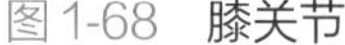

图 1-68 膝关节

膝交叉韧带牢固地连结股骨和胫骨，可防止胫骨沿股骨向前、后移位。前交叉韧带在伸膝时最紧张，能防止胫骨前移。后交叉韧带在屈膝时最紧张，可防止胫骨后移。

膝关节囊的滑膜层是全身关节中最宽阔、最复杂的，附着于该关节各骨的关节面周缘，覆盖关节内除了关节软骨和半月板以外的所有结构。滑膜在髌骨上缘的上方，向上突起形成深达5cm左右的髌上囊于股四头肌腱和股骨体下部之间。在髌骨下方的中线两侧，部分滑膜层突向关节腔内，形成一对**翼状襞** alar folds，襞内含有脂肪组织，充填关节腔内的空隙。还有不与关节腔相通的滑液囊，如位于髌韧带与胫骨上端之间的髌下深囊。

半月板 meniscus，是垫在股骨内、外侧髁与胫骨内、外侧髁关节面之间的两块半月形纤维软骨板，分别称为内、外侧半月板。

内侧半月板 medial meniscus，较大，呈C形，前份窄，后份宽，外缘与关节囊及胫侧副韧带紧密相连。

外侧半月板 lateral meniscus，较小，近似O形，外缘亦与关节囊相连（图1-69）。

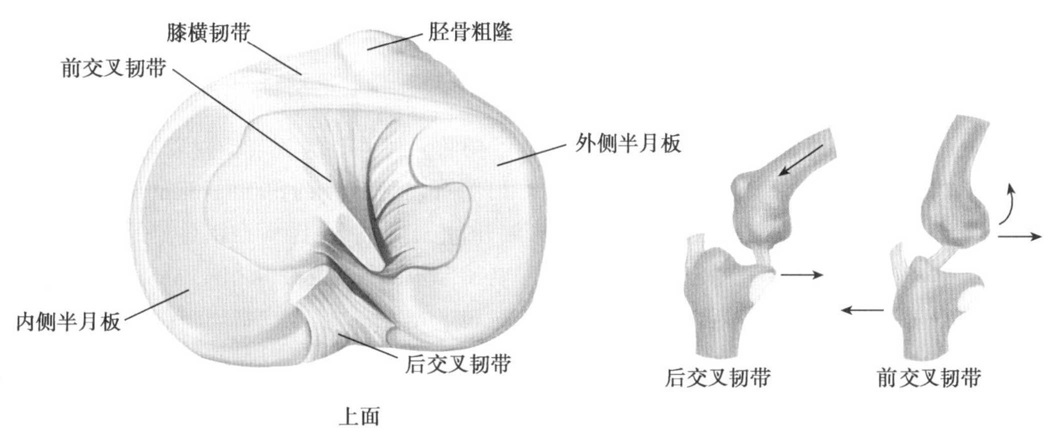

图1-69 膝关节内韧带和软骨

半月板上面凹陷，下面平坦，外缘厚，内缘薄，两端借韧带附着于胫骨髁间隆起。周围区域有来自关节囊的毛细血管袢分布，内侧区域相对无血管。半月板使关节面更为相适，也能缓冲压力，吸收震荡，起弹性垫的作用。半月板还增加了关节窝的深度，又能连同股骨髁一起对胫骨做旋转运动。半月板的位置随着膝关节的运动而改变，屈膝时，半月板滑向后方，伸膝时滑向前方。在半屈膝旋转小腿时，一个半月板滑向前，另一个滑向后。例如，伸膝时，胫骨两髁连同半月板，沿着股骨两髁的关节面，自后向前滑动。由于股骨两髁关节面后部的曲度较前部的大，所以在伸的过程中，股骨两髁与胫骨两髁的接触面积逐渐增大，与此相应，两个半月板也逐渐向前方滑动。由于半月板随膝关节运动而移动，当膝关节做急剧强力运动时，半月板常会发生损伤。例如，当急剧伸小腿并做强力旋转（如踢足球）时，半月板尚未来得及前滑，被膝关节上、下关节面挤住，即可发生半月板挤伤或破裂。由于内侧半月板与关节囊及胫侧副韧带紧密相连，所以内侧半月板损伤的机会较多。

膝关节损伤

膝关节是最常受到损伤的关节之一。膝关节在完全伸直时，其支持韧带和半月板不允许旋转运动。当膝关节屈曲时，旋转运动度逐渐增加，交叉韧带与半月板之间在解剖关系上存在着联系，内、外侧半月板与前、后交叉韧带在膝关节内形成一8字形的导绳结构，以制导膝关节的旋转运动。

前交叉韧带的主要作用包括限制胫骨前移以及限制小腿的内、外旋和膝关节的内收外展。后交叉韧带在结构上更为垂直，其主要作用包括限制胫骨后移及限制小腿内旋和膝的内收、外展。

半月板可起关节填充垫的作用，弥补股骨和胫骨关节面间的不匹配性，加强关节在所有平面上的稳定性，是非常重要的旋转稳定器。当有关节力线异常并有关节不匹配或韧带破裂时，半月板可处于异常的力学环境中，导致损伤。

膝关节位于人体最长的两块长骨（股骨和胫骨）之间，关节面彼此不相贴合，运动幅度大，但是膝关节周围有力的韧带及其周围强韧的肌肉使其成为最牢固的大关节。膝关节的运动通常认为有屈、伸和旋转。在伸膝关节的末期，伴有胫骨之上的股骨旋内运动，这是膝关节"锁闭"的组成部分，它使伸直位的膝关节处于紧密衔接位置，周围韧带处于最大限度的螺旋绷紧状态，维持人体直立姿势。

（3）胫腓连结：胫、腓两骨之间的连结紧密，上端由胫骨外侧髁与腓骨头构成微动的胫腓关节，两骨干之间有坚韧的小腿骨间膜相连，下端借胫腓前韧带和胫腓后韧带构成坚强的韧带连结。小腿两骨间的活动度甚小。

（4）**足关节** joints of foot：包括距小腿（踝）关节、跗骨间关节、跗跖关节、跖骨间关节、跖趾关节和趾骨间关节。

1）**距小腿关节** talocrural joint：亦称**踝关节** ankle joint，由胫、腓骨的下端与距骨滑车构成，近似单轴的屈戌关节，在足背屈或跖屈时，其旋转轴是可变的。踝关节的关节囊附着于各关节面的周围，囊的前、后壁薄而松弛，两侧有韧带增厚加强。内侧有**内侧韧带** medial ligament 或称**三角韧带**，为坚韧的三角形纤维索，起自内踝尖，向下呈扇形展开，止于足舟骨、距骨和跟骨。**外侧韧带** lateral ligament 由不连续的 3 条独立的韧带组成，前为**距腓前韧带** anterior talofibular ligament，中为**跟腓韧带** calcaneofibular ligament，后为**距腓后韧带** posterior talofibular ligament。3 条韧带均起自外踝，分别向前、向下和向后内止于距骨及跟骨，均较薄弱。

踝关节能做背屈（伸）和跖屈（屈）运动。距骨滑车前宽后窄，当背屈时，较宽的滑车前部嵌入关节窝内，踝关节较稳定。当跖屈时，由于较窄的滑车后部进入关节窝内，足能做轻微的侧方运动，关节不够稳定，故踝关节扭伤多发生在跖屈（如下山、下坡、下楼梯）的情况（图 1-70）。

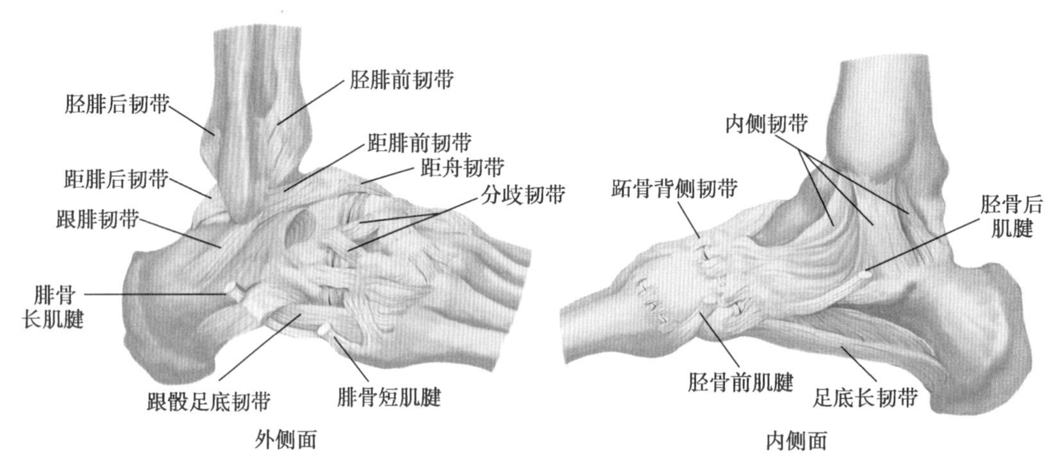

图 1-70 踝关节周围韧带

2）**跗骨间关节** intertarsal joint：是跗骨诸骨之间的关节，以**距跟关节** talocalcaneal joint（又称**距下关节** subtalar joint）、**距跟舟关节** talocalcaneonavicular joint 和**跟骰关节** calcaneocuboid joint 较为重要。

距跟关节和距跟舟关节在功能上是联合关节，在运动时，跟骨与舟骨连同其余的足骨一起对距骨做内翻或外翻运动。足的内侧缘提起，足底转向内侧称为内翻。足的外侧缘提起，足底转向外侧称为外翻。内、外翻常与踝关节协同运动，即内翻常伴有足的跖屈，外翻常伴有足的背屈。跟骰关节和距跟舟关节联合构成**跗横关节** transverse tarsal joint，又称**肖帕尔关节** Chopart's joint，其关节线横过跗骨

NOTES

中份，呈横位的S形，内侧部凸向前，外侧部凸向后。实际上这两个关节的关节腔互不相通，在解剖学上是两个独立的关节，临床上常可沿此线进行足的离断(图1-71)。

跗骨各骨之间还借许多坚强的韧带相连结，主要的韧带有：**跟舟足底韧带** plantar calcaneonavicular ligament(又称**跳跃韧带** spring ligament)，为宽而肥厚的纤维带，位于足底，连结于跟骨与足舟骨之间，对维持足的内侧纵弓起了重要作用。另一条为**分歧韧带** bifurcate ligament，为强韧的Y形韧带，起自跟骨前部背面，向前分为两股，分别止于足舟骨和骰骨。在足底尚有一些其他的韧带，连结跟骨、骰骨和跖骨底，对维持足弓都有重要意义。

3) **跗跖关节** tarsometatarsal joint：又称Lisfranc关节，由3块楔骨和骰骨的前端与5块跖骨的底构成，属平面关节，可做轻微滑动。在内侧楔骨和第1跖骨之间可做轻微的屈、伸运动。

4) **跖骨间关节** intermetatarsal joint：由第2~5跖骨底的毗邻面借韧带连结构成，属平面关节，活动甚微。而第1、2跖骨底之间并未相连，在这一点上趾与拇指相似。

5) **跖趾关节** metatarsophalangeal joint：由跖骨头与近节趾骨底构成，可做轻微的屈、伸、收、展运动。

6) **趾骨间关节** interphalangeal joint of foot：由各趾相邻的两节趾骨底与滑车构成，可做屈、伸运动。

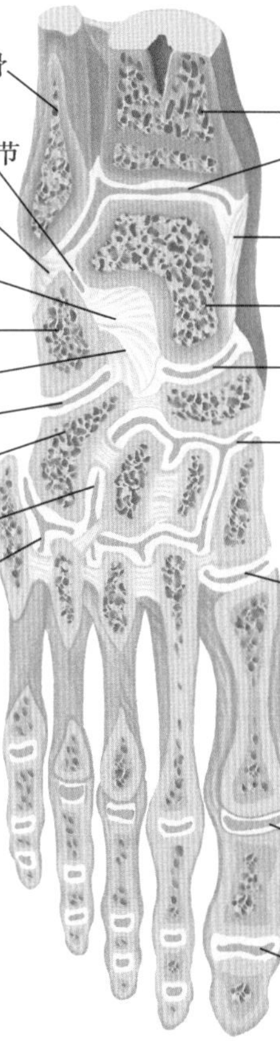

图1-71 足关节(水平切面)

(5) 足弓跗骨和跖骨借其连结形成凸向上的弓，称为足弓。只有人类的足是基于骨骼的形态而形成明显的弓形。足弓是动态的，它与肌肉、韧带一起构成了功能上不可分割的复合体。足弓习惯上可分为前后方向的内、外侧纵弓和内外方向的一个横弓(图1-72)。

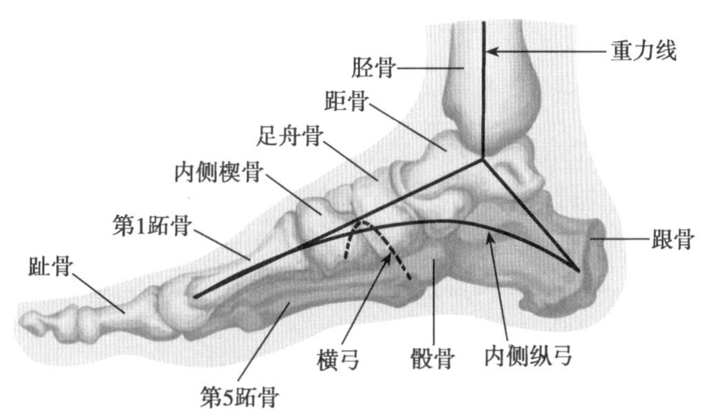

图1-72 足弓

内侧纵弓由跟骨、距骨、舟骨、3块楔骨和内侧的3块跖骨连结构成，弓的最高点为距骨头。内侧纵弓前端的承重点在第1跖骨头，后端的承重点是跟骨的跟结节。内侧纵弓比外侧纵弓高，活动性大，更具有弹性。

外侧纵弓由跟骨、骰骨和外侧的2块跖骨连结构成，弓的最高点在骰骨。外侧纵弓前端的承重点在第5跖骨头。外侧纵弓的运动幅度非常有限，活动度较小，适于传递重力和推力，而不是吸收这些力。

横弓由骰骨、3块楔骨和跖骨连结构成，弓的最高点在中间楔骨。横弓呈半穹隆形，其足底的凹陷朝内，当两足紧紧并拢时，则形成一完整的穹隆。横弓通常是由跖骨头传递力，腓骨长肌腱是维持横弓的强大力量。

足弓增加了足的弹性，使足成为具有弹性的“三脚架”。人体的重力从踝关节经距骨向前、后传递到跖骨头和跟骨结节，从而保证直立时足底着地支撑的稳固性，在行走和跳跃时发挥弹性和缓冲震荡的作用。足弓还可保护足底的血管、神经免受压迫，减少地面对身体的冲击，以保护体内器官，特别是大脑免受震荡。

足弓的维持除了依靠各骨的连结之外，足底的韧带以及足底的长、短肌腱的牵引对维持足弓也起着重要作用。这些韧带虽然十分坚韧，但缺乏主动收缩能力，一旦被拉长或受损，足弓便有可能塌陷，成为扁平足。

足在进化过程中，已由最初作为抓握和触觉器官演变为具有运动和支撑功能的器官，以适应直立行走。在行走时，足起着杠杆作用，其支点在距下关节，以增加小腿向前的推力。由韧带和肌腱来维持其紧张状态的足弓，使足好像一个复杂的弹簧传递运动中的作用力：足跟着地时制止身体的前冲，脚趾离地时推动身体向前，外侧纵弓使足稳固着地，内侧纵弓则传递向前推力。有了足弓，人行走时耗能减少而效率提高。

第三节　骨　骼　肌

学习要点

1. 骨骼肌的形态结构，起、止点，命名原则和作用；肌的辅助装置。
2. 全身重要肌的位置、起止、作用：咀嚼肌、胸锁乳突肌、斜方肌、背阔肌、胸大肌、胸小肌、前锯肌、三角肌、大圆肌、肱二头肌、肱三头肌、梨状肌、缝匠肌、股四头肌、股二头肌。
3. 全身重要肌群的组成和作用：表情肌、舌骨上肌群、舌骨下肌群、背浅层肌、背深层肌、胸固有肌、上肢带肌、腹前外侧肌群、臂肌、前臂肌、手肌、髋肌、大腿肌、小腿肌和足肌。
4. 膈的位置、形态结构、功能和裂孔。
5. 重要的局部记载：斜角肌间隙、腹直肌鞘、腹股沟管、收肌管。
6. 体表主要的肌性标志。

一、概述

肌 muscle 根据结构与功能的不同可分为平滑肌、心肌和骨骼肌。平滑肌主要分布于内脏的中空性器官及血管壁，其舒缩缓慢而持久。心肌为构成心壁的主要部分。**骨骼肌** skeletal muscle 主要位于躯干和四肢，其收缩迅速而有力。心肌与平滑肌受内脏神经的调节，不直接受人的意志控制，属于不随意肌。骨骼肌受躯体神经支配，直接受人的意志控制，称为随意肌。在显微镜下观察，骨骼肌与心肌都具有横纹，属于横纹肌。

骨骼肌是运动系统的动力部分，大多数都附着于骨骼，少数附着于皮肤者称为皮肌。骨骼肌在人体分布极为广泛，有600余块，约占体质量的40%。

肌有特定的形态、结构、位置和辅助装置，有丰富的血管和淋巴管分布，并受神经的支配，从而执行特定的功能，故每块肌都可视为一个器官。

（一）骨骼肌的构造和形态

骨骼肌包括**肌腹** muscle belly 和**肌腱** tendon 两部分。肌腹主要由肌纤维（肌细胞）组成，色泽红而质地柔软。肌腹的外面由结缔组织形成的肌外膜包被，由肌外膜发出若干纤维隔进入肌内将其分割为较小的肌束，包被肌束的结缔组织称为肌束膜。肌束内的每条肌纤维被一层薄的结缔组织膜包被，称为肌内膜。分布于肌的血管、神经和淋巴管沿着这些结缔组织深入肌内。骨骼肌有红肌和白肌

之分：红肌主要由红肌纤维组成，这些纤维较细小，收缩较慢，但作用持久；白肌则主要由白肌纤维组成，其纤维较粗大，收缩较快，能迅速完成所需的动作，但作用不持久。每块肌大都含有这两种纤维，但比例不同。一般来说，保持身体姿势的肌含红肌纤维多，而快速完成动作的肌含白肌纤维多。肌腱主要由平行且致密的胶原纤维结缔组织束构成，这些纤维束色白、强韧。肌腱本身不收缩，但可传导肌腹收缩所产生的力，能抵抗很大的张力，其抗张强度约为肌腹的112~233倍。肌借肌腱附着于骨骼。当肌受到突然暴力时，通常肌腱不致断裂而可能使肌腹断裂，或肌腹与肌腱连结处或肌腱的附着处撕裂。阔肌的腱性部分呈薄膜状，称**腱膜** aponeurosis。

肌的形状多样，按其外形大致可分为长肌、短肌、阔肌（扁肌）和轮匝肌4种（图1-73）。**长肌** long muscle 的肌束与肌的长轴平行，收缩时肌显著缩短，可引起大幅度的运动，多见于四肢。有些长肌的起端有两个或两个以上的头，然后聚成一个肌腹，分别称为二头肌、三头肌或四头肌；有些长肌的肌腹被中间腱分成两个肌腹，称二腹肌；有的由多个肌腹融合而成，中间隔以腱划，如腹直肌。**短肌** short muscle 小而短，具有明显的节段性，收缩幅度较小，多见于躯干深层。**阔肌（扁肌）** flat muscle 宽扁呈薄片状，多见于胸腹壁，除运动功能外还兼有保护内脏的作用。**轮匝肌** orbicular muscle 主要由环形的肌纤维构成，位于孔裂的周围，收缩时可以关闭孔裂。

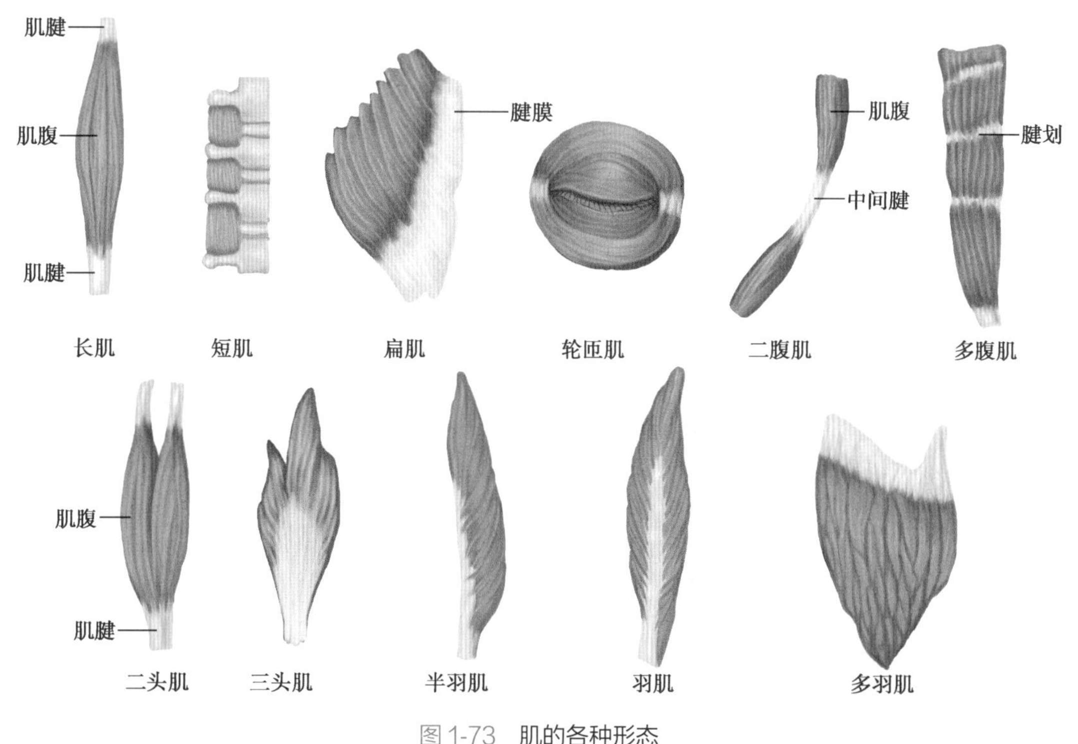

图1-73　肌的各种形态

此外，根据肌束方向与其长轴的关系，肌还可分为：与肌束平行排列的梭形肌或菱形肌，如缝匠肌、肱二头肌；半羽状排列的，如半膜肌、指伸肌；羽状排列的，如股直肌、拇长屈肌；多羽状排列的，如三角肌、肩胛下肌；放射状排列的，如斜方肌等。

（二）骨骼肌的起止、配布和功能

骨骼肌通常以两端附着在两块或两块以上的骨面上，中间跨过一个或多个关节。肌收缩时使两骨彼此靠近而产生运动。一般来说，两块骨必定有一块骨的位置相对固定，而另一块骨相对移动。通常将接近身体正中或四肢靠近近侧端的附着点看作是肌的**起点（定点）** origin，另一端为**止点（动点）** insertion（图1-74）。在不同的运动中，肌的定点和动点是可以相互转换的。如胸大肌起于胸廓，止于肱骨，收缩时使上肢向胸廓靠拢；但在作引体向上动作时，胸大肌的动、定点易位，止于肱骨的一端被固定，附着于胸廓的一端作为动点，在收缩时使胸廓向上肢靠拢，故能引体向上。

肌在关节周围的配置方式与多少取决于关节的运动轴。单轴关节通常配备有两组肌，如肘关节和踝关节，其前方为**屈肌** flexor muscle，后方为**伸肌** extensor muscle，从而使这些关节完成屈和伸的运动。双轴关节通常有四组肌，例如桡腕关节和拇指腕掌关节，除有屈肌和伸肌外，还配布有**内收肌** adductor muscle 和**外展肌** abductor muscle。三轴关节周围则配有六组肌，如肩关节和髋关节，除围绕冠状轴和矢状轴排列有屈、伸、内收和外展肌外，还有在垂直轴相对侧排列的**旋内肌** pronator muscle 和**旋外肌** supinator muscle 两组肌。因此，每一个关节至少配置与运动方向完全相反的两组肌，这些在作用上相互对抗的肌称为**拮抗肌** antagonist muscle。拮抗肌在功能上既相互对抗，又互为协调。如果拮抗肌中的一组功能障碍，则该关节的相关运动也随之丧失。此外，关节在做某一种运动时，通常由几块肌共同配合完成。例如当屈桡腕关节时，经过该关节前方的肌同时收缩，这些功能相同的肌称为**协同肌** synergist muscle。一块肌往往和两个以上的关节运动有关，因而可产生两个以上的动作，如肱二头肌既能屈肘关节，也能使前臂旋后。通常完成一种动作需要多块肌的参与，但起不同的作用，如屈肘的动作：肱肌和肱二头肌是**原动肌** agonist muscle，前臂的肱桡肌、桡侧腕屈肌、旋前圆肌等协助屈肘，为协同肌（合作肌）；肱三头肌是拮抗肌；还有一些肌起着固定附近关节的作用，例如屈肘时使肩胛骨固定于脊柱的斜方肌、菱形肌等，这些肌称为**固定肌** fixator muscle。同一块肌在不同情况下可以是原动肌，也可以是协同肌、拮抗肌或固定肌。肌在神经系统的协调下，互相配合共同完成某种特定的动作。

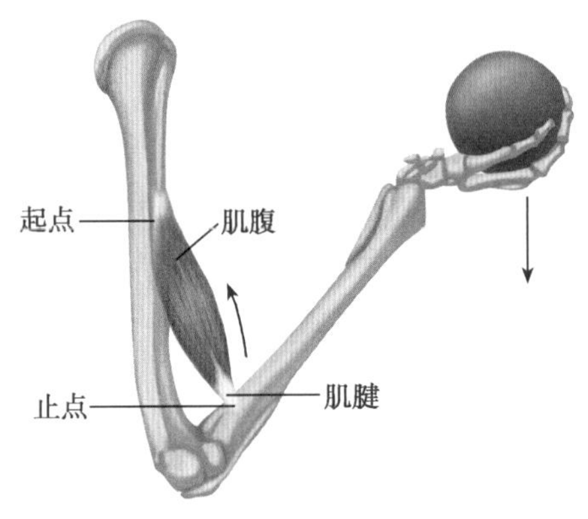

图 1-74 肌的起点和止点

骨骼肌通过牵引骨骼而产生运动，其原理似杠杆装置，具有 3 种基本形式（图 1-75）：①平衡杠杆运动。支点在阻力点和动力点之间，如寰枕关节进行的仰头和低头运动。②省力杠杆运动。阻力点位于支点和动力点之间，如起步抬足跟时踝关节的运动。③速度杠杆运动。动力点位于阻力点和支点之间，如举起重物时肘关节的运动。在第一种平衡杠杆中，如果动力臂与阻力臂相等，则作用力与阻力也相等。第二种杠杆由于动力臂大于阻力臂，比较省力，但是运动幅度较小。第三种速度杠杆力量损失较多，但是可获得运动的速度。在第三种杠杆中，同样大小的肌，止点距离关节近的，动力臂较小，产生的运动力量亦小，但是运动的范围大；止点距离关节远，动力臂较大，产生的运动力量大而范围小。因此，最大的力量与最大的运动范围之间是相互矛盾的。

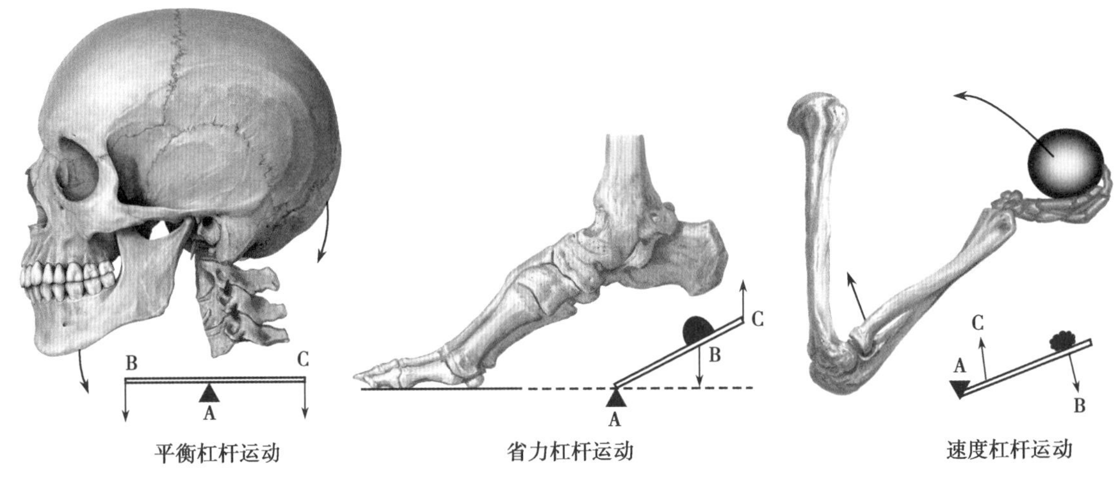

图 1-75 肌的杠杆作用示意图
A. 支点；B. 阻力点；C. 动力点。

如前所述，肌纤维束的长度决定肌的运动范围，而肌纤维束的长度与关节运动范围之间的关系则在胚胎时期已形成，但这种关系在出生后可以发生变化。杂技演员及体操运动员能做超出一般人运动范围的动作，除了关节囊和韧带的原因以外，也是长期练习使肌变长的结果。例如一般人在膝关节伸直时不能使髋关节全屈，这是由于股后部肌长度的限制。但是经过练习可使股后部的肌变长，使屈髋的范围增大。相反，长期不运动骨骼肌，肌可以变短。不适当地将某肌固定于一缩短的位置（如小夹板固定）或肌腱断裂，将会发生肌萎缩。这种萎缩在一定时间内可以恢复，但久之可能造成肌纤维变性而被结缔组织所替代，从而引起运动障碍。因此，在身体某一部位受伤后，应尽早使这一部位的肌做较大幅度的运动，以避免肌萎缩。

（三）骨骼肌的命名

骨骼肌通常根据其形状、大小、位置、起止点、作用等进行命名：如斜方肌、三角肌等是按形状命名的；冈上肌、冈下肌、骨间肌等是按位置命名的；肱二头肌、股四头肌等是按肌的形态结构和部位综合命名的；胸大肌、腰大肌等又以大小和位置综合命名；胸锁乳突肌、胸骨舌骨肌等按其起止点命名；旋后肌、大收肌等是按作用命名；腹外斜肌、腹横肌则是根据位置和肌束的方向命名的。掌握肌的命名原则有助于了解肌的名称含义并帮助学习和记忆。

（四）骨骼肌的辅助装置

骨骼肌的周围配布有辅助装置。这些装置包括筋膜、滑膜囊、腱鞘和籽骨等，具有保持肌的位置、协助肌的活动、减少运动的摩擦等功能。

1. 筋膜 fascia 遍布全身，分浅筋膜和深筋膜两类（图 1-76）。

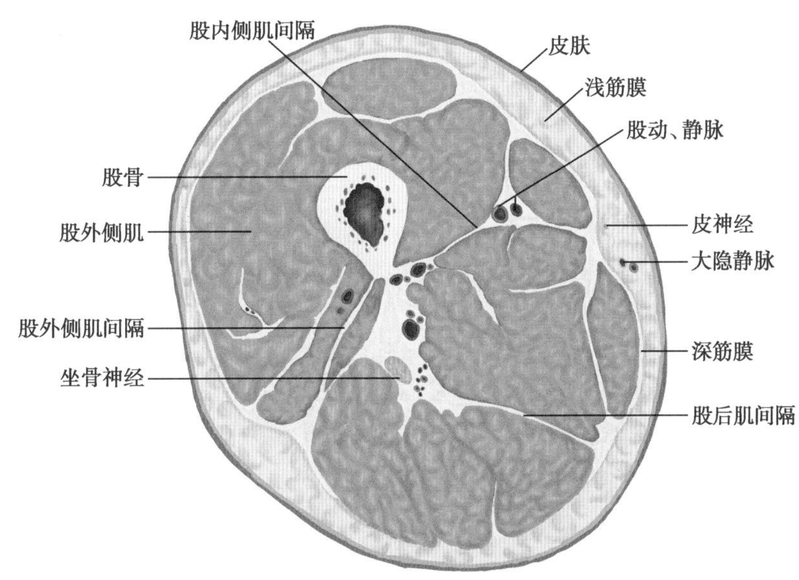

图 1-76 大腿中部水平切面（示筋膜）

（1）**浅筋膜** superficial fascia：又称皮下组织或皮下脂肪，位于真皮之下，包被全身，由疏松结缔组织构成，富含脂肪，对保持体温有一定作用，其含量因身体的部位、性别及营养状态而异。在人体某些部位的浅筋膜内缺乏脂肪组织，如眼睑、耳郭及阴茎等。在某些部位，如下腹部及会阴部，浅筋膜分两层：浅层含脂肪较多；深层呈膜状，一般不含脂肪而含有较多的弹性组织。浅动脉、浅静脉、皮神经、浅淋巴管走行于浅筋膜内。浅筋膜的有些部位还有乳腺和皮肌。

（2）**深筋膜** deep fascia：又称固有筋膜，由致密结缔组织构成，位于浅筋膜的深面。它包被体壁、四肢的肌和血管、神经等，与肌的关系极为密切。在四肢，深筋膜插入肌群之间并附着于骨，形成肌间隔，将发育过程、神经支配和功能不同的肌群分隔开来。肌间隔与包绕肌群的深筋膜构成筋膜鞘，以保证其相对独立运动。当一块肌因炎症等原因肿胀时，由于筋膜限制了其体积膨胀，可出现疼痛症

状。深筋膜还包绕血管和神经从而形成血管神经鞘。在肌数目众多而骨面不够广阔的部位，它可供肌附着而作为肌的起点。在腕部和踝部，深筋膜增厚形成支持带，有约束、支持其深面肌腱的作用。

2. 滑膜囊 synovial bursa 由疏松结缔组织分化而成，为封闭的扁囊，内有滑液，多位于肌或肌腱与骨面相接触处，以减少两者之间的摩擦。有的滑膜囊在关节附近与关节腔相通，故滑膜囊的炎症可影响肢体的运动功能。

3. 腱鞘 tendinous sheath 是包围在肌腱外面的鞘管（图 1-77），存在于腕、踝、手指和足趾等活动较频繁的部位。腱鞘可分为纤维层和滑膜层两部分。腱鞘的**纤维层（腱纤维）**fibrous layer 位于外层，为深筋膜增厚所形成的骨纤维性管道，起着滑车和约束肌腱的作用。腱鞘的**滑膜层（腱滑膜鞘）**synovial layer 位于腱纤维鞘内，是由滑膜构成的双层圆筒形的鞘。鞘的内层包在肌腱的表面，称为脏层；外层贴在腱纤维层的内面和骨面，称为壁层。脏、壁两层之间含少量滑液，使肌腱能在鞘内自由滑动并能减小肌腱在鞘内运动时产生的摩擦。若手指用力不当或长期过度运动，可导致腱鞘损伤，引起腱鞘炎，为临床手外科常见病。腱滑膜鞘从骨面移行到肌腱的部分，称为**腱系膜** mesotendon，其中有供应肌腱的血管通过。由于肌腱经常运动，腱系膜大部分消失，仅在血管、神经出入处保留下来，该部称为**腱纽** vincula tendinum。

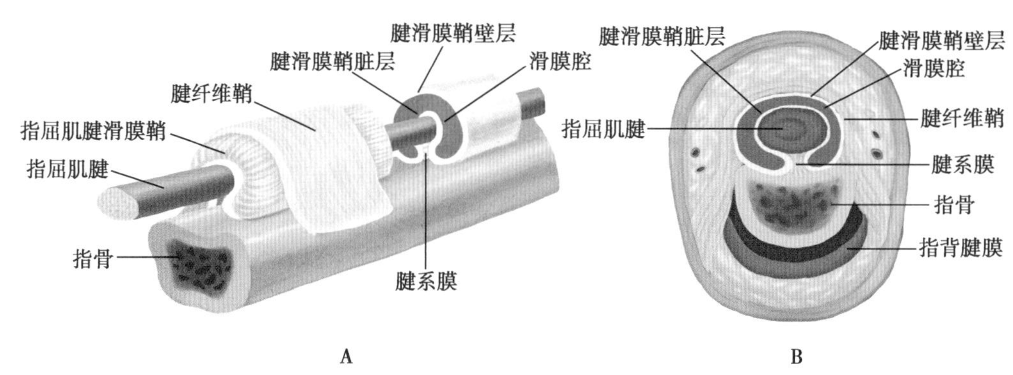

图 1-77 腱鞘模式图

A. 腱鞘结构示意图；B. 腱鞘横切面。

4. 籽骨 sesamoid bone 由肌腱骨化而成，直径一般只有几毫米，但髌骨例外，为全身最大的籽骨。籽骨多在手掌面或足跖面的肌腱中，位于肌腱面对关节的部位，或固定于肌腱以锐角绕过骨面处。前者系籽骨替代并组成了关节囊，以变更、缓和所承受的压力；后者则使肌腱能较灵活地滑动，从而减少摩擦并改变骨骼肌牵引的方向。

（五）骨骼肌的血管、淋巴管和神经

1. 血液供应 肌的血供丰富，代谢旺盛，对缺血较为敏感。血管多与神经伴行，沿肌间隔、筋膜间隙走行，进入肌内并反复分支，在肌内膜形成包绕肌纤维的毛细血管网。根据肌的血液供应情况，可将其血供分为 4 种类型：①单支营养动脉型。通常由 1 支较粗管径的动脉从肌的近端进入并营养该肌，如腓肠肌、阔筋膜张肌。②两支营养动脉型。由 2 支管径相近的动脉从肌的两端入肌，如腹直肌、股直肌。③主、次要营养动脉型。由一支较大的动脉从肌的近端入肌，一支或多支次要动脉分布于肌的内侧端，如胸大肌、背阔肌。④节段性营养动脉型。为多支细小动脉，呈节段性分布于肌，如缝匠肌、趾长伸肌。肌腱的血供较少，一般来自肌腹，但较长的肌腱可在其中段或止端有血管进入。

2. 淋巴引流 肌的淋巴引流始于肌的毛细淋巴管，它们位于肌外膜和肌束膜内，离开肌后沿途伴随静脉回流，并汇入较大的淋巴管。

3. 神经支配 每块肌都有神经支配，支配肌的神经分支称为肌支。除支配腹部肌和背部深层肌多为节段性神经外，其余大多数肌多受单一神经支配。进入肌的神经常与主要的血管伴行，主要有两种形式：一种与肌纤维平行，如梭形肌；另一种与肌纤维垂直走行，如阔肌。了解这些特点，有助于临

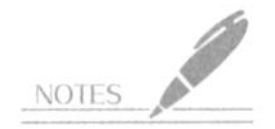

床手术分离肌纤维时对神经分支的保护。

支配肌的神经有躯体神经和内脏神经，而躯体神经有感觉纤维（感觉神经）和运动纤维（运动神经）。感觉纤维传递肌的痛、温觉和本体感觉；本体感觉纤维主要感受肌纤维的舒缩变化，在调节肌的活动中起重要作用。骨骼肌的收缩受运动纤维支配。一个运动神经元的轴突支配的骨骼肌纤维数目的多少不等，少者一两条，多者上千条，而每条骨骼肌纤维通常只有一个轴突分支支配。一个运动神经元的轴突及其分支所支配的全部骨骼肌纤维合起来称为一个运动单位。因此，运动单位的大小相差很大，需要控制精细运动的骨骼肌，如眼外肌，运动单位很小，一个神经细胞仅管理 6~12 条肌纤维。运动单位是肌收缩的最小单位。在正常清醒的情况下，人体中各肌都有少量的运动单位在轮流收缩，使肌保持一定的张力，称**肌张力** muscle tone。肌张力对维持身体的姿势起着重要作用。

运动纤维包括 α 运动纤维和 γ 运动纤维：较粗的 α 运动纤维使骨骼肌纤维收缩；较细的 γ 运动纤维维持肌张力。运动纤维末梢和肌纤维之间建立的突触连接，称运动终板（神经肌接头）。神经末梢在神经冲动到达时，释放乙酰胆碱，引起肌纤维收缩。此外，神经纤维对肌纤维还有营养作用，可由末梢释放某些营养物质，促进糖原及蛋白质合成。神经损伤后，肌内糖原合成减慢，蛋白质分解加速，肌肉逐渐萎缩，称为肌的营养性萎缩。内脏神经分布到肌内血管的平滑肌，以调节肌内的血流。

（六）骨骼肌的发生及异常

人类的骨骼肌在胚胎时期由排列在躯干两侧的肌节和头部的鳃弓间充质演化而来。其中，肌节演化为躯干肌、四肢肌及部分头部肌，5 对鳃弓的间充质演化为头颈部肌及斜方肌等。眼外肌、舌肌来自肌节。人胚的肌节共 40 对，最初排列于神经管的两侧，以后向腹侧延伸，进而分为背侧部和腹侧部。背侧部分化为背侧固有肌，腹侧部分化为躯干前外侧壁肌、颈肌和四肢肌。由肌节分化为各肌的方式不同，有的肌由若干相邻的肌节融合而成，有些经过肌节分裂而形成。例如腹直肌由数个肌节融合而成，其腱划是肌节合并的遗迹。肋间外肌和肋间内肌则是一个肌节分裂为两层的结果。腹前外侧壁的 3 层扁肌，即腹外斜肌、腹内斜肌和腹横肌是多个肌节既融合又分层形成的。竖脊肌纵行分裂为髂肋肌、最长肌和棘肌。此外，肌在胚胎期还发生迁移，一些肌迁移到其他部位，如膈肌起源于颈部的肌节，经过迁移后到达胸腹腔之间。近年来的研究认为，四肢肌可能来自肢芽的间充质，先由间充质聚集成为原肌团，以后各原肌团经过分裂、融合和迁移而形成四肢各群肌。

在肌发生的过程中，如果肌节和原肌团的分裂、融合和迁移未能正常进行，可发生肌的缺少、额外肌的出现以及肌的形态、大小和附着位置的变异等。从种系发生看有些肌是新发生的，有逐渐分化的趋向，如小指伸肌和第三腓骨肌；有些肌则有退化消失的趋向，如跖肌和运动耳郭的耳上、前、后肌；已经退化消失的肌若重新出现，则称为返祖现象，如指深伸肌。

二、头肌

头肌分为面肌和咀嚼肌两部分（表 1-1）。

表 1-1 头肌的起止点、作用和神经支配

肌群	名称	起点	止点	主要作用	神经支配
表情肌	颅顶肌额腹	帽状腱膜	眉部皮肤	提眉，下牵皮肤	面神经
	颅顶肌枕腹	上项线	帽状腱膜	后牵头皮	面神经
	眼轮匝肌	环绕眼裂周围		闭合眼裂	面神经
	口轮匝肌	环绕口裂周围		闭合口裂	面神经
	提上唇肌	上唇上方	口角或唇的皮肤等	提口角与上唇	面神经
	提口角肌	上唇上方	口角或唇的皮肤等	提口角与上唇	面神经
	颧肌	上唇上方	口角或唇的皮肤等	提口角与上唇	面神经

续表

肌群	名称	起点	止点	主要作用	神经支配
表情肌	降口角肌	下唇下方	口角或唇的皮肤等	降口角与下唇	面神经
	降下唇肌	下唇下方	口角或唇的皮肤等	降口角与下唇	面神经
	颊肌	面颊深层	口角或唇的皮肤等	使唇颊贴紧牙齿，帮助咀嚼和吸吮，牵口角向外	面神经
咀嚼肌	咬肌	颧弓	咬肌粗隆	上提下颌(闭口)	三叉神经
	颞肌	颞窝	下颌骨冠突	上提下颌(闭口)	三叉神经
	翼内肌	翼突窝	翼肌粗隆	上提下颌(闭口)	三叉神经
	翼外肌	蝶骨大翼下面、翼突外侧板的外面	下颌颈、颞下颌关节的关节盘等处	双侧收缩拉下颌头向前(张口)；单侧收缩拉下颌向对侧	三叉神经

(一) 面肌

面肌 facial muscle 为扁薄的皮肌，位置表浅，起自颅骨的不同部位，止于头面部的皮肤。面肌主要分布于面部的口、眼、鼻等孔裂周围，可分为环行肌和辐射状肌两种，有闭合或开大上述孔裂的作用，同时可牵动面部皮肤，显示喜、怒、哀、乐等各种表情，故面肌又称为表情肌。人耳周围的肌已明显退化(图 1-78、图 1-79)。

1. 颅顶肌 epicranius 薄而宽阔，由两个肌腹和中间的**帽状腱膜** galea aponeurotica 构成。前方的肌腹位于额部的皮下，称**额腹** frontal belly，后方的肌腹位于枕部的皮下，称**枕腹** occipital belly，与颅部的皮肤和皮下组织共同组成头皮，与其深部的颅骨骨膜借疏松结缔组织相隔。枕腹起自枕骨，额腹止于眉部皮肤。枕腹收缩可向后牵拉帽状腱膜，额腹收缩可提眉并使额部皮肤出现皱纹。

2. 眼轮匝肌 orbicularis oculi 围绕睑裂的周围，为椭圆形扁肌，分眶部、睑部和泪囊部。睑部纤维可眨眼，与眶部纤维共同收缩可使睑裂闭合。泪囊部纤维可扩大泪囊，使囊内产生负压，以利于泪液的引流(图 1-80)。

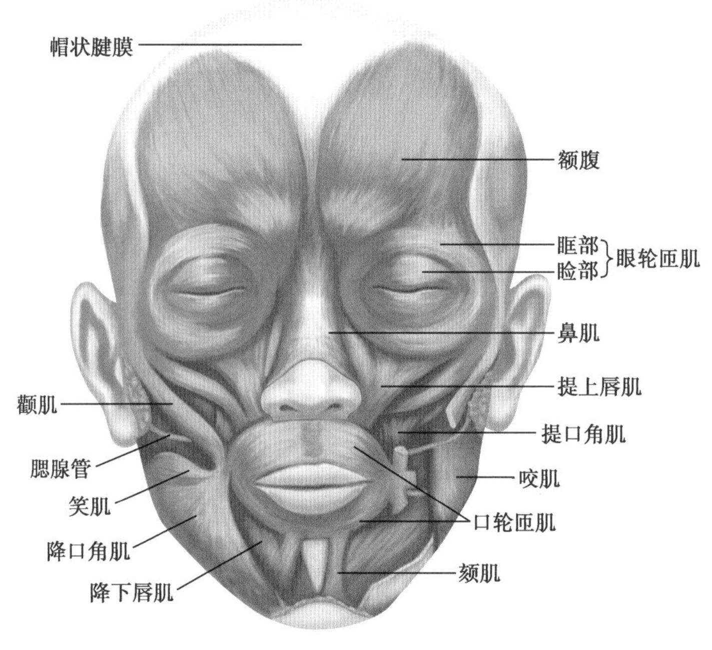

图 1-78 头肌(前面)

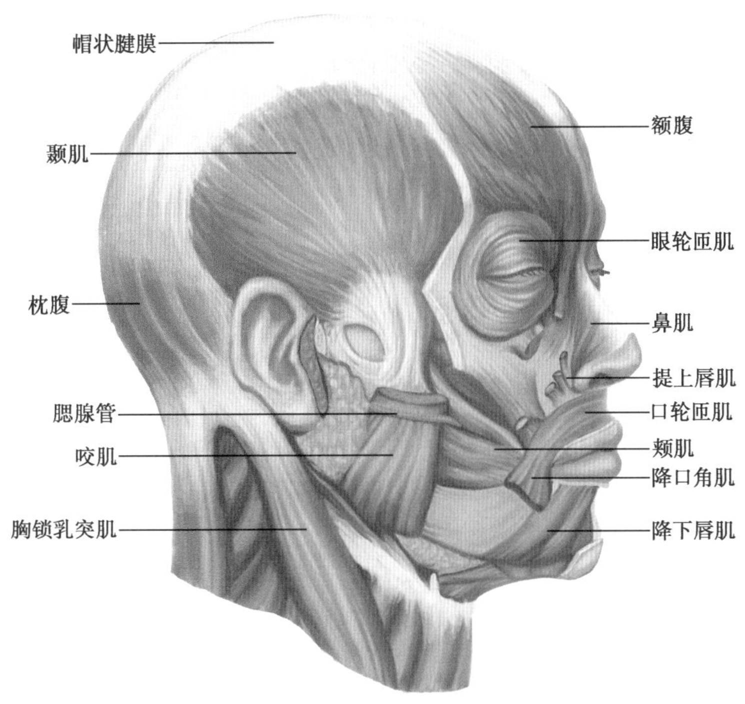

图 1-79 头肌(右侧面)

3. **口周围肌** 由于人类语言功能较为发达,口周围的肌在结构上高度分化,形成辐射状肌和环形肌。辐射状肌分别位于口唇的上、下方,能上提上唇、降下唇或拉口角向上、向下或向外侧。在面颊的深部有**颊肌** buccinator,此肌紧贴于口腔的侧壁,可以拉口角向外侧,并使唇、颊紧贴牙齿,以帮助吸吮和咀嚼。当与口轮匝肌共同作用时,能做吹口哨的动作。环绕口裂的环形肌称**口轮匝肌** orbicularis oris,收缩时可闭口,并使上、下唇与牙紧贴。

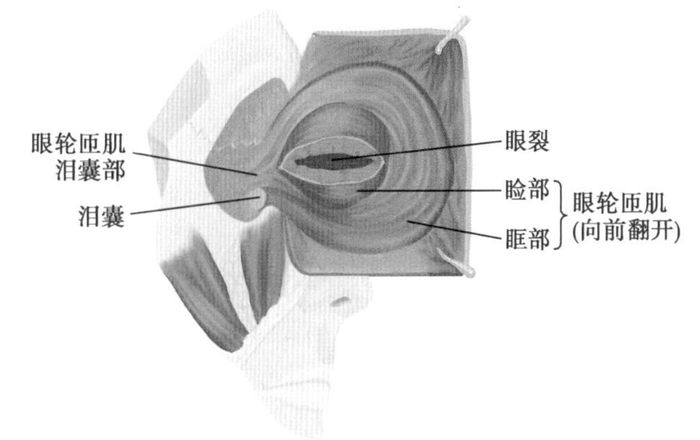

图 1-80 眼轮匝肌分部

4. **鼻肌** 不发达,为几块扁薄小肌,分布在鼻孔的周围,有开大或缩小鼻孔的作用。

(二) 咀嚼肌

咀嚼肌 masticatory muscles 有 4 对,配布于颞下颌关节的周围,参与咀嚼运动。

1. **咬肌 masseter** 为长方形扁肌,起自颧弓的下缘和内面,纤维斜行向后下并止于咬肌粗隆,其作用为上提下颌骨(见图 1-79)。

2. **颞肌 temporalis** 起自颞窝,肌束呈扇形向下会聚(前部纤维呈垂直位,后部纤维呈水平位),通过颧弓的深面,止于下颌骨的冠突,收缩时可上提上颌骨,后部纤维可向后拉下颌骨。

3. **翼内肌 medial pterygoid** 起自翼突窝,纤维方向同咬肌,止于下颌角内面的翼肌粗隆,收缩时上提下颌骨,并使其向前运动。

4. **翼外肌 lateral pterygoid** 在颞下窝内,起自蝶骨大翼的下面和翼突外侧板的外面,向后外止于下颌颈。两侧同时收缩,可使下颌头和关节盘向前至关节结节的下方,做张口运动。一侧翼外肌收缩可使下颌移向对侧(图 1-81)。

由于闭口肌的力量大于张口肌，所以颞下颌关节的自然姿势是闭口。当肌肉痉挛或下颌神经受刺激时，出现牙关紧闭或张口困难。

咀嚼运动：是下颌骨的上提、下降、前后、侧向运动的整合。在咀嚼时，咬肌、颞肌、翼内肌上提下颌，使上、下颌磨牙互相咬合。张口运动一般是舌骨上肌群的作用，张大口时翼外肌收缩，舌骨下肌群参与固定舌骨，协助舌骨上肌群的张口运动。下颌骨的前伸运动由两侧翼外肌和翼内肌共同作用，使下颌切牙移至上颌切牙之前。颞肌的后部纤维的作用则相反，使下颌骨后退。下颌骨的侧向运动是一侧翼外肌、翼内肌共同作用的结果，翼外肌拉下颌关节盘及下颌头向前，翼内肌使下颌骨移向对侧，而对侧的下颌骨在原位绕垂直轴轻度旋转。在两侧翼内肌、翼外肌的交替作用下，形成下颌骨的侧向运动，即研磨运动。

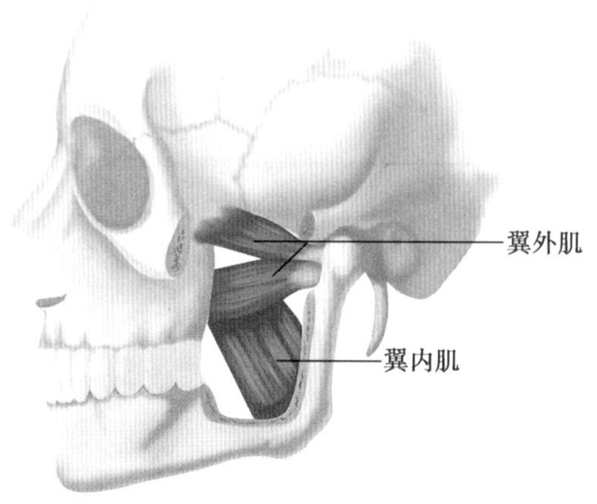

图 1-81　翼内肌和翼外肌

（三）头部筋膜

头部浅筋膜不发达。绝大部分面肌和翼内肌、翼外肌的表面无深筋膜。深筋膜只在 3 处比较明显：①颞筋膜，为覆盖在颞肌表面的一层坚韧的纤维性膜，上方附着于上颞线，向下分为浅、深两层，分别附着于颧弓的外侧面和内侧面。②腮腺咬肌筋膜，为覆盖在腮腺与咬肌表面的筋膜，可分为腮腺筋膜和咬肌筋膜。腮腺筋膜构成腮腺的筋膜鞘，咬肌筋膜覆盖在咬肌的表面。腮腺咬肌筋膜向上附着于颧弓，向下与颈深筋膜的浅层相延续。③颊咽筋膜，为覆盖在颊肌和咽肌外面的筋膜，在翼突钩和下颌骨颊肌缝之间的增厚部分称为翼突下颌缝（颊咽缝），是颊肌与咽上缩肌之间的分界线，在口腔中呈凸出的肥厚条束状，从下颌磨牙的后方行向后上方。

（四）表浅肌腱膜系统

表浅肌腱膜系统 superficial musculoaponeurotic system，SMAS 的概念由 Mitz 和 Peyronie 于 1976 年首次提出，是指颅顶和面颈部皮下组织深面的一层连续性肌腱膜结构，其浅面有脂肪组织与皮肤相隔，深面有疏松结缔组织与深筋膜相隔。SMAS 向上为颅顶肌；向下为颈阔肌；向前为眼、鼻、口周围肌；向后为耳上肌、耳前肌、颞浅筋膜和颈浅筋膜。根据 SMAS 所含肌肉或腱膜的多少，可分为肌性区、腱膜性区和混合区。SMAS 的提出对于颅面部整形美容手术具有重要意义。

三、颈肌

颈部以斜方肌的前缘为界可分为前方的狭义颈部和后方的项部。根据位置，狭义颈部的肌肉分为颈浅肌与颈外侧肌、颈前肌、颈深肌 3 群（表 1-2）。

表 1-2　颈肌的起止点、作用和神经支配

肌群	名称	起点	止点	主要作用	神经支配
颈浅肌、颈外侧肌	颈阔肌	三角肌、胸大肌筋膜	口角、下颌骨下缘及面部皮肤	牵拉口角向外	面神经
	胸锁乳突肌	胸骨柄、锁骨的内侧端	颞骨乳突	一侧收缩使头向同侧侧屈，两侧收缩使头向后仰	副神经
颈前肌　舌骨上肌群	二腹肌	后腹：乳突；前腹：下颌骨	以中间腱附于舌骨体	降下颌骨、上提舌骨	前腹：三叉神经；后腹：面神经
	下颌舌骨肌	下颌体内面	舌骨体	上提舌骨	三叉神经
	茎突舌骨肌	茎突	舌骨	上提舌骨	面神经
	颏舌骨肌	颏棘	舌骨	上提舌骨	第 1 颈神经前支

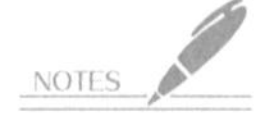

续表

肌群		名称	起点	止点	主要作用	神经支配
颈前肌	舌骨下肌群	肩胛舌骨肌	肩胛骨	舌骨	下降舌骨	颈袢(C_1~C_3)
		胸骨舌骨肌	胸骨	舌骨	下降舌骨	颈袢(C_1~C_3)
		胸骨甲状肌	胸骨	甲状软骨	下降舌骨	颈袢(C_1~C_3)
		甲状舌骨肌	甲状软骨	舌骨	下降舌骨	颈袢(C_1~C_3)
颈深肌		前斜角肌	颈椎横突	第1肋上面	上提第1肋,助吸气	颈神经前支
		中斜角肌	颈椎横突	第1肋上面	上提第1肋,助吸气	颈神经前支
		后斜角肌	颈椎横突	第2肋上面	上提第2肋,助吸气	颈神经前支

(一)颈浅肌与颈外侧肌

1. 颈阔肌 platysma 位于颈部浅筋膜内,为一皮肌,薄而宽阔,起自胸大肌和三角肌表面的筋膜,向上内止于口角、下颌骨的下颌底。其作用为:拉口角向外,做惊讶、恐怖的表情,并使颈部皮肤出现皱褶(图 1-82)。

> **胸锁乳突肌与斜颈**
>
> 一侧胸锁乳突肌长期挛缩造成头颈部姿势的异常称为斜颈。发病时多伴有单侧胸锁乳突肌的强直性痉挛,随后可能有斜方肌的痉挛。胸锁乳突肌锁骨部的肌束痉挛多发生于成人。

2. 胸锁乳突肌 sternocleidomastoid 位于颈部的两侧,大部分被颈阔肌所覆盖,为一强有力的肌并在颈部形成明显标志。它起自胸骨柄的前面和锁骨的胸骨端,二头会合后斜向后上方,止于颞骨的乳突。其作用为:一侧肌收缩使头向同侧倾斜,脸转向对侧。两侧收缩可使头后仰。当仰卧时,双侧肌肉收缩可抬头。该肌的作用主要是维持头的正常端正姿势以及使头在水平方向上从一侧到另一侧地观察物体运动。一侧病变使肌挛缩,可引起斜颈(图 1-82)。

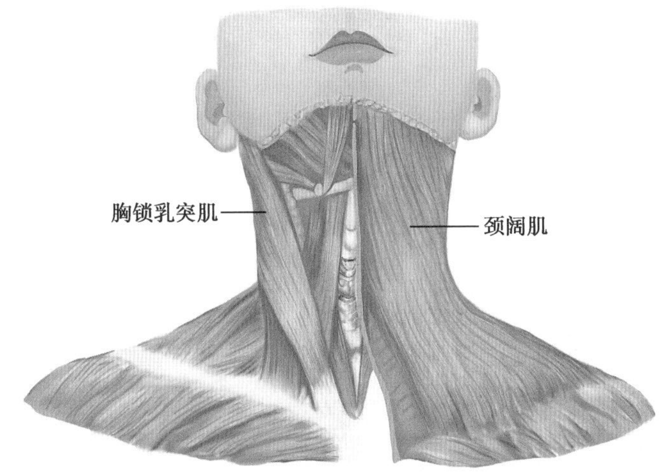

图 1-82 颈浅肌与颈外侧肌(前面)

(二)颈前肌

颈前肌包括舌骨上肌群和舌骨下肌群。

1. 舌骨上肌群 suprahyoid muscles 位于舌骨与下颌骨之间,每侧有 4 块肌(图 1-83、图 1-84)。

(1)**二腹肌** digastric:位于下颌骨的下方,有前、后二腹。前腹起自下颌骨的二腹肌窝,斜向后下方;后腹起自乳突的内侧,斜向前下;两个肌腹以中间腱相连,中间腱借筋膜形成的滑车系于舌骨。

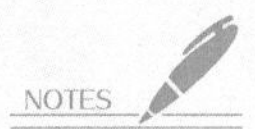

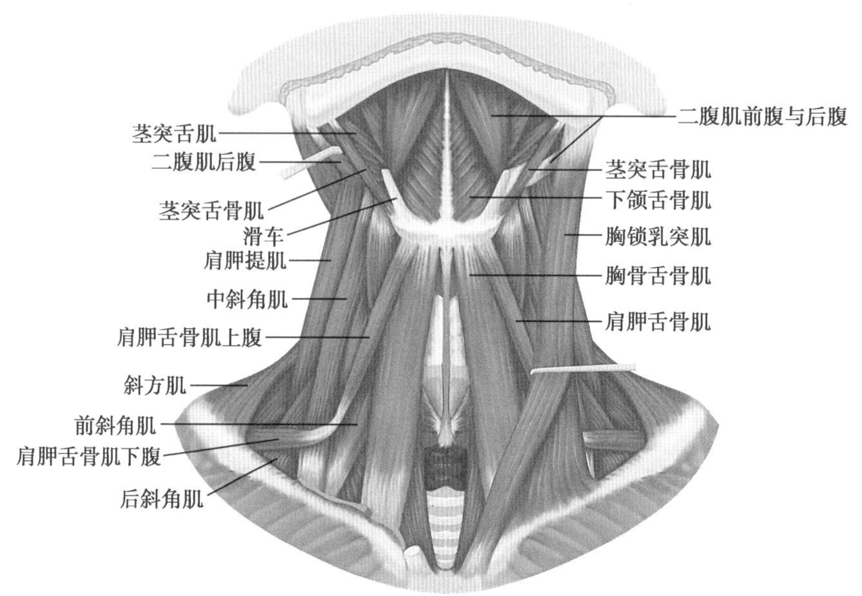

图 1-83 颈肌(前面)

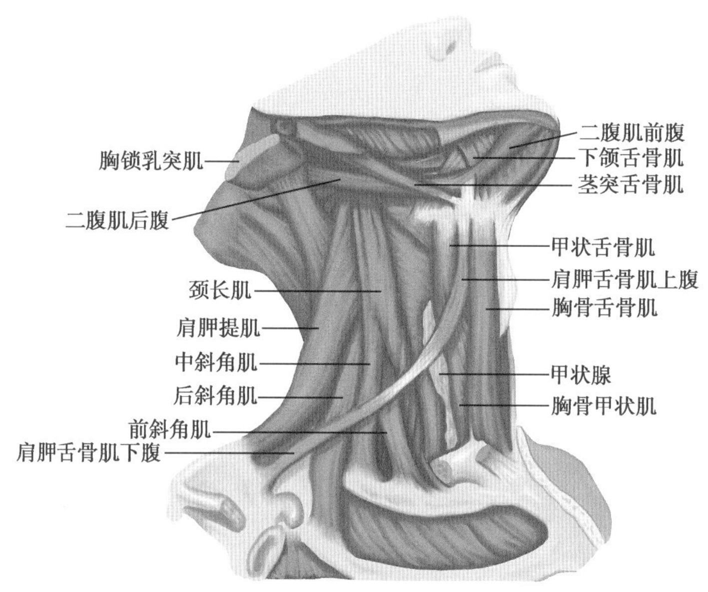

图 1-84 颈肌(侧面)

(2) **下颌舌骨肌** mylohyoid:为二腹肌前腹深面的三角形扁肌,起自下颌骨的下颌舌骨肌线,止于舌骨,与对侧同名肌会合于正中线,组成口腔底(图 1-85)。

(3) **茎突舌骨肌** stylohyoid:居二腹肌后腹之上并与之伴行,起自茎突,止于舌骨。

(4) **颏舌骨肌** geniohyoid:位于下颌舌骨肌的深面,起自下颌骨的颏棘,止于舌骨。

舌骨上肌群的作用:当舌骨固定时,下颌舌骨肌、颏舌骨肌和二腹肌前腹均能拉下颌骨向下而张口。当吞咽时,下颌骨固定,舌骨

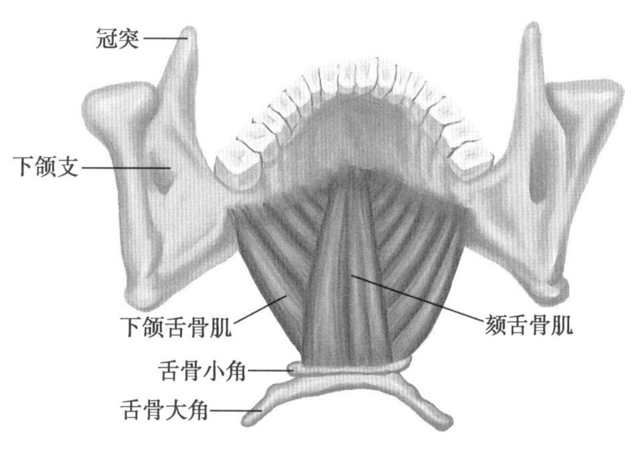

图 1-85 口底部肌(后面)

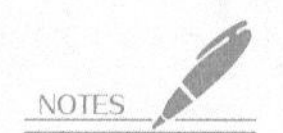

上肌群收缩，上提舌骨并使舌升高，进而推挤食团入咽，然后关闭咽峡。

2. 舌骨下肌群 infrahyoid muscle 位于颈前部、舌骨下方正中线的两侧、喉、气管和甲状腺的前方。每侧有 4 块肌，分浅、深两层，各肌均按照起止点命名（见图 1-83、图 1-84）。

（1）**胸骨舌骨肌** sternohyoid：为薄片带状肌，位于颈正中线的两侧。

（2）**肩胛舌骨肌** omohyoid：位于胸骨舌骨肌的外侧，为细长带状肌，分为上腹和下腹，由位于胸锁乳突肌下部深面的中间腱相连。

（3）**胸骨甲状肌** sternothyroid：位于胸骨舌骨肌的深面，是甲状腺手术时辨认层次的标志。

（4）**甲状舌骨肌** thyrohyoid：位于胸骨甲状肌的上方，被胸骨舌骨肌遮盖。

舌骨下肌群的作用：下降舌骨和喉。甲状舌骨肌在吞咽时可提喉，使之靠近舌骨。

（三）颈深肌

颈深肌分为内侧群和外侧群。

1. 外侧群 位于脊柱颈段的两侧，有**前斜角肌** scalenus anterior、**中斜角肌** scalenus medius 和**后斜角肌** scalenus posterior。各肌均起自颈椎的横突，其中前、中斜角肌止于第 1 肋，后斜角肌止于第 2 肋，前、中斜角肌与第 1 肋之间的间隙为**斜角肌间隙** scalene fissure，有锁骨下动脉和臂丛通过（图 1-86）。前斜角肌肥厚或痉挛可压迫这些结构，产生相应症状，称前斜角肌综合征。

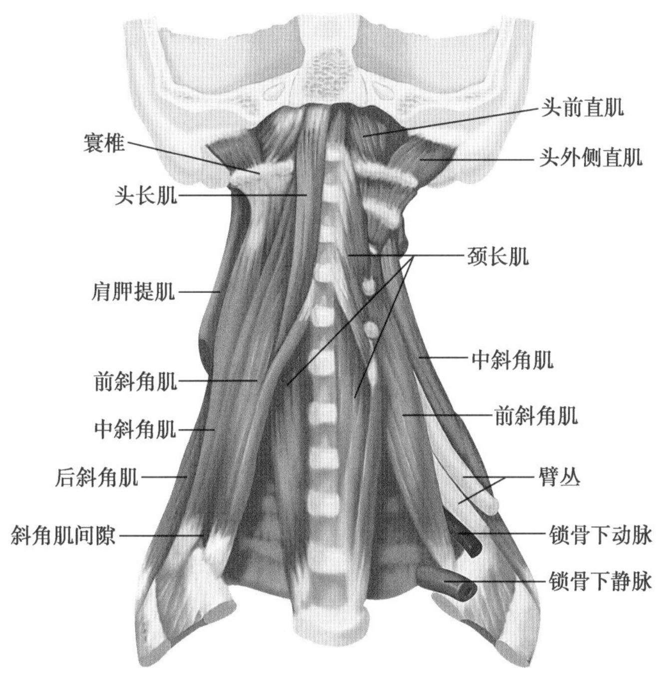

图 1-86 颈深肌群

作用：一侧肌收缩使颈侧屈，两侧肌同时收缩可上提第 1、2 肋，助深吸气。如肋骨固定，可使颈前屈。

2. 内侧群 位于脊柱颈段的前方，有**头长肌** longus capitis 和**颈长肌** longus colli 等。内侧群肌合称为**椎前肌** anterior vertebral muscle，其作用为屈头、屈颈。

（四）颈部筋膜

颈部筋膜较为复杂，可分为颈浅筋膜和颈深筋膜（图 1-87）。颈浅筋膜与身体其他部分的浅筋膜相延续，包绕颈阔肌，含有脂肪组织，尤其是在女性。颈深筋膜又称颈筋膜，可分为浅、中、深 3 层：①颈筋膜浅层，又称封套筋膜，围绕整个颈部，向后附着于颈椎的棘突，包绕斜方肌和胸锁乳突肌，形成两肌的肌鞘，向前与对侧会合于颈部的正中线，并紧密贴附于舌骨。该筋膜在下颌下腺和腮腺区分为两层，分别包绕此二腺，称为下颌下腺鞘和腮腺鞘。在舌骨下方、胸锁乳突肌的深面，该筋膜又分为

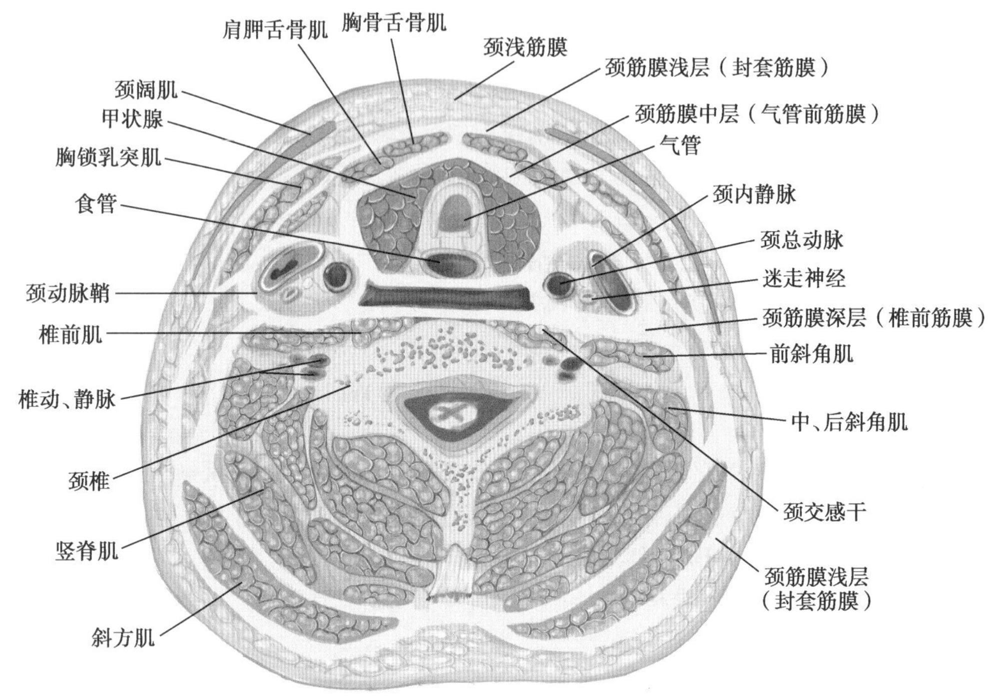

图 1-87 颈部水平切面

浅蓝色线示筋膜。

两层包绕舌骨下肌，形成舌骨下肌筋膜鞘，向下附于胸骨柄和锁骨。②颈筋膜中层，又称气管前筋膜或内脏筋膜，较薄而疏松，位于舌骨下肌群的深面，包绕颈部诸器官，并形成甲状腺鞘。该筋膜向两侧延续，包裹颈总动脉、颈内动脉、颈内静脉和迷走神经，形成颈动脉鞘。③颈筋膜深层，又称椎前筋膜，覆盖在椎前肌和斜角肌的前方，构成颈外侧区的底，向下与胸内筋膜相续，向两侧包裹臂丛和锁骨下动脉，进而向腋腔延伸构成腋鞘。

四、躯干肌

躯干肌可分为背肌、胸肌、膈、腹肌和会阴肌。会阴肌（包括盆肌）将在生殖系统有关章节中介绍。

（一）背肌

1. 背浅肌 分为两层，均起自脊柱的不同部位，止于上肢带骨或自由上肢骨。浅层有斜方肌和背阔肌，深层有肩胛提肌和菱形肌（图 1-88 AR、表 1-3）。

（1）**斜方肌** trapezius：位于项部和背上部的浅层，为三角形的阔肌，左右两侧合在一起呈斜方形。该肌起自上

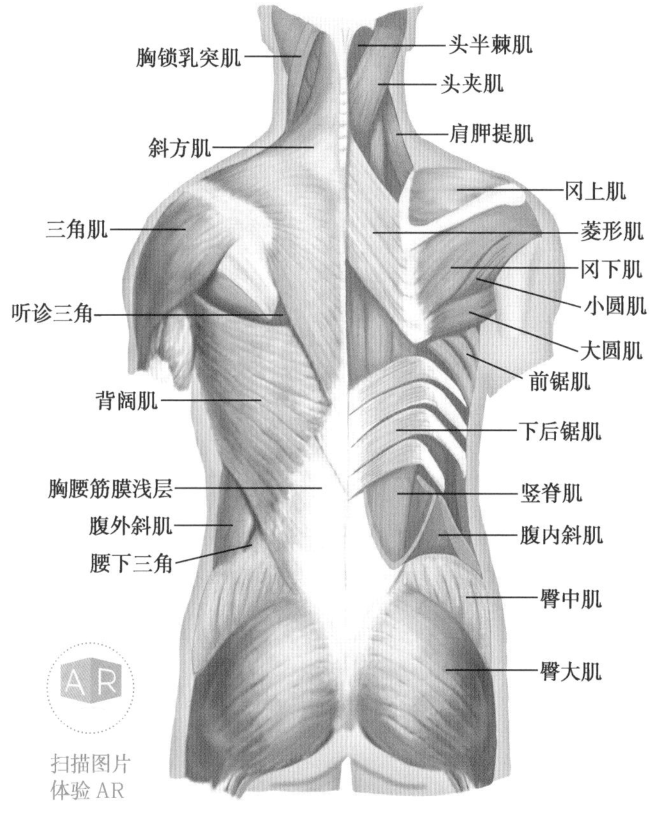

图 1-88 背肌

表 1-3 背肌的起止点、作用和神经支配

肌群	名称	起点	止点	主要作用	神经支配
背浅肌	斜方肌	上项线、枕外隆凸、项韧带、全部胸椎棘突	锁骨外侧 1/3 部、肩峰、肩胛冈	拉肩胛骨向中线靠拢，上部纤维提肩胛骨，下部纤维降肩胛骨	副神经
	背阔肌	下 6 个胸椎棘突、全部腰椎棘突及髂嵴后部等	肱骨小结节嵴	使肩关节后伸、内收及旋内	胸背神经（C_6~C_8）
	肩胛提肌	上位颈椎横突	肩胛骨上角	上提肩胛骨	肩胛背神经（C_4~C_6）
	菱形肌	下位颈椎和上位胸椎棘突	肩胛骨内侧缘	上提和内牵肩胛骨	
背深肌	竖脊肌	骶骨后面及其附近、下位椎骨的棘突、横突及肋骨等	上位椎骨的棘突、横突，肋骨及枕骨	伸脊柱、仰头	脊神经后支
	夹肌	项韧带下部、第 7 颈椎和上部胸椎的棘突	颞骨乳突和第 1~3 颈椎横突	单侧收缩，使头转向同侧；双侧收缩使头后仰	颈神经后支

项线、枕外隆凸、项韧带、第 7 颈椎和全部胸椎的棘突，上部的肌束斜向外下方，中部的平行向外，下部的斜向外上方，止于锁骨的外侧 1/3 部、肩峰和肩胛冈。其作用为：使肩胛骨向脊柱靠拢，上部的肌束可上提肩胛骨，下部的肌束使肩胛骨下降。如果肩胛骨固定，一侧肌收缩使颈向同侧屈、脸转向对侧，两侧同时收缩则可使头后仰。该肌瘫痪时，可产生"塌肩"。

（2）**背阔肌** latissimus dorsi：为全身最大的扁肌，位于背的下半部及胸的后外侧。它以腱膜起自下 6 个胸椎的棘突、全部腰椎的棘突、骶正中嵴及髂嵴的后部等处，肌束向外上方集中，以扁腱止于肱骨的小结节嵴。其作用为：使肱骨内收、旋内和后伸，使高举的上臂向臂内侧移动，如自由泳时的划水动作。当上肢上举固定时，可引体向上。

（3）**肩胛提肌** levator scapulae：位于项部的两侧、斜方肌的深面，起自上 4 个颈椎的横突，止于肩胛骨的上角。其作用为：上提肩胛骨，并使肩胛骨的下角转向内；如果肩胛骨固定，可使颈向同侧屈曲。

（4）**菱形肌** rhomboideus：位于斜方肌的深面，为菱形的扁肌，起自第 6、7 颈椎和第 1~4 胸椎的棘突，纤维行向下外，止于肩胛骨的内侧缘。其作用为：牵引肩胛骨向内上并向脊柱靠拢。

2. 背深肌 沿脊柱的两侧排列，可分为长肌和短肌。长肌的位置较浅，主要有竖脊肌和夹肌；短肌位于深部，有枕下肌、棘间肌、横突间肌、肋提肌等。它们都是从肌节演变而来，短肌仍保留明显的分节特征，长肌则是肌节以不同程度融合后形成的。背部的长、短肌对维持人体直立姿势起重要作用，短肌还与脊柱的韧带一起维持各椎骨之间的稳固连接（见图 1-88、表 1-3）。

（1）**竖脊肌（骶棘肌）** erector spinae：为背肌中最长和最大的肌，纵列于躯干的背面、脊柱两侧的沟内，起自骶骨的背面、髂嵴后部和腰椎棘突，向上分出 3 个肌束，沿途止于椎骨和肋骨，向上可到达颞骨乳突。其作用为：双侧收缩使脊柱后伸和仰头，一侧收缩使脊柱侧屈。

（2）**夹肌** splenius：位于斜方肌、菱形肌的深面，起自项韧带的下部、第 7 颈椎棘突和上部胸椎的棘突，向上外止于颞骨乳突和第 1~3 颈椎横突。此肌如单侧收缩，使头转向同侧；两侧同时收缩，使头后仰。

（二）胸肌

胸肌可分为胸上肢肌和胸固有肌。前者为阔肌，位于胸壁的前面及侧面的浅层，止于上肢带骨或肱骨；后者参与胸壁的构成，仍保持节段性特征（表 1-4）。

表1-4 胸肌与膈肌的起止点、作用和神经支配

肌群	名称	起点	止点	主要作用	神经支配
胸上肢肌	胸大肌	锁骨内侧半、胸骨、第1~6肋软骨	肱骨大结节嵴	内收、旋内及屈肩关节	胸外侧神经（C_5~T_1） 胸内侧神经（C_7~T_1）
	胸小肌	第3~5肋骨	肩胛骨的喙突	拉肩胛骨向下	胸内侧神经
	前锯肌	第1~8或1~9肋骨	肩胛骨的内侧缘及下角	拉肩胛骨向前	胸长神经（C_5~C_7）
胸固有肌	肋间外肌	上位肋骨的下缘	下位肋骨的上缘	提肋助吸气	肋间神经（T_1~T_{12}）
	肋间内肌	下位肋骨的上缘	上位肋骨的下缘	降肋助呼气	
	胸横肌	胸骨内面的下部	第2~6肋骨的内面	拉肋向下助呼气	肋间神经
膈	胸骨部	剑突后面	中心腱	使膈穹窿下降，扩大胸腔助吸气，增加腹压	膈神经（C_3~C_5）
	肋部	第7~12肋内面			
	腰部	第2、3腰椎体前面			

1. 胸上肢肌

（1）**胸大肌** pectoralis major：位置表浅，宽而厚，呈扇形，覆盖着胸廓前壁的大部。它起自锁骨的内侧半、胸骨和第1~6肋软骨等处，各部肌束聚合向外，以扁腱止于肱骨大结节嵴（图1-89）。其作用为：使肩关节内收、旋内和前屈。如果上肢固定，可上提躯干，与背阔肌一起完成引体向上的动作，也可提肋助吸气。胸大肌的位置表浅且较宽大，临床常用其肌皮瓣或肌瓣来填充胸部手术中的残腔或修补胸壁缺损。

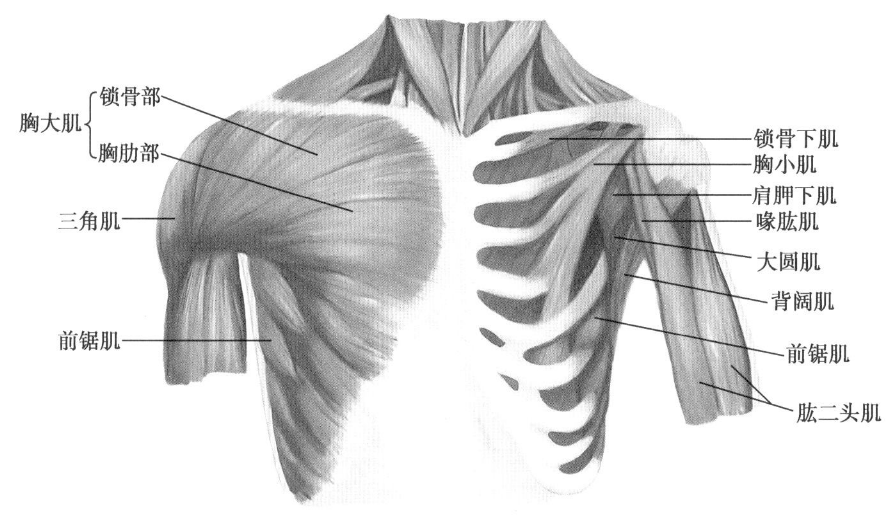

图1-89 胸肌

（2）**胸小肌** pectoralis minor：位于胸大肌的深面，呈三角形，起自第3~5肋骨，止于肩胛骨的喙突（见图1-89）。其作用为：拉肩胛骨向前下方。当肩胛骨固定时，可上提肋以助吸气。

（3）**前锯肌** serratus anterior：为宽大的扁肌，位于胸廓侧壁，以数个肌齿起自上8个或9个肋骨，肌束斜向后上内，经肩胛骨的前方，止于肩胛骨内侧缘和下角（图1-90）。其作用为：拉肩胛骨向前和紧贴胸廓，下部肌束使肩胛骨下角旋外，助臂上举。当肩胛骨固定时，可上提肋骨助深吸气。若此肌瘫痪，肩胛骨下角离开胸廓而突出于皮下，称为“翼状肩”，此时不能完全上举臂或做向前推的动作。

2. 胸固有肌

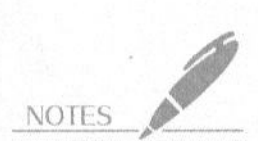

（1）**肋间外肌** intercostales externi：共11对，位于各肋间隙的浅层，起自肋骨下缘，肌束斜向前下，

止于下一肋骨的上缘，其前部肌束仅达肋骨与肋软骨的结合处，在肋软骨间隙处，移行为一片结缔组织膜，称**肋间外膜** external intercostal membrane（见图 1-90）。其作用为：提肋，使胸廓纵径和横径扩大以助吸气。

（2）**肋间内肌** intercostales interni：位于肋间外肌的深面，起自下位肋骨的上缘，止于上位肋骨的下缘，肌束方向与肋间外肌相反，前部肌束达胸骨外侧缘，后部肌束只到肋角，自此向内侧由**肋间内膜** internal intercostal membrane 所代替（见图 1-90）。其作用为：降肋助呼气。

（3）**肋间最内肌** intercostales intimi：位于肋间隙中份，肋间内肌的深面，肌束方向和作用与肋间内肌相同。

（4）**胸横肌** transversus thoracis：在胸前壁的内面，起自胸骨下部，纤维行向上外，止于第 2~6 肋的内面。其作用为：拉肋骨向下，助呼气。

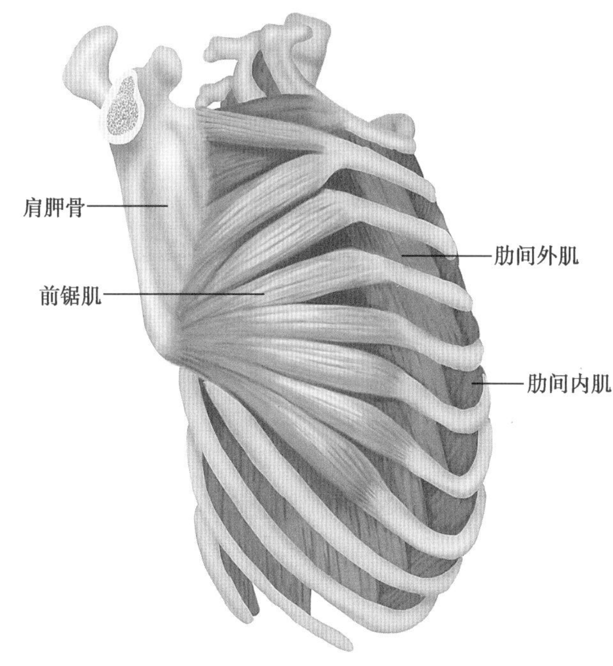

图 1-90　前锯肌

（三）膈肌

膈肌 diaphragm 也称为膈，是分隔胸、腹腔的扁肌，呈穹窿形，其隆凸的上面朝向胸腔，凹陷的下面朝向腹腔。膈的肌纤维起自胸廓下口的周缘和腰椎的前面，可分为 3 部：胸骨部起自剑突的后面；肋部起自下 6 对肋骨和肋软骨；腰部以左、右两个膈脚起自上位两三个腰椎，并起自腰大肌表面的腱性组织，**内侧弓状韧带** medial arcuate ligament 和腰方肌表面的腱性组织，**外侧弓状韧带** lateral arcuate ligament。各部肌纤维向中央移行于**中心腱** central tendon（图 1-91、图 1-92）。

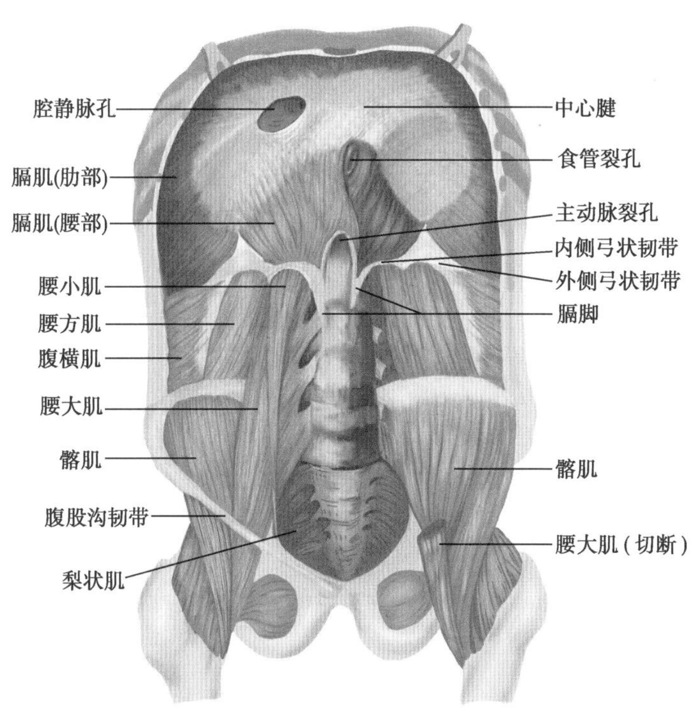

图 1-91　膈肌与腹后壁肌

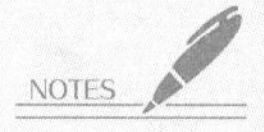

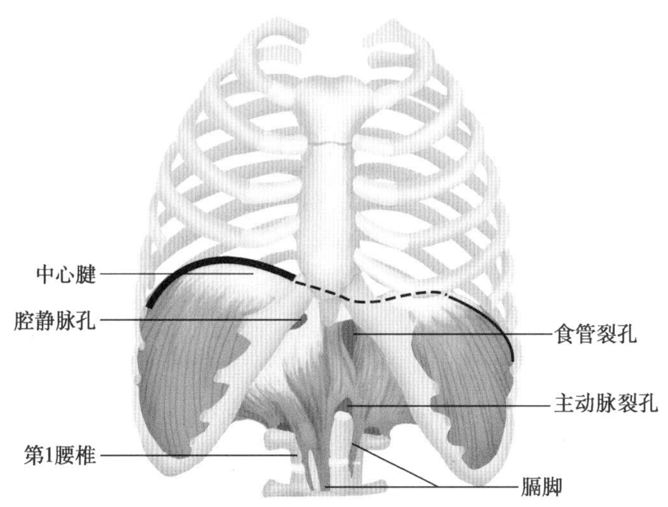

图 1-92 膈肌的位置

膈上有 3 个裂孔：①**主动脉裂孔** aortic hiatus，位于第 12 胸椎的前方、左右两个膈脚与脊柱之间，内有主动脉和胸导管通过；②**食管裂孔** esophageal hiatus，约平第 10 胸椎水平，位于主动脉裂孔的左前上方，内有食管和迷走神经通过；③**腔静脉孔** vena caval foramen，约平第 8 胸椎，位于食管裂孔右前上方的中心腱处，内有下腔静脉通过。

膈为主要的呼吸肌，其作用为：收缩时，膈穹窿下降，胸腔容积扩大，以助吸气；松弛时，膈穹窿上升恢复原位，胸腔容积减小，以助呼气。膈与腹肌同时收缩，则能增加腹压，协助排便、呕吐、咳嗽、喷嚏及分娩等活动。

（四）腹肌

腹肌位于胸廓与骨盆之间，参与腹壁的构成，按其部位可分为前外侧群和后群两部分（表 1-5）。

表 1-5 腹肌的起止点、作用和神经支配

肌群	名称	起点	止点	主要作用	神经支配
前外侧群	腹直肌	耻骨嵴	胸骨剑突，第 5~7 肋软骨	脊柱前屈，增加腹压	肋间神经（T_5~T_{12}）
	腹外斜肌	下 8 肋外面	白线、髂嵴、腹股沟韧带	增加腹压，使脊柱前屈、侧屈、旋转	肋间神经；髂腹下神经（L_1）；髂腹股沟神经（L_1）
	腹内斜肌	胸腰筋膜、髂嵴、腹股沟韧带	白线	增加腹压，使脊柱前屈、侧屈、旋转	肋间神经；髂腹下神经（L_1）；髂腹股沟神经（L_1）
	腹横肌	下 6 肋内面、胸腰筋膜、腹股沟韧带	白线	增加腹压，使脊柱前屈、侧屈、旋转	肋间神经；髂腹下神经（L_1）；髂腹股沟神经（L_1）
后群	腰方肌	髂嵴	第 12 肋、第 1~4 腰椎横突	降第 12 肋，使脊柱的腰部侧屈	腰神经前支

1. 前外侧群 构成腹腔的前外侧壁，包括呈带状的腹直肌和 3 块宽阔的扁肌：腹外斜肌、腹内斜肌和腹横肌（图 1-93、图 1-94）。

（1）**腹外斜肌** obliquus externus abdominis：为宽阔的扁肌，位于腹前外侧部的浅层，以 8 个肌齿起自下 8 个肋骨的外面，与前锯肌的肌齿相互交错，肌纤维斜向前下，后部肌束向下止于髂嵴的前部，其余肌束向内移行于腱膜，经腹直肌的前面，并参与构成腹直肌鞘的前层，至腹正中线终于白线。腹外斜肌腱膜的下缘卷曲增厚，连于髂前上棘与耻骨结节之间，称为**腹股沟韧带** inguinal ligament。腹股沟韧带的内侧端有一小束腱纤维向下后方返折至耻骨梳，形成**腔隙韧带（陷窝韧带）**lacunar ligament。腔

NOTES

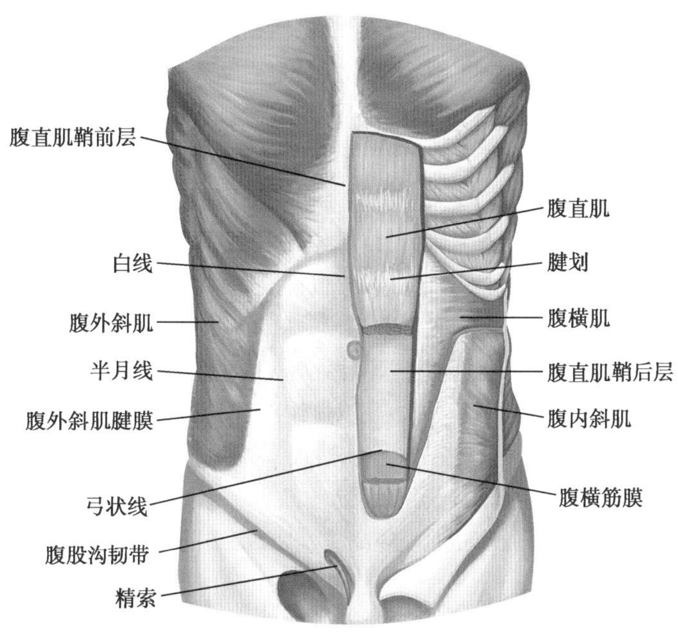

图 1-93 腹前壁肌

隙韧带延伸并附着于耻骨梳的部分称**耻骨梳韧带(Cooper 韧带)**pectineal ligament。腹股沟韧带和耻骨梳韧带都是腹股沟疝修补术时用来加强腹股沟管壁的重要结构。在耻骨结节的外上方,腹外斜肌腱膜形成一三角形的裂孔,为腹股沟管浅(皮下)环。

(2)**腹内斜肌** obliquus internus abdominis:大部分位于腹外斜肌的深面,起始于胸腰筋膜、髂嵴和腹股沟韧带的外侧 1/2。其肌束呈扇形,后部肌束几乎垂直上升止于下位 3 个肋骨;大部分肌束向前上方延续为腱膜,在腹直肌的外侧缘分为前、后两层包裹腹直肌,参与构成腹直肌鞘的前层及后层,在腹正中线终于白线;下部起于腹股沟韧带的肌束行向前下,越过精索的前面延续为腱膜,与腹横肌的腱膜会合形成**腹股沟镰(联合腱)**inguinal falx,止于耻骨梳的内侧端及耻骨结节附近(图 1-95)。腹内斜肌的最下部发出一些细散的肌纤维,包绕精索和睾丸,称为**提睾肌** cremaster,收缩时可上提睾丸。

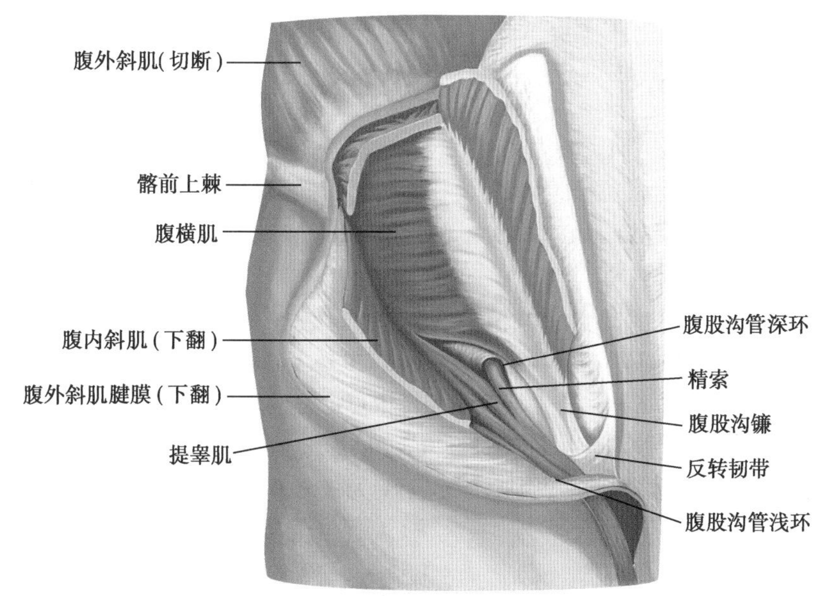

图 1-94 腹前壁肌(右下部)

（3）**腹横肌** transversus abdominis：在腹内斜肌的深面，起自下 6 个肋软骨的内面、胸腰筋膜、髂嵴和腹股沟韧带的外侧 1/3，肌束横行向前延续为腱膜，越过腹直肌的后面参与组成腹直肌鞘的后层，止于白线。腹横肌最下部的肌束和腱膜下缘的内侧部分别参与构成提睾肌和腹股沟镰。

（4）**腹直肌** rectus abdominis：位于腹前壁正中线的两侧、腹直肌鞘中，上宽下窄，起自耻骨联合和耻骨嵴，肌束向上止于胸骨剑突和第 5~7 肋软骨的前面。肌的全长被三四条横行的**腱划** tendinous intersection 分成几个肌腹。腱划系结缔组织构成，与腹直肌鞘的前层紧密结合，为肌节愈合的痕迹。在腹直肌的后面，腱划不明显，未与腹直肌鞘的后层愈合，故腹直肌的后面是完全游离的。

腹前外侧群肌的作用为：3 块扁肌肌纤维互相交错，薄而坚韧，与腹直肌共同形成牢固而有弹性的腹壁，从而保护腹腔脏器，维持腹内压。腹内压对腹腔脏器位置的固定有重要意义，若这些肌的张力减弱，可引起腹腔脏器下垂。当腹肌收缩时，可增加腹内压以完成排便、分娩、呕吐和咳嗽等生理活动。该肌群能使脊柱前屈、侧屈与旋转，还可降肋助呼气。

（5）**腹直肌鞘** sheath of rectus abdominis：包绕腹直肌，由腹前外侧壁 3 块扁肌的腱膜构成。该鞘分前、后两层：前层由腹外斜肌腱膜与腹内斜肌腱膜的前层构成；后层由腹内斜肌腱膜的后层与腹横肌的腱膜构成。在脐以下 4~5cm 处，3 块扁肌的腱膜全部转到腹直肌的前面，构成腹直肌鞘的前层，故后层缺如。腹直肌鞘后层的下缘形成一凸向上的**弓状线（半环线）** arcuate line，此线以下腹直肌的后面与腹横筋膜相贴（图 1-95）。

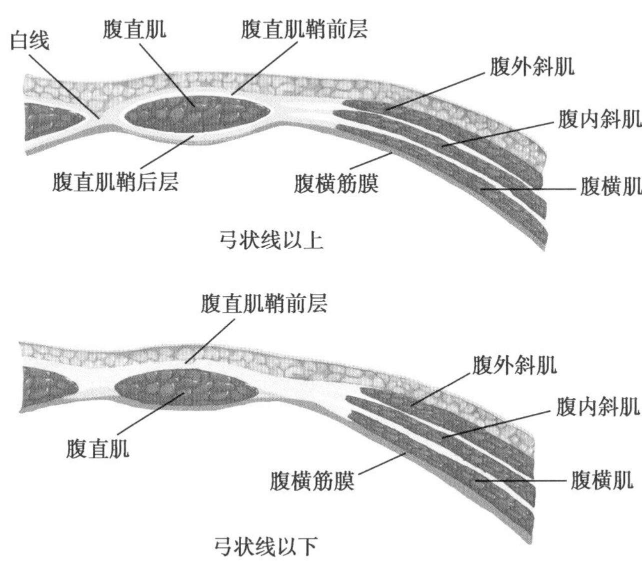

图 1-95 腹直肌鞘（横切面）

（6）**白线** white line：位于腹前壁的正中线上，为左、右腹直肌鞘之间的隔，由两侧三层扁肌腱膜的纤维交织而成，上方起自剑突，下方止于耻骨联合。白线坚韧而缺少血管，上部较宽，约 1cm，自脐以下变窄成线状。约在白线的中点有疏松的瘢痕组织区，即脐环，在胎儿时期有脐血管通过，为腹壁的一个薄弱点，若腹腔脏器由此处膨出，则称为脐疝。

2. 后群 有腰大肌和腰方肌。腰大肌在下肢肌中描述。

腰方肌 quadratus lumborum 位于腹后壁、脊柱的两侧，其内侧有腰大肌，其后方有竖脊肌，起自髂嵴的后部，向上止于第 12 肋和第 1~4 腰椎横突（见图 1-91、图 1-96）。其作用为：下降和固定第 12 肋，使脊柱侧屈。

3. 腹股沟管 inguinal canal 为男性精索或女性子宫圆韧带所通过的肌和腱之间的一条裂隙，位于腹前外侧壁的下部，在腹股沟韧带内侧半的上方，由外上斜贯向内下，长约 4.5cm。管的内口称为**腹沟管深（腹）环** deep inguinal ring，位于腹股韧带中点上方约 1.5cm 处，为腹横筋膜向外突而形成的卵圆形孔。管的外口即**腹股沟管浅（皮下）环** superficial inguinal ring。管有 4 个壁，前壁是腹外斜肌腱膜和腹内斜肌，后壁是腹横筋膜和腹股沟镰，上壁为腹内斜肌和腹横肌的弓状下缘，下壁为腹股沟韧带。

NOTES

腹前外侧壁神经与腹股沟疝

腹股沟疝的修补除了要将疝囊高位结扎外,尚需重建腹股沟管,以加强腹股沟管的后壁,从而缩小深环,使之仅容许精索通过。术中需注意保护髂腹下神经和髂腹股沟神经。前者在髂前上棘的前方约 2.5cm 处穿过腹内斜肌,经腹外斜肌腱膜的深面,于浅环的上方浅出;后者走行于前者的下方,经精索的浅面穿浅环而出。二者支配该区深层两块肌,在术中若损伤了髂腹下神经和髂腹股沟神经,可导致疝复发。

4. 腹股沟三角(Hesselbach 三角)inguinal triangle 位于腹前壁的下部,是由腹直肌的外侧缘、腹股沟韧带和腹壁下动脉围成的三角区。

腹股沟管和腹股沟三角都是腹壁下部的薄弱区。在病理情况下,如腹膜形成的鞘突未闭合,或腹壁肌肉薄弱、长期腹内压增高等,可致腹腔内容物由此区突出而形成疝。若腹腔内容物经腹股沟管深环进入腹股沟管,再经浅环突出,下降入阴囊,构成腹股沟斜疝。若腹腔内容物不经深环,而从腹股沟三角处膨出,则为腹股沟直疝。

(五)躯干部筋膜

1. 背部筋膜 被覆于斜方肌和背阔肌表面的深筋膜较薄弱,但在竖脊肌周围的筋膜特别发达,称胸腰筋膜(图 1-96)。该筋膜包裹在竖脊肌和腰方肌的周围,在腰部明显增厚,可分为 3 层:①浅层,位于竖脊肌的后面,向内附着于棘上韧带,向外侧附着于肋角,向下附着于髂嵴,是背阔肌的起始腱膜,白色而有光泽。②中层,分隔竖脊肌和腰方肌。中层和浅层在外侧会合,构成竖脊肌鞘。③深层,覆盖腰方肌的前面。三层筋膜在腰方肌的外侧缘会合而成为腹内斜肌和腹横肌的起点。由于腰部的活动度大,在剧烈运动中胸腰筋膜常可发生扭伤,为腰痛的常见病因之一。

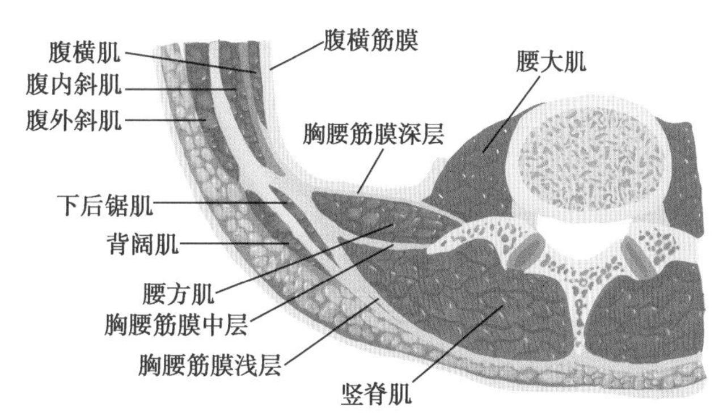

图 1-96 胸腰筋膜

2. 胸部筋膜 分为浅、深二层。浅层覆盖胸大肌的表面,较薄弱;深层位于胸大肌的深面,包裹胸小肌,向上附着于锁骨。在胸小肌和锁骨之间增厚的部分称锁胸筋膜,有血管和神经穿过。胸壁的内面有胸内筋膜覆盖。

3. 腹部筋膜 包括 3 部分:①浅筋膜,在腹上部为一层,在脐以下分为浅、深两层。浅层内含脂肪,称 Camper 筋膜,向下与会阴浅筋膜、阴囊肉膜相续;深层为膜性层,含有弹性纤维,称 Scarpa 筋膜,向下与大腿的阔筋膜愈着。②深筋膜,不明显。③腹内筋膜,贴附在腹壁的内面。各部筋膜的名称与所覆盖的肌相同,如膈下筋膜、腰方筋膜、髂腰筋膜、盆筋膜和腹横筋膜等。其中**腹横筋膜** transverse fascia 范围较大,贴在腹横肌的内面。在腹股沟韧带中点的上方约 1.5cm 处由于精索通过而将腹横筋膜向外顶出,形成腹股沟管腹环,并包裹精索、睾丸与附睾形成精索内筋膜。

五、上肢肌

上肢肌分为上肢带肌、臂肌、前臂肌和手肌四部分。

(一)上肢带肌

上肢带肌又称肩带肌,配布于肩关节的周围,均起自上肢带骨,止于肱骨,能运动肩关节并能增强关节的稳固性(图 1-97、图 1-98、表 1-6)。

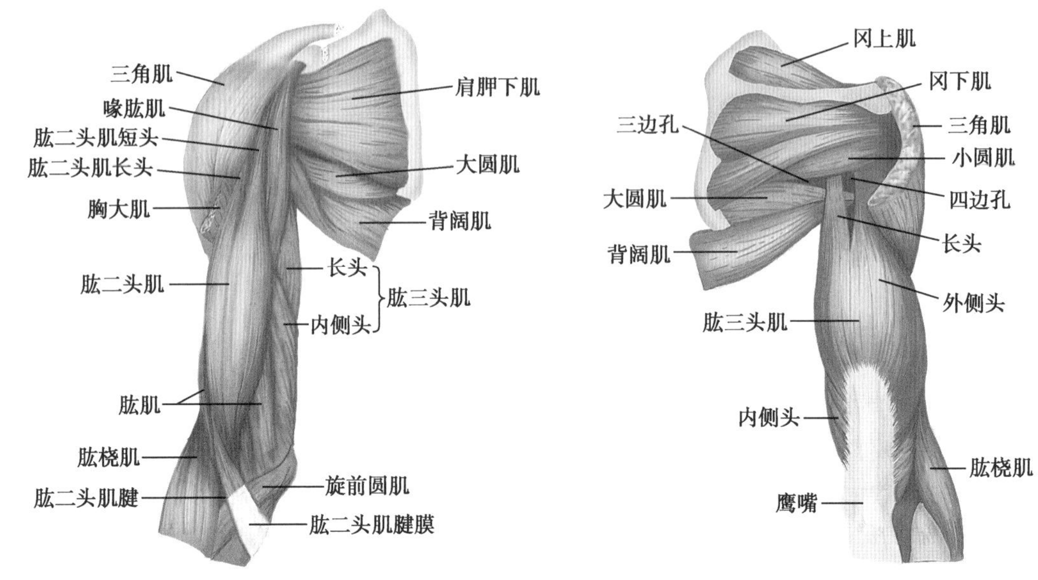

图 1-97　肩及臂前群肌

图 1-98　肩及臂后群肌

表 1-6　肩带肌的起止点、作用和神经支配

肌群	名称	起点	止点	主要作用	神经支配
浅层	三角肌	锁骨外 1/3、肩峰、肩胛冈	肱骨三角肌粗隆	肩关节外展、前屈和旋内（前部肌束）、后伸和旋外（后部肌束）	腋神经（C_5~C_7）
深层	冈上肌	肩胛骨冈上窝	肱骨大结节的上部	肩关节外展	肩胛上神经（C_5、C_6）
	冈下肌	肩胛骨冈下窝	肱骨大结节的中部	肩关节旋外	
	小圆肌	肩胛骨外侧缘的背面	肱骨大结节的下部	肩关节旋外	腋神经（C_5~C_7）
	大圆肌	肩胛骨下角的背面	肱骨小结节嵴	肩关节后伸、内收及旋内	肩胛下神经（C_5、C_6）
	肩胛下肌	肩胛下窝	肱骨小结节	肩关节内收、旋内	肩胛下神经（C_5、C_6）

肱骨外科颈骨折

肱骨外科颈骨折时常损伤腋神经，从而导致三角肌瘫痪并萎缩，使肩部失去丰满的外形，呈现“方肩”畸形，类似于肩关节脱位。

1. 三角肌 deltoid　位于肩部，呈三角形。三角肌起自锁骨的外侧段、肩峰和肩胛冈，与斜方肌的止点对应，其肌束逐渐向外下方集中，止于肱骨体外侧的三角肌粗隆。肱骨的上端由于被三角肌覆盖，所以肩部呈圆隆形。作用：外展肩关节，前部肌束可以使肩关节屈和旋内，后部肌束能使肩关节伸和旋外。

2. 冈上肌 supraspinatus　位于斜方肌的深面，起自肩胛骨的冈上窝，肌束向外经肩峰和喙肩韧带的下方，跨越肩关节，止于肱骨大结节的上部。作用：使肩关节外展。冈上肌的肌腱与喙肩韧带、肩峰及三角肌之间有一大的肩峰下囊，感染时，外展肩关节可引起疼痛，也是肩关节周围肌腱中最常断裂的一条肌腱。

3. 冈下肌 infraspinatus　位于冈下窝内，肌的一部分被三角肌和斜方肌覆盖。起自冈下窝，肌束向外经肩关节后面，止于肱骨大结节的中部。作用：使肩关节旋外。

4. 小圆肌 teres minor 位于冈下肌的下方，起自肩胛骨外侧缘背面，止于肱骨大结节的下部。作用：使肩关节旋外。

5. 大圆肌 teres major 位于小圆肌的下方，其下缘被背阔肌包绕。大圆肌起自肩胛骨下角的背面，肌束向上外方，止于肱骨小结节嵴。作用：使肩关节内收和旋内。

6. 肩胛下肌 subscapularis 呈三角形，起自肩胛下窝，肌束向上外经肩关节的前方，止于肱骨小结节。肌腱与肩胛颈之间有一大的与肩关节相通的肩胛下肌腱下囊。作用：使肩关节内收和旋内。

由于肩关节盂小、浅而肱骨头大，并且肩关节囊松弛，所以肩关节的稳固性主要依靠分别止于其前方、上方和后方的冈上肌、冈下肌、肩胛下肌和小圆肌的肌腱维持。这些腱纤维与关节囊的纤维相交织，形成**肌腱袖** muscle tendinous stuff，可加强肩关节的稳定性。此外，三角肌也有保持肩关节稳定的作用。当肩关节扭伤或脱位时，可撕裂肌腱袖，引起剧烈疼痛。肌腱袖的肌肉瘫痪时，可导致肩关节的半脱位。肩关节周围的肌腱与骨、韧带之间有滑膜囊，其作用为减少运动时的摩擦。滑膜囊的病变也可导致肩部运动障碍和疼痛。

（二）臂肌

臂肌覆盖肱骨，由内侧和外侧两个肌间隔将其分隔成前、后两群。前群为屈肌，后群为伸肌。

1. 前群 包括浅层的肱二头肌和深层的肱肌以及喙肱肌（见图 1-97、表 1-7）。

表 1-7 臂肌的起止点、作用和神经支配

肌群	名称	起点	止点	主要作用	神经支配
前群	肱二头肌	长头：肩胛骨盂上结节 短头：肩胛骨喙突	桡骨粗隆	屈肘关节、使前臂旋后	肌皮神经（C_5~C_7）
	喙肱肌	肩胛骨喙突	肱骨中部内侧	使肩关节屈和内收	
	肱肌	肱骨下半的前面	尺骨粗隆	屈肘关节	
后群	肱三头肌	长头：肩胛骨盂下结节 内侧头：桡神经沟内下方的骨面 外侧头：桡神经沟外上方的骨面	尺骨鹰嘴	伸肘关节、助肩关节伸及内收	桡神经（C_5~T_1）
	肘肌	肱骨外上髁、桡侧副韧带	尺骨上端的背面、肘关节囊	伸肘	

（1）**肱二头肌** biceps brachii：呈梭形，起端有两个头，长头以长腱起自肩胛骨的盂上结节，通过肩关节囊，而后经结节间沟下降，周围包以**结节间腱鞘** intertubercular tendinous sheath，此鞘与肩关节囊相通，由肩关节囊的滑膜突出而成。此腱经常由损伤造成与周围组织的慢性粘连，导致上肢上举困难，后伸疼痛。短头在内侧，起自肩胛骨的喙突。两头在臂的下部合并成一个肌腹，向下移行为肌腱并止于桡骨粗隆。作用：屈肘关节；当前臂在旋前位时，能使其旋后。此外还能协助屈肩关节。

（2）**喙肱肌** coracobrachialis：在肱二头肌短头的后内方，起自肩胛骨的喙突，止于肱骨体中部的内侧。作用：协助肩关节屈和内收。

（3）**肱肌** brachialis：位于肱二头肌的深面，起自肱骨体下半的前面，止于尺骨粗隆。作用：屈肘关节。

2. 后群

（1）**肱三头肌** triceps brachii：起端有 3 个头，长头以长腱起自肩胛骨的盂下结节，向下行经大、小圆肌之间；外侧头与内侧头分别起自肱骨后面桡神经沟的外上方和内下方的骨面，3 个头向下以一坚韧的肌腱止于尺骨鹰嘴（见图 1-98）。作用：伸肘关节，长头还可使肩关节后伸和内收。

（2）**肘肌** anconeus：位于肘关节的后面，是一块三角形的小肌，其上缘与肱三头肌的内侧头合并。肘肌起自肱骨的外上髁和桡侧副韧带，肌纤维向内止于尺骨上端的背面和肘关节囊。作用：伸肘，牵引肘关节囊。

（三）前臂肌

前臂肌位于尺、桡骨的周围，分为前（屈肌）、后（伸肌）两群，主要运动桡腕关节和指骨间关节。前臂除了屈、伸肌外，还配布有回旋肌，这对于手的灵活运动有重要意义。前臂肌大多数是长肌，肌腹位于近侧，细长的肌腱位于远侧，所以前臂的上半部膨隆，下半部逐渐变细（表 1-8）。

表 1-8 前臂肌的起止点、作用和神经支配

肌群		名称	起点	止点	主要作用	神经支配
前群	第一层	肱桡肌	肱骨外上髁的上方	桡骨茎突	屈肘关节	桡神经
		旋前圆肌	肱骨内上髁、前臂深筋膜	桡骨中部的外侧面	屈肘、使前臂旋前	正中神经（C_5~T_1）
		桡侧腕屈肌	肱骨内上髁、前臂深筋膜	第 2 掌骨底	屈肘、屈腕、使腕外展	正中神经（C_5~T_1）
		掌长肌	肱骨内上髁、前臂深筋膜	掌腱膜	屈腕、紧张掌腱膜	正中神经（C_5~T_1）
		尺侧腕屈肌	肱骨内上髁、前臂深筋膜	豌豆骨	屈腕、腕内收	尺神经（C_8~T_1）
	第二层	指浅屈肌	肱骨内上髁；尺、桡骨的前面	第 2~5 指中节指骨两侧	屈肘、屈腕、屈掌指关节和近侧指骨间关节	正中神经
	第三层	指深屈肌	尺骨及骨间膜前面	第 2~5 指远节指骨底	屈腕、屈第 2~5 指骨间关节和掌指关节	正中神经、尺神经
		拇长屈肌	桡骨及骨间膜的前面	拇指远节指骨底	屈腕、屈拇指的掌指和指骨间关节	正中神经
	第四层	旋前方肌	尺骨远端的前面	桡骨远端的前面	使前臂旋前	正中神经
后群	浅层	桡侧腕长伸肌	肱骨外上髁	第 2 掌骨底背面	伸腕、使腕外展	桡神经（C_5~T_1）
		桡侧腕短伸肌	肱骨外上髁	第 3 掌骨底背面	伸腕、使腕外展	桡神经（C_5~T_1）
		指伸肌	肱骨外上髁	第 2~5 指中节、远节指骨底的背面（指背腱膜）	伸肘、伸腕、伸指	桡神经（C_5~T_1）
		小指伸肌	肱骨外上髁	小指中节、远节指骨底背面	伸小指	桡神经（C_5~T_1）
		尺侧腕伸肌	肱骨外上髁	第 5 掌骨底背面	伸腕、腕内收	桡神经（C_5~T_1）

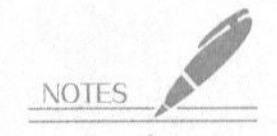

续表

肌群		名称	起点	止点	主要作用	神经支配
后群	深层	旋后肌	肱骨外上髁、尺骨上端	桡骨上端前面	前臂旋后、伸肘	桡神经(C_5~T_1)
		拇长展肌	尺、桡骨及骨间膜的背面	第1掌骨底外侧	使拇指外展	桡神经(C_5~T_1)
		拇短伸肌	尺、桡骨及骨间膜的背面	拇指近节指骨底背面	伸拇指	桡神经(C_5~T_1)
		拇长伸肌	尺、桡骨及骨间膜的背面	拇指远节指骨底的背面	伸拇指	桡神经(C_5~T_1)
		示指伸肌	尺、桡骨及骨间膜的背面	示指指背腱膜	伸示指	桡神经(C_5~T_1)

1. 前群 共9块肌,分4层排列(图1-99)。

(1)浅层(第一层):有5块肌,自桡侧向尺侧依次如下。

1)**肱桡肌** brachioradialis:起自肱骨外上髁的上方,向下止于桡骨茎突。作用:屈肘关节。

以下4块肌共同以**屈肌总腱** common flexor tendon 起自肱骨内上髁以及前臂深筋膜。

2)**旋前圆肌** pronator teres:止于桡骨外侧面的中部。作用:使前臂旋前和屈肘关节。

3)**桡侧腕屈肌** flexor carpi radialis:以长腱止于第2掌骨底。作用:屈肘、屈腕和使腕外展。

4)**掌长肌** palmaris longus:肌腹很小而肌腱细长,连于掌腱膜。作用:屈腕和紧张掌腱膜。

5)**尺侧腕屈肌** flexor carpi ulnaris:止于豌豆骨。作用:屈腕和使腕内收。

(2)第二层:只有1块肌,即**指浅屈肌** flexor digitorum superficialis。肌的上端为浅层肌所覆盖。其起自肱骨的内上髁、尺骨和桡骨的前面,肌束向下移行为4条肌腱,通过腕管和手掌,分别进入第2~5指的屈肌腱鞘,至近节指骨中部时,每一条肌腱分为二脚,止于中节指骨体的两侧(见图1-99)。作用:屈近侧指骨间关节、屈掌指关节和屈腕。

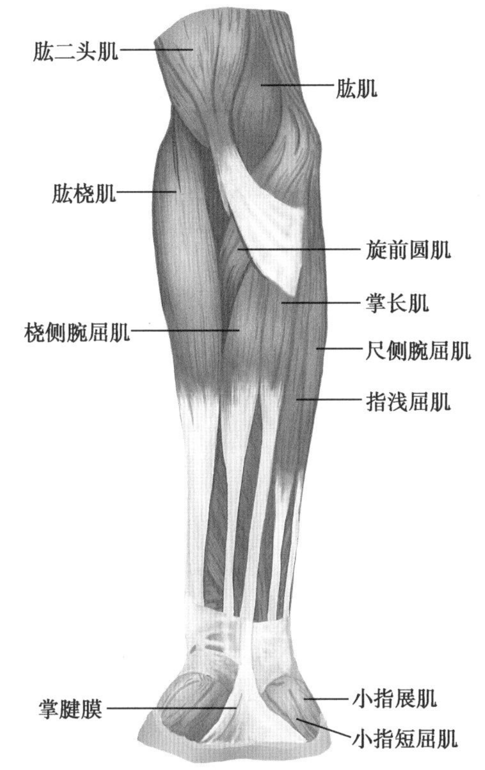

图1-99 前臂前群肌(浅层)

(3)第三层:有2块肌(图1-100)。

1)**拇长屈肌** flexor pollicis longus:位于外侧半,起自桡骨前面和前臂骨间膜,以长腱通过腕管和手掌,止于拇指远节指骨底。作用:屈拇指指骨间关节和掌指关节。

2)**指深屈肌** flexor digitorum profundus:位于内侧半,起自尺骨的前面和骨间膜,向下分成4条肌腱,经腕管入手掌,在指浅屈肌腱的深面分别进入第2~5指的屈肌腱鞘,在鞘内穿经指浅屈肌腱的二脚之间,止于远节指骨底。作用:屈第2~5指的远侧指骨间关节、近侧指骨间关节、掌指关节和屈腕。

(4)第四层:为**旋前方肌** pronator quadratus,是方形的小肌,贴在桡、尺骨远端的前面,起自尺骨,止于桡骨(见图1-100)。作用:使前臂旋前。

2. 后群 共10块肌,分为浅、深两层排列(图1-101)。

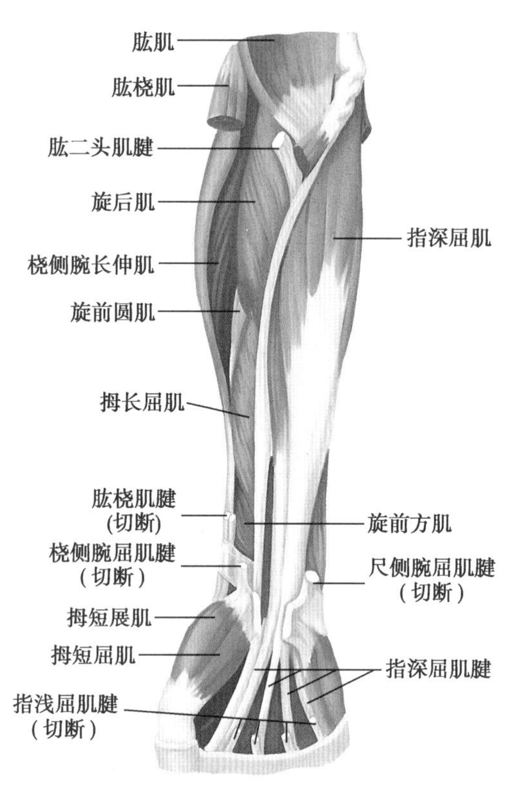

图 1-100 前臂前群肌(深层)

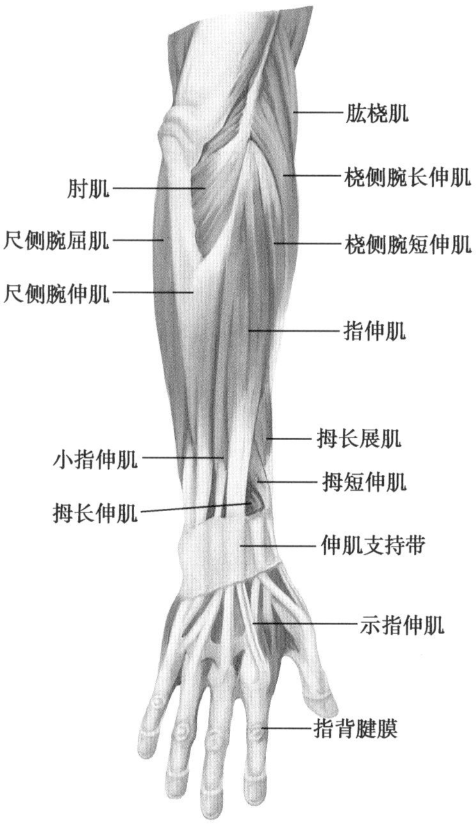

图 1-101 前臂后群肌(浅层)

（1）浅层：有 5 块肌，以一个共同的腱，即**伸肌总腱** common extensor tendon 起自肱骨的外上髁以及邻近的深筋膜，自桡侧向尺侧依次如下。

1）**桡侧腕长伸肌** extensor carpi radialis longus：向下移行于长腱至手背，止于第 2 掌骨底。作用：主要为伸腕，还可使腕外展。

2）**桡侧腕短伸肌** extensor carpi radialis brevis：在桡侧腕长伸肌的后内侧，止于第 3 掌骨底。作用：伸腕、使腕外展。

3）**指伸肌** extensor digitorum：肌腹向下移行为 4 条肌腱，经手背，分别至第 2~5 指。在手背的远侧部和掌骨头附近，4 条腱之间有腱间结合相连，各腱到达指背时向两侧扩展为扁的腱膜，称**指背腱膜** extensor expansion，向远侧分为 3 束，分别止于中节和远节指骨底。作用：伸指和伸腕。

4）**小指伸肌** extensor digiti minimi：是一条细长的肌，附于指伸肌的内侧，肌腱移行为指背腱膜，止于小指的中节和远节指骨底。作用：伸小指。

5）**尺侧腕伸肌** extensor carpi ulnaris：止于第 5 掌骨底。作用：伸腕，使腕内收。

（2）深层：也有 5 块肌（图 1-102），由上外至下内依次如下。

1）**旋后肌** supinator：位置较深，起自肱骨的外上髁和尺骨的近侧，肌纤维斜向下外并向前包绕桡骨，而后止于桡骨上 1/3 的前面。作用：使前臂旋后。

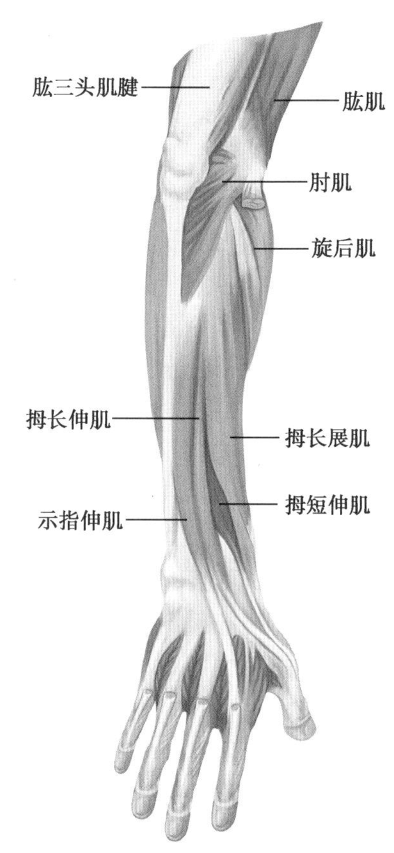

图 1-102 前臂后群肌(深层)

其余4肌皆起自桡、尺骨和骨间膜的背面。

2）**拇长展肌** abductor pollicis longus：止于第1掌骨底。

3）**拇短伸肌** extensor pollicis brevis：止于拇指近节指骨底。

4）**拇长伸肌** extensor pollicis longus：止于拇指远节指骨底。

肱骨外上髁综合征

由于浅层伸肌大都起自肱骨的外上髁及其附近的深筋膜，过度牵拉伸肌总腱，如经常做前臂旋后和伸腕等动作，会导致肱骨外上髁及周围组织的损伤。检查时，患者的肱骨外上髁附近有明显压痛，手背屈时疼痛加重。这种症状通常见于网球运动员猛烈反手抽球时所致，故称“网球肘”。

5）**示指伸肌** extensor indicis：止于示指的指背腱膜。以上各肌的作用同其名。

（四）手肌

手的固有肌位于手的掌侧，均为短小的肌肉，其作用为运动手指。人类手指灵巧，除可做屈、伸、收、展的运动外，还有重要的对掌功能。手肌分为外侧、中间和内侧3群（图1-103、表1-9）。

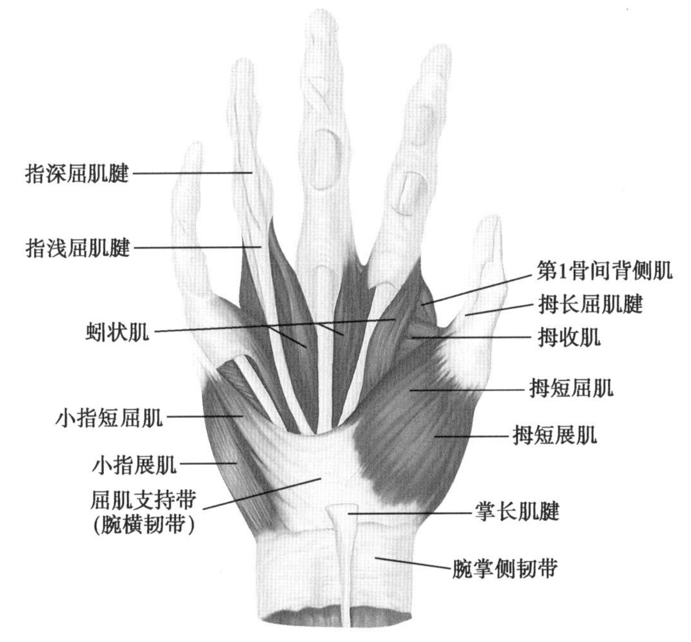

图1-103 手肌（浅层）

表1-9 手肌的起止点、作用和神经支配

肌群	名称	起点	止点	主要作用	神经支配
外侧群	拇短展肌	屈肌支持带、舟骨	拇指近节指骨底	外展拇指	正中神经（C_6、C_7）
	拇短屈肌	屈肌支持带、大多角骨	拇指近节指骨底	屈拇指近节指骨	正中神经（C_6、C_7）
	拇对掌肌	屈肌支持带、大多角骨	第1掌骨	使拇指对掌	正中神经（C_6、C_7）
	拇收肌	屈肌支持带、头状骨和第3掌骨	拇指近节指骨	内收拇指、屈拇指近节指骨	尺神经

续表

肌群	名称	起点	止点	主要作用	神经支配
内侧群	小指展肌	屈肌支持带及豌豆骨	小指近节指骨底	外展小指	尺神经
	小指短屈肌	钩骨、屈肌支持带	小指近节指骨底	屈小指	尺神经
	小指对掌肌	钩骨、屈肌支持带	第5掌骨内侧	使小指对掌	尺神经
中间群	蚓状肌	指深屈肌腱的桡侧	第2~5指的指背腱膜	屈掌指关节，伸指骨间关节	正中神经、尺神经
	骨间掌侧肌	第2掌骨的内侧和第4、5掌骨的外侧面	第2、4、5指近节指骨底和指背腱膜	第2、4、5指内收，屈掌指关节，伸指骨间关节	尺神经
	骨间背侧肌	第1~5掌骨对缘	第2~4指近节指骨和指背腱膜	第2、4、5指外展，屈掌指关节，伸指骨间关节	尺神经

1. 外侧群 有4块肌，在手掌的拇指侧形成一隆起，称**鱼际** thenar，该部的肌分浅、深两层排列。

（1）**拇短展肌** abductor pollicis brevis：位于浅层的外侧。

（2）**拇短屈肌** flexor pollicis brevis：位于浅层的内侧。

（3）**拇对掌肌** opponens pollicis：位于拇短展肌的深面。

（4）**拇收肌** adductor pollicis：位于拇对掌肌的内侧。

上述4肌可使拇指做展、屈、对掌和收等动作。

2. 内侧群 在手掌的小指侧有3块肌，形成一隆起，称**小鱼际** hypothenar，该部的肌也分浅、深两层排列。

（1）**小指展肌** abductor digiti minimi：位于浅层的内侧。

（2）**小指短屈肌** flexor digiti minimi brevis：位于浅层的外侧。

（3）**小指对掌肌** opponens digiti minimi：位于上述两肌的深面。

上述3肌分别使小指做屈、外展和对掌等动作。

3. 中间群 位于掌心，包括蚓状肌和骨间肌。

（1）**蚓状肌** lumbricales：为4条细束状小肌，起自指深屈肌腱的桡侧，经掌指关节的桡侧至第2~5指的背面，止于指背腱膜（见图1-103、图1-104）。作用：屈掌指关节，伸指骨间关节。

（2）**骨间掌侧肌** palmar interossei：3块，位于第2~4掌骨间隙内，起自掌骨，分别经第2指的尺侧和第4、5指的桡侧，止于指背腱膜（见图1-104、图1-105）。作用：使第2、4、5指向中指靠拢（内收）。

（3）**骨间背侧肌** dorsal interossei：4块，位于4个骨间隙的背侧，各有两头起自相邻的骨面，止于第2指的桡侧、第3指的桡侧及尺侧、第4指尺侧的指背腱膜。作用：以中指为中心向外展第2、4、5指。由于骨间肌也绕至第2~5指的背面并止于指背腱膜，故能协同蚓状肌屈掌指关节、伸指骨间关节。

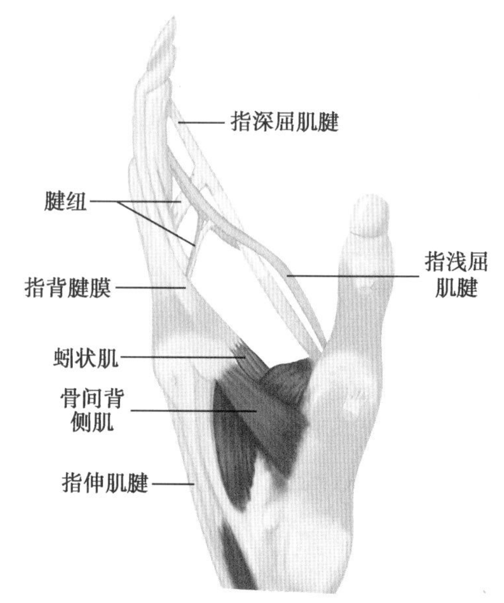

图1-104 屈肌腱和指背腱膜

（五）上肢的局部结构

1. 腋窝 axillary fossa 是位于臂上部的内侧和胸外侧壁之间的锥形腔隙，有顶、底和前、后、内侧以及外侧4

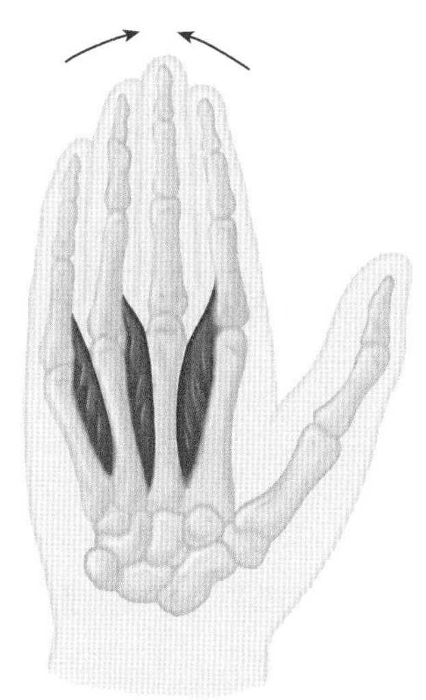
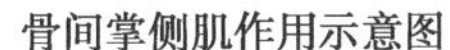
骨间掌侧肌作用示意图

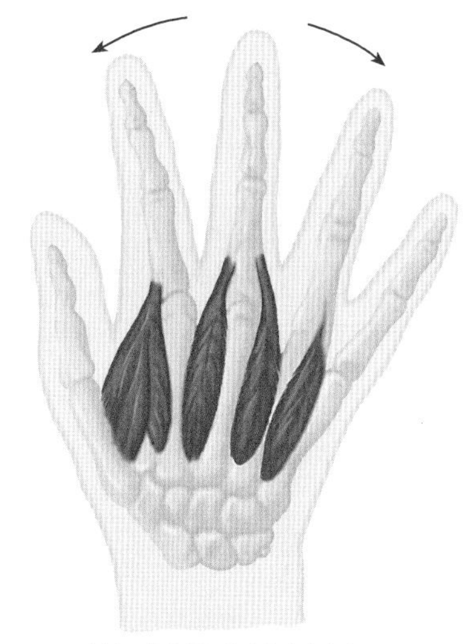
骨间背侧肌作用示意图

图 1-105 骨间肌及其作用示意图

个壁。前壁为胸大肌、胸小肌；后壁为肩胛下肌、大圆肌、背阔肌和肩胛骨；内侧壁为上部胸壁和前锯肌；外侧壁为喙肱肌、肱二头肌短头和肱骨。顶即上口，是由锁骨、肩胛骨的上缘和第 1 肋围成的三角形间隙，经颈部通向上肢的腋动、静脉和臂丛等即经此口进入腋窝。底由腋筋膜和皮肤构成。此外，腋窝内还有大量的脂肪及淋巴结、淋巴管等。

2. 三角胸肌间沟 deltopectoral groove 在胸大肌和三角肌的锁骨起端之间，为一狭窄的裂隙，有头静脉穿过。

3. 三边孔 trilateral foramen 和四边孔 quadrilateral foramen 是位于肩胛下肌、大圆肌、肱三头肌长头和肱骨上端之间的两个间隙。肱三头肌长头内侧的间隙为三边孔，有旋肩胛动脉通过；外侧的间隙称四边孔，有旋肱后动脉及腋神经通过。

4. 肘窝 cubital fossa 位于肘关节的前面，为三角形凹窝。其外侧界为肱桡肌，内侧界为旋前圆肌，上界为肱骨内、外上髁之间的连线。窝内主要结构自外向内有肱二头肌腱、肱动脉及其分支、正中神经。

5. 腕管 carpal canal 位于腕掌侧，由屈肌支持带（腕横韧带）和腕骨沟围成。管内有指浅屈肌腱、指深屈肌腱、拇长屈肌腱和正中神经通过。

（六）上肢筋膜

上肢的深筋膜根据其所在部位可分为肩胛筋膜、三角肌筋膜、臂筋膜、前臂筋膜和手筋膜等，各被覆于相应部位。臂筋膜呈鞘状包裹臂肌，并发出臂内侧肌间隔和臂外侧肌间隔附着于肱骨，分隔屈、伸两群肌。前臂筋膜坚韧，在腕部附近显著增厚形成腕掌侧韧带、**屈肌支持带** flexor retinaculum（**腕横韧带** transverse carpal ligament）和**伸肌支持带** extensor retinaculum，具有约束肌腱、防止肌腱滑脱的作用。屈肌支持带位于腕掌侧韧带的远侧，横架于腕骨沟上并构成腕管。经过腕部的屈腕、屈指肌腱和伸腕、伸指肌腱均有腱滑膜鞘包绕。手掌筋膜的浅层可分为 3 部分，两侧的鱼际和小鱼际筋膜较薄弱，中间部分厚而坚韧，称为**掌腱膜** palmar aponeurosis，与掌长肌腱相连；深层筋膜覆盖掌骨和骨间肌。手背筋膜的浅层覆盖手背各肌腱的浅面，深层覆盖掌骨的背面和骨间背侧肌。

六、下肢肌

下肢肌分为髋肌、大腿肌、小腿肌和足肌四部分。下肢肌的功能主要是维持直立姿势、支持体重与行走。

（一）髋肌

髋肌又称盆带肌，主要起自骨盆的内面和外面，包绕髋关节的周围，止于股骨上部，主要运动髋关节。按其所在的部位和作用，可分为前、后两群（表 1-10）。

表 1-10 髋肌的起止点、作用和神经支配

<table>
<tr><th>肌群</th><th colspan="2">名称</th><th>起点</th><th>止点</th><th>主要作用</th><th>神经支配</th></tr>
<tr><td rowspan="3">前群</td><td rowspan="2">髂腰肌</td><td>髂肌</td><td>髂窝</td><td rowspan="2">股骨小转子</td><td rowspan="2">髋关节前屈和旋外，下肢固定时，使躯干和骨盆前屈</td><td rowspan="2">腰丛神经分支</td></tr>
<tr><td>腰大肌</td><td>腰椎体侧面和横突</td></tr>
<tr><td colspan="2">阔筋膜张肌</td><td>髂前上棘</td><td>经髂胫束至胫骨外侧髁</td><td>紧张阔筋膜并屈髋关节</td><td>臀上神经（S_4~L_1）</td></tr>
<tr><td rowspan="7">后群</td><td>浅层</td><td>臀大肌</td><td>髂骨翼外面和骶骨背面</td><td>臀肌粗隆及髂胫束</td><td>髋关节伸及外旋</td><td>臀下神经（S_4~L_2）</td></tr>
<tr><td rowspan="4">中层</td><td>臀中肌</td><td>髂骨翼外面</td><td rowspan="2">股骨大转子</td><td>髋关节外展、内旋（前部肌束）和外旋（后部肌束）</td><td>臀上神经</td></tr>
<tr><td>梨状肌</td><td>骶骨前面骶前孔外侧</td><td>髋关节外展、外旋</td><td>骶丛分支</td></tr>
<tr><td>闭孔内肌</td><td>闭孔膜内面及其周围骨面</td><td>股骨转子窝</td><td rowspan="2">髋关节外旋</td><td rowspan="2">骶丛分支</td></tr>
<tr><td>股方肌</td><td>坐骨结节</td><td>转子间嵴</td></tr>
<tr><td rowspan="2">深层</td><td>臀小肌</td><td>髂骨翼外面</td><td>股骨大转子前缘</td><td>髋关节外展、内旋（前部肌束）和外旋（后部肌束）</td><td>臀上神经</td></tr>
<tr><td>闭孔外肌</td><td>闭孔膜外面及其周围骨面</td><td>股骨转子窝</td><td>髋关节外旋</td><td>闭孔神经（L_2~L_4）</td></tr>
</table>

1. 前群 有 3 块肌。

（1）**髂腰肌** iliopsoas：由腰大肌和髂肌组成。**腰大肌** psoas major 起自腰椎体侧面和横突，**髂肌** iliacus 呈扇形，位于腰大肌的外侧，起自髂窝，两肌向下会合，经腹股沟韧带深面，止于股骨小转子（图 1-106）。髂腰肌与髋关节囊之间有一较大的滑膜囊，常与髋关节囊相通，故髋关节囊感染时其脓液可流入此囊。作用：使髋关节前屈和旋外。下肢固定时，可使躯干前屈，如仰卧起坐。

（2）**腰小肌** psoas minor：在人类的出现率约占 50%，起自第 12 胸椎，止于髂耻隆起。作用为紧张髂筋膜。

（3）**阔筋膜张肌** tensor fasciae latae：位于大腿上部前外侧，起自髂前上棘，肌腹在阔筋膜两层之间，向下移行于髂胫束，止于胫骨外侧髁（图 1-107）。作用：使阔筋膜紧张并屈髋。

2. 后群 后群肌主要位于臀部，又称臀肌，有 7 块（图 1-107~图 1-110）。

（1）**臀大肌** gluteus maximus：位于臀部浅层，大而肥厚，形成特有的臀部隆起，覆盖臀中肌的下半部及其他小肌。臀大肌起自髂骨翼的外面和骶骨的背面，肌束斜向下外，止于髂胫束和股骨的臀肌粗隆。在臀大肌腱与坐骨结节和大转子之间有一很大的滑膜囊以利于该肌的活动。作用：使髋关节伸和外旋。当下肢固定时，能伸直躯干，防止躯干前倾，是维持人体直立的重要肌。

（2）**臀中肌** gluteus medius：前上部位于皮下，后下部位于臀大肌的深面。

（3）**臀小肌** gluteus minimus：位于臀中肌的深面。两肌都呈扇形，皆起自髂骨翼的外面，肌束向下集中形成短腱，止于股骨大转子。

作用：二肌作用相同，使髋关节外展，其前部的肌束能使髋关节旋内，后部肌束则使髋关节旋外。

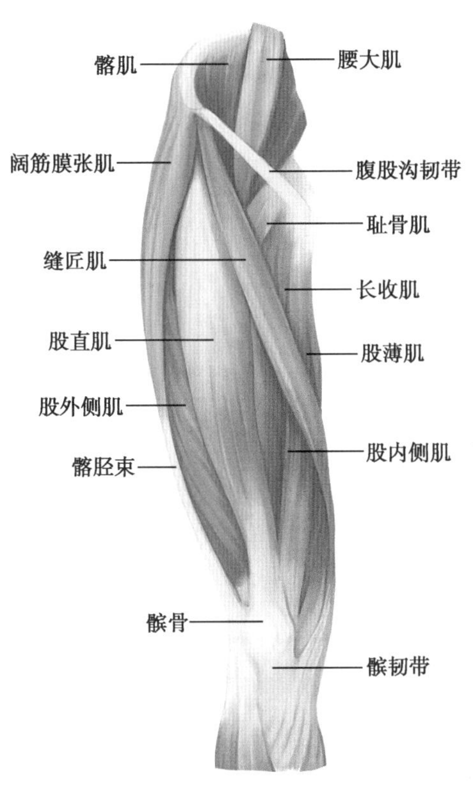

图1-106 髋肌和大腿前内侧群肌（浅层）

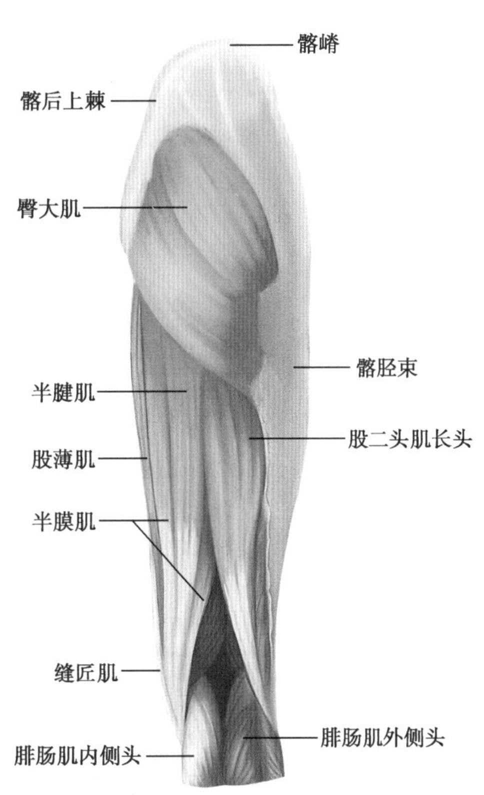

图1-107 髋肌和大腿后群肌（浅层）

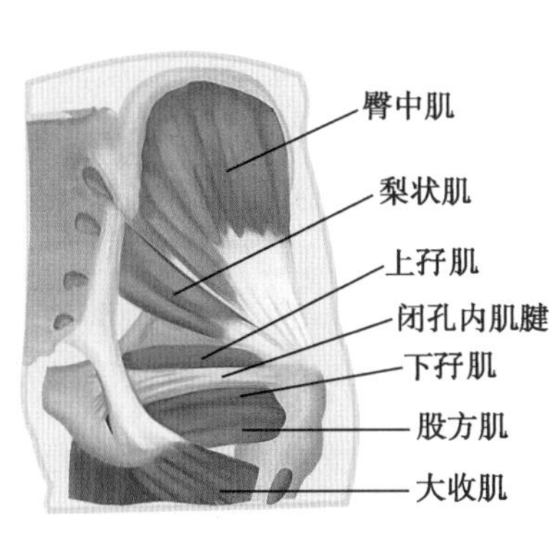

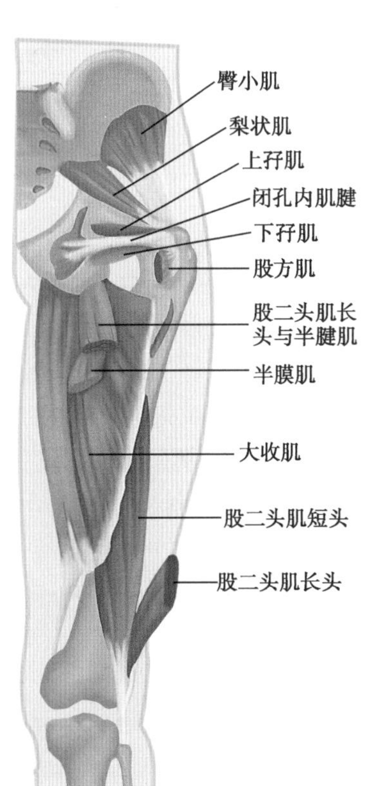

图1-108 髋肌和大腿后群肌（深层）

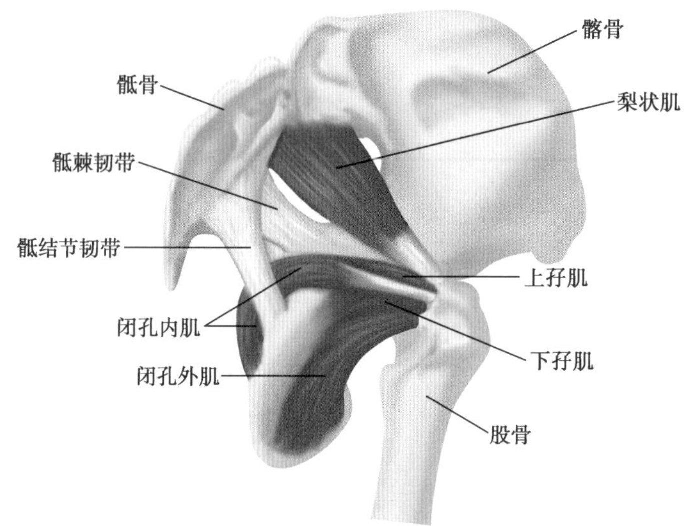

图 1-109 臀肌深层

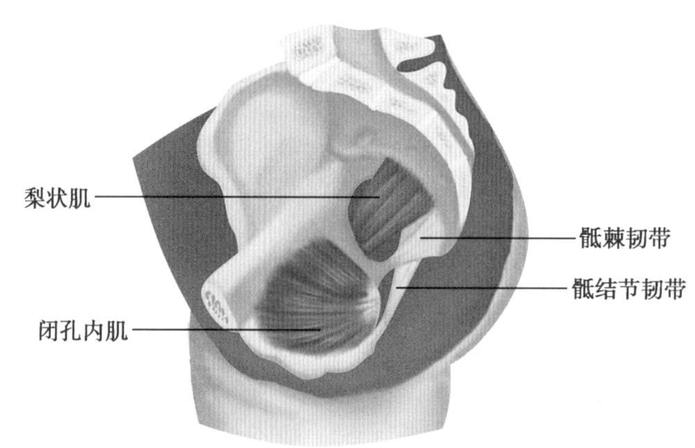

图 1-110 盆壁肌(右侧)

(4) **梨状肌** piriformis:起自盆内骶骨的前面,向外出坐骨大孔达臀部,止于股骨大转子的尖端。该肌将坐骨大孔分为梨状肌上孔和梨状肌下孔。作用:外旋和外展髋关节。

(5) **闭孔内肌** obturator internus:起自闭孔膜的内面及其周围的骨面,肌束向后集中成为肌腱,由坐骨小孔出骨盆转折向外,止于转子窝。该肌腱的上、下各有一块小肌,分别称为**上孖肌** gemellus superior 和**下孖肌** gemellus inferior,与闭孔内肌一起止于转子窝。闭孔内肌腱在绕坐骨小切迹处,有一恒定的闭孔内肌腱下囊。该肌使髋关节旋外。

(6) **股方肌** quadratus femoris:起自坐骨结节,向外止于转子间嵴。作用:使髋关节旋外。

(7) **闭孔外肌** obturator externus:在股方肌的深面,起自闭孔膜的外面及其周围的骨面,经股骨颈的后方,止于转子窝。作用:使髋关节旋外。

臀部的应用解剖学要点

1. 臀上神经损伤或脊髓灰质炎可致臀中肌和臀小肌瘫痪,导致对骨盆的支持与稳定功能出现障碍,患者行走时呈现典型的“偏臀”跛行。同样的步态在髋关节后脱位时亦会出现。

2. 臀部是临床上常用的肌内注射部位,但需注意臀部肥厚处并非安全区,其外上 1/4 象限区才是常用的注射部位。

上述臀肌皆经髋关节囊的后面，均可外旋髋关节，其作用类似上肢肩关节周围的“肌腱袖”，是髋关节的固定肌。

（二）大腿肌

大腿肌可分为前群、后群和内侧群 3 群，分别位于股骨的前面、内侧和后面（表 1-11）。

表 1-11　大腿肌的起止点、作用和神经支配

<table>
<tr><th colspan="2">肌群</th><th>名称</th><th>起点</th><th>止点</th><th>主要作用</th><th>神经支配</th></tr>
<tr><td colspan="2" rowspan="2">前群</td><td>缝匠肌</td><td>髂前上棘</td><td>胫骨上端内侧面</td><td>屈髋关节、屈膝关节，使已屈的膝关节旋内</td><td rowspan="2">股神经（L_2~L_4）</td></tr>
<tr><td>股四头肌</td><td>髂前下棘、股骨粗线内外侧唇、股骨体的前面</td><td>经髌骨及髌韧带止于胫骨粗隆</td><td>屈髋关节、伸膝关节</td></tr>
<tr><td rowspan="5">内侧群</td><td rowspan="3">浅层</td><td>耻骨肌</td><td rowspan="4">耻骨支、坐骨支前面</td><td>股骨耻骨肌线</td><td rowspan="5">内收、外旋髋关节</td><td>股神经、闭孔神经（L_2~L_4）</td></tr>
<tr><td>长收肌</td><td>股骨粗线</td><td rowspan="4">闭孔神经</td></tr>
<tr><td>股薄肌</td><td>胫骨上端内侧面</td></tr>
<tr><td rowspan="2">深层</td><td>短收肌</td><td>股骨粗线</td></tr>
<tr><td>大收肌</td><td>耻骨支、坐骨支、坐骨结节</td><td>股骨粗线和内上髁的收肌结节</td></tr>
<tr><td colspan="2" rowspan="3">后群</td><td>股二头肌</td><td rowspan="3">长头：坐骨结节
短头：股骨粗线</td><td>腓骨头</td><td>伸髋关节、屈膝关节并微旋外</td><td rowspan="3">坐骨神经（L_4~S_2）</td></tr>
<tr><td>半腱肌</td><td>胫骨上端的内侧面</td><td rowspan="2">伸髋关节、屈膝关节并使其微旋内</td></tr>
<tr><td>半膜肌</td><td>胫骨内侧髁的后面</td></tr>
</table>

1. 前群

（1）**缝匠肌** sartorius：是全身最长的肌，呈扁带状，起于髂前上棘，经大腿的前面，斜向下内，止于胫骨上端的内侧面（见图 1-106）。作用：屈髋和屈膝关节，并使已屈的膝关节旋内。

（2）**股四头肌** quadriceps femoris：是全身最大的肌，有 4 个头，即股直肌、股内侧肌、股外侧肌和股中间肌（见图 1-106）。股直肌起自髂前下棘；股内侧肌和股外侧肌分别起自股骨粗线的内、外侧唇；股中间肌位于股直肌的深面，在股内、外侧肌之间，起自股骨体的前面。4 个头向下形成一腱，包绕髌骨的前面和两侧，向下续为髌韧带，止于胫骨粗隆。作用：该肌是膝关节强有力的伸肌，股直肌还能屈髋关节。

2. 内侧群　共有 5 块肌，位于股骨的内侧，均起自闭孔周围的耻骨支、坐骨支和坐骨结节等骨面，分层排列（见图 1-106、图 1-111）。

（1）**耻骨肌** pectineus：长方形的短肌，位于髂腰肌的内侧。

（2）**长收肌** adductor longus：三角形，位于耻骨肌的内侧。

（3）**股薄肌** gracilis：长条肌，在最内侧。

（4）**短收肌** adductor brevis：近似三角形的扁肌，在耻骨肌和长收肌的深面。

（5）**大收肌** adductor magnus：在上述肌的深面，大而厚，呈三角形。

除股薄肌止于胫骨上端的内侧以外，其他各肌都止于股骨粗线，大收肌还有一个腱止于股骨内上髁上方的收肌结节，此腱与股骨之间有一裂孔，称为**收肌腱裂孔** adductor tendinous opening，有股血管通过。作用：使髋关节内收、旋外。

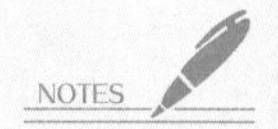

3. 后群 有股二头肌、半腱肌、半膜肌，均起自坐骨结节并跨越髋、膝两个关节，分别止于胫骨和腓骨的上端（见图1-107）。

（1）**股二头肌** biceps femoris：位于股后部的外侧，有长、短两个头，长头起自坐骨结节，短头起自股骨粗线，两头会合后以长腱止于腓骨头。

（2）**半腱肌** semitendinosus：位于股后部的内侧，肌腱细长，几乎占肌的一半，止于胫骨上端的内侧。

（3）**半膜肌** semimembranosus：在半腱肌的深面，上部是扁薄的腱膜，几乎占肌的一半，肌的下端以腱止于胫骨内侧髁的后面。

作用：后群的3块肌可以屈膝关节和伸髋关节。屈膝时股二头肌可以使小腿旋外，而半腱肌和半膜肌还能使小腿旋内。

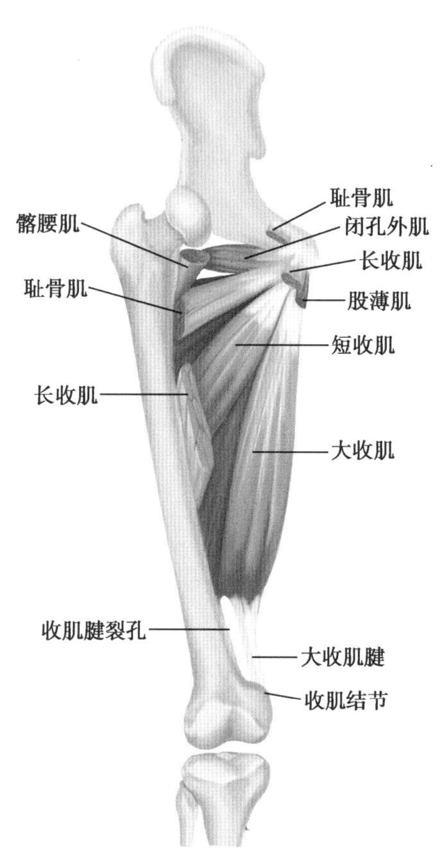

图1-111 大腿内侧群肌

（三）小腿肌

小腿肌可分为3群：前群在小腿骨间膜的前面，后群在骨间膜的后面，外侧群在腓骨的外侧面。小腿肌的后群强大，与行走或跑步时足的跖屈动作、产生巨大推动力以及维持人体的直立姿势有关。因小腿旋转功能甚微，故缺乏旋转肌，其旋转功能来自大腿肌。此外，小腿肌的分化程度不如前臂，所以肌的数目较前臂少（表1-12）。

表1-12 小腿肌的起止点、作用和神经支配

<table>
<tr><th colspan="2">肌群</th><th colspan="2">名称</th><th>起点</th><th>止点</th><th>主要作用</th><th>神经支配</th></tr>
<tr><td colspan="2" rowspan="3">前群</td><td colspan="2">胫骨前肌</td><td rowspan="3">胫、腓骨上端骨间膜前面</td><td>内侧楔骨内面、第1跖骨底</td><td>使足背屈、内翻</td><td rowspan="3">腓深神经（L_4~S_2）</td></tr>
<tr><td colspan="2">踇长伸肌</td><td>踇趾末节趾骨底</td><td>使足背曲、伸踇趾</td></tr>
<tr><td colspan="2">趾长伸肌</td><td>第2~5趾趾背腱膜，止于第5跖骨底者为第3腓骨肌</td><td>伸2~5趾，使足背曲</td></tr>
<tr><td colspan="2" rowspan="2">外侧群</td><td colspan="2">腓骨长肌</td><td rowspan="2">腓骨外侧</td><td>内侧楔骨、第1跖骨底</td><td rowspan="2">使足跖屈、外翻</td><td rowspan="2">腓浅神经（L_4~S_2）</td></tr>
<tr><td colspan="2">腓骨短肌</td><td>第5跖骨粗隆</td></tr>
<tr><td rowspan="7">后群</td><td rowspan="4">浅层</td><td rowspan="3">小腿三头肌</td><td rowspan="2">腓肠肌</td><td>内侧头：股骨内上髁</td><td rowspan="4">跟骨结节</td><td rowspan="2">屈膝关节、使足跖屈</td><td rowspan="7">胫神经（L_4~S_3）</td></tr>
<tr><td>外侧头：股骨外上髁</td></tr>
<tr><td>比目鱼肌</td><td>胫、腓骨上端</td><td rowspan="2">足跖屈</td></tr>
<tr><td colspan="2">跖肌</td><td>股骨外上髁、膝关节囊</td></tr>
<tr><td rowspan="3">深层</td><td colspan="2">腘肌</td><td>股骨外侧髁的外侧面上缘</td><td>胫骨比目鱼肌线以上骨面</td><td>屈膝关节、内旋小腿</td></tr>
<tr><td colspan="2">趾长屈肌</td><td rowspan="2">胫、腓骨后面及骨间膜</td><td>第2~5趾远节趾骨底</td><td>足跖屈、屈第2~5趾骨</td></tr>
<tr><td colspan="2">胫骨后肌</td><td>足舟骨粗隆，内侧、中间和外侧楔骨</td><td>足跖屈、内翻</td></tr>
</table>

1. **前群** 有 3 块肌(图 1-112)。

(1)**胫骨前肌** tibialis anterior:起自胫骨的外侧面,肌腱向下经伸肌上、下支持带的深面,止于内侧楔骨的内侧面和第 1 跖骨底。其作用为伸踝关节(背屈),使足内翻。

(2)**趾长伸肌** extensor digitorum longus:起自腓骨前面、胫骨上端和小腿骨间膜,向下经伸肌上、下支持带的深面至足背,分为 4 个腱到第 2~5 趾,成为趾背腱膜止于中节和末节趾骨底。作用为伸踝关节和伸趾。由此肌还分出另外一腱,止于第 5 跖骨底,称**第 3 腓骨肌** peroneus tertius,仅见于人类,是新发生的肌,可使足外翻。

(3)**踇长伸肌** extensor hallucis longus:位于上述两肌之间,起自腓骨内侧面下 2/3 和骨间膜,止于踇趾远节趾骨底。作用为伸踝关节、伸踇趾。

2. **外侧群** 有**腓骨长肌** peroneus longus 和**腓骨短肌** peroneus brevis,两肌皆起自腓骨的外侧面,长肌的起点较高并掩盖短肌。两肌的腱均通过腓骨肌上、下支持带的深面,经外踝的后方转向前,腓骨短肌腱向前止于第 5 跖骨粗隆,腓骨长肌腱绕至足底,斜向足内侧,止于内侧楔骨和第 1 跖骨底(见图 1-112)。

作用:使足外翻和屈踝关节(跖屈)。此外,腓骨长肌腱和胫骨前肌腱共同形成"腱环",对维持足横弓、调节足内翻、外翻具有重要作用。

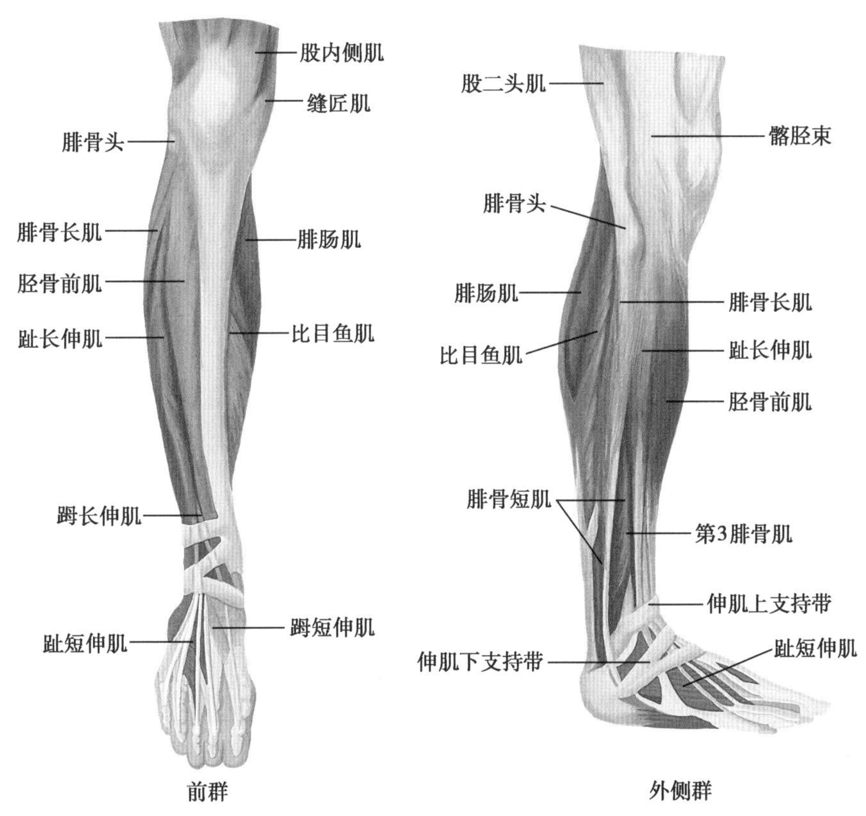

图 1-112 小腿前外侧群肌和足背肌

3. **后群** 分浅、深两层(图 1-113)。

(1)浅层:有 2 块肌。

1)**小腿三头肌** triceps surae:为一强大的肌,浅表的肌称**腓肠肌** gastrocnemius,其两个头起自股骨内、外上髁的后面,内、外侧头会合,约在小腿的中点移行为腱性结构;位置较深的肌为**比目鱼肌** soleus,其起点为一个头,起自腓骨后面的上部和胫骨的比目鱼肌线,肌束向下移行为肌腱,和腓肠肌的腱合成粗大的**跟腱** tendo calcaneus,止于跟骨。腓肠肌在行走、跑、跳中提供推动力,比目鱼肌富含慢性、抗疲劳的红肌纤维,主要与站立时小腿与足之间的稳定有关。

NOTES

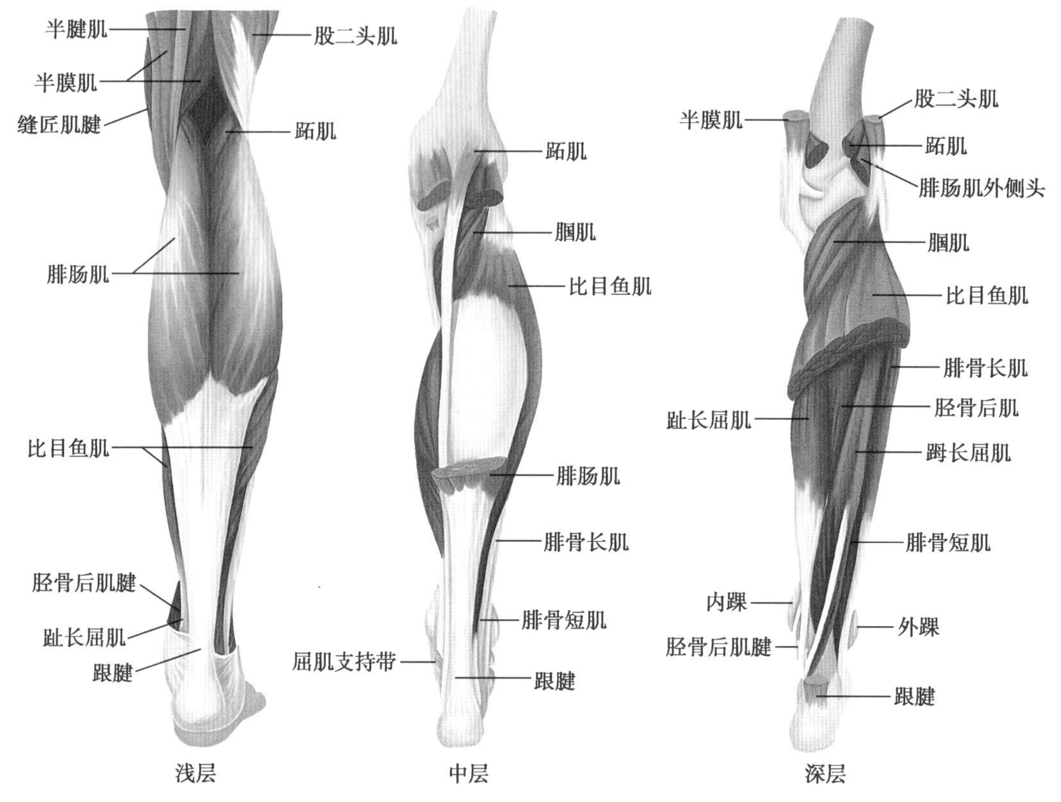

图 1-113 小腿后群肌

作用:屈踝关节和屈膝关节。在站立时,能固定踝关节和膝关节,以防止身体向前倾斜。

2) **跖肌** plantaris:类似上肢的掌长肌,肌腹很小,肌腱细长,在腓肠肌的外侧头和比目鱼肌之间。跖肌起自股骨的外上髁及膝关节囊,向下与跟腱一起止于跟骨结节,作用同腓肠肌,但功能意义不大。此肌在人类属退化的肌肉,缺如率约为 10%。

(2) 深层:有 4 块肌,腘肌在上方,另 3 块在下方。

1) **腘肌** popliteus:斜位于腘窝底,起自股骨外侧髁外侧面的上缘,止于胫骨的比目鱼肌线以上的骨面。作用:屈膝关节并使小腿旋内。

2) **趾长屈肌** flexor digitorum longus:位于胫侧,起自胫骨的后面,它的长腱经内踝的后方、屈肌支持带的深面至足底,然后分为 4 条肌腱,止于第 2~5 趾的远节趾骨底。作用:屈踝关节和屈第 2~5 趾。

3) **踇长屈肌** flexor hallucis longus:起自腓骨后面,长腱经内踝的后方、屈肌支持带的深面至足底,与趾长屈肌腱相交叉,止于踇趾远节趾骨底。作用:屈踝关节和屈趾。

4) **胫骨后肌** tibialis posterior:位于趾长屈肌和踇长屈肌之间,起自胫骨、腓骨和小腿骨间膜的后面,长腱经内踝后方、屈肌支持带的深面到足底内侧,止于舟骨粗隆和内侧、中间及外侧楔骨。作用:屈踝关节和使足内翻,此外还有维持足纵弓的作用。

(四) 足肌

足肌可分为足背肌和足底肌(表 1-13)。

表 1-13 足肌的起止点、作用和神经支配

肌群	名称	起点	止点	主要作用	神经支配
足背肌	趾短伸肌	跟骨前端的上面和外侧面	第 2~4 趾近节趾骨底	伸第 2~4 趾	腓深神经(L_4~S_2)
	踇短伸肌	跟骨前端的上面和外侧面	踇趾近节趾骨底	伸踇趾	腓深神经(L_4~S_2)

NOTES

续表

肌群		名称	起点	止点	主要作用	神经支配
足底肌	内侧群	𧿹展肌	跟骨、足舟骨	𧿹趾近节趾骨底	外展𧿹趾	足底内侧神经(S_1、S_2)
		𧿹短屈肌	内侧楔骨	𧿹趾近节趾骨底	屈𧿹趾	足底内侧神经(S_1、S_2)
		𧿹收肌	第2~4跖骨底面	𧿹趾近节趾骨底	内收和屈𧿹趾	足底外侧神经(S_2、S_3)
	外侧群	小趾展肌	跟骨	小趾近节趾骨底	屈和外展小趾	足底外侧神经(S_2、S_3)
		小趾短屈肌	第5跖骨底	小趾近节趾骨底	屈小趾	足底外侧神经(S_2、S_3)
	中间群	趾短屈肌	跟骨	第2~5中节趾骨底	屈第2~5趾	足底内侧神经
		足底方肌	跟骨	趾长屈肌腱		足底外侧神经
		蚓状肌	趾长屈肌腱	趾背腱膜	屈跖趾关节、伸趾骨间关节	足底内、外侧神经
		骨间足底肌	第3~5跖骨内侧半	第3~5近节趾骨底和趾背腱膜	内收第3~5趾	足底外侧神经
		骨间背侧肌	跖骨的相对缘	第2~4近节趾骨底和趾背腱膜	外展第2~4趾	足底外侧神经

1. **足背肌** 较薄弱，包括伸𧿹趾的𧿹短伸肌和伸第2~4趾的趾短伸肌。

2. **足底肌** 配布情况和作用与手掌肌相似，也分为内侧群、外侧群和中间群，但没有与𧿹指和小指相当的对掌肌（图1-114）。

（1）内侧群：作用于𧿹趾的3块小肌，浅层有𧿹展肌、𧿹短屈肌；深层有𧿹收肌。

（2）外侧群：作用于小趾，有小趾展肌和小趾短屈肌。

（3）中间群：由浅入深排列，有趾短屈肌、足底方肌、4条蚓状肌、3块骨间足底肌和4块骨间背侧肌。

各肌的作用同其名。足肌的主要作用是维持足弓，它们的牵拉线主要以足纵弓为基础，与跖部的横弓相垂直，对足前部发挥重要的屈曲作用，也对跗横关节起到稳定作用。

（五）下肢的局部结构

1. **梨状肌上孔** suprapiriformforamen **和梨状肌下孔** infrapiriformforamen 位于臀大肌的深面，在梨状肌上、下两缘和坐骨大孔之间。上孔有臀上血管和神经出骨盆，下孔有坐骨神经、臀下血管和神经、阴部血管和神经等出骨盆。

2. **血管腔隙** lacuna vasorum **和肌腔隙** lacuna musculorum 在腹股沟韧带与髋骨之间，两腔隙之间隔以**髂耻弓** iliopectineal arch（由腹股沟韧带连至髂耻隆起）。内侧为血管腔隙，通过股血管等；外侧为肌腔隙，通过髂腰肌和股神经等。

3. **股管** femoral canal 在血管腔隙的最内侧，为一小间隙，长约1.2cm，为腹横筋膜向下突出的漏斗形盲囊。上口名**股环** femoral ring，其前界为腹股沟韧带，后界为耻骨梳韧带，内侧为腔隙韧带（陷窝韧带），外侧为股静脉的血管鞘。有时腹腔内容物经此环脱出至股部形成股疝，女性多见。

4. **股三角** femoral triangle 在大腿前面的上部，上界为腹股沟韧带，内侧界为长收肌内侧缘，外侧界为缝匠肌的内侧缘。股三角的前壁为阔筋膜，底为髂腰肌、耻骨肌和长收肌，三角内有股神经、股血管和淋巴结等。

5. **收肌管** adductor canal 位于大腿的中部，缝匠肌的深面，为肌肉之间的三棱形间隙，前壁为大收肌腱板，后壁为大收肌，外侧壁为股内侧肌。管的上口为股三角尖，下口为收肌腱裂孔，通向腘窝。管内有股血管、隐神经通过。

6. **腘窝** popliteal fossa 在膝关节的后方，呈菱形。窝的上外侧界为股二头肌，上内侧界为半腱

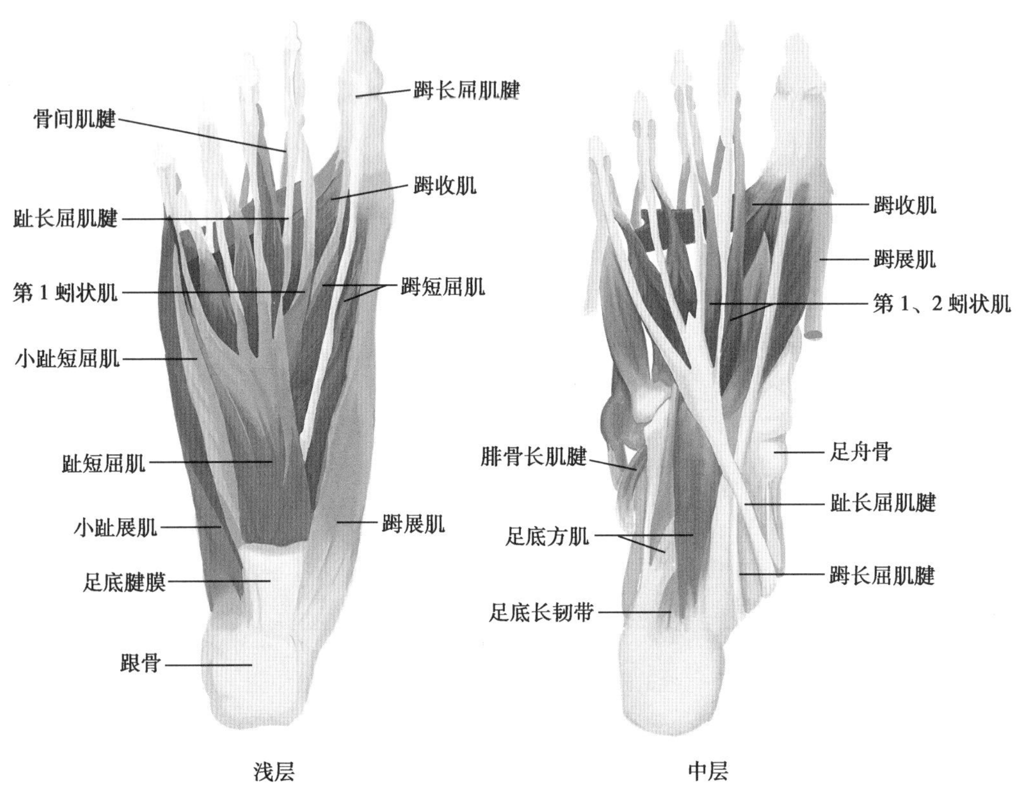

骨间肌腱
趾长屈肌腱
第 1 蚓状肌
小趾短屈肌
趾短屈肌
小趾展肌
足底腱膜
跟骨
踇长屈肌腱
踇收肌
踇短屈肌
踇展肌
浅层
踇收肌
踇展肌
第 1、2 蚓状肌
腓骨长肌腱
足舟骨
趾长屈肌腱
足底方肌
踇长屈肌腱
足底长韧带
中层

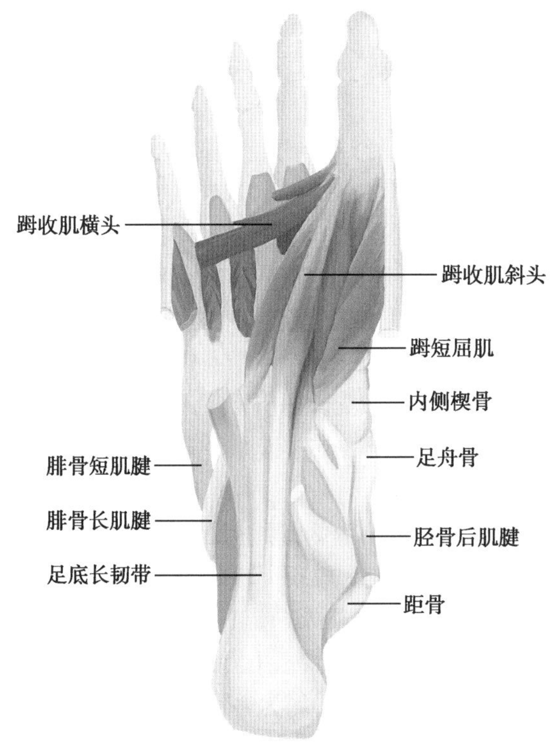

踇收肌横头
踇收肌斜头
踇短屈肌
内侧楔骨
腓骨短肌腱
足舟骨
腓骨长肌腱
胫骨后肌腱
足底长韧带
距骨
深层

图 1-114 足底肌

肌和半膜肌，下外侧界和下内侧界分别为腓肠肌的外侧头和内侧头，底为膝关节囊。窝内有腘血管、胫神经、腓总神经、脂肪和淋巴结等。

（六）下肢筋膜

大腿的深筋膜为全身最厚的筋膜，称**阔筋膜** fascia lata，向上附于腹股沟韧带和髂嵴，并延续为臀筋膜，向下与小腿深筋膜相延续，并附着于膝关节周围的骨面。在耻骨结节的外下方约 3cm 处，阔筋膜形成一卵圆形的薄弱区，称**隐静脉裂孔** saphenous hiatus（又称**卵圆窝** fossa ovalis）。窝的表面被覆的筋膜内有大隐静脉等血管、淋巴管和神经穿行，形如筛状，称为**筛筋膜** cribriform fascia。阔筋膜呈鞘状包裹大腿诸肌，并深入肌群之间，形成内、外、后三个肌间隔附于股骨。阔筋膜的外侧部分最厚，呈扁带状，称**髂胫束** iliotibial tract。小腿深筋膜包裹小腿肌，并附于胫骨的内侧面。在小腿的外侧部，深筋膜发出前、后肌间隔附于腓骨。在踝关节的附近，筋膜增厚形成数条支持带。小腿下端的前面有**伸肌上支持带** superior extensor retinaculum（又称小腿横韧带）；踝关节的前方有**伸肌下支持带** inferior extensor retinaculum（又称小腿十字韧带）；内踝的后下方有**屈肌支持带** flexor retinaculum（又称分裂韧带）；外踝的后下方，还有**腓骨肌上支持带** superior peroneal retinaculum 和**腓骨肌下支持带** inferior peroneal retinaculum。这些支持带对经过踝关节前、后方的肌腱有约束作用，至足的血管神经都走在这些支持带的深面。小腿肌的肌腱在经过踝关节的周围时，都有腱滑膜鞘包绕。足底深筋膜在足底中间部增厚形成**足底腱膜** plantar aponeurosis（又称跖腱膜），它作为足纵弓的弓弦，有增强足纵弓的作用。

七、体表的肌性标志

（一）头颈部

1. **咬肌** 当牙咬紧时，在下颌角的前上方，颧弓的下方可摸到坚硬的条状隆起。

2. **颞肌** 当牙咬紧时，在颞窝，于颧弓的上方可摸到坚硬的隆起。

3. **胸锁乳突肌** 当头向一侧转动时，可明显看到从前下方斜向后上方呈长条状的隆起。

（二）躯干部

1. **斜方肌** 在项部和背上部，可见斜方肌的外上缘的轮廓。

2. **背阔肌** 在背下部可见此肌的轮廓，它的外下缘参与形成腋后壁。

3. **竖脊肌** 为脊柱两侧的纵形肌性隆起。

4. **胸大肌** 位于胸前壁较膨隆的肌性隆起，其下缘构成腋前壁。

5. **前锯肌** 在胸部外侧壁，发达者可见其肌齿。

6. **腹直肌** 腹前正中线两侧的纵行隆起，肌肉发达者可见脐以上有 3 条横沟，即为腹直肌的腱划。

（三）上肢

1. **三角肌** 在肩部形成圆隆的外形，其止点在臂外侧的中部呈现一小凹。

2. **肱二头肌** 当屈肘握拳旋后时，在臂前面可见到明显膨隆的肌腹。在肘窝中央，亦可摸到此肌的肌腱。

3. **肱三头肌** 在臂的后面，三角肌后缘的下方可见到肱三头肌长头。

4. **肱桡肌** 当握拳用力屈肘时，在肘部可见到肱桡肌的膨隆肌腹。

5. **掌长肌** 当手用力半握拳并屈腕时，在腕前面的中份、腕横纹的上方可见此肌明显的肌腱。

6. **桡侧腕屈肌** 握拳时，在掌长肌腱的桡侧可见此肌的肌腱。

7. **尺侧腕屈肌** 用力外展手指并半屈腕时，在腕的尺侧可见此肌的肌腱。

8. **鼻烟窝** anatomical snuff box 在腕背侧面，当拇指伸直外展时，自桡侧向尺侧可见拇长展肌、拇短伸肌和拇长伸肌腱。在后两肌腱之间有深的凹陷，称鼻烟窝。指伸肌腱在手背，伸直手指，可见此肌至第 2~5 指的肌腱。

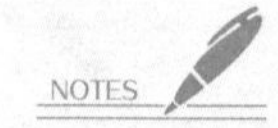

（四）下肢

1. **股四头肌** 在大腿屈和内收时，可见股直肌在缝匠肌和阔筋膜张肌所组成的夹角内。股内侧肌和股外侧肌在大腿前面的下部，分别位于股直肌的内、外侧。

2. **臀大肌** 在臀部形成圆隆外形。

3. **股二头肌** 在腘窝的外上界，可摸到该肌腱止于腓骨头。

4. **半腱肌、半膜肌** 在腘窝的内上界，可摸到它们的肌腱止于胫骨，其中半腱肌的肌腱较窄，位置浅表且略靠外，而半膜肌的肌腱粗而圆钝，位于半腱肌腱的深面并靠内。

5. **踇长伸肌** 当用力伸趾时，在踝关节前方和足背可摸到此肌的肌腱。

6. **胫骨前肌** 在踝关节的前方，踇长伸肌腱的内侧可摸到此肌的肌腱。

7. **趾长伸肌** 当背屈时，在踝关节的前方，踇长伸肌腱的外侧可摸到此肌的肌腱。在伸趾时，在足背可见到至各趾的肌腱。

8. **小腿三头肌（腓肠肌和比目鱼肌）** 在小腿后面，可见到该肌膨隆的肌腹及跟腱。

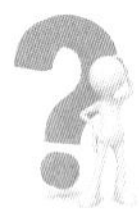

思考题

1. 做骨髓检查时为何常选择髂骨和胸骨？

2. 足球运动员在踢球时摔倒并感觉膝关节剧痛，就医后医生诊断膝关节损伤。请问膝关节最容易受伤的是哪些结构？请从解剖学角度分析其结构特点。

3. 临床上常用的硬膜外麻醉是指硬膜外间隙阻滞麻醉。麻醉师将局麻药注入硬膜外腔，阻滞相应的脊神经根，使其支配区域产生暂时性的痛觉丧失，而直入法是临床常用的一种硬膜外阻滞麻醉方法。请从解剖学角度分析直入法硬膜外麻醉时，穿刺针依次通过哪些解剖结构才能到达硬膜外间隙。

4. 为了显露腹腔内部结构，可选择不同的切口进入腹腔，例如，沿白线正中切口、旁正中切口、腹直肌切口、右下腹斜切口（麦氏切口）、肋弓下斜切口、耻骨上切口。请思考这些切口会经过哪些结构进入腹腔，并分析各自的优缺点。

5. 外伤者、频繁投掷者、游泳及举重运动员常常发生肌腱袖损伤。肌腱袖炎症反复发作和肌腱袖撕裂是肩部疼痛的常见原因。请从解剖学的角度分析肌腱袖容易发生损伤的机制，并解释肌腱袖的构成及其临床意义。

6. 先天性马蹄内翻足是常见的足部先天性畸形，胫骨前肌腱转移术可矫正足内翻，胫骨后肌腱转移术可矫正马蹄足。请从解剖学的角度分析马蹄内翻足的形成机制，并解释胫骨前肌腱转移术和胫骨后肌腱转移术可以矫正相应畸形的解剖学基础。

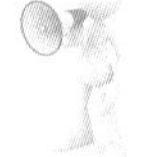

Summary

The locomotor system comprises the specialized connective tissues of bones, joints, and skeletal muscles that act across the articulations. As the framework of the body, bone is a strong and rigid connective tissue that has evolved to enable fast terrestrial locomotion. The human skeletal system consists of 206 individual bones that can be classified into long, short, flat and irregular bones according to their shape. Unlike cartilage, bone is a highly vascular tissue with a high cell density and consists of bony substance, periosteum and bone marrow. Bone is a complex and dynamic organ composed of collagen fibers and matrix of bone cells with blood vessels and nerves supporting its growth and regeneration. Except for furnishing framework to human body, bone also provides movement, protection, storage of

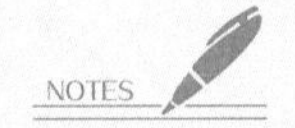

minerals and production of blood cells.

Joints are the regions of the skeleton where two or more bones meet and articulate. These junctions are supported by a variety of soft tissue structures such as ligament, articular disc, articular labrum, synovial fold and synovial bursa. The simplest classifications of joints relate to the range of movement with synarthrosis and diarthrosis. Free movement occurs at diarthrosis which is synovial joints with the articular surface, articular capsule and articular cavity. While synarthroses have restricted movement and can be subdivided into fibrous joints, cartilaginous joints and synostosis. According to the shape of articular surfaces, synovial joints can be classified into plane joints, hinge joints, pivot joints, ellipsoid joints, saddle joints and ball-and-socket joints. Joint surfaces usually move by a combination of translation (gliding) and angulation (rotation). There are 5 types of joint movement: translation; flexion; abduction and adduction; axial rotation; circumduction.

Skeletal muscle is the most common muscle tissue. There are more than 600 skeletal muscles in the human body, which together account for about 40% of the body weight. Skeletal muscles are innervated by somatic motor nerves and their contractions are often initiated under conscious control. Forces developed by skeletal muscles are transferred to the bone by a strong fibrous connection called the tendon. The widest portion of a muscle between the tendon is called the belly. The attachments of both ends of a skeletal muscle are called the origin and insertion. Skeletal muscles are usually described in groups according to anatomical location and cooperative function. The muscles of the axial skeleton include the head, neck and trunk muscles. The muscles of the appendicular skeleton include upper limb and lower limb muscles. Each skeleton muscle can be regarded as an organ that consists of skeletal muscle fibers, connective tissue, the nerve fibers, and abundant blood vessels. Its arteries are usually accompanied by nerves, and pass through the muscle septum and fascia septum. Skeletal muscles perform four principal functions: movement, heat production, body support and maintenance of posture.

（黄文华　张晓明　高　艳）

扫码获取
数字内容

内脏学总论

学习要点

1. 内脏与内脏学的概念。
2. 中空性器官与实质性器官的特点。
3. 胸部的标志线与腹部的分区。

一、内脏的概念

内脏 viscera 包括消化、呼吸、泌尿和生殖 4 个系统。研究内脏各器官形态结构和位置的科学，称为**内脏学** splanchnology。某些与内脏密切相关的结构，如胸膜、腹膜和会阴等，也被纳入内脏学范畴。内脏各系统在形态结构、位置、功能和发生上，都具有密切的联系和某些相似之处。

在形态结构上，内脏各系统都由一套连续的管道和一个或几个实质性器官组成，都有孔道直接或间接地与外界相通，以保障人体与自然界的生态平衡。

在位置上，内脏大部分器官位于胸腔、腹腔和盆腔内，消化、呼吸两系统的部分器官则位于头颈部，泌尿、生殖和消化系统的部分器官位于会阴部。

在功能上，内脏器官主要是进行物质代谢和繁殖后代。消化系统主要是从摄入的食物中吸取营养物质，并将食物的残渣形成粪便排出体外；呼吸系统是从空气中摄取氧气并将体内产生的二氧化碳排出体外；泌尿系统是把机体在物质代谢过程中所产生的代谢产物，特别是含氮的物质（如尿酸、尿素等）和多余的水、盐等，形成尿液而排出体外；生殖系统能产生生殖细胞和分泌性激素，并进行生殖活动，借以繁殖后代。此外，内脏各系统中的许多器官还具有内分泌功能，产生多种类固醇或含氮类激素，参与对机体多种功能的调节活动。例如，胃肠道、睾丸、卵巢、前列腺及胰等，均具有内分泌功能。

在发生上，内脏各系统间的关系也非常密切。在种系发生过程中，最早出现的内脏器官是消化器。最原始的消化器仅是一条结构简单的消化管；随着进化发育，在消化管的头端分化出呼吸器。呼吸系统的大部分器官（喉、气管、支气管和肺）是由咽腹侧内胚层向外突出而形成的，故咽为消化和呼吸系统所共有的器官。泌尿和生殖系统在形态和发生上，不仅有共用部分，而且通入消化管的尾端，后来才逐渐分隔开，故此两系统常合称为泌尿生殖系统。

内脏各器官虽然各有其特征，但从基本构造上来看，可分为中空性器官和实质性器官两大类。

（一）中空性器官

中空性器官 tubular organ 呈管状或囊状，内部均有空腔，如消化道（胃、空肠等）、呼吸道（气管、支气管等）、泌尿道（输尿管、膀胱等）和生殖道（输精管、输卵管、子宫等）。中空性器官的管壁由 4 层或 3 层组织构成，其中，消化道由 4 层组织构成，而呼吸道、泌尿道和生殖道由 3 层组织构成。以消化管为例，由内向外依次为：黏膜、黏膜下层、肌层和外膜（内脏学总论图-1）。

（二）实质性器官

实质性器官 parenchymatous organ 内部没有特定的空腔，多属腺组织，表面包以结缔组织被膜或浆膜，如肝、胰、肾及生殖腺等。结缔组织被膜深入器官实质内，将器官的实质分割成若干个小单位，称小叶，如肝小叶。分布于实质性器官的血管、神经和淋巴管，以及该器官的导管等出入器官之处，常为一凹陷，称此处为该器官的**门** hilum，porta，如**肺门** hilum of lung 和**肝门** porta hepatis。

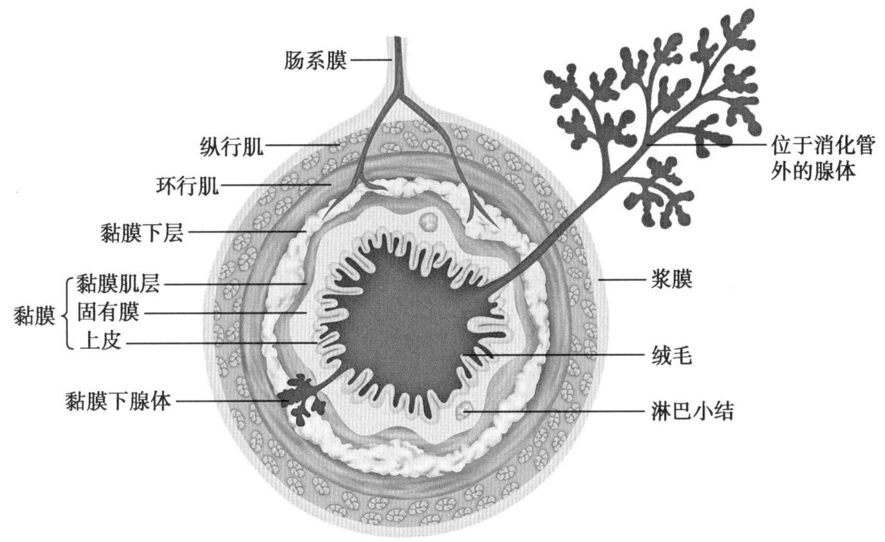

内脏学总论图-1 肠壁的一般构造模式图

二、胸部标志线和腹部分区

内脏大部分器官在胸、腹、盆腔内占据相对固定的位置，而掌握内脏器官的正常位置，对于临床诊断检查具有实用价值。为了描述胸、腹腔内各器官的位置及其体表投影，通常在胸、腹部体表确定一些标志线和划分一些区域（内脏学总论图-2）。

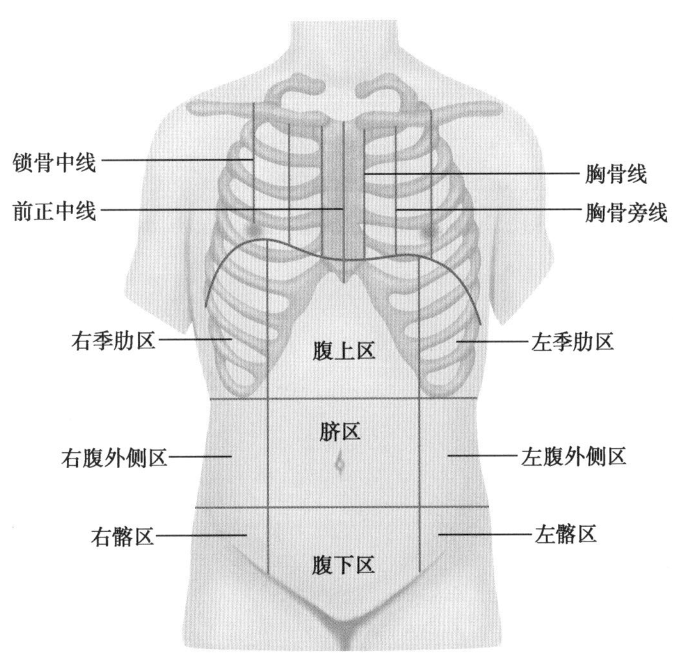

内脏学总论图-2 胸腹部的标志线及分区

（一）胸部的标志线

1. **前正中线** anterior median line 沿胸骨前面正中所作的垂直线。
2. **胸骨线** sternal line 沿胸骨最宽处的外侧缘所作的垂直线。
3. **锁骨中线** midclavicular line 经锁骨中点所作的垂直线。
4. **胸骨旁线** parasternal line 经胸骨线与锁骨中线之间连线的中点所作的垂直线。

5. **腋前线** anterior axillary line　沿腋前襞向下所作的垂直线。
6. **腋后线** posterior axillary line　沿腋后襞向下所作的垂直线。
7. **腋中线** midaxillary line　沿腋前、后线之间连线的中点所作的垂直线。
8. **肩胛线** scapular line　经肩胛骨下角所作的垂直线。
9. **后正中线** posterior median line　沿胸椎棘突所作的垂直线。

（二）腹部的分区

为便于描述腹腔脏器的位置，可将腹部分成若干区域，方法较多。临床上常用的简便方法是四分法，即通过脐各作一水平面和矢状面，将腹部分为左上腹、右上腹、左下腹和右下腹 4 个区。然而，更实用的是 9 区分法，即通过两侧肋弓最低点（或第 10 肋的最低点）所作的肋下平面和通过两侧髂结节所作的结节间平面将腹部分成上腹部、中腹部和下腹部，再由经两侧腹股沟韧带中点所作的两个矢状面，将腹部分成 9 个区域，包括上腹部的腹上区和左、右季肋区，中腹部的脐区和左、右腹外侧（腰）区，下腹部的腹下（耻）区和左、右髂（腹股沟）区（见内脏学总论图-2）。

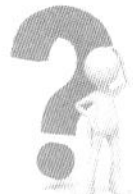

思考题

1. 依据 9 区分法，腹部各区域分别有哪些器官？
2. 举例说明实质性器官的“门”。

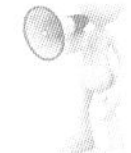

Summary

In anatomy, the organs of the digestive, respiratory, urinary, and reproductive systems are collectively referred to as the viscera. They are directly or indirectly connected to the external environment through passages, ensuring the balance between the human body and the natural environment.

Most organs of the viscera are located in the chest, abdomen, and pelvic cavity, occupying relatively fixed positions. Understanding the landmarks of the chest and the abdominal regions is of practical value for clinical diagnosis and examination.

（赵小贞）

第二章
消 化 系 统

扫码获取
数字内容

学习要点

1. 消化系统的组成。上、下消化道的概念。

2. 牙的种类、名称与数量；咽的分部和交通；食管的长度和生理性狭窄部位；胃的位置、形态、分部和毗邻；十二指肠的分部。

3. 空肠与回肠的区别；盲肠和结肠的形态特点；阑尾的位置与形态；直肠的位置与形态；肛管的结构特点。

4. 腮腺、舌下腺、下颌下腺的位置及其导管开口。

5. 肝的位置和形态；肝外胆道的组成；胆囊的形态和位置。

6. 胰的位置、分部及胰腺导管的开口位置。

消化系统 digestive system 包括消化管和消化腺两部分（图 2-1）。**消化管** alimentary canal 是指从口腔到肛门的管道，其各部的功能不同、形态各异，可分为口腔、咽、食管、胃、小肠（十二指肠、空肠和回肠）和大肠（盲肠、阑尾、结肠、直肠和肛管）。临床上通常把从口腔到十二指肠的管道称上消化道，空肠以下的部分称下消化道。**消化腺** alimentary gland 按体积的大小和位置不同，可分为大消化腺和小消化腺两种。大消化腺位于消化管壁外，成为一个独立的器官，所分泌的消化液经导管流入消化管腔内，如大唾液腺、肝和胰。小消化腺分布于消化管壁的黏膜层或黏膜下层，如唇腺、颊腺、舌腺、食管腺、胃腺和肠腺等。

消化系统的基本功能是摄取食物，进行物理性和化学性消化，经消化管黏膜上皮细胞吸收，最后将食物残渣形成粪便排出体外。

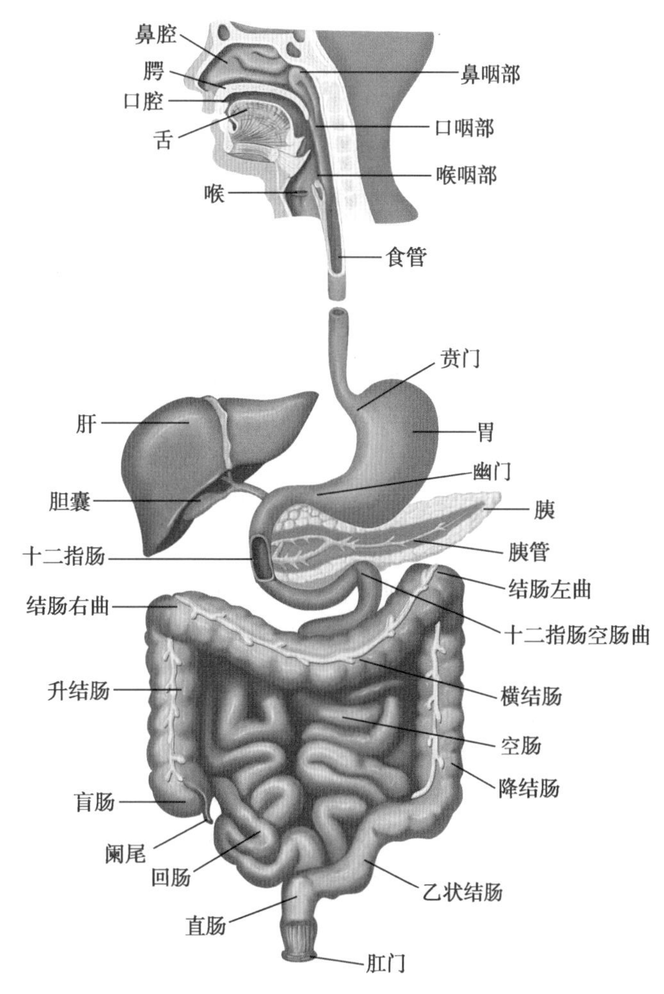

图 2-1 消化系统模式图

第一节　消　化　管

一、口腔

口腔 oral cavity 是消化管的起始部，其前壁为上、下唇，侧壁为颊，上壁为腭，下壁为口腔底。口腔向前经口唇围成的口裂通向外界，向后经**咽峡** isthmus of fauces 与咽相通。

整个口腔借上、下牙弓（包括牙槽突和牙列）和牙龈分为前外侧部的**口腔前庭** oral vestibule 和后内侧部的**固有口腔** oral cavity proper。前者是上、下唇和颊与上、下牙弓和牙龈之间的狭窄空隙；后者位于上、下牙弓和牙龈所围成的空间，其顶为腭，底由黏膜、肌和皮肤组成。

（一）口唇

口唇 oral lip 分上唇和下唇，外面为皮肤，中间为口轮匝肌，内面为黏膜。口唇的游离缘是皮肤与黏膜的移行部，称唇红，其内无黏液腺，但含有皮脂腺。唇红是体表毛细血管最丰富的部位之一，呈红色，当缺氧时则呈绛紫色，临床称为发绀。在上唇外面中线处有一纵行浅沟，称**人中** philtrum，为人类所特有，急救时常在此处进行针刺。在上唇的外面两侧与颊部交界处，各有一浅沟，称**鼻唇沟** nasolabial sulcus。口裂两侧，上、下唇结合处为口角，口角约平对第 1 磨牙。在上、下唇内面正中线上，分别有上、下唇系带从口唇连于牙龈基部。

（二）颊

颊 cheek 是口腔的两侧壁，其构造与唇相似，即由黏膜、颊肌和皮肤构成。在上颌第 2 磨牙牙冠相对的颊黏膜上有**腮腺管乳头** papilla of parotid duct，其上有腮腺管的开口。

（三）腭

腭 palate 是口腔的上壁，分隔鼻腔与口腔。腭分**硬腭** hard palate 和**软腭** soft palate 两部分。

硬腭位于腭的前 2/3，主要由骨腭（由上颌骨的腭突和腭骨的水平板构成）表面覆以黏膜构成。黏膜厚而致密，与骨膜紧密相贴。

软腭位于腭的后 1/3，主要由肌、肌腱和黏膜构成。软腭的前份呈水平位；后份斜向后下，称**腭帆** velum palatinum。腭帆后缘游离，其中部有垂向下方的突起，称**腭垂** uvula 或悬雍垂。自腭帆两侧各向下方分出两条黏膜皱襞：前方的一对为**腭舌弓** palatoglossal arch，延续于舌根的外侧；后方的一对为**腭咽弓** palatopharyngeal arch，向下延至咽侧壁。两弓间的三角形凹陷区称扁桃体窝，窝内容纳腭扁桃体。腭垂、腭帆游离缘、两侧的腭舌弓及舌根共同围成咽峡，它是口腔和咽之间的狭窄部，也是两者的分界（图 2-2）。软腭在静止状态时垂向下方，当吞咽或说话时，软腭上提，贴咽后壁，从而将鼻咽与口咽隔离开来。

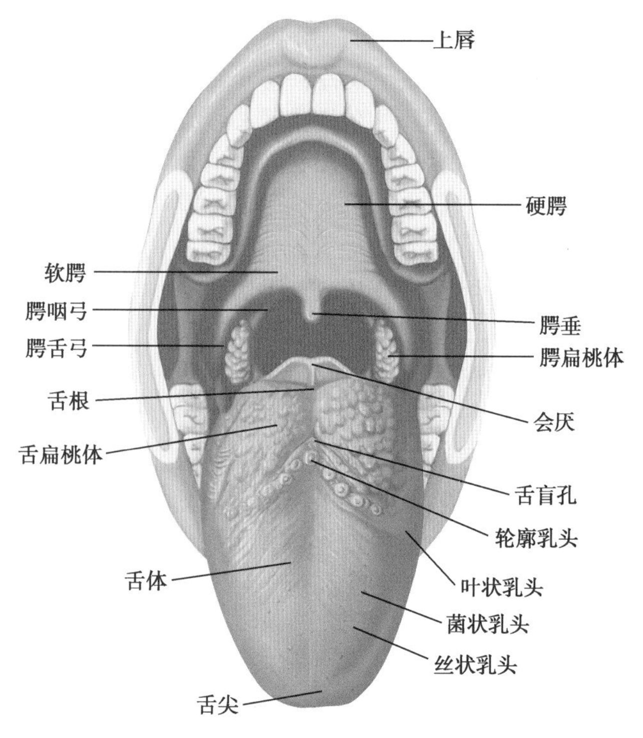

图 2-2　口腔及咽峡

软腭肌均为骨骼肌，有腭帆张肌、腭帆提肌、腭垂肌、腭舌肌和腭咽肌（表 2-1、图 2-3）。软腭肌的神经支配：除腭帆张肌受下颌神经支配外，其他腭肌由副神经脑

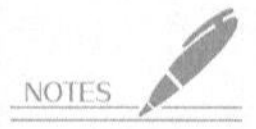
NOTES

根的纤维支配，这些纤维经迷走神经或舌咽神经到达咽丛。

表 2-1 软腭肌

名称	起点	止点	主要作用
腭帆张肌	咽鼓管软骨部、颅底	腭腱膜	张开咽鼓管、紧张腭帆
腭帆提肌	咽鼓管软骨部、颅底	腭腱膜	上提腭帆
腭垂肌	硬腭后缘中点、腭腱膜	腭垂黏膜	上提腭垂
腭舌肌	腭腱膜	舌的侧缘	下降腭帆、缩窄咽峡
腭咽肌	腭腱膜	甲状软骨板及咽后壁	助两侧腭咽弓靠近，助咽喉上提

（四）牙

牙 teeth 是人体内最坚硬的器官，具有咀嚼食物和辅助发音等作用。牙位于口腔前庭与固有口腔之间，镶嵌于上、下颌骨的牙槽内，分别排列成**上牙弓** upper dental arch 和**下牙弓** lower dental arch。

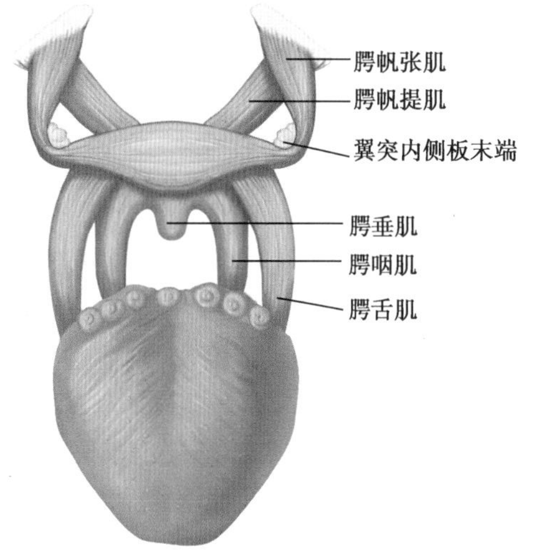

图 2-3 腭肌模式图

1. 牙的种类和排列 人的一生中，先后有两组牙发生。第一组称**乳牙** deciduous teeth，共 20 颗，从出生 4~6 个月开始萌出，到 2~3 岁出齐，6~7 岁开始脱落。第二组称**恒牙** permanent teeth，最多 32 颗，乳牙脱落后开始萌生，约 14 岁出齐。第 3 磨牙萌出较晚，常在成年后萌出，甚至终身缺如，故称迟牙或**智齿** wisdom tooth。

根据牙的形状和功能，乳牙和恒牙均可分**切牙** incisors、**尖牙** canine teeth 和**磨牙** molars 3 种。恒牙又有磨牙和**前磨牙** premolar 之分。

乳牙在上、下颌的左、右半侧各 5 颗，共计 20 颗（图 2-4）。恒牙在上、下颌的左、右半侧各 8 颗，共计 32 颗（图 2-5）。临床上，为了记录牙的位置，常以被检查者的方位为准，以 "+" 记号划分成 4 个象限，分别代表右上颌、左上颌、右下颌、左下颌的 4 个区域，并以罗马数字Ⅰ~Ⅴ表示乳牙，用阿拉伯数字 1~8 表示恒牙。

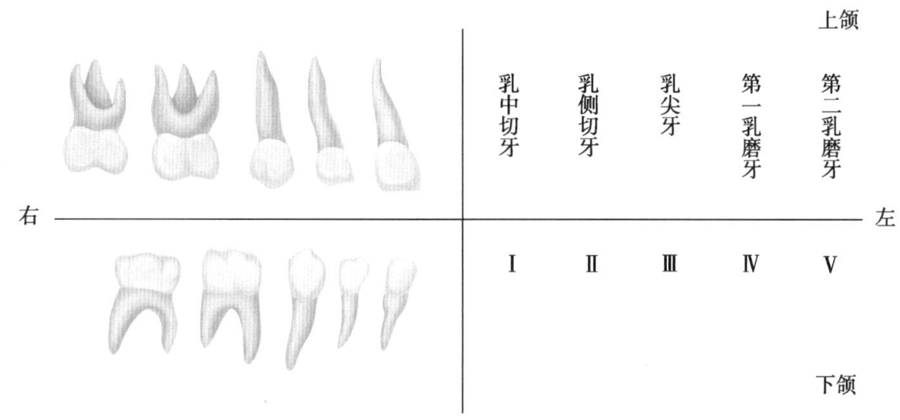

图 2-4 乳牙的名称及符号

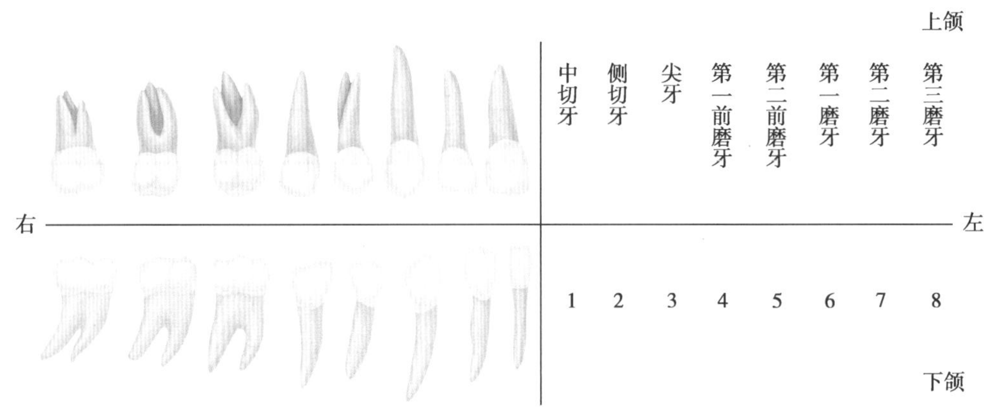

图 2-5　恒牙的名称及符号

2. 牙的形态　牙的形状和大小虽然各不相同，但基本形态是相同的，每个牙均可分为牙冠、牙根和牙颈 3 部分（图 2-6）。**牙冠** crown of tooth 是暴露于口腔，露出于牙龈以外的部分。切牙的牙冠扁平，呈凿状；尖牙的牙冠呈锥形；前磨牙的牙冠较大，呈方圆形，上面有 2 个小结节；磨牙的牙冠最大，呈方形，面上有 4 个小结节。**牙根** root of tooth 是嵌入牙槽内的部分。切牙和尖牙只有 1 个牙根，前磨牙一般也只有 1 个牙根，下颌磨牙有 2 个牙根，上颌磨牙有 3 个牙根。**牙颈** neck of tooth 是牙冠与牙根之间的部分，被牙龈所包绕。牙冠和牙颈内部的腔隙较宽阔，称**牙冠腔** pulp chamber。牙根内的细管称**牙根管** root canal，此管开口于牙根尖端的**牙根尖孔** apical foramen。牙的血管和神经通过牙根尖孔和牙根管进入牙冠腔。牙根管与牙冠腔合称**牙腔** dental cavity 或**髓腔** pulp cavity，其内容纳牙髓。

3. 牙组织　牙由**牙质** dentine、**釉质** enamel、**牙骨质** cement 和**牙髓** dental pulp 组成。牙质构成牙的大部分，呈淡黄色，硬度仅次于釉质而大于牙骨质。在牙冠部的牙质外面覆有釉质，为人体内最坚硬的组织。正常所见的釉质呈淡黄色，这是透过釉质所见的牙质的色泽。在牙根及牙颈的牙质外面包有牙骨质，其结构与骨组织类似，是牙钙化组织中硬度最小的一种。牙髓位于牙腔内，由结缔组织、神经和血管等共同组成（图 2-6）。由于牙髓内含有丰富的感觉神经末梢，所以牙髓发炎可引起剧烈的疼痛。

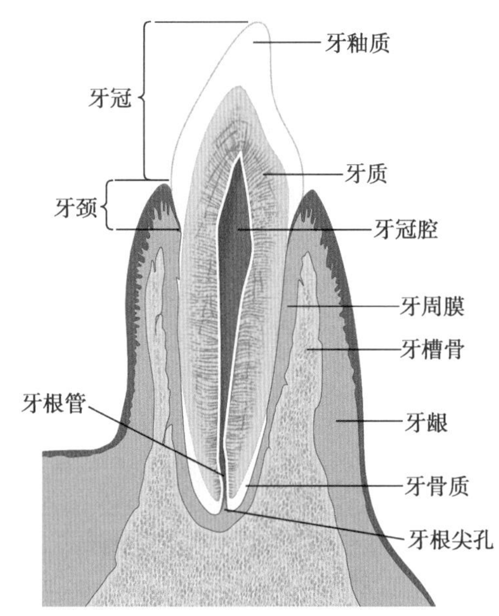

图 2-6　下颌切牙（矢状切面）

4. 牙周组织　包括**牙周膜** periodontal membrane、**牙槽骨** alveolar bone 和**牙龈** gingival 3 部分，对牙起保护、固定和支持作用。牙周膜是介于牙槽骨与牙根之间的致密结缔组织膜，具有固定牙根和缓解咀嚼时所产生压力的作用。牙龈是口腔黏膜的一部分，紧贴于牙颈周围及邻近的牙槽骨上，血管丰富，呈淡红色，坚韧而有弹性，因缺少黏膜下层，直接与骨膜紧密相连，故牙龈不能移动（图 2-6）。

（五）舌

舌 tongue 邻近口腔底，其基本结构是骨骼肌和表面覆盖的黏膜。舌具有协助咀嚼，吞咽食物，感受味觉和痛、温、触、压觉以及辅助发音等功能。

1. 舌的形态　舌分**舌体** body of tongue 和**舌根** root of tongue 两部分，二者在舌背以向前开放的 V 形的**界沟** terminal sulcus 为界。舌体占舌的前 2/3，为界沟之前可游离活动的部分，其前端为**舌尖** apex of tongue。界沟的尖端处有一小凹，称**舌盲孔** foramen cecum of tongue，是胚胎时期甲状舌管的遗迹（见

图 2-2、图 2-7)。舌根占舌的后 1/3,以舌肌固定于舌骨和下颌骨等处。舌根的背面朝后对向咽部,延续至会厌的腹侧面。

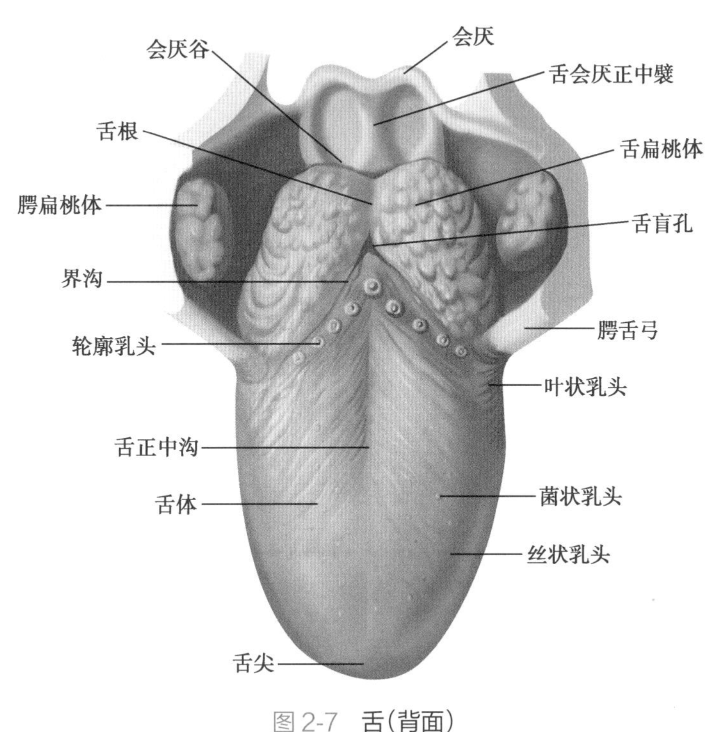

图 2-7 舌(背面)

2. **舌黏膜** 舌体背面黏膜呈淡红色,其表面可见许多小突起,统称为**舌乳头** papillae of tougue,包括丝状乳头、菌状乳头、叶状乳头和轮廓乳头等。**丝状乳头** filiform papillae 数目最多,体积最小,呈白色,遍布于舌背前 2/3;**菌状乳头** fungiform papillae 稍大于丝状乳头,数目较少,呈红色,散在于丝状乳头之间,多见于舌尖和舌侧缘;**叶状乳头** foliate papillae 位于舌侧缘的后部,腭舌弓的前方,每侧为 4~8 条并列的叶片形的黏膜皱襞,小儿较清楚;**轮廓乳头** vallate papillae 体积最大,约 7~11 个,排列于界沟前方,其中央隆起,周围有环状沟。轮廓乳头、菌状乳头、叶状乳头以及软腭、会厌等处的黏膜上皮中含有味蕾,为味觉感受器,具有感受酸、甜、苦、咸等味觉功能。由于丝状乳头中无味蕾,故无味觉功能,而只有痛、温、触、压觉等。

舌根背面的黏膜表面,可见由淋巴组织组成的大小不等的丘状隆起,称**舌扁桃体** lingual tonsil(见图 2-7)。

舌下面黏膜在舌的正中线上,形成一黏膜皱襞,向下连于口腔底前部,称**舌系带** frenulum of tongue。如果舌系带过短,舌的活动便会受限,语音不清,可通过手术加以纠正。在舌系带根部的两侧各有一小黏膜隆起,称**舌下阜** sublingual caruncle,其上有下颌下腺管和舌下腺大管的开口。由舌下阜向口底后外侧延续的带状黏膜皱襞称**舌下襞** sublingual fold,其深面藏有舌下腺。舌下腺小管开口于舌下襞表面(图 2-8)。

3. **舌肌** 为骨骼肌,分**舌内肌** intrinsic lingual muscle 和**舌外肌** extrinsic lingual muscle。舌内肌的起、止点均在舌内,有纵肌、横肌和垂直肌(图 2-9),收缩时,可改变舌的形态。舌外肌起于舌周围各骨,止于舌内,有**颏舌肌** genioglossus、舌骨舌肌、茎突舌肌和腭舌肌等(图 2-10),收缩时可改变舌的位置。其中,以颏舌肌在临床上较为重要,是一对强而有力的肌,起自下颌体后面的颏棘,肌纤维呈扇形向后上方分散,止于舌正中线两侧。两侧颏舌肌同时收缩,拉舌向前下方,即伸舌;茎突舌肌、舌骨舌肌及下颌舌骨肌都是使舌回缩的肌。

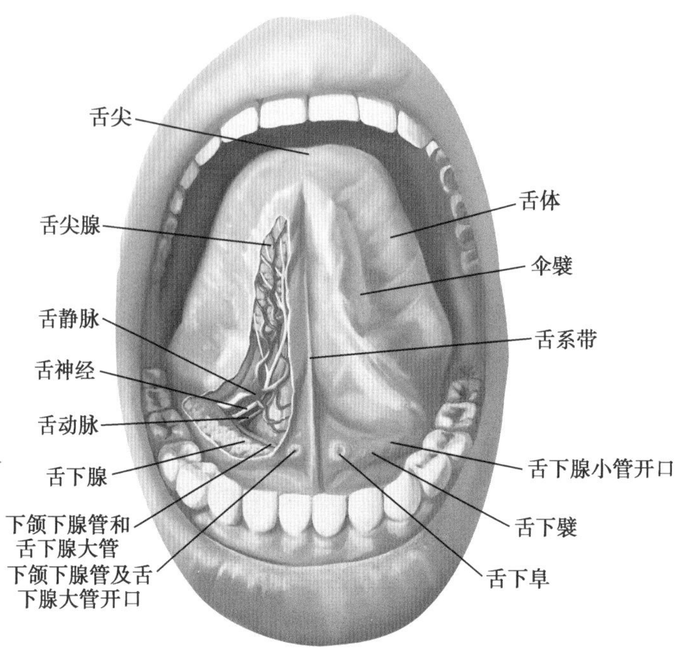

图 2-8 舌下面

右侧黏膜剥离,显示舌下腺等结构。

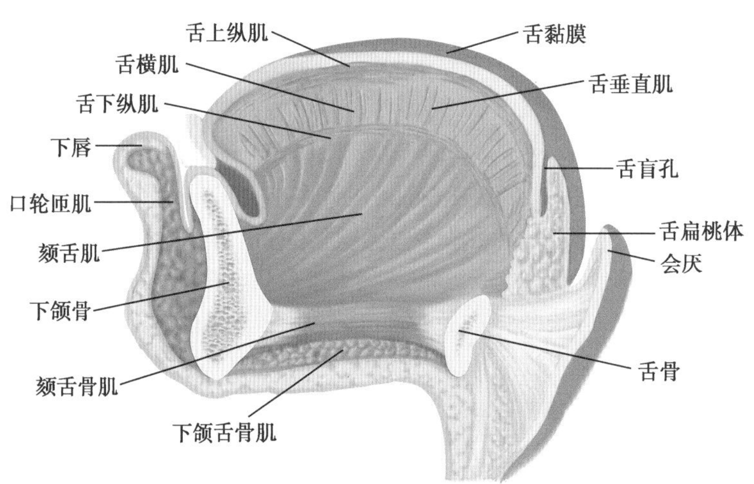

图 2-9 舌(矢状切面)

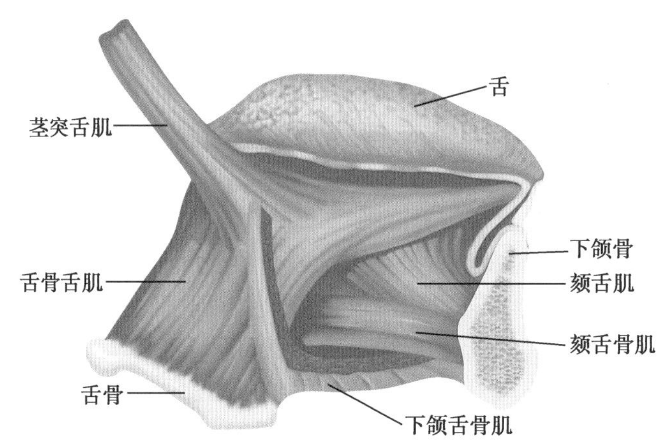

图 2-10 舌外肌

（六）唾液腺

唾液腺 salivary gland 位于口腔周围，能分泌并向口腔内排泄唾液。唾液腺分大、小两类。**小唾液腺** minor salivary gland 位于口腔各部黏膜或黏膜下层中，属黏液腺，如唇腺、颊腺、腭腺和舌腺等。**大唾液腺** major salivary gland 有 3 对，即腮腺、下颌下腺和舌下腺（图 2-11）。

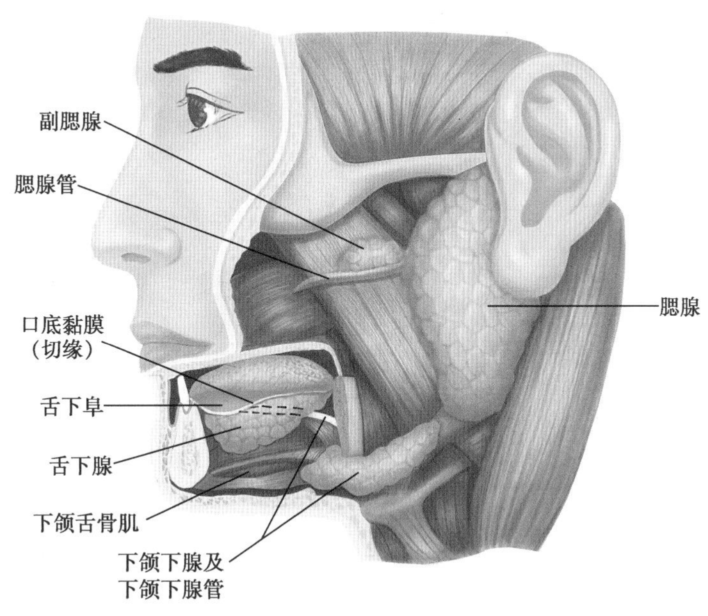

图 2-11 大唾液腺

1. 腮腺 parotid gland 最大，重 15~30g，略呈锥体形，底朝外侧，尖向内侧突向咽旁，通常以下颌支后缘或以穿过腮腺的面神经丛为界，分为浅、深两部。浅部略呈三角形，上达颧弓，下至下颌角，前至咬肌后 1/3 的浅面，后至乳突前缘和胸锁乳突肌前缘的上份。深部位于下颌后窝内和下颌支的深面。**腮腺管** parotid duct 长约 5cm，自腮腺浅部前缘发出，于颧弓下一横指处向前横越咬肌表面，至咬肌前缘处弯向内侧，斜穿颊肌，开口于平对上颌第 2 磨牙处的颊黏膜上的腮腺管小乳头。**副腮腺** accessory parotid gland 出现率约为 35%，其组织结构与腮腺相同，分布于腮腺管附近，但形态及大小不等。其导管汇入腮腺管。

2. 下颌下腺 submandibular gland 呈扁椭圆形，重约 15g。位于下颌体下缘及二腹肌前、后腹所围成的下颌下三角内，其导管自腺的内侧面发出，沿口腔底黏膜深面前行，长约 5cm，开口于舌下阜。

3. 舌下腺 sublingual gland 是最小的一对大唾液腺，重约 2~3g，位于口腔底舌下襞的深面。舌下腺导管有大、小两种：大管有一条，与下颌下腺管共同开口于舌下阜；小管约有 5~15 条，短而细，直接开口于舌下襞黏膜表面。

二、咽

（一）咽的位置和形态

咽 pharynx 是消化管上端扩大的部分，是消化管与呼吸道的共同通道。咽呈上宽下窄、前后略扁的漏斗形肌性管道，长约 12cm，其内腔称**咽腔** cavity of pharynx。咽位于第 1~6 颈椎前方，上端起于颅底，下端约在第 6 颈椎下缘或环状软骨的高度连于食管。咽的前壁不完整，自上向下有通向鼻腔、口腔和喉腔的开口；后壁平坦，借疏松结缔组织连于上 6 个颈椎体前面的椎前筋膜。这种连接形式有利于咽壁肌的活动，但也成为炎症扩散、蔓延的基础。咽的两侧壁与颈部大血管和甲状腺侧叶等相毗邻（图 2-12）。

（二）咽的分部

按照咽的前方毗邻，以腭帆游离缘和会厌上缘平面为界，将咽分为鼻咽、口咽和喉咽 3 部。其中，

NOTES

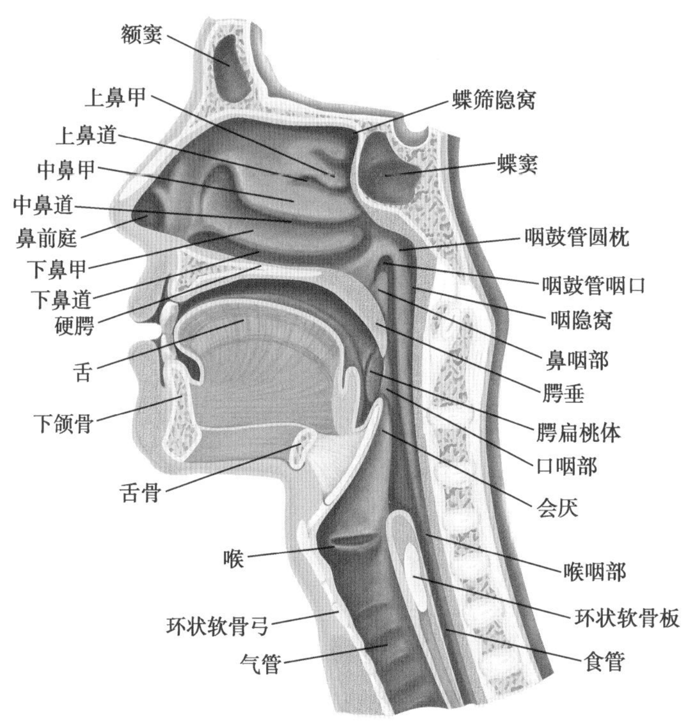

图 2-12 头颈部正中矢状切面

口咽和喉咽两部分是消化管与呼吸道的共同通道。

1. 鼻咽部 **鼻咽** nasopharynx 是咽的上部，位于鼻腔后方，上达颅底，下至腭帆游离缘平面续口咽部，向前经鼻后孔通鼻腔。

鼻咽部的两侧壁上，距下鼻甲后方约 1cm 处，有左、右各一的**咽鼓管咽口** pharyngeal opening of auditory tube，咽腔经此口通过咽鼓管与中耳的鼓室相通。咽鼓管咽口平时是关闭的，当吞咽或用力张口时，空气通过咽鼓管进入鼓室，以维持鼓膜两侧的气压平衡。咽部感染时，细菌可经咽鼓管波及中耳，引起中耳炎。由于小儿的咽鼓管较短而宽，且略呈水平位，故易罹患急性中耳炎。咽鼓管咽口的上、后方的弧形隆起称**咽鼓管圆枕** tubal torus，它是寻找咽鼓管咽口的标志。咽鼓管圆枕后方与咽后壁之间的纵行深窝称**咽隐窝** pharyngeal recess，是鼻咽癌的好发部位之一。位于咽鼓管咽口附近黏膜内的淋巴组织，称**咽鼓管扁桃体** tubal tonsil。鼻咽部上壁后部的黏膜内有丰富的淋巴组织，称**咽扁桃体** pharyngeal tonsil，幼儿时期较发达，6~7 岁时开始萎缩，约至 10 岁以后完全退化。有的儿童咽扁桃体可出现异常增大，致使鼻咽腔变窄，影响呼吸，熟睡时表现张口呼吸。

2. 口咽部 **口咽** oropharynx 位于腭帆游离缘与会厌上缘平面之间，向前经咽峡与口腔相通，上续鼻咽部，下通喉咽部。口咽的前壁主要为舌根后部，此处有一呈矢状位的黏膜皱襞，称**舌会厌正中襞** median glossoepiglottic fold，连于舌根后部正中与会厌之间。舌会厌正中襞两侧的深窝称**会厌谷** epiglottic vallecula，为异物易停留处（见图 2-7）。口咽的侧壁上有腭扁桃体。

腭扁桃体 palatine tonsil 位于口咽部侧壁的扁桃体窝内，是淋巴上皮器官，具有防御功能。腭扁桃体呈椭圆形，其内侧面朝向咽腔，表面覆以黏膜，并有许多深陷的小凹，称**扁桃体小窝** tonsillar fossulae，细菌易在此存留繁殖，成为感染病灶。腭扁桃体的外侧面及前、后面均被结缔组织形成的扁桃体囊包绕。此外，扁桃体窝上份未被腭扁桃体充满的空间称**扁桃体上窝** supratonsillar fossa，异物常易停留于此处。

3. 喉咽部 **喉咽** laryngopharynx 是咽的最下部，稍狭窄，上起自会厌上缘平面，下至第 6 颈椎体下缘平面与食管相续。喉咽部的前壁上份有喉口通入喉腔。在喉口的两侧各有一深窝，称**梨状隐窝** piriform recess，为异物常滞留之处（图 2-13）。

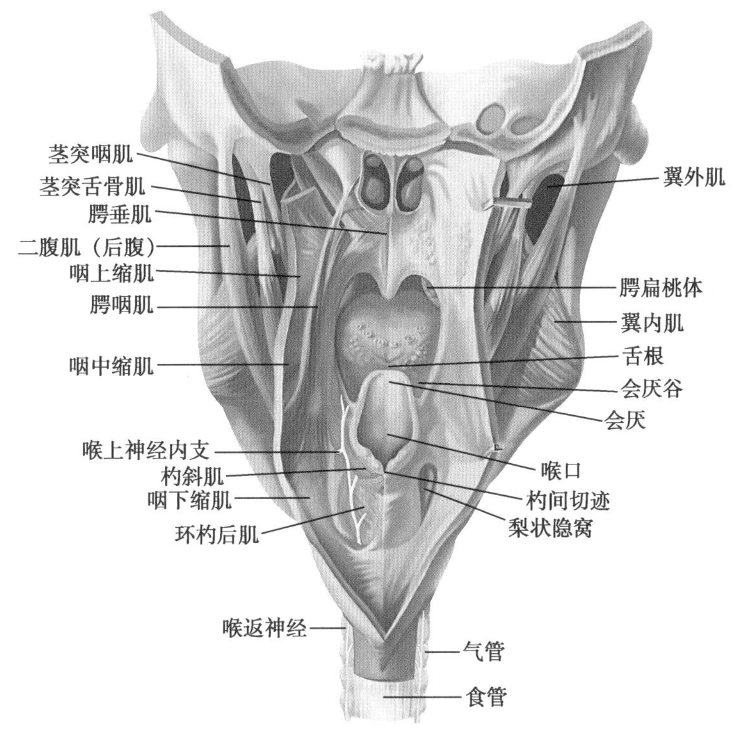

图 2-13 咽腔（切开咽后壁）

咽肌为骨骼肌，包括咽缩肌和咽提肌。咽缩肌包括上、中、下 3 部，呈叠瓦状排列，即咽下缩肌覆盖于咽中缩肌下部，咽中缩肌覆盖于咽上缩肌下部。当吞咽时，各咽缩肌自上而下依次收缩，即将食团推向食管。咽提肌位于咽缩肌深部，肌纤维纵行，起自茎突（茎突咽肌）、咽鼓管软骨（咽鼓管咽肌）及腭骨（腭咽肌），止于咽壁及甲状软骨上缘。咽提肌收缩时，上提咽和喉，舌根后压，会厌封闭喉口，食团越过会厌，经喉咽进入食管（图 2-14）。

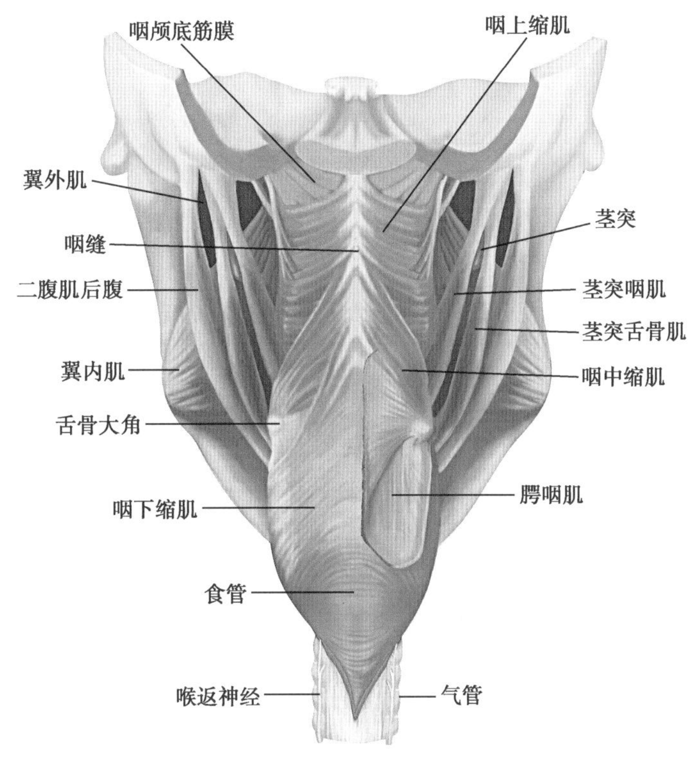

图 2-14 咽肌（后面）

（三）咽淋巴环

咽后上方的咽扁桃体、两侧的咽鼓管扁桃体、腭扁桃体和舌扁桃体，共同构成**咽淋巴环** pharyngeal lymphatic ring，对消化道和呼吸道具有防御功能。

三、食管

（一）食管的位置和分部

食管 esophagus 是一前后扁平的肌性管状器官，是消化管各部中最狭窄的部分，长约 25cm。食管上端在第 6 颈椎体下缘平面与咽相接，下端在第 10 胸椎平面穿过膈进入腹腔。约平第 11 胸椎体高度与胃的贲门连接。食管可分为颈部、胸部和腹部 3 部（图 2-15）。颈部长约 5cm，自食管起始端至平对胸骨颈静脉切迹平面，前面借疏松结缔组织附于气管后壁上。胸部最长，约 18~20cm，位于胸骨颈静脉切迹平面至膈的食管裂孔之间。腹部最短，仅 1~2cm，自食管裂孔至贲门，其前方邻近肝左叶。

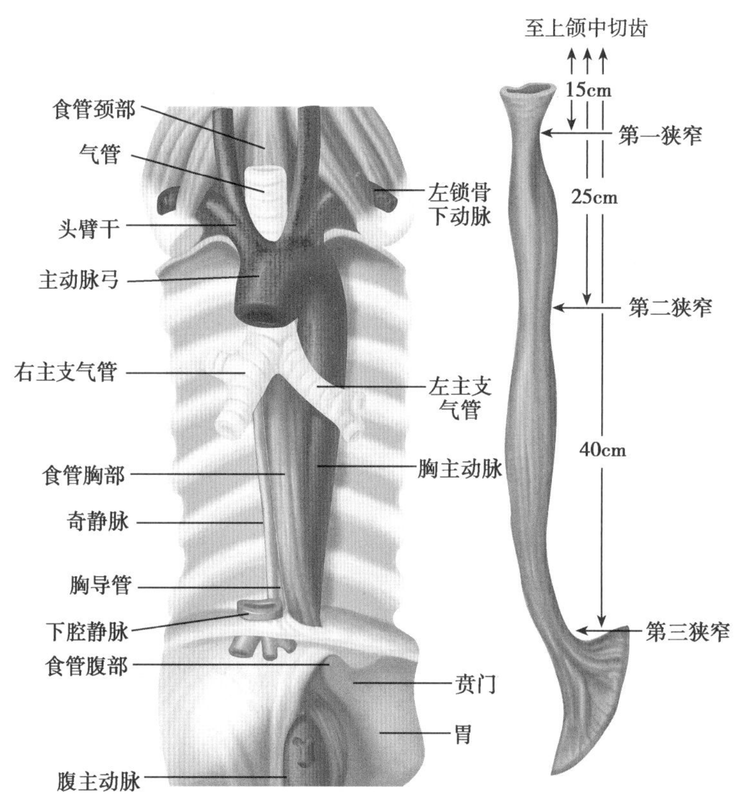

图 2-15 食管位置及三个生理性狭窄

（二）食管的狭窄

食管全长除沿脊柱的颈曲、胸曲相应地形成前后方向上的弯曲之外，在左右方向上亦有轻度弯曲，但在形态上，食管最重要的特点是有 3 处生理性狭窄。第一狭窄为食管的起始处，相当于第 6 颈椎体下缘水平，距上颌中切牙约 15cm；第二狭窄为食管在左主支气管的后方与其交叉处，相当于第 4、5 胸椎体之间水平，距上颌中切牙约 25cm；第三狭窄为食管通过膈的食管裂孔处，相当于第 10 胸椎水平，距上颌中切牙约 40cm。上述狭窄部是食管异物易滞留和肿瘤好发的部位（见图 2-15）。

四、胃

胃 stomach 是消化管各部中最膨大的部分，上连食管，下续十二指肠。成人胃的容量约 1 500ml。胃除有受纳食物和分泌胃液的作用外，还有内分泌功能。

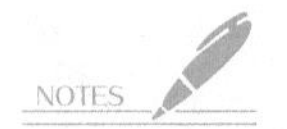
NOTES

（一）胃的形态和分部

胃的形态可受体位、体型、年龄、性别和胃的充盈状态等多种因素影响。胃在完全空虚时略呈管状，高度充盈时可呈球囊形。

胃有前、后壁，大、小弯和入、出口（图 2-16）。胃前壁朝向前上方，后壁朝向后下方。**胃小弯** lesser curvature of stomach 凹向右上方，其最低点弯度明显折转处称**角切迹** angular incisure。**胃大弯** greater curvature of stomach 大部分凸向左下方。胃的近端与食管连接处是胃入口，称**贲门** cardia。贲门的左侧，食管末端左缘与胃底所形成的锐角称**贲门切迹** cardiac incisure。胃的远端接续十二指肠处，是胃出口，称**幽门** pylorus。由于幽门括约肌的存在，在幽门表面有一缩窄的环行沟，幽门前静脉常横过幽门前方，这为胃手术提供了确定幽门的标志。

通常将胃分为贲门部、胃底、胃体和幽门部 4 部。贲门附近的部分称**贲门部** cardiac part，界域不明显；贲门平面以上，向左上方膨出的部分为**胃底** fundus of stomach，临床有时称**胃穹窿** fornix of stomach，内含吞咽时进入的空气，约 50ml，X 线胃片可见此气泡；自胃底向下至角切迹处的中间大部分称**胃体** body of stomach；胃体下界与幽门之间的部分称**幽门部** pyloric part。幽门部的大弯侧有一不甚明显的浅沟称中间沟，将幽门部分为右侧的**幽门管** pyloric canal 和左侧的**幽门窦** pyloric antrum。幽门窦通常位于胃的最低部，胃溃疡和胃癌多发生于胃的幽门窦近胃小弯处；幽门管长约 2~3cm（图 2-16）。

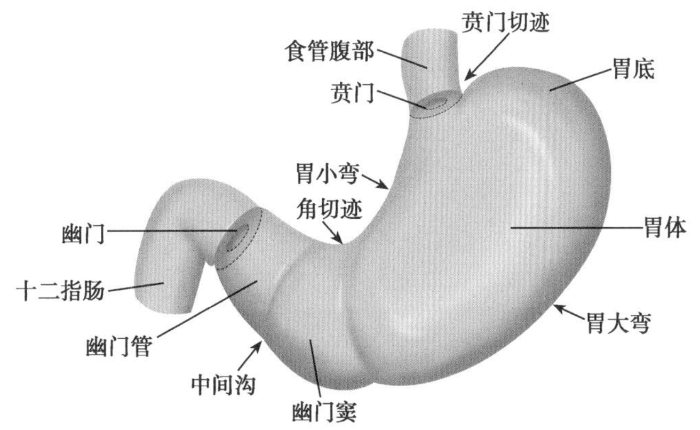

图 2-16 胃的形态与分部

活体 X 线钡餐透视，可将胃分成 3 型（图 2-17）。

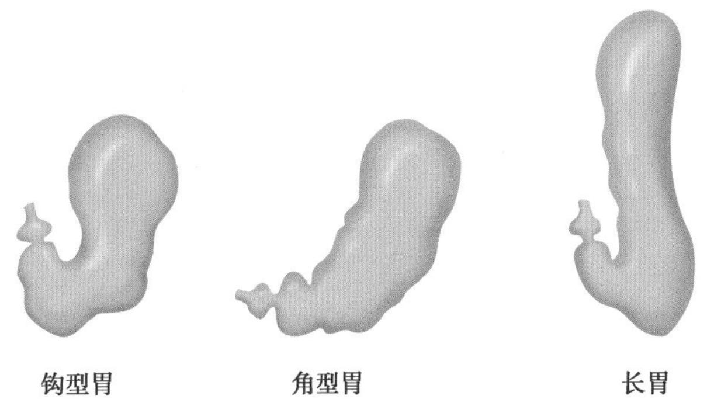

图 2-17 胃的 X 线像

1. 钩型胃 呈丁字形，胃体垂直，胃角呈明显的鱼钩型，胃大弯下缘几乎与髂嵴同高，此型多见于中等体型的人。

2. 角型胃 胃的位置较高，呈牛角型，略近横位，多位于腹上部，胃大弯常在脐以上，胃角不明显，常见于矮胖体型的人。

3. 长胃 胃的紧张力较低，全胃几乎均在中线左侧。内腔上窄下宽。胃体垂直呈水袋样，胃大弯可达髂嵴平面以下，多见于体型瘦弱的人，女性多见。

（二）胃的位置和毗邻

胃的位置常因体型、体位和充盈程度不同而有较大变化。通常，胃在中等程度充盈时，大部分位于左季肋区，小部分位于腹上区。胃前壁右侧部与肝左叶和方叶相邻，左侧部与膈相邻，被左肋弓掩盖。胃前壁的中间部分位于剑突下方，直接与腹前壁相贴，是临床上进行胃触诊的部位。胃后壁与胰、横结肠、左肾上部和左肾上腺相邻，胃底与膈和脾相邻。

胃的贲门和幽门的位置比较固定，贲门位于第 11 胸椎体左侧，幽门约在第 1 腰椎体右侧。胃大弯的位置较低，其最低点一般在脐平面。胃高度充盈时，大弯下缘可达脐以下，甚至超过髂嵴平面。胃底最高点在左锁骨中线外侧，可达第 6 肋间隙高度。

（三）胃壁

胃壁分4层。黏膜层柔软，血供丰富，呈橘红色，胃空虚时形成许多皱襞，充盈时变平坦。沿胃小弯处有四五条较恒定的纵行皱襞，襞间的沟称胃道。在食管与胃交接处的黏膜上，有一呈锯齿状的环形线，称食管胃黏膜线或齿状线，该线是胃镜检查时鉴别病变位置的重要标志。幽门处的黏膜形成环形的皱襞称**幽门瓣** pyloric valve，突向十二指肠腔内（图2-18），有阻止胃内容物进入十二指肠的功能。黏膜下层由疏松结缔组织构成，内有丰富的血管、淋巴管和神经丛，当胃扩张和蠕动时起缓冲作用。肌层较厚，由外纵、中环、内斜的3层平滑肌构成（图2-19）。外层的纵行肌以胃小弯和大弯处较厚。中层的环行肌较纵行肌发达，环绕于胃的全部，该层在幽门处较厚，称**幽门括约肌** pyloric sphincter，在幽门瓣的深面，有延缓胃内容物排空和防止肠内容物反流至胃的作用。内层的斜行肌是由食管的环行肌移行而来，分布于胃的前、后壁，起支持胃的作用。胃的外膜为浆膜层。临床上常将胃壁的4层一起称为全层，将肌层和浆膜两层合称为浆肌层。

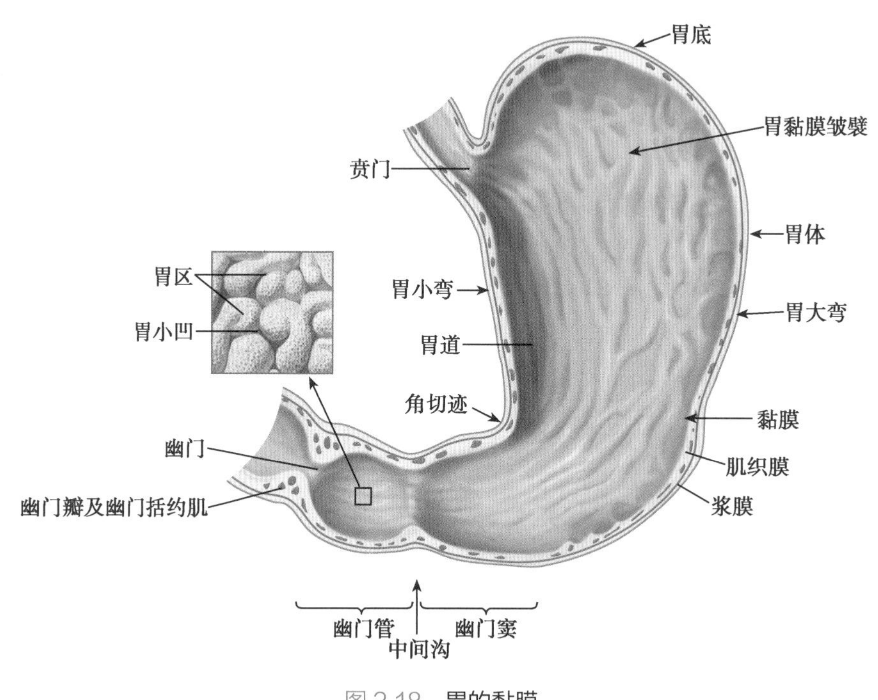

图2-18　胃的黏膜

五、小肠

小肠 small intestine 是消化管中最长的一段，在成人长5~7m。上端起于胃幽门，下端接盲肠，分为十二指肠、空肠和回肠3部。小肠是进行消化和吸收的重要器官，并具有某些内分泌功能。

（一）十二指肠

十二指肠 duodenum 介于胃与空肠之间，由于相当于十二个横指并列的长度而得名，全长约25cm。十二指肠是小肠中长度最短、管径最大、位置最为固定的部分。十二指肠始、末两端被腹膜包裹，较为活动，构成腹膜内位的部分，其余大部

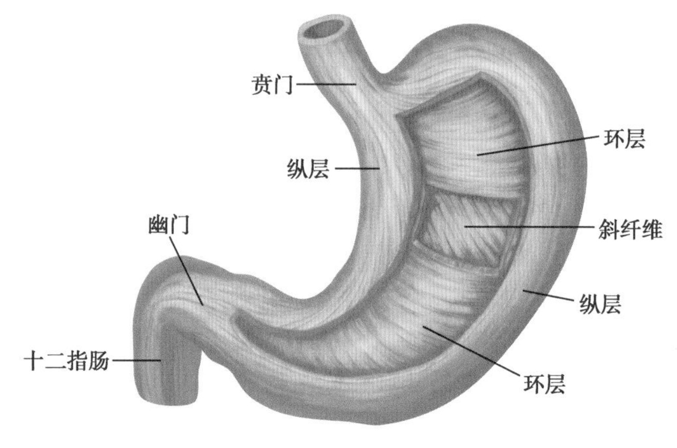

图2-19　胃壁的肌层

分均为腹膜外位器官，被腹膜覆盖而固定于腹后壁。十二指肠既接受胃液，又接受胰液和胆汁，其消化功能十分重要。十二指肠呈现非常恒定的C形弯曲，包绕胰头（图2-20），可分上部、降部、水平部和升部4部。

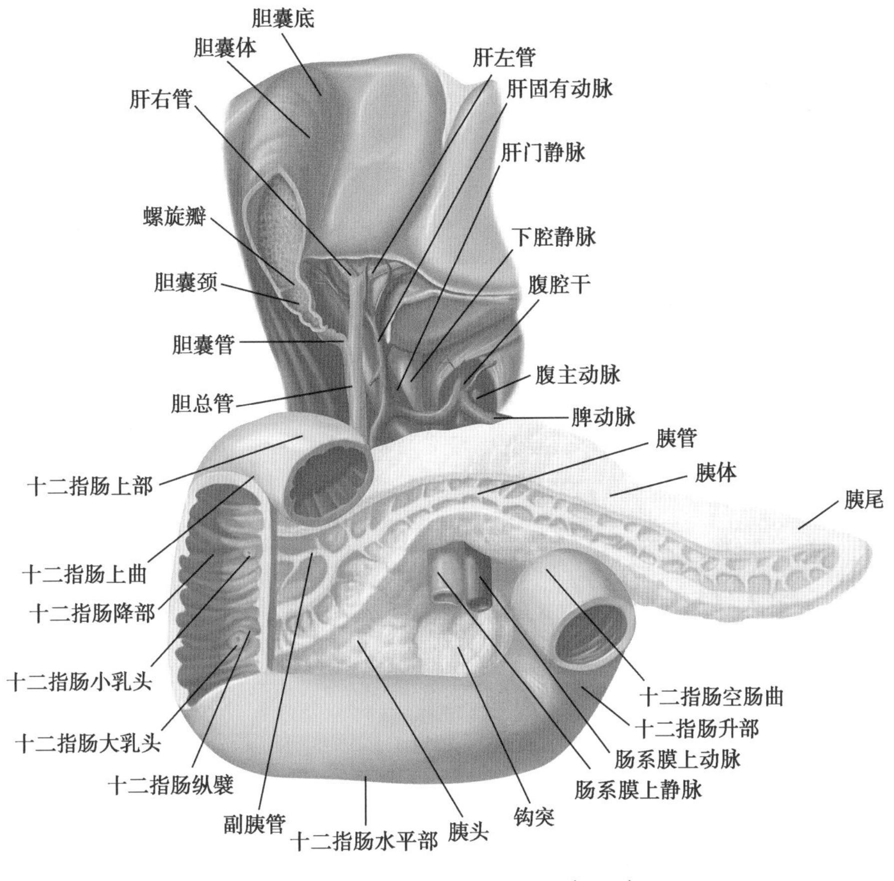

图2-20 胆道、十二指肠和胰（前面）

1. **上部 superior part** 长约5cm，是十二指肠中活动度最大的一部分。起自幽门，水平行向右后方，至胆囊颈的后下方，急转向下，移行为降部。上部与降部转折处形成的弯曲称**十二指肠上曲** superior duodenal flexure。十二指肠上部近侧与幽门相连接的一段肠管，长约2.5cm，由于其肠壁薄，管径大，黏膜面光滑平坦，无环状襞，故临床常称此段为**十二指肠球** duodenal bulb，是十二指肠溃疡及穿孔的好发部位。

2. **降部 descending part** 长约7~8cm，起自十二指肠上曲，垂直下行于第1~3腰椎体和胰头的右侧，至第3腰椎右侧，弯向左行，移行为水平部。转折处的弯曲称**十二指肠下曲** inferior duodenal flexure。降部中份后内侧壁上有一纵行的皱襞，称**十二指肠纵襞** longitudinal fold of duodenum，其下端的圆形隆起称**十二指肠大乳头** major duodenal papilla，距上颌中切牙约75cm，为肝胰壶腹的开口处。在大乳头上方（近侧）1~2cm处，有时可见到**十二指肠小乳头** minor duodenal papilla，是副胰管的开口处（见图2-20）。

肠系膜上动脉压迫综合征

起于腹主动脉的肠系膜上动脉与腹主动脉之间构成一锐角，并将十二指肠水平部的远段夹于角内。该夹角因受空、回肠重力的影响，角度被牵拉变小，若角度过小，则水平部肠管可被挤压，发生梗阻。临床上称此为肠系膜上动脉压迫综合征。在发育过程中，小肠系膜过紧地附着于腹后壁，或肠系膜上动脉自腹主动脉发出的位置过低，都是造成角度过小的因素。

NOTES

3. 水平部 horizontal part 又称下部，长约 10cm，起自十二指肠下曲，横过下腔静脉和第 3 腰椎体的前方，至腹主动脉前方、第 3 腰椎体左前方，移行于升部。肠系膜上动、静脉紧贴此部前面下行，在某些情况下，肠系膜上动脉可压迫该部引起十二指肠梗阻（见图 2-20）。

4. 升部 ascending part 长约 2~3cm，自水平部末端起始，斜向左上方，至第 2 腰椎体左侧转向前下，移行为空肠。十二指肠与空肠转折处形成的弯曲称**十二指肠空肠曲** duodenojejunal flexure。十二指肠空肠曲的上后壁被一束由肌纤维和结缔组织构成的**十二指肠悬肌** suspensory muscle of duodenum 固定于右膈脚上。十二指肠悬肌和包绕于其下段表面的腹膜皱襞（十二指肠上襞或十二指肠空肠襞）共同构成**十二指肠悬韧带** suspensory ligament of duodenum，又称 **Treitz 韧带** ligament of Treitz。在腹部外科手术中，Treitz 韧带可作为确定空肠起始的重要标志。

（二）空肠和回肠

空肠 jejunum 和**回肠** ileum 上端起自十二指肠空肠曲，下端接续盲肠。空肠和回肠一起被肠系膜悬系于腹后壁，合称为系膜小肠，其活动度较大。有系膜附着的边缘称系膜缘，其相对缘称游离缘或对系膜缘。

空肠和回肠的形态结构不完全一致，但变化是逐渐发生的，故两者间无明显界限。一般是将系膜小肠的近侧 2/5 称空肠，远侧 3/5 称回肠。从位置上看，空肠常位于左腰区和脐区；回肠多位于脐区、右腹股沟区和盆腔内。从外观上看，空肠管径较粗，管壁较厚，血管较多，颜色较红，呈粉红色；而回肠管径较细，管壁较薄，血管较少，颜色较浅，呈粉灰色。此外，肠系膜的厚度从上向下逐渐变厚，脂肪含量越来越多。肠系膜内血管的分布也有区别，空肠的动脉弓级数较少（有 1、2 级），直血管较长；而回肠的动脉弓级数较多（可达 4、5 级），直血管较短（图 2-21）。从组织结构上看，空、回肠都具有消化管典型的 4 层结构。其黏膜除形成环状襞外，内表面还有密集的绒毛，极大地增加了肠黏膜的表面积，有利于营养物质的消化和吸收。在黏膜固有层和黏膜下组织内含有淋巴滤泡。淋巴滤泡分**孤立淋巴滤泡** solitary lymphatic follicles 和**集合淋巴滤泡** aggregated lymphatic follicles 两种，前者分散存在于空

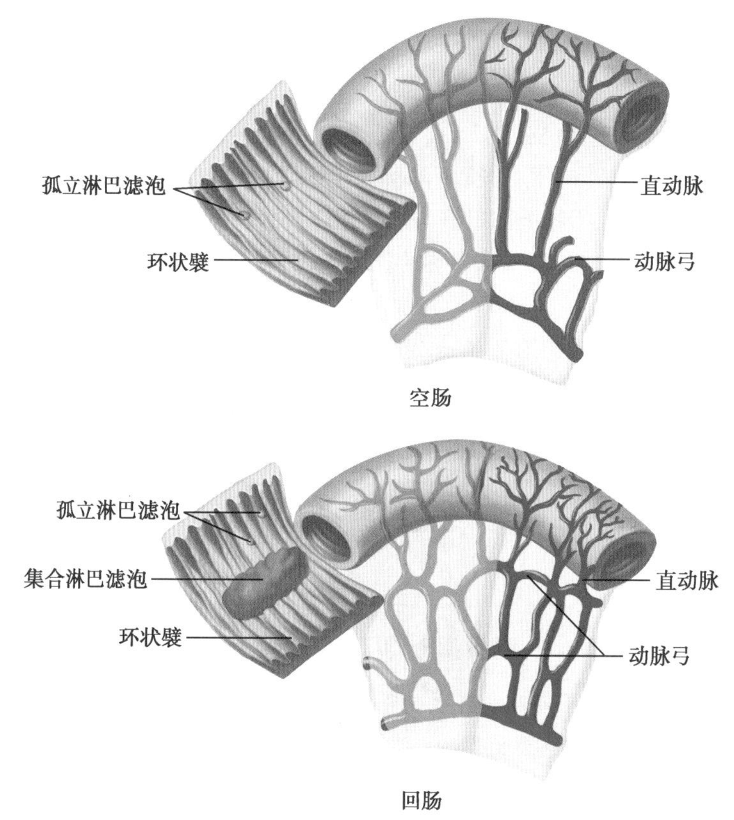

图 2-21 空肠和回肠

肠和回肠的黏膜内，后者多见于回肠下部。集合淋巴滤泡又称 Peyer 斑，有 20~30 个，呈长椭圆形，其长轴与肠管的长轴一致，常位于回肠下部对肠系膜缘的肠壁内（图 2-21）。肠伤寒的病变发生于集合淋巴滤泡，可并发肠穿孔或肠出血。

此外，约 2% 的成人，在距回盲瓣 0.3~1.0m 范围的回肠对系膜缘上，有长 2~5cm 的囊袋状突起，管径与回肠近似，称梅克尔（Meckel）憩室，此为胚胎时期卵黄囊管未完全消失形成的。Meckel 憩室易发炎或合并溃疡穿孔，因其位置靠近阑尾，故症状与阑尾炎相似。

卵黄囊管及其相关畸形

胚胎发育到第 3 周时，内胚层被卷入胚体内，形成原始消化管。原始消化管从头端至尾端依次分为 3 段，分别称前肠、中肠和后肠。中肠的腹侧与卵黄囊通连，以后两者的连接部变窄，形成卵黄囊管（卵黄蒂），于第 6 周卵黄囊管闭锁并逐渐退化消失。若卵黄囊管全长未闭锁，称脐瘘，出生后粪便会从该瘘管溢出；若卵黄囊管远侧段已闭锁，其近侧段留有一盲囊连于回肠，称 Meckel 憩室；若卵黄囊管仅远端未闭锁，就会残留一个与脐相连的凹陷，称卵黄囊管窦，出生后窦内常有黏液从脐溢出；若卵黄囊管仅中间段未闭锁，就会在脐与回肠之间形成一囊泡，称卵黄囊管囊肿；若卵黄囊管已完全闭锁，但未消失，就会在脐与回肠之间残留一纤维索，称卵黄囊管韧带，常致绞窄性肠梗阻。

六、大肠

大肠 large intestine 是消化管的下段，全长 1.5m，续自回肠末端，止于肛门。与小肠明显不同的是，大肠有较粗的管径，肠壁较薄，其大部分位置较为固定；全程围绕于空、回肠的周围，可分为盲肠、阑尾、结肠、直肠和肛管 5 部分（见图 2-1）。大肠的主要功能为吸收水分、维生素和无机盐，并将食物残渣形成粪便，排出体外。

结肠和盲肠具有 3 种特征性结构，即结肠带、结肠袋和肠脂垂。**结肠带** colic band 有 3 条，由肠壁的纵行平滑肌增厚所形成，沿大肠的纵轴平行排列，3 条结肠带汇聚于阑尾根部。**结肠袋** haustra of colon 是由横沟隔开、向外膨出的囊状突起，是由结肠带短于肠管的长度使肠管皱缩所形成。**肠脂垂** epiploicae appendices 是沿结肠带两侧分布的许多小突起，由浆膜及其所包含的脂肪组织形成（图 2-22）。

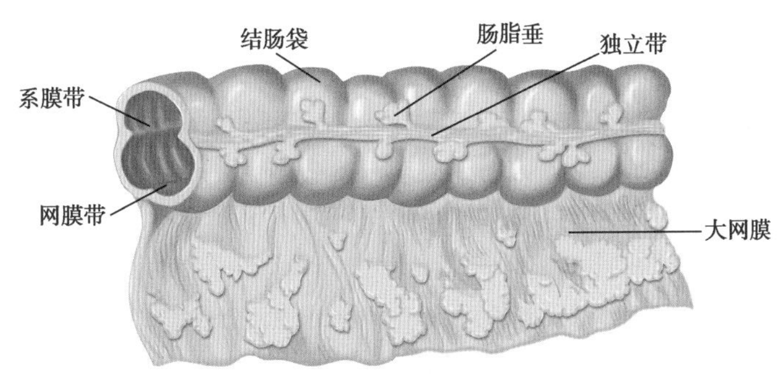

图 2-22 结肠的特征性结构（横结肠）

（一）盲肠

盲肠 caecum 是大肠的起始部，左侧与回肠相连接，长约 6cm，其下端为盲端，上续升结肠。盲肠主要位于右髂窝内，其体表投影在腹股沟韧带外侧半的上方。但在胚胎发育过程中，有少数情况，由于肠管旋转异常，可出现异位盲肠，即可高达髂嵴以上，也可低至骨盆腔内，甚至出现于腹腔左侧。

一般情况下，盲肠属于腹膜内位器官，其各面均有腹膜被覆，因无系膜或仅有短小系膜，故其位置相对较固定。少数人在胚胎发育过程中，由于升结肠系膜不同程度地保留，所以升结肠、盲肠具有较大的活动范围，称移动性盲肠。这种情况可导致肠扭转和肠梗阻。

回肠末端向盲肠的开口，称**回盲口** ileocecal orifice。此处肠壁内的环行肌增厚，并覆以黏膜而形成上、下两片半月形的皱襞，称**回盲瓣** ileocecal valve，此瓣的作用为阻止小肠内容物过快地流入大肠，以便食物在小肠内充分消化吸收，并可防止盲肠内容物反流回小肠。在回盲口下方约 2cm 处，有阑尾口，即阑尾的开口（图 2-23）。临床通常将盲肠、阑尾和回肠末端合称为回盲部。由于回、盲肠以“端侧”形式相连，其相交的夹角几乎成 90°，且盲肠管径明显粗于回肠，故易形成肠套叠，以小儿为多见。

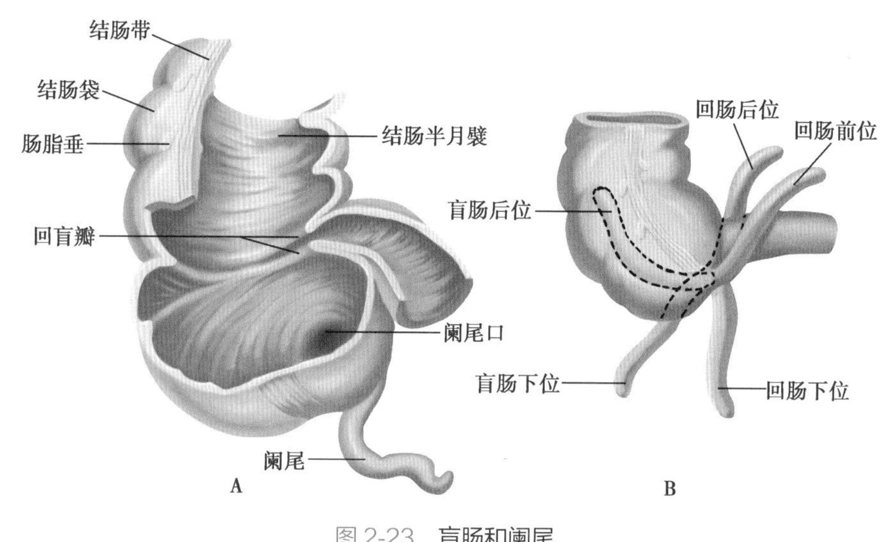

图 2-23 盲肠和阑尾
A. 回盲部内面观；B. 阑尾常见位置。

（二）阑尾

阑尾 vermiform appendix 是从盲肠下端后内侧壁向外延伸的一条细长的蚓状器官，其长度因人而异，一般长约 5~7cm，偶有长达 20cm 或短至 1cm 者。阑尾缺如者极为罕见。阑尾较固定，多数在回盲口的后下方约 2cm 处开口于盲肠，称此口为阑尾口。阑尾口的下缘有一条不明显的半月形黏膜皱襞，称阑尾瓣。该瓣有防止粪块或异物坠入阑尾腔的作用；成人阑尾的管径多在 0.5~1.0cm，并随着年龄增长而缩小，易为粪石阻塞，形成阻塞性阑尾炎；阑尾系膜呈三角形或扇形，内含血管、神经、淋巴管及淋巴结等，由于阑尾系膜游离缘短于阑尾本身，所以阑尾呈钩形、S 形或卷曲状等不同程度的弯曲，这些都是易使阑尾发炎的形态基础。

阑尾的位置主要取决于盲肠的位置，因此，通常阑尾与盲肠一起位于右髂窝内，少数情况可随盲肠位置变化而出现异位阑尾，如高位阑尾、低位阑尾及左下腹位阑尾等。尽管阑尾根部与盲肠的位置关系比较固定，但阑尾尖端为游离盲端，游动性大，所以阑尾位置不固定；因此阑尾在右髂窝内，与回盲部的位置关系有多种，即回肠下位，回、盲肠后位，盲肠下位及回肠前位等（见图 2-23B）。根据国内体质调查资料，阑尾以回肠前位、盆位、盲肠后位较多见。盲肠后位阑尾，多数位于盲肠后壁与腹后壁壁腹膜之间，少数位于腹后壁壁腹膜之外。由于阑尾位置差异较大，毗邻关系各异，故阑尾发炎时可能出现不同的症状和体征，这给阑尾炎的诊断和治疗增加了复杂性。阑尾位置变化较多，手术中有时寻找困难，由于 3 条结肠带汇聚于阑尾根部，故沿盲肠的结肠带向下追踪，是寻找阑尾的可靠方法。

阑尾根部的体表投影点通常在右髂前上棘与脐连线的中、外 1/3 交点处，该点称 McBurney 点。有时也以 Lanz 点表示，即左、右髂前上棘连线的右、中 1/3 交点处。此体表投影对于临床诊断阑尾炎有重要的意义。

阑尾的位置与阑尾炎症状的关系

1. 回肠下位 约占41.3%。阑尾经回肠末端下方斜向内下，有时越过右髂部血管，垂向小骨盆边缘。此型阑尾发炎，可出现转移性右下腹痛和右下腹局限性、固定的压痛点。

2. 回、盲肠后位 约占33.8%。阑尾位于回、盲肠后壁与腹后壁壁腹膜之间的结缔组织内，有时位于腹后壁壁腹膜之外，直接与髂腰肌、髂腹股沟神经和生殖股神经相邻。由于该处腹膜敏感性较差，故阑尾炎时右下腹痛及体征均不显著，又因其位置深在、邻接腰大肌，故炎症可刺激该肌，当大腿过伸时出现疼痛，称此为腰大肌征阳性。

3. 少数尚有高位阑尾、低位阑尾、左下腹位阑尾及盲肠壁浆膜下阑尾等，临床上应注意鉴别。

（三）结肠

结肠 colon 是介于盲肠与直肠之间的一段大肠，整体呈M形，包绕于空、回肠周围。结肠分为升结肠、横结肠、降结肠和乙状结肠4部分。结肠的直径自起端6cm，逐渐递减为乙状结肠末端的2.5cm，这是结肠腔最狭窄的部位（图2-24）。

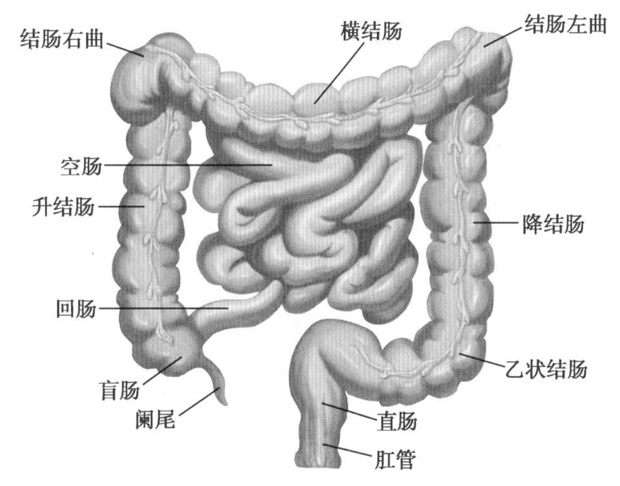

图2-24 小肠和大肠

1. **升结肠 ascending colon** 长约15cm，在右髂窝处，起自盲肠上端，沿腰方肌和右肾前面上升至肝右叶下方，转折向左前下方移行于横结肠，转折处的弯曲称**结肠右曲** right colic flexure（或称肝曲）。升结肠属腹膜间位器官，无系膜，其后面借结缔组织贴附于腹后壁，因此活动性甚小。

2. **横结肠 transverse colon** 长约50cm，起自结肠右曲，先行向左前下方，后略转向左后上方，形成一略向下垂的弓形弯曲，至左季肋区，在脾脏面下份处，折转成**结肠左曲** left colic flexure（或称脾曲），向下续于降结肠。横结肠属腹膜内位器官，由横结肠系膜连于腹后壁，活动度较大，其中间部分可下垂至脐或低于脐平面。

3. **降结肠 descending colon** 长约25cm，起自结肠左曲，沿左肾外侧缘和腰方肌前面下降，至左髂嵴处续于乙状结肠。降结肠与升结肠一样属腹膜间位器官，无系膜，借结缔组织直接贴附于腹后壁，活动性很小。

4. **乙状结肠 sigmoid colon** 长约40cm，在左髂嵴处起自降结肠，沿左髂窝转入盆腔内，全长呈乙字形弯曲，至第3骶椎平面续于直肠。乙状结肠属腹膜内位器官，由乙状结肠系膜连于盆腔左后壁。乙状结肠系膜在肠管的中段幅度较宽，向上、下两端系膜幅度逐渐变短而消失，所以乙状结肠中段活动范围较大，常成为乙状结肠扭转的因素之一。乙状结肠也是憩室和肿瘤等疾病的多发部位。

（四）直肠

直肠 rectum 是消化管位于盆腔下部的一段，全长10~14cm。直肠在第3骶椎前方起自乙状结肠，沿骶骨、尾骨前面下行，穿过盆膈移行于肛管。直肠并不直，在矢状面上形成两个明显的弯曲：**直肠骶曲** sacral flexure of rectum 是直肠上段沿着骶尾骨的盆面下降，形成一个突向后方的弓形弯曲，距肛门7~9cm；**直肠会阴曲** perineal flexure of rectum 是直肠末段绕过尾骨尖，转向后下方，形成一个突向前方的弓形弯曲，距肛门3~5cm（图2-25）。在冠状面上也有3个突向侧方的弯曲，但不恒定，一般中间较大的一个凸向左侧，上、下两个凸向右侧。当临床进行直肠镜、乙状结肠镜检查时，应注意这些弯曲部

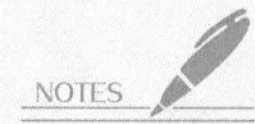

位，以免损伤肠壁。

直肠上端与乙状结肠交接处管径较细，向下肠腔显著膨大，称**直肠壶腹** ampulla of rectum。直肠内面有三个**直肠横襞（Houston 瓣）** transverse fold of rectum，由黏膜及环行肌构成，具有阻挡粪便下移的作用。最上方的直肠横襞接近直肠与乙状结肠交界处，位于直肠左侧壁上，距肛门约 11cm，偶见该襞环绕肠腔一周，致使肠腔出现不同程度的缩窄；中间的直肠横襞大而明显，位置恒定，通常位于直肠壶腹稍上方的直肠右前壁上，距肛门 7cm，相当于直肠前壁腹膜返折的水平，因此，在乙状结肠镜检查中，确定肿瘤与腹膜腔的位置关系时，常以中间的直肠横襞为标志。最下方的直肠横襞位置不恒定，一般多位于直肠左侧壁上，距肛门约 5cm（图 2-26）。当直肠充盈时，此皱襞常消失。了解上述三条直肠横襞的位置，对临床直肠或乙状结肠镜检具有一定的意义。

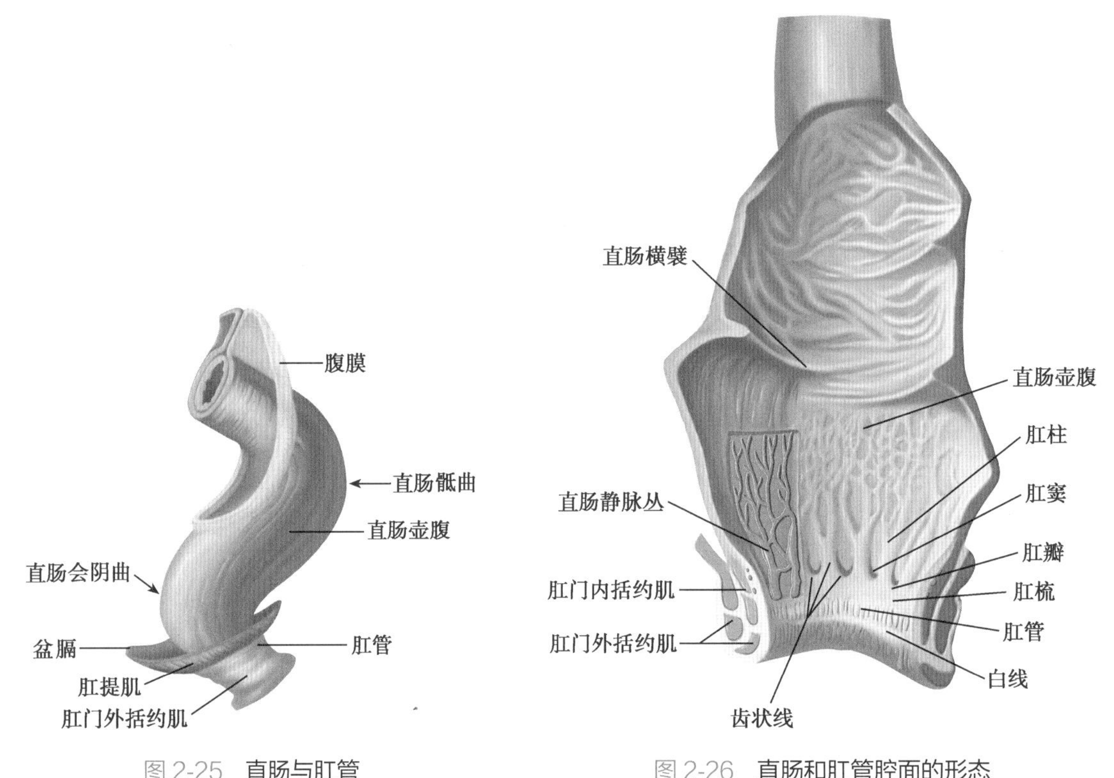

图 2-25 直肠与肛管

图 2-26 直肠和肛管腔面的形态

（五）肛管

肛管 anal canal 的上界为直肠穿过盆膈的平面，下界为肛门，长约 4cm。肛管被肛门括约肌所包绕，平时处于收缩状态，有控制排便的作用。

肛管内面有 6~10 条纵行的黏膜皱襞，称**肛柱** anal column，儿童时期更清楚，成年人则不明显，内有血管和纵行肌。各肛柱下端彼此借半月形黏膜皱襞相连，此襞称**肛瓣** anal valves。每一肛瓣与其相邻的两个肛柱下端之间形成开口向上的隐窝，称**肛窦** anal sinus，窦深 3~5mm，其底部有肛腺的开口。肛窦内往往积存粪屑，感染后易致肛窦炎，严重者可形成肛门周围脓肿或肛瘘等。通常将各肛柱上端的连线称**肛直肠线** anorectal line，即直肠与肛管的分界线；将连接各肛柱下端与各肛瓣边缘的锯齿状环形线称**齿状线** dentate line 或**肛皮线** anocutaneous line。

齿状线以上肛管由内胚层的泄殖腔演化而来，其内面为黏膜，黏膜上皮为单层柱状上皮，癌变时为腺癌；齿状线以下肛管由外胚层的原肛演化而来，其内面为皮肤，被覆上皮为复层扁平上皮，癌变时为鳞状细胞癌。此外，齿状线上、下部分的肠管在动脉来源、静脉回流、淋巴引流以及神经分布等方面都不相同（表 2-2），这在临床上具有实际意义。

NOTES

表 2-2 肛管齿状线上、下部的比较

比较项目	齿状线以上	齿状线以下
覆盖上皮	单层柱状上皮	复层扁平上皮
动脉来源	直肠上、下动脉	肛动脉
静脉回流	直肠上静脉→肠系膜下静脉→脾静脉→肝门静脉	肛门静脉→阴部内静脉→髂内静脉→髂总静脉→下腔静脉
淋巴引流	肠系膜下淋巴结和髂内淋巴结	腹股沟浅淋巴结
神经分布	内脏神经	躯体神经

在齿状线下方有一宽约 1cm 的环状区域，称**肛梳** anal pecten 或称**痔环** haemorrhoidal ring，表面光滑，因其深层有静脉丛，故呈浅蓝色。肛梳下缘有一不甚明显的环形线，称**白线** white line，或称 Hilton 线。该线位于肛门外括约肌皮下部与肛门内括约肌下缘之间的水平，故活体肛诊时可触知此处为环形浅沟，即括约肌间沟（见图 2-26）。**肛门** anus 是肛管的下口，为一前后纵行的裂孔，前后径约 2~3cm。肛门周围皮肤富有色素，呈暗褐色，并有汗腺（肛周腺）和丰富的皮脂腺。

肛梳部的皮下组织和肛柱部的黏膜下层内含有丰富的静脉丛，有时可因某种病理原因而形成静脉曲张，向肛管腔内突起形成痔，发生在齿状线以上的为内痔，发生在齿状线以下的为外痔，发生在齿状线上、下的为混合痔。由于神经分布的不同，所以内痔不疼，而外痔常感疼痛。

肛管周围有肛门内、外括约肌和肛提肌等。**肛门内括约肌** internal anal sphincter 是由肠壁环形肌增厚形成的平滑肌管，环绕肛管上 3/4 段，从肛管直肠交界向下延伸到白线，故白线是肛门内括约肌下界的标志。肛门内括约肌有协助排便，但无括约肛门的作用。直肠壁的纵行肌与肛提肌一起形成纤维性隔，分隔肛门内、外括约肌，向下分散止于皮肤。**肛门外括约肌** external anal sphincter 为骨骼肌，位于肛管平滑肌层之外，围绕整个肛管。肛门外括约肌受意识支配，有较强的控制排便功能。

肛门外括约肌按其纤维所在部位，可分为皮下部、浅部和深部（见图 2-26）。**皮下部** subcutaneous part 位于内括约肌下缘和外括约肌浅部的下方，为围绕肛管下端的环形肌束，在肛门口附近和白线下方位于皮肤深层，如此部纤维被切断，不会产生大便失禁。**浅部** superficial part 位于皮下部上方，为环绕内括约肌下部的椭圆形肌束，前后分别附着于会阴中心腱和尾骨尖。这是外括约肌附着于骨的唯一部分。**深部** deep part 位于浅部上方，为环绕内括约肌上部的较厚环形肌束。浅部和深部是控制排便的重要肌束。

肛门外括约肌的浅部和深部、直肠下份的纵行肌、肛门内括约肌以及肛提肌等，共同构成一围绕肛管的强大肌环，称肛直肠环。此环对肛管起着极重要的括约作用，若手术损伤将导致大便失禁。

胃肠道的神经内分泌功能

胃肠道接受交感和副交感神经的双重支配，并与肠神经系统一起，共同调节消化道平滑肌的运动、腺体分泌和血管运动。

1. 内在神经（肠神经系统） 是指消化道壁内的壁内神经丛，包括肌间神经丛和黏膜下神经丛，有感觉、中间和运动神经元，彼此交织成网。黏膜下神经丛主要调节消化道腺体和内分泌细胞的分泌，肠内物质的吸收及局部血流的控制；肌间神经丛主要支配平滑肌细胞，参与对消化道运动的控制。

2. 外来神经 包括交感神经和副交感神经。

交感神经发自脊髓胸 5 至腰 2 段的侧角，经腹腔神经节和肠系膜神经节换元后，发出肾上腺素能纤维。

副交感神经除少量支配口腔和咽之外，主要走行于迷走神经和盆神经中。其节前纤维主要与肌间神经丛和黏膜下神经丛形成突触，发出的节后纤维主要为胆碱能纤维，少量为非胆碱能纤维和非肾上腺素能纤维。副交感神经兴奋通常可使消化液分泌增加，消化道活动加强。

在胃肠道黏膜下存在着数十种内分泌细胞，合成和释放多种生物活性物质，统称为胃肠激素，发挥多种生理作用。由于这些激素几乎都是肽类，多在脑内也有分布，故又称之为脑肠肽。

胃肠内分泌细胞属于胺前体摄取和脱羧（APUD）细胞，它们具有摄取胺前体，进行脱羧而产生肽类或活性胺的能力。

第二节 消 化 腺

一、肝

肝 liver 是人体内最大的腺体，也是最大的消化腺。我国成年男性肝的重量为 1 230~1 450g，女性为 1 100~1 300g，约占体重的 1/50~1/40。胎儿和新生儿肝相对较大，重量可达体重的 1/20，体积占腹腔容积的一半以上。肝的长（左右径）× 宽（上下径）× 厚（前后径）约为 258mm×152mm×58mm。肝的血液供应十分丰富，故活体的肝呈棕红色。肝的质地柔软而脆弱，易受外力冲击而破裂，引起腹腔内大出血。

肝是机体新陈代谢最活跃的器官，不仅参与蛋白质、脂类、糖类和维生素等物质的合成、转化与分解，而且参与激素、药物等物质的转化和解毒。肝还具有分泌胆汁，防御和造血（胚胎时期）等重要功能。

（一）肝的形态

肝呈不规则的楔形，可分为上、下两面，前、后、左、右 4 缘。肝上面膨隆，与膈相邻，又称**膈面** diaphragmatic surface（图 2-27）。肝膈面有呈矢状位的**镰状韧带** falciform ligament 附着，并借此将肝分为左、右两叶。**肝左叶** left lobe of liver 小而薄，**肝右叶** right lobe of liver 大而厚。膈面后部没有腹膜被覆的部分称**裸区** bare area，裸区的左侧部分有一较宽的沟，称为**腔静脉沟** sulcus for vena cava，内有下腔静脉通过。肝下面凹凸不平，与腹腔器官相邻，又称**脏面** visceral surface（图 2-28）。脏面中部有呈 H 形的沟，由左、右纵沟和横沟组成。横沟位于脏面正中，有肝左、右管，肝固有动脉左、右支，肝门静脉左、右支和肝的神经、淋巴管等出入，称第 1 肝门，简称**肝门** porta hepatis。出入肝门的结构被结缔组织包绕，构成**肝蒂** hepatic pedicle。肝蒂中主要结构的位置关系是：肝左、右管居前，肝固有动脉左、右支居中，肝门静脉左、右支居后。左侧纵沟窄而深，前部有肝圆韧带通过，称**肝圆韧带裂** fissure for

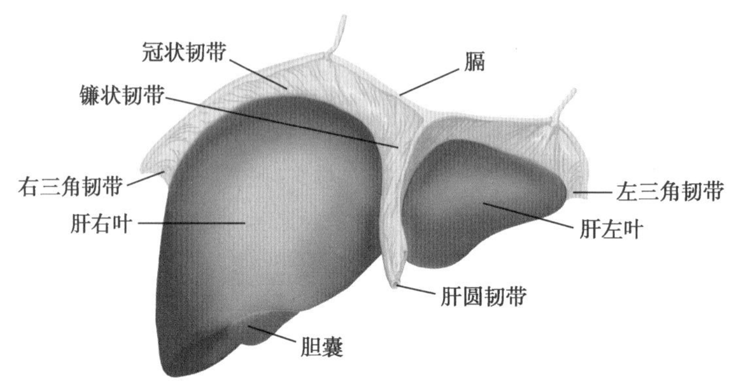

图 2-27 肝（膈面）

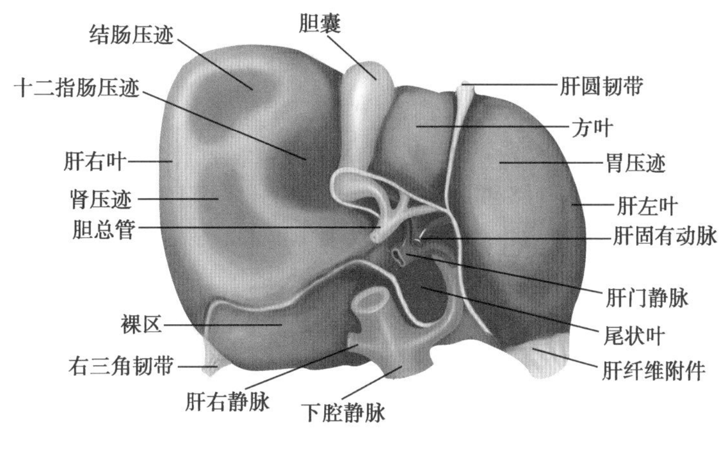

图 2-28 肝(脏面)

ligamentum teres hepatis;后部容纳静脉韧带,称**静脉韧带裂** fissure for ligamentum venosum。**肝圆韧带** ligamentum teres hepatis 由胎儿时期的脐静脉闭锁而成,经肝镰状韧带的游离缘内行至脐。**静脉韧带** ligamentum venosum 由胎儿时期的静脉导管闭锁而成。右侧纵沟宽而浅,前部为一浅窝,容纳胆囊,称**胆囊窝** fossa for gallbladder;后部为腔静脉沟。在腔静脉沟的上份,有肝左、中、右静脉注入下腔静脉处,称为第 2 肝门;在腔静脉沟的下份,有数条来自肝右叶和尾状叶等的肝小静脉汇入下腔静脉处,称为第 3 肝门。

在肝的脏面,借 H 形的沟将肝分为 4 叶:肝左叶位于肝圆韧带裂与静脉韧带裂的左侧,即左纵沟的左侧;肝右叶位于胆囊窝与腔静脉沟的右侧,即右纵沟的右侧;**方叶** quadrate lobe 位于肝门之前,肝圆韧带裂与胆囊窝之间;**尾状叶** caudate lobe 位于肝门之后,静脉韧带裂与腔静脉沟之间。脏面的肝左叶与膈面的一致。脏面的肝右叶、方叶和尾状叶一起,相当于膈面的肝右叶。

肝的前缘(下缘)是肝的脏面与膈面之间的分界线,薄而锐利。在胆囊窝处,肝前缘上有一胆囊切迹,胆囊底常在此处露出肝前缘。在肝圆韧带通过处,肝前缘上有一肝圆韧带切迹(脐切迹)。肝后缘钝圆,朝向脊柱。肝的右缘是肝右叶的右下缘,较钝圆。肝的左缘即肝左叶的左缘,薄而锐利(图 2-28)。

肝的表面,除膈面后份与膈愈着的部分(肝裸区)以及脏面各沟处以外,均覆有浆膜。浆膜与肝实质间有一层结缔组织构成的纤维膜。在肝门处,肝的纤维膜较发达,并缠绕在肝固有动脉、肝门静脉和肝管及其分支的周围,构成血管周围纤维囊(Glisson 囊)。

(二)肝的位置和毗邻

肝大部分位于右季肋区和腹上区,小部分位于左季肋区。肝的前面大部分被肋所掩盖,仅在剑突下露出小部分,直接与腹前壁相接触。当腹上区和右季肋区遭到暴力冲击或肋骨骨折时,肝可能被损伤而破裂。

肝上界与膈穹窿一致,可用下述 3 点的连线来表示:右锁骨中线与第 5 肋的交点、前正中线与剑胸结合线的交点、左锁骨中线与第 5 肋间隙的交点。肝下界与肝前缘一致,右侧与右肋弓一致,中部超出剑突下约 3cm,左侧被肋弓掩盖。3 岁以下的幼儿,由于腹腔容积较小,而肝的体积相对较大,肝前缘常低于右肋弓下 1.5~2.0cm。7 岁以后,在右肋弓下不能触及肝,否则应考虑为病理性肝大。

肝上方为膈,膈上有右侧胸膜腔、右肺和心等,故肝脓肿有时可经膈侵入右肺,甚至其内容物可经支气管排出。在肝右叶下面,前部与结肠右曲相邻,故肝脓肿可与结肠粘连,并侵入结肠壁,脓液由消化道排出体外;中部近肝门处与十二指肠上曲相邻;后部邻右肾上腺和右肾。肝左叶下面与胃前壁相邻,后上方邻食管腹部。

肝借镰状韧带和冠状韧带连于膈下面和腹前壁,因而在呼吸时肝可随膈上下移动。平静呼吸时,肝的上下移动范围为 2~3cm。

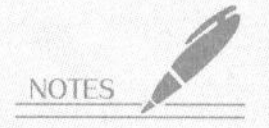

（三）肝的分叶和分段

1. 肝叶、肝段的概念　肝按外形可分为肝左叶、肝右叶、方叶和尾状叶。这种分叶法不完全符合肝内管道系统的配布情况，因而不能满足肝内占位性病变定位诊断和肝外科手术治疗的要求。肝内有4套管道，形成两个系统，即Glisson系统和肝静脉系统（肝左、中、右静脉、肝右后静脉和尾状叶静脉）（图2-29）。肝门静脉、肝固有动脉和肝管的各级分支在肝内的走行、分支和配布基本一致，并有囊包绕，共同组成Glisson系统。肝叶、肝段的概念是依据Glisson系统在肝内的分布情况提出的。按照改进的Couinaud肝叶肝段划分法，可将肝分为左、右半肝，5个叶和9个段（表2-3、图2-30、图2-31）。每个肝段可视为功能和解剖上的独立单位，可单独或与相邻肝段一起切除。

Glisson系统位于肝叶和肝段内。肝静脉系统的各级属支行于肝段之间，肝左、中、右静脉行于各肝裂中，并在第2肝门注入下腔静脉（图2-29）。

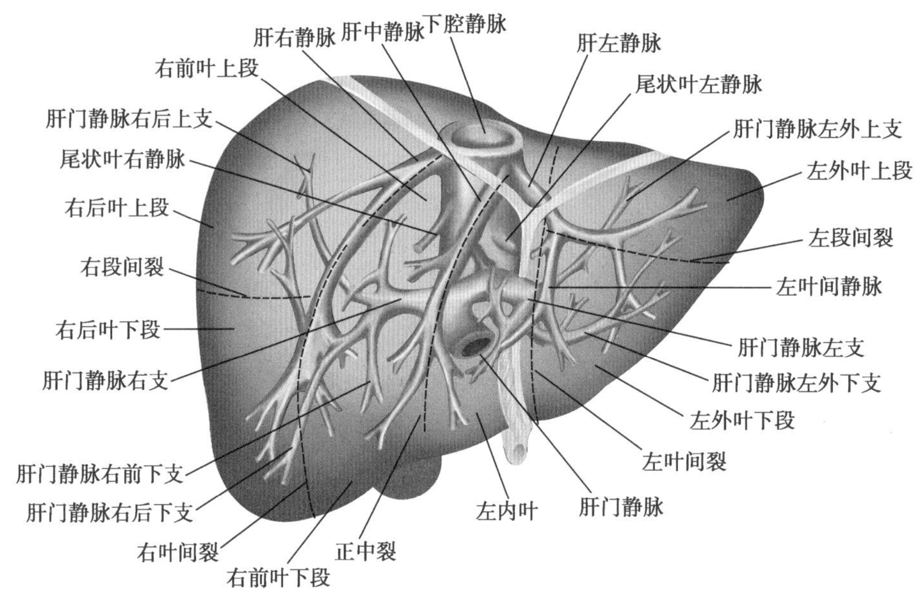

图2-29　肝内管道与肝裂

表2-3　改进的Couinaud肝叶肝段划分

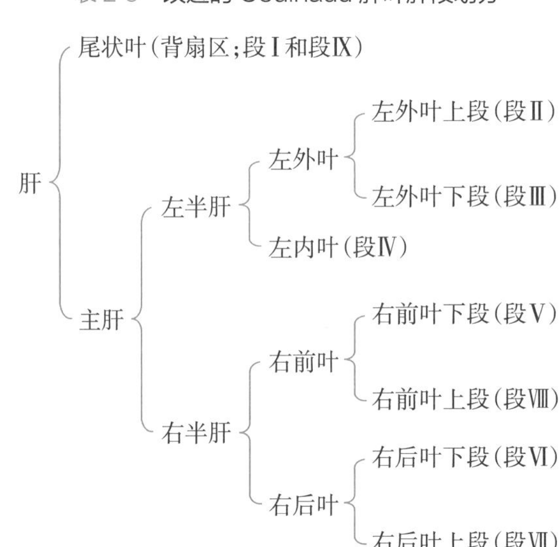
- 肝
  - 尾状叶（背扇区；段Ⅰ和段Ⅸ）
  - 主肝
    - 左半肝
      - 左外叶
        - 左外叶上段（段Ⅱ）
        - 左外叶下段（段Ⅲ）
      - 左内叶（段Ⅳ）
    - 右半肝
      - 右前叶
        - 右前叶下段（段Ⅴ）
        - 右前叶上段（段Ⅷ）
      - 右后叶
        - 右后叶下段（段Ⅵ）
        - 右后叶上段（段Ⅶ）

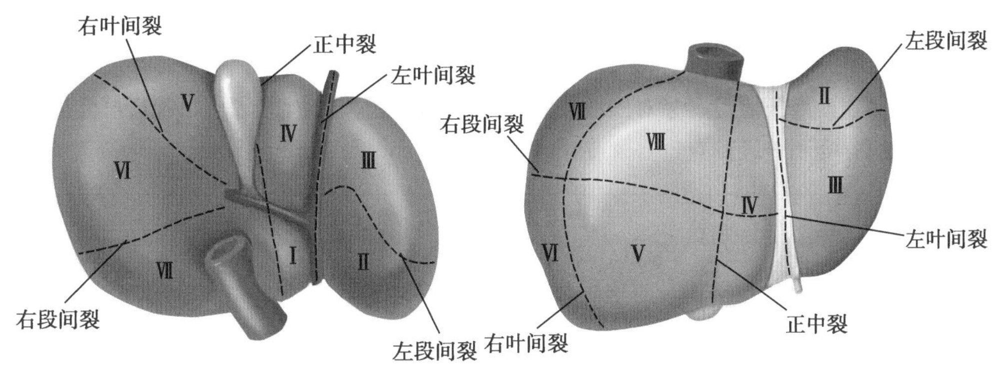

图 2-30 肝裂与肝段

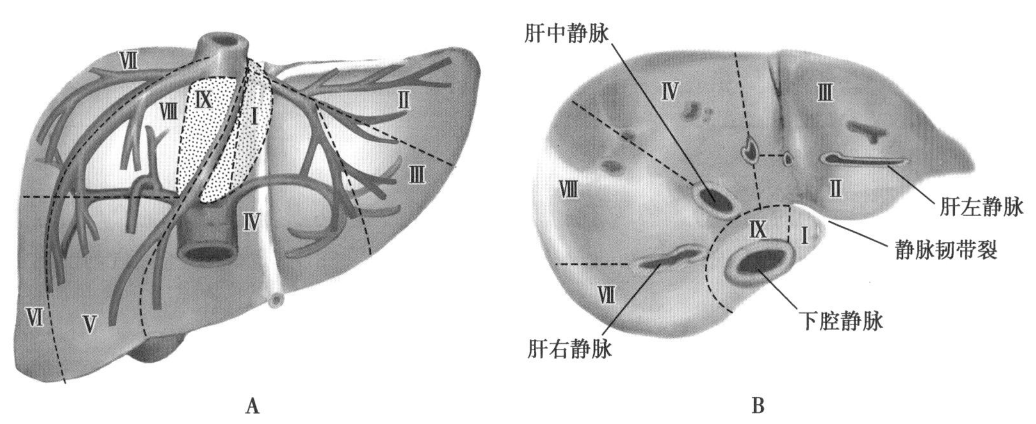

图 2-31 第Ⅸ肝段的位置
A. 前面观；B. 经第二肝门稍下方的横断面。

2. 肝叶和肝段的划分法 关于肝叶和肝段的划分法，至今尚无统一的认识。目前国际上较多采用改进的 Couinaud 肝叶肝段划分法（表 2-3、见图 2-31）。

通过对肝内各管道铸型标本的研究，发现肝内有些部位缺少 Glisson 系统的分布，这些部位称**肝裂** hepatic fissure。肝裂不仅是肝内分叶、分段的自然界线，也是肝部分切除的适宜部位。肝内有如下 3 个叶间裂，3 个段间裂。

中裂 median fissure 在肝的膈面相当于自肝前缘的胆囊切迹中点，至下腔静脉左缘连线的平面；在肝的脏面以胆囊窝和腔静脉沟为标志。裂内有肝中静脉走行。正中裂将肝分为对称的左、右半肝，界分相邻的左内叶与右前叶。

右叶间裂 right interlobar fissure 位于正中裂的右侧，在膈面相当于从肝前缘的胆囊切迹右侧部的外、中 1/3 交界处，斜向右上方到达下腔静脉右缘连线的平面；转至脏面连于肝门右端。裂内有肝右静脉走行。右叶间裂将右半肝分为右前叶和右后叶。

左叶间裂 left interlobar fissure 位于正中裂的左侧，起自肝前缘的肝圆韧带切迹，向后方至肝左静脉汇入下腔静脉处连线的平面。在膈面相当于镰状韧带附着线的左侧 1cm，脏面以左纵沟为标志。裂内有肝左静脉的左叶间支走行。左叶间裂将左半肝分为左外叶和左内叶。

左段间裂 left intersegmental fissure 相当于自肝左静脉汇入下腔静脉处与肝左缘的中、上 1/3 交界处连线的平面。裂内有肝左静脉走行。左段间裂将左外叶分为上、下两段。

右段间裂 right intersegmental fissure 在肝脏面相当于肝门横沟的右端与肝右缘中点连线的平面，再转到膈面，向左至正中裂。右段间裂相当于肝门静脉右支主干平面，将右前叶分为右前叶上、下段，并将右后叶分为右后叶上、下段。

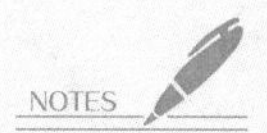

背裂 dorsal fissure 位于尾状叶前方，上起自肝左、中、右静脉出肝处（第二肝门），下至肝门，在肝上极形成一弧形线，将尾状叶与左内叶和右前叶分开。

临床上可根据肝叶、肝段的区分对肝的疾病进行较为精确的定位诊断，也可施行肝叶或肝段切除术，因此了解肝的分叶和分段具有重要的临床意义。

肝移植

Raia 等于 1989 年首次为两位患者进行肝移植，但患者术后不久死于并发症。Strong 于 1990 年成功将一位母亲的左肝移植给其孩子。由于肝有再生的能力，母亲的肝在 2 个月内恢复至正常大小。

受体移植手术是紧靠肝门分离肝固有动脉、肝总管和肝门静脉。然后，辨认肝下的下腔静脉，分离左、右三角韧带，将肝裸区从膈上分离开，再将肝上的下腔静脉解剖游离。钳夹肝上和肝下下腔静脉后，将肝脏全部切除。在完全止血后，将供体肝移植到受体：首先吻合肝上下腔静脉，然后进行肝门静脉的吻合，再吻合肝下下腔静脉，最后将供体和受体的肝总动脉吻合在一起。

二、肝外胆道系统

肝外胆道系统包括胆囊和输胆管道（肝左管、肝右管、肝总管和胆总管），这些管道与肝内胆道一起，将肝分泌的胆汁输送到十二指肠腔（图 2-32）。

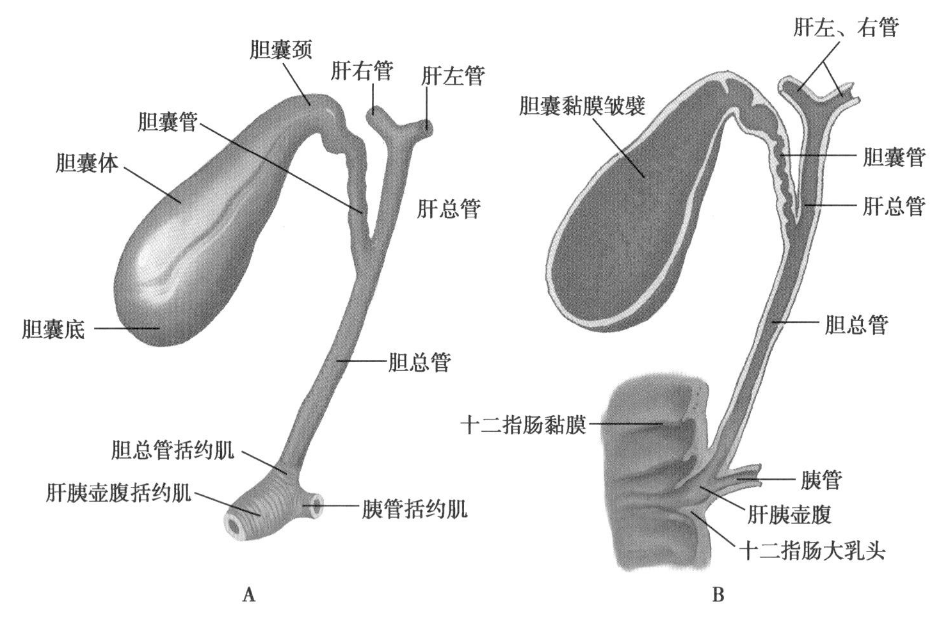

图 2-32 胆囊与输胆管道

A. 胆囊与输胆管道概观；B. 胆囊与输胆管道内面观。

（一）胆囊

胆囊 gallbladder 为贮存和浓缩胆汁的囊状器官，呈长梨形，长 8~12cm，宽 3~5cm，容量为 40~60ml。胆囊位于肝下面的胆囊窝内，其上面借疏松结缔组织与肝相连，易于分离；下面覆以浆膜，与结肠右曲和十二指肠上曲相邻。胆囊的位置有的较深，甚至埋在肝实质内；有的胆囊各面均覆以浆膜，并借系膜连于胆囊窝，可以活动。

胆囊位置的变异主要有下列几种：①游离胆囊。胆囊全部被腹膜包被，并形成系膜连于肝的下面。②肝内胆囊。胆囊的一部或全部位于肝实质内。③胆囊位于肝右叶下面后部。④胆囊位于肝左叶的下面。

胆囊分 4 部分(见图 2-32):①**胆囊底** fundus of gallbladder,是胆囊凸向前下方的盲端,常在肝前缘的胆囊切迹处露出。当胆汁充满时,胆囊底可贴近腹前壁。胆囊底的体表投影位置在右腹直肌外缘或右锁骨中线与右肋弓交点附近。胆囊发炎时,该处可有压痛。②**胆囊体** body of gallbladder,是胆囊的主体部分,与底之间无明显界限,胆囊体向后逐渐变细,约在肝门右端附近移行为胆囊颈。③**胆囊颈** neck of gallbladder,狭细,在肝门右端常以直角起于胆囊体,略作 S 状扭转,即开始向前上方弯曲,继而转向后下方续为胆囊管,胆囊颈与胆囊管相延续处较狭窄。胆囊颈借疏松结缔组织连于肝,胆囊动脉通过该疏松结缔组织分布于胆囊。在胆囊颈的右侧壁常有一凸向后下方的小囊,朝向十二指肠,称为 Hartmann 囊,胆囊结石常在此处存留。较大的 Hartmann 囊具有临床意义,可与胆囊管产生粘连,手术中分离、结扎切断胆囊管时易损伤此囊。④**胆囊管** cystic duct,比胆囊颈稍细,长约 3~4cm,直径 0.2~0.3cm,在肝十二指肠韧带内与其左侧的肝总管汇合,延续为胆总管。

胆囊内面被有黏膜,底和体部的黏膜呈蜂窝状,而衬于颈和管部分的黏膜呈螺旋状突入腔内,形成**螺旋襞** spiral fold(或称 Heister 瓣)。螺旋襞可控制胆汁的流入和流出。有时较大的结石常由于螺旋襞的阻碍而嵌顿于此。

胆囊管、肝总管和肝的脏面围成的三角形区域称胆囊三角(Calot 三角),三角内常有胆囊动脉通过,因此该三角是胆囊手术中寻找胆囊动脉的标志。

(二) 肝管和肝总管

肝左、右管分别由左、右半肝内的毛细胆管逐渐汇合而成,出肝门后即合成肝总管。**肝总管** common hepatic duct 长约 3cm,下行于肝十二指肠韧带内,并在韧带内与胆囊管以锐角结合成胆总管(图 2-33)。

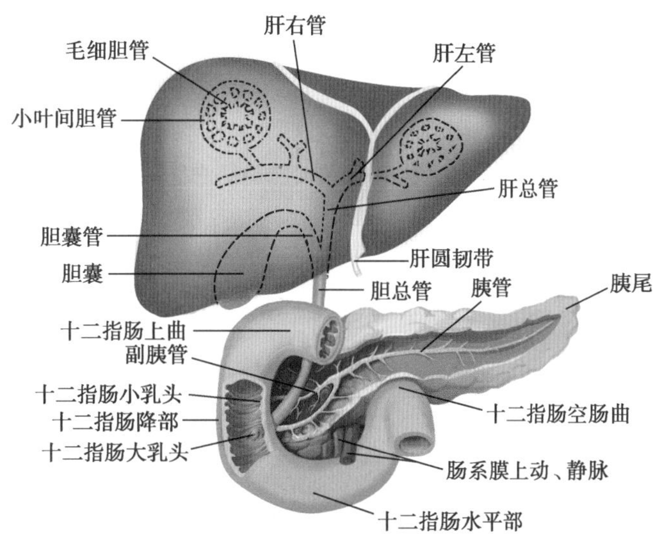

图 2-33 胆道、十二指肠和胰

(三) 胆总管

胆总管 common bile duct 由肝总管与胆囊管汇合而成,胆总管的长度取决于两者汇合部位的高低,一般长约 4~8cm,直径 0.6~0.8cm,若超过 1.0cm 可视为病理状态。管壁内含有大量的弹性纤维,有一定的扩张能力,当胆总管下端梗阻时(如胆总管结石或胆道蛔虫症),管腔可随之扩张到相当粗的程度,甚至达肠管粗细,而不致破裂。胆总管在肝十二指肠韧带内下行于肝固有动脉的右侧、肝门静脉的前方,向下经十二指肠上部的后方,降至胰头后方,再转向十二指肠降部中份处,在十二指肠后内侧壁内与胰管汇合,形成一略膨大的共同管道,称**肝胰壶腹** hepatopancreatic ampulla(Vater 壶腹),开口于十二指肠大乳头(见图 2-32)。少数情况下,胆总管未与胰管汇合而单独开口于十二指肠腔。在肝胰壶腹周围有**肝胰壶腹括约肌** sphincter of hepatopancreatic ampulla 包绕,胆总管末段及胰管末段周围亦有少量平滑肌包绕。以上三部分括约肌统称为 Oddi 括约肌(见图 2-32)。Oddi 括约肌平时保持收缩状态,肝分泌的胆汁经肝左、右管,肝总管,胆囊管进入胆囊内贮存。进食后,尤其进食高脂肪食物后,在神经体液因素调节下,胆囊收缩,Oddi 括约肌舒张,使胆汁自胆囊经胆囊管、胆总管、肝胰壶腹、十二指肠大乳头,排入十二指肠腔内(见图 2-32)。

根据胆总管的行程,可将其分为 4 段,即十二指肠上段、十二指肠后段、胰腺段和十二指肠壁段(见图 2-33)。

胆总管与胰管的开口类型:①胆总管与胰管在十二指肠壁内汇合,共同开口于十二指肠大乳头;②两管不汇合,分别开口于十二指肠大乳头;③两管在进入十二指肠壁之前汇合成一管,穿肠壁后开口于十二指肠大乳头。

三、胰

胰 pancreas 是人体第二大消化腺,由外分泌部和内分泌部组成。胰的外分泌部(腺细胞)能分泌胰液,胰液经主胰管和副胰管汇集后,排泄到十二指肠降部;胰液含多种消化酶(如蛋白酶、脂肪酶和淀粉酶等),有分解、消化蛋白质、脂肪和糖类等作用。内分泌部即胰岛,散在于胰实质内,胰尾较多,主要分泌胰岛素,调节血糖浓度。

(一) 胰的位置和毗邻

胰是位于腹后壁的一个狭长腺体,质地柔软,呈灰红色,长 17~20cm,宽 3~5cm,厚 1.5~2.5cm,重 82~117g。胰横置于腹上区和左季肋区,平对第 1、2 腰椎椎体。胰的前面隔网膜囊与胃相邻,后方有下腔静脉、胆总管、肝门静脉和腹主动脉等重要结构。右端被十二指肠环抱,左端抵达脾门。胰的上缘约平脐上 10cm,下缘约相当于脐上 5cm 处。由于胰的位置较深,前方有胃、横结肠和大网膜等遮盖,故胰病变在早期腹壁体征不明显,从而增加了诊断困难。

(二) 胰的分部

胰可分胰头、胰颈、胰体、胰尾 4 部分,各部之间无明显界限。胰头、胰颈部在腹中线右侧,胰体、胰尾部在腹中线左侧。

1. 胰头 head of pancreas 为胰右端膨大部分,位于第 2 腰椎体的右前方,其上、下方和右侧被十二指肠包绕。在胰头的下部有一向左后上方的**钩突** uncinate process,将肝门静脉起始部和肠系膜上动、静脉夹在胰头、胰颈之间(图 2-34)。胰头肿大时,可压迫肝门静脉起始部,影响血液回流,可出现腹水、脾大等症状。在胰头右后方与十二指肠降部之间常有胆总管经过,有时胆总管可部分或全部被胰头实质所包埋。当胰头肿大压迫胆总管时,可影响胆汁排出,发生阻塞性黄疸。

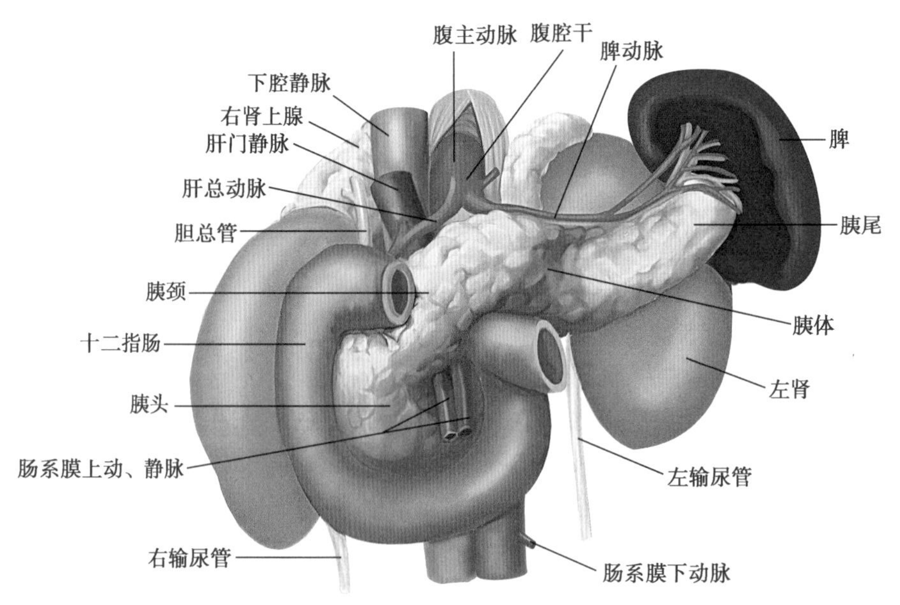

图 2-34 胰的分部和毗邻

2. 胰颈 neck of pancreas 是位于胰头与胰体之间的狭窄扁薄部分,长 2.0~2.5cm。胰颈的前上方邻接胃幽门,后面有肠系膜上静脉通过,并与脾静脉汇合成肝门静脉(见图 2-34)。

NOTES

3. 胰体 body of pancreas 位于胰颈与胰尾之间,占胰的大部分,略呈三棱柱形。胰体横位于第1腰椎体前方，故向前凸起。胰体的前面隔网膜囊与胃后壁相邻，故胃后壁癌肿或溃疡穿孔常与胰体粘连。

4. 胰尾 tail of pancreas 较细，行向左上方至左季肋区，在脾门下方与脾的脏面相接触。因胰尾各面均包有腹膜，可作为与胰体分界的标志。由于胰尾与脾血管位于脾肾韧带两层之间，故在脾切除结扎脾血管时，应注意勿损伤胰尾（见图2-34）。

5. 胰管 pancreatic duct 位于胰实质内，偏背侧，其走行与胰的长轴一致，从胰尾经胰体走向胰头，沿途接受许多小叶间导管，最后于十二指肠降部的后内侧壁内与胆总管汇合成肝胰壶腹，开口于十二指肠大乳头，偶尔单独开口于十二指肠腔。在胰头上部常可见一小管，行于胰管上方，称**副胰管** accessory pancreatic duct，开口于十二指肠小乳头，主要引流胰头前上部的胰液（见图2-33）。

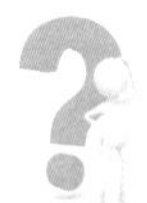

思考题

1. 临床上怀疑就诊者罹患胆囊炎或阑尾炎时，查体应重点触压何部位？
2. 为何胰头癌的患者会出现黄疸和粪便颜色变浅的现象？
3. 一患者行胶囊胃镜检查，请指出胶囊胃镜将通过消化管哪些狭窄和易阻挡部位。
4. 男，30岁。2年前出现上腹部节律性疼痛，无明显诱因，进食后疼痛明显缓解，常有夜间痛、空腹痛。2天前上腹部持续性疼痛、呕吐。2小时前出现右下腹剧烈疼痛，急诊入院。体温37.9℃，脉搏95次/min，呼吸22次/min，血压120/80mmHg。神志清楚，腹壁紧张，板状腹，上腹部和右下腹明显压痛和反跳痛。剖腹探查见右髂窝内有较多淡黄色浑浊液体。试从解剖学的角度分析案例并给予初步诊断。

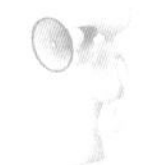

Summary

The organs of the alimentary system may be divided into two groups: the alimentary canal and the digestive glands. The alimentary canal include the mouth, pharynx, esophagus, stomach, small intestine (duodenum, jejunum and ileum) and large intestine (caecum, vermiform appendix, colon, rectum and anal canal). The digestive glands mainly include salivary glands, liver and pancreas.

The stomach is the most dilated portion of the alimentary canal, and is situated between the end of esophagus and the beginning of the small intestine. It lies in the epigastric, umbilical and left hypochondriac regions of the abdomen. The stomach presents two curvatures (lesser and greater curvatures), two surfaces (anterior and posterior surfaces) and two openings (cardiac and pyloric openings). The stomach is divided into four parts: ①the small cardiac part is near the cardia; ②the part of the stomach to the left and above the cardiac orifice is called the fundus of stomach; ③the body of stomach is the portion joining the cardiac part and fundus of stomach on the left, and to the pyloric antrum on the right; ④the pyloric part lies between the angular incisure and the pylorus. The pylorus part is subdivided by the intermediate groove, the pyloric antrum on the left and the pyloric canal on the right.

The liver is the largest gland in the body. It is essential to life and has many functions. The liver consists of a very large right lobe, a small left lobe, caudate and quadrate lobes. According to the internal structures of the liver, it can be divided into two halves and then subdivided into some segments in each half. This subdivision is utilized frequently on surgery. The liver has two surfaces: a diaphragmatic and a visceral surface. It is obvious that the former is in contact with the diaphragm, whereas the latter faces inferiorly and is related to the other abdominal organs. The area of the entrance of the vessels into the liver

and the emergence of the bile duct from the liver is called the porta hepatis. It transmits the branches of the portal vein, hepatic arteries, hepatic ducts, nerves and lymph vessels. The gallbladder is a pear-shaped organ attached to the inferior surface of the liver.

The extrahepatic biliary system consists of the gallbladder and bile duct (the left hepatic duct, the right hepatic duct, the common hepatic duct and the common bile duct), which, together with the intrahepatic duct, carry bile secreted by the liver into the duodenal cavity.

（赵小贞）

NOTES

第三章

呼 吸 系 统

扫码获取
数字内容

学习要点

1. 呼吸系统的组成。鼻腔的结构;鼻旁窦的组成和开口部位。
2. 喉软骨的组成;喉的连结;喉肌的作用;喉腔的结构。
3. 气管和支气管的结构;左、右主支气管的区分。
4. 肺的位置和形态;肺内支气管和支气管肺段。
5. 胸膜的区分;胸膜腔和胸膜隐窝的概念;胸膜和肺的体表投影。
6. 纵隔的概念和分区。

呼吸系统 respiratory system 由呼吸道和肺组成。呼吸道包括鼻、咽、喉、气管及支气管等。通常称鼻、咽、喉为上呼吸道,气管和各级支气管为下呼吸道。肺由肺实质和肺间质组成。前者包括支气管树和肺泡;后者包括结缔组织、血管、神经和淋巴管等。呼吸系统的主要功能是进行气体交换,吸入氧,排出二氧化碳,此外还有发音、嗅觉、内分泌和协助静脉血回流入心等功能(图 3-1)。

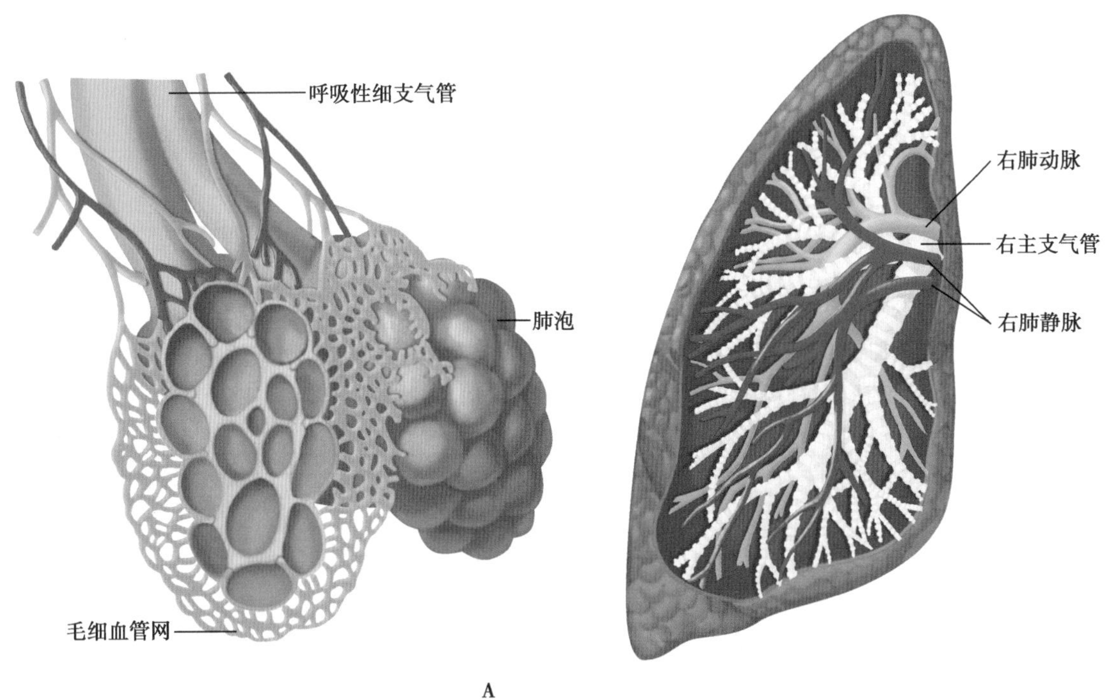

A

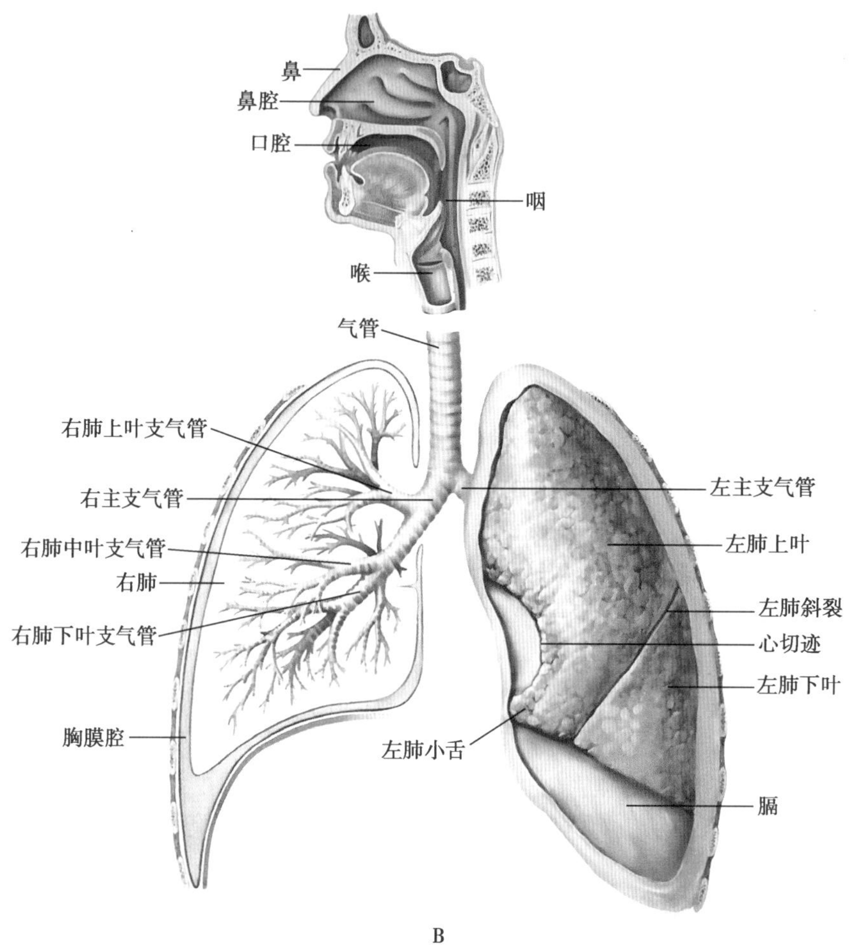

图 3-1 呼吸系统全貌
A. 肺的结构；B. 呼吸系统的组成。

肺的内分泌功能

肺还具有内分泌功能，属于弥散性神经内分泌系统的组成部分之一。支气管和肺泡上皮细胞、肺血管内皮细胞、肺泡巨噬细胞和肺小血管周围的肥大细胞等都具有重要的内分泌功能。肺能够合成和分泌 5-羟色胺、血管紧张素-2、前列腺素、心钠素、肿瘤坏死因子、铃蟾肽、降钙素基因相关肽等多种激素，调节机体的代谢与内分泌功能。

第一节 呼 吸 道

鼻 nose 分为外鼻、鼻腔和鼻旁窦 3 部分，是呼吸道的起始部，也是嗅觉器官。

一、鼻

（一）外鼻

外鼻 external nose 以鼻骨和鼻软骨为支架，外被皮肤，内衬黏膜，分为骨部和软骨部。软骨部的皮肤富含皮脂腺和汗腺，是痤疮、酒渣鼻和疖肿的好发部位。外鼻与额相连的狭窄部称鼻根，向下延续为鼻背，末端称鼻尖，鼻尖两侧扩大，称**鼻翼** nasal ala。呼吸困难时，可见鼻翼扇动。

（二）鼻腔

鼻腔 nasal cavity 被鼻中隔分为两半，向前通外界处称**鼻孔** nostril，向后通鼻咽处称**鼻后孔** choana。每侧鼻腔以**鼻阈** nasal limen 为界，分为**鼻前庭** nasal vestibule 和**固有鼻腔** nasal cavity proper。鼻阈是皮肤与黏膜的分界标志，鼻前庭壁内衬皮肤，生有鼻毛，有滤过和净化空气功能。鼻前庭富含皮脂腺和汗腺，是疖肿的好发部位；因其缺少皮下组织，故在发生疖肿肿胀时疼痛剧烈。

鼻中隔 nasal septum 由筛骨垂直板、犁骨和鼻中隔软骨构成支架，表面覆盖黏膜而成，通常偏向一侧。其前下方血管丰富、位置浅表，外伤或干燥刺激均易引起出血，大约 90% 的鼻出血发生于此区，称为易出血区（Little 区或 Kiesselbach 区）。鼻腔外侧壁自上而下可见上、中、下 3 个**鼻甲** nasal concha 突向鼻腔，其下方的裂隙分别称上鼻道、中鼻道和下鼻道。多数人上鼻甲的后上方有**最上鼻甲** supreme nasal concha。最上鼻甲或上鼻甲的后上方与蝶骨体之间的凹陷为**蝶筛隐窝** sphenoethmoidal recess。切除中鼻甲后在中鼻道中部可见凹向上的弧形裂隙，称为**半月裂孔** semilunar hiatus。裂孔的前上方有**筛漏斗** ethmoidal infundibulum 通额窦，上方圆形隆起为**筛泡** ethmoidal bulb，其内为中筛窦。鼻泪管开口于下鼻道的前上方。鼻黏膜分两部分，上鼻甲以上及与其相对的鼻中隔黏膜区域称为**嗅区** olfactory region，活体呈苍白或淡黄色，富含感受嗅觉刺激的嗅细胞；鼻腔其余部分黏膜区域称为呼吸区，活体呈淡红色，有丰富的静脉丛和**鼻腺** nasal gland（图 3-2、图 3-3）。

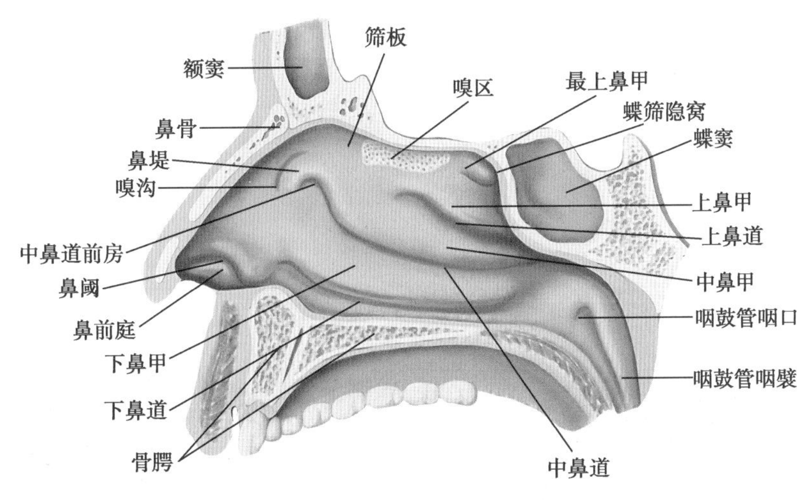

图 3-2 鼻腔外侧壁（右侧）

（三）鼻旁窦

鼻旁窦是鼻腔周围同名颅骨内的含气腔，内衬以黏膜，开口于鼻腔，包括上颌窦、额窦、筛窦和蝶窦 4 对，具有温暖、湿润吸入空气和对发音起共鸣的作用。鼻旁窦黏膜借其孔、裂与鼻腔黏膜相互移行，故炎症时也可相互蔓延（图 3-3、图 3-4）。

1. **上颌窦** maxillary sinus　位于上颌骨体内，呈三角锥体形。成人上颌窦大约高 3.3cm、宽 2.3cm、长 3.4cm，容积平均为 14.67ml。有 5 个壁：前壁为上颌骨体前面的尖牙窝，骨质较薄；后外侧壁与翼腭窝、颞下窝毗邻；内侧壁是鼻腔的外侧壁，由中鼻道和大部分下鼻道构成；上壁是眶下壁；底壁是上颌骨的牙槽突，常低于鼻腔下壁。因上颌第 2 前磨牙、第 1 和第 2 磨牙根部与窦底壁邻近，只有一层薄的骨质相隔，有时牙根可突入窦内，此时牙根仅以黏膜与窦腔相隔，故牙与上颌窦的炎症或肿瘤均可互相累及。上颌窦开口于中鼻道的半月裂孔，口径约 3mm。上颌窦因开口位置高，分泌物不易排出，窦腔积液时宜采用体位引流。临床上鼻旁窦的炎症以上颌窦炎多见。

2. **额窦** frontal sinus　位于额骨眉弓的深部，左、右各一，底向下，尖向上，呈三棱锥体形。额窦大小不一，多有中隔，常偏向一侧。窦高约 3.2cm，宽 2.6cm，前后深约 1.8cm。额窦开口于中鼻道。

3. **筛窦** ethmoidal sinus　位于筛骨迷路，每侧由 3~18 个含气小房组成，分为前、中、后筛窦。前

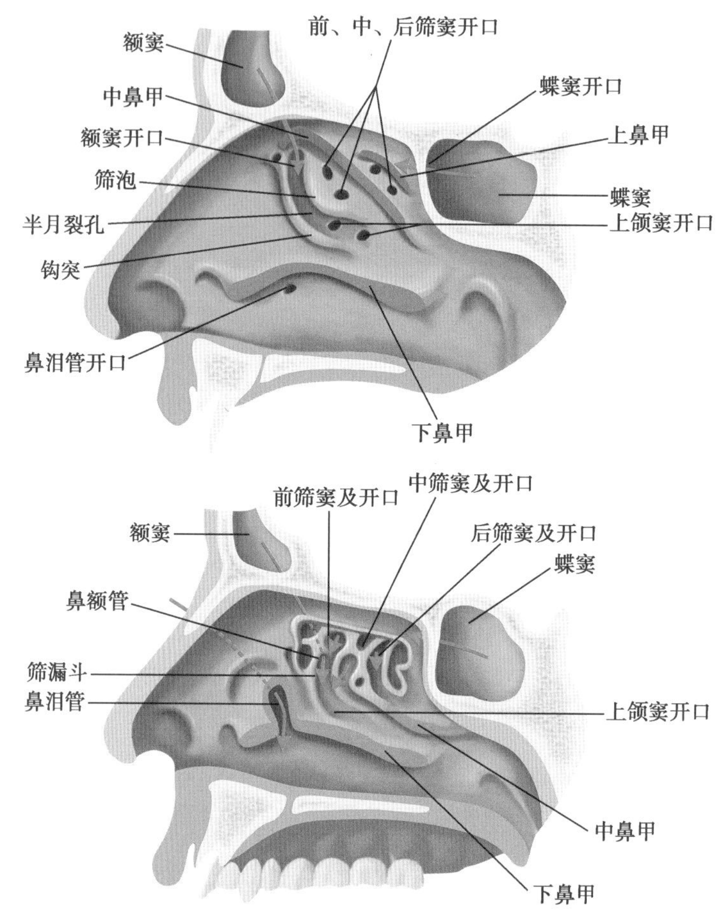

图 3-3 鼻旁窦开口(上、中、下鼻甲及筛骨迷路内侧壁切除)

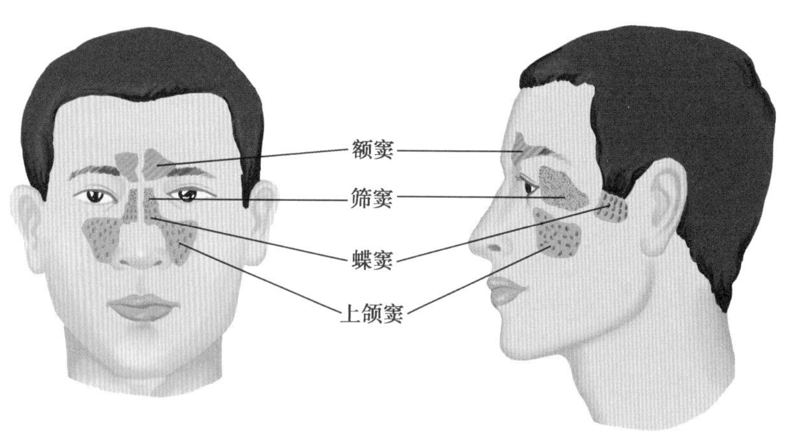

图 3-4 鼻旁窦的体表投影

筛窦的气房有 1~6 个,中筛窦的气房通常有 1~7 个,都开口于中鼻道;后筛窦开口较小,位于后部,开口于上鼻道。后筛窦与视神经管相邻,其感染如向周围蔓延,可引起视神经炎。

4. 蝶窦 sphenoidal sinus 位于蝶骨体内,容积平均为 7.5ml,被中隔分为左、右两腔,窦口直径 2~3mm,开口于蝶筛隐窝。

二、咽

见第二章“消化系统”。

三、喉

喉 larynx 既是呼吸的管道，又是发音的器官。喉以喉软骨为支架，借关节、韧带和肌连接，内衬黏膜而成，并借喉口通喉咽，以环状软骨气管韧带连接气管。成年人的喉在第 3~6 颈椎前方，上界是会厌上缘，下界为环状软骨下缘或第 6 颈椎椎体下缘。喉的前方有皮肤、浅筋膜、颈筋膜和舌骨下肌群等自浅入深成层排列，后方为喉咽，两侧有颈部大血管、神经和甲状腺侧叶等。喉可随吞咽或发音而上下移动。

（一）喉软骨

喉软骨构成喉的支架，包括单块的甲状软骨、环状软骨、会厌软骨和成对的杓状软骨等。

1. 甲状软骨 thyroid cartilage 构成喉的前壁和侧壁，由前缘互相愈着的呈四边形的左、右软骨板组成。愈着处称**前角** anterior horn，前角上端向前突出，称**喉结** laryngeal prominence，成年男性明显。喉结上方呈 V 形的切迹称**上切迹** superior notch。左、右板的后缘游离并向上、下发出突起，称上角和下角，上角较长，借韧带与舌骨大角连接；下角较短，与环状软骨相关节（图 3-5）。

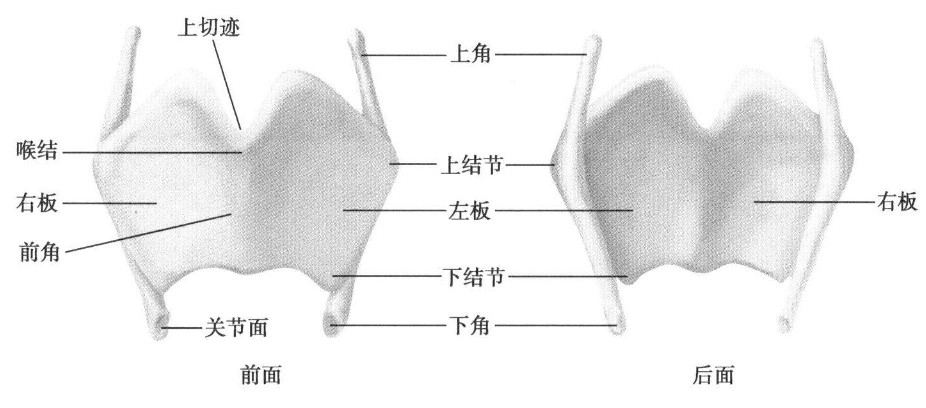

图 3-5 甲状软骨

2. 环状软骨 cricoid cartilage 位于甲状软骨的下方，是喉软骨中唯一完整的软骨环。它由前部低窄的**环状软骨弓** cricoid arch 和后部高阔的**环状软骨板** cricoid lamina 构成。板上缘两侧各有一**杓关节面** arytenoid articular surface。环状软骨弓平对第 6 颈椎，是颈部重要的标志。弓与板交界处有**甲关节面** thyroid articular surface。环状软骨对支撑呼吸道，保持其畅通有重要作用，严重损伤可导致喉狭窄（图 3-6）。

3. 会厌软骨 epiglottic cartilage 位于舌骨体、甲状舌骨正中韧带、甲状软骨的后方，呈上宽下窄的树叶状，上端游离，下端借甲状会厌韧带连于甲状软骨前角内面上部。会厌软骨被覆黏膜，构成**会厌** epiglottis，是喉口的活瓣，吞咽时喉随咽上提并向前移，会厌封闭喉口，阻止食团入喉，引导食团入咽（图 3-7）。

4. 杓状软骨 arytenoid cartilage 成对，呈尖向上的三棱锥体形，其底借环杓关节连于环状软骨板上缘两侧。杓状软骨底呈三角形，向前伸出的突起称**声带突** vocal process，有声韧带附着，向外侧伸出的突起称**肌突** muscular process，有喉肌附着（见图 3-6）。

（二）喉的连结

喉的连结分喉软骨间的连结及喉与舌骨和气管之间的连结（图 3-8 AR、图 3-9）。

1. 甲状舌骨膜 thyrohyoid membrane 是位于舌骨与甲状软骨上缘之间的膜，中部增厚，称**甲状舌骨正中韧带** median thyroarytenoid ligament。甲状舌骨外侧韧带连接甲状软骨上角与舌骨大角，其内常含**麦粒软骨** triticeal cartilage。

2. 环甲关节 cricothyroid joint 由环状软骨的甲关节面和甲状软骨下角构成，属联动关节。在环甲肌牵引下，甲状软骨在冠状轴上做前倾和复位运动。前倾时，甲状软骨前角与杓状软骨间距加大，声带紧张；复位时，两者间距缩小，声带松弛。

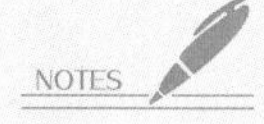

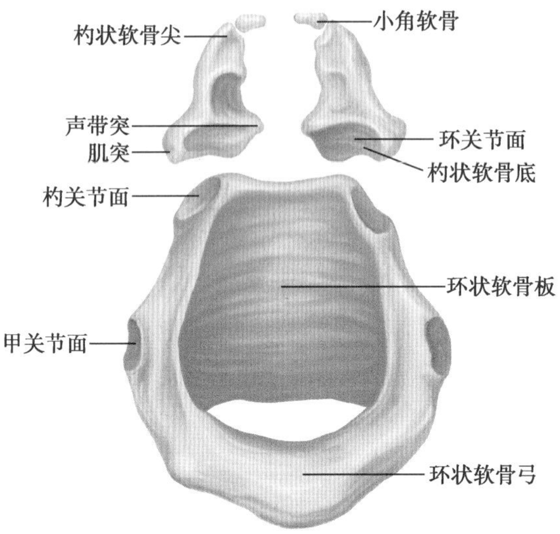

图 3-6 环状软骨和杓状软骨(前面)

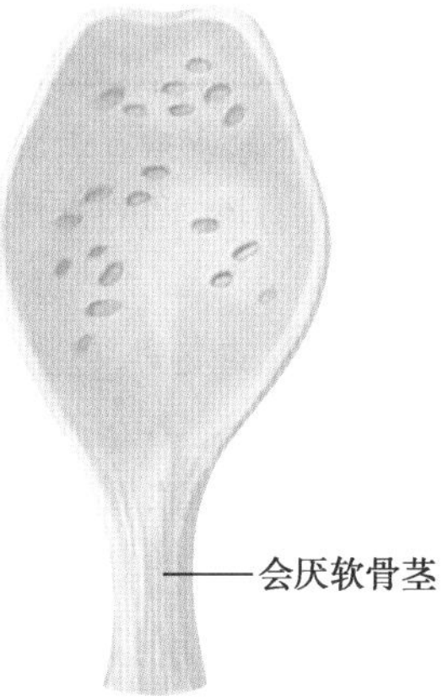

图 3-7 会厌软骨(后面)

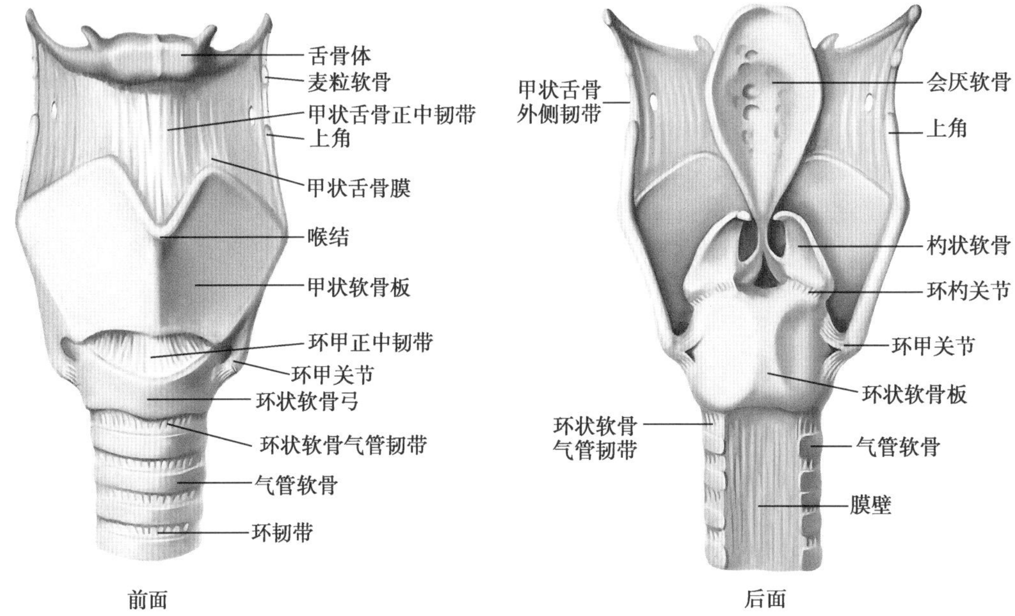

图 3-8 喉软骨连结

3. **环杓关节 cricoarytenoid joint** 由环状软骨板的杓关节面和杓状软骨底的关节面构成,属平面关节,可沿垂直轴做旋转运动以及向前、后、内侧、外侧的滑动运动。杓状软骨旋内(或内收)或向内侧滑动时,声门缩小;旋外(或外展)或向外侧滑动时,声门扩大;向前滑动时,声带松弛;旋外或向后滑动时,声带紧张。

4. **方形膜 quadrangular membrane** 起始于甲状软骨前角后面和会厌软骨两侧缘,向后附着于杓状软骨前内侧缘;下缘游离,称**前庭韧带** vestibular ligament,即室韧带,构成前庭襞的支架(图 3-10)。

5. **弹性圆锥 conus elasticus** 是圆锥形的弹性纤维膜,起自甲状软骨前角后面,呈扇形向后、向下止于杓状软骨声带突和环状软骨上缘。其上缘游离增厚,紧张于甲状软骨前角后面至杓状软骨声带突之间,称**声韧带** vocal ligament,构成声带的支架。声韧带连同声带肌及覆盖于表面的喉黏膜一起,称为**声带** vocal cord。弹性圆锥中部弹性纤维增厚称**环甲正中韧带** median cricothyroid ligament。急性喉阻塞时,可在环甲正中韧带处进行穿刺,快速建立通气道(图 3-10、图 3-11)。

6. **环状软骨气管韧带 cricotracheal ligament** 为连结环状软骨下缘和第 1 气管软骨环之间的膜。

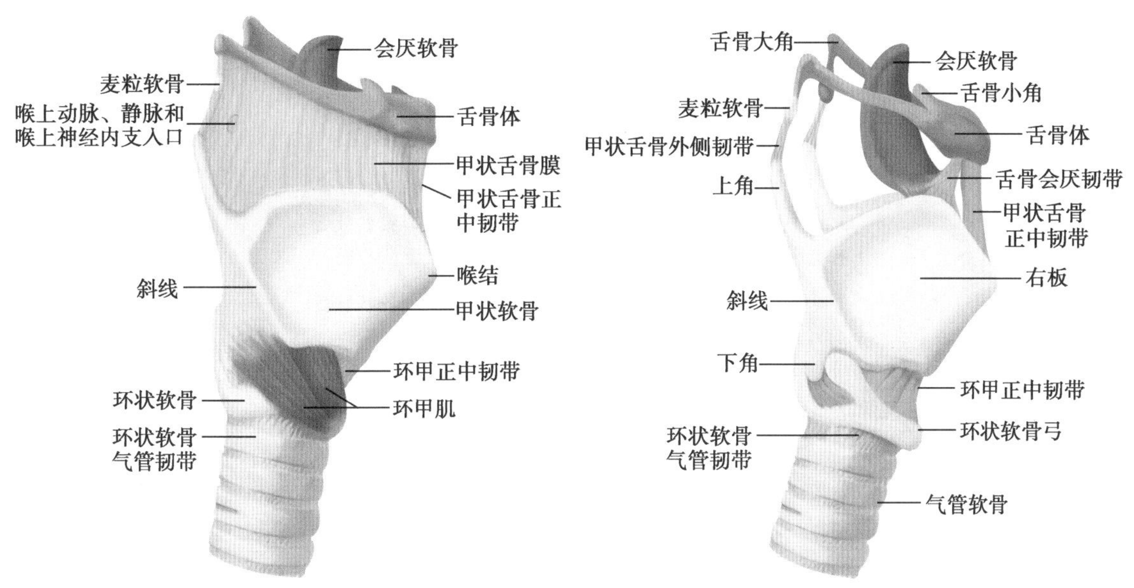

图 3-9 喉软骨连结(侧面)

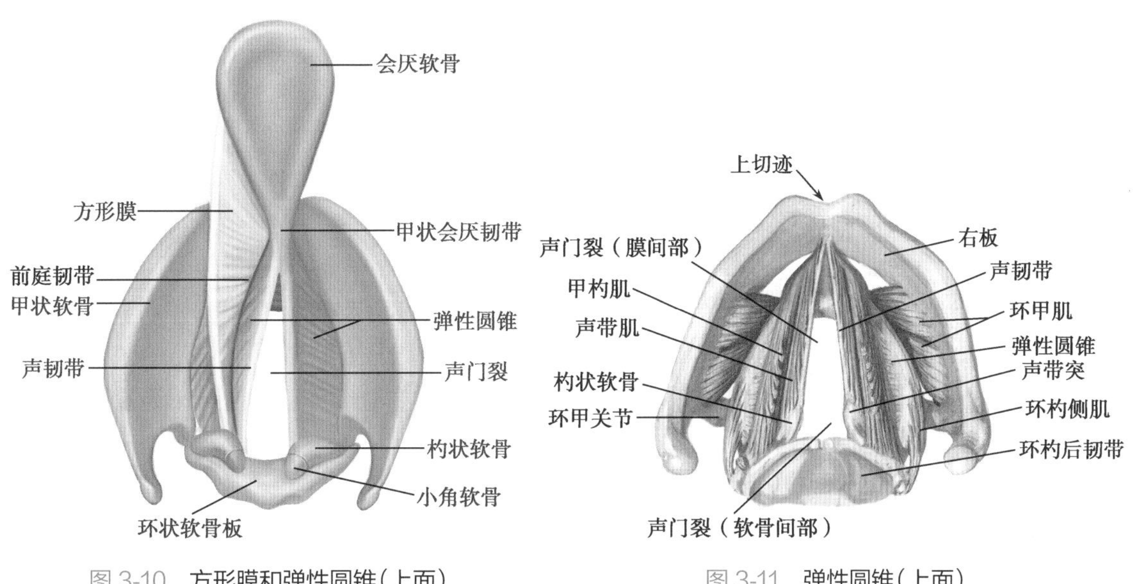

图 3-10 方形膜和弹性圆锥(上面)

图 3-11 弹性圆锥(上面)

(三) 喉肌

喉肌 laryngeal muscle 是横纹肌，是发音的动力器官，具有紧张或松弛声带、缩小或开大声门裂以及缩小喉口的作用，可控制发音的强度和调节音调(表 3-1)。依其功能分声门开大肌和声门括约肌(图 3-12~图 3-14)。

表 3-1 喉肌的名称、起止点和主要作用

名称	起止点	主要作用
环甲肌	起于环状软骨弓前外侧面，止于甲状软骨下缘和下角	紧张声带
环杓后肌	起于环状软骨板后面，止于杓状软骨肌突	紧张声带，开大声门裂
环杓侧肌	起于环状软骨上缘和外面，止于杓状软骨肌突	缩窄声门裂
甲杓肌	起于甲状软骨前角后面，止于杓状软骨外侧面	内侧部松弛声带，外侧部缩窄声门裂
杓横肌	肌束横行连于两侧杓状软骨的肌突和外侧缘	缩小喉口，紧张声带
杓斜肌	起于杓状软骨肌突，止于对侧杓状软骨尖	缩小喉口和声门裂
杓会厌肌	起于杓状软骨尖，止于会厌软骨及甲状会厌韧带	关闭喉口

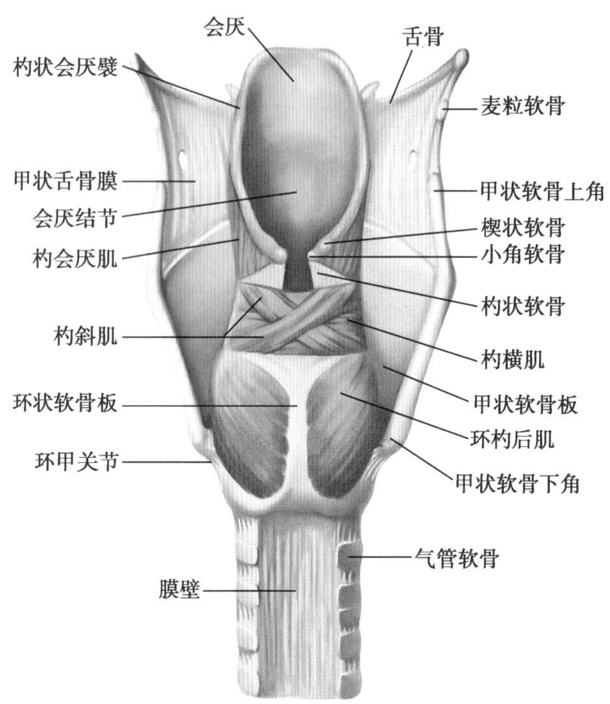

图 3-12　喉肌(后面)

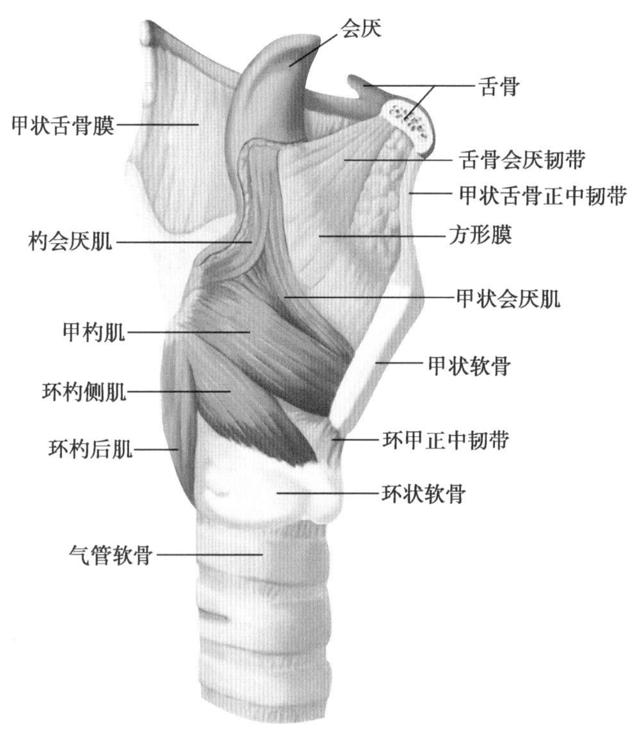

图 3-13　喉肌(侧面)

1. **环甲肌** cricothyroid muscle　起于环状软骨弓前外侧面,肌束斜向后上方,止于甲状软骨下角和下缘,收缩时增加甲状软骨前角与杓状软骨间距,紧张并拉长声带。

2. **环杓后肌** posterior cricoarytenoid muscle　起自环状软骨板后面,斜向外上方,止于同侧杓状软骨的肌突。收缩时使环杓关节在垂直轴上旋转,拉肌突转向后内下,使声带突转向外上,紧张声带,开大声门裂。

NOTES

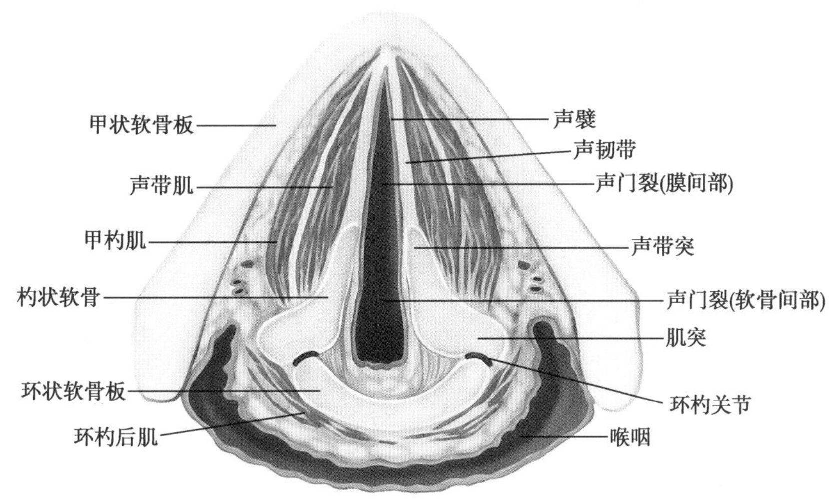

图 3-14 喉肌(通过声带横切面)

3. **环杓侧肌** lateral cricoarytenoid muscle 起自环状软骨弓上缘和弹性圆锥的外面,自甲状软骨板的内侧斜行向后上方,止于杓状软骨肌突的前面。收缩时牵引肌突向前下,使声带突转向内侧,缩窄声门裂。

4. **甲杓肌** thyroarytenoid muscle 起自甲状软骨前角后面,向后止于杓状软骨外侧面,其位于前庭韧带外侧的上部肌束收缩能缩短前庭襞;下部肌束位于声襞内,声韧带的外侧,称**声带肌** vocalis,收缩时缩短和松弛声襞。

5. **杓肌** arytenoid 位于喉的后壁,包括杓横肌、杓斜肌和杓会厌肌。

(1)**杓横肌** transverse arytenoid:两端连于两侧杓状软骨肌突及其外侧缘。收缩时使声带略紧张,缩小喉口及喉前庭。

(2)**杓斜肌** oblique arytenoid:位于杓横肌的后面,起自杓状软骨的肌突,止于对侧杓状软骨尖。其作用是缩小喉口,与杓横肌共同收缩关闭喉口。

(3)**杓会厌肌** aryepiglottic muscle:起自杓状软骨尖,止于会厌软骨及甲状会厌韧带。收缩时拉会厌向后下,关闭喉口。

(四)喉腔

喉腔 laryngeal cavity 是由喉软骨及其连结、喉肌和喉黏膜等共同围成的管腔,位于喉口与环状软骨下缘之间,向上经喉口通喉咽,向下经气管通支气管和肺。喉腔侧壁有上、下两对黏膜皱襞:上方的称前庭襞;下方的称声襞。上述两对黏膜皱襞将喉腔分为喉前庭、喉中间腔和声门下腔三部分。

1. **喉口** aditus larynges 由会厌上缘、杓状会厌襞和杓间切迹围成。连于杓状软骨尖与会厌软骨侧缘之间的黏膜皱襞称**杓状会厌襞** plica aryepiglottica。

前庭襞 vestibular fold,即室襞,是连于甲状软骨前角后面与杓状软骨声带突上方前内侧缘,呈矢状位、粉红色的黏膜皱襞。两侧前庭襞之间的裂隙称**前庭裂** rima vestibuli,较声门裂宽。**声襞** vocal fold 张于甲状软骨前角后面与杓状软骨声带突之间,较前庭襞更突向喉腔(图 3-15)。

2. **喉前庭** laryngeal vestibule 位于喉口与前庭襞之间,呈上宽下窄漏斗状,前壁中下份有会厌软骨茎附着,附着处的上方呈结节状的隆起,称会厌结节。

3. **喉中间腔** intermediate cavity of larynx 是喉腔中声襞与前庭襞之间的部位,其向两侧突出至前庭襞与声襞间的隐窝称**喉室** ventricle of larynx。**声带** vocal cord 由声韧带、声带肌和喉黏膜构成。**声门裂** fissure of glottis 是位于两侧声襞及杓状软骨底和声带突之间的裂隙,比前庭裂长而窄,是喉腔最狭窄之处。声门裂前 2/3 位于两侧声带之间,称**膜间部** intermembranous part;后 1/3 位于两侧杓状

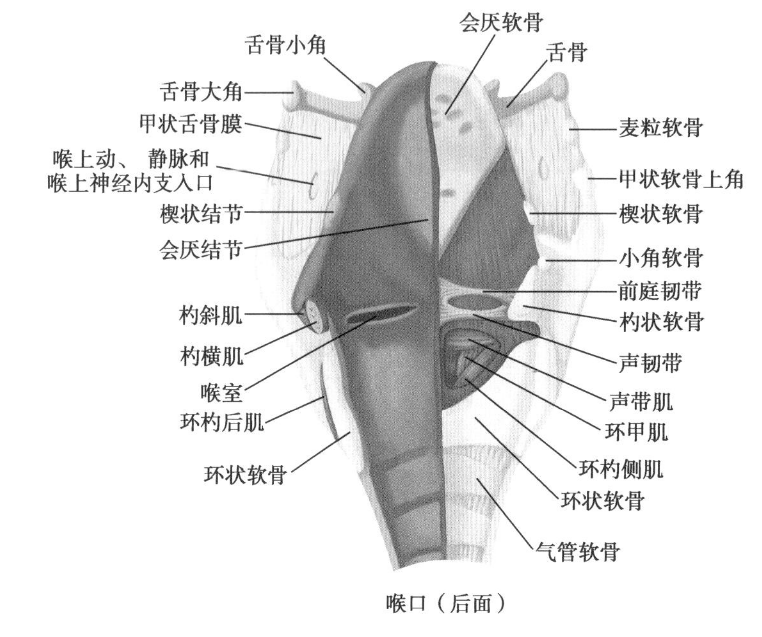

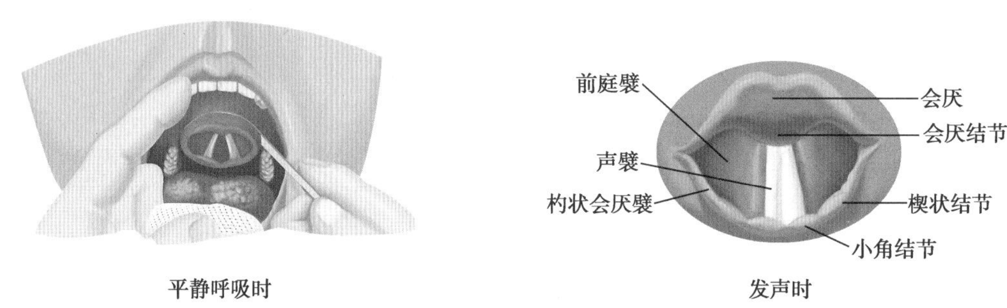

图 3-15 喉口和声门

软骨底和声带突之间，称**软骨间部** intercartilaginous part。声带和声门裂合称为**声门** glottis。

4. 声门下腔 声襞与环状软骨下缘之间为**声门下腔** infraglottic cavity。其黏膜下组织疏松，炎症时易发生喉水肿，尤以婴幼儿更易发生急性喉水肿而致喉梗塞，发生呼吸困难。

四、气管和支气管

（一）气管

气管 trachea 位于喉与**气管杈** bifurcation of trachea 之间，成人男性平均长 10.31cm，女性平均长 9.71cm。气管于环状软骨下缘（约平第 6 颈椎椎体下缘）续于喉，向下至胸骨角平面（约平第 4 胸椎椎体下缘）分叉形成左、右主支气管（图 3-16）。气管全长以胸廓上口为界，分为颈部和胸部。在气管杈的内面，有一矢状位的向上的半月状嵴，称**气管隆嵴** carina of trachea，略偏向左侧，是支气管镜检查时判断气管分叉的定位标志（图 3-17）。

气管由**气管软骨** tracheal cartilage、平滑肌、结缔组织和黏膜等构成。气管软骨为透明软骨，有 14~17 个，呈 C 形，缺口向后。气管软骨缺口由弹性纤维和平滑肌封闭。甲状腺峡多位于第 2~4 气管软骨前方，气管切开术常在第 3~5 气管软骨处施行。

（二）支气管

支气管 bronchi 是气管分出的各级分支，其中一级分支为左、右主支气管（见图 3-16）。

1. 右主支气管 right principal bronchus 男性平均长 2.1cm，外径为 1.5cm；女性平均长 1.9cm，外径为 1.4cm。气管中线与主支气管下缘间的夹角称**嵴下角** subcarinal angle，右嵴下角男性平均为 21.96°，女性平均为 24.70°。

NOTES

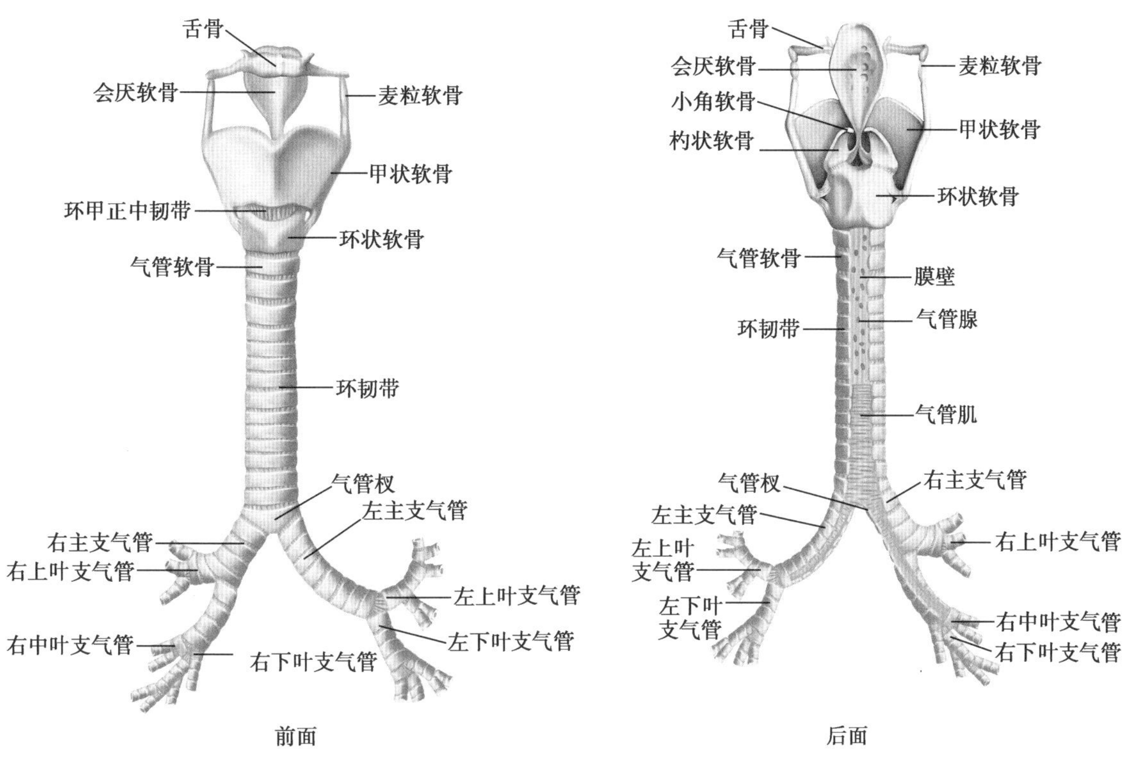

图 3-16 气管与支气管

2. **左主支气管** left principal bronchus 男性平均长 4.8cm，外径为 1.4cm；女性平均长 4.5cm，外径为 1.3cm。左嵴下角男性平均为 36.4°，女性平均为 39.3°。

3. **左、右主支气管的特点** 左主支气管细而长，嵴下角大，斜行，通常有 7 或 8 个软骨环；右主支气管短而粗，嵴下角小，走行较直，通常有 3 或 4 个软骨环。经气管坠入的异物多进入右主支气管。

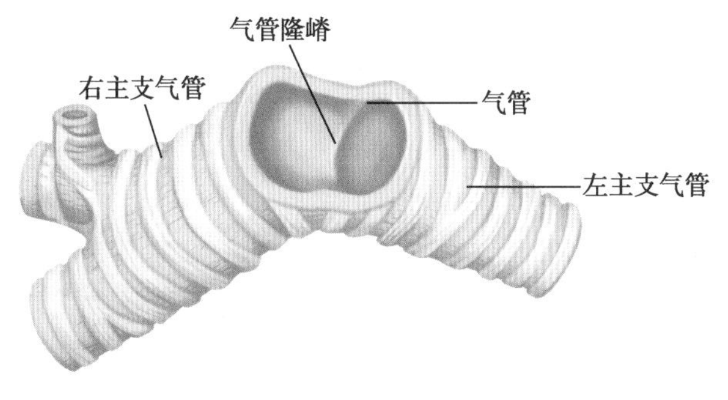

图 3-17 气管隆嵴

支气管镜

支气管镜检查已经有 100 多年的历史，该技术除了可用于疾病的诊断还可用于治疗，是临床不可或缺的手段和技术。常用的支气管镜可分为两类：硬支气管镜和软支气管镜。硬支气管镜由金属制成，其操作端有多个接口，开口的近端可封闭或开放，可连接呼吸机、吸引管、光源等。软支气管镜又称为可弯曲支气管镜，可分为纤维支气管镜和电子支气管镜。纤维支气管镜由可弯曲并具有导光性的玻璃纤维束制成。电子支气管镜外形与纤维支气管镜类似，镜身前端装有电荷耦合器件（CCD）图像传感器，被检查部位的图像经电子导向系统传递后显示在监视器上。电子支气管镜检查时可以直视病变部位，而且图像更清晰，可观察到细微病变，图像可保存并可通过监视器供多人观看，因此在临床上有更广泛的应用。软支气管镜由于镜身细长柔软可弯曲，所以更适用于气管、支气管和肺内病变的检查和治疗，并可用于支气管和肺内小异物的取出。但大的异物的取出仍然需要应用硬支气管镜。

第二节 肺

肺 lung 位于胸腔内，膈的上方、纵隔的两侧。肺的表面被覆脏胸膜，透过胸膜可见许多呈多角形的小区，称**肺小叶** pulmonary lobule，感染时称小叶性肺炎。正常肺呈浅红色，质柔软呈海绵状，富有弹性。成人肺的重量约等于自己体重的 1/50，男性平均为 1 000~1 300g，女性平均为 800~1 000g。健康成年男性两肺的空气容量约为 5 000~6 500ml，女性小于男性。

一、肺的位置和形态

两肺外形不同，右肺宽而短，左肺狭而长。肺呈圆锥形，包括一尖、一底、三面、三缘。**肺尖** apex of lung 钝圆，经胸廓上口伸入颈根部，高出锁骨内侧 1/3 上方约 2.5cm，**肺底** base of lung 即**膈面** diaphragmatic surface，也就是肺的下面，紧贴膈上面，受膈压迫肺底呈半月形凹陷。**肋面** costal surface 即外侧面，与胸廓的外侧壁和前、后壁相邻。**纵隔面** mediastinal surface 即内侧面，与纵隔相邻，其中央有椭圆形凹陷，称**肺门** hilum of lung。肺门内有支气管、血管、神经和淋巴管等出入，它们被结缔组织包裹，统称为**肺根** root of lung。两肺根内的结构排列自前向后依次为上肺静脉、肺动脉、主支气管，自上而下地排列在左肺根的是左肺动脉、左主支气管、左下肺静脉；右肺根是右肺上叶支气管、右肺动脉、右主支气管、右下肺静脉。下肺静脉在肺门各结构中位置最低。前缘较锐利，为肋面与纵隔面在前方的移行处，左肺前缘下部有**心切迹** cardiac notch，切迹下方有一突起，称**左肺小舌** lingula of left lung。后缘为肋面与纵隔面在后方的移行处，位于脊柱两侧的肺沟内。下缘为膈面、肋面与纵隔面的移行处，其位置随呼吸运动而变化（图 3-18 AR、图 3-19）。

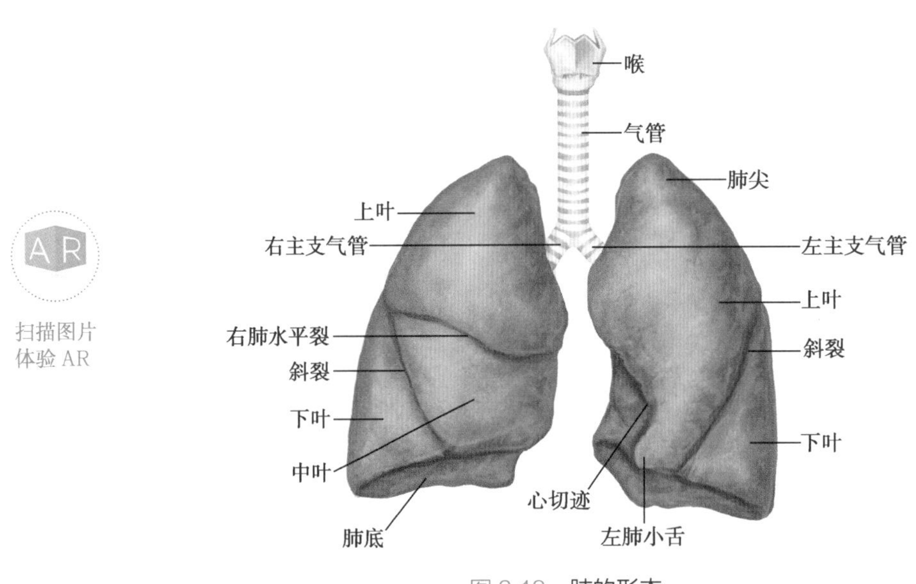

图 3-18 肺的形态

肺借叶间裂分叶。左肺的叶间裂为**斜裂** oblique fissure，由后上斜向前下，将左肺分为上、下两叶。右肺的叶间裂包括斜裂和**水平裂** horizontal fissure of right lung，将右肺分为上、中、下三叶。肺的表面有毗邻器官压迫形成的压迹或沟，两肺门前下方均有心压迹；右肺门后方有食管压迹，上方是奇静脉沟；左肺门上方有主动脉弓压迹，后方有胸主动脉压迹。

二、胎儿和婴幼儿肺的特点

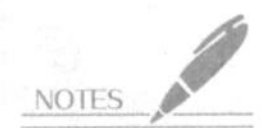

胎儿和未曾呼吸过的新生儿肺不含空气，比重较大（1.045~1.056），可沉于水底。呼吸者因肺含空气，比重较小（0.345~0.746），能浮出水面，这在法医鉴定上有重要价值。胎儿肺的重量约为其体重

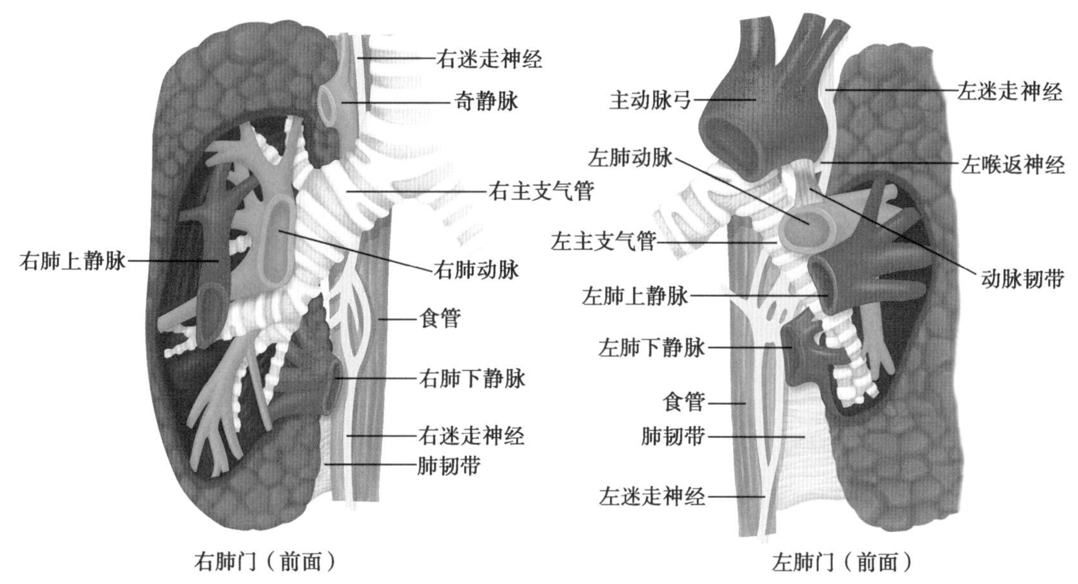

图 3-19 肺根的结构

的 1/70，体积约占其胸腔的 1/2。在肺的发育过程中，生前 3 个月胎肺生长最快，出生后肺的体积约占胸腔的 2/3。婴幼儿肺呈淡红色，随着生长，空气中的尘埃和炭粒等被吸入肺内并沉积，使肺变为暗红色或深灰色。生活在烟尘污染重的环境中的人和吸烟者的肺呈棕黑色。正常情况下，胎肺于孕 36 周成熟。孕 36 周之前的早产儿因肺Ⅱ型细胞发育不成熟、分泌肺表面活性物质不足，易产生新生儿呼吸窘迫综合征，需进行促胎肺成熟疗法。

三、支气管树

在肺门处，左、右主支气管分为次级支气管，进入肺叶，称为**肺叶支气管** lobar bronchus。左肺有上叶和下叶支气管，右肺有上叶、中叶和下叶支气管。肺叶支气管进入肺叶后，继续分出再次级支气管，称**肺段支气管** segmental bronchus。全部各级支气管在肺内反复分支，可分 23~25 级，形如树状，称为**支气管树** bronchial tree（图 3-20）。

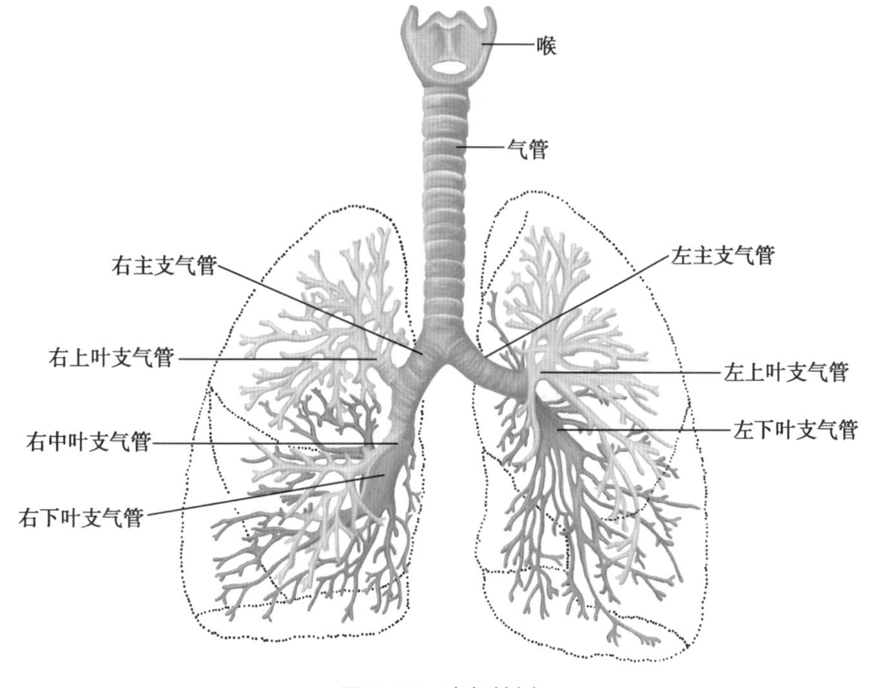

图 3-20 支气管树

四、支气管肺段

每一肺段支气管及其所属的肺组织称**支气管肺段** bronchopulmonary segments，简称**肺段** pulmonary segment。支气管肺段呈圆锥形，尖端朝向肺门，底朝向肺的表面，构成肺的形态学和功能学的基本单位。通常左、右肺各有 10 个肺段。有时左肺出现共干肺段支气管，例如后段与尖段、前底段与内侧底段支气管发生共干，故左肺经常只有 8 个支气管肺段（表 3-2）。每个支气管肺段由一个肺段支气管分布，相邻支气管肺段间隔以肺静脉属支及疏松结缔组织。由于支气管肺段结构和功能的相对独立性，临床上常以支气管肺段为单位进行手术切除（图 3-21）。

表 3-2　支气管肺段

右肺		左肺		
上叶	尖段（SⅠ）	上叶	尖段（SⅠ）	（尖后段（SⅠ+SⅡ））
	后段（SⅡ）		后段（SⅡ）	
	前段（SⅢ）		前段（SⅢ）	
中叶	外侧段（SⅣ）		上舌段（SⅣ）	
	内侧段（SⅤ）		下舌段（SⅤ）	
下叶	上段（SⅥ）	下叶	上段（SⅥ）	
	内侧底段（SⅦ）		内侧底段（SⅦ）	（内侧前底段（SⅦ+SⅧ））
	前底段（SⅧ）		前底段（SⅧ）	
	外侧底段（SⅨ）		外侧底段（SⅨ）	
	后底段（SⅩ）		后底段（SⅩ）	

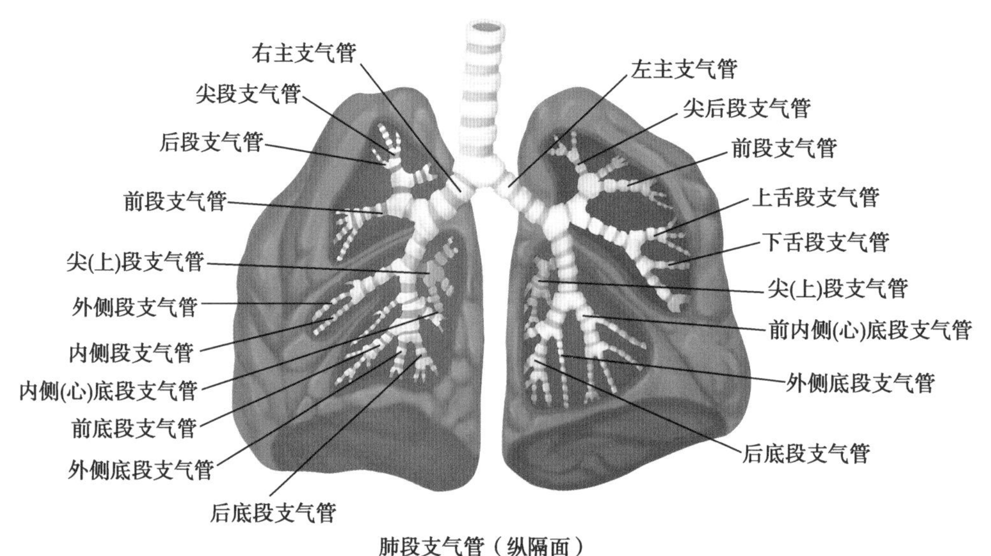

图 3-21　肺段支气管与支气管肺段

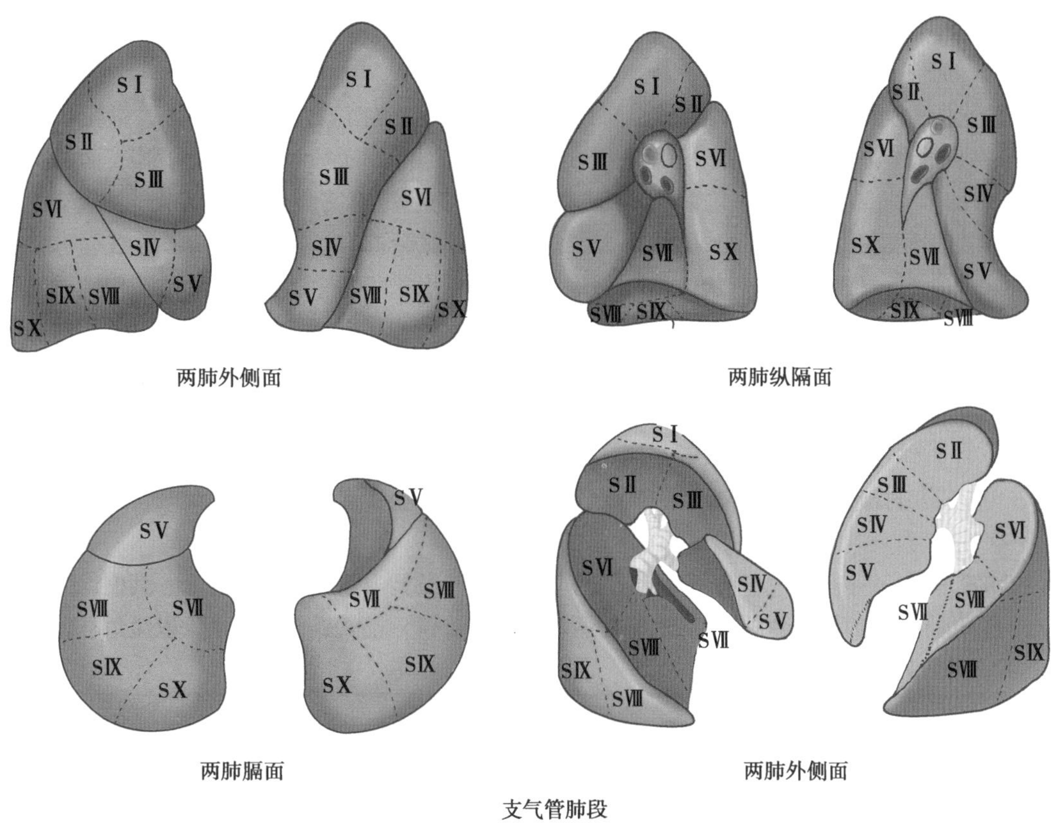

图 3-21(续)

五、支气管和肺段的血液供应

肺动脉 pulmonary artery 是运送血液以进行气体交换的功能性血管，其分支在肺门先位于支气管前方，再转向后方。在肺内的分支多与支气管的分支伴行，直至分支进入肺泡隔，包绕肺泡壁形成肺泡毛细血管网。临床上通常将在海平面高度、静息条件下肺动脉压超过 25mm 汞柱的现象称为肺动脉高压。

支气管动脉 bronchial artery 为营养性血管，通常每侧有 1~4 支，左侧主要起自胸主动脉和主动脉弓，右侧主要来自第 3~5 肋间后动脉。在肺门处支气管动脉互相吻合，广泛交通成网；进入肺内紧密伴随支气管走行，经支气管肺段门进入支气管肺段内，形成 1~3 支肺段支气管动脉。支气管动脉最终在支气管壁的外膜和黏膜下层分别形成供应支气管的毛细血管网。支气管动脉的介入疗法已经成为治疗肺肿瘤的方法之一。

体外膜氧合

体外膜氧合（extracorporeal membrane oxygenation，ECMO）是一种医疗急救设备，可为药物或其他呼吸器治疗无效的重症心肺衰竭患者提供持续的体外呼吸与循环，减轻患者的心肺负担，使患者的心肺得到充足的休息与恢复，为危重症的抢救赢得宝贵的时间，以维持患者生命。ECMO 工作的基本原理和过程是将患者的静脉血引出体外，通过膜肺氧合并排出二氧化碳后回输患者体内。其核心是人工肺（氧合器）和人工心脏（动力泵）。ECMO 主要用于急性严重心力衰竭患者、呼吸衰竭和心搏骤停等患者的急救。ECMO 区别于传统体外循环技术，操作相对简单便捷，甚至可设计为移动式，具有较强的应急能力。经过半个多世纪的发展，随着材料科学、机械工艺以及医疗技术的进步，ECMO 设备和技术日臻成熟，开始在各大医院快速推广，救治成功的病例数也急速增长。在新冠病毒感染重症病例的抢救过程中，ECMO 发挥了重要作用，挽救了大量危重患者的生命。

第三节　胸　　膜

胸膜 pleura 是衬覆于胸壁内面、膈上面、纵隔两侧面和肺表面等处的一层浆膜。被覆于胸壁内面、纵隔两侧面和膈上面及突至颈根部等处的胸膜称**壁胸膜** parietal pleura，覆盖于肺表面的胸膜称**脏胸膜** visceral pleura，两层胸膜之间密闭、狭窄、呈负压的腔隙称**胸膜腔** pleural cavity。壁、脏两层胸膜在肺根表面及下方互相移行，肺根下方相互移行的两层胸膜重叠形成三角形的皱襞称**肺韧带** pulmonary ligament。肺韧带呈冠状位，紧张于肺下叶与纵隔之间。左侧肺韧带沿左肺与胸主动脉前方下降，其下缘止于膈肌中心腱的后方；右侧肺韧带位于食管沟前方，下降至膈肌中心腱后方，并与纵隔胸膜相连续。肺癌时，癌细胞可转移至肺韧带内的淋巴结。

一、壁胸膜

壁胸膜依其衬覆部位不同分为肋胸膜、膈胸膜、纵隔胸膜和胸膜顶 4 部分。

（一）肋胸膜

肋胸膜 costal pleura 衬覆于肋骨、胸骨、肋间肌、胸横肌及胸内筋膜等结构内面。其前缘位于胸骨后方，向后转折移行为纵隔胸膜；后缘达脊柱两侧，向前转折移行为纵隔胸膜；下缘以锐角移行为膈胸膜；上部移行为胸膜顶。

（二）膈胸膜

膈胸膜 diaphragmatic pleura 覆盖于膈上面，与膈紧密相贴，不易剥离。

（三）纵隔胸膜

纵隔胸膜 mediastinal pleura 衬覆于纵隔两侧面，其中部包裹肺根并移行为脏胸膜。纵隔胸膜向上移行为胸膜顶，下缘连接膈胸膜，前、后缘连接肋胸膜。

（四）胸膜顶

胸膜顶 cupula of pleura 是肋胸膜和纵隔胸膜向上的延续，突至胸廓上口平面以上，与肺尖表面的脏胸膜相对，高出锁骨内侧 1/3 上方约 2.5cm。胸膜顶的后上方有纤维束（Sibson 韧带）将其固定于周围的骨性结构上；胸膜顶的后方有第 1 肋的肋头、肋颈和星状神经节等；胸膜顶的前方为锁骨下动脉、锁骨下静脉和前斜角肌；胸膜顶的外侧有臂丛神经；右侧胸膜顶的内侧是头臂干，左侧胸膜顶的内侧为左颈总动脉。经锁骨上臂丛麻醉或针刺时，进针点应高于锁骨上方 4cm，防止刺破胸膜顶造成气胸（图 3-22）。

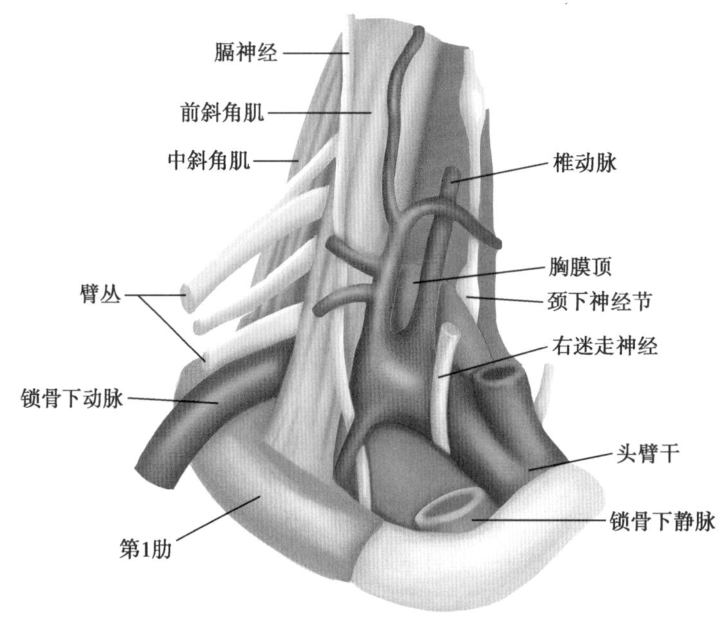

图 3-22　胸膜顶的位置与毗邻

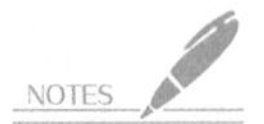

二、脏胸膜

脏胸膜贴附于肺表面，并伸入至叶间裂内，因其与肺实质连接紧密，故又称肺胸膜。

三、胸膜腔

胸膜腔是脏、壁胸膜相互移行围成的封闭的腔隙，左、右各一，呈负压。胸膜腔实际是两个潜在的间隙，间隙内仅有少许浆液，可减少摩擦。胸膜腔内积气称气胸，胸膜腔内积血称血胸，与气胸同时存在称血气胸，胸膜腔内的化脓性感染称脓胸。

四、胸膜隐窝

胸膜隐窝 pleural recess 是不同部分的壁胸膜返折并相互移行处的胸膜腔，即使在深吸气时，肺缘也不会伸入其内；主要包括肋膈隐窝、肋纵隔隐窝和膈纵隔隐窝。

（一）肋膈隐窝

肋膈隐窝 costodiaphragmatic recess 左右各一，由肋胸膜与膈胸膜返折形成，呈半环形。是位置最低、容量最大的胸膜隐窝，深度可达两个肋间隙，胸膜腔积液常先积存于此隐窝。

（二）肋纵隔隐窝

肋纵隔隐窝 costomediastinal recess 由心包处的纵隔胸膜与肋胸膜相互移行形成。因左肺前缘有心切迹，所以左侧肋纵隔隐窝较大。

（三）膈纵隔隐窝

膈纵隔隐窝 phrennicomediastinal recess 位于膈胸膜与纵隔胸膜之间，因心尖向左侧突出而形成，故该隐窝仅存在于左侧胸膜腔。

五、胸膜与肺的体表投影

各部壁胸膜相互移行返折之处称胸膜返折线。肋胸膜与纵隔胸膜前缘的返折线是胸膜前界，与其后缘的返折线是胸膜后界，而肋胸膜与膈胸膜的返折线则是胸膜下界（图 3-23）。

（一）胸膜的体表投影

胸膜前界上端起自锁骨中、内 1/3 交界处上方约 2.5cm 的胸膜顶，向内下斜行，在第 2 胸肋关节水平两侧互相靠拢，在正中线附近垂直下行。右侧于第 6 胸肋关节处越过剑肋角与胸膜下界相移行。左侧在第 4 胸肋关节处转向外下方，沿胸骨的侧缘约 2.0~2.5cm 的距离向下行，于第 6 肋软骨后方与胸膜下界相移行。因此，左、右胸膜前界的上、下份彼此分开，中间部分彼此靠近。上部在第 2 胸肋关节平面以上胸骨柄后方，两侧胸膜返折线之间的倒三角形区，称**胸腺区** region of thymus。儿童的胸腺区较宽，内有胸腺。成人胸腺区较窄，内有胸腺遗迹和结缔组织。下部在第 4 胸肋关节平面以下两侧胸膜返折线互相分开，形成位于胸骨体下部和左侧第 4、5 肋软骨后方的三角形区，称**心包区** pericardial region。此区心包前方无胸膜遮盖，因此，左剑肋角处是临床上进行心包穿刺术的安全区。

右侧的胸膜下界前内侧端起自第 6 胸肋关节的后方，左侧的胸膜下界内侧端则起自第 6 肋软骨后方。两侧胸膜下界起始后分别斜向胸下部左、右侧的外下方，它们在锁骨中线与第 8 肋相交，腋中线与第 10 肋相交，肩胛线与第 11 肋相交，最终止于第 12 胸椎高度。

（二）肺的体表投影

肺的前界与胸膜前界基本一致。两肺下缘的体表投影相同，在同一部位肺下界一般高出胸膜下界两个肋的距离。在锁骨中线处肺下缘与第 6 肋相交，腋中线处与第 8 肋相交，肩胛线处与第 10 肋相交，再向内于第 11 胸椎棘突外侧 2cm 左右向上与肺后缘相移行。

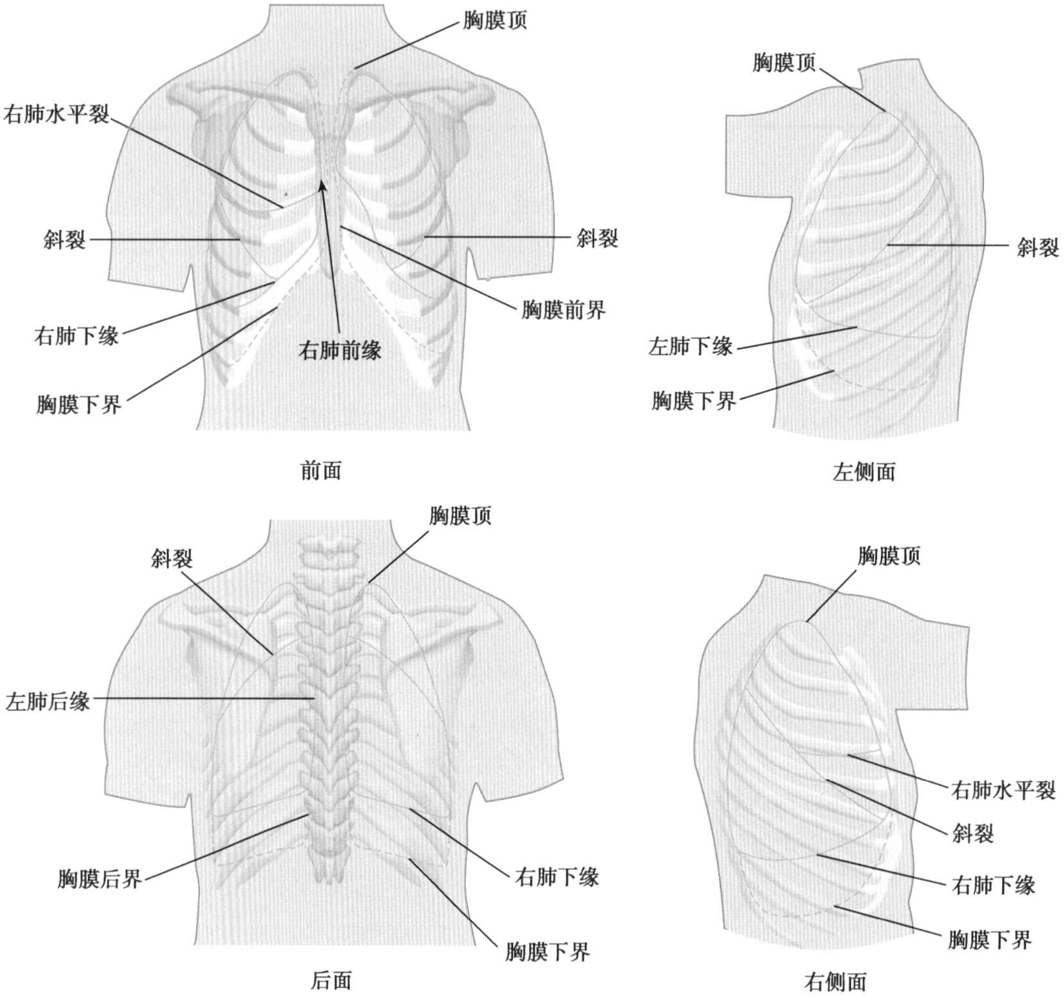

图 3-23 胸膜与肺的体表投影

第四节 纵 隔

纵隔 mediastinum 是两侧纵隔胸膜间全部器官、结构和结缔组织的总称。纵隔稍偏左，其前界为胸骨，后界为脊柱胸段，两侧为纵隔胸膜，上界是胸廓上口，下界是膈（图 3-24、图 3-25）。为了便于描述纵隔结构，明确纵隔病变部位和诊断，可将纵隔划分为若干区。纵隔分区方法较多，解剖学常用四分法。该方法以胸骨角水平面为界将纵隔分为上纵隔和下纵隔。后者又以心包为界，分为前、中、后纵隔（图 3-26）。

一、上纵隔

上纵隔 superior mediastinum 上界为胸廓上口，下界为胸骨角至第 4 胸椎椎体下缘的平面，前方为胸骨柄，后方为第 1~4 胸椎椎体。其内自前向后有胸腺，左、右头臂静脉，上腔静脉，膈神经，迷走神经，喉返神经，主动脉弓及其三大分支，气管，食管和胸导管等（图 3-27）。

二、下纵隔

下纵隔 inferior mediastinum 上界为上纵隔的下界，下界是膈，两侧为纵隔胸膜。下纵隔分 3 部分（见图 3-26）。

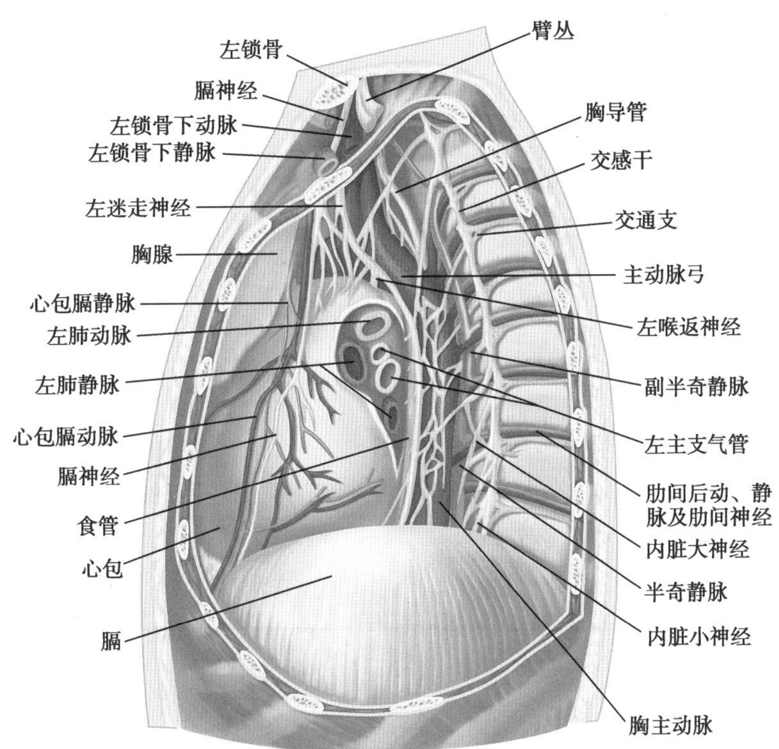

图 3-24 纵隔左侧面观

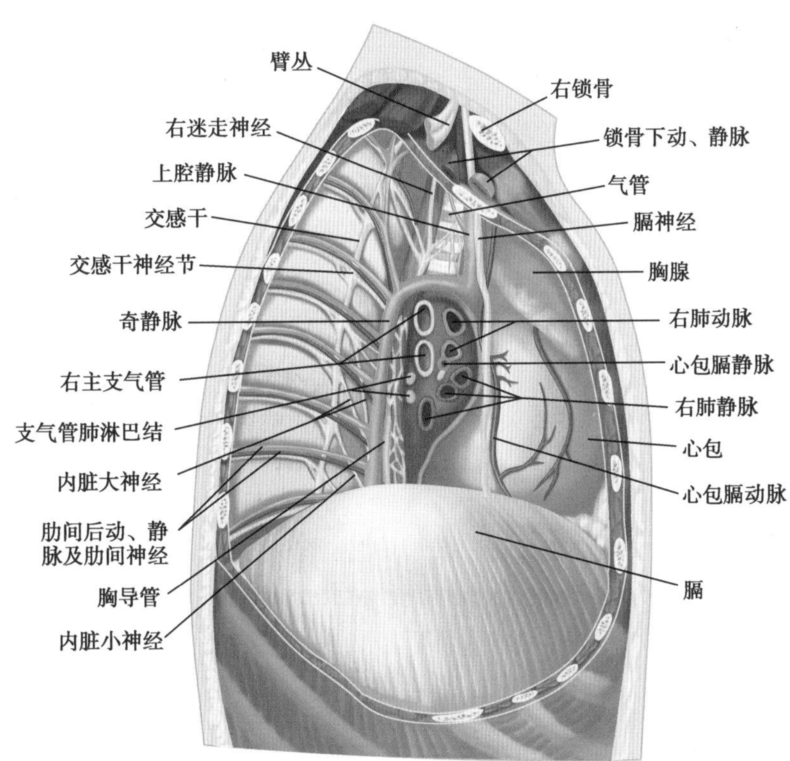

图 3-25 纵隔右侧面观

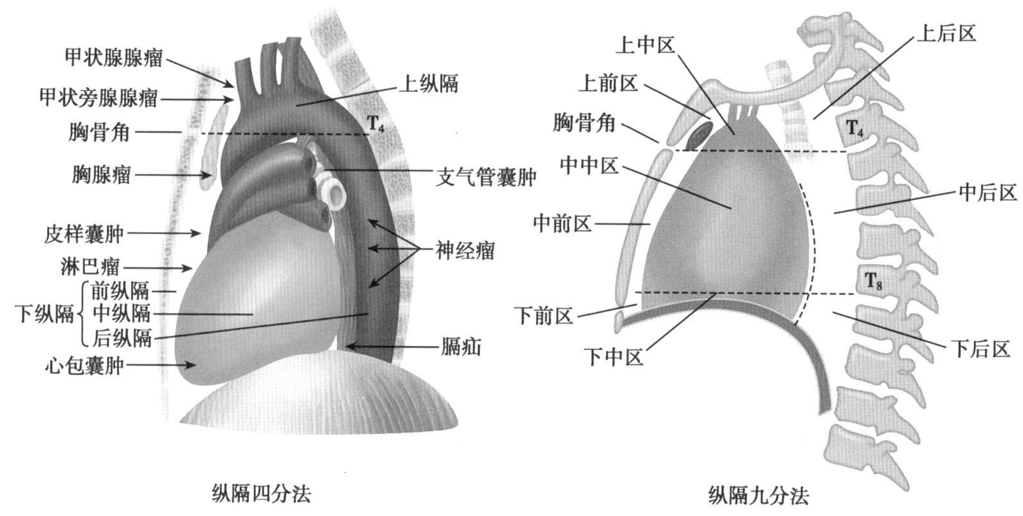

图 3-26 纵隔的分区及某些病变在纵隔的好发部位

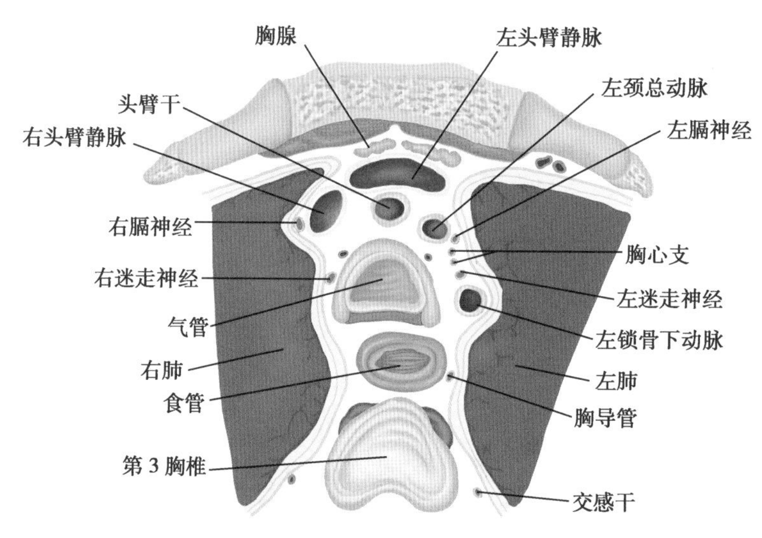

图 3-27 上纵隔各结构排列关系

（一）前纵隔

前纵隔 anterior mediastinum 位于胸骨体与心包之间，非常狭窄，容纳胸腺或胸腺遗迹、纵隔前淋巴结、胸廓内动脉纵隔支、疏松结缔组织及胸骨心包韧带等。前纵隔可发生胸腺瘤、皮样囊肿和淋巴瘤等疾病。

（二）中纵隔

中纵隔 middle mediastinum 为心包及心脏所在的部位，容纳心及出入心的大血管，包括升主动脉，肺动脉干，左、右肺动脉，上腔静脉根部，左、右肺静脉，奇静脉末端，心包，心包膈血管，膈神经和淋巴结等。中纵隔可发生心包囊肿或心包憩室。

（三）后纵隔

后纵隔 posterior mediastinum 位于心包与脊柱胸部之间，容纳气管杈、主支气管、食管、胸主动脉、奇静脉、半奇静脉、胸导管、胸交感干和淋巴结等。后纵隔可发生支气管囊肿、神经瘤、主动脉瘤及膈疝等疾病。

纵隔内结缔组织及其间隙向上经胸廓上口、向下经主动脉裂孔及食管裂孔，分别与颈部和腹腔的结缔组织及其间隙相互延伸，故纵隔气肿向上可蔓延至颈部，向下可至腹膜后间隙。

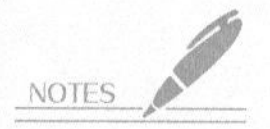

纵隔的分区

纵隔的分区方法很多，除了四分法，临床常用的还有三分法、六分法和九分法等。三分法是将胸骨后和心脏大血管的前表面以前作为前上纵隔(前区)；大血管和气管之间为中纵隔(内脏区)；气管之后为后纵隔(两侧脊柱旁沟)。六分法首先将纵隔纵向划分为前、中、后纵隔，在此基础上再横向划分为上、下纵隔。前纵隔是胸骨后方、心脏、升主动脉和气管之前的区域；中纵隔是食管前缘以前的区域，主要为心、主动脉弓、气管和肺门占据的区域；食管和其后方的区域为后纵隔；再以胸骨角至第 4 胸椎椎体下缘的平面作为上、下纵隔的标志线，从而将纵隔划分为六个区域。九分法与六分法类似，首先将纵隔纵向划分为前、中、后纵隔，划分标志同六分法；在横向上以胸骨角至第 4 胸椎椎体下缘和第 4 胸肋关节至第 8 胸椎椎体下缘(肺门)水平连线将纵隔划分为上、中、下三部分，从而将纵隔划分为九个区域。

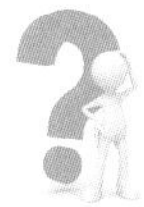

思考题

1. 上颌第 2 磨牙的感染可累及哪个鼻旁窦？该鼻旁窦有何特点？开口于何处？
2. 急性喉水肿所致喉阻塞是婴幼儿常见急症，严重时可危及患儿生命。发生喉水肿的常见部位在何处？该处有何结构特点？
3. 气管异物容易坠入哪侧主支气管？为什么？
4. 何谓肺门？出入肺门的结构有哪些？左、右肺根内各结构的排列有何不同？
5. 胸膜腔积液是炎症和恶性肿瘤等疾病常见的临床表现。胸膜腔积液首先积聚于哪个部位？该部位如何形成？有何特点？

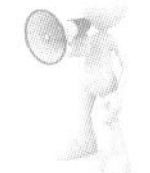

Summary

The respiratory system consists of the respiratory tract and lungs. The respiratory tract includes the nose, pharynx, larynx, trachea and bronchus. The laryngeal cartilage mainly consists of thyroid cartilage, cricoid cartilage, epiglottis cartilage and arytenoid cartilage. The laryngeal joints include cricothyroid joint, cricoarytenoid joint, conus elasticus, quadrangular membrane, thyrohyoid periosteum and cricotracheal ligament. Aditus laryngis is composed of the upper margin of epiglottis, aryepiglottic fold and interarytenoid notch. The laryngeal cavity is divided into the laryngeal vestibule, intermediate cavity of larynx and infraglottic cavity by two pairs of mucosal folds: vestibular fold and vocal fold. The fissure of glottis is the narrowest portion of the laryngeal cavity. The trachea is divided into the left and right principal bronchus typicallyat the level of the sternal angle. Right principal bronchus is wider, shorter and more vertical than the left, thus foreign objects from the trachea usually pass to the right principal bronchus. There is a depression called the hilum of lung in the mediastinal surface. The root of lung consists of pulmonary arteries, pulmonary veins, principal bronchus, nerves and lymphatic vessels. The left lung is divided into superior and inferior lobes by the oblique fissure, and the right lung is divided into superior, middle and inferior lobes by the oblique fissures and the horizontal fissures. The pleura is a serous membrane lining the inner face of the chest wall, the upper surface of diaphragm, the two sides of the mediastinum and the lung surface. The parietal pleura is divided into four portions: costal pleura, diaphragmatic pleura, mediastinal pleura and cupula of pleura. The pleural cavity is a closed and potential space between the parietal and visceral pleura. The mediastinum is the

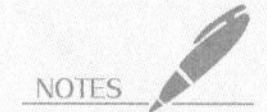

general term for all organs, structures and connective tissues between the right and left mediastinal pleura. The mediastinum is divided into superior and inferior mediastinum by the line drawn horizontally from the sternal angle to the lower border of 4th thoracic vertebra. The inferior mediastinum is divided into anterior, middle and posterior mediastinum bounded by the pericardium.

（刘宝全）

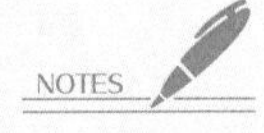

第四章
泌尿系统

扫码获取
数字内容

学习要点

1. 肾的形态；肾的位置与毗邻；肾的被膜；肾的结构。
2. 输尿管的形态、分部、走行及狭窄。
3. 膀胱的形态；膀胱的内面结构；膀胱的位置与毗邻。
4. 女性尿道形态。

泌尿系统 urinary system 由肾、输尿管、膀胱和尿道组成。临床上，肾和输尿管称上尿路，膀胱和尿道称下尿路。其主要功能是排出机体新陈代谢产生的废物和多余的水，保持机体内环境的平衡和稳定。肾生成尿液，输尿管输送尿液至膀胱。膀胱为储存尿液的器官，通过尿道将尿液排出体外（图 4-1）。

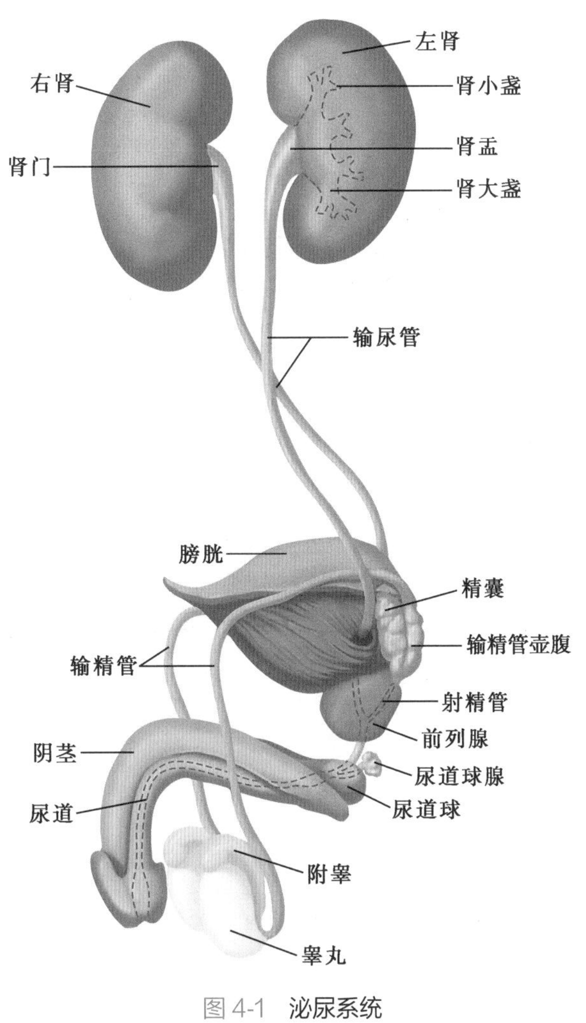

图 4-1　泌尿系统

肾的内分泌功能

肾可分泌促红细胞生成素，促进原始红细胞的分化和成熟。肾的球旁细胞可分泌肾素，通过肾素-血管紧张素-醛固酮的作用，使血压升高；而肾分泌的前列腺素则可减弱血管紧张素的作用，扩张血管而达到降压的作用。此外，肾小管上皮细胞可催化维生素 D_3 的生成，促进胃肠道钙磷吸收；促使骨钙转移、促进骨骼生长及软骨钙化；促进肾小管对磷的重吸收，使尿磷排出减少。

第一节 肾

一、肾的形态

肾 kidney 是实质性器官，左、右各一，形似蚕豆，位于腹膜后间隙。因受肝的影响，右肾较左肾约低 1~2cm。肾分内、外侧两缘，前、后两面及上、下两端。内侧缘中部呈四边形的凹陷称**肾门** renal hilum，为肾的血管、神经、淋巴管及**肾盂** renal pelvis 出入之门户。出入肾门诸结构为结缔组织所包裹，称**肾蒂** renal pedicle。由于下腔静脉靠近右肾，右肾蒂较左肾蒂短。肾蒂内各结构自前向后是肾静脉、肾动脉和肾盂；自上而下是肾动脉、肾静脉和肾盂。肾门向肾内凹陷形成的腔称**肾窦** renal sinus，容纳肾血管、肾小盏、肾大盏、肾盂和脂肪等。肾门是肾窦的开口，肾窦是肾门的延续。肾的前面凸向前外侧，后面紧贴腹后壁。上端宽而薄，下端窄而厚。肾长 9.9cm（8~14cm）、宽 5.9cm（5~7cm）、厚 4cm（3~5cm），重约 134~148g（图 4-2）。

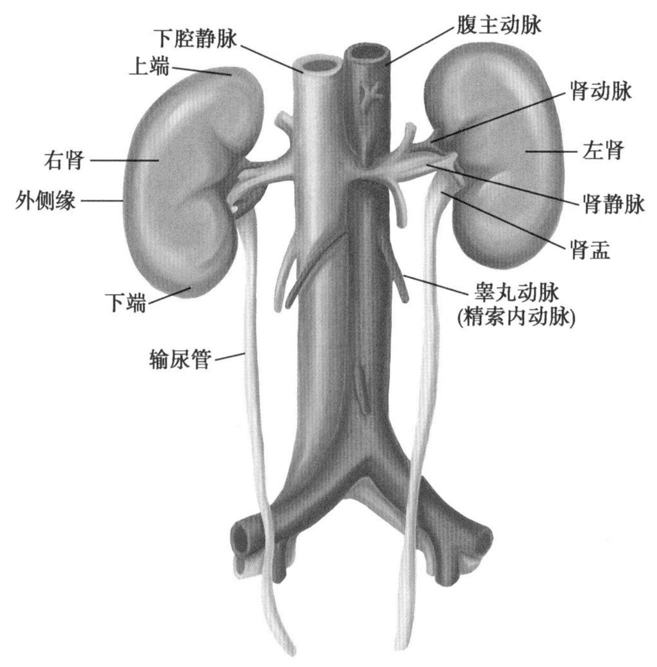

图 4-2 肾与输尿管（前面）

二、肾的位置和毗邻

肾位于脊柱两侧，腹膜后间隙内，属腹膜外位器官。肾的高度：左肾位于第 11 胸椎椎体下缘至第 2、3 腰椎椎间盘之间；右肾位于第 12 胸椎椎体上缘至第 3 腰椎椎体上缘之间。两肾上端相距较近，距正中线平均 3.8cm；下端相距较远，距正中线平均 7.2cm。左、右两侧的第 12 肋分别斜过左肾后

面中部和右肾后面上部。肾门约在第 1 腰椎椎体平面，相当于第 9 肋软骨前端高度，在正中线外侧约 5cm。在腰背部，肾门的体表投影点在竖脊肌外侧缘与 12 肋的夹角处，称**肾区** renal region。肾疾病患者触压或叩击该处可引起疼痛。

肾与肾上腺相邻，虽共为肾筋膜包绕，但其间被疏松的结缔组织所分隔，故肾下垂时肾上腺可不随肾下降。左肾前上部与胃底后面相邻，中部与胰尾和脾血管相接触，下部邻接空肠和结肠左曲。右肾前上部与肝相邻，下部与结肠右曲相接触，内侧缘邻接十二指肠降部。两肾后面的上 1/3 与膈肌相邻，下部自内侧向外侧分别与腰大肌、腰方肌及腹横肌相毗邻（图 4-3~图 4-6）。

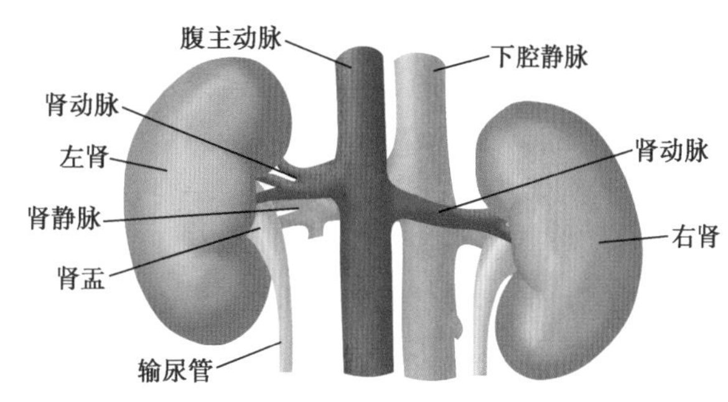

图 4-3 肾（后面）

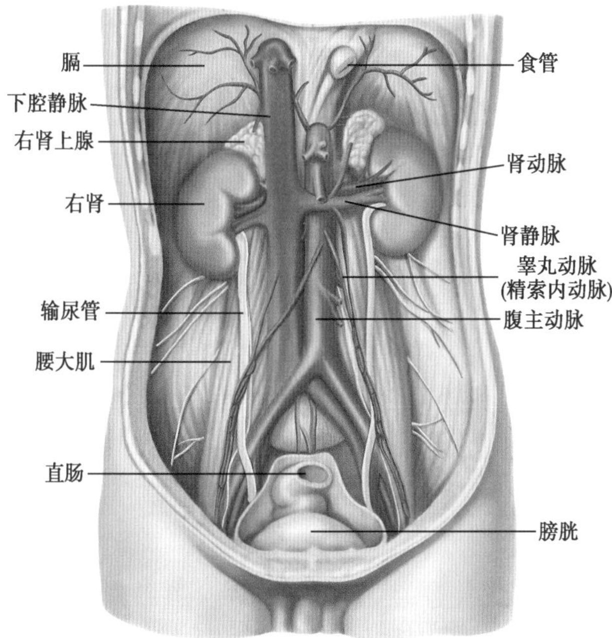

图 4-4 肾的位置

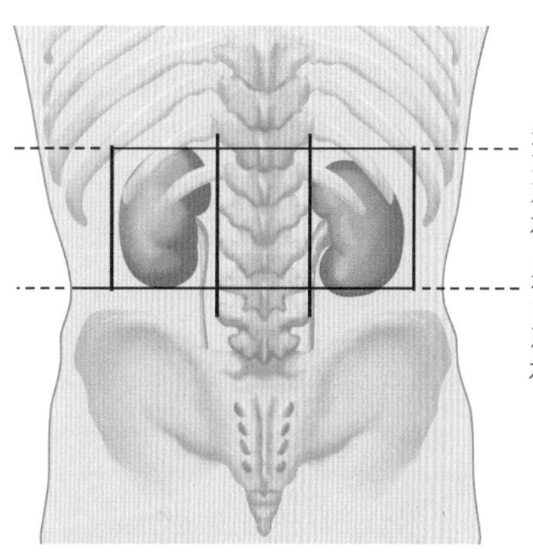

图 4-5 肾的体表投影

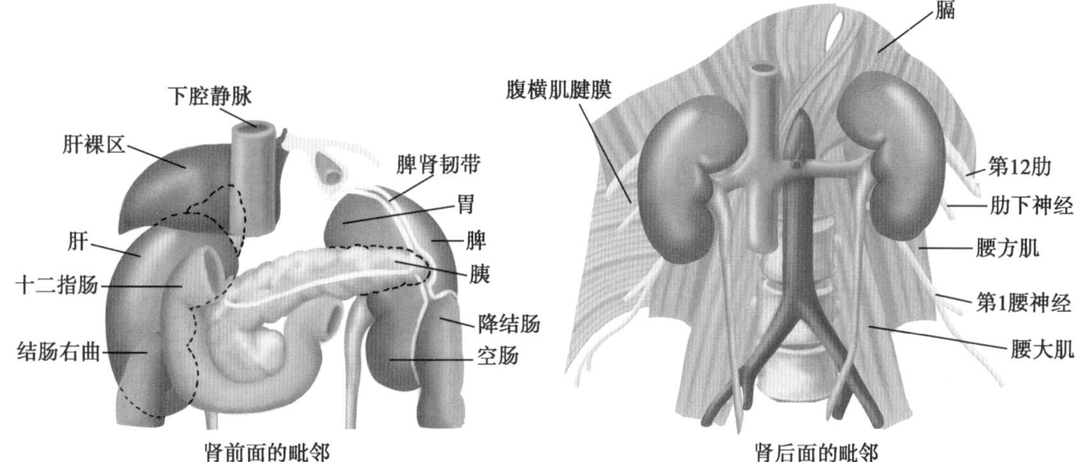

图 4-6 肾的毗邻

三、肾的结构

肾实质可分为表层的**肾皮质** renal cortex 和深层的**肾髓质** renal medulla。肾皮质厚约 1.0~1.5cm，新鲜标本为红褐色，富含血管并可见许多红色点状细小颗粒，由肾小体与肾小管组成。肾髓质色淡红，约占肾实质厚度的 2/3，形成 15~20 个圆锥形、底朝皮质、尖向肾窦的**肾锥体** renal pyramid。肾锥体光泽致密，其颜色较深、放射状的条纹由肾直小管和血管平行排列形成。两三个肾锥体尖端合并成**肾乳头** renal papillae，并突入肾小盏。肾乳头顶端有许多小孔，称**乳头孔** papillary foramina，肾产生的终尿经乳头孔流入肾小盏。肾皮质伸入肾锥体之间的部分称**肾柱** renal column。**肾小盏** minor renal calices 呈漏斗形，共有七八个，包绕肾乳头，承接排出的尿液。在肾窦内，两三个肾小盏合成一个**肾大盏** major renal calices，再由两三个肾大盏汇合形成一个肾盂。肾盂离开肾门向下弯行，约在第 2 腰椎椎体上缘水平，逐渐变细与输尿管相移行。成人肾盂容积约 3~10ml，平均 7.5ml（图 4-7）。

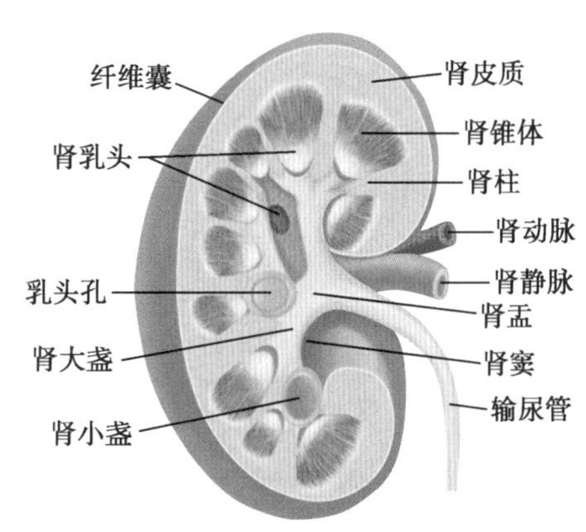

图 4-7 肾的结构（左肾冠状切面，后面）

四、肾的被膜

肾皮质表面包被有由平滑肌纤维和结缔组织构成的**肌织膜** muscular tunica，它与肾实质紧密粘连，不可分离，进入肾窦，被覆于肾乳头以外的窦壁上。除肌织膜外，通常将肾的被膜由内向外分为 3 层，依次为纤维囊、脂肪囊和肾筋膜（图 4-8、图 4-9）。

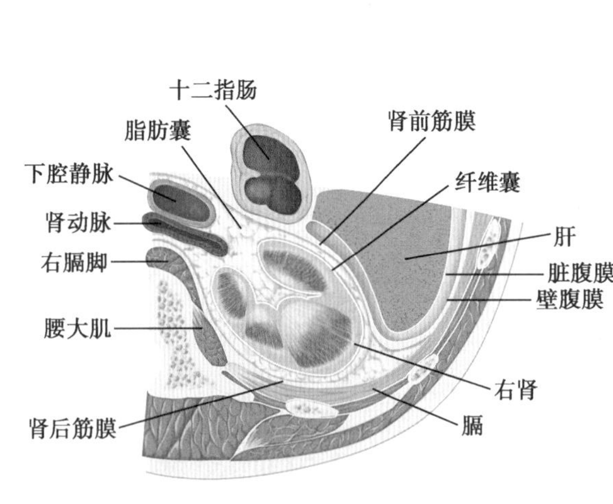

图 4-8 肾的被膜（水平切面）

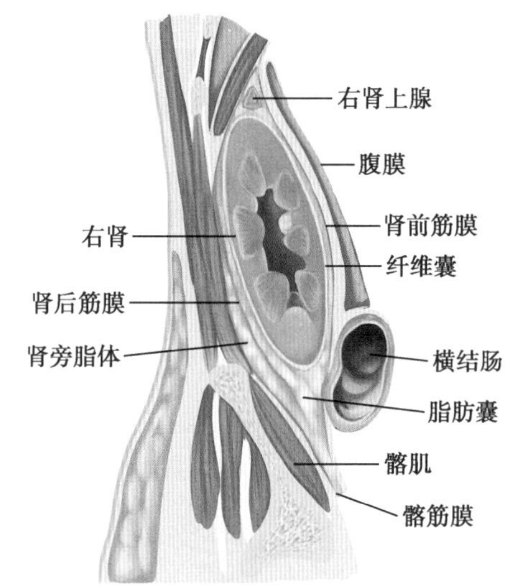

图 4-9 肾的被膜（矢状切面）

（一）纤维囊

纤维囊 fibrous capsule 坚韧而致密，是由致密结缔组织和弹性纤维构成的膜，包裹于肾实质表面。肾破裂或部分切除时须缝合此膜。在肾门处，此膜分为两层：一层贴于肌织膜外面；另一层包被肾窦内结构表面。纤维囊与肌织膜结合疏松，易于剥离。

（二）脂肪囊

脂肪囊 fatty renal capsule 又称肾床，是位于纤维囊周围、包裹肾脏的脂肪层。肾的边缘部脂肪丰富，并经肾门进入肾窦。临床上做肾囊封闭，就是将药物注入肾脂肪囊内。

(三)肾筋膜

肾筋膜 renal fascia 位于脂肪囊的外面,包裹肾上腺和肾,由它发出的一些结缔组织小梁穿过脂肪囊与纤维囊相连,有固定肾脏的作用。位于肾前、后面的肾筋膜分别称为**肾前筋膜** prerenal fascia 和**肾后筋膜** retrorenal fascia。二者在肾上腺的上方和肾外侧缘处均互相愈着,在肾的下方则互相分离,并分别与腹膜外组织和髂筋膜移行,其间有输尿管通过。在肾的内侧,肾前筋膜被覆肾血管的表面,并与腹主动脉和下腔静脉表面的结缔组织及对侧的肾前筋膜相移行。肾后筋膜向内侧经肾血管和输尿管的后方,与腰大肌及其筋膜会合并向内附于椎体筋膜。肾周间隙位于肾前、后筋膜之间,间隙内有肾、肾上腺、脂肪以及营养肾周脂肪的肾包膜血管。肾周间隙内不同平面脂肪含量的多少不同:肾门水平脂肪通常很丰富,而肾下极背侧的脂肪含量少。肾脏炎症常局限在肾周间隙内,有时可沿筋膜扩散。肾周间隙积液可推挤肾脏向前内上移位,向下可流至盆腔,并可扩散至对侧肾周间隙。由于肾筋膜下方完全开放,当腹壁肌力弱、肾周脂肪少、肾的固定结构薄弱时,可产生**肾下垂** nephroptosis 或游走肾。肾积脓或肾周围炎症时,脓液可沿肾筋膜向下蔓延,达髂窝或大腿根部。

五、肾段血管和肾段

肾动脉 renal artery 的第一级分支在肾门处通常分为前、后两支(干)。前支较粗,再分出 4 个二级分支,与后支(1 个二级分支)一起进入肾实质内。肾动脉的 5 个二级分支在肾内呈节段性分布,称**肾段动脉** segmental renal artery。每支肾段动脉分布到一定区域的肾实质,称为**肾段** renal segment。每个肾分 5 个肾段,即上段、上前段、下前段、下段和后段。各肾段由其同名动脉供血,各肾段间有少血管的段间组织分隔,称**乏血管带** zone devoid of vessel。肾段动脉阻塞可导致肾坏死(图 4-10)。肾内静脉无一定节段性,相互间有丰富的吻合支。

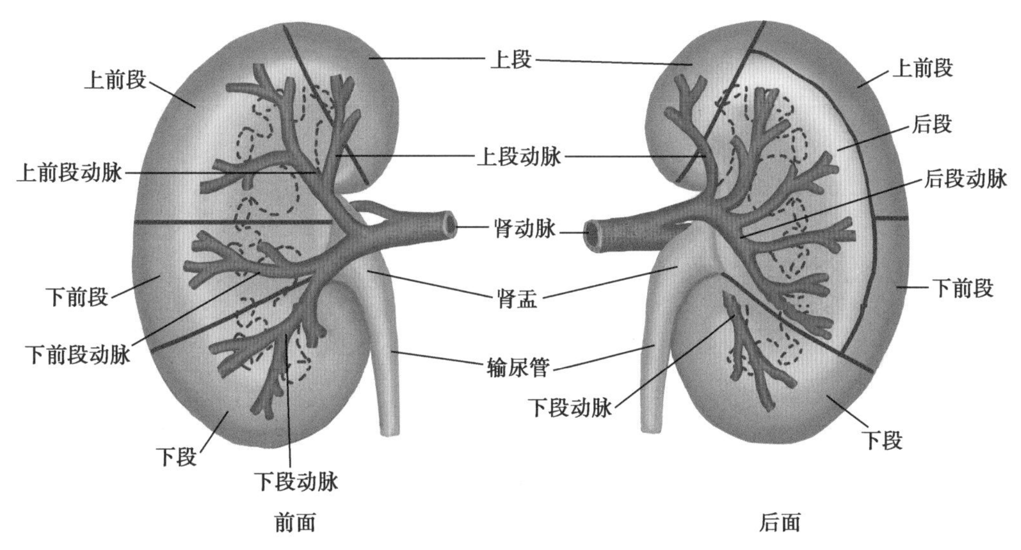

图 4-10 肾的血管与肾段

> **肾的畸形与异常**
>
> 肾在发育过程中,可出现畸形或位置与数量异常:①马蹄肾,两侧肾的下端互相连接呈马蹄铁形,易引起肾盂积水、感染或结石。②多囊肾,胚胎时肾小管与集合管不交通,液体潴留于肾小管内,致使肾小管膨大成囊状。随着囊肿的增大,肾组织会逐渐萎缩、坏死,最终导致肾衰竭。③双肾盂及双输尿管,由输尿管芽反复分支形成。④单肾,一侧发育不全或缺如,国人以右侧为多,男性多于女性。⑤低位肾,一侧者多见,多由胚胎期的肾上升受影响所致。低位肾因输尿管短而变形,常易引起肾盂积水、感染或结石。

肾移植

肾移植是通过手术方式将功能良好的肾移植入受者体内，取代受损肾的一种器官移植术。1954 年美国医生 Murray 成功实施首例肾移植手术，并因此获得 1990 年诺贝尔生理学或医学奖。目前，肾移植已成为技术最成熟、成功率最高的一项脏器移植手术，术后 5 年生存率高达 70%。肾移植手术是将供体肾放置于受者髂窝，吻合肾静脉与髂外静脉，吻合肾动脉与髂内动脉及其分支。

第二节 输尿管

输尿管 ureter 是一对位于腹膜后间隙的肌性管道。约平第 2 腰椎上缘起自肾盂，终于膀胱。长约 20~30cm，管径平均 0.5~1.0cm，最窄处口径只有 0.2~0.3cm。全长分为腹部、盆部和壁内部（图 4-11~图 4-13）。

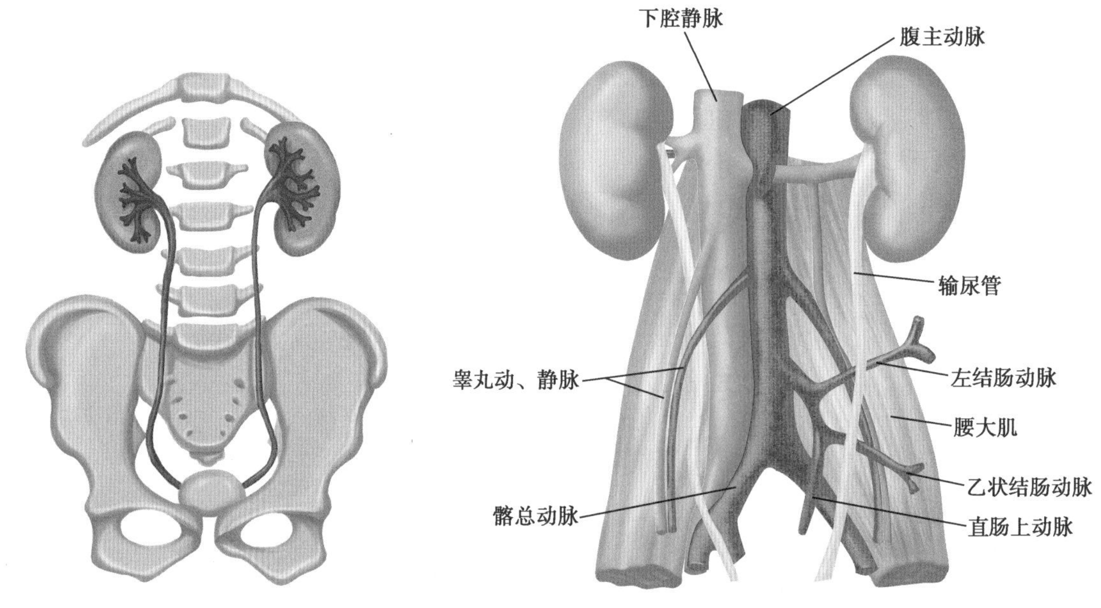

图 4-11 肾与输尿管造影

图 4-12 输尿管（男性）

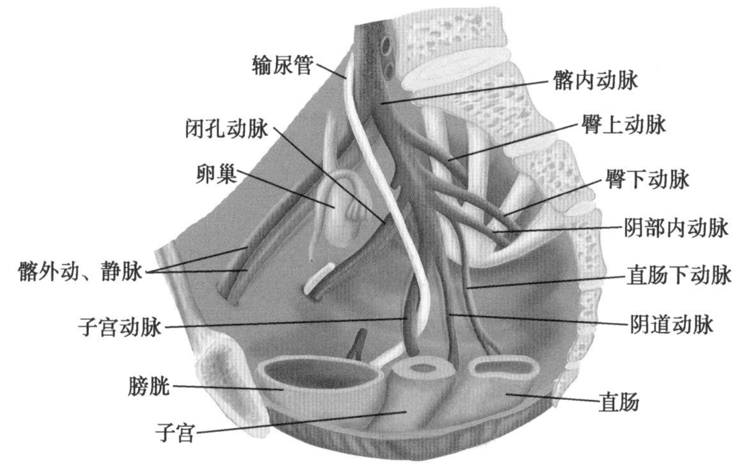

图 4-13 输尿管（女性）

一、输尿管的位置和分部

输尿管腹部 abdominal part of ureter 起自肾盂下端，经腰大肌前面下行至其中点附近，与睾丸血管（男性）或卵巢血管（女性）交叉，通常血管在其前方走行，在小骨盆入口处，左输尿管越过左髂总动脉末端前方；右输尿管则经过右髂外动脉起始部的前方。

输尿管盆部 pelvic part of ureter 自小骨盆入口处，经盆腔侧壁，髂内血管、腰骶干和骶髂关节前方下行，跨过闭孔神经血管束，达坐骨棘水平。男性输尿管走向前、内、下方，经直肠前外侧壁与膀胱后壁之间下行，在输精管后外方与之交叉，从膀胱底外上角向内下穿入膀胱壁。两侧输尿管达膀胱后壁时相距约 5cm。女性输尿管经子宫颈外侧约 2.5cm 处，从子宫动脉后下方绕过，行向下内至膀胱底穿入膀胱壁内。

输尿管壁内部 intramural part of the ureter 是输尿管斜穿膀胱壁的部分，长约 1.5cm。膀胱空虚时，膀胱三角内两输尿管口间距约 2.5cm；当膀胱充盈时，膀胱内压升高可引起壁内部的管腔闭合，阻止尿液由膀胱向输尿管反流。

二、输尿管的狭窄

输尿管全程有 3 处生理性狭窄：①上狭窄，位于肾盂输尿管移行处；②中狭窄，位于输尿管跨过髂血管处；③下狭窄，在输尿管的壁内部。

第三节 膀 胱

膀胱 urinary bladder 是储存尿液的肌性囊状器官，其形状、大小、位置和壁的厚度随尿液充盈程度而异。一般正常成年人的膀胱容量为 350~500ml，最大容量为 800ml，女性的容量小于男性；新生儿膀胱容量约为成人的 1/10，老年人因膀胱肌张力低而容量增大。

一、膀胱的形态和分部

空虚的膀胱呈三棱锥体形，分尖、体、底和颈 4 部。**膀胱尖** apex of bladder 朝向前上方。膀胱的后面朝向后下方，呈三角形，为**膀胱底** fundus of bladder。膀胱尖与底之间为**膀胱体** body of bladder。膀胱的最下部称**膀胱颈** neck of bladder，与前列腺底（男性）和盆膈相接（女性）（图 4-14、图 4-15）。

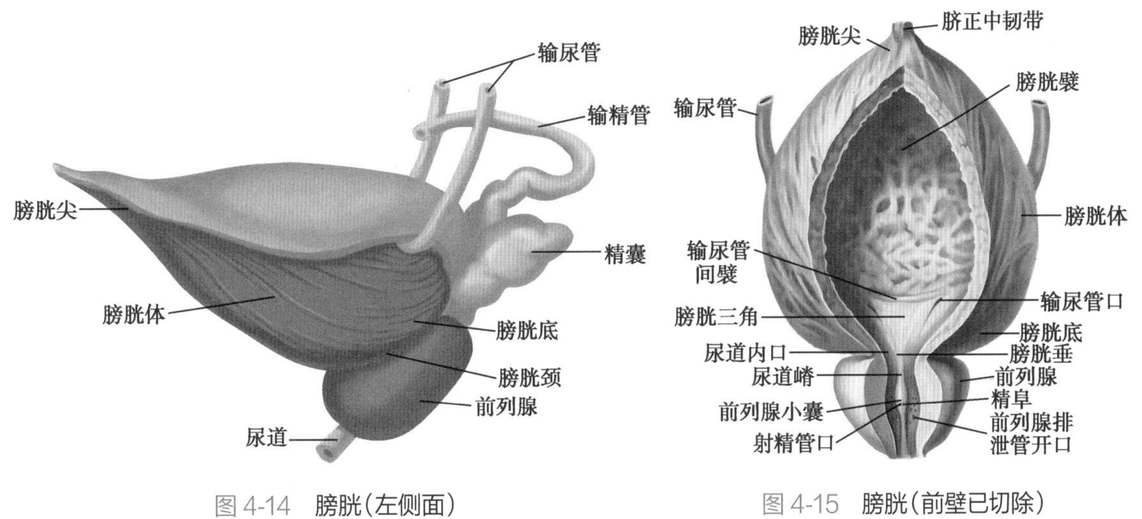

图 4-14 膀胱（左侧面）

图 4-15 膀胱（前壁已切除）

二、膀胱的内面结构

膀胱内面被覆黏膜，膀胱的大部分区域黏膜与肌层结合疏松，膀胱壁收缩时，黏膜聚集成皱襞。在膀胱底内面，左、右**输尿管口** ureteric orifice 和**尿道内口** internal urethral orifice 之间的黏膜与肌层紧密连接，无论膀胱扩张或收缩，始终保持平滑，此处称**膀胱三角** trigone of bladder。膀胱三角是肿瘤、结核和炎症的好发部位，膀胱镜检查时应特别注意。两个输尿管口之间的皱襞称**输尿管间襞** interureteric fold，膀胱镜下所见为一苍白带，是临床寻找输尿管口的标志。在男性尿道内口后方的膀胱三角处，受前列腺中叶推挤形成纵嵴状隆起，称**膀胱垂** vesical uvula（见图 4-15）。

三、膀胱的位置和毗邻

膀胱前方为耻骨联合，膀胱与耻骨联合之间称**膀胱前隙** prevesical space（Retzius 间隙或耻骨后间隙）。此间隙内男性有**耻骨前列腺韧带** puboprostatic ligament；女性有**耻骨膀胱韧带** pubovesical ligament。该韧带是女性在耻骨后面和盆筋膜腱弓前部与膀胱颈之间相连的两条结缔组织索。此外，间隙中还有丰富的结缔组织和静脉丛。在男性，膀胱的后方与精囊、输精管壶腹和直肠相毗邻。在女性，膀胱的后方与子宫和阴道相邻接。男性两侧输精管壶腹之间的区域称输精管壶腹三角，借结缔组织形成的**直肠膀胱筋膜** rectovesical fascia 连接直肠壶腹。空虚时膀胱全部位于盆腔内，充盈时膀胱腹膜返折线可上移至耻骨联合上方，此时可在耻骨联合上方行穿刺术，不会伤及腹膜和污染腹膜腔。新生儿膀胱的位置高于成年人，尿道内口在耻骨联合上缘水平。老年人的膀胱位置较低。耻骨前列腺韧带和耻骨膀胱韧带以及脐正中襞与脐外侧襞等结构将膀胱固定于盆腔。这些结构的发育不良是膀胱脱垂与女性尿失禁的重要原因（图 4-16）。

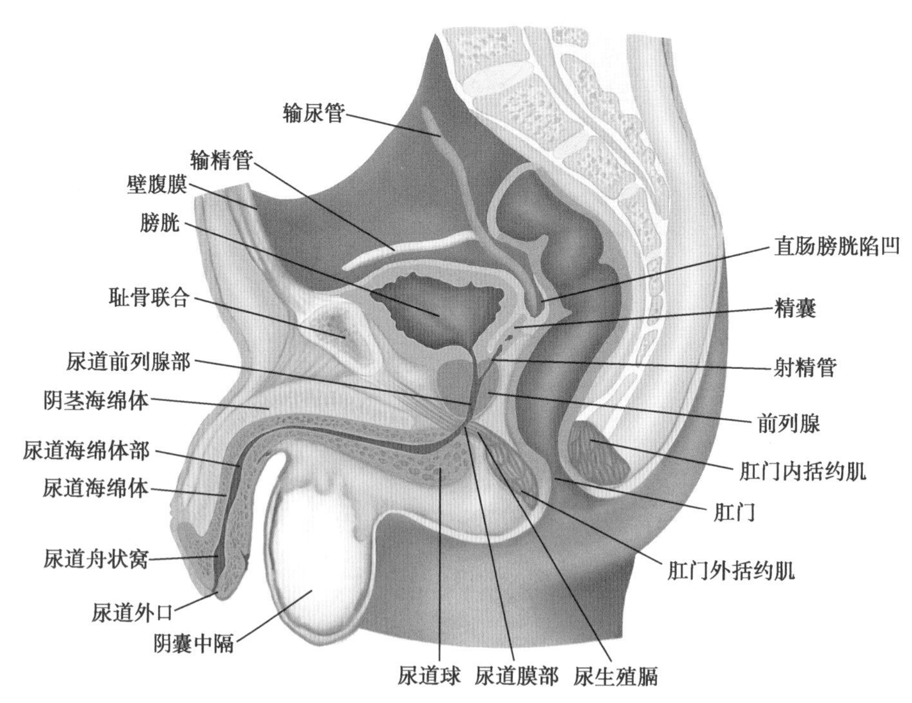

图 4-16 男性盆腔与会阴（正中矢状切面）

第四节 尿 道

男性尿道见第五章第一节“男性生殖系统”。**女性尿道** female urethra 长 3~5cm，直径约 0.6cm，较男性尿道短、宽而直，仅有排尿功能。尿道内口约平耻骨联合后面中央或上部，女性低于男性。其

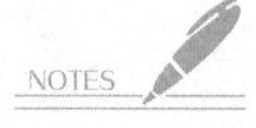
NOTES

走行向前下方，穿过尿生殖膈，开口于阴道前庭的尿道外口。尿道内口周围被平滑肌构成的膀胱括约肌环绕。穿过尿生殖膈处被由横纹肌形成的尿道阴道括约肌环绕，可控制排尿。**尿道外口** external orifice of urethra 位于阴道口的前方、阴蒂的后方 2.0~2.5cm 处，被尿道阴道括约肌环绕。在尿道下端有**尿道旁腺** paraurethral gland，又称 Skene 腺，其导管开口于尿道周围。尿道旁腺发生感染时可形成囊肿，并可压迫尿道，引起尿路不畅（图 4-17）。

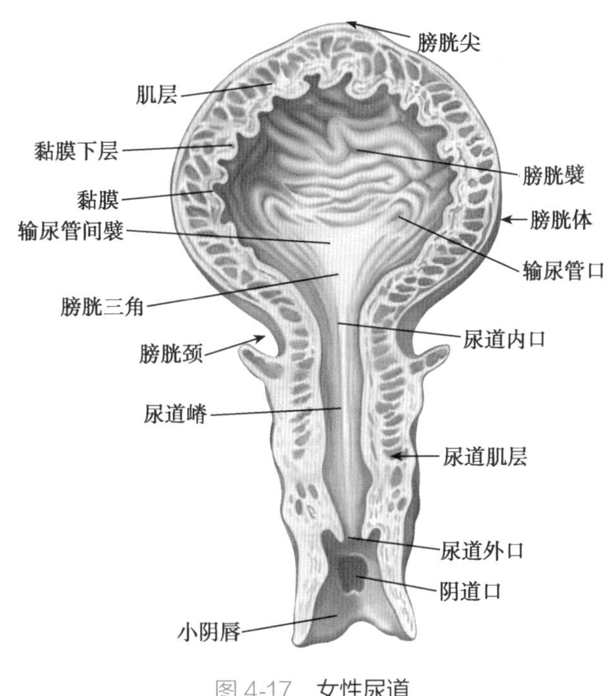

图 4-17 女性尿道

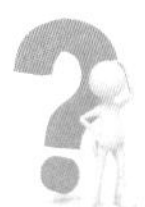

思考题

1. 直径小于 0.6cm 的肾结石可经尿道自然排出的依据是什么？简述结石排出途径及结石易发生嵌顿的位置。

2. 肾移植是目前最为成熟和成功率较高的器官移植手术。为何肾移植供体多以左肾为宜？供体的肾如何与受体建立血供关系？

3. 结合膀胱的位置与毗邻，思考膀胱破裂的原因有哪些，膀胱破裂时尿液、血液可渗入的部位及并发症。

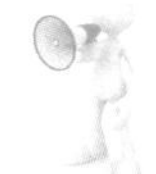

Summary

The organs of the urinary system include the kidneys, ureters, bladder and urethra. The urinary system's function is to filter blood and create urine as a waste by-product. It also helps regulate the blood volume and pressure as well as control the levels of electrolytes and metabolites.

The paired kidneys are purplish-brown and located between the twelfth thoracic and third lumbar vertebrae, one on each side of the vertebral column. Each kidney contains over a million nephrons in the parenchyma where urine is produced in the process of removing waste and excess substances from the blood. The ureters are tubes made of smooth muscle, about 20~30cm long, carrying urine from the kidneys

NOTES

to the urinary bladder. They descend from the renal pelvis along the posterior abdominal wall and enter the bladder on the posterior inferior surface. The bladder is a hollow, balloon-shaped organ that is located in the pelvis. A normal, healthy bladder can hold up almost half a liter of urine comfortably for two to five hours. The circular muscles called sphincters close tightly around the opening of the bladder into the urethra. The urethra is a tube that allows urine to pass outside the body. In females, the urethra is about 3~5cm long and sits between the clitoris and the vagina. In males, it is about 16~22cm long, runs the length of the penis and opens at the end of the penis. The male urethra is used to eliminate urine as well as semen during ejaculation.

（陆　利）

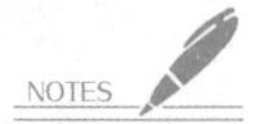

第五章
生 殖 系 统

扫码获取
数字内容

学习要点

1. 睾丸及附睾的形态与位置；输精管的形态特征、分部和行径；射精管的合成、行径与开口；精囊腺的形态和位置；前列腺的形态、位置、分叶和分区及主要毗邻；尿道球腺的位置和腺管的开口。

2. 阴囊的形态、构造；精索的组成及分部；阴茎的构成，阴茎皮肤的特点。

3. 男性尿道的分部，三个狭窄、三个扩大和两个弯曲。

4. 卵巢的形态、位置及固定装置；输卵管的位置和分部；子宫的形态、分部、位置和固定装置；子宫壁的构造；阴道的形态和位置。

5. 女性外生殖器的形态结构。

生殖系统 reproductive system 的主要功能是繁衍后代和形成并保持第二性征。男性生殖系统和女性生殖系统均包括内生殖器和外生殖器两部分。内生殖器由生殖腺、生殖管道和附属腺组成，外生殖器以两性交接的器官为主（表 5-1）。

表 5-1　生殖系统概观

		男性	女性
内生殖器	生殖腺	睾丸	卵巢
	生殖管道	附睾、输精管、射精管、尿道	输卵管、子宫、阴道
	附属腺	精囊、前列腺、尿道球腺	前庭大腺
外生殖器		阴囊、阴茎	女阴

第一节　男性生殖系统

男性内生殖器由生殖腺（睾丸）、输精管道（附睾、输精管、射精管、尿道）和附属腺（精囊、前列腺、尿道球腺）组成。睾丸产生精子和分泌男性激素。精子先贮存于附睾内，当射精时经输精管、射精管和尿道排出体外。精囊、前列腺和尿道球腺的分泌液参与组成精液，并供给精子营养，有利于精子的活动。男性外生殖器为阴囊和阴茎。前者容纳睾丸和附睾；后者是性交器官（图 5-1）。

一、男性内生殖器

（一）睾丸

睾丸 testis 为男性生殖腺，是产生男性生殖细胞（精子）和分泌男性激素的器官。睾丸位于阴囊内，左右各一，一般左侧略低于右侧。

1. 形态　睾丸是微扁的椭圆体，表面平滑，分前、后缘，上、下端和内、外侧面（图 5-2）。前缘游离而凸隆，又名独立缘。后缘较平直，又名睾丸系膜缘，有血管、神经和淋巴管出入，并与附睾体、附睾尾和输精管睾丸部相接触。上端被附睾头遮盖，下端游离。内侧面较平坦，与阴囊隔相依，外侧面较隆

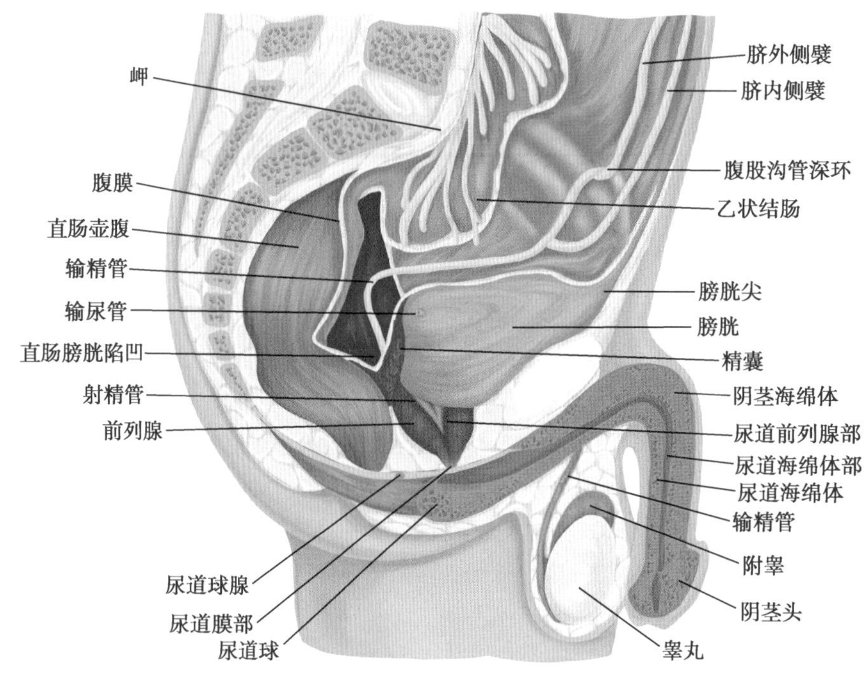

图 5-1 男性生殖系统概观

凸，与阴囊壁相贴。成人两睾丸重约 20~30g。新生儿的睾丸相对较大，青春期以前发育较慢，进入青春期后迅速生长成熟，老年人的睾丸萎缩变小，性功能也随之衰退。

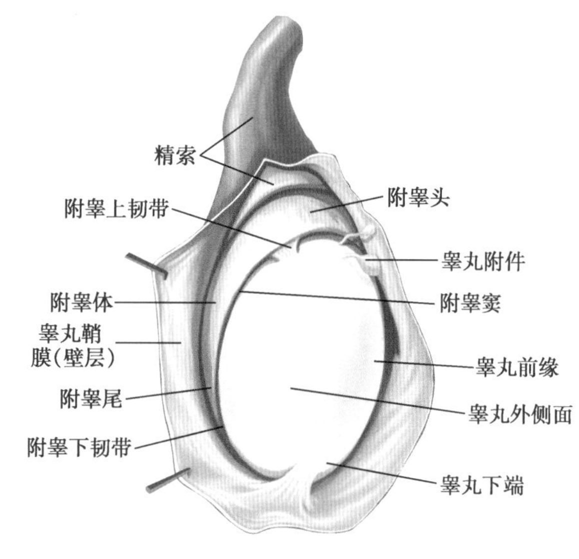

图 5-2 睾丸及附睾（右侧）

2. 结构 睾丸表面有一层坚韧的纤维膜，称为**白膜** tunica albuginea。白膜在睾丸后缘增厚，并凸入睾丸内形成**睾丸纵隔** mediastinum testis。从纵隔发出许多**睾丸小隔** septula testis，呈扇形伸入睾丸实质，将睾丸实质分为 100~200 个**睾丸小叶** lobules of testis。每个小叶内含有 2~4 条盘曲的**精曲小管（生精小管）**contorted seminiferous tubules，其上皮能产生精子。精曲小管之间的结缔组织内有分泌男性激素的间质细胞。精曲小管汇合成**精直小管** straight seminiferous tubules，进入睾丸纵隔后交织成**睾丸网** rete testis。从睾丸网发出 12~15 条**睾丸输出小管** efferent ductules of testis，出睾丸后缘的上部进入附睾（图 5-3）。

3. 血管和淋巴管 **睾丸动脉** testicular artery 起自腹主动脉，伴随精索降至阴囊，分布于睾丸和附睾。睾丸和附睾的静脉汇合成**蔓状静脉丛** pampiniform plexus，经精索进入盆腔后汇合为**睾丸静脉** testicular vein，左侧以直角汇入左肾静脉，右侧以锐角汇入下腔静脉。睾丸和附睾的淋巴管沿睾丸的血管上行，大部分注入腰淋巴结，小部分注入髂总淋巴结。

4. 睾丸及相关结构的下降演化（图 5-4） 睾丸和附睾在胚胎初期位于腹后壁肾的下方，出生后，经腹股沟管降入阴囊。在睾丸下降之前，腹膜向下突出形成一个囊袋，称**鞘突** vaginal process。同时睾丸下端与阴囊之间形成一条索状的结缔组织，即**睾丸引带** gubernaculum testis。随着胚胎的发育，睾丸引带逐渐缩短，因而睾丸的位置有一个逐渐下降的演化过程。至胚胎第 3 个月末睾丸降至髂窝，

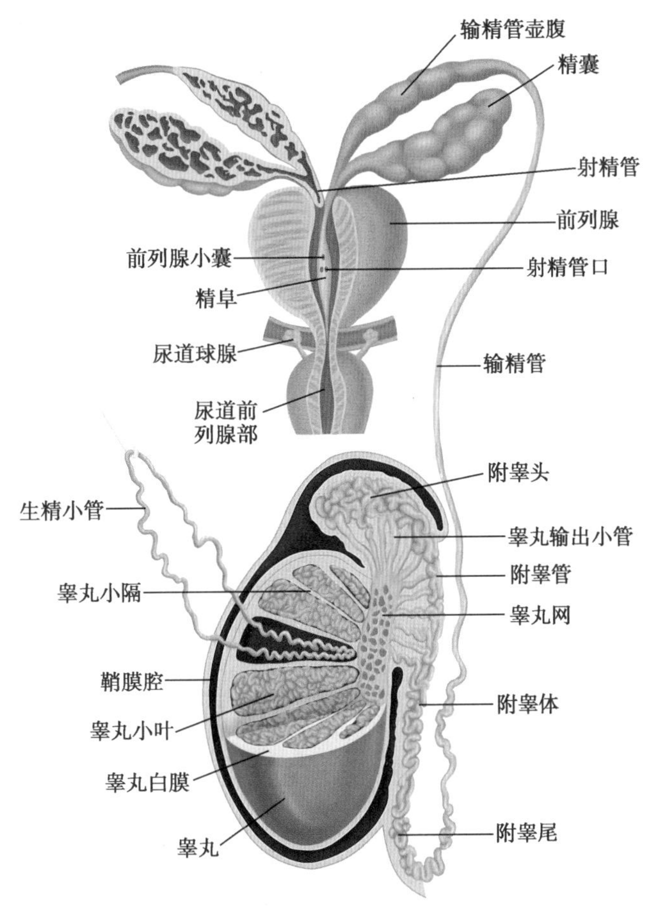

图 5-3 睾丸、附睾的结构及排精径路

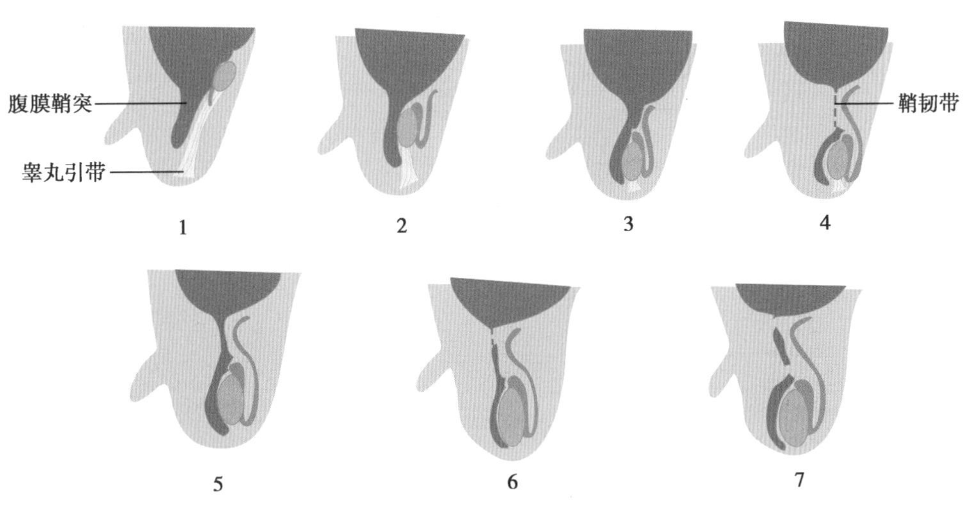

图 5-4 睾丸下降演化和先天性鞘膜异常

在 7~8 个月时顶着双层返折的腹膜，连同它的输出管道、血管、神经及淋巴管等通过腹股沟管，出生后降入阴囊。此后，腹膜鞘突上部闭锁，形成**鞘韧带** vaginal ligament；下部不闭锁而围绕睾丸和附睾形成**睾丸鞘膜** tunica vaginalis of testis，鞘膜脏层包被睾丸除后缘外的所有表面及大部分附睾，鞘膜壁层贴于阴囊内面。脏、壁两层鞘膜在睾丸后缘的两侧相互移行返折，共同围成密闭的、潜在性的腔隙，称为**睾丸鞘膜腔** cavity of tunica vaginalis，其内含有极少量的液体。如腹膜鞘突不闭锁，可形成先天性腹股沟斜疝和交通性鞘膜积液。由于右侧睾丸下降迟于左侧，鞘突闭合的时间也晚，故右侧腹股沟斜疝

多发。睾丸有时在出生后仍未降入阴囊而停滞于腹腔或腹股沟管等处，称隐睾，此时因腹腔内温度较高，不利于精子的发生，影响生殖能力，并可发生恶变，故宜在儿童期即行手术，将睾丸引入阴囊。

（二）附睾

附睾 epididymis 呈新月形，紧贴睾丸的上端和后缘，略偏外侧。上端膨大为附睾头，中部为附睾体，下端为附睾尾。睾丸输出小管进入附睾后，弯曲盘绕形成膨大的附睾头，末端汇合成一条附睾管。附睾管迂曲盘回而形成附睾体和尾，附睾尾向上弯曲移行为输精管。

附睾为暂时储存精子的器官，并分泌附睾液供给精子营养，促进精子进一步成熟。附睾为结核的好发部位。

（三）输精管和射精管

1. 输精管 ductus deferens 是附睾管的直接延续，长度约 50cm，管径约 3mm，管壁较厚，肌层较发达而管腔细小。在触摸活体时，呈坚实的圆索状。

输精管较长，按其行程可分为 4 部：①睾丸部，最短，较迂曲，始于附睾尾，沿睾丸后缘上行至睾丸上端。②精索部，介于睾丸上端与腹股沟管皮下环之间，位于精索内其他结构的后内侧；此段位于皮下，又称皮下部，在皮肤下易触及，为输精管结扎的最佳部位。③腹股沟管部，位于腹股沟管的精索内。疝修补术时，注意勿伤及输精管。④盆部，为最长的一段，由腹环出腹股沟管后，弯向内下，沿盆腔侧壁行向后下，经输尿管末端前方转至膀胱底的后面，在此处两侧输精管逐渐接近，并膨大成**输精管壶腹** ampulla ductus deferentis（图 5-5）。输精管末端变细，与精囊的排泄管汇合成射精管。

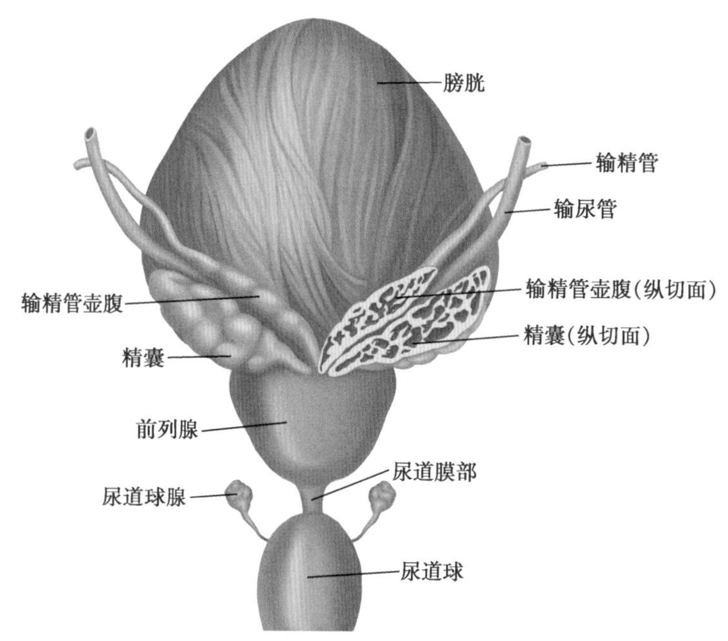

图 5-5 膀胱、前列腺、精囊和尿道球腺（后面）

2. 精索 spermatic cord 为柔软的圆索状结构，从腹股沟管腹环穿经腹股沟管，出皮下环后延至睾丸上端。精索内主要有输精管、睾丸动脉、蔓状静脉丛、输精管血管、神经、淋巴管和腹膜鞘突的残余（鞘韧带）等。精索表面包有 3 层被膜，从内向外依次为精索内筋膜、提睾肌和精索外筋膜。

3. 射精管 ejaculatory duct 由输精管的末端与精囊的排泄管汇合而成，长约 2cm，向前下穿前列腺实质，开口于尿道的前列腺部（图 5-6）。

（四）精囊

精囊 seminal vesicle 又称精囊腺，为长椭圆形的囊状器官，表面凹凸不平，位于膀胱底的后方，输精管壶腹的下外侧，左右各一，由迂曲的管道组成，其排泄管与输精管壶腹的末端汇合成射精管。精囊可分泌液体，参与精液的组成。

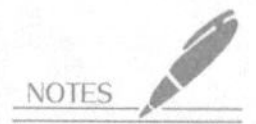
NOTES

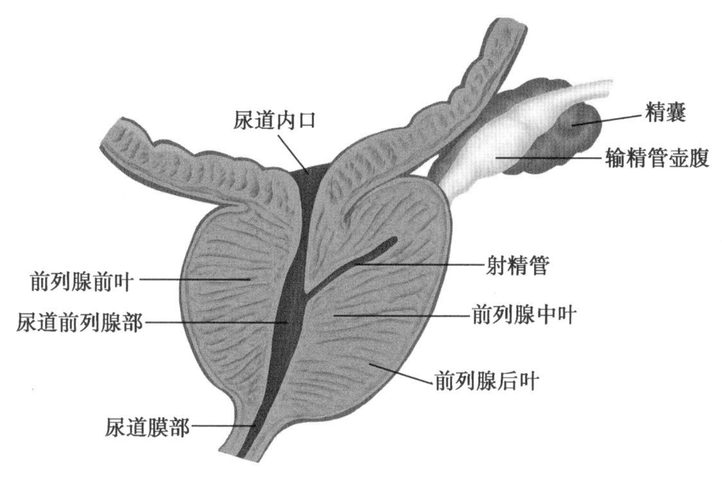

图 5-6 前列腺、尿道和射精管(正中矢状切面)

(五) 前列腺

前列腺 prostate 是不成对的实质性器官,由腺组织和平滑肌组织构成,其表面包有筋膜鞘,即前列腺囊,囊与前列腺之间有前列腺静脉丛。前列腺重约 8~20g,上端横径约 4cm,垂直径约 3cm,前后径约 2cm。前列腺的分泌物是精液的主要成分。

1. 形态 前列腺呈前后稍扁的栗子形,上端宽大称为前列腺底,邻接膀胱颈;下端尖细,称为前列腺尖,位于尿生殖膈上方。底与尖之间的部分为前列腺体。体的后面平坦,中间有一纵行浅沟,称**前列腺沟** prostatic sulcus,活体直肠指诊可扪及此沟,患前列腺肥大时此沟消失。男性尿道在前列腺底近前缘处穿入前列腺即为尿道前列腺部。该部经腺实质前部下行,由前列腺尖穿出。

近底的后缘处,有一对射精管穿入前列腺,斜向前下方,开口于尿道前列腺部后壁的精阜上。前列腺的排泄管开口于尿道前列腺部后壁尿道嵴两侧。

前列腺一般分为 5 叶(Lowsley 前列腺分叶):前叶、中叶、后叶和两侧叶(见图 5-6、图 5-7)。中叶呈楔形,位于尿道前列腺部与射精管之间。左、右侧叶分别位于尿道前列腺部和中叶的两侧。老年人因激素平衡失调,前列腺结缔组织增生而引起的前列腺肥大,常发生在中叶和侧叶,压迫尿道,造成排尿困难甚至尿潴留。后叶位于中叶和侧叶后方,是前列腺肿瘤的好发部位。

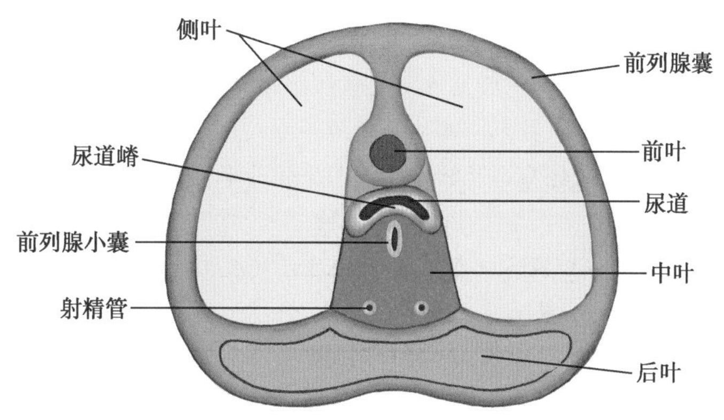

图 5-7 前列腺分叶(横切面)

近年来,临床上依据组织学将前列腺分为 4 区(McNeal 分区):纤维肌质区、外周区、移行区和中央区(图 5-8)。老年人激素平衡失调或某些生长因子的作用等原因引起的前列腺增生,主要是尿道周围移行区的腺组织、结缔组织和平滑肌的增生而引起的前列腺肥大。外周区是前列腺癌的好发部位。

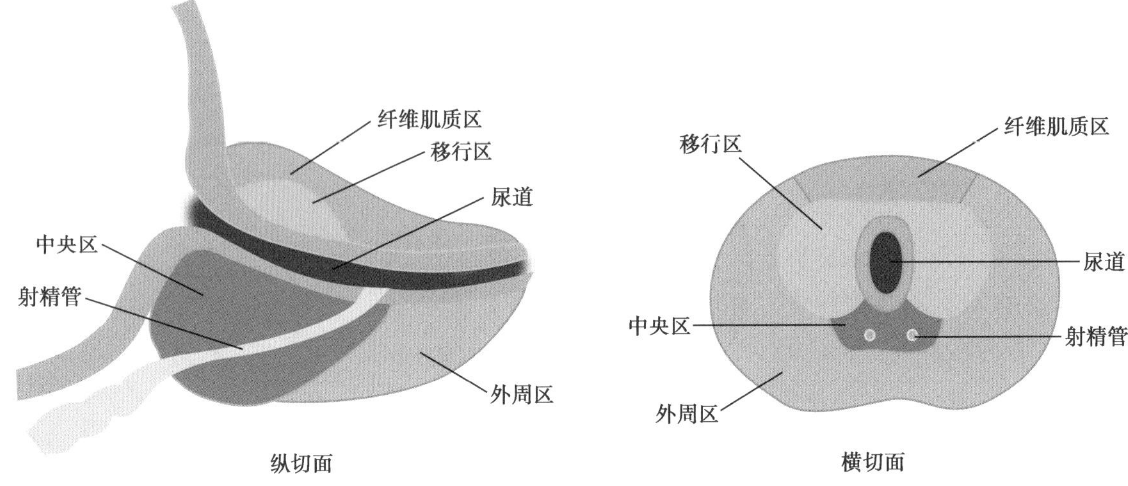

图 5-8 前列腺分区

2. 位置 前列腺位于膀胱与尿生殖膈之间，前列腺底与膀胱颈、精囊和输精管壶腹相邻。前列腺的前方为耻骨联合，后方为直肠壶腹。直肠指诊时可触及前列腺的后面以及前列腺沟，向上可触及输精管壶腹和精囊。临床上可经直肠施行前列腺按摩，采集前列腺液，以帮助前列腺炎的诊断；可经直肠或会阴行前列腺穿刺，进行活检以诊断前列腺肿瘤。

小儿前列腺较小，腺组织不甚明显；性成熟期腺组织迅速生长。中年以后腺组织逐渐退化，结缔组织增生，常出现老年性前列腺肥大。

3. 血管和淋巴管 前列腺表面与前列腺鞘之间有动脉、静脉丛和神经等。前列腺动脉供应为多源性，有阴部内动脉、膀胱下动脉和直肠下动脉的分支分布。前列腺静脉丛经膀胱下静脉汇入髂内静脉。前列腺淋巴管注入髂内淋巴结和骶淋巴结。

良性前列腺增生（BPH）的手术治疗

外科手术仍是 BPH 最有效的治疗方案。开放性前列腺摘除术是治疗 BPH 最初的外科术式，分为经耻骨上和耻骨后入路。但是随着腔内微创技术的发展，临床上开放性手术越来越少。腔内微创技术主要包含以下几种方式：①经尿道前列腺电切术，作为 BPH 的金标准术式的地位受到挑战；②经尿道前列腺汽化、切割术，依靠激光（绿激光、铥激光及各类波长的半导体激光）产生的高温对组织进行汽化或切割，以消除增生前列腺组织；③经尿道腔内剜除技术，包括钬激光、双极等离子、绿激光、铥激光等剜除技术。其他手术治疗方式还包括：前列腺段尿道悬吊术；前列腺支架；微创单纯前列腺切除术；经尿道柱状水囊前列腺扩开术；前列腺动脉栓塞；前列腺高能水切割术等。

随着激光技术、微创技术以及人工智能技术的迅猛发展，新型微创治疗方式不断涌现，必将为 BPH 患者提供更加适合的手术治疗方案。

（六）尿道球腺

尿道球腺 bulbourethral gland 是一对豌豆大小的球形腺体，位于会阴深横肌内。腺的排泄管细长，开口于尿道球部。尿道球腺的分泌物参与精液的组成，有利于精子的活动。

（七）精液

精液 spermatic fluid 呈乳白色，由输精管道各部及附属腺（特别是前列腺）和精囊的分泌物组成，内含精子。精液为弱碱性，适于精子的生存和活动。成年男性一次射精约 2~5ml，含 3 亿 ~5 亿个精子。

精液的组成和检查

精液由精子和精浆组成，其中精子占10%，其余为精浆。精浆由前列腺、精囊腺和尿道球腺分泌产生，含有水、果糖、蛋白质、脂肪以及多种酶类和无机盐。果糖和蛋白质是精子的营养物质。精液检查包括一般检查、显微镜检查、生化及免疫学检查。一般检查包含：精液量；颜色和透明度；黏稠度和液化；酸碱度；等等。显微镜检查包含：精子存活率、精子活动力、精子计数、精子形态等。生化及免疫学检验包含：精浆果糖测定、精浆酸性磷酸酶测定、精浆顶体酶活性测定、抗精子抗体测定等。

精液少于1.5ml，离体后30分钟不液化或液化不完全，有活动力的精子少于40%或精子活动不良，精子数在0.6亿/ml以下，正常形态精子不足80%者，都可能导致不育。生化及免疫指标异常也是导致不育的重要因素。

二、男性外生殖器

（一）阴囊

阴囊 scrotum 是位于阴茎后下方的囊袋状结构。阴囊壁由皮肤和肉膜组成（图5-9）。阴囊的皮肤薄而柔软，有少量阴毛，色素沉着明显。**肉膜** dartos coat 为浅筋膜，与腹前外侧壁的Scarpa筋膜和会阴部的Colles筋膜相延续。肉膜内含有平滑肌纤维，可随外界温度的变化而舒缩，以调节阴囊内的温度，利于精子的发育与生存。阴囊皮肤表面沿中线有纵行的阴囊缝，其对应的肉膜向深部发出**阴囊中隔** septum of scrotum 将阴囊分为左、右两腔，分别容纳左、右睾丸，附睾，精索等。

阴囊深面有包被睾丸和精索的被膜，由外向内有：①**精索外筋膜** external spermatic fascia，为腹外斜肌腱膜的延续；②**提睾肌** cremaster，是来自腹内斜肌和腹横肌的肌纤维束，排列稀疏，呈袢状，可反射性地提起睾丸；③**精索内筋膜** internal spermatic fascia，为腹横筋膜的延续，较薄弱。

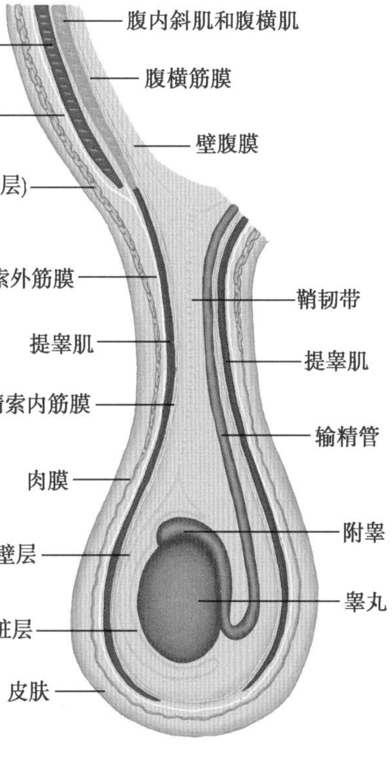

图5-9 阴囊结构及其内容模式图

（二）阴茎

阴茎 penis 为男性的性交器官，可分为头、体、根3部分。后端为阴茎根，藏于阴囊和会阴部皮肤的深面，固定于耻骨下支和坐骨支，为固定部。中部为阴茎体，呈圆柱形，以韧带悬于耻骨联合的前下方，为可动部。阴茎前端膨大，称**阴茎头** glans penis。头的尖端有较狭窄的**尿道外口** external orifice of urethra，呈矢状位。头后较细的部分称阴茎颈。

阴茎主要由两条阴茎海绵体和一条尿道海绵体组成，外包筋膜和皮肤（图5-10）。**阴茎海绵体** cavernous body of penis 为两端细的圆柱体，左、右各一，位于阴茎背侧。左、右两者紧密结合，向前伸延，尖端变细，嵌入阴茎头内面的凹陷内。阴茎海绵体的后端左、右分离，称**阴茎脚** crus penis，分别附于两侧耻骨下支和坐骨支。**尿道海绵体** cavernous body of urethra 位于阴茎海绵体的腹侧，尿道贯穿其全长。尿道海绵体中部呈圆柱形，前端膨大为阴茎头；后端膨大，称为**尿道球** bulb of urethra，位于两

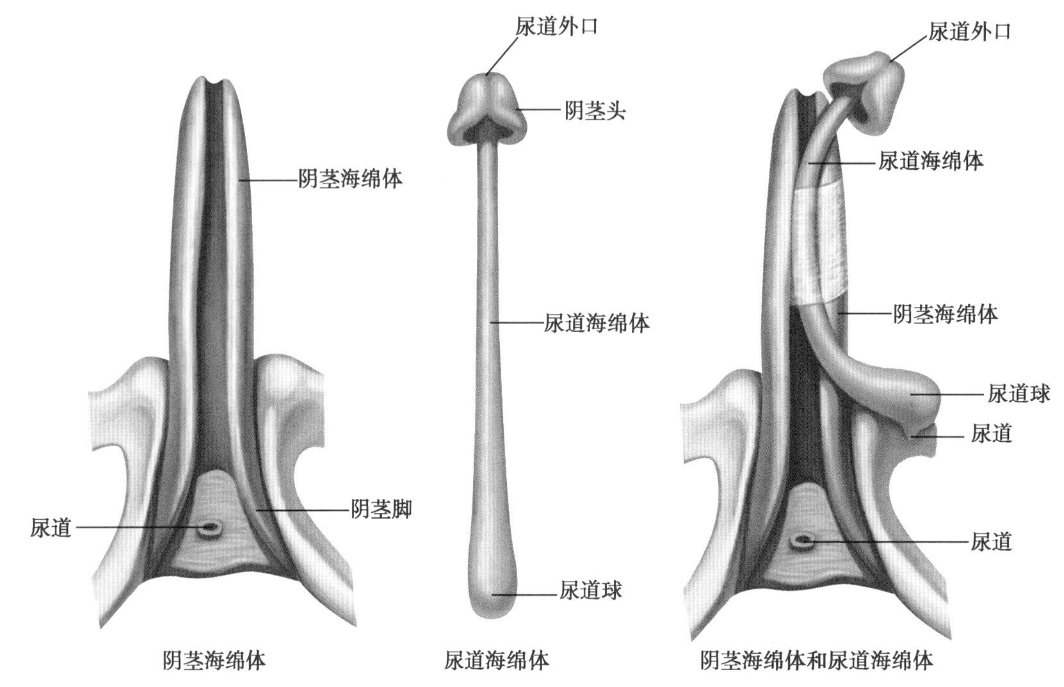

图 5-10 阴茎的海绵体

侧的阴茎脚之间，固定于尿生殖膈的下面。每个海绵体的外面都包有一层厚而致密的纤维膜，分别称为阴茎海绵体白膜和尿道海绵体白膜。海绵体内部由许多海绵体小梁和腔隙构成，腔隙与血管相通。当腔隙充血时，阴茎即变粗变硬而勃起。

3 个海绵体的外面共同包有深、浅筋膜和皮肤（图 5-11）。阴茎的皮肤薄而柔软，富有伸展性。它在阴茎颈的前方形成双层游离的环形皱襞，包绕阴茎头，称为**阴茎包皮** prepuce of penis。包皮前端围成包皮口。阴茎包皮与阴茎头的腹侧中线处连有一条皮肤皱襞，称**包皮系带** frenulum of prepuce。

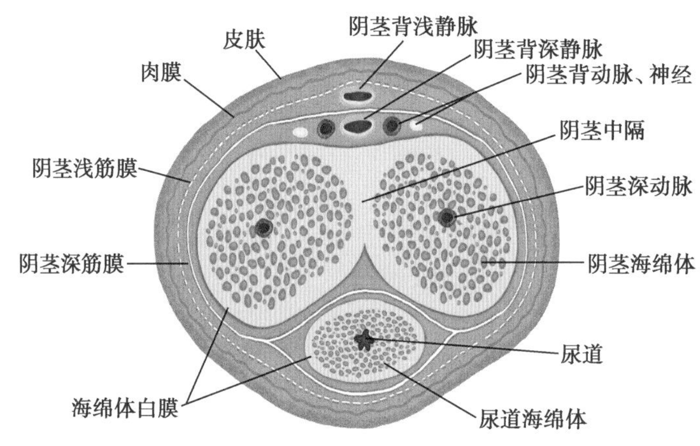

图 5-11 阴茎（中部横切面）

幼儿的包皮较长，包着整个阴茎头，随着年龄的增长，包皮逐渐向后退缩，包皮口逐渐扩大，阴茎头显露于外。如至成年以后，阴茎头仍被包皮包覆，或包皮口过小，包皮不能退缩而暴露阴茎头，分别称为包皮过长或包茎。在这两种情况下，包皮腔内易存留污物而导致炎症，可能成为阴茎癌的诱发因素。因此，应行包皮环切术。手术时须注意勿伤及包皮系带，以免术后影响阴茎的正常勃起。

阴茎的浅筋膜不明显，无脂肪组织，且与阴囊肉膜、Scarpa 筋膜和 Colles 筋膜相延续。阴茎的深筋膜在阴茎前端变薄并消失，在阴茎根处形成**阴茎悬韧带** suspensory ligament of penis，将阴茎悬吊于耻骨联合前面和腹白线处。

三、男性尿道

尿道兼有排尿和排精的功能，起自膀胱的尿道内口，止于阴茎头的尿道外口，成人长约16~22cm，管径约5~7mm。尿道可分前列腺部、膜部、海绵体部3部分。临床上称尿道海绵体部为前尿道，将前列腺部和膜部合称为后尿道（图5-12）。

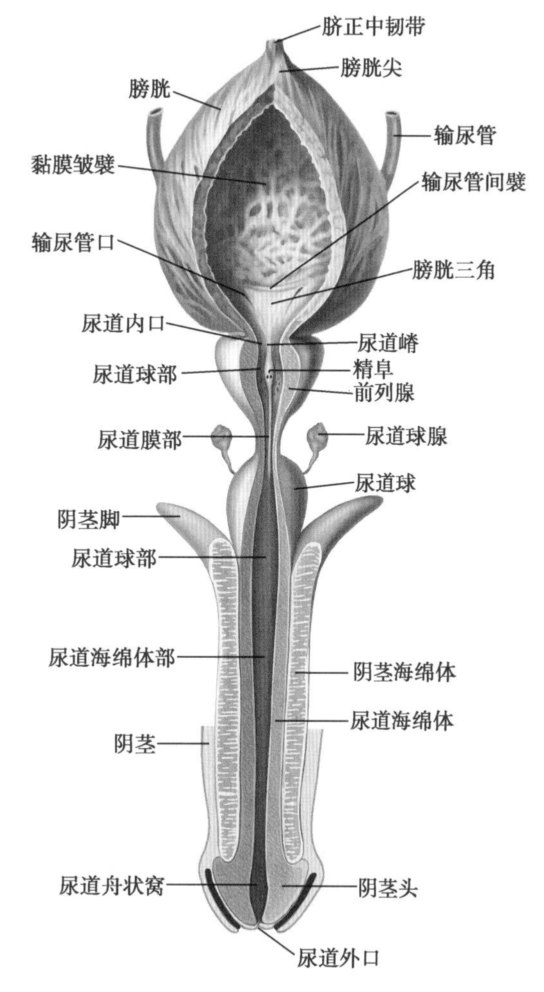

图5-12　膀胱和男性尿道

（一）前列腺部

前列腺部 prostatic part 为尿道穿过前列腺的部分，长约3cm，是尿道中最宽和最易扩张的部分。此部后壁上有一纵行隆起，称为**尿道嵴** urethral crest，嵴中部隆起的部分称为**精阜** seminal colliculus。精阜中央有小凹陷，称**前列腺小囊** prostatic utricle，其两侧各有一个细小的射精管口。尿道嵴两侧的尿道黏膜上有许多细小的前列腺排泄管的开口。

（二）膜部

膜部 membranous part 为尿道穿过尿生殖膈的部分，长约1.5cm，是3部中最短的，其周围有尿道膜部括约肌环绕。该肌为骨骼肌，有控制排尿的作用，又称尿道外括约肌。膜部位置较固定，外伤易损伤此部。

（三）海绵体部

海绵体部 cavernous part 为尿道穿过尿道海绵体的部分，是尿道行程中最长的一段，长约12~17cm。尿道球处的尿道最宽，称尿道球部，尿道球腺开口于此。阴茎头内的尿道扩大成**尿道舟状窝** navicular fossa of urethra。

尿道在行径中粗细不一，有3个狭窄、3个膨大和两个弯曲。3个狭窄分别位于尿道内口、尿道膜部和尿道外口，以外口最窄。尿道结石常易嵌顿在这些部位。3个膨大分别位于尿道前列腺部、尿道球部和舟状窝。两个弯曲是凸向下后方的**耻骨下弯** subpubic curvature 和凸向上前方的**耻骨前弯** prepubic curvature。耻骨下弯是恒定的，位于耻骨联合下方2cm处，包括尿道的前列腺部、膜部和海绵体部的起始段。耻骨前弯位于耻骨联合前下方，阴茎根与阴茎体之间，阴茎勃起或将阴茎向上提起时，此弯曲即可变直而消失。临床上行膀胱镜检查或导尿时应注意这些解剖特点。

第二节　女性生殖系统

女性生殖系统 female genital system 由内生殖器和外生殖器两部分组成。内生殖器包括生殖腺（卵巢）、输送管道（输卵管、子宫和阴道）以及附属腺（前庭大腺），外生殖器即女阴（图5-13）。临床上将卵巢和输卵管合称为子宫附件。卵巢产生的卵子成熟后，即突破卵巢表面的生殖上皮排至腹膜腔，再经输卵管腹腔口进入输卵管，在输卵管内受精后游移至子宫，植入子宫内膜发育成长。成熟的胎儿在分娩时离开子宫，经阴道娩出。

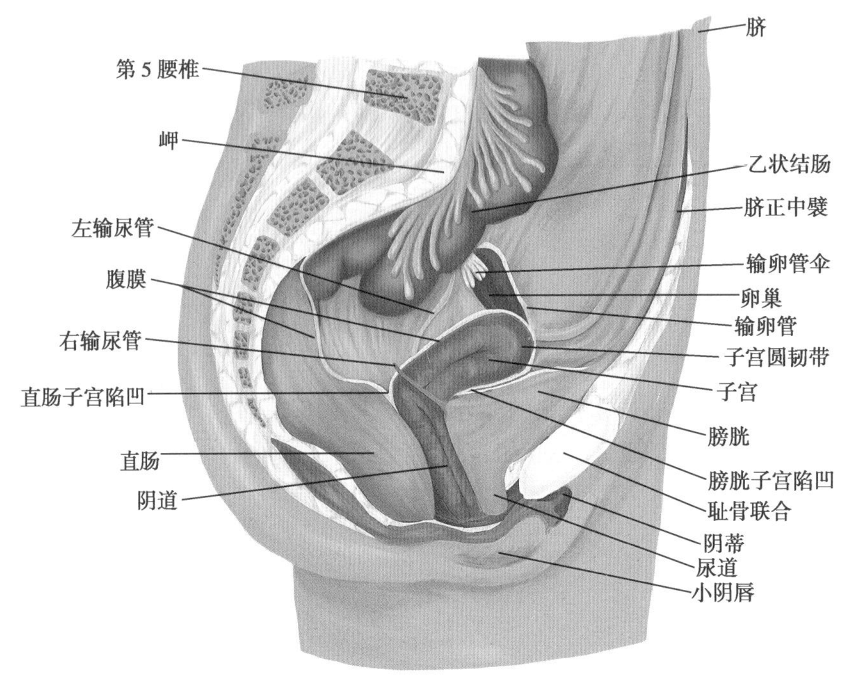

图 5-13 女性生殖系统概观

一、女性内生殖器

(一) 卵巢

卵巢 ovary 为女性生殖腺，是产生女性生殖细胞（卵子）和分泌女性激素的器官。卵巢左、右各一，位于小骨盆侧壁，髂内、外动脉之间的卵巢窝内，窝底有壁腹膜覆盖。

1. 卵巢的形态 卵巢是成对的扁卵圆形实质性器官，略呈灰红色，被子宫阔韧带后层包绕，分为内、外侧面，前、后缘和上、下端。外侧面紧贴骨盆侧壁的卵巢窝，内侧面朝向盆腔，与小肠相邻。后缘游离，称独立缘。前缘借卵巢系膜连于子宫阔韧带，为系膜缘，其中部有血管、神经和淋巴管出入，称**卵巢门** hilum of ovary。上端与输卵管伞相接触，又称输卵管端，与骨盆上口之间借**卵巢悬韧带** suspensory ligament of ovary 相连；下端借**卵巢固有韧带** proper ligament of ovary 连于子宫底两侧，又称子宫端。

成年女子的卵巢大小约 4cm×3cm×1cm，重约 5~6g。卵巢的大小和形状随年龄而变化：幼女的卵巢较小，表面平滑；性成熟期卵巢最大，此后由于多次排卵，表面出现瘢痕，凹凸不平；35~40 岁卵巢开始缩小，约 50 岁以后逐渐萎缩，月经随之停止。

卵巢表面的上皮在胚胎时期为立方上皮，是卵细胞的生发处，成年后变为扁平上皮。上皮的深面为一层致密的结缔组织，称为卵巢白膜。卵巢的实质分为浅层的皮质和深层的髓质。皮质内含有大小不等、数以万计的不同发育阶段的卵泡。成熟的卵泡经卵巢表面以破溃的方式将卵细胞（卵子）排至腹膜腔。一般一个月经周期（约 28 天）两侧卵巢只排一个卵子。排出卵细胞后的卵泡形成黄体，黄体能分泌孕酮（黄体酮）和少量女性激素。如未受孕，黄体在 2 周后开始退化，逐渐被结缔组织代替，形成白体。卵巢的髓质位于卵巢的中央部，由疏松结缔组织、血管、淋巴管和神经等组成。

卵巢的胚胎发育与卵巢肿瘤

胚胎早期，卵巢沿着体壁背侧向下，最后移至盆腔。异常时，卵巢可降至腹股沟管或大阴唇。

卵巢肿瘤的蒂常为卵巢悬韧带、卵巢固有韧带和输卵管组成，若发生蒂扭转，血流受阻，可发生剧烈疼痛，为妇科常见急腹症。

2. 卵巢的固定装置 卵巢在盆腔内的正常位置主要靠卵巢悬韧带和卵巢固有韧带维持。卵巢悬韧带是由腹膜形成的皱襞,起自小骨盆侧缘,向内下延至卵巢的上端。韧带内含有卵巢血管、淋巴管、神经丛、少量结缔组织和平滑肌纤维。它是寻找卵巢动、静脉的标志,临床上又称骨盆漏斗韧带。卵巢固有韧带又称卵巢子宫索,由结缔组织和平滑肌纤维构成,表面盖以腹膜,形成一腹膜皱襞,自卵巢下端连至输卵管与子宫结合处的后下方。此外,子宫阔韧带的后层覆盖卵巢和卵巢固有韧带,对卵巢也起固定作用。

3. 血管和淋巴管 卵巢的血液供应来自由腹主动脉发出的卵巢动脉和由髂内动脉发出的子宫动脉的卵巢支。静脉与动脉基本伴行,左侧汇入左肾静脉,右侧汇入下腔静脉。卵巢的淋巴管注入腰淋巴结。

(二) 输卵管

输卵管 uterine tube 是输送卵子的肌性管道,长约 10~14cm,左、右各一,管径平均为 0.5cm,连于卵巢上端,位于子宫底的两侧、子宫阔韧带的上缘内。其内侧端以**输卵管子宫口** uterine orifice of uterine tube 与子宫腔相通,外侧端以**输卵管腹腔口** abdominal orifice of uterine tube 开口于腹膜腔,并与卵巢相邻(图 5-14)。

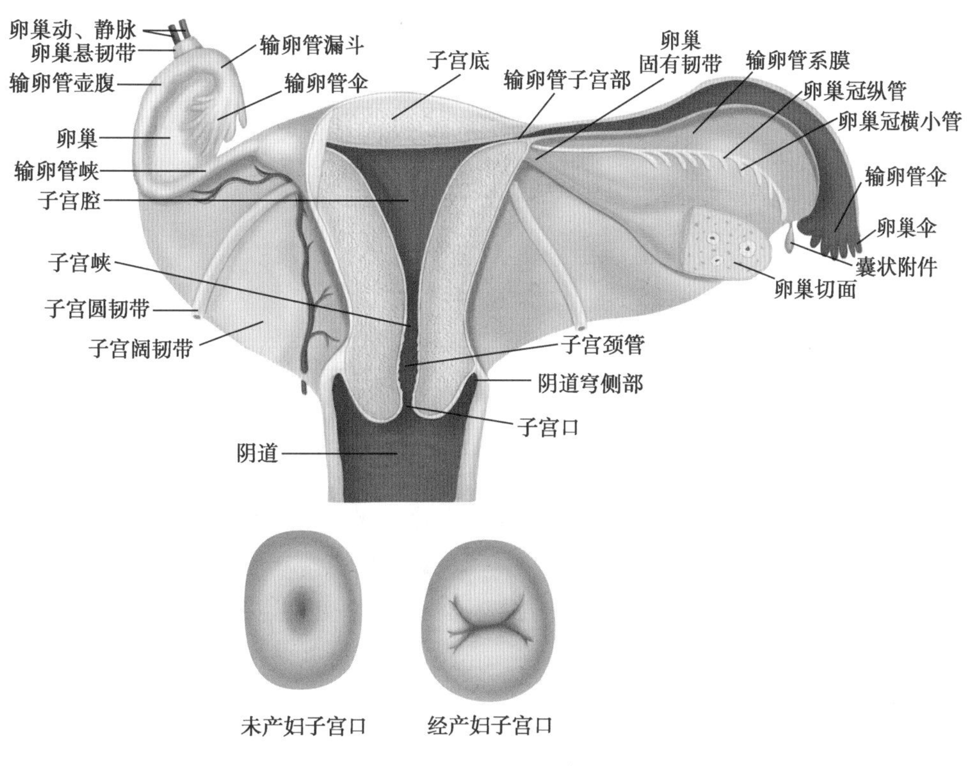

图 5-14 女性内生殖器(冠状面)

输卵管较为弯曲,由外侧向内侧分为 4 部:①**输卵管漏斗** infundibulum of uterine tube,为输卵管末端呈漏斗状膨大的部分,向后下弯曲覆盖在卵巢后缘和内侧面。漏斗末端的中央有输卵管腹腔口,开口于腹膜腔。卵巢排出的卵子即由此进入输卵管。输卵管末端的边缘形成许多细长的指状突起,称为**输卵管伞** fimbriae of uterine tube,覆盖于卵巢表面,其中一条较大的突起连于卵巢,称**卵巢伞** ovarian fimbria,手术时常以此作为识别输卵管的标志。②**输卵管壶腹** ampulla of uterine tube,为输卵管漏斗向内移行的部分,约占输卵管全长的 2/3,管粗而弯曲,血管丰富,为精卵结合的部位。③**输卵管峡** isthmus of uterine tube,为接近子宫外侧角的一段,短直而狭窄,壁较厚,血管较少,是输卵管结扎术的常选部位。④**输卵管子宫部** uterine of uterine tube,为输卵管穿过子宫壁的部分,直径最细,约 1mm,经输卵管子宫口通子宫腔。

受精卵经输卵管子宫口入子宫，植入子宫内膜中发育成胎儿。若受精卵未能迁移入子宫而在输卵管或腹膜腔内发育，即称为宫外孕。

输卵管结扎及宫外孕

临床上做输卵管结扎术常在输卵管峡进行，手术时常以输卵管伞作为识别输卵管的标志。卵细胞在输卵管壶腹受精后，若受精卵未能移入子宫而在输卵管或腹膜腔内发育，即成为宫外孕。

（三）子宫

子宫 uterus 是壁厚腔小的肌性中空性器官，为胎儿发育生长的场所，其形态、大小、位置和结构等，随着年龄、月经和妊娠等影响而发生变化。

1. 子宫的形态 成年未产妇的子宫，呈倒置梨形，前后略扁，由上而下分为底、体、颈三部分（图 5-15），长 7~9cm，最宽径 4~5cm，厚 2~3cm。其上端宽而圆凸的部分称**子宫底** fundus of uterus，位于输卵管子宫口以上。下端较窄呈圆柱状的部分称**子宫颈** neck of uterus，成人长 2.5~3.0cm，由突入阴道的**子宫颈阴道部** vaginal part of cervix 和阴道以上的**子宫颈阴道上部** supravaginal part of cervix 组成，前者为炎症、肿瘤的好发部位。子宫底与子宫峡之间为**子宫体** body of uterus。

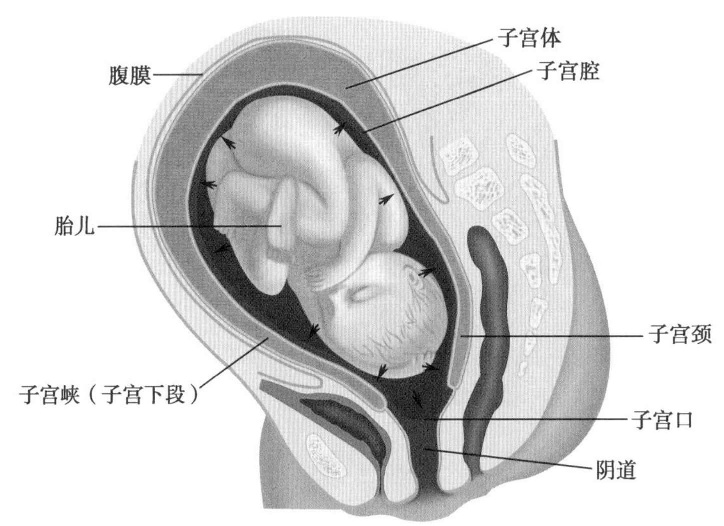

图 5-15 妊娠和分娩期的子宫

子宫峡 isthmus of uterus 即体的下部与宫颈阴道上部相接处较狭细的部分。非妊娠时，子宫峡不明显，长约 1cm。妊娠期，子宫峡逐渐伸展变长，形成“子宫下段”，至妊娠末期此部可延长至 7~11cm，峡壁逐渐变薄。产科常在此处进行剖宫术。子宫与输卵管相接处称**子宫角** horn of uterus。

子宫内的腔隙较为狭窄，可分为两部（见图 5-15）。上部在子宫体内，称**子宫腔** cavity of uterus，呈前后略扁的三角形腔隙。两端通输卵管，尖端向下通子宫颈管。下部在子宫颈内，呈梭形，称**子宫颈管** canal of cervix of uterus，上端通子宫腔，下口通阴道，称**子宫口** orifice of uterus。未产妇的子宫口为圆形，边缘光滑整齐。经产妇的子宫口为横裂状，其前、后缘分别称为前唇和后唇，后唇较长，位置也较高。

成人未孕子宫的内腔，从子宫口到子宫底长约 6~7cm，子宫腔长约 4cm，其最宽处约 2.5~3.5cm。若子宫发育异常可出现子宫畸形，如双子宫双阴道、双角子宫、单角子宫、中隔子宫、鞍状子宫、幼稚子宫甚至无子宫等。

2. 子宫壁的结构 子宫壁分 3 层：外层为浆膜，为腹膜的脏层；中层为强厚的肌层，由平滑肌组成；内层为黏膜，称子宫内膜。子宫内膜随着月经周期而有增生和脱落的周期性变化。

3. 子宫的位置 子宫位于骨盆中央，介于膀胱与直肠之间，下端接阴道，两侧有输卵管和卵巢。未妊娠时，子宫底位于小骨盆入口平面以下，子宫颈下端在坐骨棘平面稍上方。当膀胱空虚时，成人正常子宫呈轻度的前倾前屈位，人体直立时子宫体伏于膀胱上面。前倾指整个子宫向前倾斜，即子宫的长轴与阴道的长轴之间形成向前开放的钝角，稍大于 90°。前屈指子宫体与子宫颈之间形成的一个向前开放的钝角，约 170°。子宫有较大的活动性，膀胱和直肠的充盈程度可影响子宫的位置。临床上可经直肠检查子宫的位置和大小。

子宫位置异常是女性不孕的原因之一。常见为子宫后位，指的是子宫纵轴不变，整个子宫后倾后屈，容易使子宫颈呈上翘状态，即子宫后倾。这时子宫颈不易浸泡在精液池中，从而可能影响受孕。大多数的子宫后位都可以通过一定的生育指导顺利怀孕，只有少数较严重的患者需要接受外科治疗。

子宫为腹膜间位器官，其前下 1/3（相当于子宫颈阴道上部）及左、右侧缘无腹膜覆盖。膀胱上面的腹膜向后折转到子宫前面，形成**膀胱子宫陷凹** vesicouterine pouch。该陷凹较浅，凹底约在子宫峡的前面，相当于子宫口平面，临床上多在此处行腹膜外剖宫产术，可减少感染及粘连的机会。子宫后面的腹膜从子宫体向下覆盖子宫颈，再转至阴道后穹的上面，然后返折至直肠的前面，形成一个较深的**直肠子宫陷凹** rectouterine pouch。它是女性腹膜腔最低的部位，故当腹膜腔积液、积血时，多存积于此陷凹内，临床上可通过阴道指诊和阴道后穹穿刺进行诊断和治疗。

子宫位置异常与相关疾病

育龄期妇女正常的子宫位置为轻度前倾、前屈位。有多种因素导致子宫位置的改变，生理上，如膀胱和直肠充盈、体位变动，睡姿不当等；病理上，如先天性发育不良，体质衰弱有内脏下垂，产后腹肌张力下降，炎症粘连、骨盆内肿瘤压迫，或慢性咳嗽、便秘等。

子宫位置（子宫前后、倾斜、弯曲）存在较大的活动范围，有个体差异，子宫过度弯曲和倾斜可导致一些相关疾病的发生，主要有药物流产不全、节育失败、术后出血、不孕、宫颈糜烂、子宫腺肌病、子宫内膜异位等。

4. 子宫的固定装置 子宫主要借韧带、盆膈、尿生殖膈和盆底肌等的牵拉作用，维持其正常位置（图 5-16）。

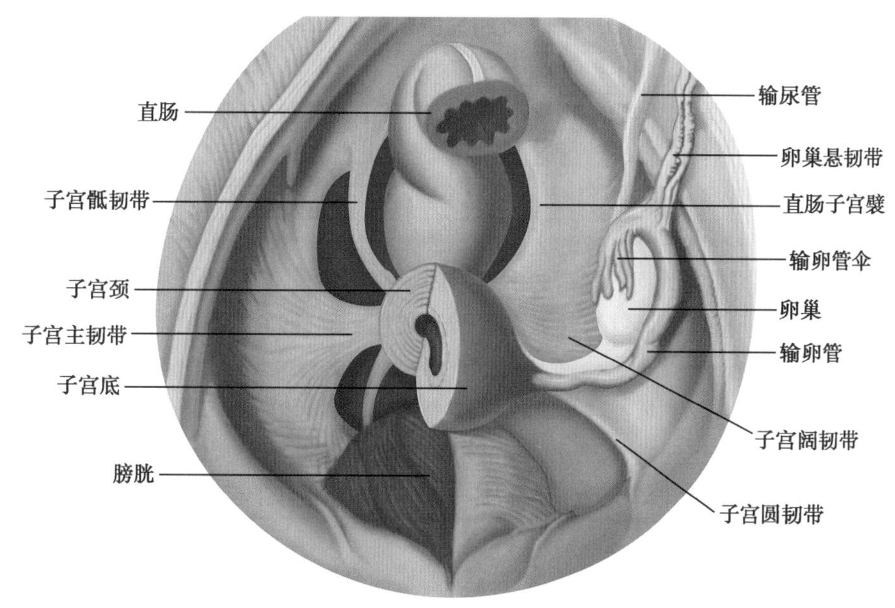

图 5-16 子宫的固定装置

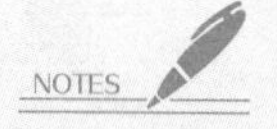

子宫的韧带如下。

（1）**子宫阔韧带** broad ligament of uterus：位于子宫两侧，略呈冠状位，由子宫前、后面的腹膜自子宫侧缘向两侧延伸至盆侧壁和盆底的双层腹膜构成，分别称为前叶和后叶，可限制子宫向两侧移动。子宫阔韧带的上缘游离，包裹输卵管，上缘外侧 1/3 为卵巢悬韧带。阔韧带的前叶覆盖子宫圆韧带，后叶覆盖卵巢和卵巢固有韧带。前、后叶之间的疏松结缔组织内含有血管、神经和淋巴管等。

子宫阔韧带依其附着可分为子宫系膜、输卵管系膜和卵巢系膜 3 部分（图 5-17）。

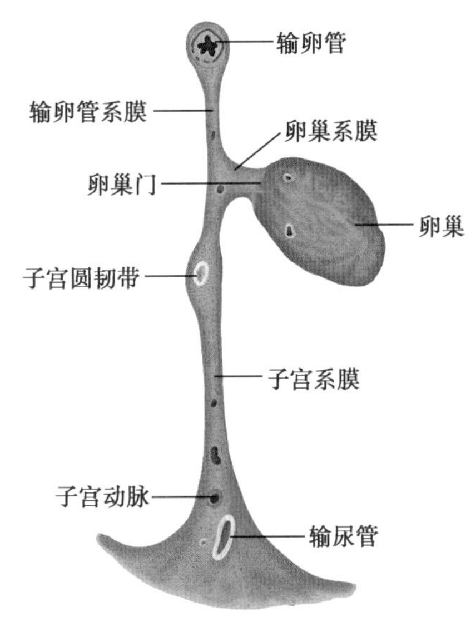

图 5-17 子宫阔韧带（纵切面）

（2）**子宫圆韧带** round ligament of uterus：为一对扁索状韧带，由结缔组织和平滑肌构成，起于子宫体前面的上外侧、子宫角的下方，在阔韧带前叶的覆盖下向前外侧弯行，经腹环进入腹股沟管，出皮下环后分散为纤维束止于阴阜和大阴唇皮下。子宫圆韧带有淋巴管分布，子宫的恶性肿瘤可经此韧带转移至腹股沟浅淋巴结近侧群。子宫圆韧带对维持子宫的前倾位有一定作用。

（3）**子宫主韧带** cardinal ligament of uterus：又称子宫旁组织，位于子宫阔韧带的基部，从子宫颈两侧缘延至盆侧壁。子宫主韧带由纤维结缔组织和平滑肌纤维构成，较强韧，是维持子宫颈正常位置、防止子宫脱垂的重要结构。

子宫脱垂

子宫的固定装置薄弱或受损伤，可导致子宫位置异常，形成不同程度的子宫脱垂，宫颈外口达坐骨棘水平，严重者子宫可脱出阴道。子宫脱垂的女性，常常有腰部酸痛感，在咳嗽、用力排便时肿物自阴道口脱出。有些女性还会有排尿困难、压力性尿失禁、便秘。

（4）**子宫骶韧带** uterosacral ligament：由结缔组织和平滑肌构成，从子宫颈后面的上外侧向后弯行，绕过直肠的两侧，止于第 2、3 骶椎前面的筋膜。其表面覆以腹膜形成的弧形的**直肠子宫襞** rectouterine fold。此韧带向后上牵引子宫颈，与子宫圆韧带协同，维持子宫的前倾前屈位。

5. 子宫的血管和淋巴管 子宫的血液供应主要来自子宫动脉，并与卵巢动脉有吻合。子宫动脉发自髂内动脉，沿盆侧壁下行，进入子宫阔韧带底部两层腹膜之间，在子宫颈外侧约 2cm 处从输尿管末端前上方跨过，至子宫颈，并发出阴道支至阴道。主干沿子宫侧缘迂曲上行，在子宫体上端分为输卵管支和卵巢支，后者与卵巢动脉吻合。子宫静脉丛经子宫静脉汇流入髂内静脉。子宫的淋巴引流方向较广：子宫底和子宫体上部及子宫角的淋巴沿卵巢血管和子宫圆韧带注入腰淋巴结和腹股沟浅淋巴结；子宫体下部和子宫颈的淋巴可注入髂内、外淋巴结，部分经子宫主韧带和子宫骶韧带分别注入闭孔淋巴结和骶淋巴结。

6. 子宫的年龄变化 新生儿子宫高出小骨盆上口，输卵管和卵巢位于髂窝内，子宫颈较子宫体长而粗。性成熟前期，子宫迅速发育，壁增厚。性成熟期，子宫颈和子宫体的长度几乎相等。经产妇的子宫较大，除各径和内腔都增大外，重量可增加一倍。绝经期后，子宫萎缩变小，壁也变薄。

（四）阴道

阴道 vagina 为连接子宫和外生殖器的肌性管道，是性交器官，也是排出月经和胎儿娩出的管道，由黏膜、肌层和外膜组成，富伸展性。阴道有前壁、后壁和侧壁，前、后壁相贴。阴道的长轴由后上方伸向前下方，下部较窄，下端以**阴道口** vaginal orifice 开口于阴道前庭。处女的阴道口周围有**处女膜**

hymen 附着，处女膜可呈环形、半月形、伞状或筛状；处女膜破裂后，阴道口周围留有处女膜痕。阴道的上端宽阔，包绕子宫颈阴道部，两者之间的环形凹陷称**阴道穹** fornix of vagina。阴道穹分为前部、后部和侧部，以阴道穹后部最深，与其后上方的直肠子宫陷凹仅隔以阴道后壁和覆盖其上的腹膜，故临床上可经阴道后穹穿刺以引流直肠子宫陷凹内的积液或积血，进行诊断和治疗。

阴道位于小骨盆中央，前有膀胱和尿道，后邻直肠。临床上可隔直肠前壁触诊直肠子宫陷凹和子宫颈。阴道下部穿过尿生殖膈，膈内的尿道阴道括约肌以及肛提肌均对阴道有括约作用。

（五）前庭大腺

前庭大腺 greater vestibular gland 又称 Bartholin 腺，形如豌豆，位于前庭球后端的深面，其导管向内侧开口于阴道前庭、阴道口的两侧（图 5-18）。该腺相当于男性的尿道球腺，分泌物有润滑阴道口的作用。如炎症导致导管阻塞，可形成前庭大腺囊肿。

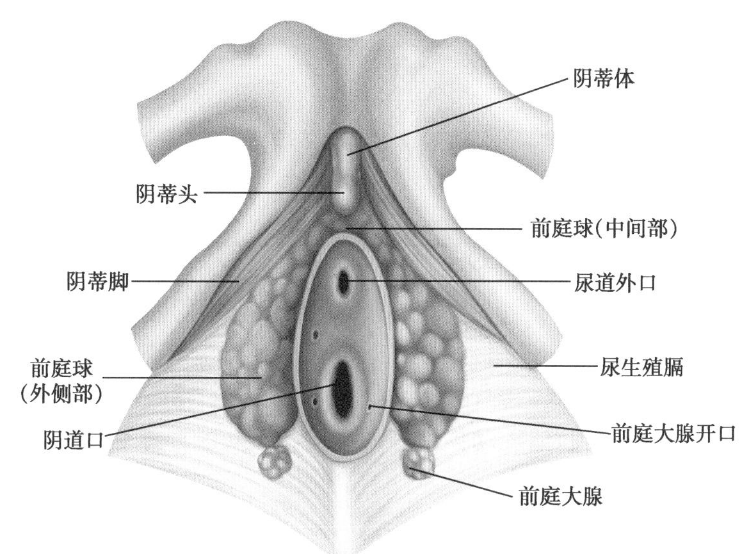

图 5-18 阴蒂、前庭球和前庭大腺

二、女性外生殖器

女性外生殖器，即**女阴** vulva（图 5-19），包括以下结构。

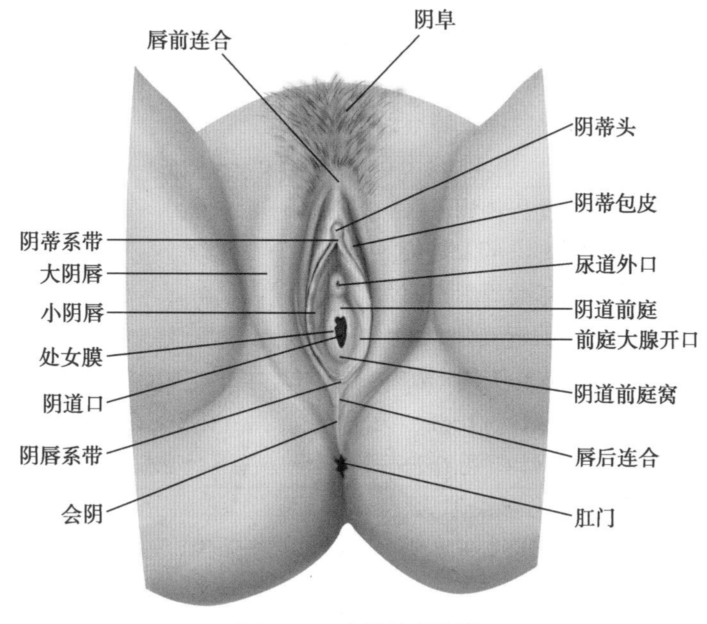

图 5-19 女性外生殖器

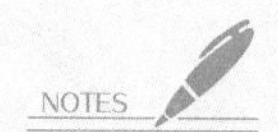

(一) 阴阜

阴阜 mons pubis 为耻骨联合前方的皮肤隆起，皮下富有脂肪。性成熟以后，生有阴毛。

(二) 大阴唇

大阴唇 greater lips of pudendum 为一对纵长隆起的较厚皮肤皱襞，大阴唇的前端和后端左、右互相连合，形成唇前连合和唇后连合。

(三) 小阴唇

小阴唇 lesser lips of pudendum 位于大阴唇的内侧，为一对较薄的皮肤皱襞，表面光滑无毛。其前端延伸为阴蒂包皮和阴蒂系带，后端两侧互相会合，形成阴唇系带。

(四) 阴道前庭

阴道前庭 vaginal vestibule 是位于两侧小阴唇之间的裂隙。阴道前庭的前部有尿道外口，后部有阴道口，阴道口两侧各有一个前庭大腺导管的开口。

(五) 阴蒂

阴蒂 clitoris 由一对阴蒂海绵体组成，分脚、体、头 3 部。阴蒂脚埋于会阴浅隙内，附于耻骨下支和坐骨支，向前与对侧阴蒂脚结合成阴蒂体，表面覆以阴蒂包皮。阴蒂头露于表面，富含神经末梢，感觉敏锐。

(六) 前庭球

前庭球 bulb of vestibule 相当于男性的尿道海绵体，呈马蹄形，分为较细小的中间部和较大的外侧部。中间部位于尿道外口与阴蒂体之间的皮下，外侧部位于大阴唇的皮下。

三、女性乳房

乳房 mamma，breast 为人类和哺乳动物特有的结构。在女性青春期开始发育生长，但男性不发育。

(一) 乳房的位置和形态

乳房位于胸前部浅筋膜内，胸大肌及深筋膜的表面。成年女性乳房基部上起第 2、3 肋，下至第 6、7 肋，内侧至胸骨旁线，外侧可达腋中线。胸大肌前面的深筋膜与乳腺体后面的包膜之间为疏松结缔组织，称**乳腺后间隙** retromammary space，使乳房有一定的移动性。由于间隙内无大血管，做隆乳术时常将假体（如硅胶等）植入其间，使乳房隆起。乳房后间隙脓肿宜在乳房下缘做一弧形切口引流。

成年未产妇女性的乳房形状和大小与种族、遗传、年龄和营养等诸多因素有关，且一生中变化较大。成年未孕女性的乳房呈半球形或悬垂形，紧张而富有弹性。在妊娠和哺乳期，激素影响使腺体组织增殖、发育，乳房胀大呈球形。停止哺乳后，乳腺萎缩变小，乳房开始下垂。更年期后，由于性激素分泌急剧减少，所以乳房体积显著缩小，松弛下垂。乳房中央有**乳头** nipple，其位置差异较大，因乳房发育状况和年龄等因素而异，通常位于第 4 肋间隙或第 5 肋，近锁骨中线处。乳头顶端有输乳管的开口。乳头周围的皮肤色素沉着较多，形成**乳晕** areola of breast，深面有**乳晕腺** areola glands。乳晕内还有许多皮脂腺，在孕期和哺乳期腺体会显著增大，形成许多小隆起，可分泌脂性物质滑润乳头（图 5-20）。乳头和乳晕的皮肤较薄，无皮下脂肪，易受损而感染。

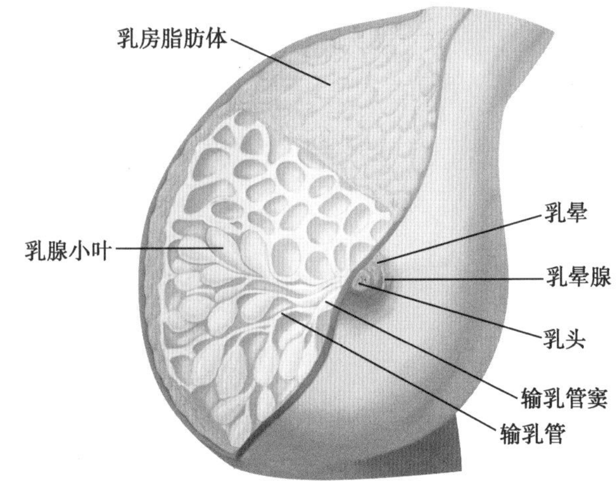

图 5-20 成年女性乳房

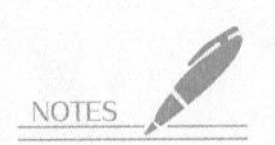

(二) 乳房的结构

乳房由**乳腺** mammary gland、皮肤、皮下脂肪和纤维组织构成。乳腺被结缔组织割成 15~20 个**乳腺叶** lobe of mammary gland，每个乳腺叶又分为若干**乳腺小叶** lobule of mammary gland。每个乳腺叶有一个排泄管，称为**输乳管** lactiferous duct，行向乳头，在近乳头处膨大为**输乳管窦** lactiferous sinus，其末端变细，开口于乳头。乳腺叶和输乳管均以乳头为中心呈放射状排列，故乳腺手术时宜作放射状切口，以避免损伤乳腺叶和输乳管。乳腺周围的纤维组织还发出许多小的纤维束，向浅面连于皮肤和乳头，向深面连于胸筋膜，对乳房起支持和固定作用，称为**乳房悬韧带** suspensory ligament of breast 或 Cooper 韧带(图 5-21)。

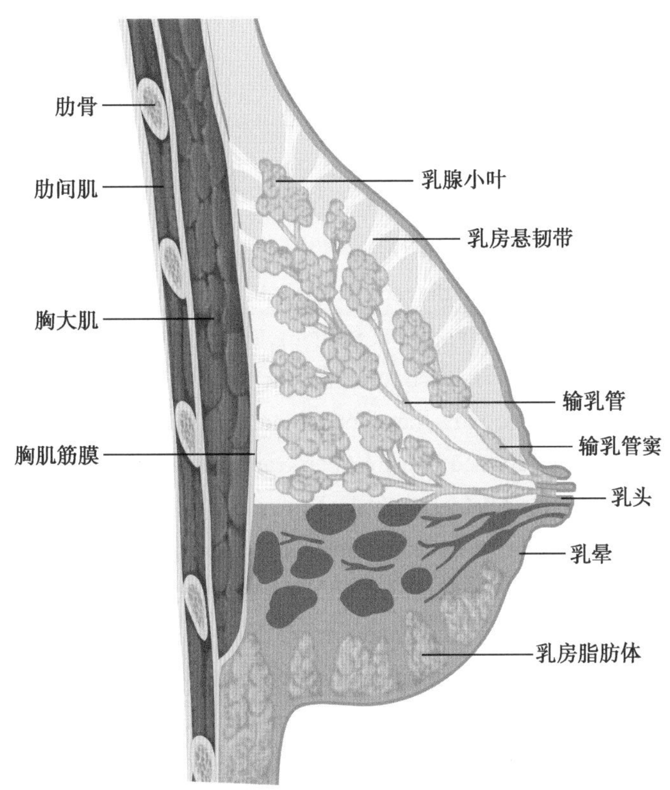

图 5-21 女性乳房的结构(矢状切面)

在有的个体，乳腺外上部有一突出部分伸入腋窝，称**腋突** axillary process，在乳腺癌检查或手术时应予注意。

乳房"橘皮样"变

乳腺癌时，因淋巴回流受阻和纤维组织增生，使乳房悬韧带受侵，韧带缩短，向深面牵引皮肤，致使皮肤表面出现凹陷，称酒窝征。在乳腺癌晚期，皮下淋巴管被癌细胞堵塞，引起淋巴回流障碍，出现真皮水肿，皮肤表面坚硬，呈"橘皮样"改变。乳腺癌改良根治术是目前乳腺癌手术中最常见的术式之一，它包括乳腺切除术和腋窝淋巴结清扫术，手术中涉及到胸大肌、胸小肌、前哨淋巴结、腋动脉、腋静脉及其分支以及胸长神经和胸背神经等结构。

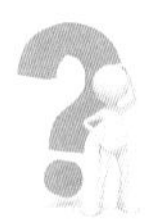

思考题

1. 治疗男性不孕不育症时，须对精子和精液进行检查。男性体外射精经过了哪些结构？精子在哪个部位产生？精液的液体成分主要来自哪些结构的分泌物？

2. 前列腺增生导致患者尿潴留。为患者插导尿管导尿时，导尿管依次经过哪些部位以及哪些狭窄和弯曲？

3. 描述输卵管的位置、形态特点和分部。正常情况下，精子和卵子结合形成受精卵在什么部位？宫外孕（异位妊娠）最常见于什么部位？如何鉴别宫外孕与急性阑尾炎？手术中如何寻找输卵管？

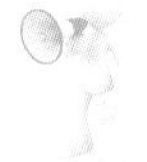

Summary

The male genital system includes the internal and external genital organs. The internal genital organs consist of the reproductive gonad (testis), the reproductive ducts (epididymis, ductus deferens, ejaculatory duct and urethra) and accessory glands (seminal vesicles, the prostate and bulbourethral glands). Each testis lies in the scrotum.The epididymis attaches to the superior extremity and the posterior lateral surface of the testis, and is divided into three parts: head, body and tail.The tail runs upward to joint the ductus deferens. Each ductus deferens is divided into four parts, and is enlarged to form the ampulla of ductus deferens as it passes posterior to the bladder. It then narrows and joins the duct of seminal vesicle to form the ejaculatory duct, which pieces the prostate and opens into the prostatic part of urethra. The sperms are produced by convoluted seminiferous tubules within the testis, stored in the epididymis, and ejaculated through the ductus deferens, ejaculatory ducts and urethra during ejaculation. The secretion of accessory glands is part of the seminal fluid and provides nutrition for sperms.

The male external genital organs include the scrotum and the penis. The former contains the testis and epididymis, and the latter is a sexual organ. The male urethra has three narrows, three dilators and two curves.

The female genital system includes the internal and external genital organs. The internal genital organs consist of the gonad (ovary), reproductive ducts (uterine tubes, uterus and vagina) and accessory glands (greater vestibular glands). The ovaries are almond-shaped glands located close to the lateral pelvic walls and are attached to the mesovarium. Each ovary is fixed in position by the suspensory ligament and the proper ligament of ovary. Uterine tubes are paired muscular organs, located on the upper border of the broad ligament, and extend laterally from the horns of uterine body and open into the peritoneal cavity near ovaries. Each uterine tube is divided into 4 parts: the uterine part, isthmus, ampulla and infundibulum. Fertilization usually occurs in the ampulla, and ligation of the uterine tube is performed at the isthmus. The mature ovum breaks through the surface of ovary and gets into the peritoneal cavity, and then enters into the uterine tubes via the peritoneal opening of the uterine tube. After fertilization, the zygote is planted into the uterus and develops into the fetus. The uterus is a hollow muscular organ in which the fetus grows. Uterus is divided into 3 parts: the fundus, body and cervix; the cervix includes the vaginal and supravaginal parts. The cervix projects into the vagina to form the vaginal fornix, which is divided into an anterior, a posterior and two lateral parts. The posterior part is the deepest and adjacent to the rectouterine pouch, through which a puncture can be performed to remove the fluid within the pouch. The cavity of the uterus

NOTES

is composed of the upper uterine cavity and the lower cervical canal. The uterus is supported in position by the ligaments, pelvic diaphragm, urogenital diaphragm and vagina. The female external genital organs are usually called the vulva.

The female mamma rests on the pectoral fascia and major pectoral muscle, consisting of the skin, adipose tissue, fibrous tissue and 15~20 glandular lobules. Each lobule is drained by a lactiferous duct that opens on the nipple. The lobules and lactiferous ducts are arranged in a radial pattern surrounding the nipple. The fascia deep to the gland is firmly attached to the dermis of the overlying skin by fibrous septa called suspensory ligaments or Cooper's ligaments, thus supporting the mamma in position.

(张平 李华)

NOTES

扫码获取
数字内容

会　阴

学习要点

1. 会阴的概念和分区。
2. 坐骨肛门窝、尿生殖膈、盆膈、会阴浅隙、会阴深隙，会阴中心腱。

一、会阴的定义和分区

会阴 perineum 有狭义和广义之分。狭义会阴：临床上指外生殖器与肛门之间的区域，在女性也称为产科会阴；长 2~3cm，女性较男性短，其深部有会阴中心腱。由于分娩时此处承受的压力较大，易发生会阴撕裂，助产时应注意保护此区。广义会阴：指盆膈以下封闭骨盆下口的所有软组织的统称，呈菱形，其前界为耻骨联合下缘，后界为尾骨尖，两侧为耻骨下支、坐骨支、坐骨结节和骶结节韧带。常以两侧坐骨结节连线为界，将会阴分为两个三角形的区域，前方为**尿生殖区（尿生殖三角）**urogenital area，面向前下方，男性有尿道通过，女性有尿道和阴道通过；后方为**肛区（肛三角）**anal area，朝向后下方，有肛管通过。

二、会阴的重要结构

会阴的重要结构，除男、女生殖器外，主要是肌和筋膜。

（一）肛门三角的肌

肛门三角的肌包括肛提肌、尾骨肌和肛门外括约肌（会阴图-1）。

1. 肛提肌 levator ani muscle　为一对宽的扁肌，两侧汇合成尖向下的漏斗状，构成和封闭了小骨盆下口的大部分。它起自耻骨后面、坐骨棘及张于两者之间的**肛提肌腱弓** tendinous arch of levator ani muscle，肌纤维行向后下及内侧，止于会阴中心腱、尾骨和肛尾韧带。肛提肌靠内侧的肌束左、右结合形成 U 形襻，从后方套绕直肠和阴道。在两侧肛提肌的前内侧缘之间留有一个三角形的裂隙，

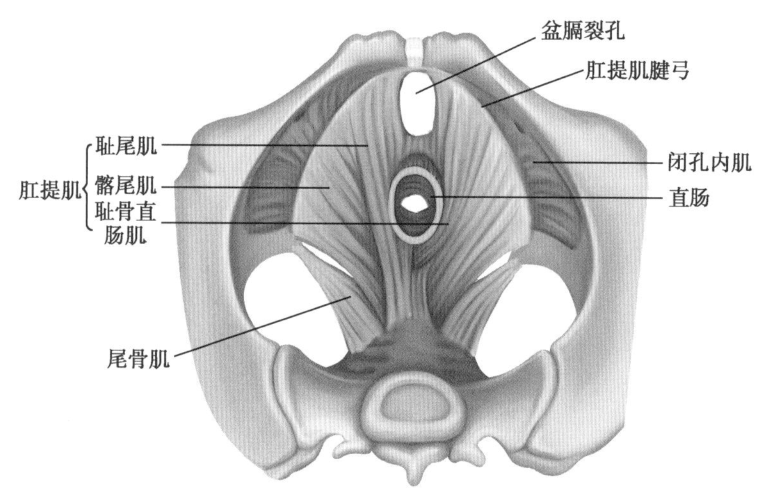

会阴图-1　肛提肌和尾骨肌（上面观）

称为盆膈裂孔，男性有尿道通过，女性有尿道和阴道通过。肛提肌的作用是托起盆底，承托盆腔器官，并对肛管和阴道有括约作用。

2. 尾骨肌 coccygeus 位于肛提肌后方，骶棘韧带上面；起于坐骨棘，呈扇形止于骶、尾骨侧缘。它协助封闭骨盆下口，承托盆腔脏器，并对肛管和阴道有括约作用。

3. 肛门外括约肌 external anal sphincter 为环绕肛门的骨骼肌，分为皮下部、浅部和深部（详见第二章“消化系统”中的“肛管”部分）。

肛提肌和尾骨肌封闭了小骨盆下口的大部分，具有承托盆腔脏器及固定骶、尾骨的作用。

（二）尿生殖三角的肌

尿生殖区的肌位于肛提肌前部的下方，封闭了盆膈裂孔，可分为浅、深两层。

1. 浅层肌（会阴图-2、会阴图-3）

（1）**会阴浅横肌** superficial transverse muscle of perineum：起自坐骨结节，止于会阴中心腱，有固定会阴中心腱的作用。

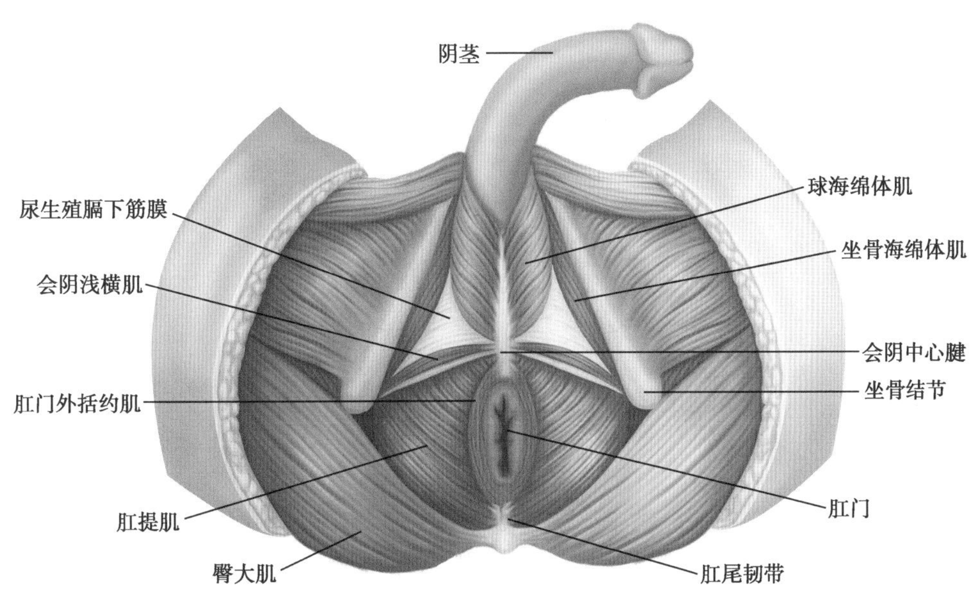

会阴图-2 男会阴肌（浅层上面观）

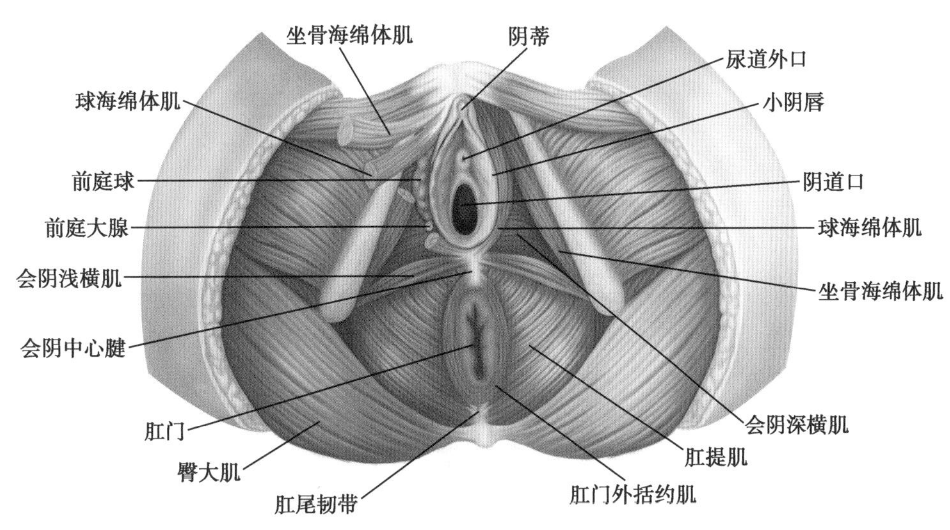

会阴图-3 女会阴肌（浅层）

（2）**球海绵体肌** bulbocavernosus：起自会阴中心腱和正中缝，围绕尿道球和尿道海绵体后部，止于阴茎背面的筋膜。收缩时使尿道缩短变细，助排尿和射精，并参与阴茎勃起。在女性，此肌覆盖于前庭球表面，称阴道括约肌，可缩小阴道口。

（3）**坐骨海绵体肌** ischiocavernosus：覆盖在阴茎脚的表面，起自坐骨结节，止于阴茎脚表面。收缩时压迫阴茎海绵体根部，阻止静脉血回流，使阴茎勃起，又称阴茎勃起肌。女性此肌较薄弱，覆盖于阴蒂脚的表面，收缩时使阴蒂勃起，又称阴蒂勃起肌。

会阴中心腱 perineal central tendon 又称**会阴体** perineal body，为狭义会阴深面一腱性结构，长约1.3cm，诸多会阴肌附着于此，有加固盆底的作用。在女性，此腱较大，且有韧性和弹性，有助于分娩。

2. 深层肌（会阴图-4）

（1）**会阴深横肌** deep transverse muscle of perineum：位于尿生殖膈上、下筋膜之间，肌束横行，张于两侧坐骨棘之间，肌纤维在中线上互相交织，部分纤维止于会阴中心腱，收缩时可稳定会阴中心腱。在男性此肌中埋有尿道球腺。

（2）**尿道括约肌** sphincter of urethra：位于尿生殖膈上、下筋膜之间，会阴深横肌前方，肌束呈环形围绕尿道膜部，是尿道的随意括约肌。在女性，此肌还围绕阴道，称**尿道阴道括约肌** urethrovaginal sphincter，可缩紧尿道和阴道。

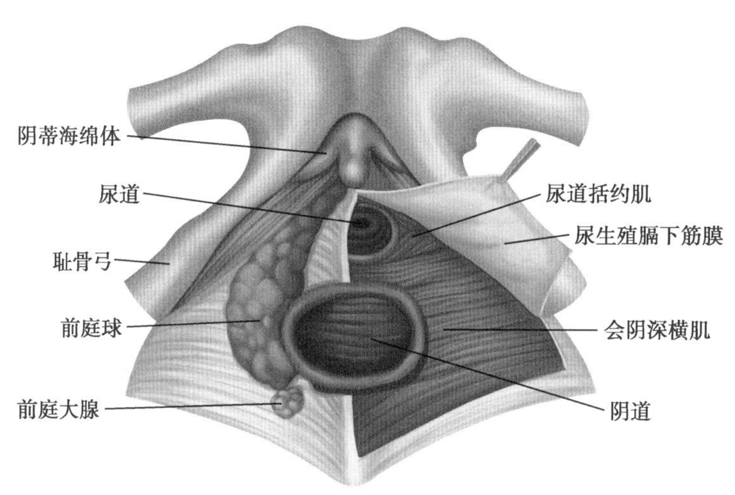

会阴图-4　女会阴肌（深层）

（三）会阴的筋膜

1. **浅筋膜**　肛区的浅筋膜为富含脂肪的结缔组织，充填于**坐骨肛门窝** ischioanal fossa。

坐骨肛门窝（会阴图-5），旧称**坐骨直肠窝** ischiorectal fossa，位于坐骨结节和肛门之间，为底朝下的锥形间隙。其底为会阴部的皮肤，尖位于肛提肌与闭孔内肌的交接处；前界为尿生殖膈后缘，后界为臀大肌下缘；内侧壁为肛提肌和盆膈下筋膜，外侧壁为坐骨结节及闭孔筋膜。坐骨肛门窝内有大量脂肪组织。在闭孔内肌内面的筋膜内有一管状裂隙，称**阴部管** pudendal canal，又称 Alcock 管，有阴部内血管和阴部神经通过。在进行阴部麻醉时，可将示指伸进肛管或阴道内协助向坐骨棘方向注入药物，也可由坐骨结节与肛门连线中点进针，至坐骨棘下方时注入药物。坐骨肛门窝是脓肿的好发部位，且两侧的坐骨肛门窝在肛管后方相通，大量积脓时，脓液可扩散到对侧，形成马蹄形脓肿，亦可穿过盆膈形成盆腔脓肿；若肛窦的炎症穿过肠壁经过坐骨肛门窝并穿通皮肤，可形成肛瘘。

尿生殖区的浅筋膜分为两层：浅层富含脂肪，与腹下部和股部的浅筋膜相延续。深层呈膜状，称为**会阴浅筋膜** superficial fascia of perineum（Colles 筋膜），向前上与腹壁浅筋膜的膜性层（Scarpa 筋膜）相延续，向后附于尿生殖膈后缘，向下与阴茎肉膜和阴茎浅筋膜相延续，向两侧附于耻骨下支和坐骨支（会阴图-6）。

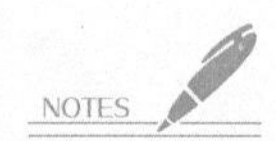
NOTES

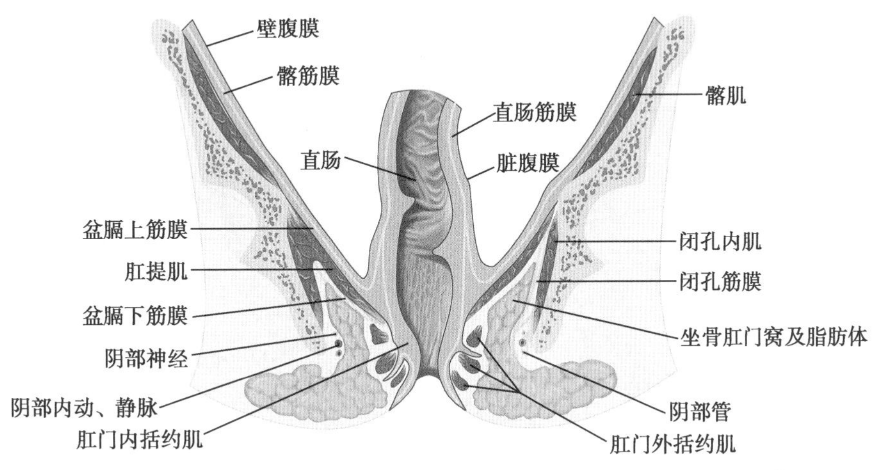

会阴图-5　盆腔冠状切面模式图（经直肠）

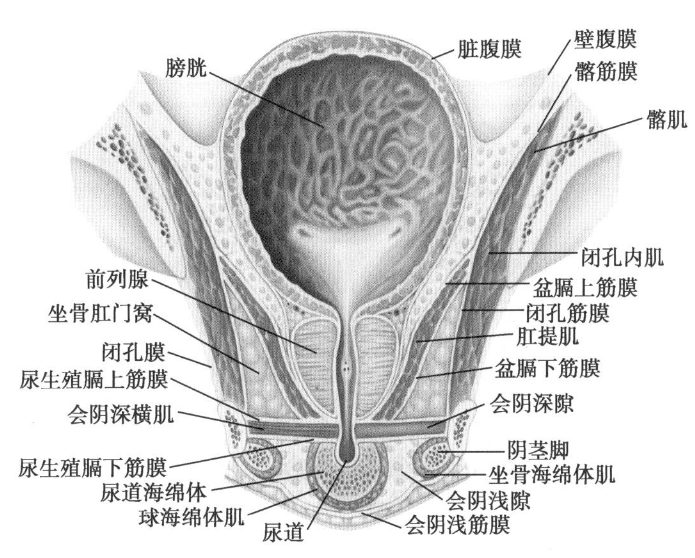

会阴图-6　男性盆腔冠状切面模式图（经膀胱）

2. 深筋膜　肛区的深筋膜覆盖于坐骨肛门窝的各壁，分为两层：覆于肛提肌和尾骨肌下面的筋膜称**盆膈下筋膜** inferior fascia of pelvic diaphragm；覆盖于肛提肌和尾骨肌上面的筋膜称**盆膈上筋膜** superior fascia of pelvic diaphragm；盆膈上、下筋膜及其间的肛提肌和尾骨肌共同组成**盆膈** pelvic diaphragm（见会阴图-5），封闭小骨盆下口的大部分，对承托盆腔脏器有重要作用，其中央有直肠穿过。尿生殖区的深筋膜亦分两层，分别覆盖在会阴深横肌（此区深层肌）和尿道括约肌的上面和下面，称为**尿生殖膈上筋膜** superior fascia of urogenital diaphragm 和**尿生殖膈下筋膜** inferior fascia of urogenital diaphragm；两侧附着于耻骨下支和坐骨支，前、后缘两层互相愈合。尿生殖膈上、下筋膜及其间的会阴深横肌和尿道括约肌共同构成**尿生殖膈** urogenital diaphragm（见会阴图-6~会阴图-8），封闭尿生殖区。男性的尿道及女性的尿道和阴道穿过尿生殖膈。尿生殖膈有协助承托盆腔脏器的作用。

会阴浅筋膜与尿生殖膈下筋膜之间围成**会阴浅隙** superficial perineal space，内有尿生殖区的浅层肌、男性的阴茎根、女性的阴蒂脚、前庭球和前庭大腺等结构（会阴图-7、会阴图-8）。尿生殖膈上、下筋膜之间的间隙称**会阴深隙** deep perineal space，内有尿生殖区的深层肌、尿道膜部和尿道球腺等结构（会阴图-7）。

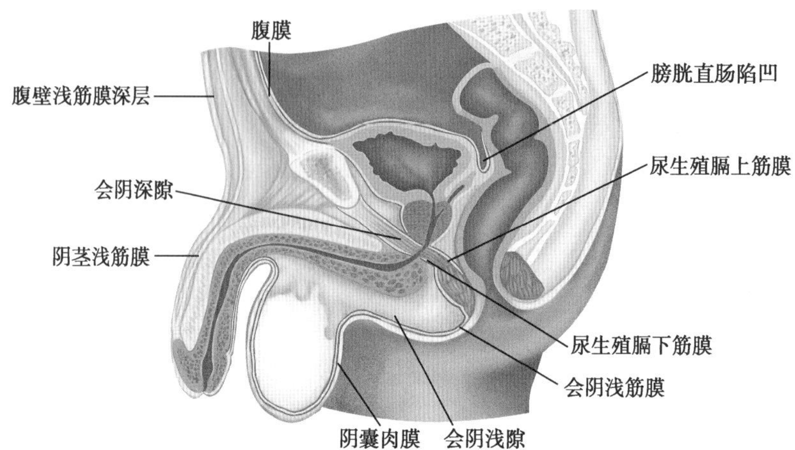

会阴图-7 会阴筋膜模式图(矢状切面)

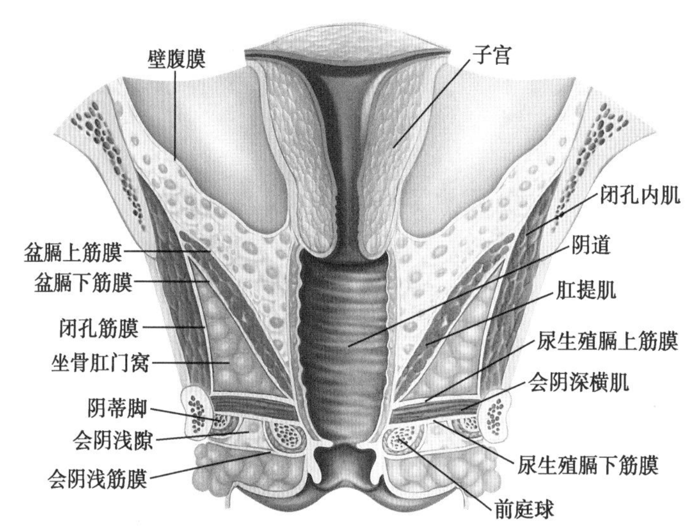

会阴图-8 女性盆腔冠状切面模式图(经阴道)

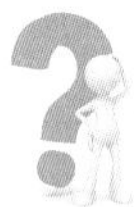

思考题

1. 简述会阴的概念及其分区。
2. 试述阴部管的构成、通过的结构及其临床意义。

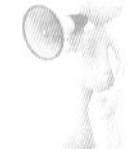

Summary

The perineum can be defined in a broad sense and a narrow sense. To obstetrician, the term is restricted to the area between the external genital organs and the anus. In broad sense, however, it is a diamond-shaped region, all the soft tissues closing the inferior aperture of the pelvis. The transverse line joining the two ischial tuberosities divides the perineum into the anterior urogenital triangle and the posterior anal triangle. The former transmits the urethra and vagina in the female, and is closed by the urogenital

NOTES

diaphragm composed of the deep transverse perineal muscle, the urethral sphincter and the fascia covering the muscles. The latter transmits the anal canal and is closed by the pelvic diaphragm formed by the levator ani, coccygeus and the fascia covering the muscles.

（李 华）

NOTES

扫码获取
数字内容

腹　　膜

学习要点

1. 腹膜和腹膜腔。
2. 腹膜与腹膜脏器的关系。
3. 腹膜形成的结构，网膜孔、网膜囊。
4. 膈下间隙及交通。

一、概述

腹膜 peritoneum 是人体面积最大、最复杂的浆膜，覆盖于腹、盆腔壁内和腹、盆腔脏器表面，呈薄而光滑的半透明状。分为壁腹膜和脏腹膜（腹膜图-1）。

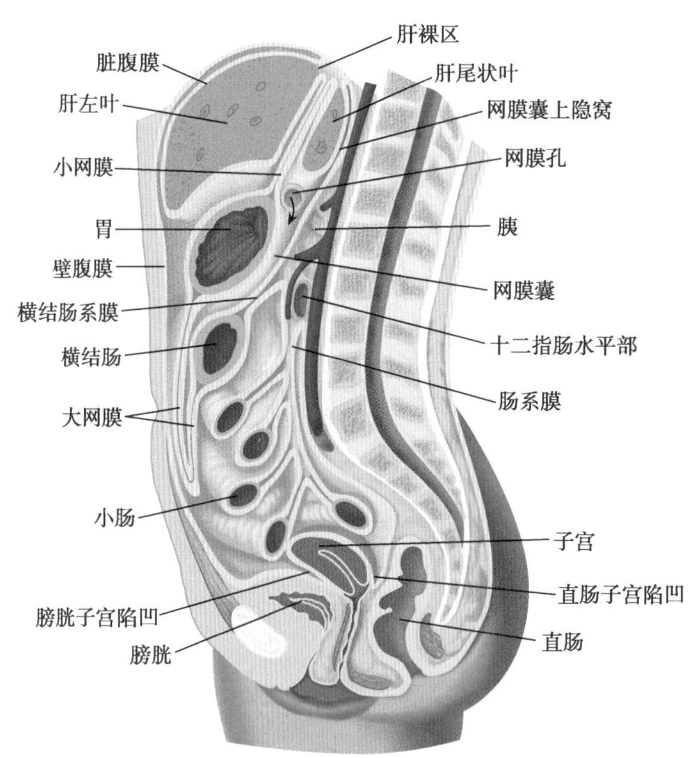

腹膜图-1　腹膜腔正中矢状切面模式图（女性）

衬于腹、盆腔壁内的腹膜称为**壁腹膜** parietal peritoneum（腹膜壁层），覆盖于腹、盆腔脏器表面的腹膜称为**脏腹膜** visceral peritoneum（腹膜脏层）。脏腹膜紧贴脏器表面，从组织结构和功能方面都可被视为脏器的一部分，如胃和肠壁的脏腹膜即为该器官的浆膜。壁腹膜和脏腹膜互相返折、移行并延续，共同围成不规则的潜在腔隙，称为**腹膜腔** peritoneal cavity，腔内仅有少量具润滑作用的浆液，以利于可动的腹腔脏器在腹壁上自由滑动。某些病变可导致腹膜腔内大量积液，称腹水。男性腹膜腔为一封闭的腔隙；女性腹膜腔则借输卵管腹腔口，经输卵管、子宫、阴道与外界相通。壁腹膜较厚，与腹、盆内壁之间有一层疏松结缔组织，称为**腹膜外组织** extraperitoneal tissue。腹后壁和腹前壁下部的腹膜外组织中含有较多脂肪，临床上亦称腹膜外脂肪，此处壁腹膜附着比较疏松，以利于器官的扩张，如膀胱充盈扩张时，腹膜可随着上升。

腹膜腔和腹腔在解剖学上是两个不同而又相关的概念，广义的**腹腔** abdominal cavity 是指膈以下、盆膈以上，腹前壁和腹后壁之间的腔，包括小骨盆腔在内；而腹膜腔为脏腹膜和壁腹膜之间的潜在腔隙，腔内仅含少量浆液。腹、盆腔脏器均位于腹腔之内、腹膜腔之外。临床应用时，对腹膜腔和腹腔的区分常常不太严格，但有的手术（如对肾和膀胱的手术）常在腹膜外进行，并不需要打开腹膜腔，以避免术后腹腔器官粘连等并发症的产生，因此术者应对两腔有明确的概念。

腹膜具有分泌、吸收、支持、保护和修复等功能：①分泌少量浆液（正常情况下维持 100~200ml）。可润滑和保护脏器，减少摩擦。②较强的吸收能力。可吸收各种液体和空气，但吸收过多的细菌毒素可引起毒血症。一般认为，上腹部，特别是膈下区的腹膜吸收能力较强，这是因为该部的腹膜面积较大，腹膜外组织较少，微血管较丰富，腹膜小孔和淋巴管的内皮小孔较多，以及呼吸运动的影响较明显。因此，膈下脓肿的毒血症比盆腔脓肿的更严重。③支持和固定脏器。由腹膜形成的多种结构参与。④防御功能。腹膜和腹膜腔内浆液中含有大量的巨噬细胞和淋巴细胞等，可吞噬细菌和有害物质，提供了细胞免疫和体液免疫等防御机制。⑤腹膜有较强的修复和再生能力。其所分泌的浆液中含有纤维素，其粘连作用可促进伤口的愈合和炎症的局限化，但若手术操作粗暴或腹膜在空气中暴露时间过久，也可造成肠襻纤维性粘连等后遗症。腹腔脏器损伤或手术时，应充分利用腹膜来覆盖暴露的组织，以促进愈合。

腹膜吸收能力与护理体位

临床根据不同部位的腹膜吸收能力，对腹膜腔内不同类腹水的患者有不同的护理体位。腹腔炎症或手术后的患者多采取半卧位，使有害液体流至下腹部，可减缓腹膜对有害物质的吸收，以减轻毒血症症状。肝硬化等单纯性漏出液性腹水患者的体位则多平卧位或头低脚高，以加快腹水吸收。

二、腹膜与腹、盆腔脏器的关系

按脏器被腹膜覆盖的范围大小，可将腹、盆腔脏器分为 3 类，即腹膜内位、间位和外位器官（腹膜图-2）。

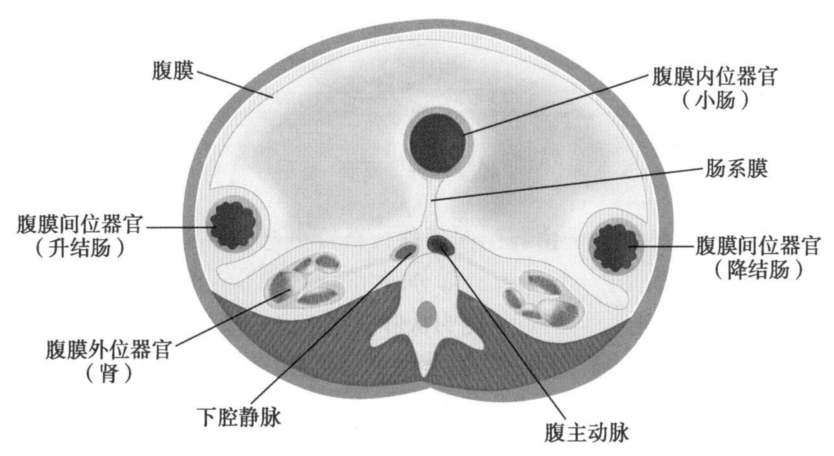

腹膜图-2 腹膜与脏器的关系示意图（水平切面）

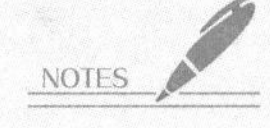

(一) 腹膜内位器官

表面几乎全部由腹膜所覆盖的脏器为腹膜内位器官,有胃、十二指肠上部、空肠、回肠、盲肠、阑尾、横结肠、乙状结肠、脾、卵巢和输卵管等。

(二) 腹膜间位器官

表面大部分由腹膜覆盖的脏器为腹膜间位器官,有肝、胆囊、升结肠、降结肠、子宫、膀胱和直肠上段。

(三) 腹膜外位器官

仅一面由腹膜覆盖的脏器为腹膜外位器官,有肾,肾上腺,输尿管,十二指肠降部和水平部,直肠中段和下段,以及胰。这些器官大多位于腹膜后间隙,临床上又称腹膜后位器官。

了解脏器与腹膜的关系有重要的临床意义,如在选择手术入路时,一些腹膜外位和间位器官(如肾、输尿管等)可不必打开腹膜腔,从而避免腹膜腔的感染和术后粘连;而腹膜内位器官的手术必须通过腹膜腔。

三、腹膜形成的结构

壁腹膜与脏腹膜之间,或脏腹膜之间互相移行折返,形成许多结构。这些结构不仅对器官起着连接和固定的作用,也是血管、神经等出入脏器的途径。

(一) 网膜

网膜 omentum 是连于胃小弯和胃大弯的双层腹膜皱襞,其间有血管、神经、淋巴管和结缔组织等(见腹膜图-1、腹膜图-3)。

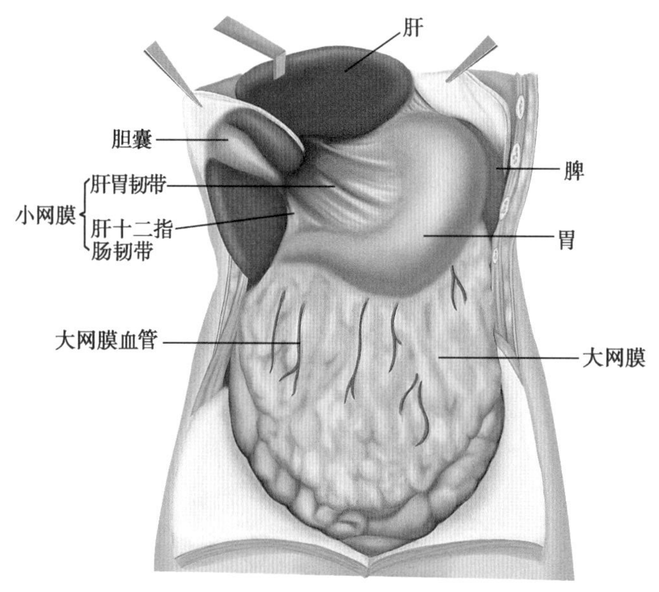

腹膜图-3 网膜

1. **小网膜** lesser omentum 是由肝门向下移行至胃小弯和十二指肠上部的双层腹膜结构,可分为两部分。左侧为从肝门连于胃小弯的部分,称**肝胃韧带** hepatogastric ligament,内含胃左、右血管,胃左、右淋巴结及胃的神经等结构;右侧为从肝门连于十二指肠球的部分,称**肝十二指肠韧带** hepatoduodenal ligament,内有进出肝门的三个重要结构通过:位于右前方的胆总管,位于左前方的肝固有动脉,两者之后为肝门静脉。上述结构周围伴有淋巴管、淋巴结和肝神经丛。小网膜的右缘游离,其后方为**网膜孔** omental foramen,经此孔可进入**网膜囊** omental bursa。

NOTES

2. **大网膜** greater omentum 是腹膜最大的皱襞,自胃大弯和横结肠向下垂,形似围裙覆盖于空、回肠的前面,其左缘与胃脾韧带相连续。大网膜由四层腹膜组成:包被于胃前、后壁表面的腹膜向下延伸，至胃大弯处结合，形成大网膜的前两层，降至脐平面稍下方，形成一游离下缘，后返折向上移行为大网膜的后两层，连接并包绕横结肠，在其后叠合成横结肠系膜，连于腹后壁。大网膜前两层与后两层之间的潜在腔隙是网膜囊的下部，随着年龄的增长，大网膜前两层和后两层常粘连愈着，致使其间的网膜囊下部消失，而连于胃大弯和横结肠之间的大网膜前两层则形成**胃结肠韧带** gastrocolic ligament。在胃结肠韧带内有胃网膜左、右血管吻合而成的胃网膜动脉弓。

大网膜含有丰富的脂肪、毛细血管和巨噬细胞，有重要的吸收和防御功能。当腹膜腔内有炎症时，大网膜可移动并包围病灶，形成粘连，以防止炎症扩散和蔓延并促进炎症消退。大网膜的长度因人而异，短者仅伸展至横结肠下约 10cm，长者可达盆腔。小儿的大网膜较短，一般在脐平面以上，故当阑尾炎或其他下腹部炎症发生时，病灶区不易被大网膜包裹而使炎症局限化，常可导致弥漫性腹膜炎。大网膜有较强的再生能力，容易同其他组织愈着并建立广泛的血管侧支循环，故临床上可切取游离或带蒂网膜瓣来充填组织缺损、修复顽固性溃疡、复杂性瘘管和褥疮，以及重建乳房等。大网膜具有粘连、吸收和修复功能，故手术中常将大网膜铺盖在脏器的创面、缝合处或吻合处。然而，大网膜形成的粘连，有时亦可引起肠粘连。

大网膜有丰富的血液供应，其前两层或后两层的腹膜间含有许多血管分支。大网膜血管有广泛的临床应用，如作为心冠状动脉搭桥术中的供体血管。整形外科常使用带血管蒂的大网膜片铺盖胸、腹壁或颅骨创面，作为植皮的基础。

3. 网膜囊和网膜孔 **网膜囊** omental bursa 是小网膜和胃后壁与腹后壁的腹膜之间的一个扁窄而不规则的间隙，又称小腹膜腔，为腹膜腔的一部分（见腹膜图-1、腹膜图-4）。网膜囊有 6 个壁：前壁为小网膜的后层、胃后壁的腹膜和胃结肠韧带；后壁为横结肠及其系膜，覆盖在胰、左肾、左肾上腺等处的腹膜；上壁为肝尾状叶和膈下方的腹膜（肝尾状叶从网膜囊右缘突入囊内，其前、后面均被腹膜覆盖）；下壁为大网膜前两层、后两层的愈着处；左侧为脾、胃脾韧带、脾肾韧带，右侧借网膜孔与腹膜腔的其余部分相通。

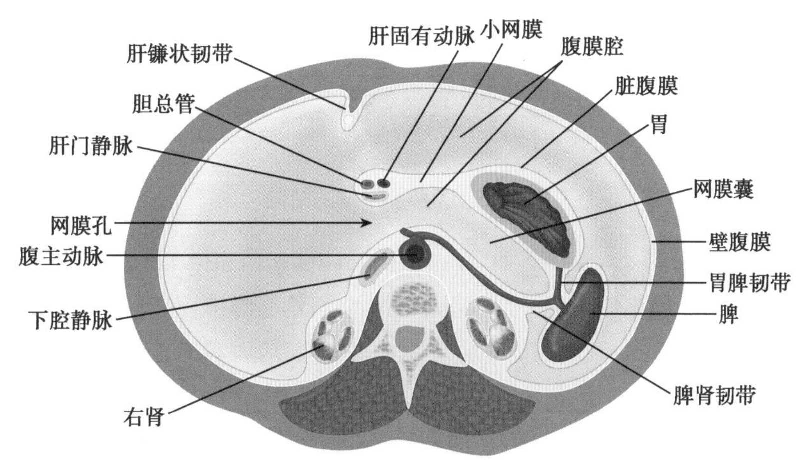

腹膜图-4 网膜囊和网膜孔

网膜孔 omental foramen 又称 Winslow 孔，高度平第 12 胸椎至第 2 腰椎椎体，成人可容 1 或 2 指。其前界为肝十二指肠韧带，后界为覆盖在下腔静脉表面的腹膜，上界为肝尾状叶，下界为十二指肠上部。

网膜孔及网膜囊的临床意义

手术时，遇有外伤性肝破裂或肝门附近动脉出血，可将示指伸入孔内，拇指在小网膜游离缘用力捏压，压迫肝十二指肠韧带内的肝固有动脉进行暂时止血。若手术后需在网膜囊内放置引流管，应从网膜孔置入，而不应在网膜囊其他部位打孔，以避免疝的产生。

网膜囊是腹膜腔的一个盲囊，仅借一指大小的网膜孔与腹膜腔相通，其位置较深，毗邻关系复杂，相邻器官的病变由此相互影响。当胰腺炎和胃后壁穿孔等炎症导致网膜囊内积液/脓时，液体可经网膜孔流到腹膜腔的其他部位，引起炎症扩散。但有时由于网膜孔周缘的腹膜炎致网膜孔封闭，炎症扩散范围不会太大，感染也很局限，故腹膜刺激症状不甚明显，给诊断带来一定困难。

（二）系膜

由壁、脏腹膜相互延续移行而形成的将器官系连固定于腹、盆壁的双层腹膜结构，称为系膜，其内含出入该器官的血管、神经、淋巴管以及淋巴结等。主要的系膜如下（腹膜图-5）。

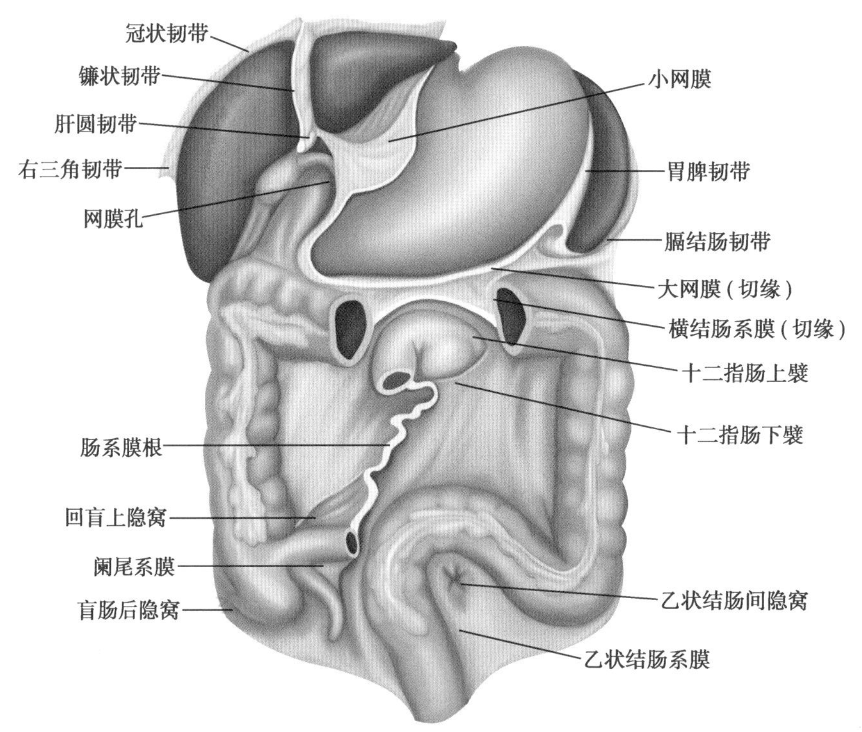

腹膜图-5　腹膜形成的结构

1. **肠系膜** mesentery　又称小肠系膜，是将空肠和回肠系连固定于腹后壁的双层腹膜结构。其附着于腹后壁的部分称为**肠系膜根** radix of mesentery，起自第2腰椎左侧，斜向右下跨过脊柱及其前方结构，止于右骶髂关节前方，长约15cm。肠系膜呈扇形展开，游离缘包裹空、回肠，长达5~7m。肠系膜的两层腹膜间含有肠系膜上血管及其分支和属支、淋巴管、淋巴结、神经丛和脂肪等。由于肠系膜根和肠缘的长度相差悬殊，故有利于空、回肠的活动，对消化和吸收有促进作用，但活动异常时也易发生肠扭转、肠套叠等急腹症。

2. **阑尾系膜** mesoappendix　是将阑尾系连于肠系膜下方的双层腹膜结构，呈三角形。阑尾的血管、淋巴管和神经走行于系膜的游离缘，故切除阑尾时，应从系膜游离缘结扎血管。

3. **横结肠系膜** transverse mesocolon　是将横结肠系连于腹后壁的双层腹膜结构，其根部起自结肠右曲，向左跨过右肾中部、十二指肠降部、胰头等器官的前方，沿胰前缘到左肾前方，直至结肠左曲。横结肠系膜内含有中结肠血管及其分支、淋巴管、淋巴结和神经丛等。以横结肠及其系膜为标志，可将腹腔划分为结肠上区和结肠下区。

4. **乙状结肠系膜** sigmoid mesocolon　是将乙状结肠固定于左下腹的双层腹膜结构，其根部附着于左髂窝和骨盆左后壁。由于该系膜较长，乙状结肠活动度较大，易发生肠扭转。系膜内含有乙状结肠血管、直肠上血管、淋巴管、淋巴结和神经丛等。

NOTES

（三）韧带

腹膜形成的韧带是指连接腹、盆壁与脏器之间或连接相邻脏器之间的腹膜结构，多数为双层，少数为单层，对脏器有固定作用。有的韧带内含有血管和神经等。

1. 肝的韧带　肝的下方有肝胃韧带和肝十二指肠韧带（见前述“小网膜”），上方有镰状韧带、冠状韧带和左、右三角韧带，前方和下方有肝圆韧带。

镰状韧带 falciform ligament 因其侧面观形似镰刀而得名，位于前正中线右侧，呈矢状位，是上腹前壁和膈下面连于肝上面的双层腹膜结构。镰状韧带下缘游离并增厚，由脐连于肝下面的肝圆韧带裂，内含**肝圆韧带** ligamentum teres hepatis，后者是胚胎时脐静脉闭锁后的遗迹。因镰状韧带偏中线右侧，脐以上腹壁正中切口需向下延长时，应偏向中线左侧，以避免损伤肝圆韧带及伴行的附脐静脉。

冠状韧带 coronary ligament 是由膈下面的壁腹膜返折至肝上面所形成的双层腹膜结构，呈冠状位。前层向前与镰状韧带相延续，前、后两层之间无腹膜被覆的肝表面称为肝裸区（bare area of liver）。冠状韧带左右两端的前后两层相互黏合并增厚，形成**左三角韧带** left triangular ligament 和**右三角韧带** right triangular ligament。

2. 胃的韧带　包括肝胃韧带、胃结肠韧带、胃脾韧带和胃膈韧带，前两者在前面已述。**胃脾韧带** gastrosplenic ligament 是连于胃底和胃大弯上份与脾门之间的双层腹膜结构，向下与大网膜左侧部相延续。此韧带上份内含胃短血管，下份内含胃网膜左血管，韧带内还有淋巴管、淋巴结等。**胃膈韧带** gastrophrenic ligament 是胃贲门左侧的胃底后方和食管腹段连于膈下面的腹膜结构。

3. 脾的韧带　包括胃脾韧带、脾肾韧带、膈脾韧带。**脾肾韧带** splenorenal ligament 是脾门至左肾前面的双层腹膜结构，内含胰尾和脾血管以及淋巴管、神经等。**膈脾韧带** phrenicosplenic ligament 为脾肾韧带的上部，由脾上极连至膈下，此韧带很短或不明显。有些人在脾下极与结肠左曲之间，有较短的**脾结肠韧带** splenocolic ligament。

此外，在膈与结肠左曲之间还有**膈结肠韧带** phrenicocolic ligament，固定结肠左曲并从下方承托脾。

（四）腹膜皱襞、隐窝和陷凹

腹膜皱襞 peritoneal fold 是腹、盆壁与脏器之间或脏器与脏器之间腹膜形成的皱褶隆起，其深部常有血管走行。在皱襞之间或皱襞与腹、盆壁之间形成的腹膜凹陷称**腹膜隐窝** peritoneal recesses，较大的隐窝称**陷凹** pouch。

腹后壁的皱襞和隐窝的大小、深浅和形态有较大个体差异，主要分布于肝和胃的后方、十二指肠空肠曲、回盲部和乙状结肠周围（腹膜图-6）。隐窝很深且开口较小时，肠管等可突入其中形成腹内疝。若肠管发生绞窄，需切开隐窝的入口，使肠管得以退出。常见的皱襞和隐窝有：①**十二指肠上襞** superior duodenal fold，位于十二指肠末端的左侧，为左肾前面的腹膜移行于十二指肠末端的腹膜皱襞，呈半月形，下缘游离。②**十二指肠上隐窝** superior duodenal recess，位于十二指肠上襞深面，约第2腰椎高度，开口朝下方，其左侧有肠系膜下静脉通过。③**十二指肠下襞** inferior duodenal fold，位于十二指肠上隐窝下方，呈三角形，其上缘游离。④**十二指肠下隐窝** inferior duodenal recess，位于十二指肠下襞深面，约第3腰椎高度，开口向上。⑤**回盲上隐窝** superior ileocecal recess，位于回肠末端的前方和上方，由盲肠前动脉通过所形成的腹膜皱襞（回盲上皱襞）围成，后为小肠系膜下端，下方为回肠末端，右侧为回盲结合处，开口向左下。⑥**回盲下隐窝** inferior ileocecal recess，出现率约为85%，位于阑尾系膜与回盲下皱襞之间，开口向左下方。有时阑尾可藏于此隐窝中。回盲上、下隐窝常至成年或因肥胖而消失。⑦**盲肠后隐窝** retrocecal recess，出现率约为10%，位于盲肠后方，盲肠后位的阑尾常位于此隐窝。⑧**乙状结肠间隐窝** intersigmoid recess，常见于胎儿和婴儿，位于乙状结肠及系膜与腹后壁之间，其后壁内为左髂总动脉分叉处，并有左侧的输尿管经过。⑨**肝肾隐窝** hepatorenal recess，又称Morison陷凹，位于肝右叶与右肾之间，邻右结肠旁沟。平卧位时，肝肾隐窝是腹膜腔的最低部位，若腹膜腔内有少量的液体，易积存于此。

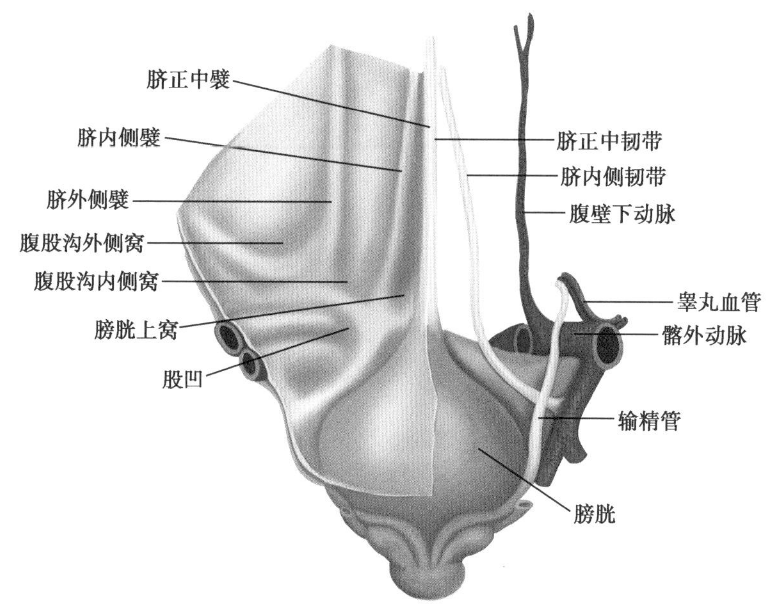

腹膜图-6 腹前壁内面的腹膜皱襞及隐窝

腹前壁的皱襞和隐窝腹前壁内面有5条腹膜皱襞，均位于脐下。**脐正中襞** median umbilical fold 位于脐与膀胱尖之间，内含脐尿管闭锁后形成的脐正中韧带。**脐内侧襞** medial umbilical fold 位于脐正中襞的两侧，左、右各一，内含脐动脉闭锁后形成的脐内侧韧带。**脐外侧襞** lateral umbilical fold 位于脐内侧襞的外侧，左、右各一，内含腹壁下血管，故又称腹壁动脉襞，在腹股沟韧带上方。上述5条皱襞之间形成3对隐窝，由中线向外侧依次为**膀胱上窝** supravesical fossa、**腹股沟内侧窝** medial inguinal fossa 和**腹股沟外侧窝** lateral inguinal fossa；腹股沟内侧窝和外侧窝分别与腹股沟管皮下环和腹环的位置相对应。与腹股沟内侧窝相对应的腹股沟韧带下方有一隐窝，称为**股凹** femoral fossa，是股疝的好发部位（腹膜图-6）。

腹膜陷凹重要的腹膜陷凹多位于盆腔内，为腹膜在盆腔脏器之间移行返折形成（见腹膜图-1）。在男性，膀胱与直肠之间有**直肠膀胱陷凹** rectovesical pouch，凹底距肛门约7.5cm。在女性，膀胱与子宫之间有**膀胱子宫陷凹** vesicouterine pouch，在直肠与子宫之间有**直肠子宫陷凹** rectouterine pouch，后者又称 Douglas 腔（窝），较深，凹底距肛门约3~5cm，与阴道穹后部之间仅以阴道后壁和腹膜相隔。直立位、坐位或半卧位时，男性的直肠膀胱陷凹和女性的直肠子宫陷凹是腹膜腔的最低部位，故腹膜腔内的少量积液多积存于此，临床上可经直肠和阴道穹后部穿刺进行诊断和治疗。

四、腹膜腔的分区和间隙

腹膜腔以横结肠及其系膜分为结肠上区和结肠下区两部。

（一）结肠上区

结肠上区又称**膈下间隙** subphrenic space，位于膈与横结肠及其系膜之间的腹膜腔，此区的腹膜包被肝、胆囊、胰、脾、胃和十二指肠上部等器官。结肠上区以肝为界又可分为肝上间隙和肝下间隙（腹膜图-7）。

1. 肝上间隙 位于膈与肝膈面之间。此间隙借肝的镰状韧带分为左肝上间隙和右肝上间隙。左肝上间隙以肝的冠状韧带和左三角韧带分为其前方的左肝上前间隙和后方的左肝上后间隙。右肝上间隙以冠状韧带划分为3个间隙：冠状韧带前方的右肝上前间隙，冠状韧带后方的右肝上后间隙以及冠状韧带前、后层之间的肝裸区（腹膜外间隙），后者位于肝的后方。少有肝裸区伸达肝后缘者，此时右肝上后间隙则不存在。

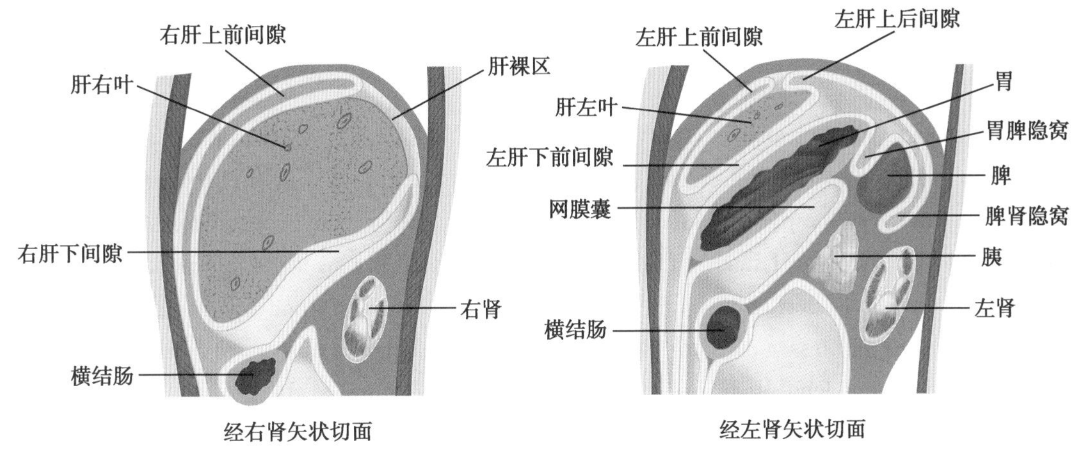

腹膜图-7 结肠上区的间隙示意图(矢状切面)

2. 肝下间隙 位于肝下面与横结肠及其系膜之间。此间隙借肝圆韧带分为左肝下间隙和右肝下间隙,后者即肝肾隐窝。左肝下间隙以小网膜和胃分为前方的左肝下前间隙和后方的左肝下后间隙,后者即网膜囊。

上述诸间隙发生的脓肿均称为膈下脓肿。

(二)结肠下区

结肠下区为横结肠及其系膜与盆底上面之间的腹膜腔,此区的腹膜包被有空肠、回肠、盲肠、阑尾、结肠以及盆腔器官等。结肠下区常以肠系膜根和升、降结肠为标志分为左、右结肠旁沟和左、右肠系膜窦4个间隙(腹膜图-8)。

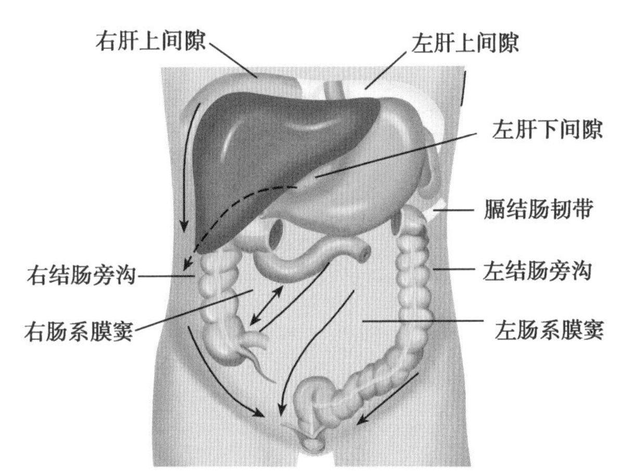

腹膜图-8 结肠下区的间隙示意图

1. 结肠旁沟 paracolic sulci 分为左、右结肠旁沟。左结肠旁沟为降结肠外侧与左腹侧壁之间的裂隙,由于左膈结肠韧带的阻隔,向上不与结肠上区相通,但向下经左髂窝可通达盆腔。右结肠旁沟为升结肠外侧与右腹侧壁之间的裂隙,由于右膈结肠韧带不发达或缺失,向上可直通肝肾隐窝,向下经右髂窝通盆腔,所以网膜囊有较多液体时,可经网膜孔、肝肾隐窝、右结肠旁沟到达右髂窝,甚至流入盆腔。反之,阑尾穿孔和脓肿时,脓液可因体位经右结肠旁沟到达肝肾隐窝,甚至形成膈下脓肿。

2. 肠系膜窦 mesenteric sinus 分为左、右肠系膜窦。左肠系膜窦为肠系膜根与降结肠之间的斜方形间隙,向下可通盆腔,如有积液,可沿乙状结肠及系膜向下流入盆腔。右肠系膜窦为肠系膜根与升结肠之间的三角形间隙,下方有回肠末端相隔,故间隙内的炎性渗出物常积存于局部。

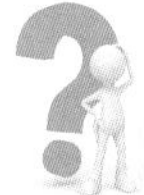

思考题

1. 描述腹膜形成的主要结构以及网膜囊和网膜孔的毗邻。

2. 胃穿孔后,胃的内容物可经过哪些途径蔓延到哪些部位?患者为什么出现板状腹、压痛、反跳痛和腹式呼吸减弱?

Summary

The peritoneum is a thin, slippery layer of membrane lining on the inner of surface of abdominopelvic wall (parietal peritoneum) and on the visceral organs (visceral peritoneum). The peritoneal cavity is potential space between the parietal and visceral peritoneum. The organs in the abdominopelvic cavity are divided into intraperitoneal, interperitoneal and retroperitoneal organs according to their relationship to peritoneum. Layers of peritoneum fold to form omentum, mesentery and ligaments. The omentum includes the greater and lesser omenta. The lesser omentum, which is composed of the hepatogastric ligament and hepatoduodenal ligament, attaches the lesser curvature of stomach and the first part of duodenum to the liver, and contains the proper hepatic arterics, bile duct and hepatic portal vein. The greater omentum attaches the greater curvature to the transverse colon, hanging down like an apron in front of the coil of small intestines. A mesentery is a double layer of peritoneum connecting part of intestines to the posterior abdominal wall, and contains the arteries, veins, lymphatic vessels and nerves entering or leaving the organs. Mesenteries in the abdominopelvic cavity include mesenteries of the small intestine, mesoappendix, transverse mesocolon and sigmoid mesocolon. Peritoneal ligaments also consist of a double layer of peritoneum attaching one viscus to another or to the abdominopelvic wall or the diaphragm. A peritoneal fold is an apophysis of peritoneum. The peritoneal recess or pouch is a depression bounded by peritoneal folds in the abdominopelvic cavity, such as hepatorenal recess, rectouterine pouch, vesicouterine pouch and rectovesical pouch.

(李 华)

第六章
内分泌系统

扫码获取
数字内容

学习要点

1. 内分泌系统的组成与基本功能。
2. 垂体的形态、位置和分叶。
3. 甲状腺的形态、位置和毗邻；甲状腺的动脉与喉的神经的位置关系。

内分泌系统 endocrine system 是机体重要的调节系统，通过分泌特殊的化学物质实现对机体的整合性控制与调节。内分泌系统与神经系统构成神经-内分泌网络，共同调节机体的生长发育和代谢活动，控制和影响生殖行为，维持机体内环境的稳定与平衡。内分泌系统由内分泌腺和内分泌组织组成。**内分泌腺** endocrine gland 是一类无输出导管，但毛细血管丰富的腺体。内分泌腺所分泌的微量化学物质**激素** hormone 可以直接进入血液循环，经血流运送至全身，对远距离特定的靶器官或靶细胞发挥作用。内分泌腺的特点是体积小、重量轻，有丰富的血液供应和内脏神经分布，并且其结构与功能活动呈现显著的年龄变化。**内分泌组织** endocrine tissue 是以细胞团的形式分散存在于机体的器官或组织内的内分泌细胞，如胰腺中的胰岛，卵巢内的卵泡和黄体，睾丸内的间质细胞，以及在消化道、呼吸道、泌尿生殖管道、心血管、皮肤和神经组织中散在的内分泌细胞等。某些内分泌细胞的分泌物不直接进入血液循环，而是通过组织间隙或紧密连接弥漫作用于相邻组织、细胞，在激素产生的局部附近发挥作用，此种方式称为旁分泌，如胃黏膜某些细胞分泌的组织胺，即以旁分泌的方式作用于邻近的壁细胞，调节壁细胞的泌酸活动。某些内分泌细胞释放激素后，激素与分泌该激素的细胞自身发生作用，发挥兴奋、抑制或调控分泌的功能，此种方式称为自分泌，例如，胰腺 β 细胞释放的胰岛素能抑制同一细胞进一步释放胰岛素。

人体主要的内分泌腺和内分泌组织包括：垂体、松果体、甲状腺、甲状旁腺、肾上腺、胰岛、胸腺和生殖腺等（图 6-1）。

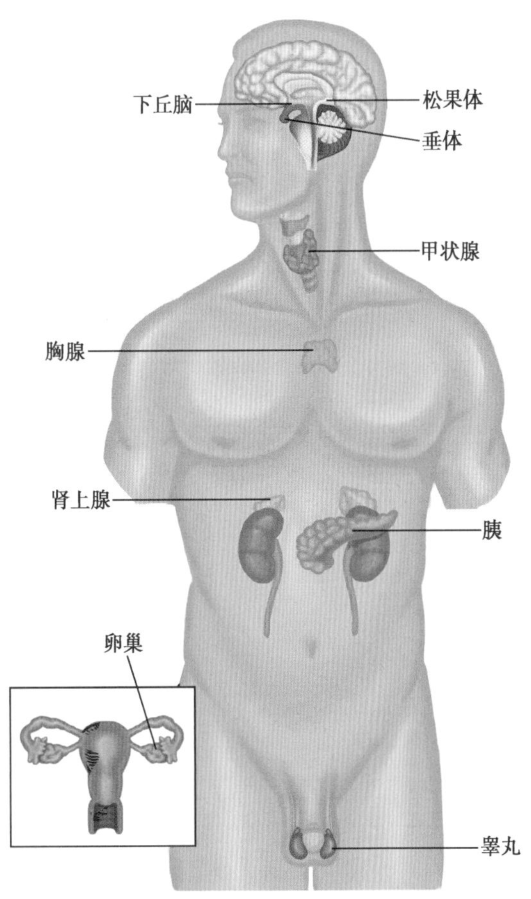

图 6-1　内分泌系统分布

一、垂体

垂体 pituitary gland，hypophysis 为位于颅底蝶鞍的垂体窝内的灰红色椭圆形小体，上端借漏斗与下丘脑相连，周围被硬脑膜形成的海绵窦包绕（图 6-2）。成年人垂体直径 1.0~1.5cm，质量约 0.5~0.6g，女性略大于男性，妊娠期呈现增大。垂体是人体最

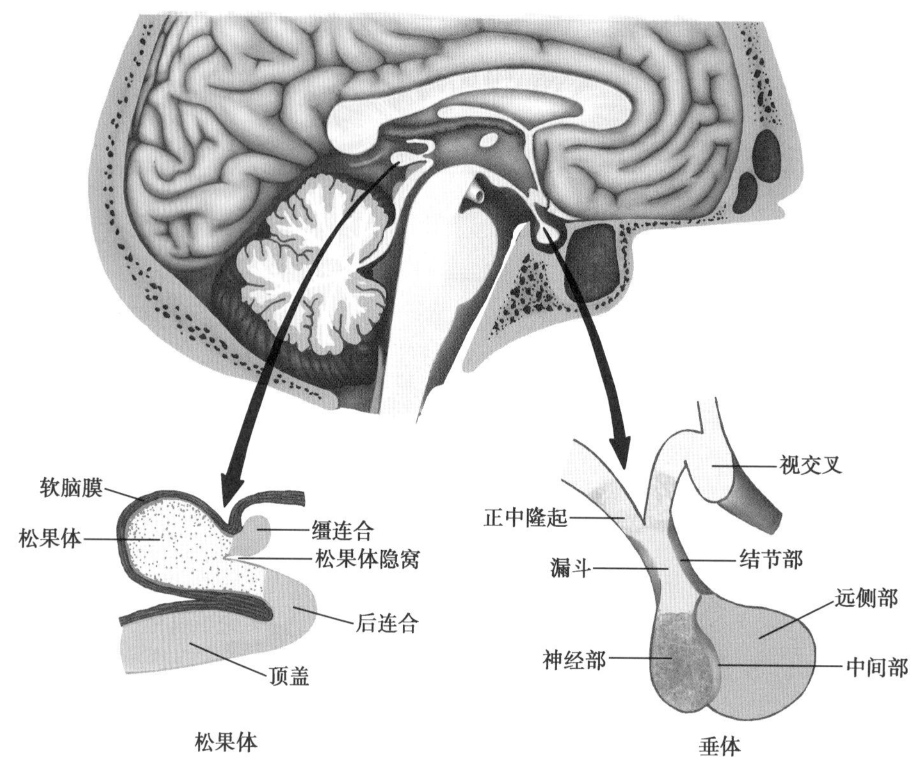

图 6-2　垂体和松果体

重要、最复杂的内分泌腺，不仅可分泌多种激素，而且可调控其他内分泌腺，调节机体生长、发育、代谢和生殖等过程的平衡。

垂体可分为腺垂体和神经垂体两部分：**腺垂体** adenohypophysis 包括远侧部、结节部和中间部；**神经垂体** neurohypophysis 由神经部和漏斗组成（表 6-1）。腺垂体的远侧部和结节部合称为垂体前叶，能够分泌生长激素、催乳激素、促甲状腺激素、促肾上腺皮质激素、促黄体生长激素和促卵泡激素。其中，生长激素可促进多种组织生长代谢，尤其是骨和软组织生长，幼年时期如果该激素分泌不足，可导致垂体性侏儒症；如果该激素分泌过多，在骨骼发育成熟前可引起巨人症，在骨骼发育成熟后可引起肢端肥大症。催乳激素可促进乳腺发育生长，刺激并维持泌乳。促黄体生长激素、促卵泡激素又可统称为促性腺激素，与促甲状腺激素、促肾上腺皮质激素分别促进生殖腺、甲状腺和肾上腺皮质的分泌活动。腺垂体的中间部和神经垂体的神经部合称为垂体后叶，能够贮存和释放由下丘脑视上核、室

表 6-1　垂体的构成与各部分泌激素

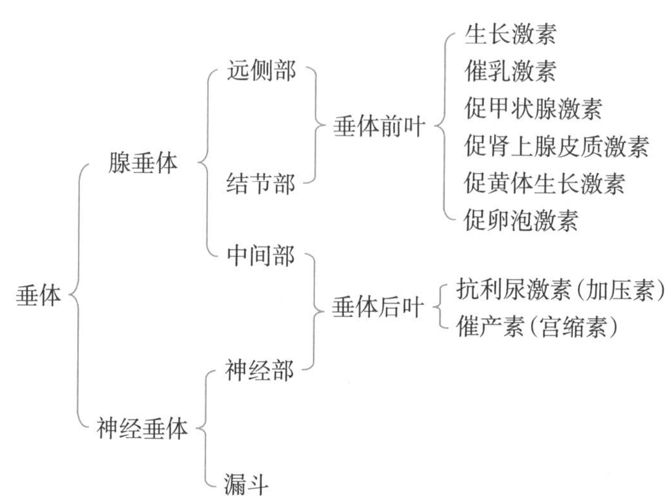
- 垂体
  - 腺垂体
    - 远侧部、结节部 → 垂体前叶：生长激素、催乳激素、促甲状腺激素、促肾上腺皮质激素、促黄体生长激素、促卵泡激素
    - 中间部
  - 神经垂体
    - 神经部
    - 漏斗
- 中间部、神经部 → 垂体后叶：抗利尿激素（加压素）、催产素（宫缩素）

旁核的神经内分泌细胞生成的抗利尿激素（加压素）和催产素（宫缩素）。抗利尿激素作用于肾脏远曲小管和集合管，促进对水的重吸收，使肾脏排水减少，如抗利尿激素分泌不足，可诱发尿崩症。催产素有促进分娩过程中子宫平滑肌收缩、刺激乳腺分泌乳汁、激发母爱情感等作用，男女均可分泌。腺垂体的中间部是位于腺垂体远侧部与神经垂体神经部之间的狭窄部分，两栖类的垂体中间叶可产生促黑素（黑皮素），能够促进两栖类黑色素的生成，使皮肤黑素细胞中的黑素颗粒分散，皮肤颜色变深。

下丘脑-垂体门脉系统

下丘脑-垂体门脉系统是下丘脑和腺垂体之间特殊的血液循环体系。由垂体上动脉在垂体漏斗部形成毛细血管丛（门静脉前毛细血管丛），汇成十余条垂体门静脉，沿垂体柄下行至垂体远侧部，再次分支形成毛细血管丛（门静脉后毛细血管丛）。下丘脑某些神经细胞合成、分泌的促垂体激素（又称下丘脑调节肽）可经门脉系统到达腺垂体，促进或抑制腺垂体中某些激素的释放，从而实现下丘脑对腺垂体的调节，如生长素释放激素和抑制激素、催乳素释放激素和抑制激素、促黄体生成素释放激素、促甲状腺素释放激素、促肾上腺皮质激素释放激素、黑素细胞刺激素释放激素和抑制激素等。

二、甲状腺

甲状腺 thyroid gland 是人体最大的内分泌腺，位于颈前部，质软，棕红色，呈H形，分左、右两侧叶，中间以甲状腺峡相连（图 6-3、图 6-4）。成年人甲状腺平均重量男性为 26.71g，女性为 25.34g。甲状腺的大小变化很大，随年龄、季节和营养状态而有所不同。一般女性比男性变化大，女性在月经期甲状腺体也可能增大。

甲状腺侧叶位于喉下部与气管上部的两侧面，上端达甲状软骨中部，下端至第 6 气管软骨环，后方平对第 5~7 颈椎高度。甲状腺峡位于第 2~4 气管软骨环前方，少数人甲状腺峡缺如，约有半数人自甲状腺峡向上伸出一锥状叶，长者可达舌骨平面。甲状腺的外面有两层被膜包裹，内层为纤维囊（临

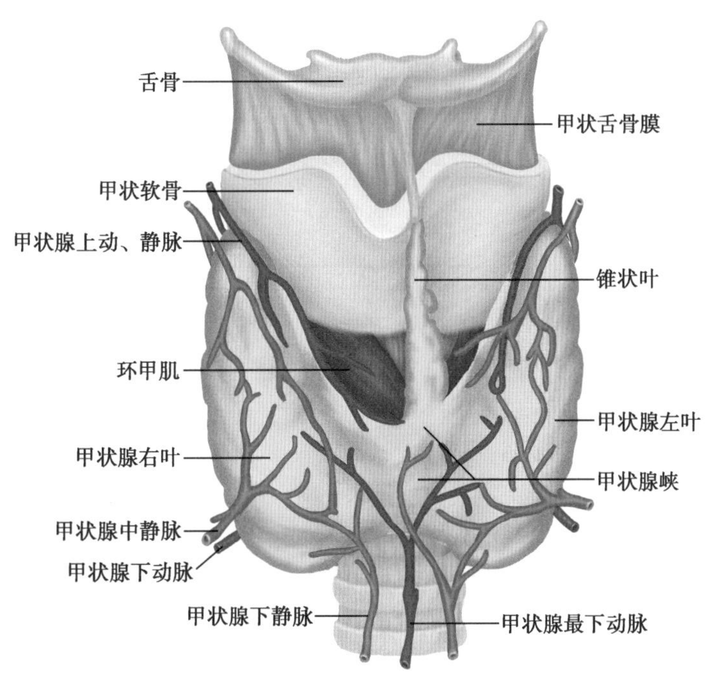

图 6-3 甲状腺（前面观）

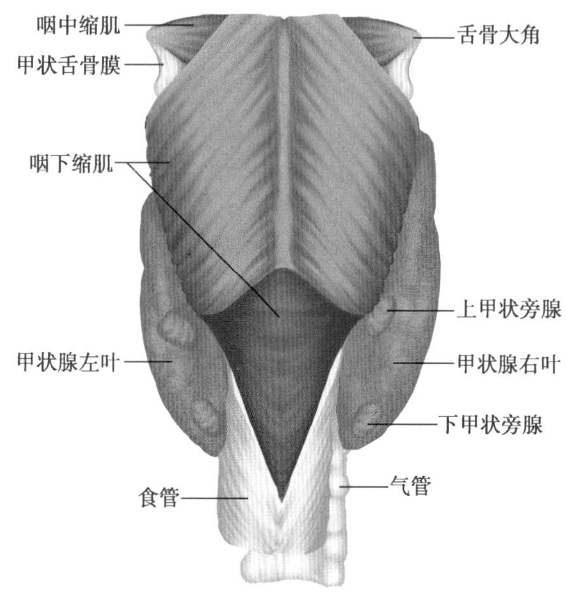

图6-4 甲状腺和甲状旁腺(后面观)

床上称真被膜),包裹甲状腺的表面,并随血管和神经深入腺实质,将腺体分为若干大小不等的小叶;外层为甲状腺鞘或假被膜(临床上称外科囊),由颈部气管前筋膜包绕而成。在甲状腺侧叶内侧和甲状腺峡后面,有甲状腺悬韧带连于甲状软骨、环状软骨和气管软骨环之间,故吞咽时,甲状腺可随喉上下移动。甲状腺两侧叶的后面与两对甲状旁腺及喉返神经相邻,进行甲状腺手术时,必须注意这一解剖关系。

甲状腺分泌甲状腺素,能够调节机体基础代谢并促进生长发育等,特别对骨骼和神经系统的正常发育和功能有重要的作用。甲状腺素分泌不足,在幼年可引起骺软骨板的发育和骨化停滞,影响机体的生长发育,形成呆小症;在成人可引起黏液性水肿,表现为皮肤变厚、表情淡漠、少动嗜睡、性功能减退、毛发脱落等症状。甲状腺素分泌过多,致甲状腺功能亢进,可引起突眼性甲状腺肿大,表现为容易激动、失眠、心动过速、食欲旺盛却明显消瘦等症状。另外,碘对甲状腺分泌有调节作用,故在某些地区,由土质或饮用水缺碘而致甲状腺肿大,被称为地方性甲状腺肿。甲状腺还能分泌降钙素,具有降低血钙的作用,参与机体钙平衡调节。

三、甲状旁腺

甲状旁腺 parathyroid gland 为两对扁椭圆形小体,呈淡棕黄色,大小似黄豆,常有上、下各一对,位于甲状腺侧叶后缘与甲状腺鞘之间,也可位于甲状腺鞘外或埋入腺实质中。每个甲状旁腺的质量约为35~50mg(见图6-4)。上甲状旁腺位置比较恒定,一般位于甲状腺侧叶后缘上、中1/3交界处;下甲状旁腺的位置变异较大,多位于甲状腺侧叶后缘近下端的甲状腺下动脉附近。

甲状旁腺分泌甲状旁腺激素,能升高血钙,调节钙磷代谢,与降钙素共同调节并维持血钙平衡。如甲状腺手术时不慎误将甲状旁腺切除,则可引起低钙血症和高磷血症,表现为血钙降低、手足搐搦,肢体呈对称性疼痛与痉挛;若甲状旁腺功能亢进,则可引起骨质疏松并易发生骨折。

四、肾上腺

肾上腺 suprarenal gland 质软,淡黄色,左右各一,位于左、右肾上端的上内方,与肾共同包裹在肾筋膜内(图6-5)。肾上腺与肾之间,有脂肪组织间层,随年龄的增长而逐渐加厚。左侧肾上腺近半月形,右侧肾上腺呈三角形,质量约为6.8~7.2g。肾上腺前方有不太明显的肾上腺门,是血管、神经和淋巴管出入之处。肾上腺外包结缔组织被膜,少量结缔组织伴随血管和神经深入肾实质内。

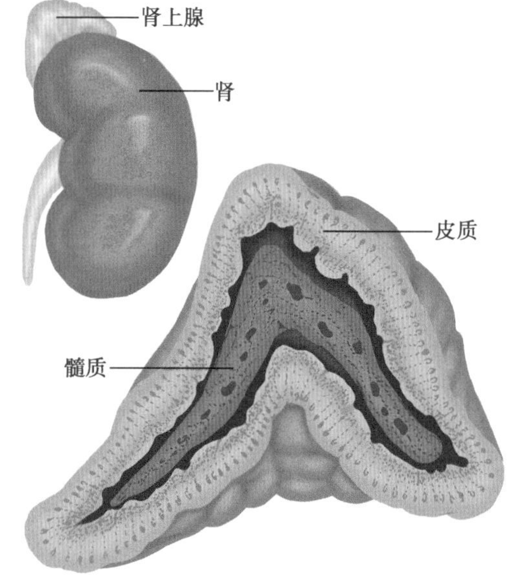

图6-5 肾上腺

肾上腺实质分为皮质和髓质两部分(见图6-5)。肾上腺皮质在外,来源于中胚层,约占肾上腺体积的

90%，可分泌调节体内水盐代谢的盐皮质激素、调节碳水化合物代谢的糖皮质激素、影响性行为及第二性征的性激素。肾上腺髓质在内，来源于外胚层，约占肾上腺体积的10%，分泌肾上腺素和去甲肾上腺素，可使心率增快、心脏收缩力加强、小动脉收缩，并维持血压和调节内脏平滑肌的活动等。

肾上腺皮质功能亢进/减退症

肾上腺皮质功能亢进是指肾上腺皮质激素分泌过多引起的临床疾病，如分泌过量的糖皮质激素，引起库欣综合征，发生四肢脂肪的分解代谢增强，而头面、躯干的脂肪合成增加，出现满月脸、水牛背等向心性肥胖体型特征。相反，肾上腺皮质激素分泌不足或缺乏可引起肾上腺皮质功能减退，其中最常见的是艾迪生病，典型的临床表现为皮肤黏膜色素沉着、体重进行性下降、无精打采、乏力、倦怠、食欲减退、恶心、低血糖、体位性低血压等。

五、松果体

松果体 pineal body为一横椭圆形小体，色灰红，长5~8mm，宽3~5mm，厚约4mm，质量约120~200mg，位于上丘脑缰连合的后上方，胼胝体压部和上丘之间，以细柄附着于第三脑室顶的后部（见图6-2）。柄向前分为上、下两板，两板之间为第三脑室的松果体隐窝，上板内有缰连合，下板有后连合。松果体在儿童期非常发达，一般在7岁后随年龄增长逐渐退化。成年后，松果体内结缔组织增加，钙盐沉积形成钙质小体，称为脑砂，可作为诊断颅内病变的重要脑内定位标志。

松果体能够合成分泌**褪黑素** melatonin。褪黑素分泌呈现明显的昼低夜高的生理性节律波动：具有调节人体生物钟的功能；抑制垂体促性腺激素的释放，间接影响生殖腺的发育；参与调节动情周期、月经周期的节律。儿童时期，如果松果体病变造成其功能减退，可出现性早熟或生殖器官过度发育；分泌功能亢进，可导致青春期延迟。

笛卡尔与松果体

勒内·笛卡尔（1596—1650），法国哲学家、数学家和物理学家，对解剖学和生理学兴趣浓厚。笛卡尔在书信、著作《论人》（*Treatise of Man*，1664）及论著《论灵魂的激情》（*The Passions of the Soul*，1649）中对松果体都有大量提及，并阐明了他对松果体的独特见解："这个腺体是灵魂的主要所在地，也是我们所有思想形成的地方。除了这个部分，大脑的任何部分不是双重的。通过双眼或双耳等进入的印象，在被灵魂考虑之前，在身体的某个部位相互结合。此外，它位于最合适的可能位置，在所有凹部的中间；由颈动脉的小分支支撑和包围，将灵魂带入大脑。"松果体在笛卡尔的论述中扮演着重要的角色，笛卡尔认为它涉及感知、想象、记忆，并且是身体运动的起因。然而，不幸的是，他对松果体的部分基本解剖学和生理学的描述与论断是错误的。

六、胰岛

胰岛 pancreatic islet是胰的内分泌部，为许多大小不等、形状不一的细胞团（图6-6），散在于胰腺实质内，周围有薄膜包裹，以胰尾最多，胰体、胰头较少。成人胰腺内胰岛总数约为100万个，约占胰腺总体积的1%~2%。胰岛分泌的激素有胰岛素和胰高血糖素，主要调节血糖浓度，胰岛素分泌不足可引起糖尿病。

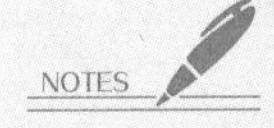

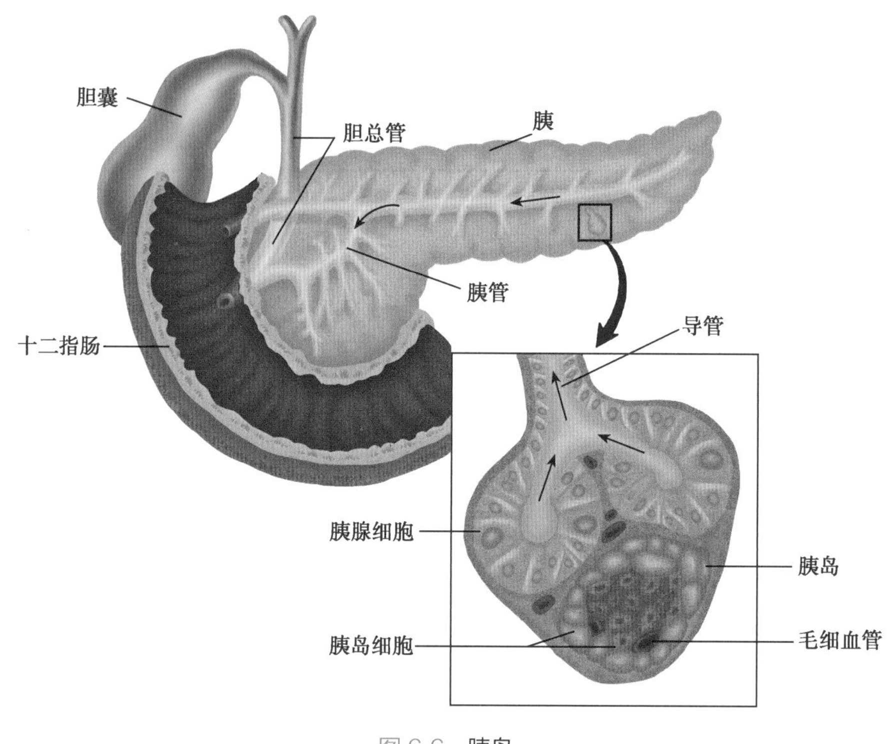

图 6-6 胰岛

胰岛细胞

人类胰腺含有五种类型（α、β、δ、ε 和 γ）的内分泌细胞。其中，胰岛 β 细胞约占胰岛细胞总量的 60%~80%，主要通过分泌胰岛素，降低血糖、调节脂代谢与蛋白质代谢。胰岛 α 细胞约占胰岛细胞总量的 24%~40%，其主要作用同胰岛素相反，通过分泌胰高血糖素，升高血糖浓度。胰岛 δ 细胞约占胰岛细胞总量的 6%~15%，主要分泌生长抑素，通过旁分泌抑制胰岛其他类型细胞的分泌活动，参与胰岛素分泌调节，还可抑制部分胃肠激素与腺垂体激素的释放。胰岛 γ 细胞约占胰岛细胞总量的 1%，主要分泌胰多肽，参与调节胃液、胰液分泌及消化功能。胰岛 ε 细胞约占胰岛细胞总量的 1% 或更少，可能与促生长激素释放肽（ghrelin）的分泌密切相关，可能参与调节其他类型胰岛细胞功能以及调控胚胎期胰岛的发育和分化。

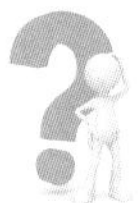

思考题

1. 如果选择通过手术切除垂体肿瘤，运用所学解剖学知识，应如何定位并到达垂体？
2. 医生为甲状腺癌患者实施了“甲状腺全切术”。术后患者出现手足麻木及抽搐症状，检测发现血钙降低，试从解剖学角度分析其可能的原因。

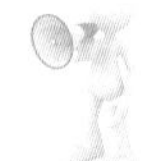

Summary

Endocrine system is an important regulatory and control system, consists of endocrine glands and endocrine tissues. Hormone, a trace chemical substance secreted by endocrine system, can directly enter the blood circulation and be transported to the whole body through blood circulation, so as to act on

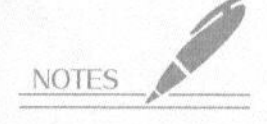
NOTES

specific target organs or target cells at a long distance. The endocrine glands are consisted of pituitary gland (hypophysis), pineal body, thyroid gland, parathyroid glands, suprarenal glands, thymus, pancreatic islets and gonad (including testis and ovary). In addition, some endocrine-like issues such as certain cells of the mucous membrane of the digestive tract which secrete various hormones also belong to the endocrine system. The pituitary gland is composed of adenohypophysis and neurohypophysis. The distal part and nodule of the adenohypophysis are collectively called the anterior pituitary, and middle part of the adenohypophysis and nerve part of the neurohypophysis are collectively called the posterior pituitary. The pineal body can synthesize and secrete melatonin, which is located above the posterior habenular commissure of the superior thalamus, between the pressing part of the corpus callosum and the superior colliculus, and attached to the posterior part of the top of the third ventricle with a thin handle. Thyroid gland is the largest endocrine gland in the human body, locating in the front of the neck in an "H" shape. Thyroid gland is divided into left and right lobes, connected by thyroid isthmus in the middle. The thyroid gland can secrete thyroxine to regulate the basic metabolism of the body and promote growth and development, and can also secrete calcitonin to reduce blood calcium and participate in the regulation of calcium balance. Parathyroid gland is two pairs of flat oval bodies locating between the posterior edges of the lateral lobe of the thyroid. Parathyroid gland secretes parathyroid hormone, which can increase blood calcium, regulate calcium and phosphorus metabolism, regulate and maintain blood calcium balance together with calcitonin. Suprarenal glands are located in the upper and inner side of the upper end of the left and right kidney. The adrenal parenchyma is divided into cortex and medulla. Pancreatic islets are composed of many cell clusters of different sizes and shapes. Insulin secretion and glucagon are the main hormones secreting islets, which regulate blood glucose levels. The endocrine system and nervous system constitute a neuroendocrine network, which jointly regulate the growth, development and metabolic activities of the body, regulate and affect reproductive behavior, maintain the stability and balance of the internal environment.

（马 隽）

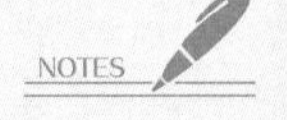

第七章
脉 管 系 统

学习要点

1. 体循环、肺循环与侧支循环。
2. 心的位置、外形和毗邻。
3. 心腔、心的构造。
4. 心传导系的构成及功能。
5. 心的血管。
6. 心包及心包窦。
7. 肺循环的动脉。
8. 体循环的动脉。
9. 头颈部和四肢的常用压迫止血点及止血范围。
10. 上、下腔静脉系的组成；头颈部浅静脉；面静脉的特点及其与颅内静脉的交通；奇静脉及其属支；四肢浅静脉的名称及其走行。
11. 门静脉的属支，行径、特点及收集静脉血的范围；门静脉与上腔静脉和下腔静脉之间的吻合及临床意义。
12. 淋巴系统的组成。
13. 淋巴导管的组成、行程、注入部位及其引流范围。
14. 局部淋巴结的概念及临床意义。
15. 头颈部淋巴结群，腋淋巴结群，腹股沟浅、深淋巴结群的分布；淋巴引流范围及其输出淋巴管的去向。
16. 脾、胸腺的位置和形态。

脉管系统 vasculature 是封闭的管道系统，分布于人体各部，包括心血管系统和淋巴系统。心血管系统由心、动脉、毛细血管和静脉组成，血液在其中循环流动。淋巴系统包括淋巴管道、淋巴组织和淋巴器官。淋巴液沿淋巴管道向心流动，最终汇入静脉，故将淋巴管道视为静脉的辅助管道。

脉管系统的主要功能是物质运输，即将消化管吸收的营养物质和肺吸收的氧运送到全身器官的各组织和细胞，同时将组织和细胞的代谢产物、多余的水和二氧化碳等运送到肾、肺、皮肤等器官排出体外，以保证机体新陈代谢的不断运转和平衡。内分泌腺和分散在体内各处的内分泌组织所分泌的激素以及生物活性物质经脉管系统输送或旁分泌等方式，作用于相应的靶器官，以实现对人体各器官的功能调节。淋巴系统具有对人体防卫与免疫功能的调控作用，脉管系统对维持人体内环境的相对稳定以及实现自我保护等功能均有重要作用。

脉管系统还具有内分泌功能。心肌细胞、血管平滑肌和内皮细胞可产生和分泌心钠素、内皮素或血管紧张素等多种生物活性物质，参与机体功能的调节。

第一节 心血管系统

一、概述

（一）心血管系统的组成

心血管系统 cardiovascular system 包括心、动脉、毛细血管和静脉。

1. 心 heart 主要由心肌构成，是连接动、静脉的枢纽和心血管系统的“动力泵”，且具有内分泌功能。心内部被心间隔分为互不相通的左、右两半，每半又分为心房和心室，故心有4个腔：左心房、左心室、右心房和右心室。同侧心房和心室借房室口相通。心房接受静脉，心室发出动脉。在房室口和动脉口处均有瓣膜，各瓣膜如同泵的阀门，可顺流而开，逆流而闭，保证血液按单一方向流动。

2. 动脉 artery 是运送血液离心的管道，管壁较厚，可分3层：内膜菲薄，腔面为一层内皮细胞，能减少血流阻力；中膜较厚，含平滑肌、弹性纤维和胶原纤维，大动脉以弹性纤维为主，中、小动脉以平滑肌为主；外膜由结缔组织构成，含胶原纤维和弹性纤维，可防止血管过度扩张。动脉壁的结构和功能密切相关。大动脉中膜弹性纤维丰富，有较大的弹性，以适应心室射血时管壁的被动扩张。心室舒张时，管壁弹性回缩，推动血液继续向前流动。中、小动脉，特别是小动脉中膜平滑肌可在神经体液调节下收缩或舒张以改变管腔大小，从而调控局部血流量和血流阻力。动脉在行程中不断分支，愈分愈细，最后移行为毛细血管。

3. 毛细血管 capillary 是连接动、静脉末梢间的管道，管径一般为6~8μm，管壁主要由单层内皮细胞和基膜构成。毛细血管彼此吻合成网。除软骨、角膜、晶状体、毛发、牙釉质和被覆上皮外，毛细血管遍布全身各处。毛细血管数量多，管壁薄，通透性大，管内血流缓慢，是血液与血管外组织液进行物质交换的场所。

4. 静脉 vein 是引导血液回心的血管。小静脉由毛细血管汇合而成，在向心回流过程中不断接受属支，逐渐汇合成中静脉、大静脉，最后注入心房。静脉管壁也可以分内膜、中膜和外膜3层，但其界线常不明显。与相应的动脉比较，静脉管壁薄，管腔大，弹性小，血容量大。

5. 血液循环 在神经体液调节下，血液沿心血管系统循环不息。血液由左心室搏出，经主动脉及其分支到达全身毛细血管，血液在此与周围的组织、细胞进行物质和气体交换，再经过各级静脉，最后经上、下腔静脉及心冠状窦返回右心房，这一循环途径称体循环（大循环）。血液由右心室搏出，经肺动脉干及其各级分支到达肺泡毛细血管进行气体交换，再经肺静脉进入左心房，这一循环途径称肺循环（小循环）。体循环和肺循环同时进行，体循环的路程长，流经范围广，以动脉血滋养全身各部，并将全身各部的代谢产物和二氧化碳运回心。肺循环路程较短，只通过肺，主要使静脉血转变成富含氧的动脉血（图7-1）。

（二）血管的吻合及功能意义

人体的血管除经动脉-毛细血管-静脉相连外，动脉与动脉之间，静脉与静脉之间以及动脉与静脉之间，可借血管支（吻合支或交通支）彼此连结，形成**血管吻合** vascular anastomosis（图7-2）。

1. 动脉间吻合 人体内许多部位或器官的两动脉干之间可借交通支相连，如脑底动脉之间。在经常活动或易受压部位，邻近的多条动脉分支也常吻合成动脉网，如关节动脉网。在时常改变形态的器官，两动脉末端或其分支可直接吻合形成动脉弓，如掌浅弓、掌深弓、胃小弯动脉弓等。这些吻合都有缩短循环时间和调节血流量的作用。

2. 侧支吻合 血管主干在行程中发出与其平行的侧副管，发自不同高度的侧副管彼此吻合，称侧支吻合。正常状态下侧副管比较细小，血流量较少。但当主干阻塞时，侧副管逐渐增粗，血流可经扩大的侧支到达阻塞部位以下的血管主干，使血管受阻区的血液循环得到不同程度的代偿恢复，这种通过侧支建立的循环称**侧支循环** collateral circulation 或侧副循环。侧支循环的建立显示了血管的适

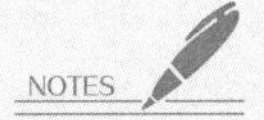

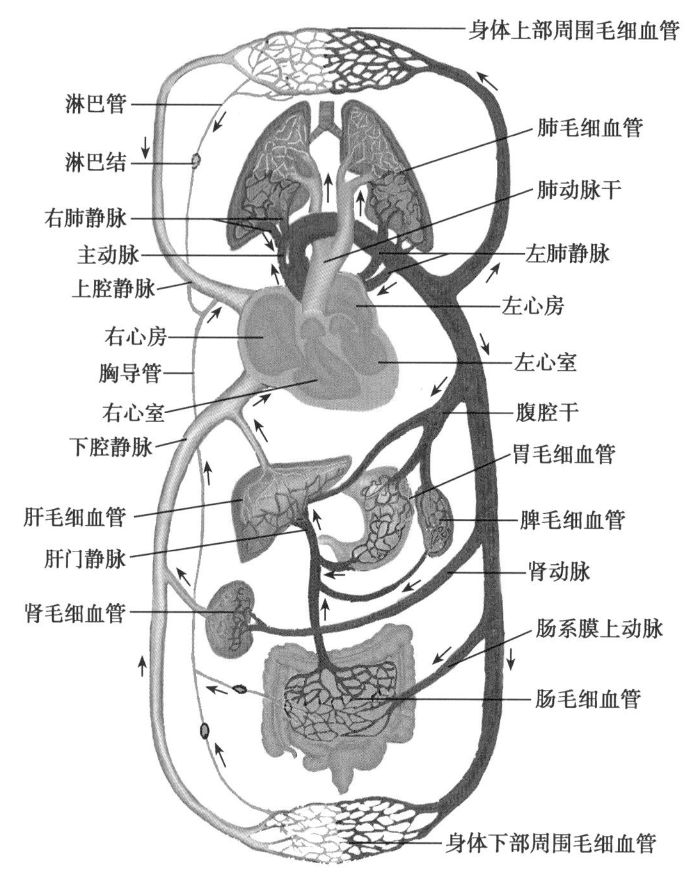

图 7-1 血液循环示意图

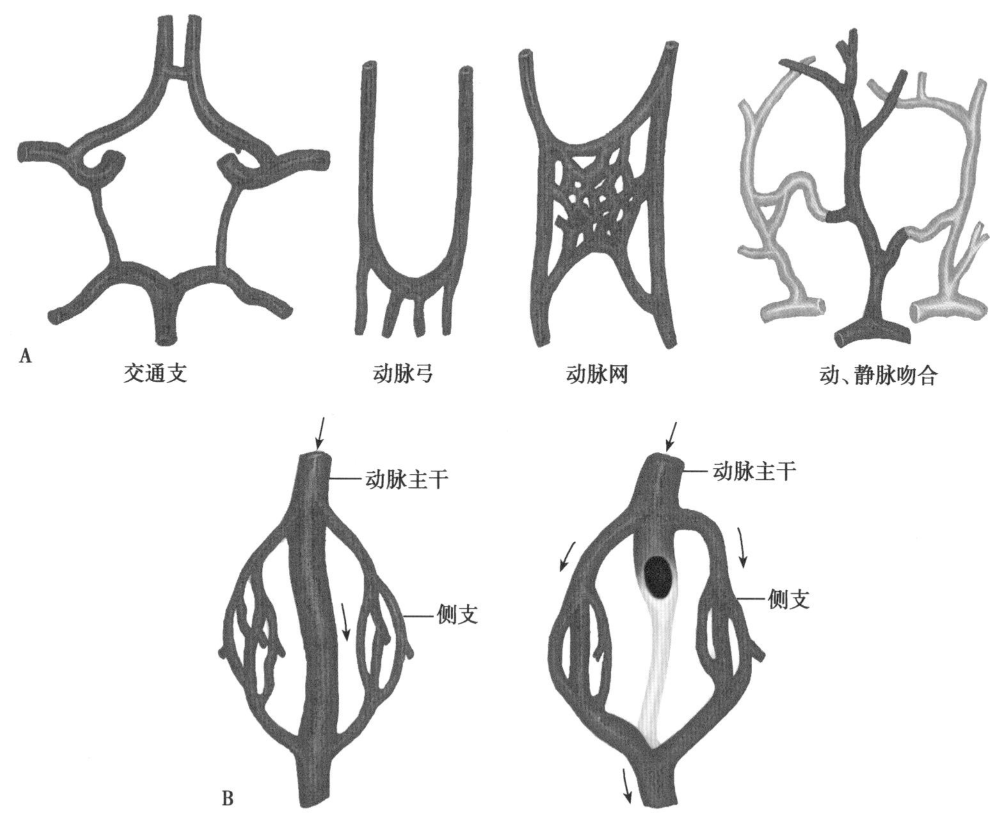

图 7-2 血管吻合和侧支循环模式图
A. 血管吻合形式；B. 侧支吻合和侧支循环。

应能力和可塑性，对于保证器官在病理状态下的血液供应有重要意义。

3. 静脉间吻合 静脉之间吻合远比动脉之间吻合丰富，除了具有和动脉相似的吻合形式之外，常在脏器周围或脏器壁内形成静脉丛，以保证在脏器扩大或腔壁受压时血流通畅。

4. 动静脉吻合 在体内许多部位，如指尖、趾端、唇、鼻、外耳皮肤、生殖器勃起组织等处，小动脉和小静脉之间可借血管支直接相连，形成小动静脉吻合。这种吻合具有缩短循环途径，调节局部血流量和体温的作用。

体内少数器官内的动脉与相邻动脉之间无吻合，这种动脉称终动脉，终动脉的阻塞可导致供血区的组织缺血甚至坏死。视网膜中央动脉被认为是典型的终动脉。如果某一动脉与邻近动脉有吻合，但当该动脉阻塞后，邻近动脉不足以代偿其血液供应，这种动脉称功能性终动脉，如脑、肾和脾内的一些动脉分支。

心血管的常见变异和畸形

在胚胎发育的敏感时期，遗传因素和环境因素致使心血管系统的结构发生变异和畸形。心发育的敏感时期是胚胎4~8周，而目前仪器能检测出心血管畸形是在20周以后。常见的相关疾病或异常有先天性心房或心室间隔缺损、动脉导管未闭、大动脉移位、法洛四联症以及右位心等。心偶有异位，如右位心，常同时伴有腹腔内脏器官的反位。此时心的位置偏于中线右侧，心尖指向右下方，心房和心室与大血管的关系正常，但位置倒转，宛如正常心的镜中影像，无血流动力学的改变。另一种异位是心位于胸腔右侧，各房室之间位置关系正常，只是心位置右移。这是由肺、胸膜及膈肌的病变而引起，心并无结构和功能上的改变。胚胎时期的血管是在毛细血管网的基础上演化而来的。在发育过程中，因器官功能的差异以及血流动力因素的不同，有些血管扩大形成主干或分支，有些血管则退化、消失，有些则以吻合支的形式保留下来。受某种因素的影响，血管的起始或汇入、分支、数目、管径和行程常发生变化。因此，心血管系统的形态、数目并非所有人皆相同，可出现变异和畸形。

二、心

（一）心的位置、外形和毗邻

心是一个中空的肌性纤维性器官，形似倒置的、前后稍扁的圆锥体，周围裹以心包，斜位于胸腔中纵隔内。国人成年男性正常心重约284g±50g，女性258g±49g，但心重可因年龄、身高、体重和体力活动等因素而有所不同。

心约2/3位于人体正中线的左侧，1/3位于正中线的右侧（图7-3），前方平对胸骨体和第2~6肋软骨，后方平对第5~8胸椎，两侧与胸膜腔和肺相邻，上方连接出、入心的大血管，下方位于膈肌上。其长轴自右肩斜向左肋下区，与人体正中线构成45°。

心可分为一尖、一底、两面、三缘，表面有4条沟（图7-4、图7-5）。

心尖 cardiac apex 圆钝、游离，由左心室构成，朝向左前下方，与左胸前壁接近，故在左侧第5肋间隙锁骨中线内侧1~2cm处可触及心尖搏动。

心底 cardiac base 朝向右后上方，主要由左心房和小部分的右心房构成。上、下腔静脉分别从上、下方注入右心房，左、右肺静脉分别从左、右侧注入左心房。心底部被出、入心的大血管根部和心包折返缘所固定。心底后面隔心包后壁与食管、迷走神经和胸主动脉等相邻。

心的胸肋面 sternocostal surface（前面）朝向前上方，大部分由右心房和右心室构成，小部分由左心耳和左心室构成（见图7-4 AR）。该面大部分隔心包被胸膜和肺遮盖；小部分隔心包与胸骨体下部和左侧第4~6肋软骨毗邻，故在左侧第4肋间隙胸骨左缘处进行心内注射，一般不会伤及胸膜和肺。胸

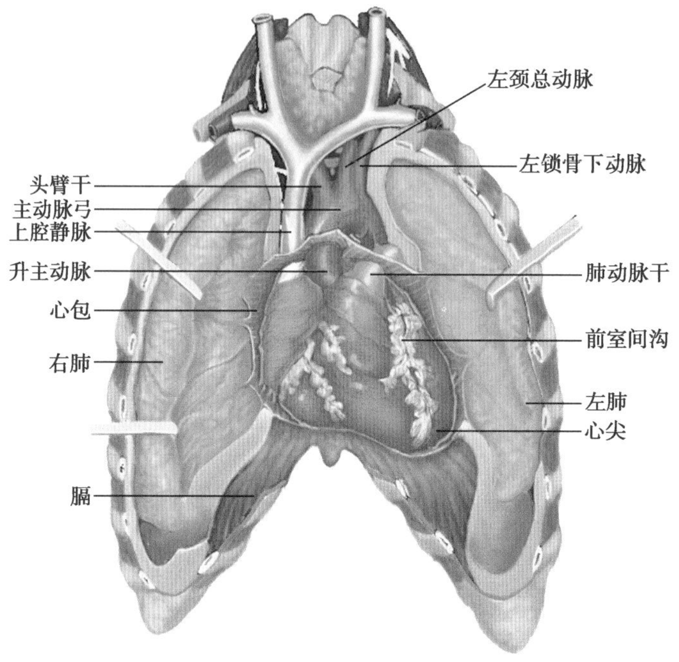

图 7-3 心的位置

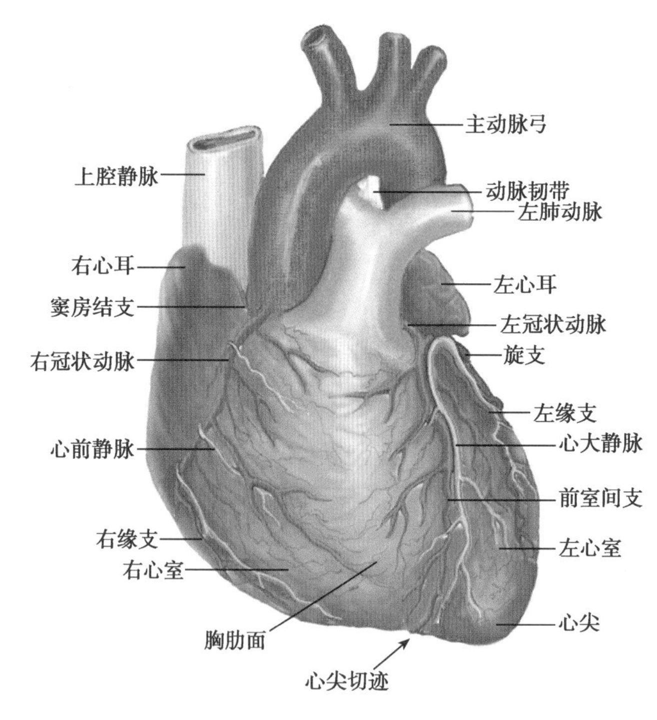

图 7-4 心的外形和血管(前面观)

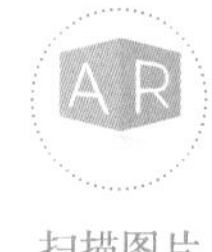

扫描图片
体验 AR

肋面上部可见起于右心室的肺动脉干行向左上方，起于左心室的升主动脉在肺动脉干后方向右上方走行。

心的膈面 diaphragmatic surface（下面）几乎呈水平位，朝向后下方，隔心包与膈肌毗邻，大部分由左心室、小部分由右心室构成。

心的下缘较锐，介于膈面与胸肋面之间，接近水平位，由右心室和心尖构成。左缘绝大部分由左心室构成，仅上方一小部分由左心耳参与。右缘由右心房构成。心左、右缘形态圆钝，无明确的边缘线，隔心包分别与左、右膈神经和心包膈血管以及左、右纵隔胸膜和肺毗邻。

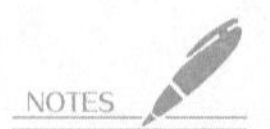

心表面有4条沟，可作为4个心腔的表面分界。**冠状沟** coronary sulcus（房室沟）几呈冠状位，近似环形，前方被肺动脉干所中断，该沟将右后上方的心房和左前下方的心室分开。**前室间沟** anterior interventricular groove 和**后室间沟** posterior interventricular groove 分别在心室的胸肋面和膈面，从冠状沟走向心尖的右侧，与室间隔的前、后缘一致，是左、右心室在心表面的界标。前、后室间沟在心尖右侧的汇合处稍凹陷，称**心尖切迹** cardiac apical incisure。冠状沟和前、后室间沟内被冠状血管和脂肪组织等填充。在心表面，沟的轮廓不是很清晰。在心底，右心房与右上、下肺静脉交界处的浅沟称**后房间沟** posterior interatrial groove，与房间隔后缘相一致，是左、右心房在心表面的界标。后房间沟、后室间沟与冠状沟三者的相交处称**房室交点** atrial-ventricular crux，是心表面的一个重要标志，也是左、右心房与左、右心室在心后面相互交汇部位，其深面有重要的血管和神经等结构。由于在此处冠状沟左侧高于右侧，后房间沟偏右，而后室间沟偏左，故房室交点不是一个十字交点，而是一个区域。

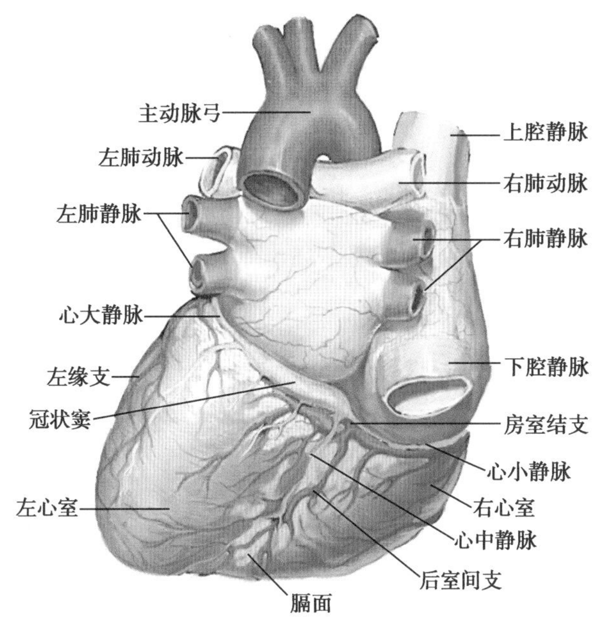

图7-5 心的外形和血管（后下面观）

（二）心腔

心被心间隔分为左、右两半，左、右半心各分成左、右心房和左、右心室4个腔，同侧心房和心室借房室口相通。

心腔的方位：心在发育过程中出现沿心纵轴的轻度向左旋转，故左半心位于右半心的左后方。若平第4肋间隙上部，通过心作一水平切面并标以钟面数字（图7-6），可对心腔位置关系进行空间定位：右心室在5~8时之间；右心房在8~11时之间；左心房在11~1时之间；左心室相当于2~5时之间；房

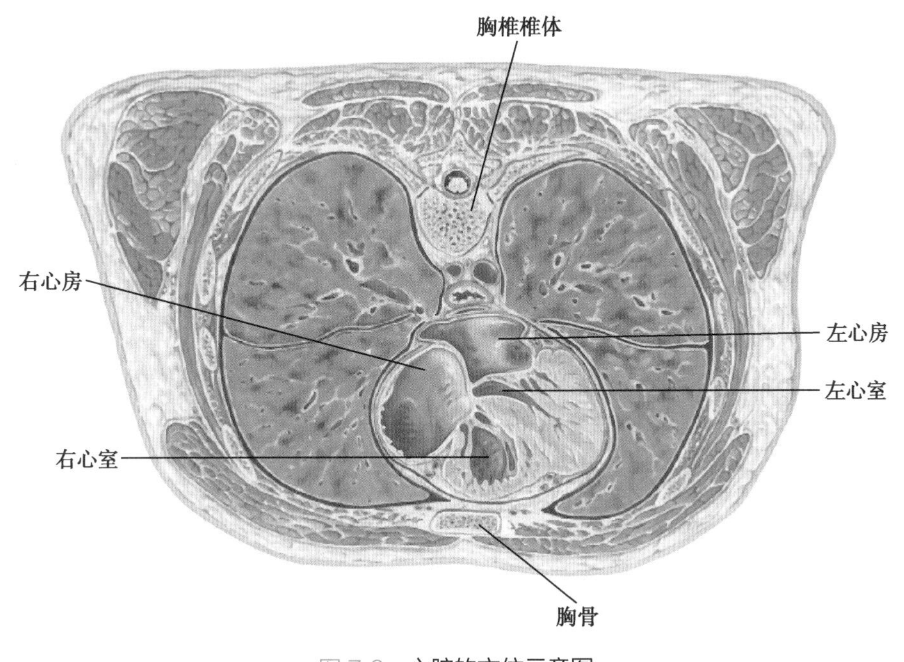

图7-6 心腔的方位示意图

间隔和室间隔大致在10时30分和4时30分连线的位置上，与身体正中矢状面约呈45°。由此可知，右心房、右心室位于房、室间隔平面的右前方，右心室是最前方的心腔，右心房是最靠右侧的心腔，构成心右缘；左心房和左心室位于房、室间隔平面的左后方，左心房是最靠后方的心腔，左心室是最靠左侧的心腔，构成心左缘。

1. 右心房 right atrium（图7-7） 位于心的右上部，为一不规则的卵圆形，壁薄而腔大。右心房可分为前、后两部，前部为固有心房，后部为腔静脉窦。两者以位于上、下腔静脉口前缘间、纵行于右心房表面的**界沟** sulcus terminalis分界。在腔面，与界沟相对应的纵行肌隆起为**界嵴** crista terminalis，其横部起自上腔静脉口前内方的房间隔，横行向外至上腔静脉口前外侧，移行于界嵴垂直部，后者与**下腔静脉瓣** valve of inferior vena cava（Eustachian瓣）相续。

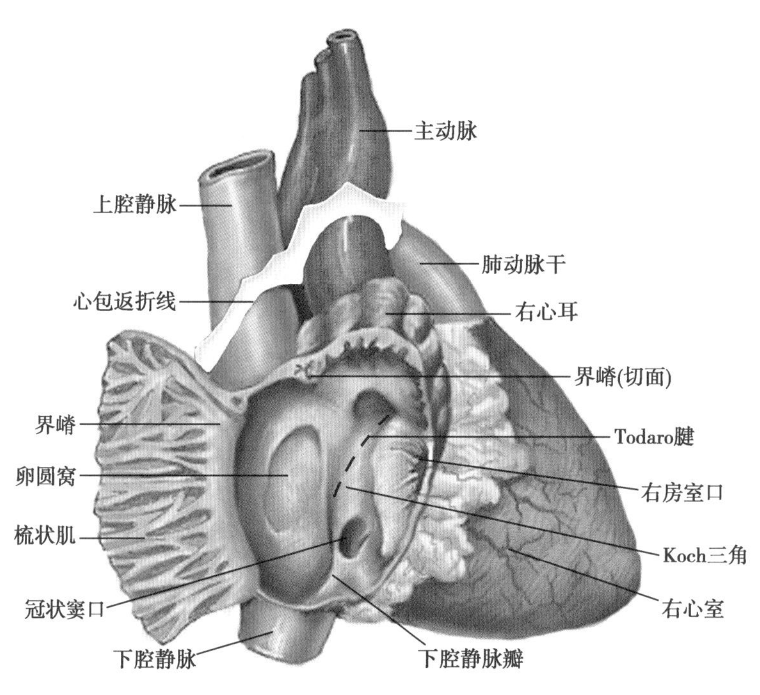

图7-7 右心房内面
虚线示Todaro腱。

（1）固有心房：构成右心房的前部，其内面有许多大致平行排列的肌束，称为**梳状肌** pectinate muscle，起自界嵴，向前外侧走行，止于右房室口。梳状肌之间房壁较薄，做右心导管术时需避免损伤这些薄壁。在心耳处，肌束交错成网，似海绵状。当心功能发生障碍时，心耳处血液更为缓慢，易形成血栓。下腔静脉瓣的前下方常有一袋状突出，称Eustachian下窦或后心耳，有许多肌小梁衬垫，插入心导管时，导管有时可盘曲于此处。**右心耳** right auricle呈三角形，基底宽。

（2）**腔静脉窦** sinus venarum cavarum 位于右心房的后部，内壁光滑，无肌性隆起。内有上、下腔静脉口和冠状窦口。**上腔静脉口** orifice of superior vena cava开口于腔静脉窦的上部。**下腔静脉口** orifice of inferior vena cava开口于腔静脉窦的下部，在下腔静脉口的前缘有下腔静脉瓣。

下腔静脉瓣的功能及临床意义

下腔静脉瓣在胎儿时有引导下腔静脉血经卵圆孔流入左心房的功能。出生后瓣膜逐渐退化，形成一残迹。有时该瓣发育较好，在行心外科修补下腔静脉瓣口附近的房间隔缺损时，切忌不要误将发达的下腔静脉瓣认作是房间隔缺损的边缘而予以缝合，否则将导致下腔静脉血完全流入左心房的严重后果。

NOTES

冠状窦口的临床意义

冠状窦口通常有一示指尖大小，冠状窦口扩大常提示有上腔静脉或冠状窦型房间隔缺损存在。冠状窦口又是鉴别继发孔型和原发孔型房间隔缺损的重要标志，位于冠状窦后上方的缺损为继发孔型缺损，而在冠状窦开口前下方的缺损为原发孔型缺损。

冠状窦口 orifice of coronary sinus 位于下腔静脉口与右房室口之间，相当于房室交点区的深面。窦口下缘有**冠状窦瓣** valve of coronary sinus（Thebesian 瓣），出现率达 70%。此外，在右心房的诸多部位还可见一些直径小于 0.5mm 的小孔，为心最小静脉的开口。

右心房内侧壁的后部主要由房间隔构成。房间隔右侧面中下部有一卵圆形凹陷，称**卵圆窝** fossa ovalis，为胚胎时期卵圆孔闭合后的遗迹，此处薄弱，是房间隔缺损的好发部位，也是从右心房进入左心房心导管穿刺的理想部位。卵圆窝前上缘明显隆起，称卵圆窝缘，分成上、下缘支。上缘支较显著，为房间隔左心房心导管术的标志，当导管由上向下移动滑过该部时有特殊的弹动，而后进入卵圆窝。下缘支与下腔静脉瓣和冠状窦瓣相连，是心内探查术的重要标志。房间隔前上部的右心房内侧壁，由主动脉窦向右心房凸起形成主动脉隆凸，为心导管术的重要标志。

右心房的冠状窦口前内缘、三尖瓣隔侧尖附着缘和 Todaro 腱之间的三角区，称 Koch 三角（图 7-7）。Todaro 腱为下腔静脉口前方心内膜下可触摸到的一个腱性结构，向前经房间隔附着于中心纤维体（右纤维三角），向后与下腔静脉瓣相延续。Koch 三角的前部在心内膜深面有房室结，此三角为心内直视手术时的重要标志，用以指示房室结的部位，以防术中损伤。此外，在行心导管检查时，过分刺激此三角区，可导致心律失常。右心房的前下部为右房室口，右心房的血液由此流入右心室。

2. **右心室** right ventricle（图 7-8） 位于右心房的前下方，胸骨左缘第 4、5 肋软骨的后方，在左侧胸骨旁第 4 肋间隙做心内注射时多注入右心室。右心室前壁与胸廓相邻，介于冠状沟、前室间沟、心右缘以及肺动脉口平面之间，构成胸肋面的大部。此壁较薄，仅为左心室壁厚度的 1/3，供应血管相对较少，因切开前壁可使右心室腔充分显露，所以是右心室手术常用的切口部位。

右心室腔被一弓形肌性隆起，即**室上嵴** supraventricular crest，分成后下方的流入道和前上方的流出道两部分。

（1）流入道：又称固有心腔或窦部，从右房室口延伸至右心室尖。室壁有许多纵横交错的肌性隆起，称**肉柱** trabeculae carnea，故腔面凸凹不平。基部附着于室壁，尖端突入心室腔的锥体形肌隆起称**乳头肌** papillary muscle。右心室乳头肌分前、后和隔侧 3 群：前乳头肌 1~5 个，位于右心室前壁中下部，自其尖端发出**腱索** tendinous cord，呈放射状分散成 5~10 条细索连于三尖瓣前、后尖。后乳头肌较小，多为 2 或 3 个，位于下壁，其发出腱索多连于三尖瓣后尖。隔侧乳头肌更小，但数目较多，位于室间隔右侧面中上部，其中一个较大的，在室上嵴隔带上端附近，称圆锥（锥状）乳头肌，有腱索连至三尖瓣前尖和隔侧尖，在其后下方有心传导系的右束支通过。前乳头肌根部有一条肌束横过室腔至室间隔下部，称**隔缘肉柱** septomarginal trabecula，又称**节**

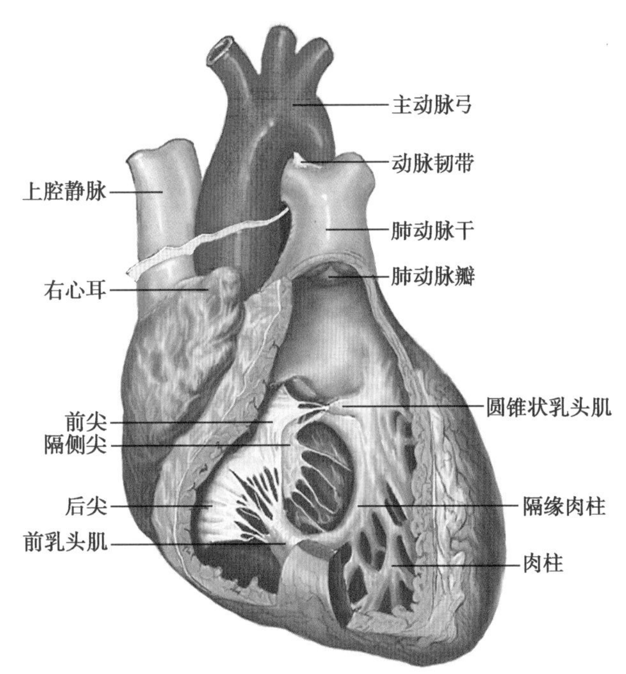

图 7-8 右心室内部结构

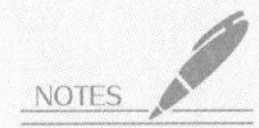

制索 moderator band，有防止心室过度扩张的功能。房室束的右束支及供应前乳头肌的血管可经隔缘肉柱到达前乳头肌。在右心室手术时，要防止损伤隔缘肉柱，以免导致右束支传导阻滞。

右心室流入道的入口为**右房室口** right atrioventricular orifice，呈卵圆形，其周围由致密结缔组织构成的三尖瓣环围绕。**三尖瓣** tricuspid valve 又称**右房室瓣** right atrioventricular valve，基底附着于三尖瓣环上，游离缘垂入心室腔（见图 7-8、图 7-9）。瓣膜被 3 个深陷的切迹分为 3 片类似三角形的瓣叶，依据位置分别称前尖、后尖和隔侧尖。与 3 个切迹相对处，两个相邻瓣膜之间的瓣膜组织称为连合，有相应 3 个瓣连合，即前内侧连合、后内侧连合和外侧连合。连合处亦有腱索附着，瓣膜粘连多发生在连合处，可造成房室口狭窄。三尖瓣的游离缘和心室面借腱索连于乳头肌。当心室收缩时，三尖瓣环缩小以及血液推动，使三尖瓣关闭，乳头肌收缩和腱索牵拉，使瓣膜不致翻向心房，从而防止血液倒流入右心房。三尖瓣环、三尖瓣、腱索和乳头肌在结构和功能上是一个整体，称**三尖瓣复合体** tricuspid valve complex（图 7-10）。它们共同保证血液的单向流动，其中任何一部分结构损伤，都将会导致血流动力学上的改变。

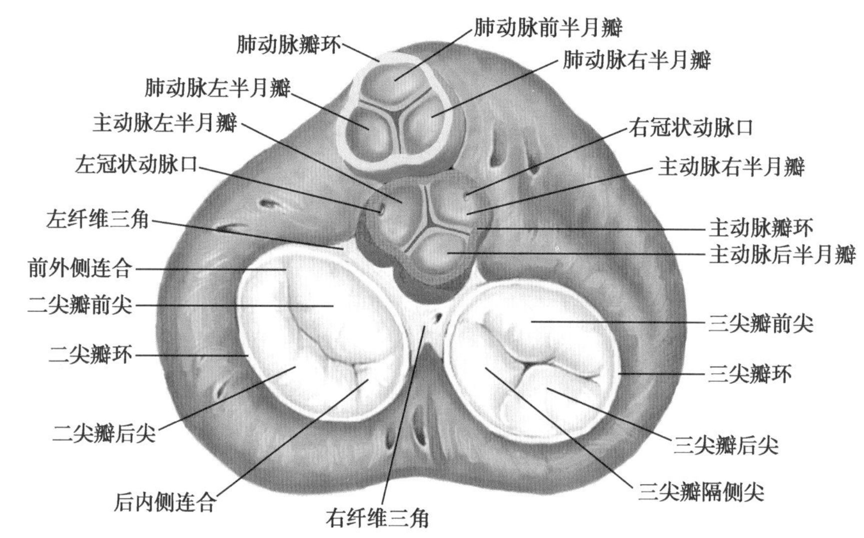

图 7-9 心瓣膜和纤维环（后上面）

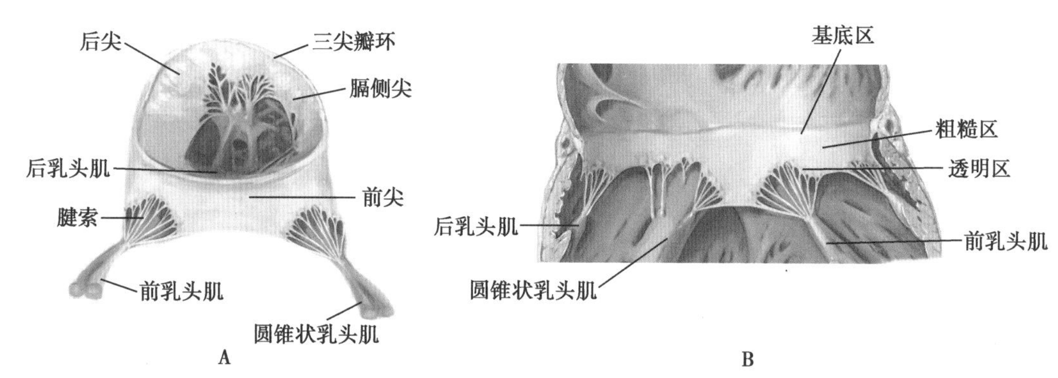

图 7-10 三尖瓣复合体模式图
A. 三尖瓣复合体自然观；B. 三尖瓣复合体展开观。

（2）流出道：又称**动脉圆锥** conus arteriosus 或漏斗部，位于右心室前上方，内壁光滑无肉柱，呈锥体状，其上端借**肺动脉口** orifice of pulmonary trunk 通肺动脉干。肺动脉口周缘有 3 个彼此相连的半月形纤维环，为肺动脉瓣环，环上附着有 3 个半月形的**肺动脉瓣** pulmonary valve（见图 7-8、图 7-9）。瓣膜游离缘朝向肺动脉干方向，其中点的增厚部分称为**半月瓣小结** nodule of semilunar valve，肺动脉瓣与肺动脉壁之间的袋状间隙称**肺动脉窦** sinus of pulmonary trunk。当右心室收缩时，血液冲开肺动

脉瓣进入肺动脉干。当右心室舒张时，肺动脉窦被倒流的血液充盈，使3个瓣膜相互靠拢，肺动脉口紧密关闭，阻止血液反流入右心室。动脉圆锥的下界为室上嵴，前壁为右心室前壁，内侧壁为室间隔。右心室流出道是右心室手术的常用切口部位。

3. 左心房 left atrium（图 7-11） 位于右心房的左后方，构成心底的大部，是4个心腔中最靠后的一个心腔。前方有升主动脉和肺动脉，后方隔心包与食管相毗邻。根据胚胎发育来源，左心房亦可分为前部的左心耳和后部的左心房窦。

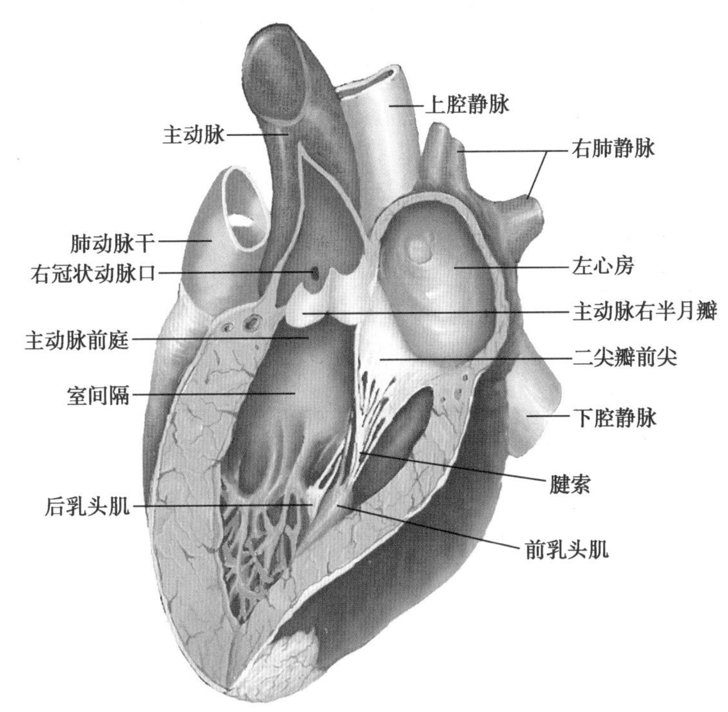

图 7-11 左心房和左心室

（1）**左心耳** left auricle：较右心耳狭长，壁厚，边缘有几个深陷的切迹。左心耳突向左前方，覆盖于肺动脉干根部左侧及冠状沟前面，因与二尖瓣邻近，是心外科最常用手术入路之一。左心耳内壁因有梳状肌而凸凹不平，但梳状肌不如右心耳发达且分布不均。由于左心耳腔面凸凹不平，当心功能障碍时，心内血流缓慢而容易形成血栓，所以采用左心耳手术入路时，应防止血栓脱落进入体循环。

（2）左心房窦：又称固有心房。腔面光滑，其后壁两侧有左、右各一对肺静脉开口，开口处无静脉瓣，但心房肌可围绕肺静脉延伸10~20mm，称心肌袖，具有类似括约肌的功能。心肌袖含有心传导组织，故临床上可用射频消融方法处理肺静脉开口周围、左心耳基底的心房壁来治疗心房颤动。

左心房窦前下部借**左房室口** left atrioventricular orifice 通左心室。

4. 左心室 left ventricle（见图 7-11） 位于右心室的左后方，呈圆锥形，锥底被左房室口和主动脉口所占据。左心室壁厚约为右心室壁厚度的3倍。左心室前壁介于前室间沟、房室沟和左冠状动脉旋支的左缘支三者之间的区域内，血管较少，是进入左心室腔的唯一壁面，被称为外科手术壁。在左心室各壁之间或室壁与乳头肌之间，常有一些游离于室腔的细索状结构，称**左室条索** left ventricular bands 或假腱索，多从室间隔至后乳头肌、左心室前壁和前乳头肌，其内大都有左束支分支的 Purkinje 纤维。左心室肉柱较右心室细小，心壁肌最薄处在心尖处，外科手术时可在此插入引流管或器械；心尖也是室壁瘤好发部位。

左心室腔以二尖瓣前尖为界分为左后方的流入道和右前方的流出道两部分。

（1）流入道：又称为左心室窦部，位于二尖瓣前尖的左后方。其主要结构为**二尖瓣复合体** mitral complex，包括二尖瓣环、二尖瓣、腱索和乳头肌（图 7-12）。左心室流入道的入口为**左房室口** left

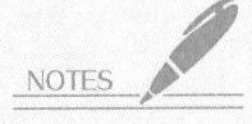

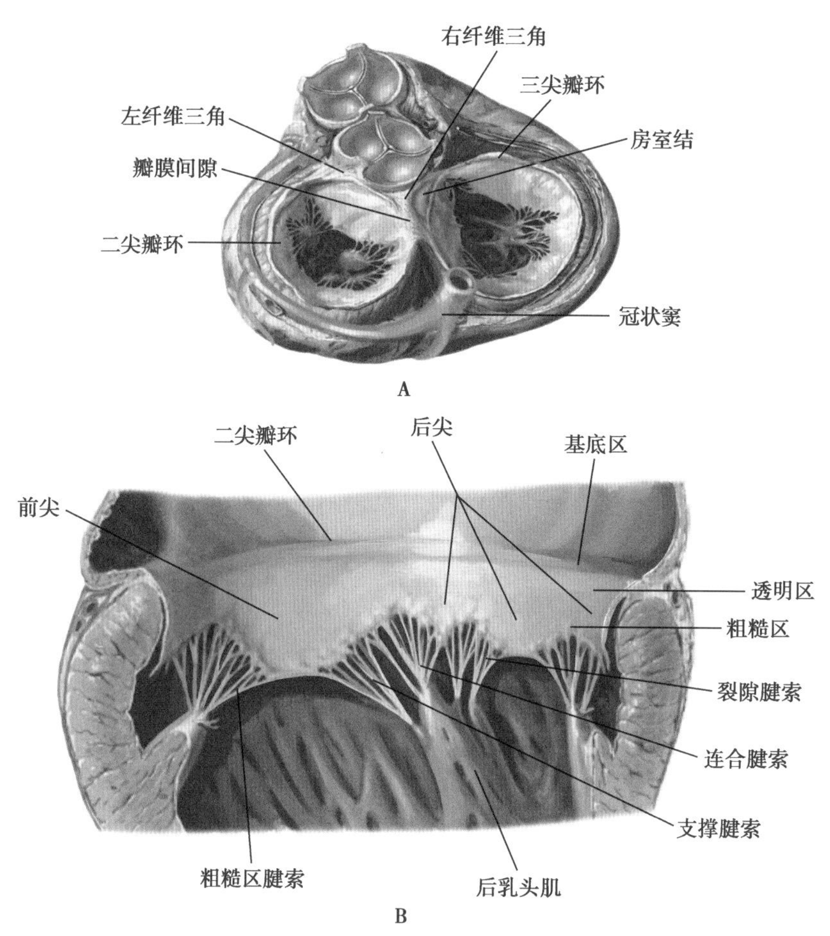

图 7-12 二尖瓣复合体模式图
A. 二尖瓣复合体自然观；B. 二尖瓣复合体展开观。

atrioventricular orifice，口周围的致密结缔组织环为二尖瓣环。**二尖瓣** mitral valve 又称**左房室瓣** left atrioventricular valve，基底附于二尖瓣环，游离缘垂入室腔。瓣膜被两个深陷的切迹分为前尖与后尖，前尖呈半卵圆形，位于前内侧，介于左房室口与主动脉口之间；后尖略似长条形，位于后外侧。在两个切迹相对处，前、后尖融合，称前外侧连合和后内侧连合。二尖瓣前、后尖借腱索附着于乳头肌（见图 7-9）。

左心室乳头肌较右心室者粗大，分为**前乳头肌** anterior papillary muscle 和**后乳头肌** posterior papillary muscle。前乳头肌 1~5 个，位于左心室前外侧壁的中部，常为单个粗大的锥状肌束。从前乳头肌发出 7~12 条腱索连于二尖瓣前、后尖的外侧半和前外侧连合。后乳头肌 1~5 个，位于左心室后壁的内侧部。后乳头肌以 6~13 条腱索连于两瓣尖的内侧半和后内侧连合。乳头肌的正常位置排列几乎与左心室壁平行，这一位置关系对保证二尖瓣前、后尖有效闭合十分重要。当左心室收缩时，乳头肌对腱索产生一垂直的牵拉力，使二尖瓣有效地靠拢、闭合；心射血时又限制瓣尖翻向心房。倘若乳头肌因左心室壁扩张而发生向外侧移位，此时乳头肌与二尖瓣口的空间关系发生改变，乳头肌收缩时经腱索作用于瓣尖的拉力，由垂直方向的作用力转变成与垂直力相抗衡的侧向拉力，使二尖瓣关闭障碍，导致二尖瓣反流。

（2）流出道：又称**主动脉前庭** aortic vestibule、主动脉圆锥或主动脉下窦，为左心室的前内侧部分，由室间隔上部和二尖瓣前尖组成，室间隔构成流出道的前内侧壁，二尖瓣前尖构成后外侧壁。此部室壁光滑无肉柱，缺乏伸展性和收缩性。流出道的下界为二尖瓣前尖下缘平面，此处室间隔呈一凸起，凸起上方室间隔向右方凹陷，形成半月瓣下小窝，室间隔膜部即位于这个平面。流出道的上界为**主动脉口** aortic orifice，位于左房室口的右前方，口周围的纤维环即主动脉瓣环上附有 3 个半月形的瓣

膜，称**主动脉瓣** aortic valve，瓣膜大而坚韧，按瓣膜的方位分为**左半月瓣** left semilunar valve、**右半月瓣** right semilunar valve 和**后半月瓣** posterior semilunar valve。每个瓣膜相对的主动脉壁向外膨出，半月瓣与主动脉壁之间的袋状间隙称**主动脉窦** aortic sinus。通常将主动脉窦分为**主动脉右窦** right aortic sinus、**主动脉左窦** left aortic sinus 和**主动脉后窦** posterior aortic sinus（见图 7-11）。冠状动脉口一般位于主动脉窦内主动脉瓣游离缘以上，当心室收缩主动脉瓣开放时，瓣膜未贴附窦壁，进入窦内的血液形成小涡流，这样不仅有利于心室射血时主动脉瓣立即关闭，还可保证无论在心室收缩或舒张时都有足够的血液流入冠状动脉，从而保证心肌有充分的血液供应。

（三）心的构造

1. 心纤维性支架 cardiac fibrous skeleton　由致密结缔组织构成，位于房室口、肺动脉口和主动脉口的周围（见图 7-9、图 7-13）。心纤维性支架质地坚韧而富有弹性，为心肌纤维和心瓣膜提供了附着处，在心肌运动中起支持和稳定作用。人的心纤维性支架随着年龄的增长可发生不同程度的钙化，甚至骨化。

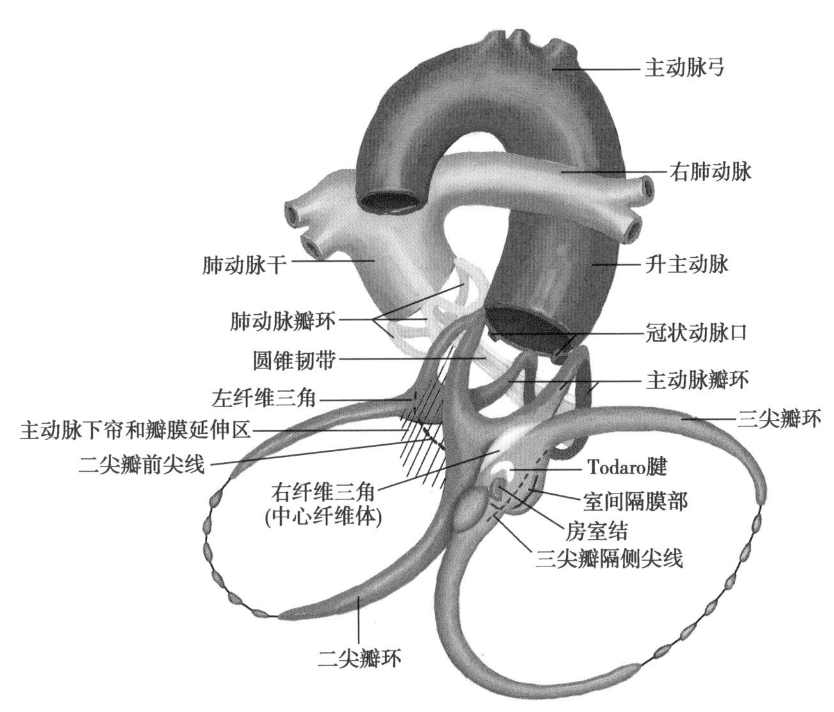

图 7-13　心纤维支架模式图

心纤维性支架包括左、右纤维三角，4 个瓣的纤维环（肺动脉瓣环、主动脉瓣环、二尖瓣环和三尖瓣环），圆锥韧带，室间隔膜部和瓣膜间隔等。

（1）**右纤维三角** right fibrous trigone（见图 7-9、图 7-13）：位于二尖瓣环、三尖瓣环和主动脉瓣环之间，略呈三角形或前宽后窄的楔形，向下附着于室间隔肌部，向前逐渐移行为室间隔膜部。因右纤维三角位于心的中央部位，又称为**中心纤维体** central fibrous body，其前面与室间隔膜部相延续，后面常发出一结缔组织束，称 Todaro 腱，呈白色索状，位于右心房心内膜深面，在接近下腔静脉瓣末端时，纤维分散而终止。中心纤维体与房室结、房室束的关系十分密切，已为心外科所重视。

（2）**左纤维三角** left fibrous trigone（见图 7-9、图 7-13）　位于主动脉瓣环与二尖瓣环之间，呈三角形，体积较小。其前方与主动脉左、后瓣环相连，向后方发出纤维带，与右纤维三角发出的纤维带共同形成二尖瓣环。左纤维三角位于二尖瓣前外连合稍前方，外侧与左冠状动脉旋支邻近，是二尖瓣手术时的重要外科标志，也是易于损伤冠状动脉的部位。

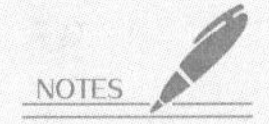

二尖瓣环、三尖瓣环和主动脉瓣环彼此靠近。肺动脉瓣环位于较高平面，借**漏斗腱** infundibular tendon（圆锥韧带）与主动脉瓣环相连。主动脉瓣环和肺动脉瓣环各由 3 个弧形瓣环首尾相互连结而成，位于 3 个半月瓣的基底部。主动脉左、后瓣环之间的三角形致密结缔组织板，称瓣膜间隔，向下与二尖瓣前瓣相连续，并向左延伸连接左纤维三角，向右与右纤维三角相连（见图 7-13）。

2. 心壁 由心内膜、心肌层和心外膜组成，它们分别与血管的 3 层膜相对应。心肌层是构成心壁的主要部分。

（1）**心内膜** endocardium：是被覆于心腔内面的一层滑润的膜，由内向外依次为内皮、内皮下层和心内膜下层。内皮与大血管的内皮相延续。内皮下层位于基膜外，由结缔组织构成。心内膜下层较厚，靠近心肌层，为较疏松的结缔组织，含有小血管、淋巴管和神经以及心传导系的浦肯野纤维。心瓣膜是由心内膜向心腔折叠而成。

（2）**心肌层** myocardium（图 7-14）：包括心房肌和心室肌两部分，为构成心壁的主体。心房肌和心室肌附着于心纤维支架，彼此分开而不延续，故心房和心室可不同时收缩。

心肌层由心肌纤维和心肌间质组成。心肌纤维呈分层或束状，心肌间质包括心肌胶原纤维、弹性纤维、血管、淋巴管、神经纤维及一些非心肌细胞成分等，充填于心肌纤维之间。

心房肌束呈网格状，出现许多梳状肌。心房肌较薄，由浅、深两层组成：浅层肌横行，环绕左、右心房；深层肌为左、右心房所固有，呈襻状或环状，一部分环形纤维环绕心耳、腔静脉口和肺静脉口以及卵圆窝周围。当心房收缩时，这些肌纤维具有括约作用，可阻止血液逆流。心房肌还具有分泌心钠素的功能。

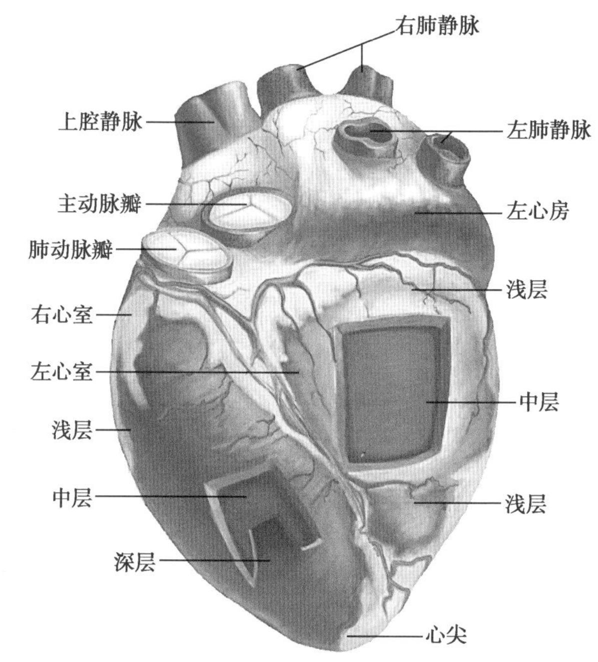

图 7-14 心肌层

心室肌较厚，尤以左心室为甚，一般分为浅、中、深 3 层。浅层肌起自纤维环，向左下方斜行，在心尖处捻转形成心涡，并转入深层移行为纵行的深层肌，上行续于肉柱和乳头肌，并附于纤维环。中层肌的肌纤维环行，亦起于纤维环，位于浅、深两层肌之间，分别环绕左、右心室，亦有联系左、右心室的 S 形肌纤维，左心室的环形肌尤其发达。室间隔处由浅、中、深 3 层心肌纤维构成。浅层肌与深层肌收缩，可缩短心室；中层肌收缩则缩小心室腔。由于心室肌收缩时是向心底运动的，能将血液挤入大血管，部分心肌纤维呈螺旋状走行，收缩时其合力可使心尖做顺时针方向旋转，造成心收缩时心尖向前顶击，故在体表可扪及心尖搏动。

（3）**心外膜** epicardium：即浆膜性心包的脏层，包裹在心肌表面。心外膜表面被覆一层间皮，由扁平上皮细胞组成，间皮深面为薄层结缔组织。在大血管与心通连处，两者的外膜相续。

3. 心间隔 把心分隔为容纳动脉血的左半心和容纳静脉血的右半心，它们之间互不相通。左、右心房之间为房间隔，左、右心室之间为室间隔，右心房与左心室之间为房室隔。

（1）**房间隔** interatrial septum：位于左、右心房之间（图 7-15、图 7-16），由两层心内膜中间夹心房肌纤维和结缔组织构成。房间隔向左前方倾斜，其前缘与升主动脉后面相适应，稍向后弯曲，后缘邻近心表面的后房间沟。房间隔右侧面中下部有卵圆窝，是房间隔最薄弱处。

（2）**室间隔** interventricular septum：位于左、右心室之间（见图 7-15、图 7-16），呈 45°倾斜。室间隔上方呈斜位，随后向下至心尖沿顺时针方向做螺旋状扭转，其前部较弯曲，后部较平直，这种扭曲使室

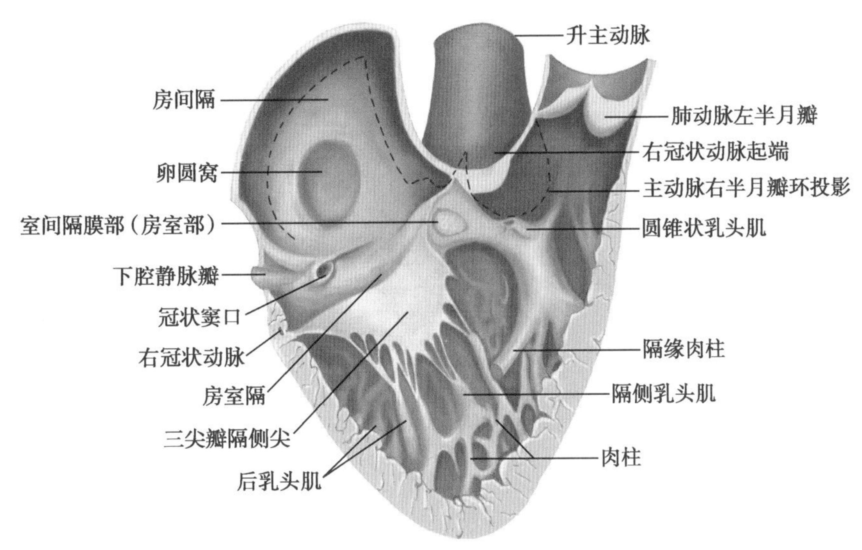

图 7-15 房间隔与室间隔（右侧面）

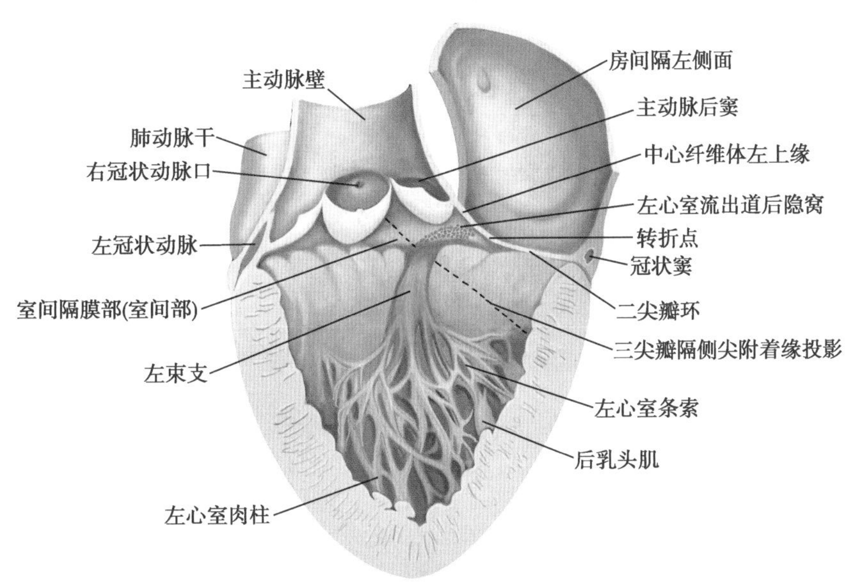

图 7-16 房间隔与室间隔（左侧面）

间隔中部明显凸向右心室，凹向左心室。室间隔可分为肌部和膜部两部分。

1）**肌部** muscular part：占据室间隔的大部分，由肌组织覆盖心内膜而成。厚约 1~2cm，其左侧面心内膜深面有左束支及其分支通过，在右侧面，右束支及其分支通过薄层心肌与室间隔之间。

2）**膜部** membranous part：室间隔膜部位于心房与心室交界处，其上界为主动脉右半月瓣和左半月瓣下缘，前缘和下缘为室间隔肌部，后缘为右心房壁。膜部右侧面有三尖瓣隔侧尖附着，故将膜部分为后上部和前下部：后上部位于右心房与左心室之间，称房室部；前下部位于左、右心室之间，称室间部（见图 7-15、图 7-16）。室间部范围甚小，位于室上嵴下方，其后上方以三尖瓣隔侧尖附着缘与房室隔相邻，下方是肌性室间隔的嵴，前方为漏斗部心肌；室间隔缺损多发生于此部。

（3）**房室隔** atrioventricular septum：为房间隔和室间隔之间的过渡、重叠区域（图 7-17、图 7-18）。其上界是间隔上的二尖瓣环，下界为三尖瓣隔侧尖附着缘，前界右侧为室上嵴，左侧为主动脉右后瓣环，后界为冠状窦口前缘至隔侧尖的垂线。房室隔右侧面全部属于右心房，左侧面则属左心室流入道后部和流出道前部，大致为前窄后宽的三角形。房室隔前部的膜部后下缘处主要有房室束，它与隔侧

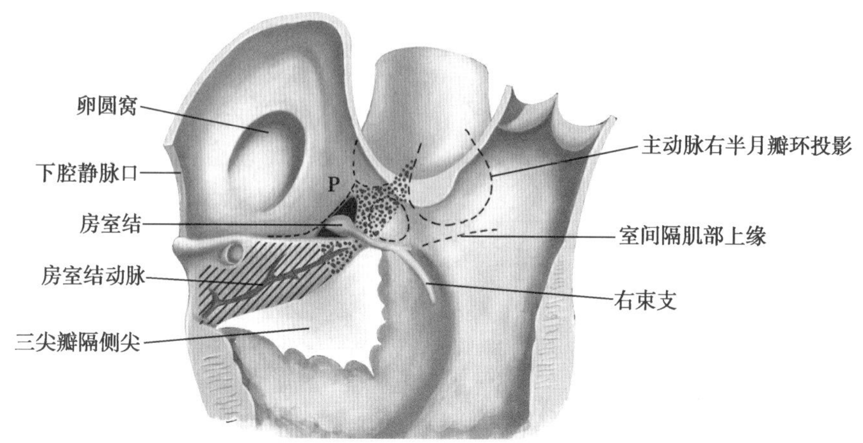

图 7-17 房室隔右侧面示意图
P:转折点;点区:房室隔前部;斜线区:房室隔后部。

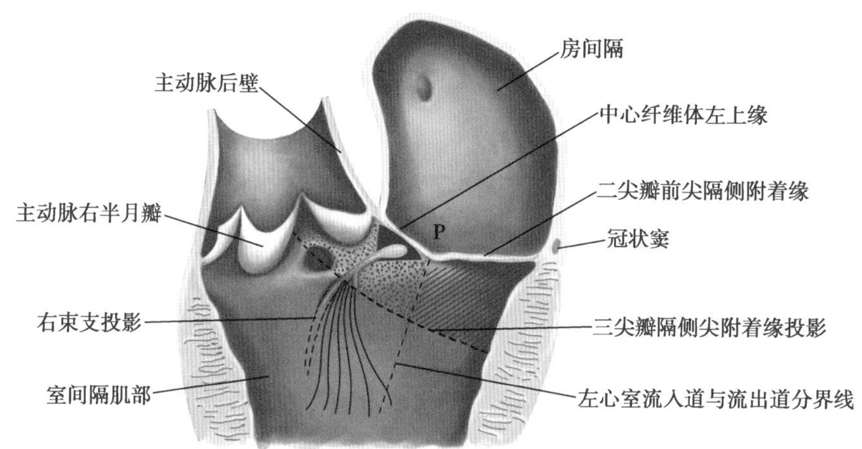

图 7-18 房室隔左侧面示意图
P:转折点;点区:房室隔前部;斜线区:房室隔后部。

尖附着缘相交叉。在前部后端,中心纤维体的右侧有房室结。在房室隔后部,左侧有二尖瓣环和室间隔肌。右侧有薄层右心房肌,它可延伸至三尖瓣隔侧尖的根部。在左、右两侧的肌肉之间为一较大的疏松组织间隙,内有房室结动、静脉,神经纤维束,少量神经节细胞和过渡性的少量分散的心肌纤维。

(四) 心传导系

心肌细胞按形态和功能可分为普通心肌细胞和特殊心肌细胞:前者构成心房壁和心室壁的主要部分,主要功能是收缩;后者具有自律性和传导性,其主要功能是产生和传导冲动,控制心的节律性活动。

心传导系由特殊心肌细胞构成,包括窦房结、结间束、房室交界区、房室束以及左、右束支和浦肯野(Purkinje)纤维网(图 7-19)。

1. 窦房结 sinuatrial node 是心的正常起搏点。窦房结多呈长梭形(或半月形),位于上腔静脉与右心房交界处的界沟上 1/3 的心外膜下,肉眼不易辨认,结的长轴与界沟基本平行。在手术剥离上腔静脉根部时,应防止损伤窦房结及其供应血管(见图 7-19)。

2. 结间束 窦房结产生的冲动经何种途径传至左、右心房和房室结,长期以来一直未有定论。20 世纪 60 年代初 James 等提出窦房结和房室结之间有特殊传导束,即**结间束** internodal tract 相连。结间束有前、中、后 3 条,左、右心房之间亦有房间束连接,但这些纤维束迄今尚无公认的显示方法(见图 7-19)。

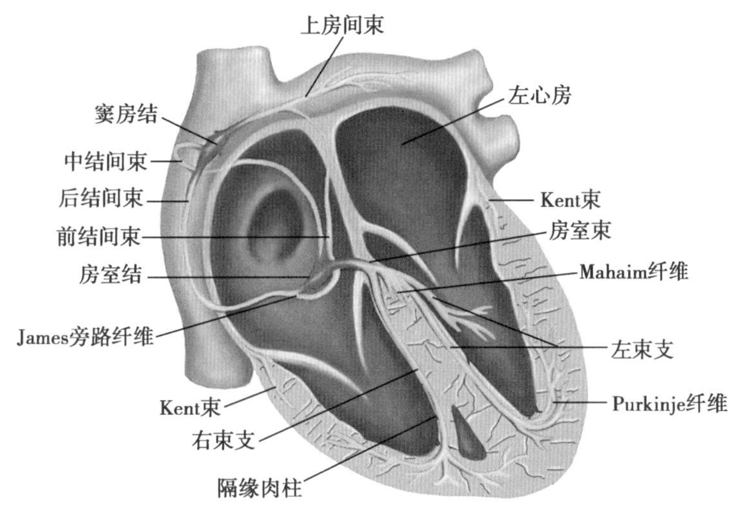

图 7-19 心传导系模式图

> **窦房结内的细胞**
>
> 窦房结内的细胞主要有起搏细胞（pacemaker cell，P 细胞）和过渡细胞（transitional cell，T 细胞），还有丰富的胶原纤维，形成网状支架。细胞的排列有一定的规律，由窦房结的中心向边缘依次为窦房结中央动脉—P 细胞层—T 细胞层—普通心房肌细胞。

前结间束由窦房结头端发出向左行，呈弓状绕上腔静脉前方和右心房前壁，向左行至房间隔上缘分为两束：一束左行分布于左心房前壁，称上房间束（Bachmann 束）；另一束下行经卵圆窝前方的房间隔，下降至房室结上缘。

中结间束又称 Wenchebach 束，由窦房结右上缘发出，向右、向后呈弓状绕过上腔静脉，然后进入房间隔，经卵圆窝前缘，下降至房室结上缘。

后结间束又称 Thorel 束，由窦房结下端（尾部）发出，在界嵴内下行，然后转向下内，经下腔静脉瓣，越冠状窦口的上方，至房室结的后缘。此束在行程中分出纤维至右心房壁。

3 条结间束在房室结上方相互交织，并有分支与房间隔左侧的左房肌纤维相连，从而将冲动传至左房。

3. 房室交界区 atrioventricular junction region 又称房室结区，是心传导系在心房与心室互相连接部位的特化心肌结构，位于房室隔内，其范围基本与房室隔右侧面的 Koch 三角一致。房室交界区由房室结、房室结的心房扩展部（结间束的终末部）和房室束的近侧部（穿部和未分叉部）组成，各部之间没有截然的分界。

房室结 atrioventricular node 是房室交界区的中央部分，为一个矢状位的扁薄的结构，位于 Koch 三角的尖端，对向着膜性室间隔的房室部，结的左下面邻右纤维三角，右侧有薄层心房肌及心内膜覆盖。结的后上端和右侧面有数条纤维束伸至房间隔和冠状窦口周围，即房室结的心房扩展部，亦即结间束的入结部分。房室结的前端变细穿入中心纤维体，即为房室束。房室束出中心纤维体即行于肌性室间隔上缘，以后经过室间隔膜部的后下缘分为左、右束支。

房室交界区将来自窦房结的兴奋延搁下传至心室，使心房肌和心室肌按照先后顺序分别收缩。房室交界区是冲动自心房传向心室的必经之路，且为最重要的次级起搏点，许多复杂的心律失常缘于此区病变。

4. 房室束 atrioventricular bundle 又称 His 束，起自房室结前端，穿过中心纤维体的右上面，走行于室间隔肌部与中心纤维体之间，在室间隔膜部和肌部交界处离开中心纤维体。向前下行于室间

隔膜部的后下缘，同时左束支的纤维陆续从主干发出，最后分为右束支和左束支。房室束行程中有重要的毗邻关系（见图 7-7、图 7-18、图 7-20）。心外科手术，如瓣膜置换时，要注意这些重要毗邻关系，避免损伤房室束，以防引起房室传导阻滞或其他各种形式的束支传导阻滞。

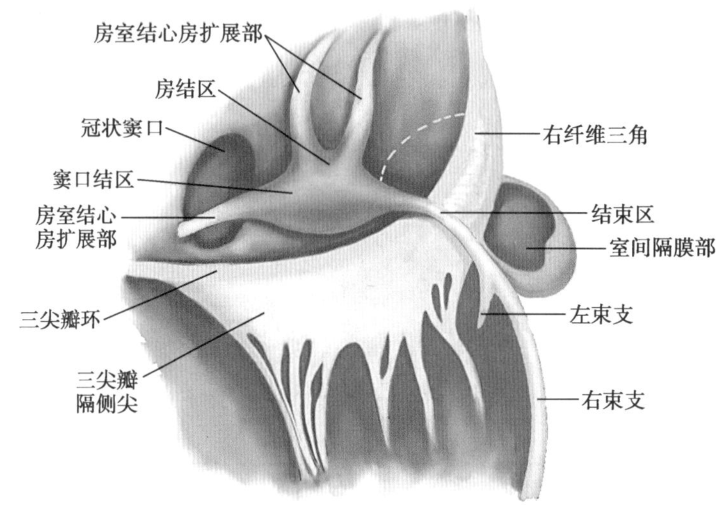

图 7-20 房室交界区的位置和分部示意图

5. 左束支 left bundle branch 呈瀑布状发自房室束的分叉部，发出后呈扁带状在室间隔左侧心内膜下行走，于室间隔肌部上、中 1/3 交界水平，分成 3 组分支：①前组。到达前乳头肌中下部分支即散开，分布于前乳头肌和附近游离心室壁并交织成网。②后组。分支向后下行经过游离小梁到达后乳头肌下部，分支分布于后乳头肌和附近游离心壁并交织成网。③间隔组。形式变化较大，分支分布于室间隔的中下部，并绕心尖分布于左心室游离壁。3 组分支从室间隔上部的前、中、后 3 个方向辐射至整个左心室内面，在左心室游离壁内互相吻合成浦肯野纤维网。

6. 右束支 right bundle branch 呈细长圆索状，起于房室束分叉部的末端，从室间隔膜部下缘的中部向前下弯行，表面有室间隔右侧面的薄层心肌覆盖，经过右心室圆锥状乳头肌的后方，向下进入隔缘肉柱，到达右心室前乳头肌根部分支分布至右心室壁。因右束支分出较晚，主干为圆索状且较长，故易受局部病灶影响而发生传导阻滞。

7. 浦肯野纤维网 左、右束支的亚分支在心内膜下交织成心内膜下浦肯野纤维网，主要分布在室间隔中下部心尖，乳头肌的下部和游离心室壁的下部；室间隔上部、动脉口和房室口附近则分布稀少，甚至无此纤维。心内膜下纤维网发出的纤维分支以直角或钝角进入心室壁内，则构成心肌内浦肯野纤维网，最终与收缩心肌相连。

心律失常与射频消融术

心律失常指心脏的正常节律发生异常改变，心率增快或减慢，节律不规整，也包括起源部位异常和传导异常等，如心动过缓、频发房性期前收缩和室性期前收缩、心动过速、心房颤动等。对多数心动过速、频发期前收缩、心房扑动和心房颤动等，在药物治疗无效时可以经导管射频消融。心脏射频消融术是通过穿刺股静脉、股动脉或锁骨下静脉，把电极导管经静脉或动脉血管插到心腔特定部位，释放射频电流导致局部心内膜及心内膜下心肌凝固性坏死，达到阻断快速心律失常异常传导束和起源点的介入性技术。经导管向心腔内导入的射频电流损伤范围在 1~3mm，不会造成机体危害。

（五）心的血管

心的血液供应来自左、右冠状动脉；回流的静脉血绝大部分经冠状窦汇入右心房，少部分直接流

入右心房，极少部分流入左心房和左、右心室。心本身的循环称冠状循环。尽管心仅占体重约0.5%，但冠脉血流总量却占心输出量的4%~5%。因此，冠状循环具有十分重要的地位。

1. **冠状动脉**

（1）**左冠状动脉** left coronary artery：起于主动脉的主动脉左窦（见图7-11），主干很短，约5~10mm，向左行于左心耳与肺动脉干之间，随后分为前室间支和旋支（见图7-4、图7-5）。左冠状动脉主干的分叉处常发出**对角支** diagonal branch，向左下斜行，分布于左心室前壁，粗大者也可至前乳头肌。

1）**前室间支** anterior interventricular branch：又称前降支，似为左冠状动脉的直接延续，沿前室间沟下行（见图7-4），其始段位于肺动脉干起始部的左后方，被肺动脉干起始部掩盖，其末梢多数绕过心尖切迹止于后室间沟下1/3，部分止于中1/3或心尖切迹，可与后室间支吻合。前室间支及其分支分布于左心室前壁、前乳头肌、心尖、右心室前壁一小部分、室间隔的前2/3以及心传导系的右束支和左束支的前半。

前室间支的主要分支有：①左心室前支。3~5支者多见，分别向心左缘或心尖斜行，主要分布于左心室前壁、左心室前乳头肌和心尖部。②右心室前支。很短小，分布于右心室前壁靠近前室间沟区域。右心室前支最多有6支，第1支常在近肺动脉瓣水平处发出，分布至肺动脉圆锥，称为左圆锥支。此支与右冠状动脉右圆锥支互相吻合形成动脉环，称为Vieussens环（见图7-4），是常见的侧支循环。③室间隔前支。以12~17支多见，起自前室间支的深面，穿入室间隔内，分布于室间隔的前2/3。第1间隔支较粗大，在切取自体肺动脉瓣行主动脉瓣替换术（Ross手术）时，应避免损伤该血管。

2）**旋支** circumflex branch：又称左旋支。从左冠状动脉主干发出后即行走于冠状沟内（见图7-4、图7-5），绕心左缘至左心室膈面，多在心左缘与后室间沟之间的中点附近终止。旋支及其分支分布于左心房、左心室前壁一小部分、左心室侧壁、左心室后壁的一部或大部，甚至可达左心室后乳头肌。约40%的旋支分支分布于窦房结。

旋支的主要分支有：①左缘支。于心左缘处起于旋支，斜行至心左缘。该支较恒定，也较粗大，分支供应心左缘及邻近的左室壁。②左室后支。多数为1支，分布于左心室膈面的外侧部。较大的旋支发出的左室后支也可分布于左室后乳头肌。③窦房结支。约40%起于旋支的起始段，向上经左心耳内侧壁，再经左房前壁向右至上腔静脉口，多以逆时针方向从上腔静脉口后方绕至前面，从尾端穿入窦房结。④心房支。为一些细小分支，分别供应左房前壁、外侧壁和后壁。⑤左房旋支。起于旋支近侧段，与主干平行，向左后行于旋支上方，分布于左房后壁。

（2）**右冠状动脉** right coronary artery：起于主动脉的主动脉右窦（见图7-9），行于右心耳与肺动脉干之间，再沿冠状沟右行，绕心下缘至膈面的冠状沟内（见图7-4、图7-5）。一般在房室交点附近或右侧，分为后室间支和右旋支。右冠状动脉一般分布于右心房、右心室前壁大部分、右心室侧壁和后壁的全部，左心室后壁的一部分和室间隔后1/3，包括左束支的后半以及房室结（93%）和窦房结（60%）。

右冠状动脉的分支有：①窦房结支。约60%起于右冠状动脉发出处1~2cm范围内，向上经右心房内侧壁至上腔静脉口，多以逆时针方向，或以顺时针方向绕上腔静脉口穿入窦房结。②右缘支。较粗大，恒定，沿心右缘左行，分布于附近心室壁。左、右缘支较粗大、恒定，冠状动脉造影时可作为确定心缘的标志。③**后室间支** posterior interventricular branch。又称后降支，约94%起于右冠状动脉，其余起于旋支，自房室交点或其右侧起始，沿后室间沟下行，多数止于后室间沟下1/3，小部分止于中1/3或心尖切迹，与前室间支吻合。其分支供应后室间沟附近的左、右心室壁，此外还发出7~12支室间隔后支，穿入室间隔，供应室间隔后1/3。④右旋支。为右冠状动脉的另一终支，起始后向左行越过房室交点，止于房室交点与心左缘之间，也可有细支与旋支（左旋支）吻合。⑤右房支。分布于右心房，并形成心房动脉网。⑥**房室结支** branch of atrioventricular node。约93%房室结支起于右冠状动脉。右冠状动脉的右旋支经过房室交点时，常形成倒U形弯曲，房室结支多起于该弯曲的顶端，进入Koch三角的深面，其末端穿入房室结，供应房室结和房室束的近侧段。该支还向下分出细小分支供应室间隔上缘的小部分。右冠状动脉的U形弯曲的出现率为69%，是冠状动脉造影的一个辨认标志。

冠心病及心肌梗死

冠状动脉硬化性心肌病(冠心病)可造成冠状动脉所分布区域心肌坏死,即心肌梗死。临床通常将前降支、旋支、右冠状动脉这3支血管的分布区,与心肌梗死的范围相对应,如:前壁和室间隔前部心肌梗死主要因前降支阻塞;左心室侧壁和后壁心肌梗死主要因旋支阻塞;下壁心肌梗死主要因右冠状动脉阻塞。冠状动脉主干狭窄大于50%易致心源性猝死,主要分支狭窄大于75%时冠状动脉血流储备减少,出现心绞痛。病变冠状动脉较短、支数较少者,可行经皮冠状动脉成形术和支架术。经左侧桡动脉心导管支架植入的介入疗法:桡动脉—肱动脉—腋动脉—左锁骨下动脉—主动脉弓—升主动脉—左冠状动脉窦—支架放入前降支或旋支。左主干病变、3支血管病变、合并前降支高度狭窄者需行冠状动脉旁路移植术,常用的血管移植物有胸廓内动脉、大隐静脉、桡动脉、胃网膜右动脉、腹壁下动脉和小隐静脉等。标准术式为胸廓内动脉移植至左前降支,大隐静脉移植至其他目标血管。

(3)冠状动脉的分布类型:左、右冠状动脉在心膈面的分布范围有较大的变异。按Schlesinger分型原则,以后室间沟为标准,将国人冠状动脉分布分为3型(图7-21)。

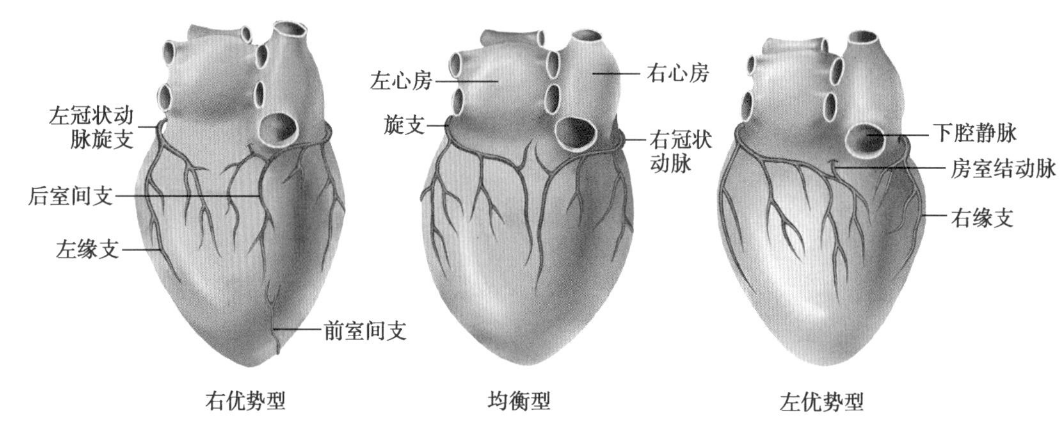

图7-21 国人冠状动脉分布类型(后面观)

1)右优势型(65.7%):右冠状动脉在心室膈面的分布范围,除右室膈面外,还越过房室交点和后室间沟,分布于左室膈面的一部或全部。后室间支来自右冠状动脉。

2)均衡型(28.7%):左、右心室的膈面各由本侧的冠状动脉供应,互不越过房室交点。后室间支为左或右冠状动脉的末梢支,或同时来自左、右冠状动脉。

3)左优势型(5.6%):左冠状动脉较大,分布于左室膈面,还有分支越过房室交点和后室间沟分布于右室膈面的一部分,后室间支和房室结动脉均发自左冠状动脉。

冠状动脉的分支差异

国人右冠状动脉第10级以上分支的长度大于左冠状动脉,而左冠状动脉第10级以上分支的直径却大于右冠状动脉。左、右冠状动脉累计总容积比值为1.81、第1级分支数目比值为1.82。左心室壁厚是因为生理负荷重,所需氧及营养物质多,为适应功能的需要,左冠状动脉的管径大、分支多、总容积大,故认为左冠状动脉是心的首要供血动脉,即生理上的优势动脉。国人左优势型出现率低,但若其左主干或旋支及前室间支同时受累,则症状相当严重,可发生广泛性左室心肌梗死,且窦房结、房室结、左右束支均可受累,发生严重的心律失常。

NOTES

（4）壁冠状动脉：冠状动脉的主干或分支中的一段，被浅层心肌（心肌桥）所掩盖，称该段动脉为壁冠状动脉。壁冠状动脉好发于前、后室间支（图 7-22），有一处者为多，也可出现多处，最多可达 7 处。壁冠状动脉的长度一般 2~50mm 不等，其表面心肌桥的厚度不一。一般认为，壁冠状动脉受心肌桥的保护，局部承受的应力较小，心舒张时亦可控制血管，使之不过度扩张，较少发生动脉的硬化。在冠状动脉手术时，应注意壁冠状动脉的存在。

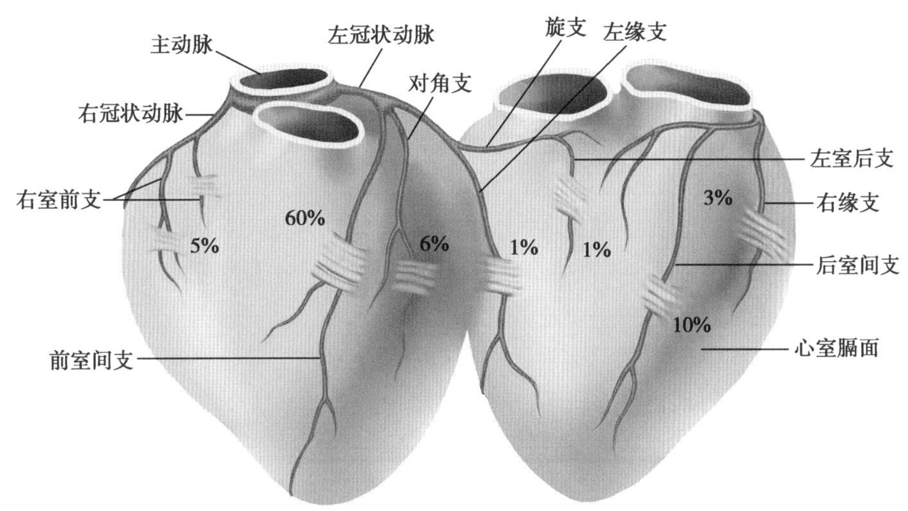

图 7-22 心肌桥分布示意图

2. 心的静脉 可分为浅静脉和深静脉两个系统。浅静脉起于心肌各部，在心外膜下汇合成静脉网与干，经冠状窦收集汇入右心房。冠状窦的主要属支有心大、中、小静脉，此外冠状窦还收集一些小静脉属支。有些小静脉可以直接注入心腔（图 7-23）。深静脉也起于心肌层，直接汇入心腔，多数回流入右心房。

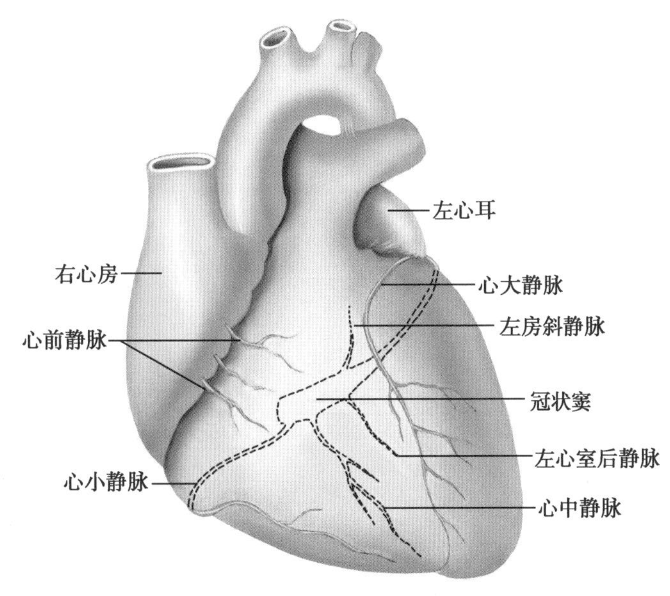

图 7-23 心的静脉模式图（前面观）

（1）冠状窦及其属支：**冠状窦** coronary sinus 位于心膈面，左心房与左心室之间的冠状沟内，以左房斜静脉与心大静脉汇合处为其起点，最终注入右心房的冠状窦口，冠状窦口常有 1 个半月形瓣膜。冠状窦起始部的壁较薄，而大部分冠状窦壁远较一般静脉壁为厚，其表面由来自于左、右心房的薄层肌束覆盖，有类似瓣膜的作用。当心房收缩时，肌束的收缩能阻止血液流入右心房。当右心房舒张时，可促使血液流入右心房。

冠状窦的主要属支有（见图 7-4、图 7-5、图 7-23）：①**心大静脉** great cardiac vein。伴左冠状动脉前室间支上行，在前室间沟斜向左上进入冠状沟，绕心左缘至心膈面，于左房斜静脉注入处移行为冠状窦。心大静脉借其属支收纳左心室前面、右心室前壁的小部、心左缘、左心房前外侧壁、室间隔前部、左心耳及大动脉根部的静脉血。在冠状窦的开口处，心大静脉约 70% 出现瓣膜，多为单瓣，也有双瓣。心大静脉接受属支的开口处也有瓣膜，以防止血液逆流。②**心中静脉** middle cardiac vein。起于心尖部，伴右冠状动脉的后室间支上行，注入冠状窦的末端。心中静脉收纳左、右心室后壁，室间隔后部，心尖部和部分心室前壁的静脉血。③**心小静脉** small cardiac vein。起于心右缘，接受心右缘及部分右心室前、后壁的静脉血，在冠状沟内，伴右冠状动脉向左注入冠状窦右端或心中静脉。

（2）**心前静脉** anterior cardiac vein：起于右室前壁，可有 1~4 支，向上越过冠状沟直接注入右心房。有些心前静脉与心小静脉吻合（见图 7-4、图 7-23）。

（3）**心最小静脉** smallest cardiac veins：又称 Thebesius 静脉，是位于心壁内的小静脉，直径为 1mm 左右，自心壁肌层的毛细血管丛开始，直接开口于心房或心室腔。心最小静脉无瓣膜。冠状动脉阻塞时，心最小静脉可成为心肌从心腔获得血液供应的一个途径，对心肌内层具有一定的保护作用。

心静脉之间的吻合非常丰富，冠状窦属支之间以及属支和心前静脉之间均在心表面有广泛的吻合。经冠状窦灌注心肌保护液，也是心肌保护的方法之一。

心脏移植术

心脏移植术是治疗终末期心脏病的有效方法。通常采用同种异体原位移植，经典的方法为心房吻合法，即切除病心时保留左、右心房后壁，供体心左心房沿肺静脉开口剪开，右心房后壁自下腔静脉向上剪开，连续缝合法先完成供体和受体的左心房吻合，其次为右心房的吻合，然后为主动脉的吻合，最后为肺动脉的吻合。也有采用腔静脉吻合法，即供体的左心房和受体的左心房吻合，供体的上、下腔静脉分别和受体的上、下腔静脉吻合，主动脉和肺动脉的吻合方法同经典方法，可减少术后心房纤颤和发生三尖瓣的反流。

（六）心的神经

心的神经包括交感神经、副交感神经和感觉神经。近来用免疫组织化学方法证实，心内有降钙素基因相关肽、神经降压素和 P 物质等多种肽能神经纤维，它们可能参与对心的各种复杂功能的调节（详见第九章"神经系统"）。

（七）心包

心包 pericardium（图 7-24）是包裹心和出入心的大血管根部的圆锥形纤维浆膜囊，分内、外两层，外层为纤维心包，内层是浆膜心包。

纤维心包 fibrous pericardium 由坚韧的纤维性结缔组织构成，上方包裹出、入心的升主动脉，肺动脉干、上腔静脉和肺静脉的根部，并与这些大血管的外膜相延续。下方与膈肌中心腱愈着。

浆膜心包 serous pericardium 位于心包囊的内层，又分脏、壁两层。壁层衬于纤维性心包的内面，与纤维心包紧密相贴。脏层包于心肌的表面，称心外膜。脏、壁两层在出、入心的大血管根部互

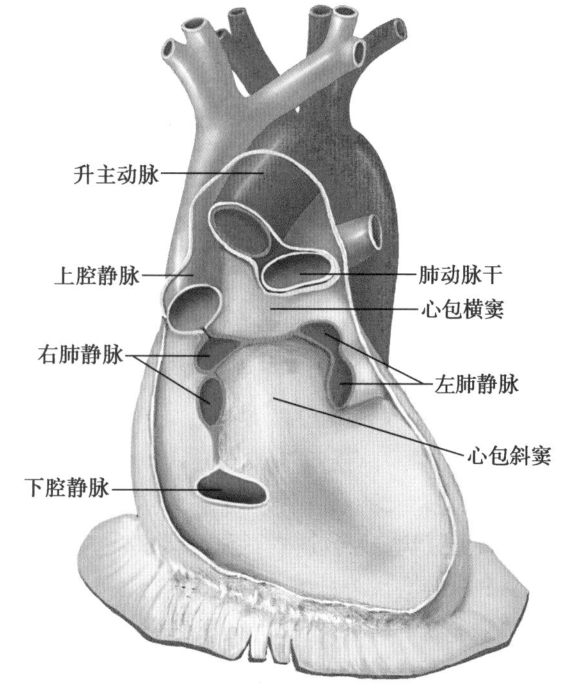

图 7-24 心包

NOTES

相移行，两层之间的潜在性腔隙称**心包腔** pericardial cavity，内含少量浆液，起润滑作用。

在心包腔内，浆膜心包脏、壁两层返折处的间隙，称心包窦（见图 7-24），主要有：①**心包横窦** transverse pericardial sinus，为心包腔在主动脉、肺动脉后方与上腔静脉、左心房前壁前方间的间隙。窦的前壁为主动脉、肺动脉，后为上腔静脉及左心房，上为右肺动脉，下为房室间的凹槽。窦的左侧入口界定在左心耳与肺动脉左侧之间，右侧入口在上腔静脉、右心耳与主动脉之间。从横窦左、右侧入口可伸入两个横指，当心直视手术需阻断主动脉、肺动脉血流时，可通过横窦从前、后钳夹两个大动脉。②**心包斜窦** oblique pericardial sinus，即 Haller 窦，位于左心房后壁，左、右肺静脉、下腔静脉与心包后壁之间的心包腔。其上端闭锁，形状如开口向下的盲囊。心包斜窦的右侧界是浆膜心包脏、壁两层在右肺上、下静脉，下腔静脉根部转折形成的右心包襞。左侧界为左肺上、下静脉根部的左心包襞，上界为心包连合裂，前界为左心房后壁，后界为心包后壁。手术需阻断下腔静脉血流时，可经过斜窦下部进行。③**心包前下窦** anteroinferior sinus of pericardium 位于心包腔的前下部，心包前壁与膈肌之间的交角处，由心包前壁移行至下壁所形成。人体直立时，该处位置最低，心包积液常存于此窦中，是心包穿刺比较安全的部位。从剑突与左侧第 7 肋软骨交角处进行心包穿刺，恰可进入该窦。

（八）心的体表投影

心的体表投影个体差异较大，也可因体位而有变化，通常采用 4 点连线法来确定（图 7-25）：①左上点，于左侧第 2 肋软骨的下缘，距胸骨侧缘约 12mm 处；②右上点，于右侧第 3 肋软骨上缘，距胸骨侧缘约 10mm 处；③右下点，于右侧第 7 胸肋关节处；④左下点，于左侧第 5 肋间隙，距前正中线约 70~90mm。左、右上点连线为心的上界，左、右下点连线为心的下界，右上点与右下点之间微向右凸的弧形连线为心的右界，左上点与左下点之间微向左凸的弧形连线为心的左界。

心瓣膜的体表投影（图 7-25）：①肺动脉瓣（肺动脉口），在左侧第 3 胸肋关节的稍上方，部分位于胸骨之后；②主动脉瓣（主动脉口），在胸骨左缘第 3 肋间隙，部分位于胸骨之后；③二尖瓣（左房室口），在左侧第 4 胸肋关节处及胸骨左半的后方；④三尖瓣（右房室口），在胸骨正中线的后方，平对第 4 肋间隙。

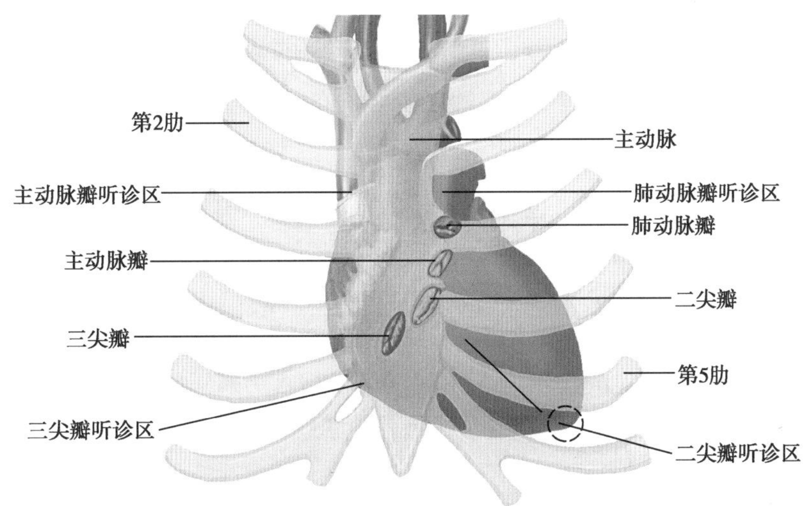

图 7-25 心的体表投影

三、动脉

动脉是指将血液从心运送到全身各器官的血管。由左心室发出的主动脉及其各级分支运送动脉血，而由右心室发出的肺动脉干及其分支则输送静脉血。离开动脉主干进入器官前的一段分支称为器官外动脉，入器官后则称为器官内动脉。

动脉分布的基本规律：①器官外动脉。因人体左、右对称，动脉分支亦有对称性；躯干部在结构上有体壁和内脏之分，动脉亦分为壁支和脏支（图 7-26）；人体每一大局部（如头颈、上肢等）都有 1 或

2 条动脉干;多数动脉与静脉及神经伴行,共同形成血管神经束;动脉多行于安全隐蔽的部位,如人体的屈侧;动脉常以最短距离到达所供应器官(睾丸及卵巢动脉等例外);动脉分布的形式因器官形态而异;供应器官的动脉口径大小与器官功能相关。②器官内动脉。实质性器官的供应动脉可呈放射型、纵行型和集中型分布;分叶状器官的供应动脉自器官的"门"进入,成为其分叶或分段的基础;中空型或管状器官的供应动脉多呈纵行型、横行型或放射型配布(图 7-27)。

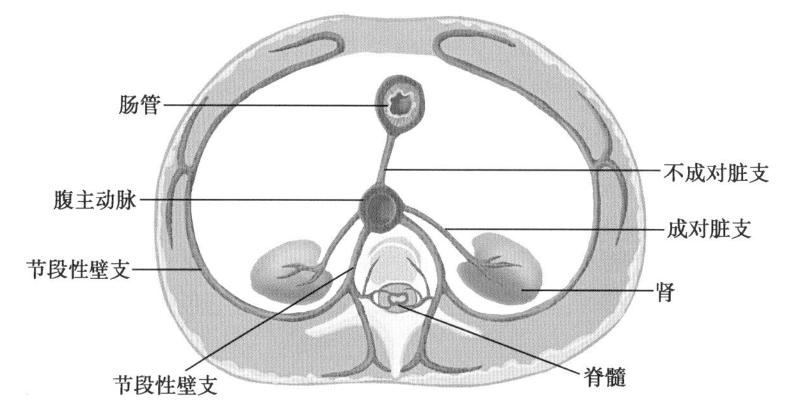

图 7-26　躯干部动脉分布模式图

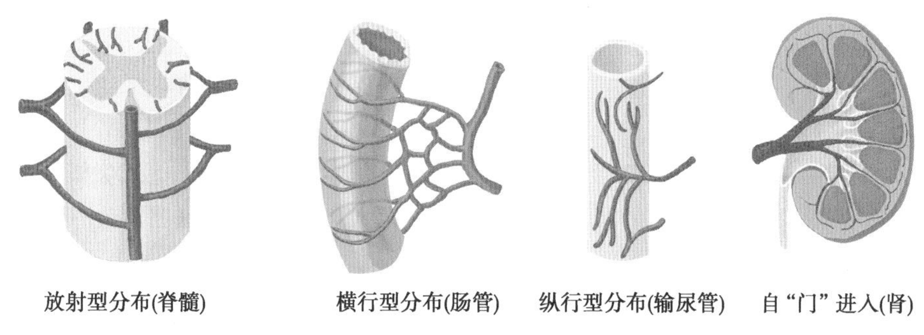

图 7-27　器官内动脉分布模式图

(一)肺循环的动脉

肺动脉干 pulmonary trunk 位于心包内,为一粗短的动脉干。起自右心室,在升主动脉前方向左后上方斜行,至主动脉弓下方分为左、右肺动脉。**左肺动脉** left pulmonary artery 较短,在左主支气管前方横行,分两支进入左肺上叶和下叶。**右肺动脉** right pulmonary artery 较长而粗,经升主动脉和上腔静脉的后方向右横行,至右肺门处分 3 支进入右肺上、中、下叶。在肺动脉干分叉处稍左侧有一纤维性的**动脉韧带** arterial ligament,连于主动脉弓下缘,是胚胎时期动脉导管闭锁后的遗迹。动脉导管若在出生后 6 个月尚未闭锁,则称动脉导管未闭,是常见的先天性心脏病之一。

动脉导管未闭

动脉导管连接主动脉弓与肺动脉干,动脉导管未闭会导致血流动力学改变,早期由于血液左向右地分流,肺循环的血流量增多使肺动脉及其分支扩大,肺动脉压逐渐升高。当肺动脉压大于主动脉压时,血液右向左地分流,肺动脉中的静脉血则进入主动脉流向全身,使动脉血氧含量下降,可出现下半身发绀。

(二)体循环的动脉

主动脉 aorta 是体循环的动脉主干。主动脉由左心室发出,起始段为升主动脉,向右前上方斜行,于右侧第 2 胸肋关节高度移行为主动脉弓;再转向左后方,于第 4 胸椎椎体下缘处移行为胸主动脉;

沿脊柱左侧下行并转至其前方，于第12胸椎水平穿膈肌主动脉裂孔，移行为腹主动脉；腹主动脉在腹腔内沿脊柱左前方下降，至第4腰椎椎体下缘处分为**左髂总动脉** left common iliac artery 和**右髂总动脉** right common iliac artery。髂总动脉沿腰大肌内侧下行，至骶髂关节处分为髂内动脉和髂外动脉（图7-28 AR、图7-29 AR，表7-1）。

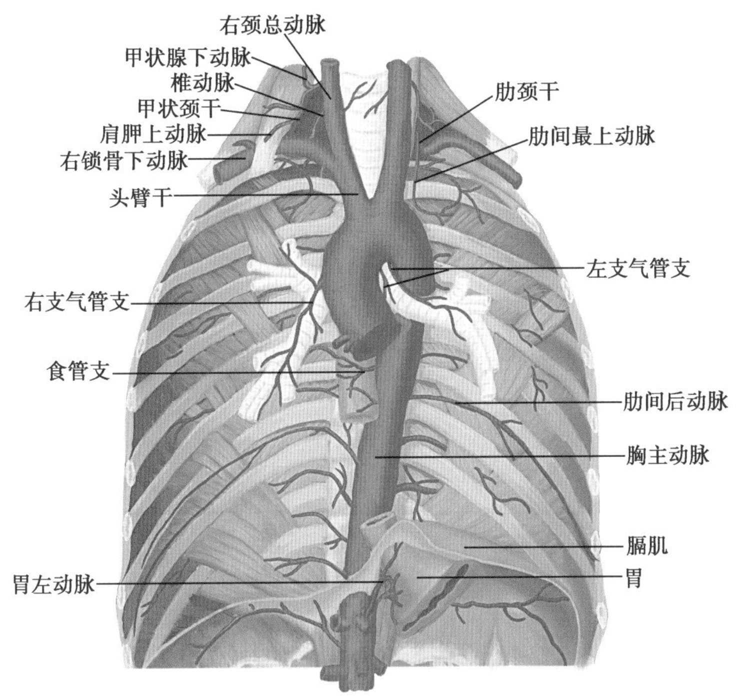

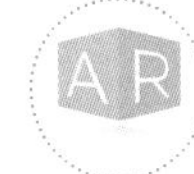

图7-28 胸主动脉及其分支

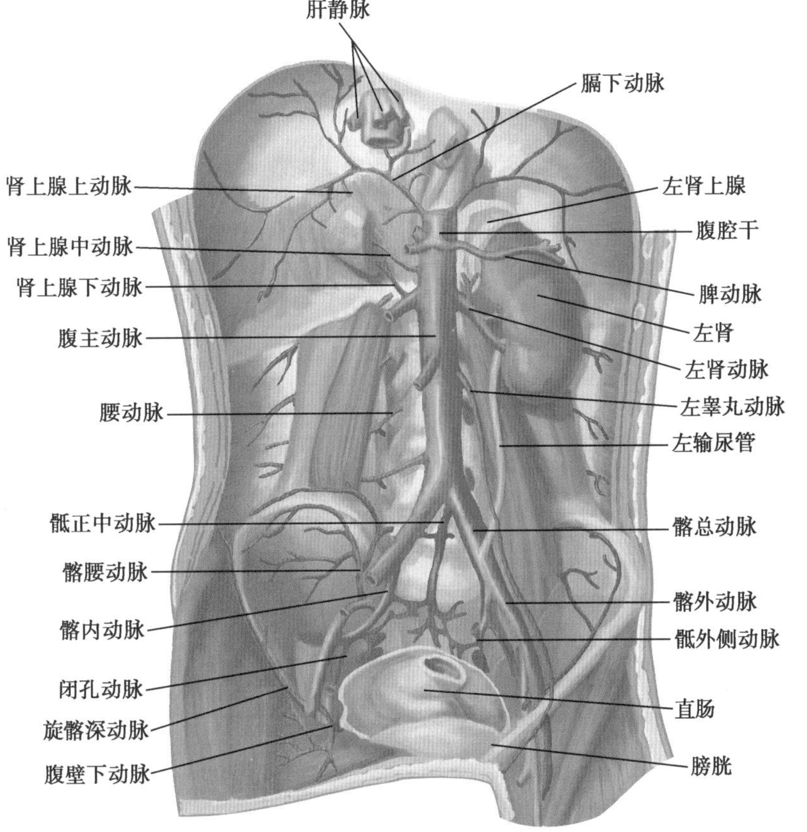

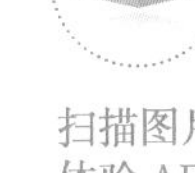

图7-29 腹主动脉及其分支

表 7-1 体循环动脉分支概况

- 心
- 升主动脉 → 左、右冠状动脉
- 主动脉弓
  - 头臂干
    - 右颈总动脉
      - 颈外动脉
        - 甲状腺上动脉
        - 舌动脉
        - 面动脉
        - 枕动脉
        - 颞浅动脉
        - 上颌动脉
          - 脑膜中动脉
          - 下牙槽动脉
      - 颈内动脉
    - 右锁骨下动脉 → 腋动脉 → 肱动脉
      - 肱动脉
        - 桡动脉 → 掌浅弓、掌深弓
        - 尺动脉 → 掌浅弓、掌深弓
      - 椎动脉
      - 甲状颈干 → 甲状腺下动脉
      - 胸廓内动脉 → 腹壁上动脉
  - 左颈总动脉
  - 左锁骨下动脉
- 胸主动脉
  - 肋间后动脉、肋下动脉
  - 支气管支
  - 食管支
- 腹主动脉
  - 腹腔干
    - 胃左动脉
    - 肝总动脉
      - 肝固有动脉
        - 胃右动脉
        - 左支
        - 右支 → 胆囊动脉
      - 胃十二指肠动脉 → 胃网膜右动脉
    - 脾动脉
      - 胃短动脉
      - 胃后动脉
      - 胃网膜左动脉
  - 肠系膜上动脉
    - 空肠动脉
    - 回肠动脉
    - 回结肠动脉 → 阑尾动脉
    - 右结肠动脉
    - 中结肠动脉
  - 肠系膜下动脉
    - 左结肠动脉
    - 乙状结肠动脉
    - 直肠上动脉
  - 左、右肾上腺中动脉
  - 左、右肾动脉
  - 左、右睾丸动脉（卵巢动脉）
  - 左、右腰动脉
- 左、右髂总动脉
  - 髂内动脉
    - 脐动脉 → 膀胱上动脉
    - 膀胱下动脉
    - 直肠下动脉
    - 子宫动脉（女性）
    - 阴部内动脉 → 肛动脉
    - 闭孔动脉
    - 臀上动脉
    - 臀下动脉
  - 髂外动脉 → 股动脉 → 腘动脉
    - 腘动脉
      - 胫前动脉 → 足背动脉
      - 胫后动脉
        - 足底内侧动脉
        - 足底外侧动脉
    - 腹壁下动脉

主动脉瘤

主动脉的异常扩张或膨出可形成主动脉瘤，导致主动脉壁变薄、减弱、夹层、破裂，甚至患者死亡。腹主动脉瘤多见，其次为主动脉弓及胸主动脉瘤。自 1951 年 Dubost 首次成功施行腹主动脉瘤切除术以来，腹主动脉瘤切除 + 人工血管置换术已成为经典术式；另外还有腔内修复术，经动脉穿刺或小切口，在主动脉内植入覆膜支架，隔绝瘤腔并原位重建血流通路。

升主动脉 ascending aorta 发出左、右冠状动脉（见图 7-4、图 7-5）。**主动脉弓** aortic arch 外膜下有丰富的游离神经末梢称**压力感受器**。主动脉弓下，靠近动脉韧带处有两三个粟粒样小体，称**主动脉小球** aortic glomera，为**化学感受器**。主动脉弓凹侧发出数条细小的支气管支和气管支。主动脉弓凸侧自右向左发出 3 大分支：**头臂干** brachiocephalic trunk、**左颈总动脉** left common carotid artery 和**左锁骨下动脉** left subclavian artery（见图 7-3~图 7-5）。头臂干为一粗短干，向右上方斜行至右胸锁关节后方，分为**右颈总动脉** right common carotid artery 和**右锁骨下动脉** right subclavian artery（见图 7-28，表 7-1）。

1. 颈总动脉 common carotid artery 是头颈部的主要动脉干，左侧发自主动脉弓，右侧起于头臂干（图 7-30）。两侧颈总动脉均经胸锁关节后方，沿食管、气管和喉的外侧上行，至甲状软骨上缘水平分为颈内动脉和颈外动脉，分叉处称颈动脉杈。颈总动脉上段位置表浅，在活体上可摸到其搏动（表 7-2）。颈总动脉分叉的位置可有变异，最高可达 C_1 至 C_2 平面，最低在第一胸椎（T_1）至第二胸椎（T_2）平面。偶见颈总动脉缺如，颈内、外动脉直接起源于主动脉弓。在颈动脉杈处有颈动脉窦和颈动脉小球两个重要结构。

表 7-2 重要动脉的体表标志、压迫止血部位和范围

动脉名称	体表投影	压迫止血部位	止血范围
锁骨下动脉	自胸锁关节至锁骨中点划一凸向上的线，最凸处在锁骨上方 1.5cm	于锁骨中点向下压，将动脉压在第 1 肋上	整个上肢
颈总动脉和颈外动脉	自胸锁关节至耳屏稍前下方做一连线，甲状软骨上缘以上为颈外动脉，以下为颈总动脉	在环状软骨弓的侧方，可触摸到颈总动脉搏动将动脉压向后内方的第 6 颈椎横突上	头面部
面动脉	自下颌骨下缘与咬肌前缘的交点至内眦的连线	在下颌骨下缘与咬肌前缘交点处将面动脉压向下颌骨	面颊部
颞浅动脉	其根部位于外耳门前方，向上分为两大支	在外耳门前方可触摸到动脉搏动，将其压向颞骨	头前外侧部
肱动脉	上肢外展 90°，自锁骨中点至肘窝中点稍下方作一连线，腋后襞以下为肱动脉	在肱二头肌内侧沟的中份，将动脉压向肱骨。用止血带止血时应避开中份，以免伤及桡神经	压迫点以下的整个上肢
桡动脉	自肘窝中点稍下至桡骨茎突的连线	在桡骨茎突的上方，肱桡肌腱的内侧，压向桡骨	部分手部
尺动脉	自肘窝中点稍下至豌豆骨桡侧	在腕部，于尺侧腕屈肌腱的内侧，压向尺骨	部分手部
股动脉	大腿外展外旋，自腹股沟中点至股骨内侧髁上方连线的上 2/3	在腹股沟韧带中点稍下方，压向耻骨下支	压迫点以下的整个下肢
足背动脉	自足背内、外踝中点至第 1 跖骨间隙近侧部的连线	在踝关节前方，内、外踝连线中点，拇长伸肌腱的外侧，压向深部	部分足部

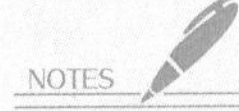

颈动脉窦 carotid sinus 是颈总动脉末端和颈内动脉起始部的膨大部分。窦壁外膜较厚,其中有丰富的游离神经末梢,称压力感受器。当血压增高时,窦壁扩张,压力感受器受刺激,可反射性地引起心率减慢、末梢血管扩张,从而血压下降。

颈动脉小球 carotid glomus 为扁椭圆形小体,借结缔组织连于颈动脉杈的后方,为化学感受器,可感受血液中的二氧化碳分压、氧分压和氢离子浓度的变化。血中氧分压降低或二氧化碳分压增高,反射性地引起呼吸加深加快。

当头面部大出血时,可在胸锁乳突肌前缘、平环状软骨高度,向后内将颈总动脉压向第 6 颈椎横突的颈动脉结节,进行急救止血(见表 7-2)。

(1)**颈外动脉** external carotid artery:初居颈内动脉前内侧,后经其前方转至外侧,向上穿腮腺至下颌颈处分为颞浅动脉和上颌动脉两终支。主要分支有:**甲状腺上动脉** superior thyroid artery、**舌动脉** lingual artery、面动脉、颞浅动脉、上颌动脉、**枕动脉** occipital artery、**耳后动脉** posterior auricular artery 和**咽升动脉** ascending pharyngeal artery 等(图 7-30 AR)。

AR

扫描图片
体验 AR

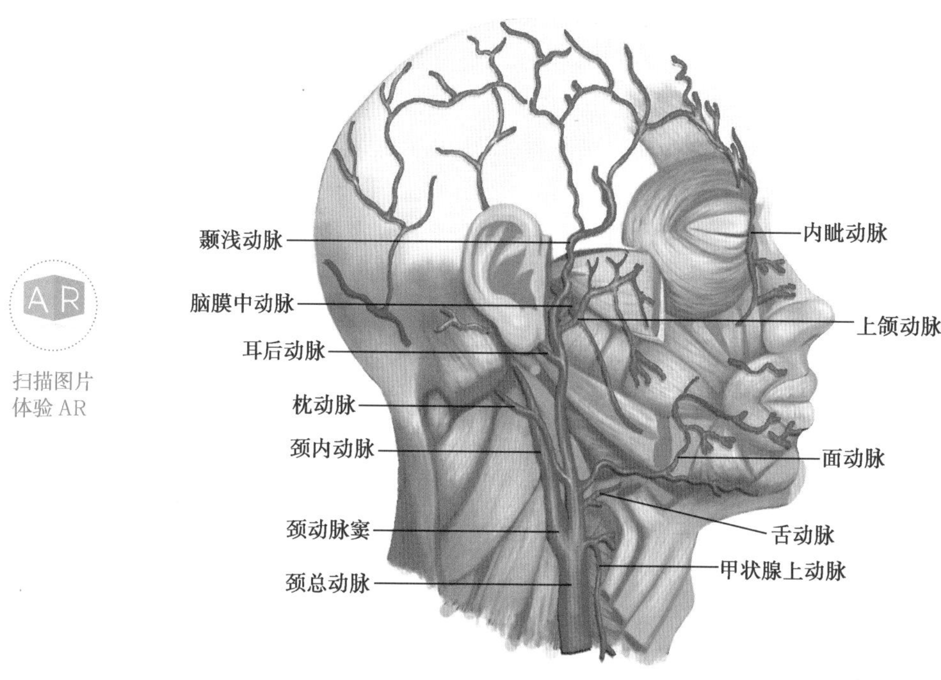

图 7-30 颈外动脉及其分支

1)**面动脉** facial artery:约平下颌角起始,向前经下颌下腺深面,于咬肌前缘绕过下颌骨下缘至面部,沿口角及鼻翼外侧,一般迂曲上行到内眦,更名为内眦动脉。面动脉分支分布于下颌下腺、腭扁桃体和面部等。面动脉在咬肌前缘绕下颌骨下缘处位置表浅,在活体可触摸到动脉搏动。当面部出血时,可在该处压迫止血(见表 7-2)。

2)**颞浅动脉** superficial temporal artery:在外耳门前方上行,越过颧弓根至颞部皮下,分支分布于腮腺和额、颞、顶部软组织。在外耳门前上方颧弓根部能触摸到颞浅动脉搏动,外伤时可在此处压迫止血(见表 7-2)。

3)**上颌动脉** maxillary artery:经下颌颈深面入颞下窝,在翼内、外肌之间向前内走行至翼腭窝。沿途分支至外耳道、鼓室、牙及牙龈、鼻腔、腭、咀嚼肌和硬脑膜等处。分布于硬脑膜的分支称**脑膜中动脉** middle meningeal artery,从下颌颈深面发出,向上穿棘孔入颅腔,分前、后两支,紧贴颅骨内面走行,分布于颅骨和硬脑膜。前支经颅骨翼点内面,颞部骨折时易受损伤,可发生硬膜外血肿。上颌动脉在下颌颈深面向下发出下牙槽动脉,经下颌孔入下颌管,分布于下颌骨及牙龈等处,自颏孔浅出,称颏动脉。

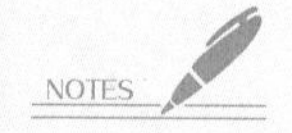
NOTES

（2）**颈内动脉** internal carotid artery：由颈总动脉发出后，垂直上升至颅底，经颈动脉管入颅腔，分支分布于视器和脑（见第八章第三节“其他感觉器”和第九章第二节“中枢神经系统”；见图 7-30）。

2. 锁骨下动脉 subclavian artery 左侧起于主动脉弓，右侧起自头臂干。锁骨下动脉从胸锁关节后方斜向外至颈根部，呈弓状经胸膜顶前方，穿斜角肌间隙，至第 1 肋外缘延续为腋动脉（图 7-31）。上肢出血时，可于锁骨中点上方的锁骨上窝处将该动脉压向后下方的第 1 肋进行止血（见表 7-2）。

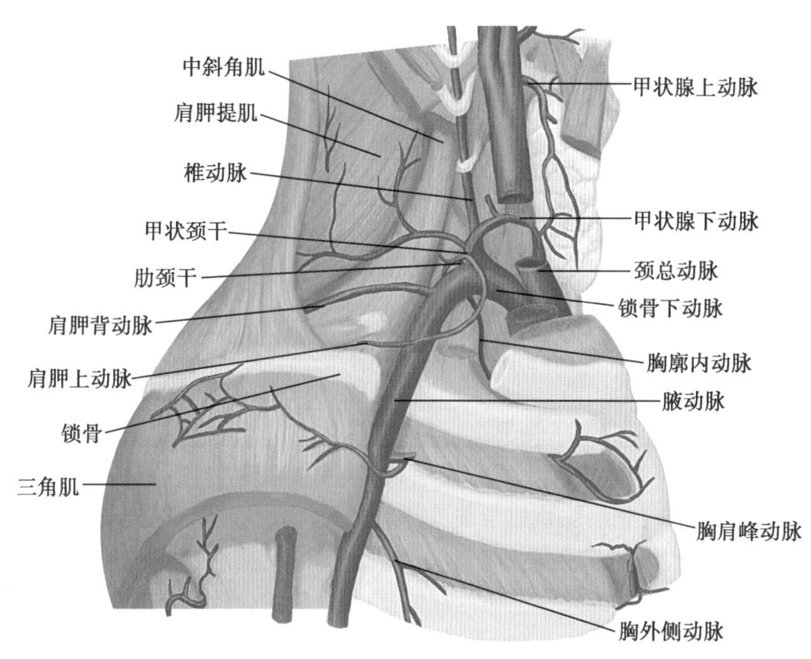

图 7-31 锁骨下动脉及其分支

锁骨下动脉的主要分支有：①**椎动脉** vertebral artery。从前斜角肌内侧发出，向上穿第 6~1 颈椎横突孔，经枕骨大孔入颅腔，分支分布于脑和脊髓（见第九章第二节“中枢神经系统”）。②**胸廓内动脉** internal thoracic artery。从椎动脉起点的相对侧发出，向下入胸腔，沿第 1~6 肋软骨后面下降，分支分布于胸前壁、心包、膈肌和乳房等处。其较大的终支称腹壁上动脉，穿膈肌进入腹直肌鞘，在腹直肌鞘深面下行，分支营养该肌和腹膜。③**甲状颈干** thyrocervical trunk。为一短干，在椎动脉外侧、前斜角肌内侧缘附近起始，随即分为甲状腺下动脉、肩胛上动脉等数支，分布于甲状腺、咽和食管、喉和气管以及肩部肌、脊髓及其被膜等处。此外，锁骨下动脉还发出肋颈干至颈深肌和第 1、2 肋间隙后部；肩胛背动脉至背部，参与构成肩关节动脉网。

锁骨下动脉的直接延续是腋动脉。

（1）**腋动脉** axillary artery：于第 1 肋外缘续于锁骨下动脉，经腋窝深部至大圆肌下缘移行为肱动脉。其主要分支有：①**胸肩峰动脉** thoracoacromial artery。在胸小肌上缘处起于腋动脉，穿过锁胸筋膜，随即分为数支分布于三角肌、胸大肌、胸小肌和肩关节。②**胸外侧动脉** lateral thoracic artery。沿胸小肌下缘走行，分布到前锯肌、胸大肌、胸小肌和乳房。③**肩胛下动脉** subscapular artery。在肩胛下肌下缘附近发出，行向后下，分为胸背动脉和旋肩胛动脉，前者供应背阔肌和前锯肌；后者穿过三边孔至冈下窝，营养附近诸肌，并与肩胛上动脉吻合。④**旋肱后动脉** posterior humeral circumflex artery。伴腋神经穿四边孔，绕肱骨外科颈的后外侧，分布于三角肌和肩关节等处。腋动脉还发出胸上动脉至第 1、2 肋间隙；旋肱前动脉至肩关节及邻近肌（图 7-32）。

（2）**肱动脉** brachial artery：沿肱二头肌内侧下行至肘窝，至桡骨颈处分为桡动脉和尺动脉。肱动脉位置比较表浅，可触知其搏动，当前臂和手部出血时，可在臂中部将肱动脉压向肱骨以暂时止血（见表 7-2）。肱动脉最主要的分支是**肱深动脉** deep brachial artery，自肱动脉发出后斜向后外侧，伴桡神

NOTES

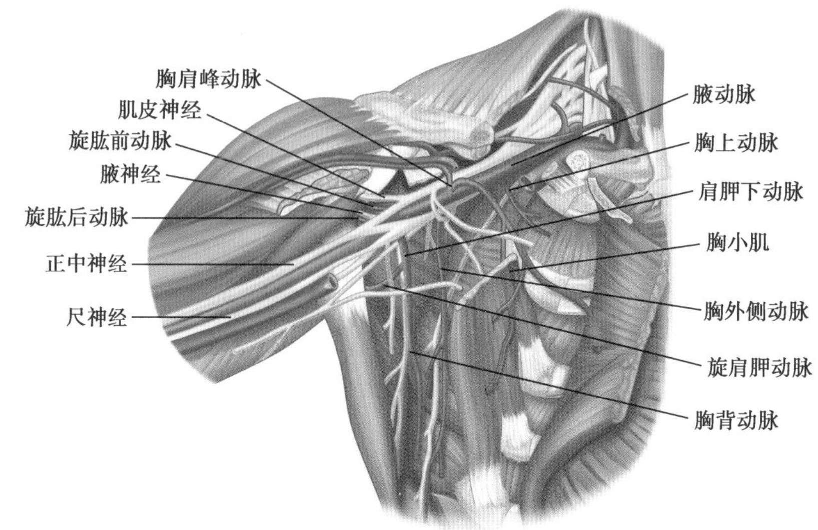

图 7-32 腋动脉及其分支

经行于桡神经沟内，分支营养肱三头肌和肱骨，其终支参与构成肘关节网。肱动脉还发出尺侧上副动脉、尺侧下副动脉、肱骨滋养动脉和肌支，营养臂肌和肱骨（图 7-33）。

（3）**桡动脉** radial artery：先经肱桡肌与旋前圆肌之间，继而在肱桡肌腱与桡侧腕屈肌腱之间下行，绕桡骨茎突至手背（见表 7-2），穿第 1 掌骨间隙至手掌，与尺动脉掌深支吻合成掌深弓。桡动脉下段仅被皮肤和筋膜遮盖，是临床触摸脉搏的部位，也是血管性介入治疗的穿刺部位之一，如经皮桡动脉穿刺冠脉介入治疗。桡动脉在行程中除发出分支参与构成肘关节网和营养前臂肌外，还发出：①掌浅支。从桡腕关节处发出，穿鱼际肌或沿其表面至手掌，与尺动脉末端吻合成掌浅弓。②拇主要动脉。在桡动脉从手掌深部浅出处发出，分为 3 支，至拇指掌面两侧缘和示指桡侧缘（图 7-34 AR）。

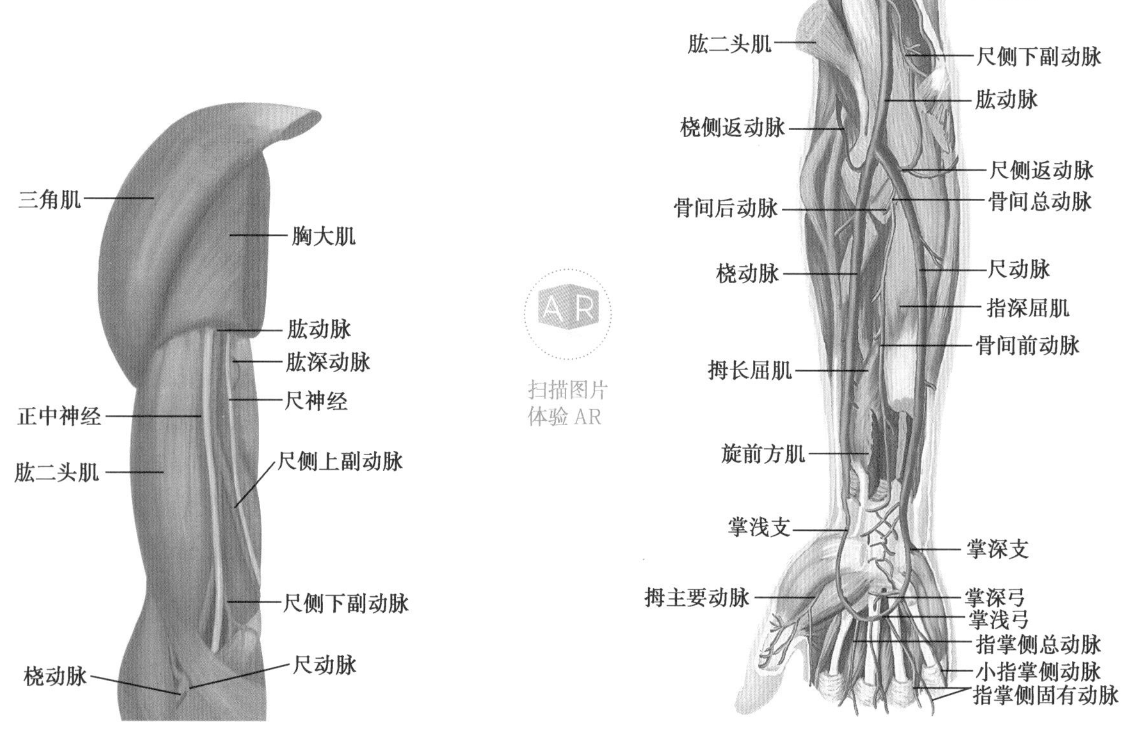

图 7-33 肱动脉及其分支

图 7-34 前臂的动脉（前面）

（4）**尺动脉** ulnar artery：在尺侧腕屈肌与指浅屈肌之间下行，经豌豆骨桡侧至手掌（见表 7-2），与桡动脉掌浅支吻合成掌浅弓。尺动脉在行程中除发出分支至前臂尺侧诸肌和肘关节网外，主要分支有：①骨间总动脉。在肘窝处起自尺动脉，行于指深屈肌与拇长屈肌之间，在前臂骨间膜近侧端处分为骨间前动脉和骨间后动脉，分别沿前臂骨间膜前、后面下降，途中分支至前臂肌和尺、桡骨。②掌深支。在豌豆骨远侧起自尺动脉，穿小鱼际至掌深部，与桡动脉末端吻合形成掌深弓（见图 7-34、图 7-35）。

（5）掌浅弓和掌深弓

1）**掌浅弓** superficial palmar arch：由尺动脉末端与桡动脉掌浅支吻合而成。位于掌腱膜深面，弓的凸缘约平掌骨中部。从掌浅弓发出 3 条指掌侧总动脉和 1 条小指尺掌侧动脉。3 条指掌侧总动脉行至掌指关节附近，每条再分为 2 条指掌侧固有动脉，分别分布于第 2~5 指相对缘；小指尺掌侧动脉分布于小指掌面尺侧缘（图 7-36 AR）。

2）**掌深弓** deep palmar arch：由桡动脉末端和尺动脉的掌深支吻合而成。位于屈指肌腱深面，弓的凸缘在掌浅弓的近侧，约平腕掌关节高度。由弓发出 3 条掌心动脉，行至掌指关节附近，分别注入相应的指掌侧总动脉（图 7-37）。

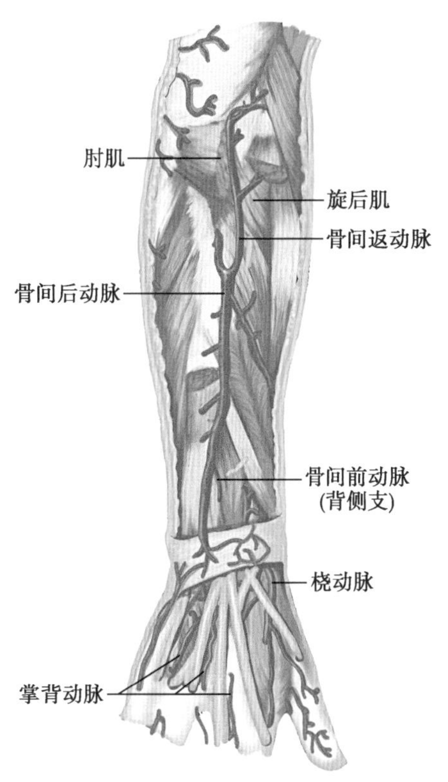

图 7-35 前臂的动脉（后面）

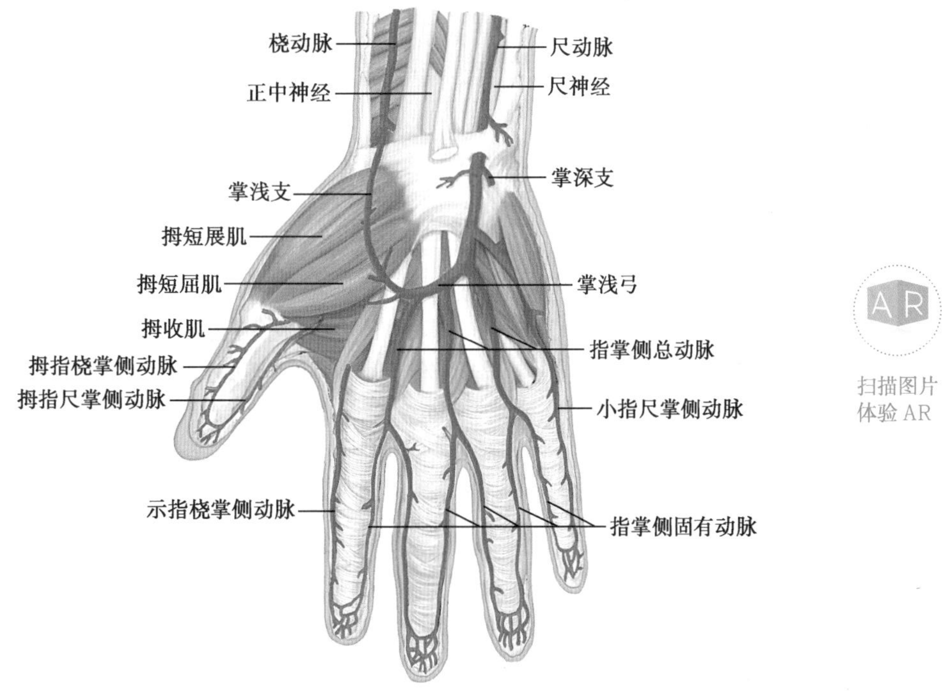

图 7-36 手的动脉（掌侧面浅层）

3. 胸主动脉 thoracic aorta 是胸部的动脉主干，其分支有壁支和脏支两类（见图 7-28，表 7-1）。

（1）壁支

1）肋间后动脉：共 9 对，在第 3 肋以下的肋间隙内，沿肋沟走行。

2）肋下动脉：1 对，走行于第 12 肋下方。此二者分布于胸壁、腹壁上部、背部和脊髓等处。

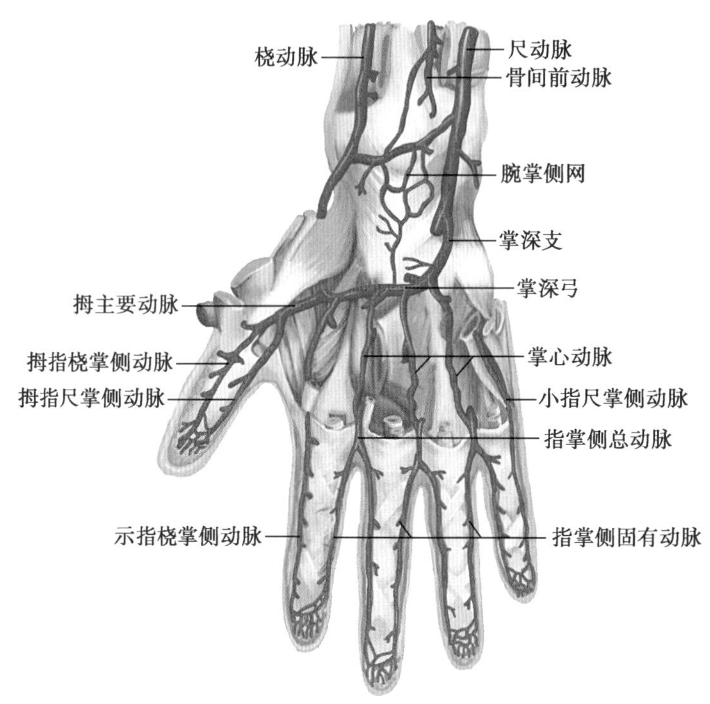

图 7-37 手的动脉（掌侧面深层）

3）膈上动脉：1 对，分布于膈上面的后部。

（2）脏支：包括支气管支、食管支和心包支，是分布于气管、支气管、食管和心包的一些细小分支。

4. 腹主动脉 abdominal aorta 是腹部的动脉主干（见图 7-29，表 7-1），其分支包括壁支和脏支，但脏支远较壁支粗大。

（1）壁支：主要有腰动脉、膈下动脉、骶正中动脉等，分布于腹后壁、脊髓、膈下面、肾上腺和盆腔后壁等处。膈下动脉发出肾上腺上动脉。

（2）脏支：有成对脏支和不成对脏支两种。成对脏支有肾上腺中动脉、肾动脉、睾丸动脉（女性为卵巢动脉）；不成对脏支有腹腔干、肠系膜上动脉和肠系膜下动脉。

1）**肾动脉** renal artery 约平第 1、2 腰椎间盘高度起于腹主动脉，向外横行，至肾门附近分为前、后两干，经肾门入肾。肾动脉在入肾门之前发出肾上腺下动脉至肾上腺。

2）**睾丸动脉** testicular artery 细而长，在肾动脉起始处稍下方由腹主动脉前壁发出，沿腰大肌前面行向外下方，穿入腹股沟管，参与精索组成，分布于睾丸和附睾，故又称精索内动脉。在女性，**卵巢动脉** ovarian artery 经卵巢悬韧带下行入盆腔，分布到卵巢和输卵管壶腹部。

3）**腹腔干** celiac trunk 为粗而短的动脉干，在主动脉裂孔稍下方由腹主动脉前壁发出，随即分为胃左动脉、肝总动脉和脾动脉（见图 7-29、图 7-38、图 7-39）：①**胃左动脉** left gastric artery。向左上方行至胃贲门附近，沿胃小弯向右行于小网膜两层之间，沿途分支供应食管腹段、贲门和胃小弯附近的胃壁。②**肝总动脉** common hepatic artery。从十二指肠上部的上缘向右行，进入肝十二指肠韧带，分为肝固有动脉和胃十二指肠动脉。**肝固有动脉** proper hepatic artery 行于肝十二指肠韧带内，在肝门静脉前方、胆总管左侧上行至肝门，分为左、右支，分别进入肝左、右叶。右支在入肝门前发出一支胆囊动脉，分布于胆囊。肝固有动脉还发出**胃右动脉** right gastric artery，在小网膜内行至幽门上缘，沿胃小弯向左行，与胃左动脉吻合，沿途分支于十二指肠上部和胃小弯附近的胃壁。**胃十二指肠动脉** gastroduodenal artery 经胃幽门下缘分为胃网膜右动脉和胰十二指肠上动脉：前者沿胃大弯向左，沿途分出胃支和网膜支至胃和大网膜，其终末支与胃网膜左动脉吻合；后者又分前、后两支，在胰头与十二指肠降部之间的前、后面下行，分布于胰头和十二指肠。③**脾动脉** splenic artery。沿胰上缘蜿蜒左行至脾门，分为数条脾支入脾。脾动脉在胰上缘走行途中，发出多条较细小的胰支到胰体和胰尾。另

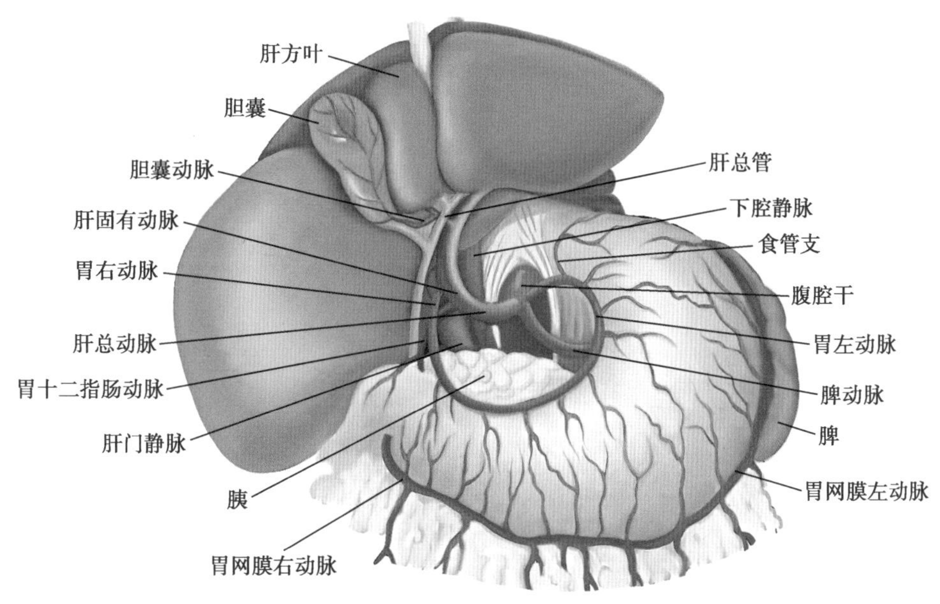

图 7-38 腹腔干及其分支(胃前面)

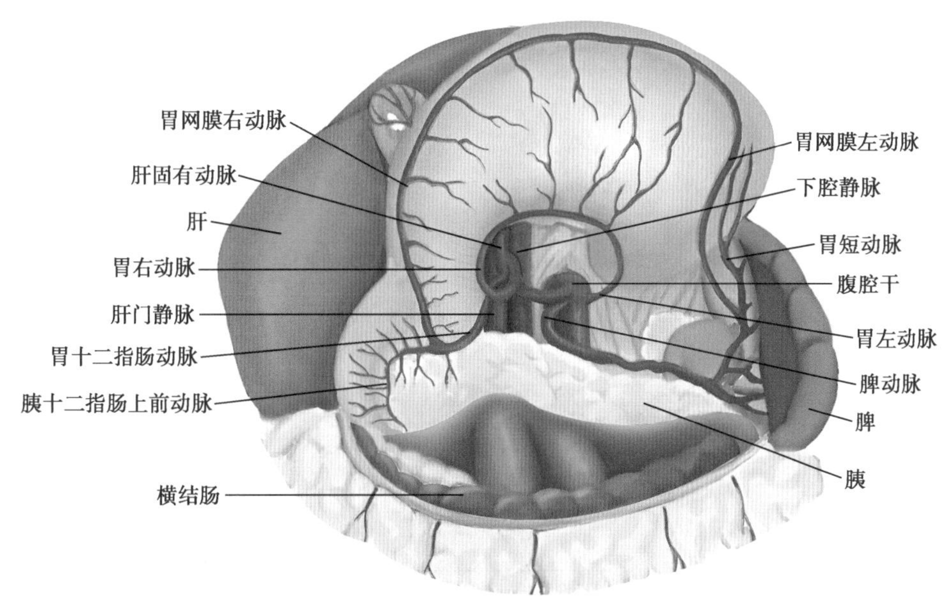

图 7-39 腹腔干及其分支(胃后面)

外,发出 1 或 2 支胃后动脉(出现率为 60%~80%),经胃膈韧带上行,分布到胃体后壁上部。脾动脉在脾门附近发出 3~5 支胃短动脉,经胃脾韧带至胃底;发出胃网膜左动脉,沿胃大弯右行,发出胃支和网膜支营养胃和大网膜,其终末支与胃网膜右动脉吻合成动脉弓。

4)**肠系膜上动脉** superior mesenteric artery 在腹腔干稍下方,约平第 1 腰椎高度起自腹主动脉前壁,经胰头与胰体交界处的后方下行,越过十二指肠水平部前面,进入小肠系膜根,向右髂窝走行。其分支如下:①胰十二指肠下动脉。于胰头与十二指肠之间走行,分前、后支与胰十二指肠上动脉前、后支吻合,分支营养胰和十二指肠(图 7-40)。②**空肠动脉** jejunal artery 和**回肠动脉** ileal artery。13~18 支,由肠系膜上动脉左侧壁发出,行于小肠系膜内,反复分支并吻合形成多级动脉弓,由最后一级动脉弓发出直行小支进入肠壁,供应空肠和回肠。③**回结肠动脉** ileocolic artery。为肠系膜上动脉右侧壁发出的最下一条分支,斜向右下方,至盲肠附近分数支营养回肠末段、盲肠、阑尾和升结肠。至阑尾的分支称阑尾动脉,经回肠末端的后方进入阑尾系膜,分支营养阑尾(图 7-41)。④**右结肠动脉** right colic

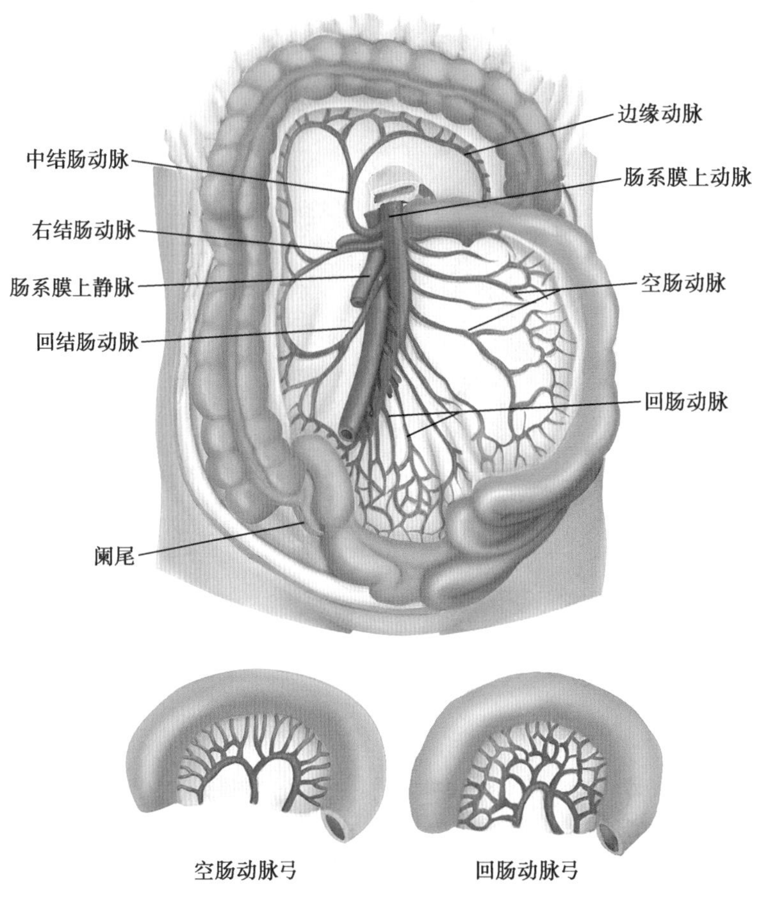

图 7-40 肠系膜上动脉及其分支

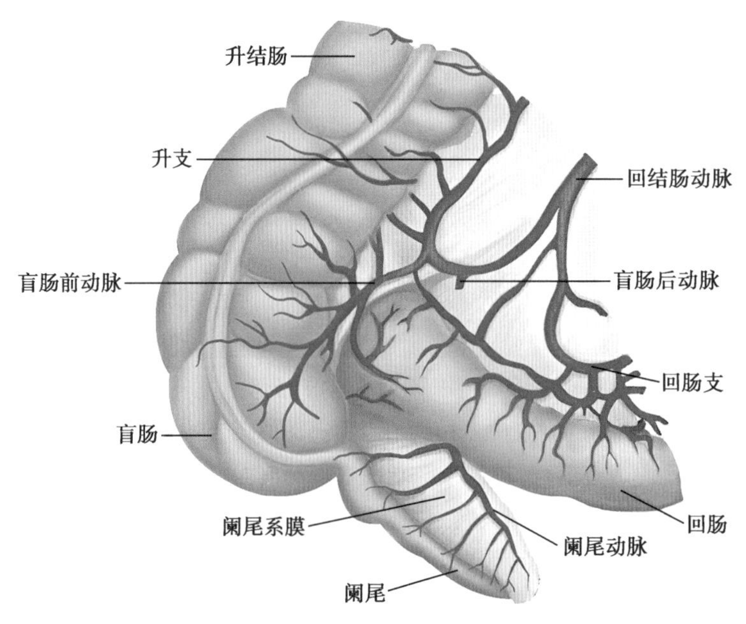

图 7-41 回结肠动脉及其分支

artery。在回结肠动脉上方发出，向右行，分升、降支与中结肠动脉和回结肠动脉吻合，分支分布于升结肠。⑤**中结肠动脉** middle colic artery。在胰下缘附近起于肠系膜上动脉，向前并稍偏右侧进入横结肠系膜，分为左、右支，分别与左、右结肠动脉吻合，营养横结肠。

5）**肠系膜下动脉** inferior mesenteric artery 约平第3腰椎水平起于腹主动脉前壁，在壁腹膜后面沿腹后壁向左下走行，分支分布于降结肠、乙状结肠和直肠上部（图7-42）：①**左结肠动脉** left colic artery。横行向左，至降结肠附近分升支和降支，分别与中结肠动脉和乙状结肠动脉吻合，分布于降结肠。②**乙状结肠动脉** sigmoid artery。2或3支，斜向左下方进入乙状结肠系膜内，各支间相互吻合成动脉弓，分支营养乙状结肠。乙状结肠动脉与左结肠动脉和直肠上动脉吻合。③**直肠上动脉** superior rectal artery。为肠系膜下动脉的直接延续，在乙状结肠系膜内下行，至第3骶椎处分为2支，沿直肠两侧分布于直肠上部，并与直肠下动脉吻合。

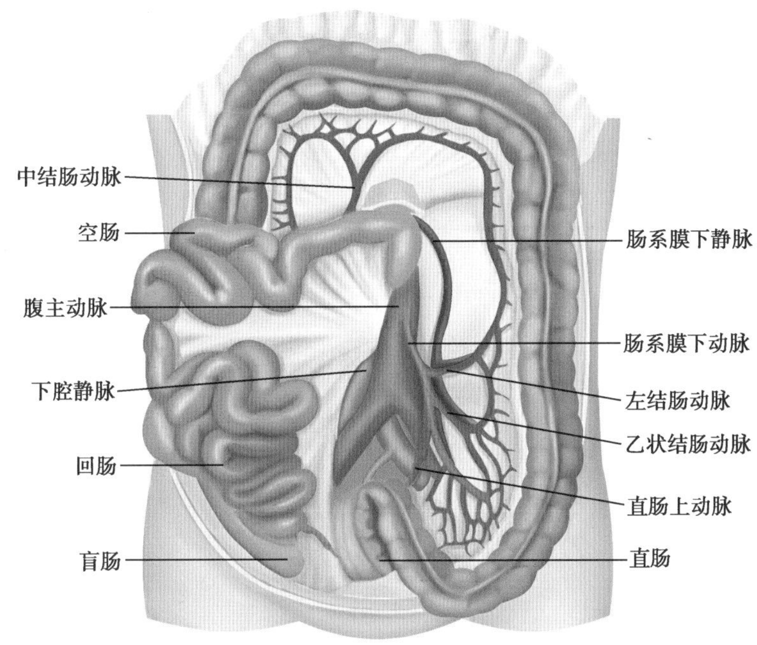

图7-42 肠系膜下动脉及其分支

5. 髂内动脉 internal iliac artery 是盆部的动脉主干，为一短干，沿盆腔侧壁下行，发出壁支和脏支（图7-43、图7-44，见表7-1）。

（1）壁支

1）**闭孔动脉** obturator artery：沿骨盆侧壁向前下行，穿闭膜管至大腿，分支于内侧群肌和髋关节。

2）**臀上动脉** superior gluteal artery 和**臀下动脉** inferior gluteal artery：分别经梨状肌上、下孔穿出至臀部，分支营养臀肌和髋关节等。

此外，髂内动脉还发出髂腰动脉和骶外侧动脉，分布于髂腰肌、盆腔后壁及骶管内结构。

（2）脏支

1）**脐动脉** umbilical artery：为胎儿时期的动脉干，出生后其远侧段闭锁形成脐内侧韧带。发出2或3支膀胱上动脉，分布于膀胱中、上部。

2）**子宫动脉** uterine artery：沿盆腔侧壁下行，进入子宫阔韧带底部两层腹膜之间，在子宫颈外侧约2cm处跨越输尿管前上方，再沿子宫侧缘迂曲上升至子宫底。子宫动脉分支营养子宫、阴道、输卵管和卵巢，并与卵巢动脉吻合。

3）**阴部内动脉** internal pudendal artery：在臀下动脉前方下行，穿梨状肌下孔出盆腔，经坐骨小孔至坐骨直肠窝，发出肛动脉、会阴动脉、阴茎/蒂动脉等分支，分布于会阴部（图7-43~图7-45）。

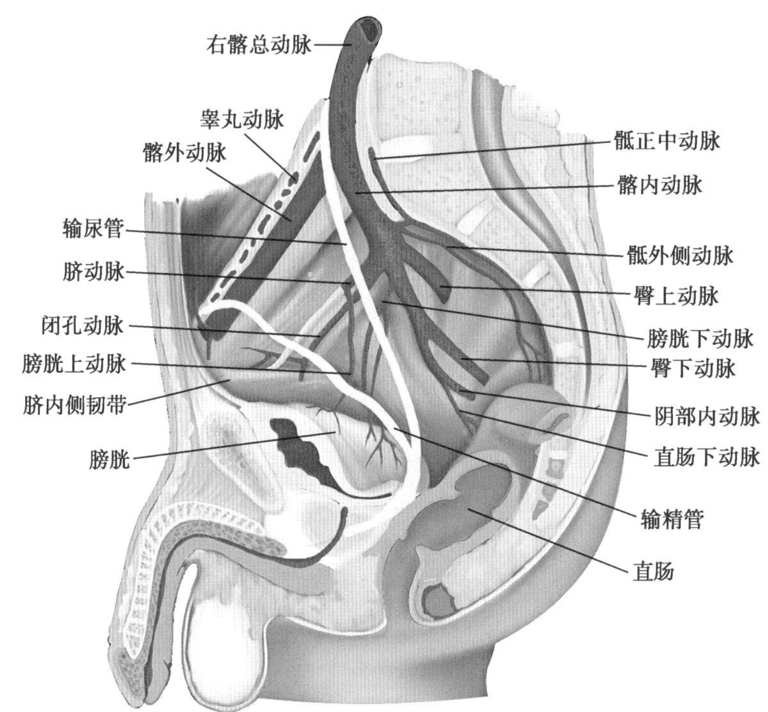

图 7-43 盆腔的动脉（男性，右侧）

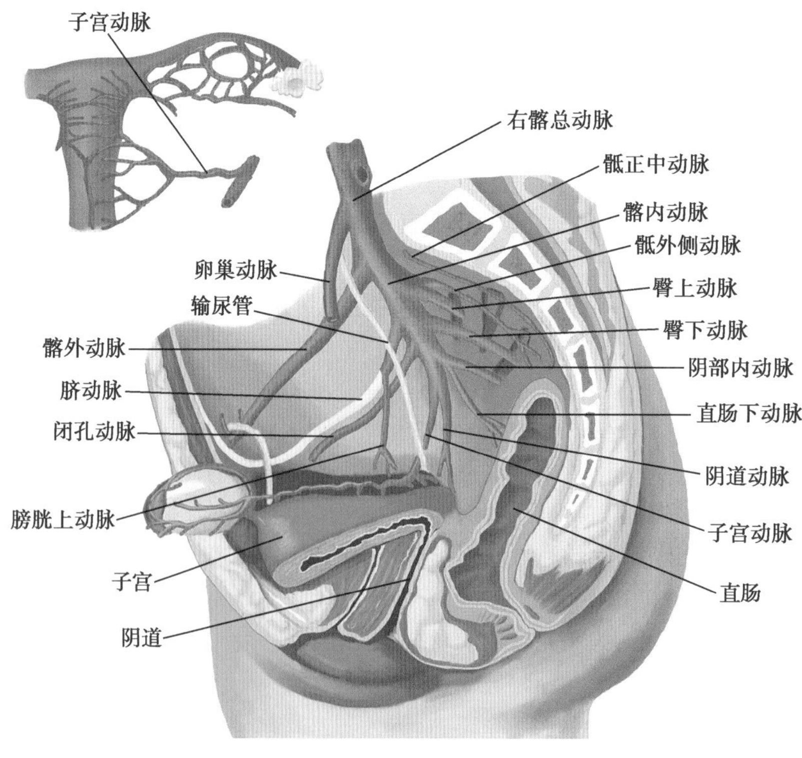

图 7-44 盆腔的动脉（女性，右侧）

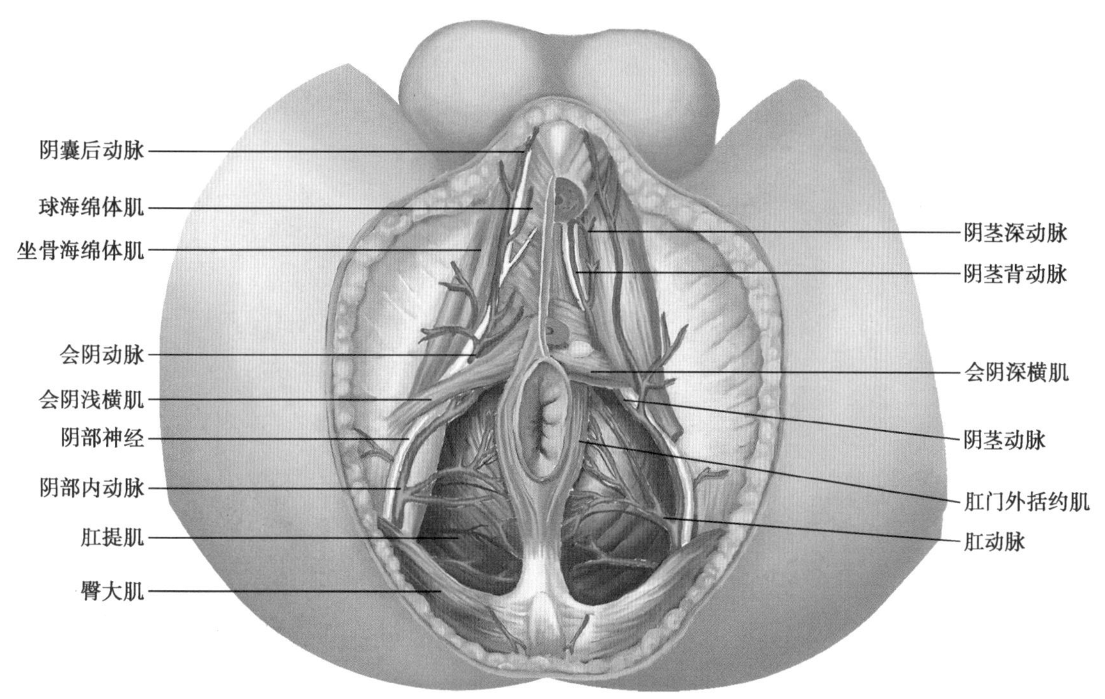

图 7-45　会阴部的动脉(男性)

此外,髂内动脉的脏支还有膀胱下动脉,分布于膀胱底、精囊腺和前列腺或阴道。直肠下动脉分布于直肠下部、前列腺或阴道等处。

6. **髂外动脉 external iliac artery**　沿腰大肌内侧缘下降,经腹股沟韧带中点深面至股前部,移行为股动脉(见图 7-43、图 7-44)。髂外动脉在腹股沟韧带稍上方发出腹壁下动脉,进入腹直肌鞘,分布到腹直肌并与腹壁上动脉吻合。此外,发出一支旋髂深动脉,斜向外上,分支营养髂嵴及邻近肌。

股动脉是髂外动脉的直接延续,为下肢动脉的主干。

(1) **股动脉** femoral artery:在股前部股三角内下行,穿过收肌管,出收肌腱裂孔至腘窝,移行为腘动脉。在腹股沟韧带中点稍下方,股动脉位置表浅,活体上可摸到其搏动,下肢出血时可在该处将股动脉压向耻骨下支进行压迫止血(见表 7-2)。股动脉的主要分支为**股深动脉** deep femoral artery,在腹股沟韧带下方 2~5cm 处起于股动脉,经股动脉后方走向后内下方,发出旋股内侧动脉分布于大腿内侧群肌,旋股外侧动脉分布于大腿前群肌,3 或 4 条穿动脉分布于大腿后群肌、内侧群肌和股骨(图 7-46 AR、图 7-47)。

此外,由股动脉发出的腹壁浅动脉和旋髂浅动脉,分别至腹前壁下部和髂前上棘附近的皮肤及浅筋膜。临床常以上述两条动脉为轴心的分布区作为供区进行带血管蒂皮瓣移植。

血管性介入治疗

血管性介入治疗是在医学影像设备的介导下,利用穿刺针、导丝和导管等器械所进行的诊断与治疗操作,包括:①心、血管造影及心导管检查;②药物灌注,如动脉内灌注化疗药物、溶栓药物、止血剂等;③血管栓塞,如出血血管、肿瘤血管、动静脉畸形、动静脉瘘、血管瘤、脾动脉栓塞治疗等;④血管成形,如心脏瓣膜及血管狭窄的球囊扩张、内支架置入成形及激光、旋切成形等。如对肝癌患者进行血管性介入治疗,是指在皮肤上穿刺一小口,从动脉内插管至肝癌供血动脉,再通过导管给药或进行栓塞。一般选择股动脉→髂外动脉→髂总动脉→腹主动脉→腹腔干→肝总动脉→肝固有动脉途径,也可以选择桡动脉等作为穿刺点。

NOTES

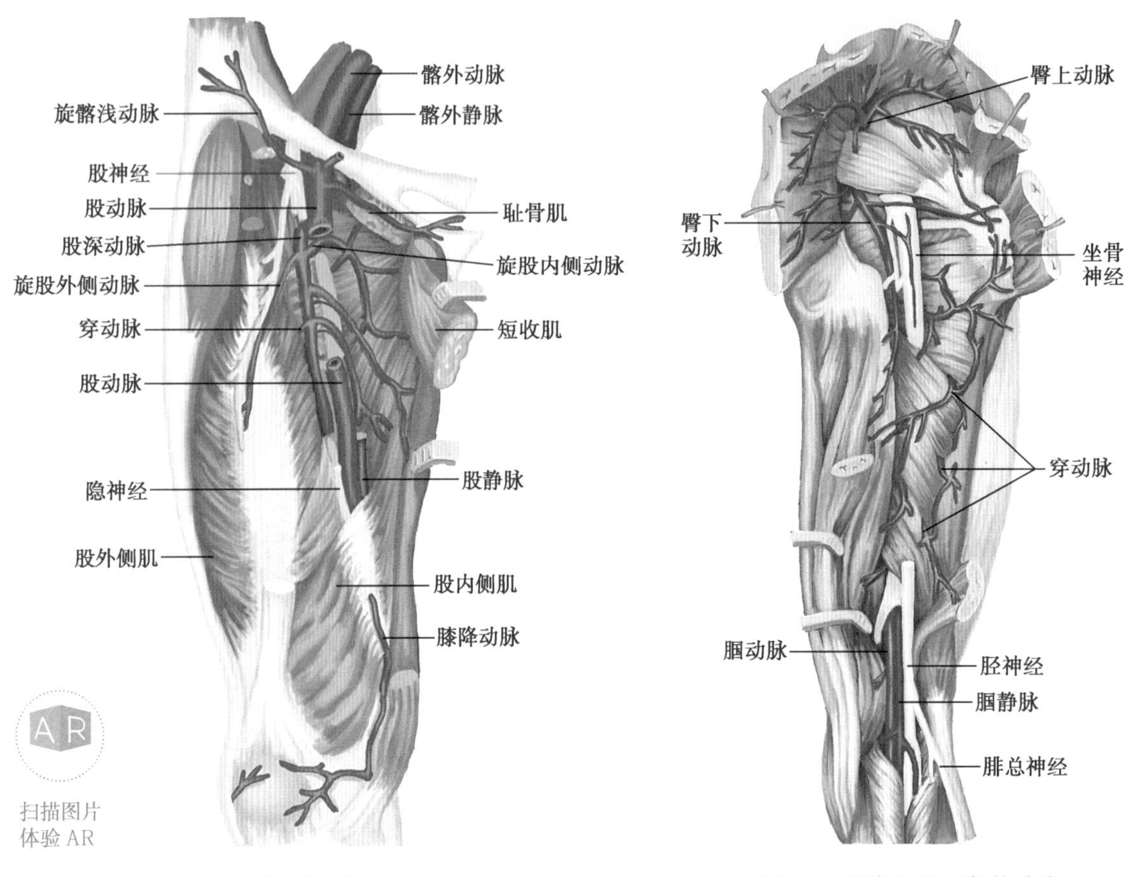

图 7-46　股动脉及其分支

图 7-47　臀部和股后部的动脉

（2）**腘动脉** popliteal artery：在腘窝深部下行，至腘肌下缘，分为胫前动脉和胫后动脉。腘动脉在腘窝内发出数条关节支和肌支，分布于膝关节及邻近肌，参与膝关节网的构成（见图 7-47、图 7-48）。

（3）**胫后动脉** posterior tibial artery：沿小腿后面浅、深屈肌之间下行，经内踝后方转至足底，分为足底内侧动脉和足底外侧动脉 2 终支。胫后动脉主要分支有腓动脉等（见图 7-48）。

1）**腓动脉** peroneal artery：起于胫后动脉上部，沿腓骨内侧下行，分支营养邻近诸肌和胫、腓骨。

2）**足底内侧动脉** medial plantar artery：沿足底内侧前行，分布于足底内侧（图 7-49）。

3）**足底外侧动脉** lateral plantar artery：位于足底外侧，斜行至第 5 跖骨底处，转向内侧至第 1 跖骨间隙，与足背动脉的足底深支吻合，形成足底弓。由弓发出 4 条跖足底总动脉，向前各分为 2 支趾足底固有动脉，分布到足趾（图 7-49）。

（4）**胫前动脉** anterior tibial artery：由腘动脉发出后，穿小腿骨间膜至小腿前面，在小腿前群肌之间下行，至踝关节前方移行为足背动脉。胫前动脉沿途分支分布于小腿前群肌，并分支参与膝关节网（图 7-50）。

（5）**足背动脉** dorsal artery of foot：是胫前动脉的直接延续，经踇长伸肌腱和趾长伸肌腱之间前行，至第 1 跖骨间隙近侧，分为第 1 跖背动脉和足底深支两终支（图 7-51）。足背动脉位置表浅，在踝关节前方，内、外踝连线中点，踇长伸肌腱的外侧可触知其搏动，足部出血时可在此处向深部压迫足背动脉进行止血（见表 7-2）。足背动脉的主要分支如下。

1）足底深支：穿第 1 跖骨间隙至足底，与足底外侧动脉末端吻合成足底弓。

2）第 1 跖背动脉：沿第 1 跖骨间隙前行，分支至踇趾背面外侧缘和第 2 趾背内侧缘。

3）弓状动脉：沿跖骨底弓形向外，由弓的凸侧缘发出 3 条跖背动脉，向前各分为 2 支细小的趾背动脉，分布于第 2~5 趾相对缘。

此外，足背动脉尚分出数支跗内侧动脉和跗外侧动脉，分布于跗骨和跗骨间关节。

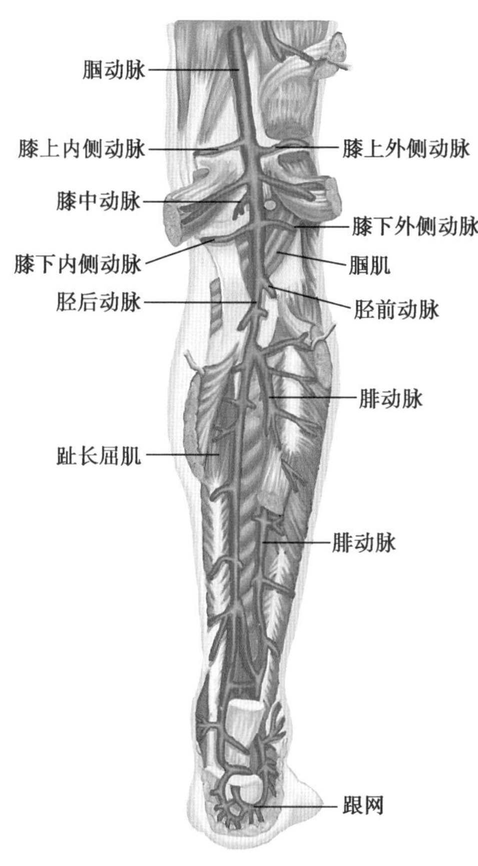

图 7-48 小腿的动脉(后面)

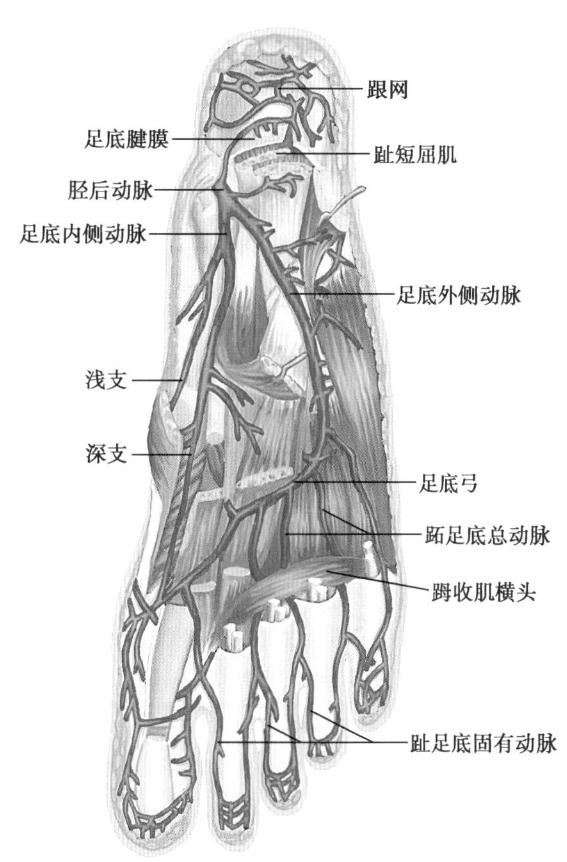

图 7-49 足底的动脉(右侧)

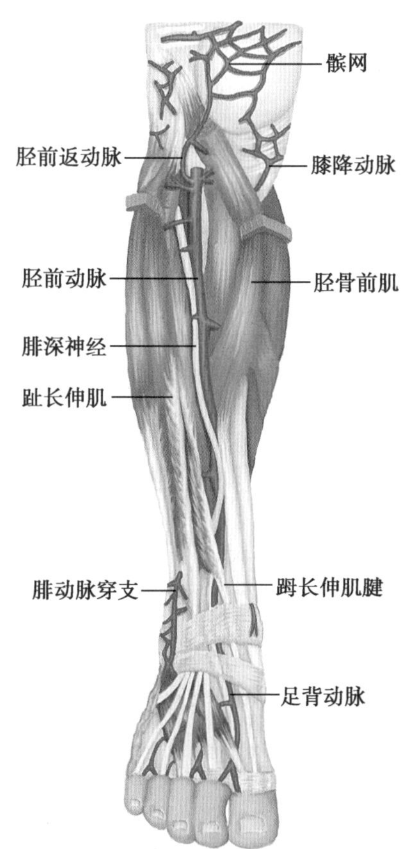

图 7-50 小腿的动脉(右侧,前面)

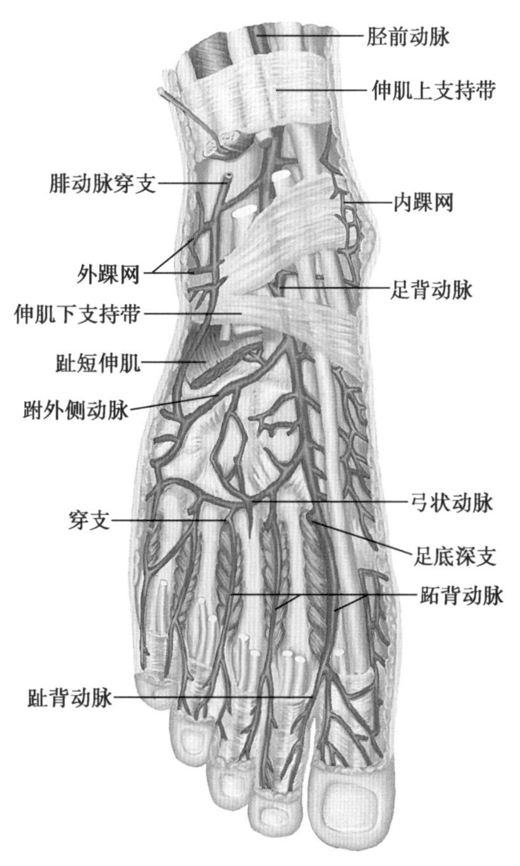

图 7-51 足背动脉及其分支

四、静脉

静脉 vein 是运送血液回心的血管，始于毛细血管，止于右心房。静脉的数量比动脉多，管腔较大。与伴行的动脉相比，静脉管壁薄而柔软，弹性小。标本上的静脉管壁塌陷，内多有淤血。在结构和配布方面，静脉有下列特点：①**静脉瓣** venous valve 成对，半月形，游离缘朝向心（图 7-52）。静脉瓣有保证血液向心流动和防止血液逆流的作用。受重力影响，较大的四肢静脉的瓣膜较多，而躯干较大的静脉少或无瓣膜。②体循环静脉分浅、深两类。**浅静脉** superficial vein 位于皮下浅筋膜内，又称皮下静脉。上肢和下肢的浅静脉扩张时，在活体表面可观察到呈蓝色的静脉轮廓，特别是手背和足背。浅静脉不与动脉伴行，最后注入深静脉。临床上常经浅静脉注射、输液、输血、采血或插入导管等。**深静脉** deep vein 位于深筋膜深面，与动脉伴行，又称伴行静脉。深静脉的名称和行程与伴行动脉相同，引流范围与伴行动脉的分布范围大体一致。血栓性静脉炎时，深静脉血栓形成，可阻塞静脉管腔，导致静脉血回流受阻。③静脉的吻合比较丰富。浅静脉在手和足等部位吻合成**静脉网** venous rete，深静脉环绕容积经常变动的脏器（如膀胱、子宫和直肠等）形成**静脉丛** venous plexus。在器官扩张或受压的情况下，静脉丛仍能保证血流通畅。浅静脉之间、深静脉之间和浅、深静脉之间都存在丰富的交通支，此有利于侧支循环的建立。④结构特殊的静脉包括**硬脑膜窦** sinus of dura mater 和**板障静脉** diploic vein。硬脑膜窦位于颅内，无平滑肌，无瓣膜，故外伤时出血时难以止血。板障静脉位于板障内，壁薄无瓣膜，借导血管连接头皮静脉和硬脑膜窦（图 7-53）。

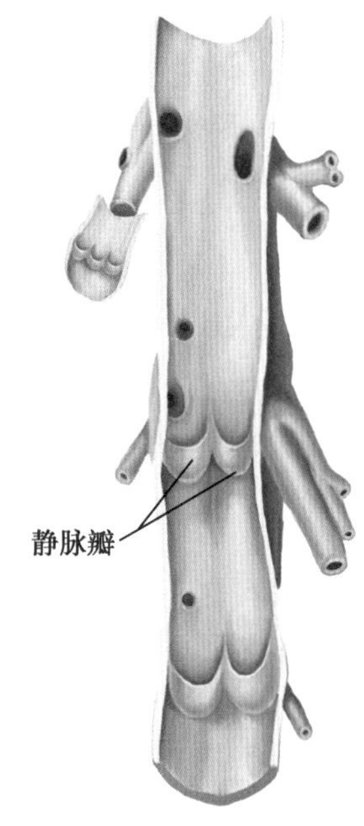

图 7-52　静脉瓣

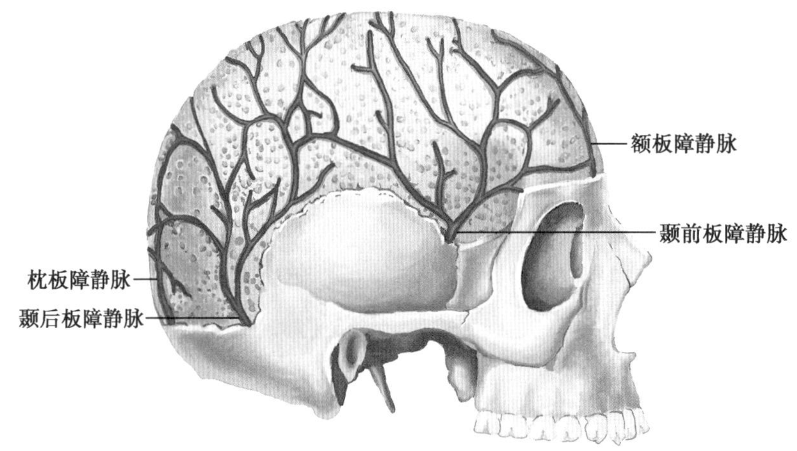

图 7-53　板障静脉

静脉回流的因素

1. 静脉瓣顺血流开放，逆血流关闭，是保证静脉血回流的重要装置。

2. 心舒张时心室抽吸心房和大静脉的血液。如果心收缩力显著减弱，心室排空不完全，静脉血回流减少。

3. 吸气时，胸膜腔负压加大，胸腔内大静脉内压降低，从而促进静脉血回流。

4. 脏器运动、骨骼肌收缩和动脉搏动有助于静脉血回流。

5. 体位改变也对静脉血回流产生影响。静脉血回流受阻时可出现组织水肿等。

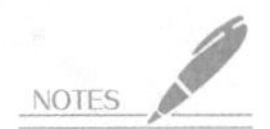

全身的静脉分为肺循环的静脉和体循环的静脉。

（一）肺循环的静脉

肺静脉 pulmonary vein 每侧两条，分别为左上、左下肺静脉和右上、右下肺静脉。肺静脉起自肺门，向内穿过纤维心包，注入左心房后部。肺静脉将含氧量高的血液输送到左心房。左肺上、下静脉分别收集左肺上、下叶的血液，右肺上静脉收集右肺上、中叶的血液，右肺下静脉收集右肺下叶的血液。

（二）体循环的静脉

体循环的静脉包括上腔静脉系、下腔静脉系和心静脉系（见本章第一节“心血管系统”），下腔静脉系中收集腹腔内不成对器官（肝除外）静脉血液的静脉组成肝门静脉系。

1. 上腔静脉系 由上腔静脉及其属支组成，收集头颈部、上肢和胸部（心和肺除外）等上半身的静脉血。

（1）头颈部静脉：浅静脉包括面静脉、颞浅静脉、颈前静脉和颈外静脉；深静脉包括颅内静脉、颈内静脉和锁骨下静脉等。

1）**面静脉** facial vein（图 7-54、图 7-55）：起自**内眦静脉** angular vein，在面动脉后方下行。在下颌角下方跨过颈内、外动脉的表面，下行至舌骨大角附近注入颈内静脉。面静脉通过眼上静脉和眼下静脉与颅内的海绵窦交通，并通过**面深静脉** deep facial vein 与翼静脉丛交通，继而与海绵窦交通。面静脉缺乏静脉瓣。面部发生化脓性感染时，若处理不当（如挤压等），可导致颅内感染。因此，将鼻根至两侧口角之间的三角区称为“危险三角”。

2）**下颌后静脉** retromandibular vein（图 7-54、图 7-55）：由颞浅静脉和上颌静脉在腮腺内汇合而成。上颌静脉起自翼内肌和翼外肌之间的**翼静脉丛** pterygoid venous plexus。下颌后静脉下行至腮腺下端处分为前、后两支，前支注入面静脉，后支与耳后静脉和枕静脉汇合成颈外静脉。下颌后静脉收集面侧区和颞区的静脉血。

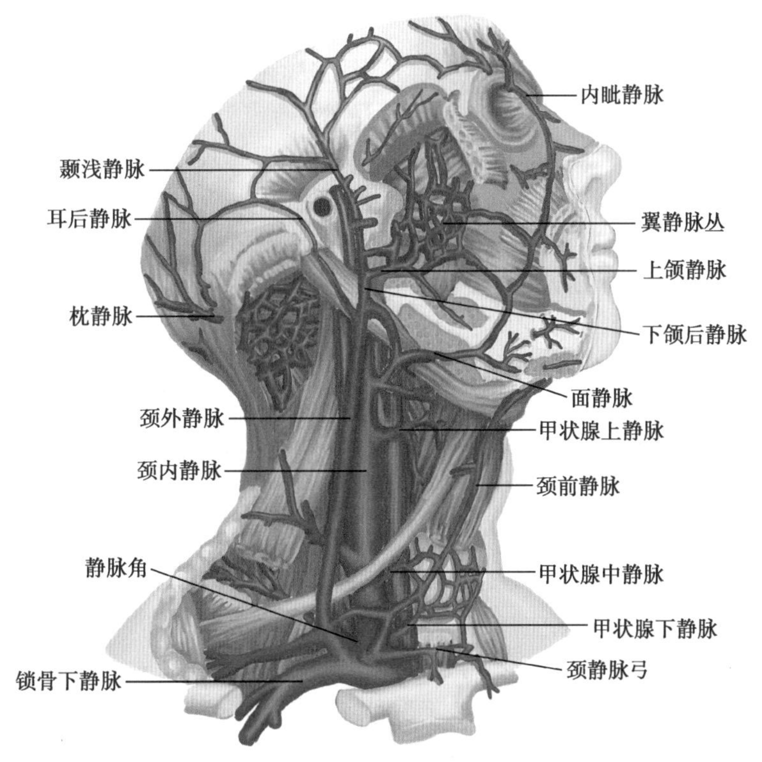

图 7-54 头颈部静脉

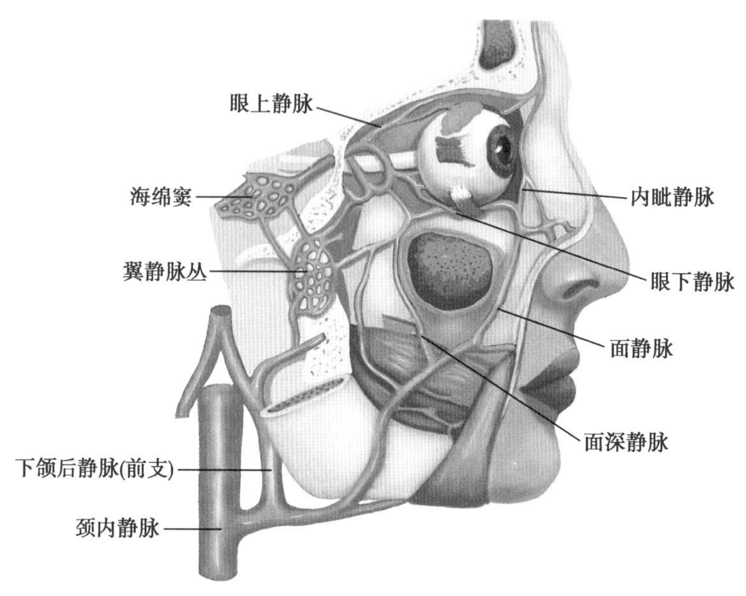

图 7-55 面静脉及其交通

3）**颈外静脉** external jugular vein（见图 7-54）：由下颌后静脉的后支、耳后静脉和枕静脉在下颌角处汇合而成，沿胸锁乳突肌表面下行，在锁骨上方穿深筋膜，注入锁骨下静脉或静脉角。颈外静脉主要收集头皮和面部的静脉血。静脉末端有一对瓣膜，但不能防止血液逆流。正常人站位或坐位时，颈外静脉常不显露。当心脏疾病或上腔静脉阻塞引起颈外静脉回流不畅时，在体表可见静脉充盈轮廓，称颈静脉怒张。

4）**颈前静脉** anterior jugular vein（见图 7-54）：是起自颏下方的浅静脉，沿颈前正中线两侧下行，注入颈外静脉末端或锁骨下静脉。左、右颈前静脉在胸骨柄上方常吻合成**颈静脉弓** jugular venous arch。

5）**颈内静脉** internal jugular vein（见图 7-54）：于颈静脉孔处续于乙状窦，在颈动脉鞘内沿颈内动脉和颈总动脉外侧下行，至胸锁关节后方与锁骨下静脉汇合成头臂静脉。颈内静脉的颅内属支有乙状窦和岩下窦，收集颅骨、脑膜、脑、泪器和前庭蜗器等处的静脉血（详见第九章“神经系统”）。颅外属支包括面静脉、舌静脉、咽静脉、甲状腺上静脉和甲状腺中静脉等。颈内静脉壁附着于颈动脉鞘，并通过颈动脉鞘与周围的颈深筋膜和肩胛舌骨肌中间腱相连，故管腔经常处于开放状态，有利于血液回流。颈内静脉外伤时，管腔不能闭锁和胸腔负压对血液的影响，可导致空气栓塞。

6）**锁骨下静脉** subclavian vein（见图 7-54）：在第 1 肋外侧缘续于腋静脉，向内侧行于锁骨下动脉前下方，至胸锁关节后方与颈内静脉汇合成头臂静脉。两静脉汇合部称**静脉角** venous angle，是淋巴导管的注入部位，左侧静脉角有胸导管注入，右侧静脉角有右淋巴导管注入。锁骨下静脉的主要属支是腋静脉和颈外静脉。临床上常经锁骨上或锁骨下入路做锁骨下静脉导管插入。

（2）上肢静脉

1）上肢浅静脉：包括头静脉、贵要静脉、肘正中静脉及其属支。临床上常在手背静脉网、前臂和肘部前面的浅静脉采血、输液和注射药物：①**头静脉** cephalic vein（图 7-56、图 7-57）。起自**手背静脉网** dorsal venous rete of hand 的桡侧，沿前臂下部桡侧、前臂上部和肘部的前面以及肱二头肌外侧沟上行，再经三角肌与胸大肌间沟行至锁骨下窝，穿深筋膜注入腋静脉或锁骨下静脉。头静脉在肘窝处通过肘正中静脉与贵要静脉交通。头静脉主要收集手和前臂桡侧浅层结构的静脉血。②**贵要静脉** basilic vein（见图 7-56、图 7-57）。起自手背静脉网的尺侧，沿前臂尺侧上行，至肘部转至前面，在肘窝处接受肘正中静脉，再经肱二头肌内侧沟行至臂中点高度，穿深筋膜注入肱静脉，或伴肱静脉上行，注入腋静脉。贵要静脉收集手和前臂尺侧浅层结构的静脉血。③**肘正中静脉** median cubital vein（图 7-57）。变

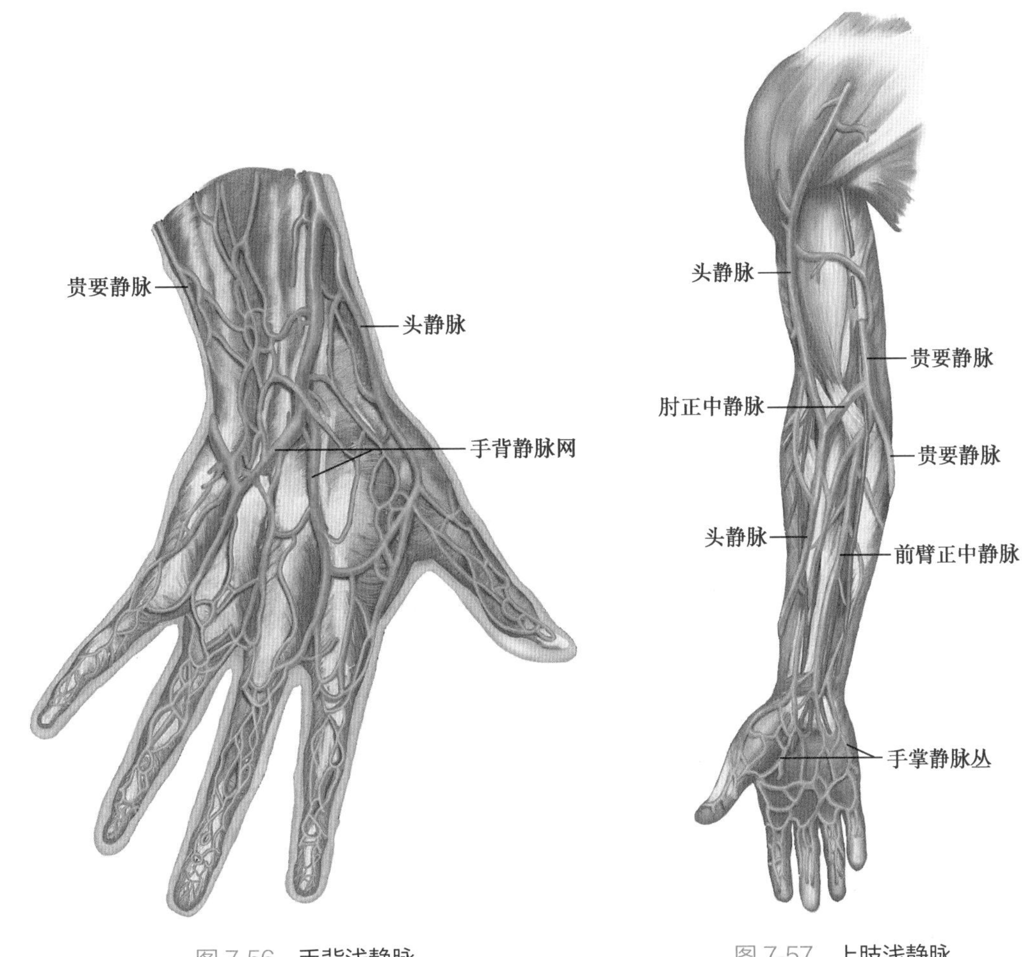

图 7-56 手背浅静脉

图 7-57 上肢浅静脉

异较多，通常在肘窝处连接头静脉和贵要静脉。④**前臂正中静脉** median vein of forearm（见图 7-57）。起自手掌静脉丛，沿前臂前面上行，注入肘正中静脉。前臂正中静脉有时分叉，分别注入头静脉和贵要静脉，因而不存在肘正中静脉。前臂正中静脉收集手掌侧和前臂前部浅层结构的静脉血。

2）上肢深静脉：与同名动脉伴行，且多为两条。由于上肢的静脉血主要由浅静脉引流，深静脉较细。两条肱静脉在大圆肌下缘处汇合成**腋静脉** axillary vein。腋静脉位于腋动脉的前内侧，在第 1 肋外侧缘续为锁骨下静脉。腋静脉收集上肢浅静脉和深静脉的全部血液。

（3）胸部静脉：主要包括头臂静脉、上腔静脉、奇静脉及其属支、椎静脉丛等。

1）**头臂静脉** brachiocephalic vein（图 7-58）：由颈内静脉和锁骨下静脉在胸锁关节后方汇合而成。左头臂静脉比右头臂静脉长，向右下斜越左锁骨下动脉、左颈总动脉和头臂干的前面，至右侧第 1 胸肋结合处后方与右头臂静脉汇合成上腔静脉。头臂静脉还接受椎静脉、胸廓内静脉，肋间上静脉和甲状腺下静脉等。

2）**上腔静脉** superior vena cava（见图 7-58）：由左、右头臂静脉汇合而成。沿升主动脉右侧下行，至右侧第 2 胸肋关节后方穿纤维心包，平第 3 胸肋关节下缘注入右心房。在穿纤维心包之前，有奇静脉注入。

3）**奇静脉** azygos vein（见图 7-58）：在右膈脚处起自右腰升静脉，沿食管后方和胸主动脉右侧上行，至第 4 胸椎体高度向前勾绕右肺根上方，注入上腔静脉。奇静脉沿途收集右侧肋间后静脉、半奇静脉、食管静脉和支气管静脉的血液。奇静脉上连上腔静脉，下借右腰升静脉连于下腔静脉，故是沟通上腔静脉系和下腔静脉系的重要通道之一。当上腔静脉或下腔静脉阻塞时，该通道可成为重要的侧支循环途径。

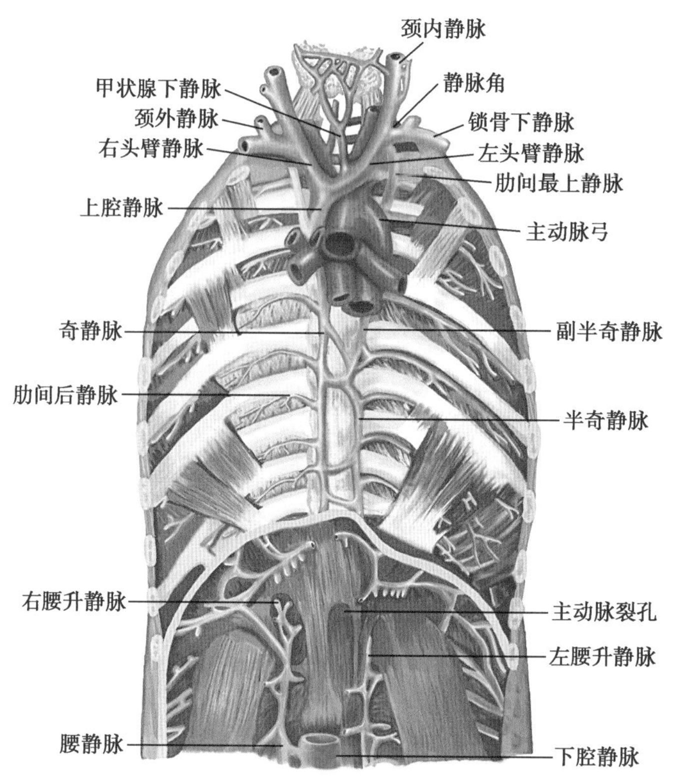

图 7-58 上腔静脉及其属支

4）**半奇静脉** hemiazygos vein（见图 7-58）：在左膈脚处起自左腰升静脉，沿胸椎体左侧上行，约达第 8 胸椎椎体高度经胸主动脉和食管后方向右跨越脊柱，注入奇静脉。半奇静脉收集左侧下部肋间后静脉、副半奇静脉和食管静脉的血液。

5）**副半奇静脉** accessory hemiazygos vein（见图 7-58）：沿胸椎椎体左侧下行，注入半奇静脉或向右跨过脊柱注入奇静脉。副半奇静脉收集左侧上部肋间后静脉和食管静脉的血液。

6）**椎静脉丛** vertebral venous plexus（图 7-59）：椎管内、外有丰富的静脉丛，按部位将其分为**椎外静脉丛** external vertebral venous plexus 和**椎内静脉丛** internal vertebral venous plexus。椎内静脉丛位于椎骨骨膜和硬脊膜之间，收集椎骨、脊膜和脊髓的静脉血。椎外静脉丛位于椎体的前方、椎弓及其突起的后方，收集椎体和附近肌肉的静脉血。椎内、外静脉丛无瓣膜，互相吻合，注入附近的椎静脉、肋间后静脉、腰静脉和骶外侧静脉等。椎静脉丛向上经枕骨大孔与硬脑膜窦交通，向下与盆腔静脉丛交

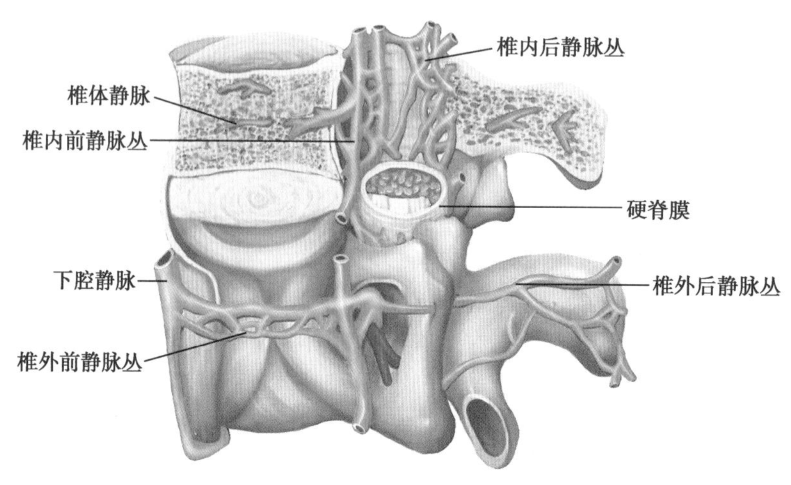

图 7-59 椎静脉丛

通。因此，椎静脉丛是沟通上、下腔静脉系和颅内、外静脉的重要通道。当盆、腹、胸腔等部位发生感染、肿瘤或有寄生虫时，可经椎静脉丛侵入颅内或其他远位器官。

2. 下腔静脉系 由下腔静脉及其属支组成，收集腹部、盆部、会阴和下肢等下半身的静脉血。

经外周中心静脉置管技术（peripherally inserted central catheter，PICC）

经外周中心静脉置管技术是一种经外周静脉途径（贵要静脉、肘正中静脉，头静脉、肱静脉等）置管至中心静脉（上腔静脉与右心房入口之间、下腔静脉的下三分之一段）的导管技术，用于为患者提供中、长期的静脉治疗，全胃肠外营养输注，危重患者抢救，化疗，长期输液治疗及输入高渗刺激性药物（留置时间从5天至1年），是护理临床实践中的重要技术。因其操作简单、安全、留置时间长等优势已经逐渐得到患者及医生的认可。通过打通安全有效的静脉通路为患者建立一条生命线。

（1）下肢静脉：瓣膜比上肢静脉多，浅静脉与深静脉之间的交通丰富。

1）下肢浅静脉包括小隐静脉和大隐静脉及其属支：①**小隐静脉** small saphenous vein（图7-60）。在足外侧缘起自**足背静脉弓** dorsal venous arch of foot，经外踝后方，沿小腿后面上行，至腘窝下角处穿深筋膜，再经腓肠肌两头之间上行，注入腘静脉。小隐静脉收集足外侧部和小腿后部浅层结构的静脉血。②**大隐静脉** great saphenous vein（图7-61）。全身最长的静脉，在足内侧缘起自足背静脉弓，经内踝前方，沿小腿内侧面、膝关节内后方、大腿内侧面上行，至耻骨结节外下方3~4cm处穿阔筋膜的隐静脉裂孔注入股静脉。大隐静脉在注入股静脉前接受股内侧浅静脉、股外侧浅静脉、阴部外静脉、腹

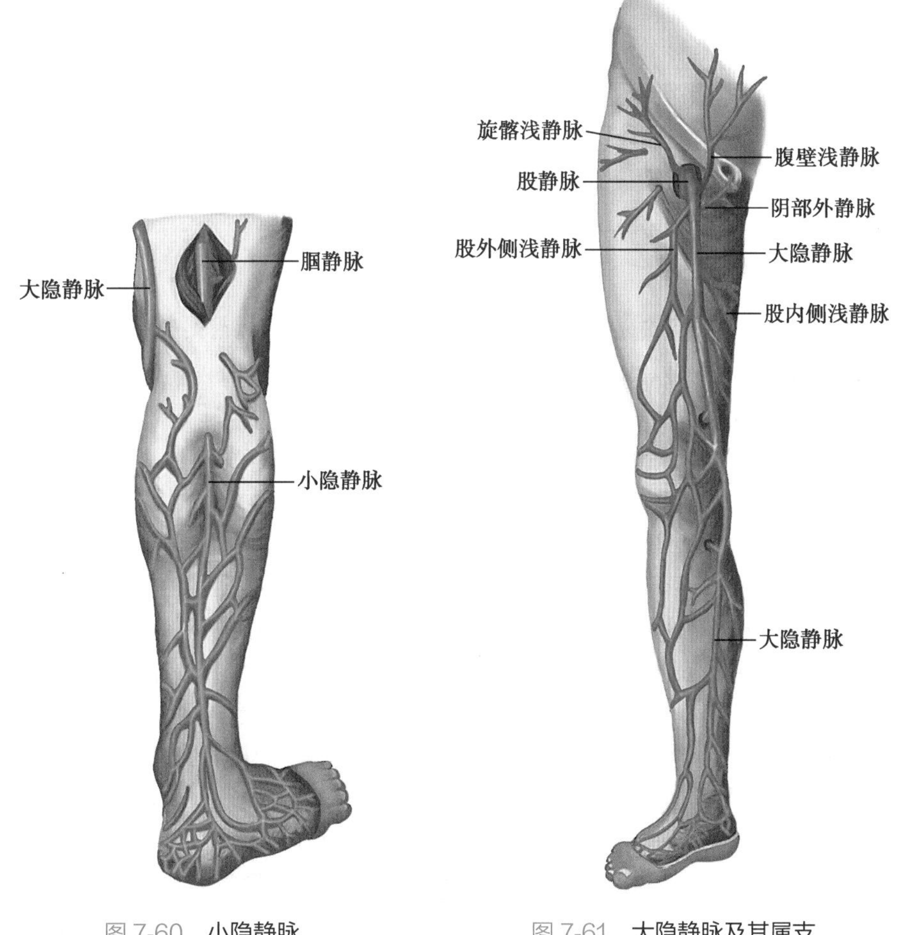

图7-60 小隐静脉

图7-61 大隐静脉及其属支

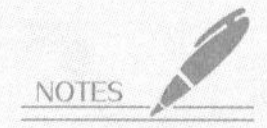

壁浅静脉和旋髂浅静脉 5 条属支。大隐静脉收集足、小腿和大腿的内侧部以及大腿前部浅层结构的静脉血。大隐静脉在内踝前方的位置表浅而恒定，是输液、注射和静脉切开的常用部位。

下肢浅静脉曲张

小隐静脉和大隐静脉借穿静脉与深静脉交通。穿静脉的瓣膜朝向深静脉开放，可将浅静脉的血液引流入深静脉。长期站立工作、重体力劳动、妊娠、慢性咳嗽或习惯性便秘等情况可引起深静脉回流受阻，瓣膜关闭不全，深静脉血液反流入浅静脉，导致小隐静脉或大隐静脉曲张。大隐静脉也是冠状动脉搭桥术提供自身桥接血管的来源，进行冠状动脉搭桥吻合术时，要注意血管瓣膜开放方向与血流方向。大隐静脉曲张手术一定要在大隐静脉与深静脉交通支通畅的前提下进行（知识链接图 7-1）。

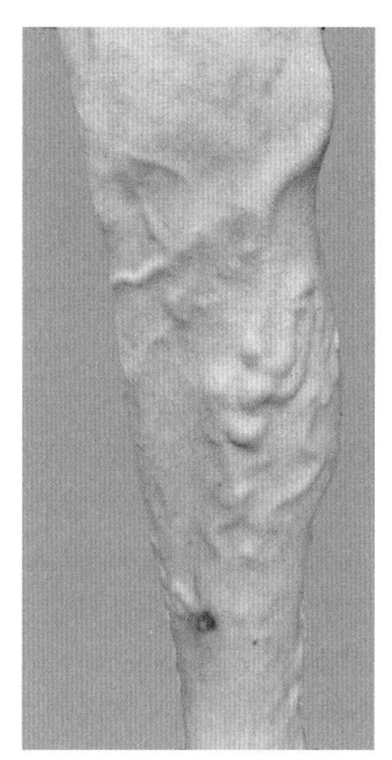

知识链接图 7-1　下肢浅静脉曲张

2）下肢深静脉：足和小腿的深静脉与同名动脉伴行，均为两条。胫前静脉和胫后静脉汇合成腘静脉。腘静脉穿收肌腱裂孔移行为**股静脉** femoral vein。股静脉伴股动脉上行，经腹股沟韧带后方续为髂外静脉。股静脉接受大隐静脉和与股动脉分支伴行的静脉。股静脉在腹股沟韧带的稍下方位于股动脉内侧，临床上常在此处做静脉穿刺插管。

右心导管检查

先在腹股沟韧带中点稍下方触摸到股动脉搏动，然后在股动脉内侧做股静脉穿刺，插入导管。导管经股静脉、髂外静脉、髂总静脉、下腔静脉进入右心房，可检查房间隔和右半心。如果存在房间隔缺损，可将心导管经缺损处插入左心房，检查左半心。右心导管检查适用于房间隔缺损、室间隔缺损或不典型动脉导管未闭，也可用于无创性检查方法不能确诊的某种心脏疾病等。

（2）盆部的静脉：包括髂外静脉、髂内静脉和髂总静脉及其属支。

1）**髂外静脉** external iliac vein（图 7-62、图 7-63）：是股静脉的直接延续。左髂外静脉沿髂外动脉内侧上行，右髂外静脉先沿髂外动脉内侧，后沿动脉后方上行，至骶髂关节前方与髂内静脉汇合成髂总静脉。髂外静脉接受腹壁下静脉和旋髂深静脉。

2）**髂内静脉** internal iliac vein（见图 7-62）：沿髂内动脉后内侧上行，与髂外静脉汇合成髂总静脉。髂内静脉的属支与同名动脉伴行，收集盆部和会阴的静脉血。盆腔脏器的静脉在器官壁内或表面形成丰富的静脉丛，男性有膀胱静脉丛和直肠静脉丛，女性除有这些静脉丛外，还有子宫静脉丛和阴道静脉丛。这些静脉丛在盆腔器官扩张或受压迫时有助于血液回流。

3）**髂总静脉** common iliac vein（见图 7-62）：由髂外静脉和髂内静脉汇合而成。两侧髂总静脉伴髂总动脉上行至第 5 腰椎体右前方汇合成下腔静脉。左髂总静脉长而倾斜，先沿左髂总动脉内侧，后

沿右髂总动脉后方上行。右髂总静脉短而垂直，先行于右髂总动脉后方，后行于动脉外侧。髂总静脉接受髂腰静脉和骶外侧静脉，左髂总静脉还接受骶正中静脉。一般情况下，左侧的髂总动脉（外侧）与髂总静（内侧）脉是内外关系，而右侧的髂总动脉（在前）与髂总静脉（在后）是前后关系，故怀孕后，随着胎儿的发育增大，胎儿可能压迫髂总动脉，髂总动脉压迫髂总静脉，导致右侧下肢静脉回流不畅，故容易出现孕妇右侧下肢水肿。

（3）腹部静脉：包括下腔静脉和肝门静脉及其属支。

1）**下腔静脉** inferior vena cava（见图 7-62）：由左、右髂总静脉在第 4 或第 5 腰椎椎体右前方汇合而成，沿腹主动脉右侧和脊柱右前方上行，经肝的腔静脉沟，穿膈的腔静脉孔进入胸腔，再穿纤维心包注入右心房。下腔静脉的属支分壁支和脏支两种，多数与同名动脉伴行：①壁支，包括膈下静脉和腰静脉，各腰静脉之间的纵支连成**腰升静脉** ascending lumbar vein。左、右腰升静脉向上分别续为半奇静脉和奇静脉，向下与髂外静脉或髂总静脉交通。②脏支，包括睾丸（卵巢）静脉、肾静脉、肾上腺静脉和肝静脉等。

睾丸静脉 testicular vein 起自睾丸和附睾的小静脉，这些静脉汇合成蔓状静脉丛。该静脉丛参与组成精索，经腹股沟管进入盆腔，汇成单一的睾丸静脉，左侧以直角汇入左肾静脉，右侧以锐角注入下腔静脉。由于左睾丸静脉以直角注入左肾静脉，是左侧精索静脉容易发生曲张的原因之一。因静脉血回流受阻，严重者可不育。**卵巢静脉** ovarian vein 起自卵巢静脉丛，在卵巢悬韧带内上行，注入部位同睾丸静脉。

肾静脉 renal vein 由肾内静脉在肾门处合成一干，经肾动脉前面行向内侧，注入下腔静脉。左肾静脉比右肾静脉长，跨越腹主动脉前面。左肾静脉接受左睾丸静脉和左肾上腺静脉。

肾上腺静脉 suprarenal vein：左肾上腺静脉注入左肾静脉，右肾上腺静脉注入下腔静脉。**肝静脉** hepatic vein 由小叶下静脉汇合而成。肝左静脉、肝中静脉和肝右静脉以及细小的肝静脉在肝的腔静脉沟处注入下腔静脉。

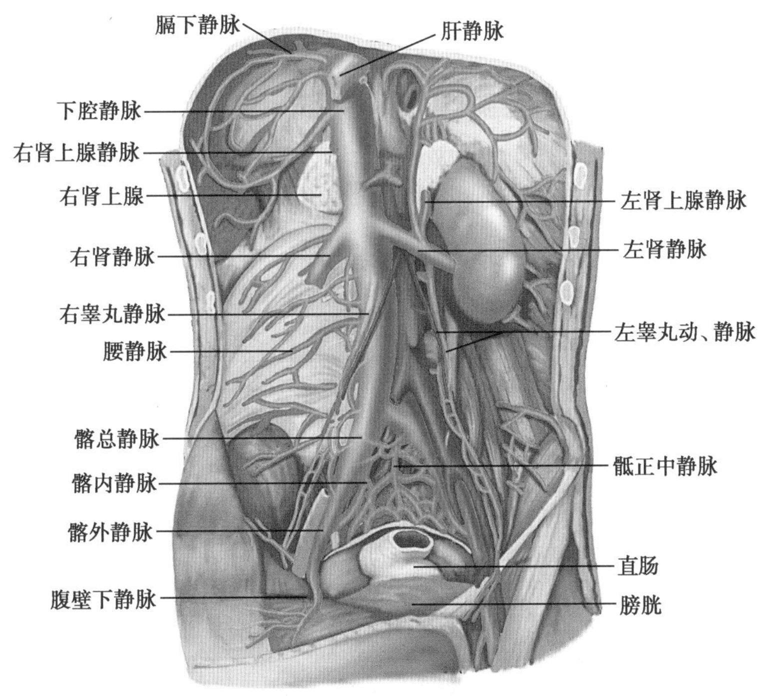

图 7-62 下腔静脉及其属支

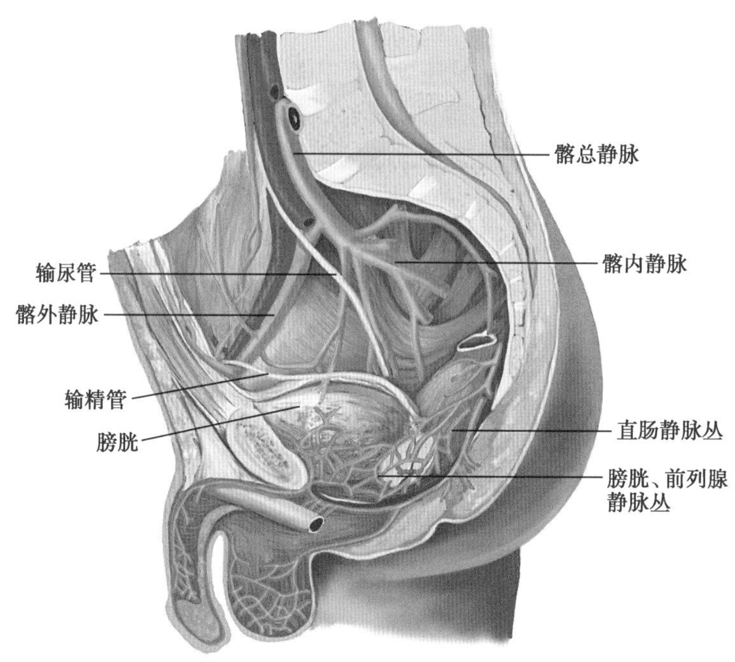

图 7-63 盆部的静脉(男性)

2)肝门静脉系(图 7-64):由肝门静脉及其属支组成,长约 5~6cm,其近侧端外径约 1.7cm。收集腹腔内除肝脏以外不成对脏器的静脉血。起始端和末端与毛细血管相连,无功能性瓣膜。

肝门静脉 hepatic portal vein 多由肠系膜上静脉和脾静脉在胰颈后面汇合而成,经胰颈和下腔静脉之间上行进入肝十二指肠韧带,在肝固有动脉和胆总管的后方上行至肝,分为两支,分别进入肝左叶和肝右叶。肝门静脉在肝内反复分支,最终注入肝血窦。肝血窦含有来自肝门静脉和肝固有动脉的血液,经肝静脉注入下腔静脉。

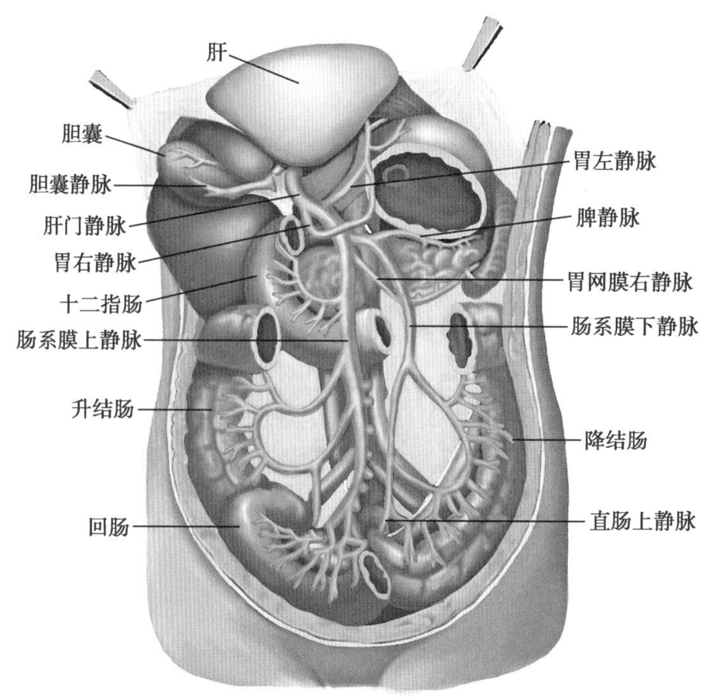

图 7-64 肝门静脉及其属支

肝门静脉的属支多与同名动脉伴行，包括：①**脾静脉** splenic vein。起自脾门处，经脾动脉下方和胰后方右行。②**肠系膜上静脉** superior mesenteric vein。沿同名动脉右侧上行。③**肠系膜下静脉** inferior mesenteric vein。沿同名动脉左侧上行，注入脾静脉或肠系膜上静脉。④**胃左静脉** left gastric vein。在贲门处与奇静脉和半奇静脉的属支吻合。⑤**胃右静脉** right gastric vein。接受幽门前静脉，此静脉经幽门与十二指肠交界处前面上行，是手术时区别幽门和十二指肠上部的标志。⑥**胆囊静脉** cystic vein。注入肝门静脉右支或肝门静脉主干。⑦**附脐静脉** paraumbilical vein。起自脐周静脉网，沿肝圆韧带上行至肝下面注入肝门静脉。

肝门静脉系与上、下腔静脉系之间存在广泛交通途径（见图 7-64、图 7-65）：①通过食管腹段黏膜下的食管静脉丛，肝门静脉系的胃左静脉与上腔静脉系的奇静脉和半奇静脉相交通；②通过直肠静脉丛，肝门静脉系的直肠上静脉与下腔静脉系的直肠下静脉和肛静脉相交通（图 7-66）；③通过脐周静脉网，肝门静脉系的附脐静脉与上腔静脉系的胸腹壁静脉、腹壁上静脉和下腔静脉系的腹壁浅静脉、腹壁下静脉相交通；④肝门静脉系在肝裸区、胰、十二指肠、升结肠和降结肠等处的小静脉与上、下腔静脉系的膈下静脉、下位肋间后静脉、腰静脉、肾静脉和睾丸/卵巢静脉等交通。

在正常情况下，肝门静脉系与上、下腔静脉系之间的交通支细小，血流量少。肝硬化、肝肿瘤、肝门处淋巴结肿大或胰头肿瘤等可压迫肝门静脉，导致肝门静脉回流受阻，此时肝门静脉系的血液经上述交通途径形成侧支循环，通过上、下腔静脉系回流。由于血流量增多，交通支变得粗大和弯曲，出现静脉曲张，如食管静脉丛、直肠静脉丛和脐周静脉网曲张。食管静脉丛和直肠静脉丛曲张破裂，则引起呕血和便血。肝门静脉系的侧支循环失代偿，可引起收集静脉血范围的器官淤血，出现脾大和腹水等（图 7-67）。

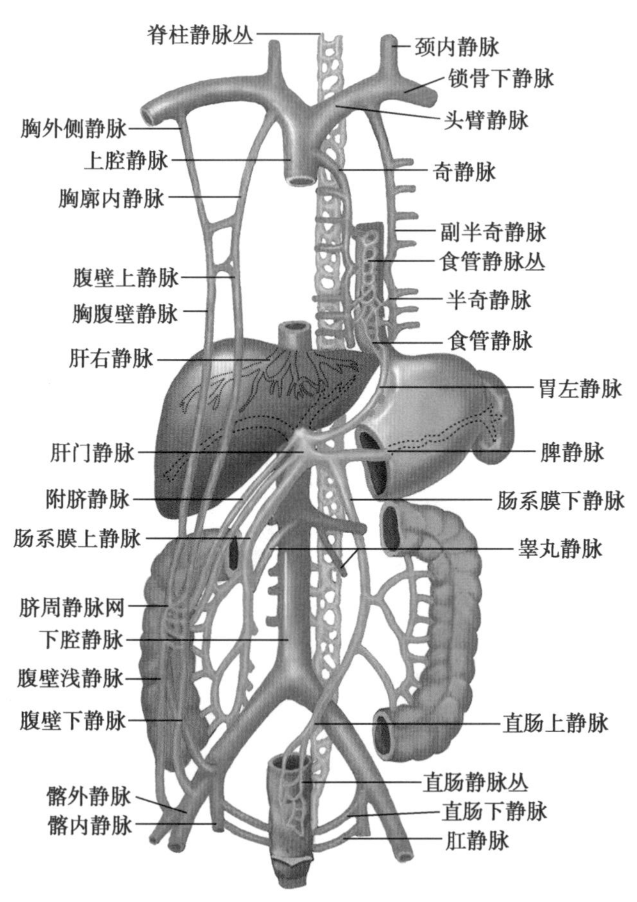

图 7-65 肝门静脉系与上、下腔静脉之间的交通（模式图）

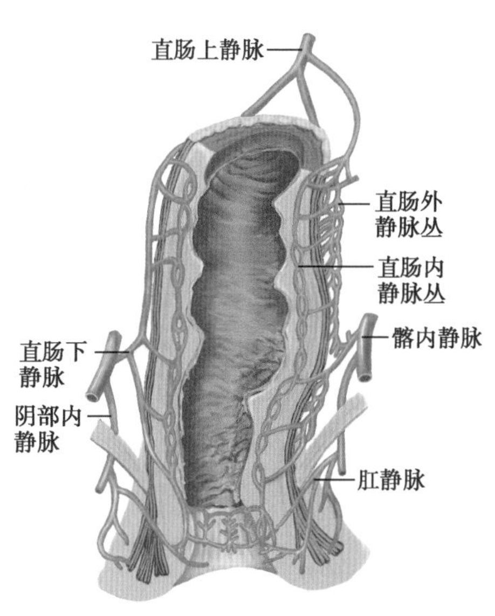

图 7-66 直肠和肛管的静脉（模式图）

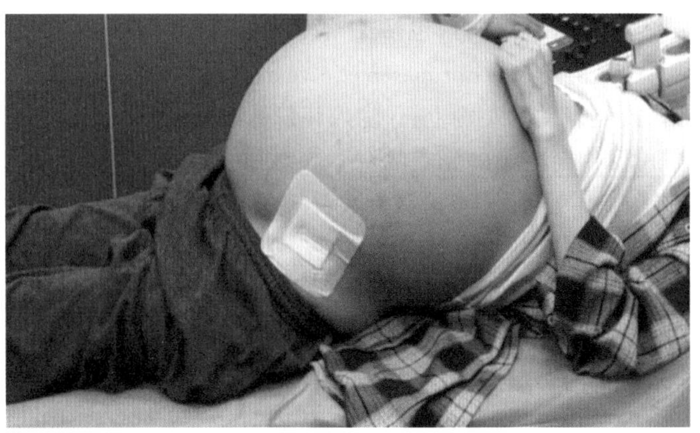

图 7-67 肝硬化导致的腹水

全身静脉回流概况表见表 7-3。

表 7-3 全身静脉回流概况表

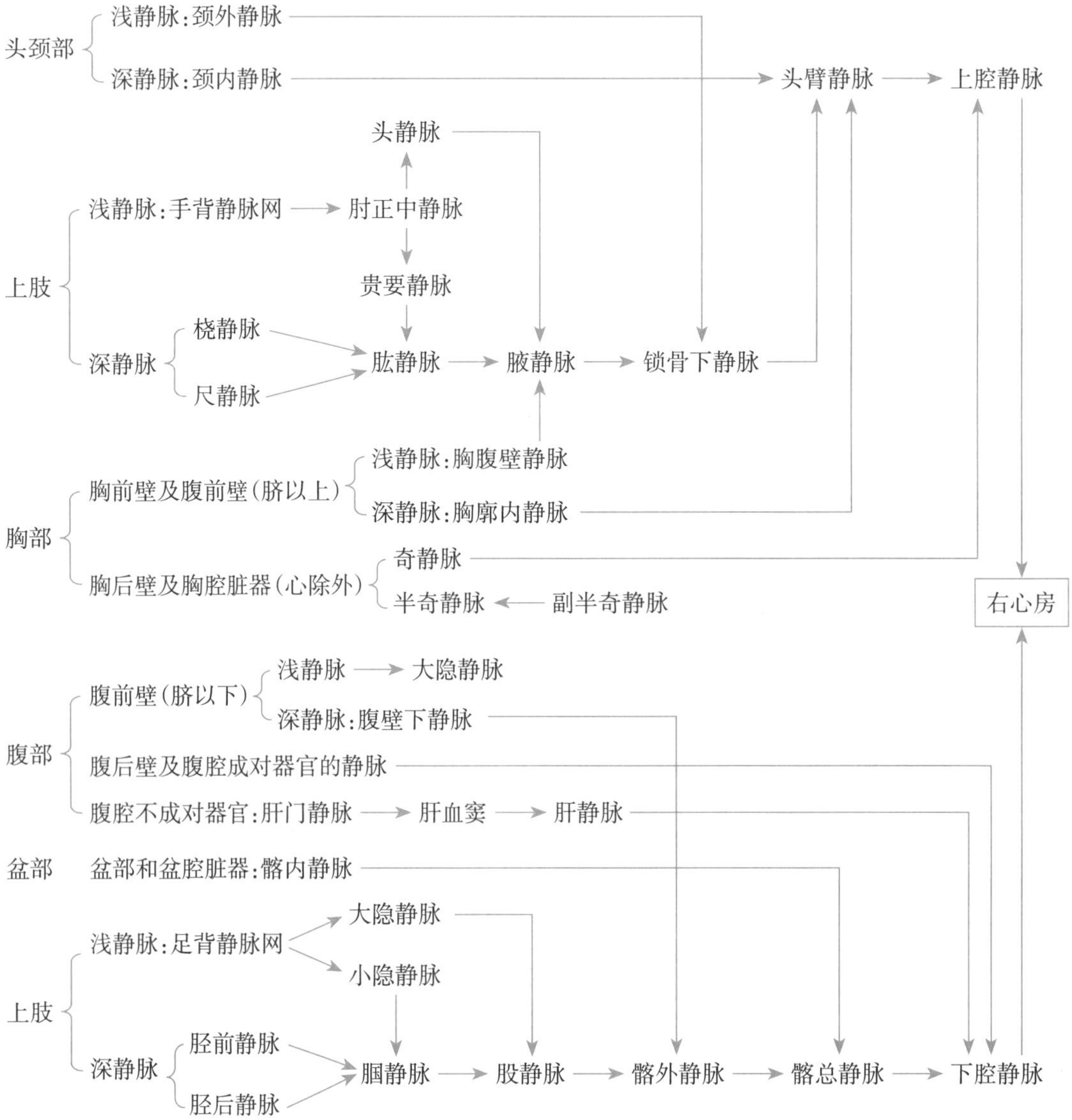

- 头颈部
  - 浅静脉:颈外静脉 → 锁骨下静脉
  - 深静脉:颈内静脉 → 头臂静脉 → 上腔静脉 → 右心房
- 上肢
  - 浅静脉:手背静脉网 → 肘正中静脉
    - 肘正中静脉 → 头静脉 → 腋静脉
    - 肘正中静脉 → 贵要静脉 → 肱静脉
  - 深静脉
    - 桡静脉 → 肱静脉
    - 尺静脉 → 肱静脉
    - 肱静脉 → 腋静脉 → 锁骨下静脉 → 头臂静脉
- 胸部
  - 胸前壁及腹前壁(脐以上)
    - 浅静脉:胸腹壁静脉 → 腋静脉
    - 深静脉:胸廓内静脉 → 头臂静脉
  - 胸后壁及胸腔脏器(心除外)
    - 奇静脉 → 上腔静脉
    - 半奇静脉 ← 副半奇静脉
- 腹部
  - 腹前壁(脐以下)
    - 浅静脉 → 大隐静脉
    - 深静脉:腹壁下静脉 → 髂外静脉
  - 腹后壁及腹腔成对器官的静脉 → 下腔静脉
  - 腹腔不成对器官:肝门静脉 → 肝血窦 → 肝静脉 → 下腔静脉
- 盆部
  - 盆部和盆腔脏器:髂内静脉 → 髂总静脉
- 上肢
  - 浅静脉:足背静脉网
    - 大隐静脉 → 股静脉
    - 小隐静脉 → 腘静脉
  - 深静脉
    - 胫前静脉 → 腘静脉
    - 胫后静脉 → 腘静脉
    - 腘静脉 → 股静脉 → 髂外静脉 → 髂总静脉 → 下腔静脉 → 右心房

NOTES

第二节 淋巴系统

一、概述

淋巴系统 lymphatic system 由淋巴管道、淋巴组织和淋巴器官组成(图 7-68)。淋巴管道和淋巴结的淋巴窦内含有淋巴液,简称为**淋巴** lymph。自小肠绒毛中的中央乳糜池至胸导管的淋巴管道中的淋巴因含乳糜微粒而呈乳白色,其他部位的淋巴管道中的淋巴无色透明。血液流经毛细血管动脉端时,一些成分经毛细血管壁进入组织间隙,形成组织液。组织液与细胞进行物质交换后,大部分经毛细血管静脉端进入静脉,小部分水分和大分子物质进入毛细淋巴管,形成淋巴。淋巴沿淋巴管道和淋巴结的淋巴窦向心流动,最后流入静脉。因此,淋巴系统是心血管系统的辅助系统,协助静脉引流组织液。此外,淋巴组织和淋巴器官具有产生淋巴细胞、过滤淋巴和进行免疫应答的功能。

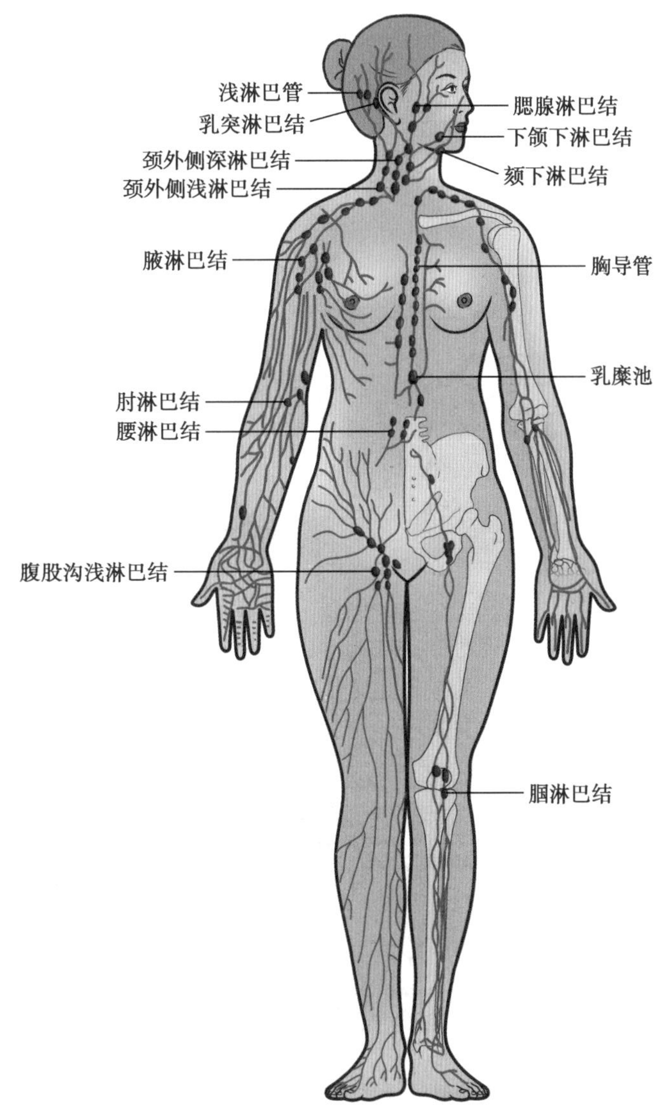

图 7-68 全身的淋巴管和淋巴结

(一)淋巴管道

1. **毛细淋巴管** lymphatic capillary(图 7-69) 以膨大的盲端起始,互相吻合成毛细淋巴管网,然后汇入淋巴管。在上皮、角膜、晶状体、软骨、脑和脊髓等处,无毛细淋巴管。

毛细淋巴管

与毛细血管比较，毛细淋巴管丰富，内皮细胞较薄，细胞间隙较大，基膜不完整，无周细胞。内皮细胞外面有纤维细丝牵拉，使毛细淋巴管处于扩张状态。蛋白质、细胞碎片、尘粒、细菌、炎性细胞和肿瘤细胞等容易进入毛细淋巴管。毛细淋巴管内皮特异性表达血管内皮细胞生长因子受体 -3（VEGFR-3）和淋巴管内皮透明质酸受体-1（LYVE-1）等。毛细淋巴管在肿瘤淋巴转移等方面起着重要病理作用。

2. **淋巴管** lymphatic vessel　由毛细淋巴管汇合而成，管壁结构与静脉相似。淋巴管内有丰富的瓣膜，具有防止淋巴逆流的功能。由于相邻两对瓣膜之间的淋巴管段扩张明显，淋巴管外观呈串珠状或藕节状。淋巴管分浅淋巴管和深淋巴管两类。**浅淋巴管** superficial lymphatic vessel 位于浅筋膜内，与浅静脉伴行。**深淋巴管** deep lymphatic vessel 位于深筋膜深面，多与血管、神经伴行。浅、深淋巴管之间存在丰富的交通。

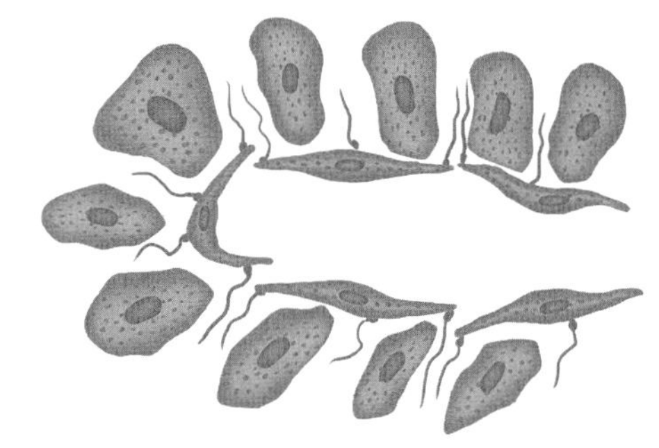
图 7-69　毛细淋巴管的结构

3. **淋巴干**　全身各部的淋巴管经过一系列淋巴结群中继后，在颈根部和膈下汇合成**淋巴干** lymphatic trunk（图 7-70）。淋巴干包括成对的腰干、支气管纵隔干、锁骨下干、颈干和

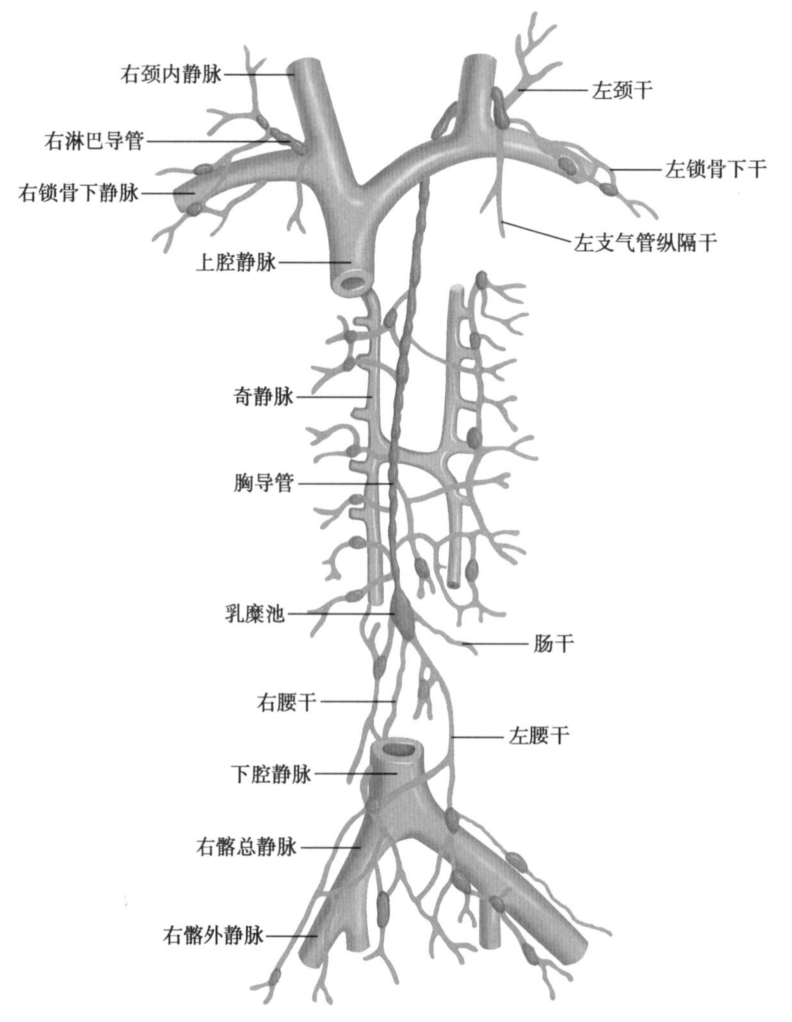

图 7-70　淋巴干和淋巴导管

不成对的肠干。

4. 淋巴导管 9条淋巴干汇合成2条**淋巴导管** lymphatic duct，即胸导管和右淋巴导管，分别注入左、右静脉角（见图7-70）。此外，少数淋巴管注入盆腔静脉、肾静脉、肾上腺静脉和下腔静脉。

（1）**胸导管** thoracic duct（见图7-70、图7-71）：是全身最大的淋巴管，全长约30~40cm，在第1腰椎前方由左、右腰干和肠干汇合而成。其起始部膨大，称**乳糜池** cisterna chyli。胸导管经主动脉裂孔进入胸腔，沿脊柱右前方、胸主动脉与奇静脉之间上行，至第5胸椎高度经食管与脊柱之间向左侧斜行，然后沿脊柱左前方上行，经胸廓上口至颈根部。在左颈总动脉和左颈内静脉的后方转向前内下方，注入左静脉角。胸导管末端有一对瓣膜，防止静脉血流入胸导管。胸导管在注入左静脉角处接受左颈干、左锁骨下干和左支气管纵隔干。胸导管引流下肢、盆部、腹部、左上肢、左胸部和左头颈部的淋巴，即下半身和左上半身，占全身3/4部位的淋巴。胸导管与肋间淋巴结、纵隔后淋巴结、气管支气管淋巴结和左锁骨上淋巴结之间存在广泛的淋巴侧支通路。胸导管内的肿瘤细胞可转移至这些淋巴结。胸导管常发出较细的侧支注入奇静脉和肋间后静脉等，故手术误伤胸导管末段后结扎，一般不会引起淋巴水肿。

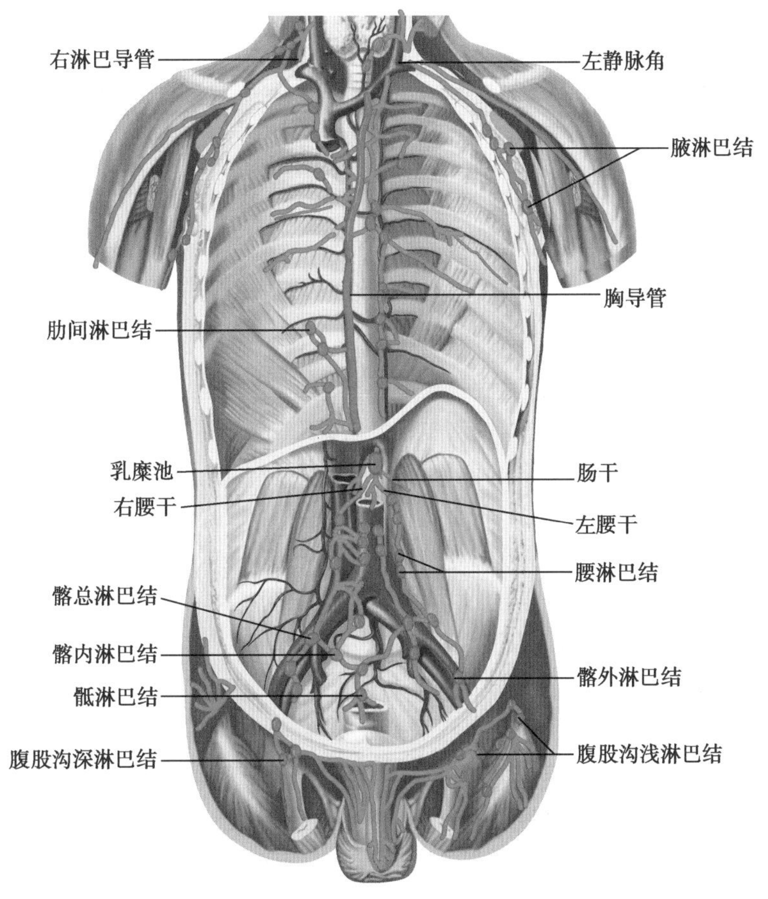

图7-71 胸导管和腹盆部淋巴结

乳糜胸

胸导管下段位于脊柱右前方，与右纵隔胸膜毗邻。胸导管上段位于食管左侧，与左纵隔胸膜毗邻。在肺癌患者行肺切除术时，如果损伤胸导管下段或上段，乳白色淋巴液流入右胸膜腔或左胸膜腔，引起右侧或左侧乳糜胸。经胸部X线摄片检查，可发现胸膜腔积液。胸膜腔穿刺抽出大量乳白色液体。

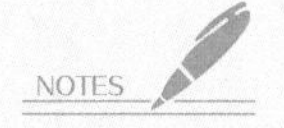

（2）**右淋巴导管** right lymphatic duct（见图 7-71）：长 1.0~1.5cm，由右颈干、右锁骨下干和右支气管纵隔干汇合而成，注入右静脉角。右淋巴导管引流右上肢、右胸部和右头颈部的淋巴，即右上半身，占全身 1/4 部位的淋巴。右淋巴导管与胸导管之间存在着交通。

（二）淋巴组织

淋巴组织分为弥散淋巴组织和淋巴小结。前者主要位于消化道和呼吸道的黏膜固有层；后者包括小肠黏膜固有层内的孤立淋巴滤泡和集合淋巴滤泡以及阑尾壁内的淋巴小结等。除淋巴器官外，消化、呼吸、泌尿和生殖管道以及皮肤等处含有丰富的淋巴组织，起着防御屏障的作用。

（三）淋巴器官

淋巴器官包括扁桃体、淋巴结、胸腺和脾。扁桃体包括腭扁桃体、咽扁桃体、咽鼓管扁桃体和舌扁桃体（详见第二章“消化系统”）。

淋巴结 lymph node（图 7-72）为大小不一的圆形或椭圆形灰红色小体，一侧隆凸，另一侧凹陷，凹陷中央处为**淋巴结门**。与淋巴结凸侧相连的淋巴管称**输入淋巴管** afferent lymphatic vessel，数目较多。淋巴结门有血管和神经出入；出淋巴结门的淋巴管称**输出淋巴管** efferent lymphatic vessel。一个淋巴结的输出淋巴管可成为另一个淋巴结的输入淋巴管。淋巴结多成群分布，数目不恒定，青年人约有淋巴结 400~450 个。淋巴结按位置不同分为**浅淋巴结** superficial lymph node 和**深淋巴结** deep lymph node，分别位于浅筋膜内和深筋膜深面。淋巴结多沿血管排列，位于关节屈侧和体腔的隐藏部位，如肘窝、腋窝、腘窝、腹股沟、脏器门和体腔大血管附近。临床上可用叶绿素等使淋巴结显色，以避免清扫淋巴结时损伤血管和神经。淋巴结的主要功能是滤过淋巴、产生淋巴细胞和进行免疫应答。

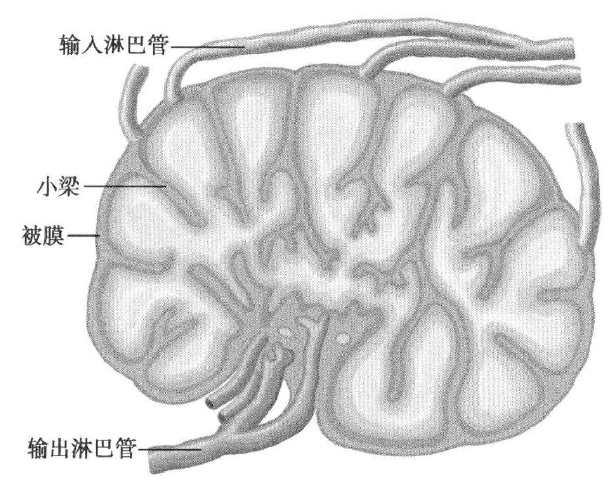

图 7-72 淋巴结

引流某一器官或部位淋巴的第一级淋巴结称**局部淋巴结** regional lymph node，临床上通常称**哨位淋巴结** sentinel lymph node。当某器官或部位发生病变时，细菌、毒素、寄生虫或肿瘤细胞可沿淋巴管进入相应的局部淋巴结，该淋巴结进行阻截和清除，从而阻止病变扩散。此时，淋巴结发生细胞增殖等病理变化，致淋巴结肿大。如果局部淋巴结不能阻止病变的扩散，病变可沿淋巴管道向远处蔓延。因此，局部淋巴结肿大常反映其引流范围存在病变。了解淋巴结的位置、淋巴引流范围和淋巴引流途径，对于病变的诊断和治疗具有重要意义。淋巴结肿大时，可做淋巴结穿刺术或淋巴结活体组织检查术，以帮助诊断。在某些肿瘤，切除肿瘤同时常清扫局部淋巴结。

甲状腺、食管和肝的部分淋巴管可不经过淋巴结，直接注入胸导管，使肿瘤细胞更容易迅速向远处转移。

淋巴引流因素

淋巴流动缓慢，流速是静脉的 1/10。远近相邻两对瓣膜之间的淋巴管段构成“淋巴管泵”，通过平滑肌的收缩和瓣膜的开闭，推动淋巴向心流动。淋巴管周围动脉的搏动、肌肉收缩和胸腔负压对于淋巴引流有促进作用。运动和按摩有助于改善淋巴引流功能。如果淋巴引流受阻，大量含蛋白质的组织液滞留，可导致淋巴水肿。

淋巴侧支循环

淋巴管之间有丰富的交通支，参与构成淋巴侧支循环。当炎症、寄生虫、异物或肿瘤栓子阻塞淋巴管，外伤或手术切断淋巴管时，淋巴经交通支引流，形成淋巴侧支循环。在炎症或外伤等情况下，淋巴管新生，形成新的淋巴侧支通路，从而保证了正常组织或病变组织的淋巴引流。但是，淋巴侧支通路可成为病变扩散或肿瘤转移的途径。

二、淋巴结的位置和淋巴引流范围

（一）头颈部淋巴管和淋巴结

头颈部的淋巴结在头、颈部交界处呈环状排列，在颈部沿静脉纵向排列，少数淋巴结位于消化道和呼吸道周围。头颈部淋巴结的输出淋巴管下行，直接或间接地注入颈外侧下深淋巴结。

1. 头部淋巴结 多位于头、颈部交界处，主要引流头面部淋巴，输出淋巴管直接或间接注入颈外侧上深淋巴结（图 7-73）。

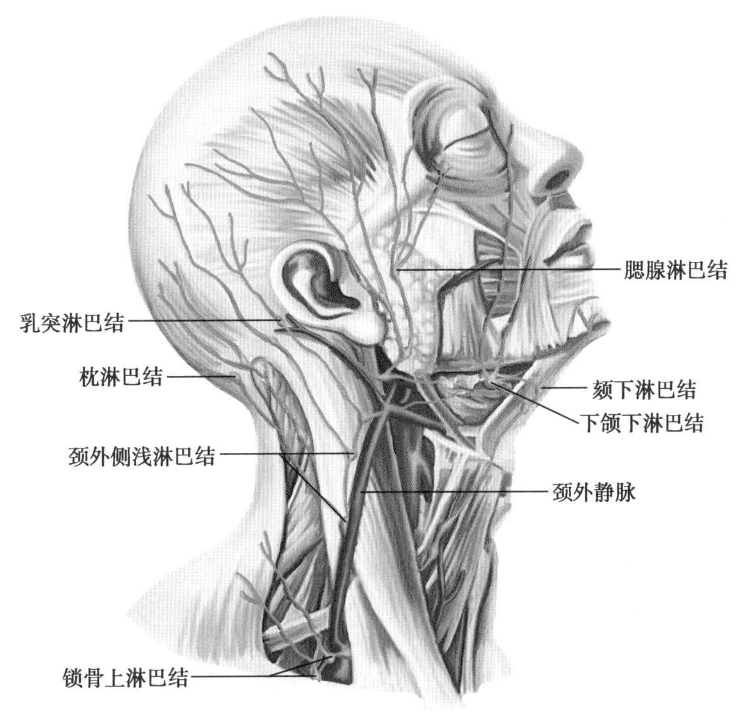

图 7-73 头颈部的淋巴管和淋巴结（Ⅰ）

（1）**枕淋巴结** occipital lymph node：分浅、深两群，分别位于斜方肌起点表面和头夹肌深面，引流枕部和项部的淋巴。

（2）**乳突淋巴结** mastoid lymph node：又称耳后淋巴结，位于胸锁乳突肌止点表面，引流颅顶、颞区和耳郭后面皮肤的淋巴。

（3）**腮腺淋巴结** parotid lymph node：分浅、深两群，分别位于腮腺表面和腮腺实质内，引流额、颅顶、颞区、耳郭、外耳道、颊部和腮腺等处的淋巴。

（4）**下颌下淋巴结** submandibular lymph node：位于下颌下腺附近和下颌下腺实质内，引流面部和口腔器官的淋巴。

（5）**颏下淋巴结** submental lymph node：位于左、右二腹肌前腹与舌骨体之间，引流舌尖、下唇中部和颏部的淋巴。

2. 颈部淋巴结 主要包括颈前淋巴结和颈外侧淋巴结(见图 7-73、图 7-74)。

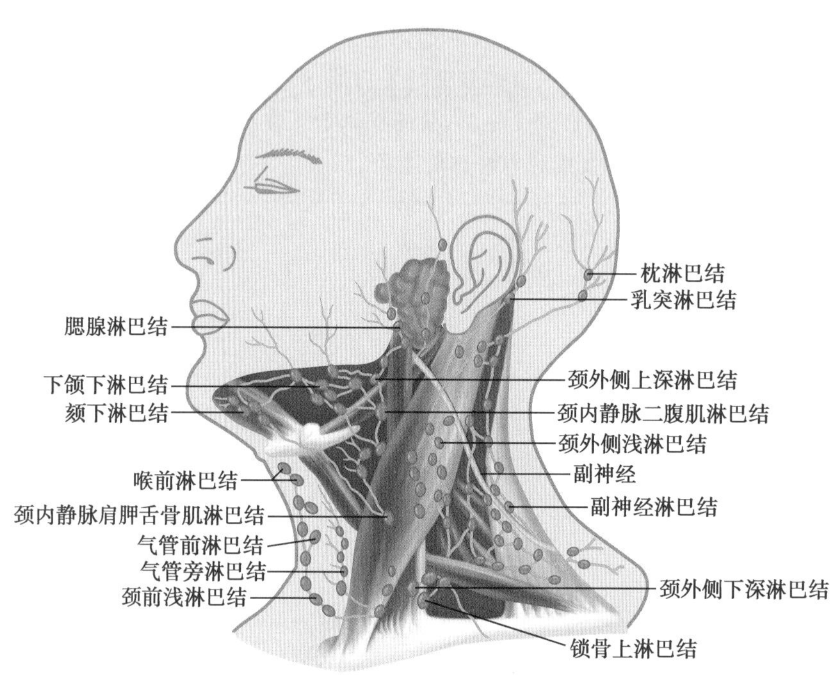

图 7-74 头颈部的淋巴管和淋巴结(Ⅱ)

(1)**颈前淋巴结** anterior cervical lymph node

1)**颈前浅淋巴结** superficial anterior cervical lymph node:沿颈前静脉排列,引流颈前部浅层结构的淋巴,输出淋巴管注入颈外侧下深淋巴结。

2)**颈前深淋巴结** deep anterior cervical lymph node:①**喉前淋巴结** prelaryngeal lymph node。位于喉前面,引流喉和甲状腺的淋巴,输出淋巴管注入气管前淋巴结、气管旁淋巴结和颈外侧下深淋巴结。②**甲状腺淋巴结** thyroid lymph node。位于甲状腺峡部前面,引流甲状腺的淋巴,输出淋巴管注入气管前淋巴结、气管旁淋巴结和颈外侧上深淋巴结。③**气管前淋巴结** pretracheal lymph node。位于气管颈部前面,引流喉、甲状腺和气管颈部的淋巴,输出淋巴管注入气管旁淋巴结和颈外侧下深淋巴结。④**气管旁淋巴结** paratracheal lymph node。位于气管和食管之间的侧沟内,沿喉返神经排列,引流喉、甲状腺、气管和食管的淋巴,输出淋巴管主要合成支气管纵隔干,一部分注入颈外侧下深淋巴结。感染或肿瘤转移可引起气管旁淋巴结肿大,压迫喉返神经,出现声音嘶哑。

(2)**颈外侧淋巴结** lateral cervical lymph node

1)**颈外侧浅淋巴结** superficial lateral cervical lymph node:沿颈外静脉排列,引流颈外侧浅层结构的淋巴,并收纳枕淋巴结、乳突淋巴结和腮腺淋巴结的输出淋巴管,其输出淋巴管注入颈外侧深淋巴结。这些淋巴结是颈淋巴结核的好发部位。

2)**颈外侧深淋巴结** deep lateral cervical lymph node:主要沿颈内静脉排列,部分淋巴结沿副神经和颈横血管排列。以肩胛舌骨肌为界,分为颈外侧上、下深淋巴结两群:①**颈外侧上深淋巴结** superior deep lateral cervical lymph node。主要沿颈内静脉上段排列。位于面静脉、颈内静脉和二腹肌后腹之间的淋巴结称颈内静脉二腹肌淋巴结,引流鼻咽部、腭扁桃体和舌根的淋巴。鼻咽癌和舌根癌常首先转移至该淋巴结。位于颈内静脉与肩胛舌骨肌中间腱交叉处的淋巴结称颈内静脉肩胛舌骨肌淋巴结,引流舌尖的淋巴。舌尖癌常首先转移至该淋巴结。沿副神经排列的淋巴结称副神经淋巴结。颈外侧上深淋巴结引流鼻、舌、咽、喉、甲状腺、气管、食管、枕部、项部和肩部等处的淋巴,并收纳枕、耳后、腮腺、下颌下、颏下和颈外侧浅淋巴结等的输出淋巴管,其输出淋巴管注入颈外侧下深淋巴结或颈

NOTES

干。②**颈外侧下深淋巴结** inferior deep lateral cervical lymph node。主要沿颈内静脉下段排列。沿颈横血管分布的淋巴结称**锁骨上淋巴结** supraclavicular lymph node，其中位于前斜角肌前方的淋巴结称斜角肌淋巴结。左侧斜角肌淋巴结又称 Virchow 淋巴结。患胸、腹、盆部的肿瘤，尤其是食管腹段癌和胃癌时，癌细胞栓子可经胸导管转移至该淋巴结，常可在胸锁乳突肌后缘与锁骨上缘形成的夹角处触摸到肿大的淋巴结。颈外侧下深淋巴结引流颈根部、胸壁上部和乳房上部的淋巴，并收纳颈前淋巴结、颈外侧浅淋巴结和颈外侧上深淋巴结的输出淋巴管，其输出淋巴管合成**颈干** jugular trunk，左侧注入胸导管，右侧注入右淋巴导管。

咽后淋巴结 retropharyngeal lymph node 位于咽后壁和椎前筋膜之间，引流鼻腔后部、鼻旁窦、鼻咽部和喉咽部的淋巴，输出淋巴管注入颈外侧上深淋巴结。

（二）上肢淋巴管和淋巴结

上肢浅、深淋巴管分别与浅静脉和深血管伴行，直接或间接注入腋淋巴结。

1. 肘淋巴结 cubital lymph node 分浅、深两群，分别位于肱骨内上髁上方和肘窝深血管周围。浅群又称滑车上淋巴结。肘淋巴结通过浅、深淋巴管引流手尺侧半和前臂尺侧半的淋巴，其输出淋巴管沿肱血管上行，注入腋淋巴结（见图 7-69）。

2. 锁骨下淋巴结 infraclavicular node 又称三角胸肌淋巴结，位于锁骨下、三角肌与胸大肌间沟内，沿头静脉排列，收纳沿头静脉上行的浅淋巴管。其输出淋巴管注入腋淋巴结，少数注入锁骨上淋巴结。

3. 腋淋巴结 axillary lymph node 位于腋窝疏松结缔组织内，沿血管排列，按位置分为 5 群（图 7-75）。

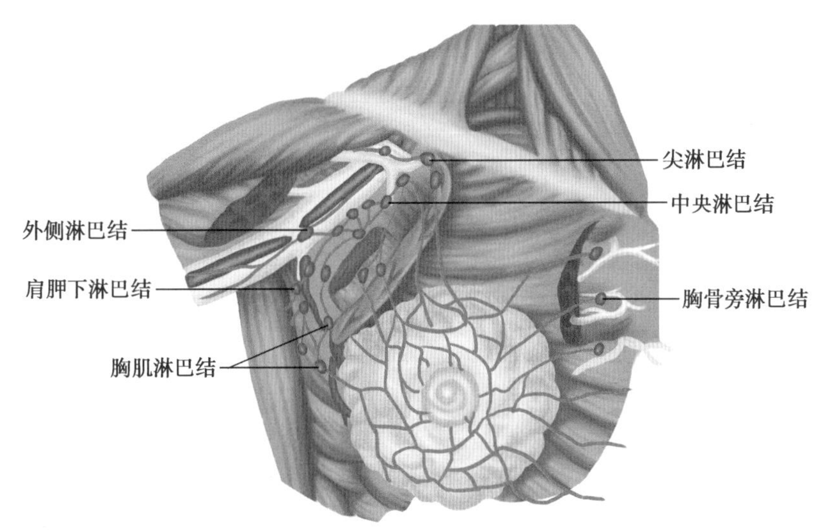

图 7-75 腋淋巴结和乳房淋巴管

（1）**胸肌淋巴结** pectoral lymph node：位于胸小肌下缘处，沿胸外侧血管排列，引流腹前外侧壁、胸外侧壁以及乳房外侧部和中央部的淋巴。其输出淋巴管注入中央淋巴结和尖淋巴结。

（2）**外侧淋巴结** lateral lymph node：沿腋静脉排列，收纳除注入锁骨下淋巴结以外的上肢浅、深淋巴管。其输出淋巴管注入中央淋巴结和尖淋巴结，少数注入锁骨上淋巴结。

（3）**肩胛下淋巴结** subscapular lymph node：沿肩胛下血管排列，引流颈后部和背部的淋巴。其输出淋巴管注入中央淋巴结和尖淋巴结。

（4）**中央淋巴结** central lymph node：位于腋窝中央的疏松结缔组织中，收纳上述 3 群淋巴结的输出淋巴管。其输出淋巴管注入尖淋巴结。

（5）**尖淋巴结** apical lymph node：沿腋静脉近侧段排列，引流乳房上部的淋巴，并收纳上述 4 群淋

NOTES

巴结和锁骨下淋巴结的输出淋巴管。其输出淋巴管合成**锁骨下干** subclavian trunk，左侧注入胸导管，右侧参与合成右淋巴导管。少数输出淋巴管注入锁骨上淋巴结。

（三）胸部淋巴管和淋巴结

胸部淋巴结位于胸壁内和胸腔器官周围。

1. 胸壁淋巴结 胸后壁和胸前壁大部分浅淋巴管注入腋淋巴结，胸前壁上部的浅淋巴管注入颈外侧下深淋巴结，胸壁深淋巴管注入胸壁淋巴结。

（1）**胸骨旁淋巴结** parasternal lymph node（见图 7-75、图 7-76）：沿胸廓内血管排列，引流胸腹前壁和乳房内侧部的淋巴，并收纳膈上淋巴结的输出淋巴管。其输出淋巴管参与合成支气管纵隔干。

（2）**肋间淋巴结** intercostal lymph node（见图 7-71）：多位于肋头附近，沿肋间后血管排列，引流胸后壁的淋巴。其输出淋巴管注入胸导管。

（3）**膈上淋巴结** superior phrenic lymph node（见图 7-76）：位于膈的胸腔面，分前、中、后 3 群，引流膈、壁胸膜、心包和肝上面的淋巴。其输出淋巴管注入胸骨旁淋巴结和纵隔前、后淋巴结。

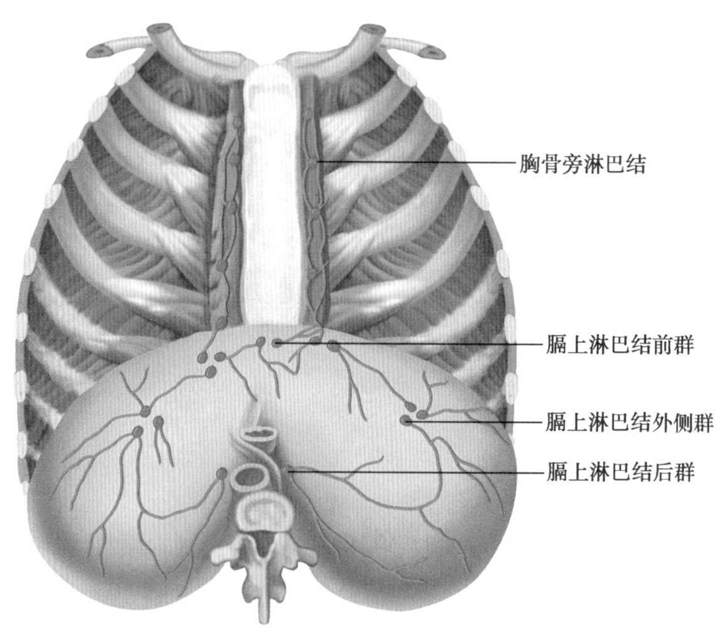

图 7-76 胸骨旁淋巴结和膈上淋巴结

2. 胸腔器官淋巴结

（1）**纵隔前淋巴结** anterior mediastinal lymph node：位于上纵隔前部和前纵隔内，在大血管和心包的前面，引流胸腺、心、心包和纵隔胸膜的淋巴，并收纳膈上淋巴结前群的输出淋巴管。其输出淋巴管参与合成支气管纵隔干。

（2）**纵隔后淋巴结** posterior mediastinal lymph node：位于上纵隔后部和后纵隔内，沿胸主动脉和食管排列，引流心包、食管胸段和膈的淋巴，并收纳膈上淋巴结中、后群的输出淋巴管。其输出淋巴管注入胸导管。

（3）气管、支气管和肺的淋巴结（图 7-77）：这些淋巴结引流肺、胸膜脏层、支气管、气管和食管的淋巴，并收纳纵隔后淋巴结的输出淋巴管。在成年人，由于大量灰尘颗粒沉积在淋巴结内，淋巴结变为黑色。

1）**肺淋巴结** pulmonary lymph node：位于肺叶支气管和肺段支气管分支夹角处，其输出淋巴管注入支气管肺淋巴结。

NOTES

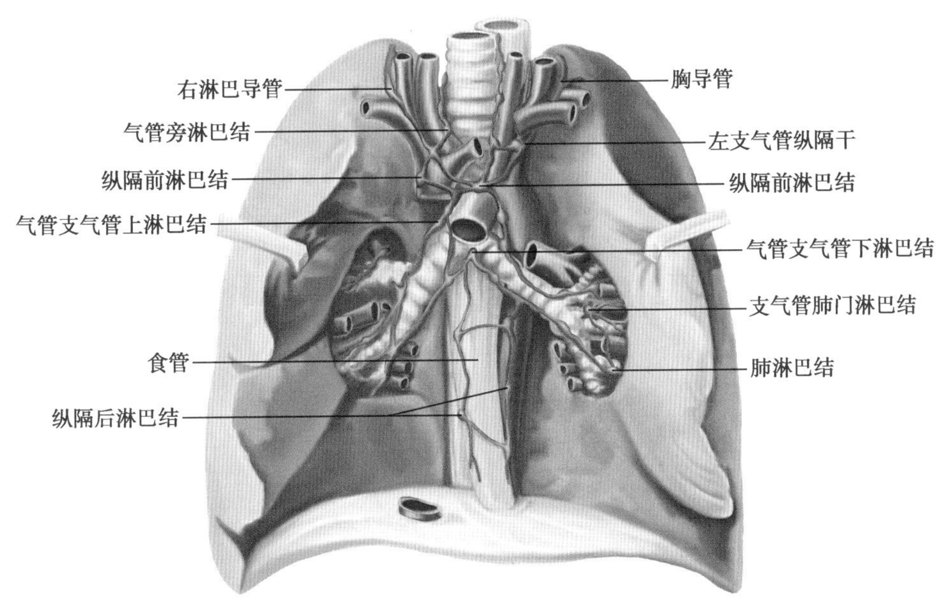

图 7-77 胸腔器官的淋巴结

2）**支气管肺淋巴结** bronchopulmonary lymph node：位于肺门处，又称肺门淋巴结，其输出淋巴管注入气管支气管淋巴结。

3）**气管支气管淋巴结** tracheobronchial lymph node：分为上、下两群，分别位于气管杈的上、下方，输出淋巴管注入气管旁淋巴结。

4）**气管旁淋巴结** paratracheal lymph node：沿气管排列。气管旁淋巴结、纵隔前淋巴结和胸骨旁淋巴结的输出淋巴管汇合成**支气管纵隔干** bronchomediastinal trunk。左、右支气管纵隔干分别注入胸导管和右淋巴导管。

（四）下肢淋巴管和淋巴结

下肢浅、深淋巴管分别与浅静脉和深血管伴行，直接或间接注入腹股沟淋巴结。此外，臀部的深淋巴管沿深血管注入髂内淋巴结。

1. 腘淋巴结 popliteal lymph node 分浅、深两群，分别沿小隐静脉末端和腘血管排列，收纳足外侧缘和小腿后外侧部的浅淋巴管以及足和小腿的深淋巴管。其输出淋巴管沿股血管上行，注入腹股沟深淋巴结（见图 7-68）。

2. 腹股沟淋巴结

（1）**腹股沟浅淋巴结** superficial inguinal lymph node：位于腹股沟韧带下方，分上、下两群。上群与腹股沟韧带平行排列，引流腹前外侧壁下部、臀部、会阴和子宫底的淋巴；下群沿大隐静脉末端排列，收纳除足外侧缘和小腿后外侧部外的下肢浅淋巴管。腹股沟浅淋巴结的输出淋巴管注入腹股沟深淋巴结或髂外淋巴结（见图 7-68、图 7-72）。

腹股沟浅淋巴结肿大：腹股沟浅淋巴结引流除足外侧缘和小腿后外侧部外的下肢浅淋巴管以及会阴等处的浅淋巴管。触摸到腹股沟浅淋巴结肿大时，应首先考虑小腿和足的皮肤是否有细菌或寄生虫感染。另外，可考虑外阴处有无感染灶。病原微生物或其毒性产物经淋巴管进入腹股沟浅淋巴结，可引起淋巴结肿大和发热。

（2）**腹股沟深淋巴结** deep inguinal lymph node：位于股静脉周围和股管内。引流大腿和会阴部深部结构的淋巴，并收纳腘淋巴结深群和腹股沟浅淋巴结的输出淋巴管。其输出淋巴管注入髂外淋巴结（图 7-78）。

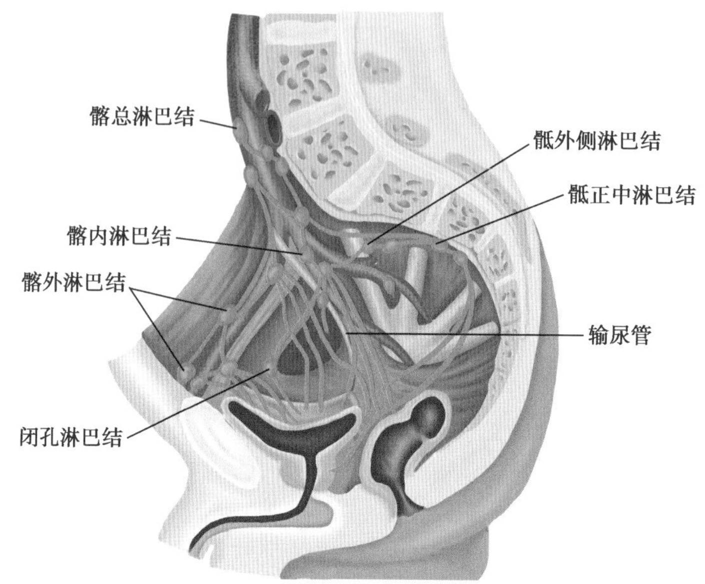

图 7-78 男性盆部的淋巴结

下肢淋巴水肿

淋巴液回流障碍引起的局部水肿，称为淋巴水肿，以下肢最多见。由某些疾病造成淋巴管阻塞。常见的丝虫感染现已少见，链球菌感染及因癌症施行放射治疗和淋巴结清扫术后等，乃是造成淋巴水肿的主要原因。水肿可导致淋巴液在皮下组织积聚，继而引起纤维增生，脂肪硬化，后期出现肢体肿胀，皮肤增厚、粗糙，坚如象皮，故又称“象皮肿”。

（五）盆部淋巴管和淋巴结

盆部淋巴结沿盆腔血管排列（见图 7-78、图 7-79）。

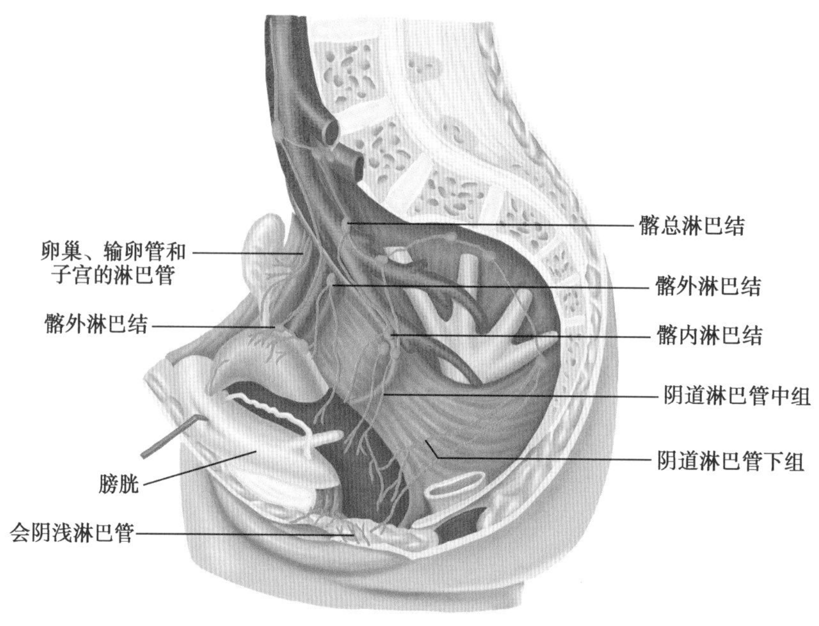

图 7-79 女性盆部淋巴结

1. 骶淋巴结 sacral lymph node 沿骶正中血管和骶外侧血管排列，引流盆后壁、直肠、前列腺或子宫等处的淋巴。其输出管注入髂内淋巴结或髂总淋巴结。

2. 髂内淋巴结 internal iliac lymph node 沿髂内动脉及其分支和髂内静脉及其属支排列，引流大部分盆壁、盆腔脏器以及会阴、臀部、股后部的深层结构淋巴。其输出淋巴管注入髂总淋巴结。为了提高淋巴结清扫率和避免血管神经损伤，可在子宫肿瘤切除术及盆腔淋巴结清扫术前经子宫颈注射叶绿素溶液，使淋巴结呈现绿色。

3. 髂外淋巴结 external iliac lymph node 沿髂外血管排列，引流腹前壁下部、膀胱、前列腺或子宫颈和阴道上部的淋巴，并收纳腹股沟浅、深淋巴结的输出淋巴管。其输出淋巴管注入髂总淋巴结。

4. 髂总淋巴结 common iliac lymph node 沿髂总血管排列，收纳上述3群淋巴结的输出淋巴管。其输出淋巴管注入腰淋巴结。

盆腔手术进行淋巴结清扫时，容易损伤淋巴管，导致淋巴回流障碍，引起下肢水肿。

（六）腹部淋巴管和淋巴结

腹部淋巴结位于腹后壁和腹腔脏器周围，沿腹腔血管排列。

1. 腹壁淋巴结 脐平面以上腹前外侧壁的浅、深淋巴管分别注入腋淋巴结和胸骨旁淋巴结；脐平面以下腹壁的浅淋巴管注入腹股沟浅淋巴结，深淋巴管注入腹股沟深淋巴结、髂外淋巴结和腰淋巴结。

腰淋巴结 lumbar lymph node（见图7-71）位于腹后壁，沿腹主动脉和下腔静脉排列，引流腹后壁深层结构和腹腔成对器官的淋巴，并收纳髂总淋巴结的输出淋巴管，其输出淋巴管汇合成**左、右腰干** lumbar trunk。

2. 腹腔器官淋巴结 腹腔成对器官的淋巴管注入腰淋巴结，不成对器官的淋巴管注入沿腹腔干、肠系膜上动脉和肠系膜下动脉及其分支排列的淋巴结。

（1）沿腹腔干及其分支排列的淋巴结（图7-80）：胃左、右淋巴结，胃网膜左、右淋巴结，幽门上、下淋巴结，肝淋巴结，胰淋巴结和脾淋巴结引流相应动脉分布范围的淋巴。其输出淋巴管注入位于腹腔干周围的**腹腔淋巴结** celiac lymph node。

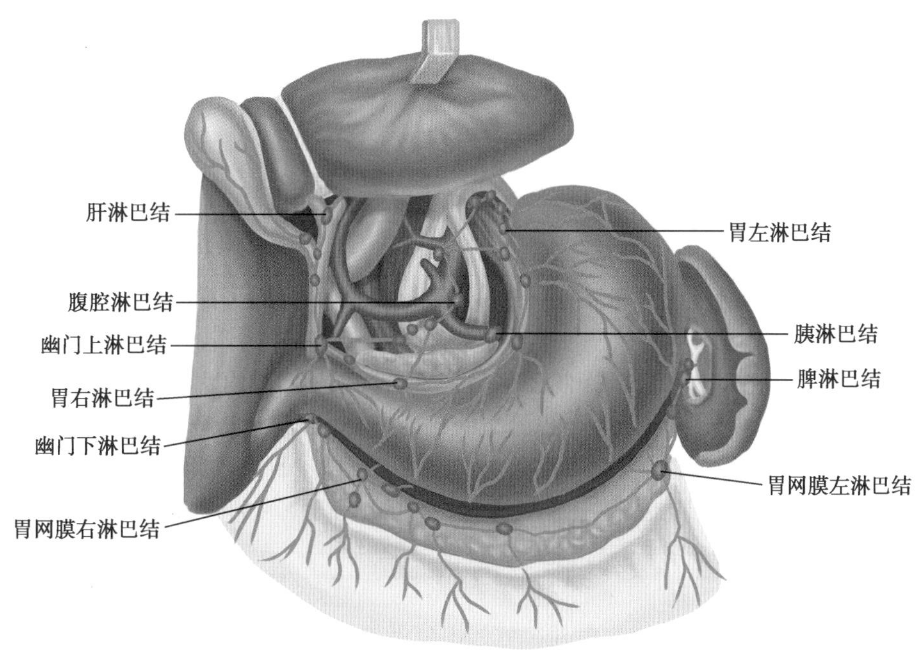

图7-80 沿腹腔干及其分支排列的淋巴结

（2）沿肠系膜上动脉及其分支排列的淋巴结（图 7-81）：肠系膜淋巴结沿空、回肠动脉排列，回结肠淋巴结、右结肠淋巴结和中结肠淋巴结沿同名动脉排列。这些淋巴结引流相应动脉分布范围的淋巴。其输出淋巴管注入位于肠系膜上动脉根部周围的**肠系膜上淋巴结** superior mesenteric lymph node。

（3）沿肠系膜下动脉及其分支排列的淋巴结（图 7-81）：左结肠淋巴结、乙状结肠淋巴结和直肠上淋巴结引流相应动脉分布范围的淋巴。其输出淋巴管注入沿肠系膜下动脉根部排列的**肠系膜下淋巴结** inferior mesenteric lymph node。

腹腔淋巴结、肠系膜上淋巴结和肠系膜下淋巴结的输出淋巴管汇合成**肠干** intestinal trunk。

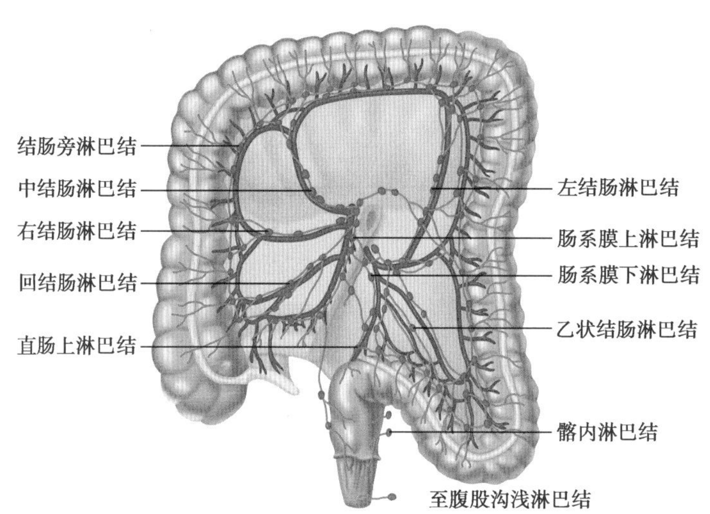

图 7-81 大肠的淋巴管和淋巴结

三、部分重要器官的淋巴引流

（一）咽的淋巴引流

鼻咽后壁的淋巴管多注入咽后淋巴结，部分淋巴管注入颈外侧上深淋巴结。侧壁的淋巴管注入颈静脉孔前下方的颈外侧上深淋巴结，部分淋巴管注入颈内静脉二腹肌淋巴结。口咽淋巴管注入颈内静脉二腹肌淋巴结及其下方的淋巴结，少数淋巴管注入咽后外侧淋巴结。喉咽淋巴管注入颈外侧上深淋巴结和气管旁淋巴结。

（二）喉的淋巴引流

按淋巴管分布可将喉分为声门上部，左、右声带部和声门下部。左、右声带部的淋巴管之间以及声带部与声门上、下部的淋巴管之间无吻合。喉上部淋巴管注入颈外侧上深淋巴结，喉下部淋巴管穿环甲膜注入喉前淋巴结或穿环气管韧带向下注入气管前淋巴结和气管旁淋巴结。

（三）肺的淋巴引流

肺浅淋巴管位于肺胸膜深面，肺深淋巴管位于肺小叶间结缔组织内、肺血管和支气管的周围，注入肺淋巴结和支气管肺淋巴结。浅、深淋巴管之间存在交通。通过淋巴管，肺的淋巴依次由肺淋巴结、支气管肺淋巴结、气管支气管淋巴结和气管旁淋巴结引流。肺下叶下部的淋巴注入肺韧带处的淋巴结，其输出淋巴管注入胸导管或腰淋巴结。左肺上叶下部和下叶的部分淋巴注入右气管支气管淋巴结上群和右气管旁淋巴结。

（四）食管的淋巴引流

食管颈部的淋巴注入气管旁淋巴结和颈外侧下深淋巴结。食管胸部淋巴除注入纵隔后淋巴结外，胸上部淋巴注入气管旁淋巴结和气管支气管淋巴结，胸下部淋巴注入胃左淋巴结。食管腹部淋巴管注入胃左淋巴结。食管的部分淋巴管注入胸导管。

NOTES

（五）胃的淋巴引流

胃的淋巴引流方向有4个：①胃底右侧部、贲门部和胃体小弯侧的淋巴注入胃上淋巴结；②幽门部小弯侧的淋巴注入幽门上淋巴结；③胃底左侧部、胃体大弯侧左侧部的淋巴注入胃网膜左淋巴结、胰淋巴结和脾淋巴结；④胃体大弯侧右侧部和幽门部大弯侧的淋巴注入胃网膜右淋巴结和幽门下淋巴结。各淋巴引流范围的淋巴管之间存在丰富的交通。

（六）肝的淋巴引流

肝浅淋巴管位于肝被膜的结缔组织内。肝膈面的浅淋巴管多经镰状韧带和冠状韧带注入膈上淋巴结和肝淋巴结，部分淋巴管注入腹腔淋巴结和胃左淋巴结。冠状韧带内的部分淋巴管注入胸导管。肝脏面浅淋巴管注入肝淋巴结。深淋巴管位于门管区和肝静脉及其属支的周围，沿静脉出肝，注入肝淋巴结、腹腔淋巴结和膈上淋巴结。肝浅、深淋巴管之间存在丰富的交通。

（七）直肠和肛管的淋巴引流

齿状线以上的淋巴管走行有4个方向：①沿直肠上血管上行，注入直肠上淋巴结；②沿直肠下血管行向两侧，注入髂内淋巴结；③沿肛血管和阴部内血管进入盆腔，注入髂内淋巴结；④少数淋巴管沿骶外侧血管走行，注入骶淋巴结。齿状线以下淋巴管注入腹股沟浅淋巴结。

（八）子宫的淋巴引流

子宫的淋巴引流方向较广：①子宫底和子宫体上部的淋巴管。沿卵巢血管上行，注入腰淋巴结；沿子宫圆韧带穿腹股沟管，注入腹股沟浅淋巴结。②子宫体下部和子宫颈的淋巴管。沿子宫血管行向两侧，注入髂内、外淋巴结；经子宫主韧带注入沿闭孔血管排列的闭孔淋巴结；沿骶子宫韧带向后注入骶淋巴结。

（九）乳房的淋巴引流

乳房的淋巴主要注入腋淋巴结，引流方向有3个：①乳房外侧部和中央部的淋巴管注入胸肌淋巴结；②上部的淋巴管注入尖淋巴结和锁骨上淋巴结；③内侧部的淋巴管注入胸骨旁淋巴结。乳房内侧部浅淋巴管与对侧乳房淋巴管交通，内下部淋巴管通过腹壁和膈下的淋巴管与肝淋巴管交通。

四、胸腺

胸腺 thymus（图7-82）为锥体形，可分为左、右不相对称的两叶，质地柔软，呈长扁条状，两叶间借结缔组织相连。胸腺的大小各年龄组差别很大：胚胎发育后期和新生儿，胸腺增长速度很快；自出生至2岁时，是胸腺发育的最佳期，重量在15~20g。随着年龄的增长，胸腺继续发育增大，但较出生后的时期相对发育较慢。至青春期可达25~40g，青春期以后，胸腺开始萎缩退化。成人的胸腺仍保持原来的形状，但其结构变化很大，淋巴细胞大量减少，胸腺组织多被脂肪组织替代。

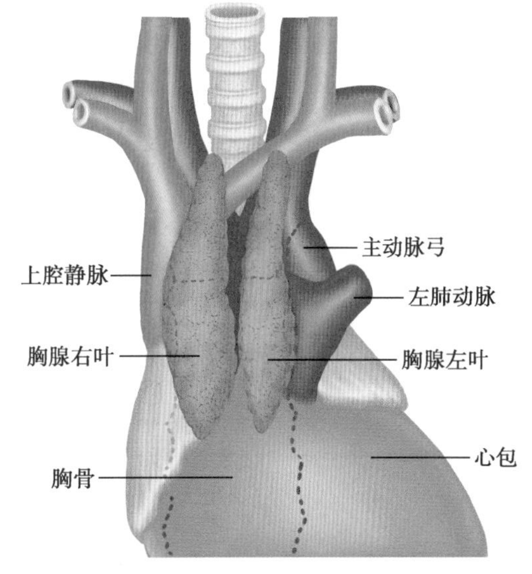

图7-82 胸腺

成人胸腺在胸骨柄后方上纵隔的前部。其后方与无名静脉和主动脉弓相邻，两侧纵隔胸膜与肺相邻。小儿的胸腺体积较大，上端可伸至颈根部，有时可达甲状腺下部，下端可伸入前纵隔，达心包前面。

胸腺的功能比较复杂，胸腺是中枢淋巴器官，并具有内分泌功能，也可列入内分泌系统。其主要功能是培育和制造T淋巴细胞和分泌胸腺激素。与机体其他器官及组织共同建立完善的免疫功能。另外，胸腺激素可抑制运动神经末梢乙酰胆碱的合成和释放，所以当胸腺激素过量时，可发生重症肌无力。

五、脾

脾 spleen（图 7-83）是人体最大的淋巴器官，具有储血、造血、清除衰老红细胞和进行免疫应答的功能。

脾位于左季肋部，胃底与膈之间，第 9~11 肋深面，长轴与第 10 肋一致。正常时在左肋弓下触不到脾。脾的位置可随呼吸和体位不同而变化，站立比平卧时低 2.5cm。脾由胃脾韧带、脾肾韧带和膈结肠韧带支持固定。脾呈暗红色，质软而脆。

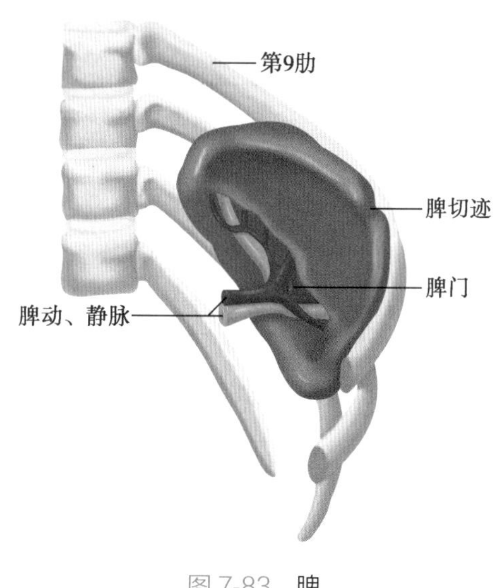

图 7-83 脾

脾的形态可描述为两面，两端和两缘，即膈、脏两面，前、后两端和上、下两缘。膈面光滑隆凸，对向膈。脏面凹陷，中央处有**脾门** hilum of spleen，是血管、神经和淋巴管出入之处。在脏面，脾与胃底、左肾、左肾上腺、胰尾和结肠左曲相毗邻。前端较宽，朝向前外方，达腋中线。后端钝圆，朝向后内方，距离后正中线 4~5cm。上缘较锐，朝向前上方，前部有两三个**脾切迹** splenic notch。脾大时，脾切迹是触诊脾的标志。下缘较钝，朝向后下方。

在脾的附近，特别在胃脾韧带和大网膜中可存在**副脾** accessory spleen，出现率为 10%~40%。副脾的位置、大小和数目不定。因脾功能亢进做脾切除术时，应同时切除副脾。

全身淋巴引流概况见表 7-4。

表 7-4 全身淋巴引流概况

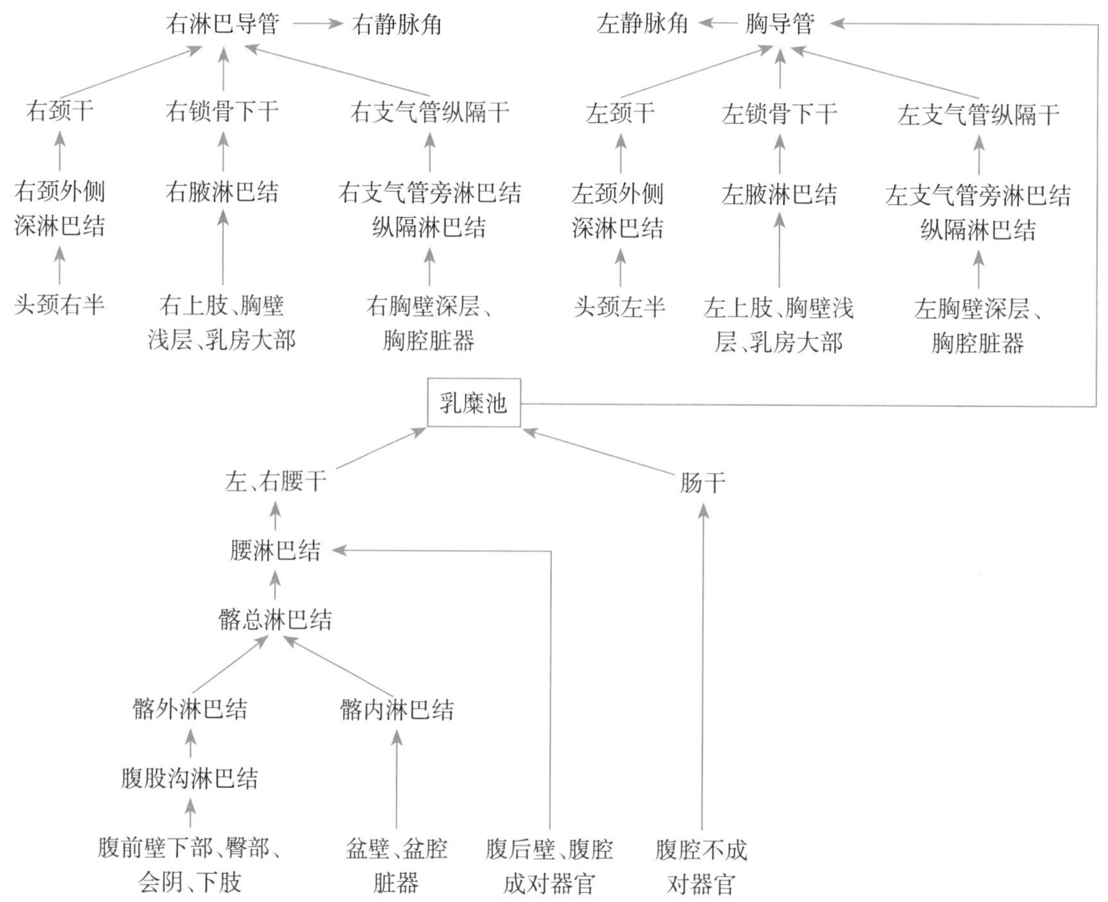

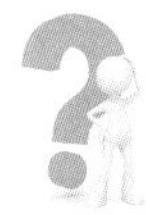

思考题

1. 临床给药方式主要有口服、肌内注射以及静脉滴注三种。如采用口服、臀大肌注射、手背静脉滴注这三种方式给药，药物分别通过哪些解剖结构最终由肾脏排出体外?

2. 心律失常最容易发生在心传导系的哪个部位? 如果采用射频消融术治疗，以锁骨下静脉进行导管插入为例，导管需要经过哪些结构到达目标结构?

3. 冠心病较易发生在心的前降支。该动脉支配心的哪些区域? 发生病变时主要影响心脏哪部分的功能?

4. 试述头颈部和四肢常用于压迫止血的动脉、压迫部位及止血范围，并归纳这些动脉的走行特点。

5. 如肝左叶发生癌变，采用肝癌介入治疗，经股动脉插管将抗癌药物或栓塞剂注入肝的动脉，导管沿途需要经过哪些血管?

6. 总结肝门静脉的组成、特点、行程、属支以及肝门静脉系与上、下腔静脉间的侧支吻合和临床意义。

7. 简述胸导管的起始、走行、收集淋巴的范围及注入部位。左锁骨上淋巴结和腹股沟淋巴结肿大的临床意义是什么?

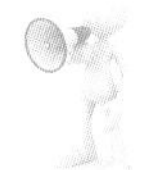

Summary

The cardiovascular system includes the heart, arteries, capillaries and veins. The heart is the hub connecting the arteries and veins and is the "power pump" of the cardiovascular system. Obliquely located in the mediastinum of the thoracic cavity, the heart is divided into left and right halves by the cardiac septum. The left and right half of the heart are divided into two chambers: the upper atrium and the lower ventricle. The fibrous skeleton of the heart is tough and elastic in texture; it provides anchor points for myocardial fibers and cardiac valves, supporting and stabilizing the heart during myocardial movement. The heart's conduction system consists of specialized myocardial cells, and its primary function is to generate and conduct impulses and control the heart's rhythmic activity. The heart's blood supply arises from the left and right coronary arteries, and the blood circulation in the heart itself is called coronary circulation.

Arteries are the blood vessels that carry blood from the heart to the whole body's organs. The aorta is the largest artery of the body. Extending upward as the ascending aorta from the left ventricle, it arches posteriorly and to the left, forming the aortic arch. Then it courses downward as the thoracic aorta through the thoracic cavity and penetrates the diaphragm to enter the abdominal cavity as the abdominal aorta just anterior to the vertebral column. There are three branches on the aortic arch, from right to left: the brachiocephalic trunk, the left common carotid artery and the left subclavian artery. The brachiocephalic trunk continues shortly before dividing into the right common carotid and subclavian arteries. The abdominal aorta divides into two large common iliac arteries in the pelvic region. Each of these vessels divides into the internal iliac artery and the external iliac artery, which continues into the thigh, where its name changes to the femoral artery. The femoral artery continues as the popliteal artery in the knee region, and its subdivisions (the anterior and posterior tibial arteries) supply the lower leg, ankle and foot.

Veins are the blood vessels that carry blood back to the heart, starting in the capillaries and ending

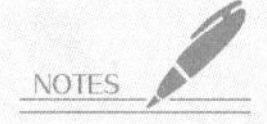

in the atrium. The veins of the whole body are divided into the veins of the pulmonary circulation and systematic circulation, and the latter distributes as superficial veins and deep veins. The veins of systemic circulation include the superior vena cava, inferior vena cava, and the cardiac vein. The superior vena cava is formed by the confluence of the left and right brachiocephalic veins. It collects venous blood from the upper half of the body. The inferior vena cava is formed by the left and right common iliac veins. It collects venous blood from the abdomen, pelvis, perineum, and lower limbs. In the inferior vena cava system, the blood vessels that contain the venous blood of the unpaired organs (except the liver) in the abdomen form the hepatic portal vein. The superficial veins of the limbs are often used for blood transfusion, infusion, puncture and blood collection in clinical practice. Varicose veins are more common in the lower extremities. If the venous return is blocked, edema may occur.

The lymphatic system is closely related anatomically and functionally to the circulatory system. The lymphatic system comprises lymphatic vessels, lymphatic tissues and lymphatic organs. The tissue fluid is called lymph after entering the lymphatic vessels. Generally, lymph is a colorless liquid, except some appear milky because of adipose content. Lymphatic vessels originate from lymphatic capillaries, which pass through lymph nodes and then converge to form nine lymphatic trunks. Each trunk drains a part of the body into lymphatic ducts. The thoracic and right lymphatic ducts are two great terminal vessels that return lymph to blood circulation separately at the left and right venous angles. Lymph tissues include diffused lymphatic tissues and lymph nodes. The spleen, thymus, lymph nodes and tonsils are lymph organs that serve as filters and sources of lymphocytes. The lymphatic system participates in several vital functions, including destroying bacteria, removing foreign particles from lymph and returning interstitial fluid to the blood. In addition to acting as an accessory system of the cardiovascular system, the lymphatic system can also transport fats from the digestive tract to the blood, produce lymphocytes and develop antibodies.

（吕 捷　刘 芳　张红旗）

第八章
感　觉　器

扫码获取
数字内容

学习要点

1. 眼球壁的层次及各层分部和功能;眼球内容物的组成和功能。
2. 眼的屈光装置;房水的产生与循环途径。
3. 结膜的分部;泪器的组成和位置;眼球外肌的配布和功能。
4. 鼓膜的形态和分部;鼓室各壁结构特点;咽鼓管的位置、分部及连通。
5. 内耳的组成;听觉、位置觉感受器的名称、位置和功能。

感觉器 sensory organ 是**感受器** receptor 及其附属结构的总称,指机体内特殊的感受器,如视器、听器等。

感受器广泛分布于人体全身各部,其结构和功能各不相同。有的结构非常简单,仅是感觉神经的游离末梢装置,如痛觉感受器;有的结构则较为复杂,除了感觉神经末梢外,还有数层结构共同形成的末梢器官,如接受触觉、压觉等刺激的触觉小体、环层小体等;有的则更为复杂,除末梢器官外,还有附属装置,如视器(眼)、前庭蜗器(耳)等,也称感觉器官。

感受器的功能是接受机体内、外环境的各种刺激,并将其转变为神经冲动,由神经传导通路传至大脑皮质,产生感觉,再由脑发出神经冲动,经运动神经传至效应器,对刺激进行应答。

在正常状况下,一种感受器只对某一特异的刺激敏感,如:对视网膜特异的刺激是一定波长的光;对听器特异的刺激是一定频率的声波。感受器的高度特化是长期进化过程中逐渐演化而来的,也是随着实践不断完善的。它使机体对内、外环境不同的变化做出精确的分析和反应,从而更加完善地适应生存环境。感觉器是神经活动的开始,是机体探索世界和认识世界初步的器官,是反射弧的首要组成部分。

感受器的种类繁多,形态和功能各异。一般根据其所在部位、接受刺激的来源和特化的程度分为3类。

1. 外感受器 exteroceptor　分布在皮肤、黏膜、视器和听器等处,感受来自外界环境的刺激,如痛觉、温觉、触觉、压觉、光波和声波等物理和化学刺激。

2. 内感受器 interoceptor　分布于内脏器官和心血管等处,接受体内环境的物理和化学刺激,如渗透压、压力、温度、离子和化合物浓度的变化等。分布于嗅黏膜的嗅觉感受器及舌的味蕾,虽然是接受来自外界的刺激,但这两种感受器与内脏活动有关,故也列入内感受器。

3. 本体感受器 proprioceptor　分布在肌、肌腱、关节和内耳的位觉器等处,接受机体运动和平衡变化时所产生的刺激。

感受器还可根据特化程度分为两类:①一般感受器。分布在全身各部,如:分布在皮肤的痛觉、温觉、触觉、压觉感受器;分布在肌、肌腱、关节、内脏及心血管的感受器。②特殊感受器。分布在头部,包括视觉、听觉、嗅觉、味觉和平衡觉的感受器(图 8-1)。

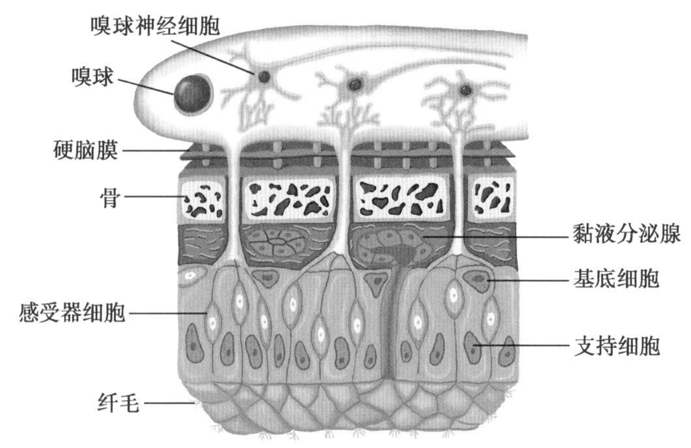

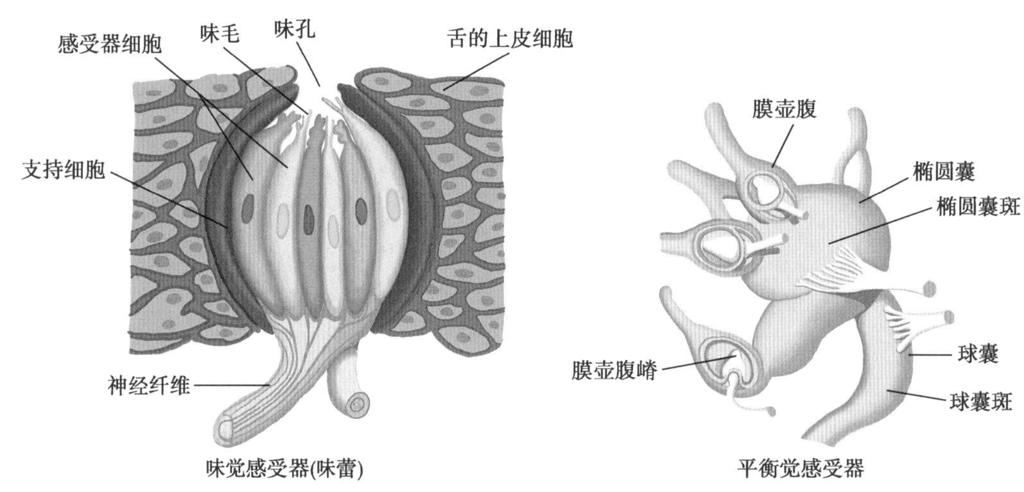

图 8-1 感受器

第一节 视 器

视器 visual organ 由眼球和眼副器共同构成。眼球的功能是接受光波的刺激,转变为神经冲动,经视觉传导通路传至大脑视觉中枢,产生视觉。眼副器位于眼球的周围或附近,包括眼睑、结膜、泪器、眼球外肌、眶脂体和眶筋膜等,对眼球起支持、保护和运动作用。

一、眼球

(一) 眼球的位置和外形

眼球 eyeball 是视器的主要结构,近似球形,位于眼眶的前部。两眼眶各呈四棱锥形,内侧壁几乎平行,外侧壁在视交叉处相交成 90°。眼眶内侧壁与外侧壁的夹角为 45°。眼球借筋膜与眶壁相连,后部借视神经连于间脑的视交叉(图 8-2)。

当眼平视前方时,眼球前面正中点称前极,后面正中点称后极。前、后极的连线称**眼轴** axis of eyeball。在眼球的表面,前、后极连线中点连接起来的环形线称为**赤道** equator,又称中纬线。经瞳孔中央至视网膜黄斑中央凹的连线,称为**视轴** optic axis。眼轴与视轴呈锐角交叉(图 8-3)。

(二) 眼球的结构

眼球由眼球壁和眼球内容物构成(图 8-3、表 8-1)。

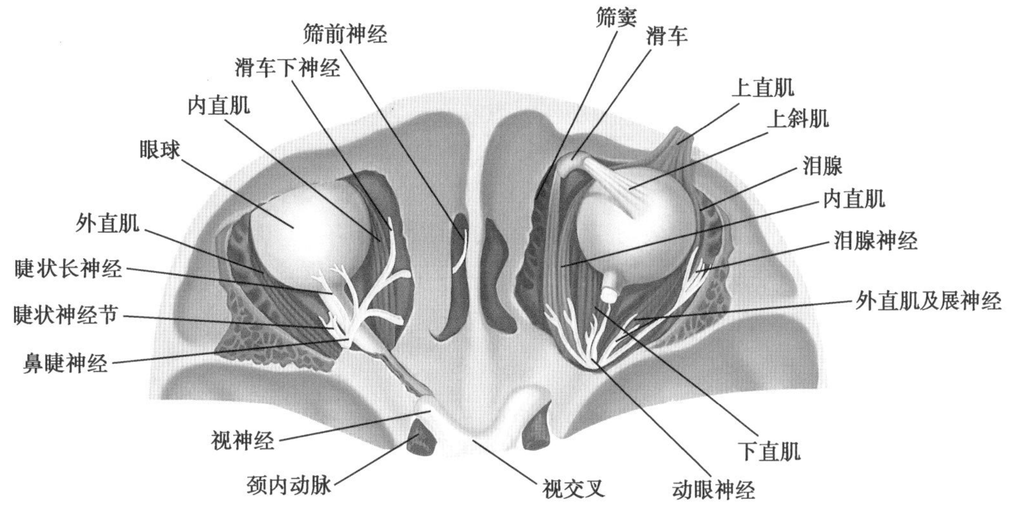

图 8-2 眶壁与视器

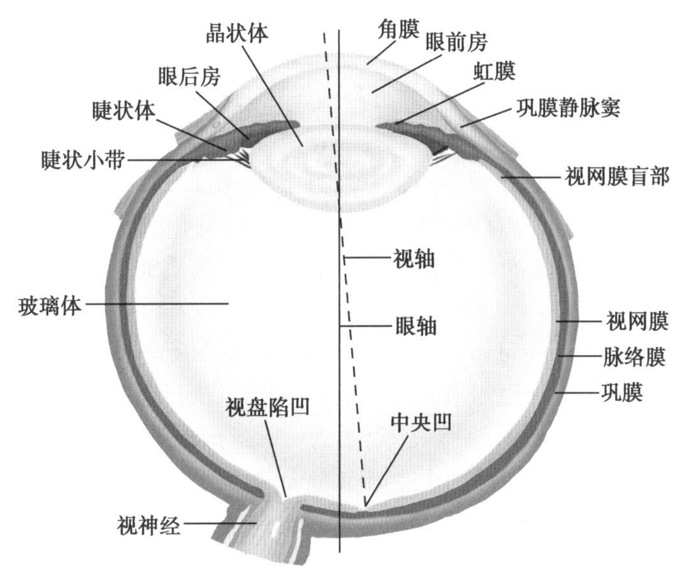

图 8-3 右眼球（水平切面）

表 8-1 眼球的构成

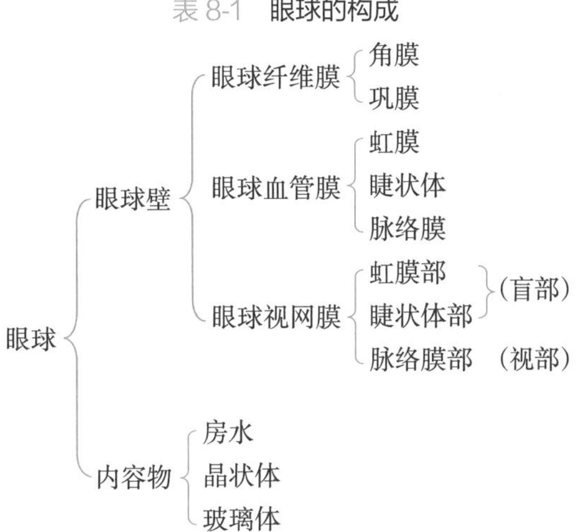

- 眼球
  - 眼球壁
    - 眼球纤维膜
      - 角膜
      - 巩膜
    - 眼球血管膜
      - 虹膜
      - 睫状体
      - 脉络膜
    - 眼球视网膜
      - 虹膜部 } （盲部）
      - 睫状体部 } （盲部）
      - 脉络膜部 （视部）
  - 内容物
    - 房水
    - 晶状体
    - 玻璃体

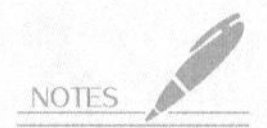

1. 眼球壁 从外向内依次分为眼球纤维膜、眼球血管膜和视网膜 3 层。

（1）**眼球纤维膜** fibrous tunic of eyeball：又称**眼球外膜** outer tunic of eyeball，由致密纤维结缔组织构成，有支持和保护眼球内容物的作用。由前至后可分为角膜和巩膜两部分。

1）**角膜** cornea：占纤维膜的前 1/6，无色透明，富有弹性，具有屈光作用，无血管，但富有感觉神经末梢，感觉敏锐。角膜曲度较大，外凸内凹。角膜的营养物质一般认为有 3 个来源：角膜周围的毛细血管、泪液和房水。角膜炎或溃疡可致角膜混浊，失去透明性，影响视觉。

角膜特点及临床意义

角膜不含血管和淋巴管，是相对的“免疫赦免区”。经角膜移植术可用正常角膜或人工角膜替代病变角膜。因免疫排斥率低，角膜移植易于成活，该手术在器官移植术中成功率最高。角膜表面曲度不均，中央凸出明显，是屈光的主要部分。临床上可经激光切削术或磨削术切削中央角膜，降低屈光度而矫正近视。

2）**巩膜** sclera：占纤维膜的后 5/6，乳白色，不透明，有维持眼球形态和保护眼球内容物的作用。巩膜厚而坚韧，在视神经穿出的附近最厚，约 1mm，向前逐渐变薄，在眼球赤道附近最薄，约 0.5mm，在眼球外肌附着处再次增厚。巩膜前方接续角膜，后方与视神经的硬膜鞘相延续。在巩膜与角膜交界处外面稍内陷，称**巩膜沟** scleral sulcus。靠近角膜缘处的巩膜实质内，有环形的**巩膜静脉窦** sinus venous sclerae，是房水流出的通道。巩膜在视神经纤维穿出处有许多小孔，呈筛板状，称**巩膜筛板** cribriform plate of sclera。巩膜筛板还有视网膜中央动、静脉通过。在巩膜筛板的边缘有睫状血管、睫状神经通过的小孔。在赤道的后方有 4 个较大的涡静脉通过的孔。巩膜前部露于眼裂的部分，正常呈乳白色，黄色常是黄疸的重要体征。老年人的巩膜可因脂肪物质沉着略呈黄色，先天性薄巩膜呈蔚蓝色。

（2）**眼球血管膜** vascular tunic of eyeball：又称**眼球中膜** middle tunic of eyeball，富有血管和色素细胞，呈棕黑色，有营养眼球内组织及遮光作用。由前向后分为虹膜、睫状体和脉络膜 3 部分。

1）**虹膜** iris：位于血管膜的最前部，呈冠状位，为一圆盘形薄膜（见图 8-3、图 8-4）。虹膜中央有圆形的**瞳孔** pupil，直径为 2.5~4.0mm，最小可缩至 1.5mm，最大可扩大至 8.0mm。虹膜游离缘较肥厚，称瞳孔缘；与睫状体相接的部分，称睫状缘。虹膜基质内有两种排列方向的平滑肌：环绕瞳孔周缘呈环状排列的，称**瞳孔括约肌** sphincter pupillae，可缩小瞳孔，由动眼神经内的副交感神经纤维支配；瞳

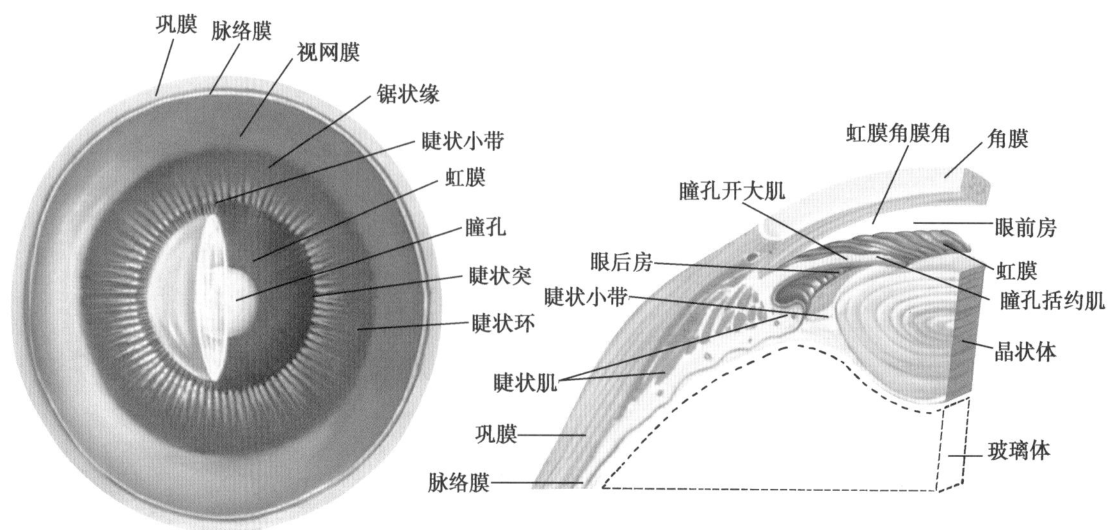

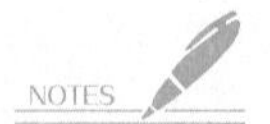

图 8-4 眼球前半部后面观及虹膜角膜角

孔周围呈放射状排列的平滑肌，称**瞳孔开大肌** dilator pupillae，可开大瞳孔，由起自颈上神经节的交感神经支配（表 8-2）。在弱光下或看远物时，瞳孔开大；在强光下或看近物时，瞳孔缩小以调节光的进入量。

表 8-2 眼内肌的位置、功能及神经支配

名称	位置	功能	神经支配
睫状肌	睫状体	调节晶状体曲度	动眼神经（副交感纤维）
瞳孔括约肌	虹膜（环形排列）	缩小瞳孔	动眼神经（副交感纤维）
瞳孔开大肌	虹膜（放射状排列）	开大瞳孔	颈上神经节（交感纤维）

角膜与晶状体之间的腔隙为**眼房** chamber of eyeball。虹膜将眼房分为较大的前房和较小的后房，前、后眼房借瞳孔相通。在前房周边，虹膜与角膜交界处的环形区域，称**虹膜角膜角** iridocorneal angle，亦称前房角。虹膜角膜角的前外侧壁有小梁网 trabecular reticulum，连于巩膜与虹膜之间，具有滤帘作用，是房水由前房流入巩膜静脉窦的必经通道。在活体上，透过角膜可见虹膜及瞳孔。

虹膜的颜色取决于色素的多少，有种族差异。白色人种因缺乏色素，呈浅黄色或浅蓝色；有色人种因色素多，虹膜色深，呈棕褐色；黄种人的虹膜多呈棕色。

2）**睫状体** ciliary body：是血管膜中部最肥厚的部分（见图 8-3、图 8-4），位于巩膜与角膜移行部的内面，后部较为平坦，为**睫状环** ciliary ring，前部有向内突出并呈辐射状排列的突起，为**睫状突** ciliary process。由睫状突发出的**睫状小带** ciliary zonule 与晶状体相连。

在眼球水平断面和矢状断面上，睫状体呈三角形（见图 8-3、图 8-4）。三角的尖端朝后与脉络膜相续连，底朝前，附于角膜与巩膜交界处。睫状体内含平滑肌，称**睫状肌** ciliary muscle，由动眼神经的副交感神经纤维支配（表 8-2）。睫状肌分纵行、环行和斜行肌纤维 3 种，以纵行肌纤维为主。纵行肌纤维后端附于脉络膜的前缘。睫状肌收缩时牵动睫状小带，可调节晶状体的曲度。睫状体前部可产生房水，后部分泌糖胺聚糖进入玻璃体。

3）**脉络膜** choroid：占血管膜的后 2/3，富含血管和色素。其厚度因血管的充盈程度不同而变化，一般前部较薄，后部较厚，黄斑处可达 0.26mm。脉络膜主要由致密的小动脉、毛细血管丛和小静脉构成，静脉最为丰富。脉络膜的血流量大，血流速度缓慢，这与调节和维持眼压有关。脉络膜外面与巩膜之间的结合较疏松，其间有**脉络膜周隙** perichoroidal space。脉络膜周隙经视神经鞘内的蛛网膜下隙与脑的蛛网膜下隙相通。脉络膜周隙内有睫后长、短动脉和睫状神经通过。脉络膜内面紧贴视网膜色素层。脉络膜可营养眼内组织并吸收分散光线。

（3）**视网膜** retina：又称**眼球内膜** internal tunic of eyeball，位于血管膜内面，从前向后可分为 3 部分，即虹膜部、睫状体部和脉络膜部。虹膜部和睫状体部分别贴附于虹膜和睫状体的内面，薄而无感光作用，称为**视网膜盲部** pars blind retinae。脉络膜部范围最大、最厚，附于脉络膜内面，为视器接受光波刺激并转变为神经冲动的部分，称为**视网膜视部** pars optica retinae。此部光滑、柔软。

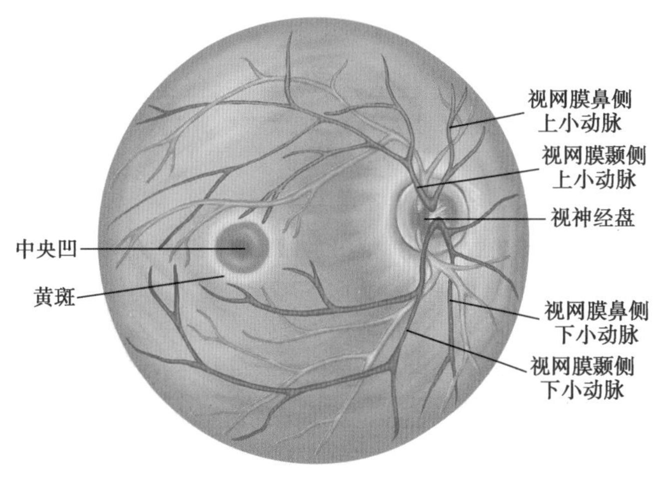

图 8-5 眼底（右侧）

视网膜视部的后部最厚，愈向前愈薄。在眼球的后极，视神经起始处有一圆形区域，为**视神经盘** optic disc（图 8-5），

又称视神经乳头。视神经盘直径约 1.5mm，边缘隆起，中央微凹，称为**视盘陷凹** excavation of optic disc，有视神经、视网膜中央动、静脉穿过，无感光细胞，又称生理性盲点。

在视神经盘颞侧下方约 3.5mm 处，有一淡黄色小区，直径约 1.8~2.0mm，称**黄斑** macula lutea，由密集的视锥细胞构成。黄斑中央凹陷，称**中央凹** fovea centralis（见图 8-5），此区无血管，是感光最敏锐处，也是视网膜最薄处，厚约 0.1mm。

眼底检查

经检眼镜可直视眼底结构，视网膜呈均匀的橘红色，视神经盘呈淡红色，鼻侧血管丰富，颜色较红。视神经盘颞侧的黄斑区呈淡黄色，比周围视网膜略暗。黄斑中心有中央凹反光点。视神经盘中央呈放射状分布的视网膜中央动、静脉可作为活体观察小动脉的窗口，可见动脉搏动。临床上行检眼镜检查时，可借视神经、视网膜及血管的病理改变诊断眼部疾病。

视部可分为两层，外层为**色素部** pars pigmentosa，内层为**神经部** pars nervosa。视网膜神经部主要由 3 层神经细胞组成（图 8-6）。外层为视锥细胞和视杆细胞，为感光细胞，紧邻色素上皮层。视锥细胞主要分布在视网膜中央部，能感受强光和颜色的刺激，在白天或明亮处视物时起主要作用；视杆细胞主要分布于视网膜周边部，只能感受弱光，在夜间或暗处视物时起主要作用。中层为双极细胞，将来自感光细胞的神经冲动传导至内层的节细胞。节细胞的轴突向视神经盘汇集，穿过脉络膜和巩膜后构成视神经。

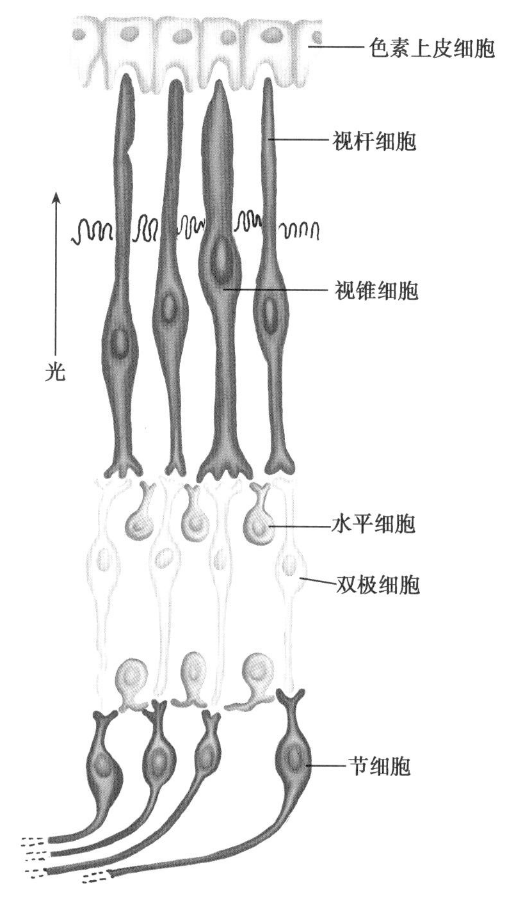

图 8-6 视网膜神经细胞示意图

视网膜发育和视网膜脱离

视网膜由神经外胚层形成的视杯发育而来。视杯分两层，外层发育为色素部，由大量的单层色素上皮构成；内层发育为神经部，是视网膜的固有结构，在两层之间有一潜在的视网膜内间隙。在视神经盘，视网膜色素部和神经部黏附一起，而在其他部位，尤其紧靠锯齿缘后部的区域，两层之间黏合较弱；此间隙是造成视网膜的外层与内层容易脱离的解剖学基础。视网膜脱离是指视网膜的神经层与色素上皮层的分离，常在眼受创伤后数天到数周内发生，眼前可出现闪光及浮动斑点。

2. 眼球内容物 包括房水、晶状体和玻璃体（见图 8-3、图 8-4）。这些结构透明，无血管，具有屈光作用，它们与角膜合称为眼的屈光装置，使物体反射出来的光线进入眼球后，在视网膜上形成清晰的物像，这种视力称为正视。若眼轴较长或屈光装置的屈光率过强，则物象落在视网膜前，称为近视。反之，若眼轴较短或屈光装置屈光率过弱，则物象落在视网膜后，称为远视。

（1）**房水** humor aqueous：为无色透明的液体，充满在眼房内。房水由睫状体产生，进入眼后房，经瞳孔至眼前房，经虹膜角膜角进入巩膜静脉窦，借睫前静脉汇入眼静脉。房水的生理功能是为角膜和晶状体提供营养并维持正常的眼压。在病理情况下，房水通过瞳孔受阻，如虹膜后粘连或瞳孔闭锁，房水则滞于眼后房内，导致眼压增高，临床上称为继发性青光眼。

（2）**晶状体** lens：位于虹膜后方、玻璃体前方（见图 8-4），呈双凸透镜状，前面曲度较小，后面曲度较大；晶状体无色透明，富有弹性，不含血管和神经。晶状体的外面包以具有高度弹性的被膜，称**晶状体囊** lens capsule。晶状体实质由晶状体纤维组成。周围部较软，称晶状体皮质；中央部较硬，称晶状体核。由疾病或创伤致晶状体变混浊，称白内障。临床上糖尿病患者常并发白内障和视网膜病变。

晶状体借睫状小带系于睫状体。睫状小带又称晶状体悬韧带，由透明、坚硬、无弹性的纤维交错构成。晶状体的曲度随所视物体的远近而改变。视近物时，睫状肌收缩牵睫状突向前，使睫状突向内伸，睫状小带也向内变得松弛，放松了对晶状体的牵拉，晶状体借助于晶状体囊及其本身的弹性而变凸，特别是其前部凸度增大，屈光度加强，使进入眼球的光线聚焦于视网膜上，以适应看近物。反之，睫状肌舒张，可使睫状突向外伸，睫状小带的张力增大，加强了对晶状体的牵拉，使晶状体曲度变小，以适应看远物。随着年龄增长，晶状体核逐渐增大、变硬、弹性减弱，睫状肌逐渐萎缩，致使晶状体调节曲度能力减弱，出现老视。

（3）**玻璃体** vitreous body：为无色透明的胶状物质，表面覆盖玻璃体膜（见图 8-3），填充于晶状体与视网膜之间，约占眼球内腔的后 4/5。玻璃体前面呈凹面状，称玻璃体凹。玻璃体的其他部分与睫状体和视网膜相邻，对视网膜起支撑作用，使视网膜与色素上皮紧贴；支撑作用减弱易导致视网膜脱离。若玻璃体混浊，可影响视力。

玻璃体发育及玻璃体浑浊

玻璃体的发育分 3 期，即原始玻璃体、次级玻璃体和三级玻璃体。原始玻璃体由神经外胚层、体表外胚层和中胚层形成，其体积约占眼内腔的 4/5，中间有玻璃体动脉。次级玻璃体由视杯内层细胞形成，约占眼内腔的 1/5。在发育过程中，次级玻璃体逐渐增大，原始玻璃体被挤到中央并萎缩成玻璃体中央管。三级玻璃体分化为睫状小带。在成人，位于玻璃体腔内的玻璃体动脉萎缩消失，只遗留该动脉在玻璃体中穿行的管道，因而玻璃体内无血管。玻璃体新陈代谢缓慢，高度透明，当出现不透明体时为玻璃体浑浊，是临床上常见的眼科体征。

二、眼副器

眼副器 accessory organs of eye 包括眼睑、结膜、泪器、眼球外肌、眶脂体和眶筋膜等结构，有保护、运动和支持眼球的作用。

（一）眼睑

眼睑 palpebrae 位于眼球的前方，是保护眼球的屏障（图 8-7）。分上睑和下睑，二者之间的裂隙称睑裂。睑裂的内、外侧端分别为内眦和外眦。睑的游离缘称睑缘，又分为前、后缘。

眼睑的前缘有睫毛，约两三行，上、下睫毛均弯曲向前，有防止灰尘进入眼内和减弱强光照射的作用。如睫毛向后生长，触及角膜，则为倒睫，严重时可引起角膜炎、溃疡和结瘢等。睫毛的根部有**睫毛腺** ciliary gland，也称 Moll 腺。近睑缘处有睑缘腺（Zeis 腺）（图 8-8）。睫毛毛囊或睫毛腺的急性炎症，称外睑腺炎。

眼睑由浅至深可分 5 层：皮肤、皮下组织、肌层、睑板和睑结膜（见图 8-7、图 8-8）。眼睑皮肤细薄，皮下组织疏松，缺乏脂肪组织，可因积水或出血而发生肿胀。临床上肾炎患者常伴有眼睑水肿。肌层主要是眼轮匝肌睑部，该肌收缩可闭合睑裂。眼睑部手术的皮肤切口应与眼轮匝肌纤维方向平行，以利于愈合。在上睑还有上睑提肌，该肌以宽阔的腱膜止于上睑上部，可提上睑。

睑板 tarsus 为一半月形致密结缔组织板，上、下各一。上、下睑板的内、外两端分别借横位的睑内侧韧带和睑外侧韧带与眶缘相连。睑内侧韧带较强韧，其前面有内眦动、静脉越过，后面有泪囊，是施行泪囊手术时寻找泪囊的标志（图 8-9、图 8-10）。

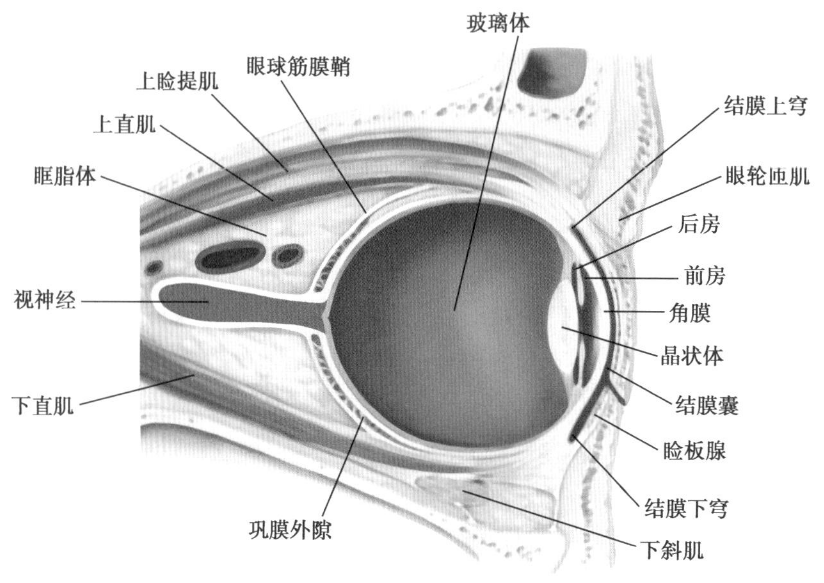

图 8-7 右眼眶（矢状切面）

睑板腺 tarsal gland 为睑板内呈麦穗状的腺体，与睑缘垂直排列，其导管开口于睑缘近后缘处。睑板腺为特化的皮脂腺，分泌油脂样液体，富含脂肪、脂酸及胆固醇，有润滑睑缘和防止泪液外溢的作用。若睑板腺导管阻塞，形成睑板腺囊肿；当睑板腺化脓性感染时出现睑腺炎，临床上称内睑腺炎。

眼睑的血液供应丰富（图 8-10），主要来源有：①颈外动脉发出的面动脉、颞浅动脉、眶下动脉等分支；②眼动脉发出的眶上动脉、泪腺动脉和滑车上动脉等分支。这些动脉在眼睑的浅部形成动脉网，在深部吻合成动脉弓。静脉血主要回流至眼静脉和内眦静脉。眼睑手术时需注意血管的位置及吻合。

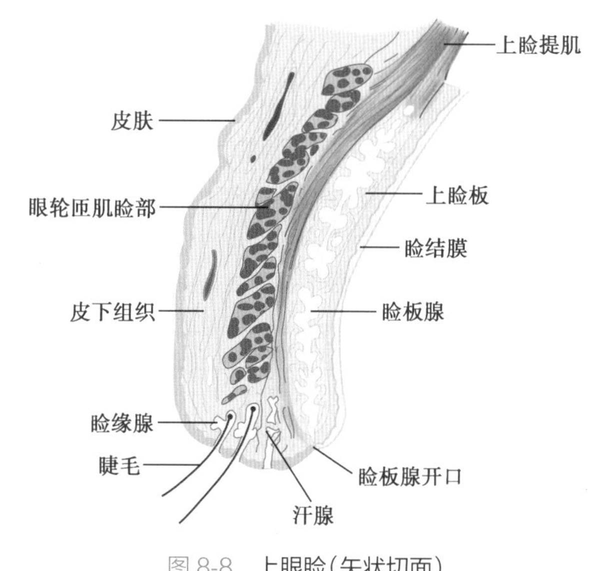

图 8-8 上眼睑（矢状切面）

（二）结膜

结膜 conjunctiva 是一层薄而透明、富含血管的黏膜，覆盖在眼球的前面和眼睑的后面（见图 8-7）。按所在部位，结膜可分 3 部分。

1. **睑结膜 palpebral conjunctiva** 衬覆于上、下睑内面，与睑板结合紧密。在睑结膜内表面，可透视深层的小血管和平行排列并垂直于睑缘的睑板腺。睑结膜富有血管，呈红色或淡红色，贫血时结膜呈苍白色。

2. **球结膜 bulbar conjunctiva** 覆盖在眼球前面，在近角膜缘处移行为角膜上皮。在角膜缘处与巩膜结合紧密，其余部分连结疏松易移动。

3. **结膜穹窿 conjunctival fornix** 位于睑结膜与球结膜相互移行处，其返折处分别形成**结膜上穹** superior conjunctival fornix 和**结膜下穹** inferior conjunctival fornix。结膜上穹较结膜下穹深。当上、下睑闭合时，整个结膜形成囊状腔隙，称**结膜囊** conjunctival sac，通过睑裂与外界相通。

结膜各部的组织结构不完全相同，一般病变常局限于某一部位，如：沙眼易发于睑结膜和结膜穹窿；疱疹则多见于角膜缘的结膜和球结膜。受到刺激或发生炎症常引起结膜充血肿胀。

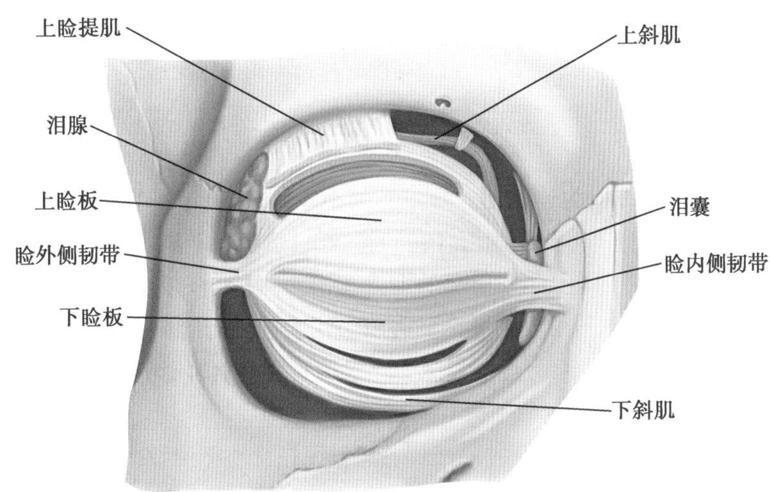

图 8-9 睑板（右侧）

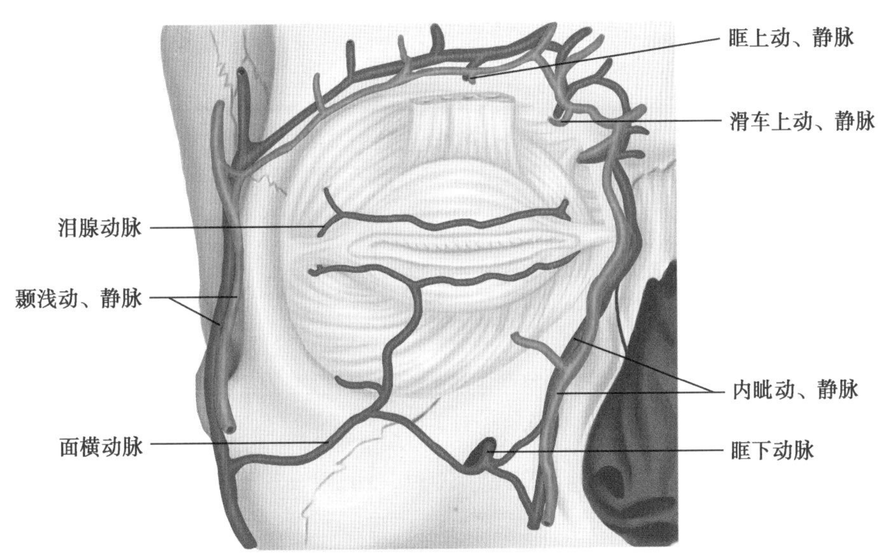

图 8-10 眼睑的血管

（三）泪器

泪器 lacrimal apparatus 由泪腺和泪道组成。泪道包括泪点、泪小管、泪囊和鼻泪管（图 8-11）。

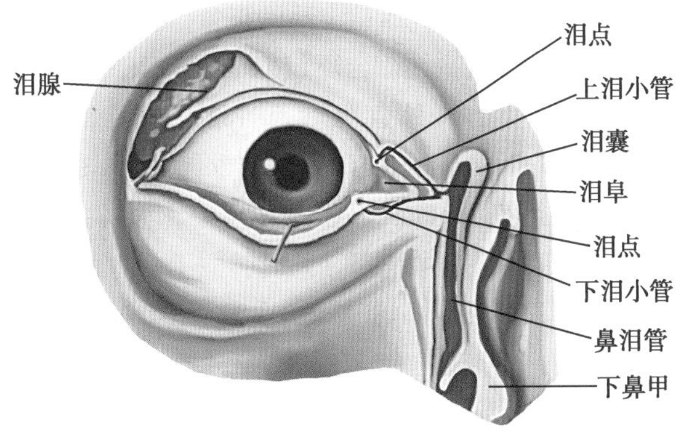

图 8-11 泪器

1. 泪腺 lacrimal gland 位于眶上壁前外侧部的泪腺窝内，长约 2cm，可分泌泪液，有 10~20 条排泄管开口于结膜上穹的外侧部。泪液借眨眼活动被涂抹于眼球表面，有防止角膜干燥和冲洗微尘的作用。此外，泪液含溶菌酶，具有灭菌作用。多余的泪液流向内眦处的**泪湖** lacrimal lake，然后经泪点、泪小管进入泪囊，再经鼻泪管至鼻腔。

2. 泪道

（1）**泪点** lacrimal punctum：在上、下睑缘近内侧端各有一隆起，称泪乳头 lacrimal papilla，其顶部有一小孔，称泪点，是泪小管的开口，朝向后方，正对泪湖，便于吸入泪液。沙眼等疾病可造成泪点变位而引起溢泪症。

（2）**泪小管** lacrimal ductule：为连结泪点与泪囊的小管，分为上泪小管和下泪小管。它们分别垂直行向上、下方，继而几乎成直角转向内侧汇合在一起，开口于泪囊上部。

（3）**泪囊** lacrimal sac：位于眶内侧壁前部的泪囊窝，为一膜性的盲囊。上端为盲端，高于睑内眦韧带，下部移行为鼻泪管。泪囊贴附于泪囊窝的骨膜。泪囊前面有睑内侧韧带和眼轮匝肌泪囊部的纤维横过，另有少量眼轮匝肌的肌束跨过泪囊深面。眼轮匝肌收缩时牵引睑内侧韧带可扩大泪囊，使囊内产生负压，促使泪液流入。

（4）**鼻泪管** nasolacrimal duct：为一膜性管道，上部包埋在骨性鼻泪管中，与骨膜结合紧密；下部在鼻腔外侧壁黏膜的深面，开口于下鼻道外侧壁的前部。鼻泪管开口处的黏膜内含有丰富的静脉丛，感冒时，黏膜易充血肿胀，导致鼻泪管下口闭塞，致使泪液向鼻腔引流不畅，故感冒时常有流泪的现象。

（四）眼球外肌

眼球外肌 extraocular muscle 包括运动眼球的 4 块直肌、2 块斜肌和 1 块提上睑的上睑提肌（图 8-12、表 8-3），它们统称为视器的运动装置。

表 8-3 眼球外肌的起止、功能及神经支配

名称	起点	止点	作用	神经支配
上睑提肌	视神经管前上方的眶壁	上睑皮肤、上睑板	上提上睑	动眼神经
上斜肌	蝶骨体	眼球后外侧赤道后方的巩膜	瞳孔转向下外	滑车神经
下斜肌	眶下壁内侧份	眼球下部赤道后方的巩膜	瞳孔转向上外	动眼神经
上直肌	总腱环	眼球上部赤道以前的巩膜	瞳孔转向上内	动眼神经
下直肌	总腱环	眼球下部赤道以前的巩膜	瞳孔转向下内	动眼神经
内直肌	总腱环	眼球内侧赤道以前的巩膜	瞳孔转向内侧	动眼神经
外直肌	总腱环	眼球外侧赤道以前的巩膜	瞳孔转向外侧	展神经

1. 上睑提肌 levator palpebrae superioris 为一三角形薄肌，起自视神经管前上方的眶壁，在上直肌上方向前走行。前端明显增宽成为腱膜，止于上眼睑的皮肤和上睑板。该肌收缩可提上睑，开大眼裂，受动眼神经支配。上睑提肌瘫痪可导致上睑下垂。Müller 肌是一块薄而小的平滑肌，起于上睑提肌下面的横纹肌纤维间，在上睑提肌与上直肌、结膜穹窿之间向前下方走行，止于睑板上缘。Müller 肌助提上睑并维持上睑的正常位置，该肌收缩可使睑裂开大约 2mm。该肌受颈交感神经支配，该神经麻痹导致霍纳综合征（Horner 征），出现瞳孔缩小、眼球内陷、上睑下垂等症状。

2. 上、下、内、外直肌 运动眼球的各直肌共同起自视神经管周围和眶上裂内侧的**总腱环** common tendinous ring，在赤道的前方，分别止于巩膜的上、下、内侧和外侧（见图 8-12、表 8-3）。

（1）**上直肌** rectus superior：位于上睑提肌下方，眼球的上方，与眼轴约成 23°，止于眼球上部赤道前方的巩膜。该肌收缩可使瞳孔转向上内方，受动眼神经支配。

（2）**下直肌** rectus inferior：在眼球的下方，止于眼球下部赤道以前的巩膜。该肌收缩可使瞳孔转向下内方，受动眼神经支配。

（3）**内直肌** rectus medialis：位于眼球内侧，止于眼球内侧部赤道以前的巩膜。该肌收缩可使瞳孔转向内侧，受动眼神经支配。

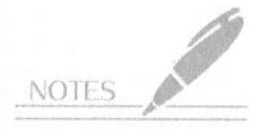

（4）**外直肌** rectus lateralis：位于眼球外侧，止于眼球外侧部赤道以前的巩膜。该肌收缩可使瞳孔转向外侧，受展神经支配。

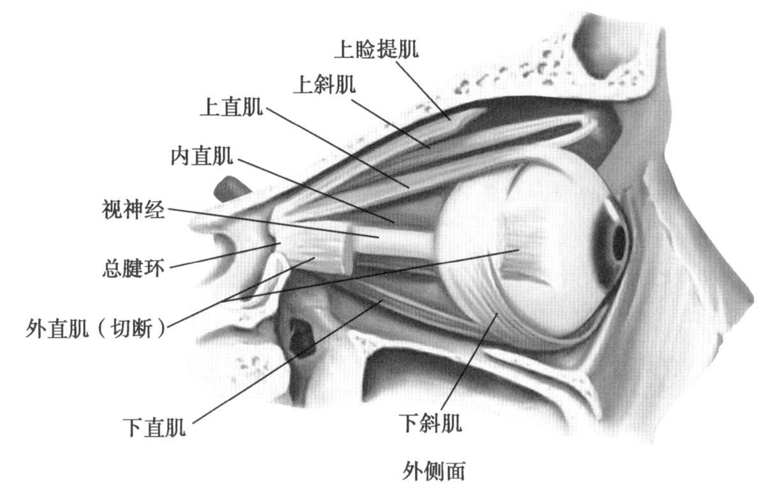

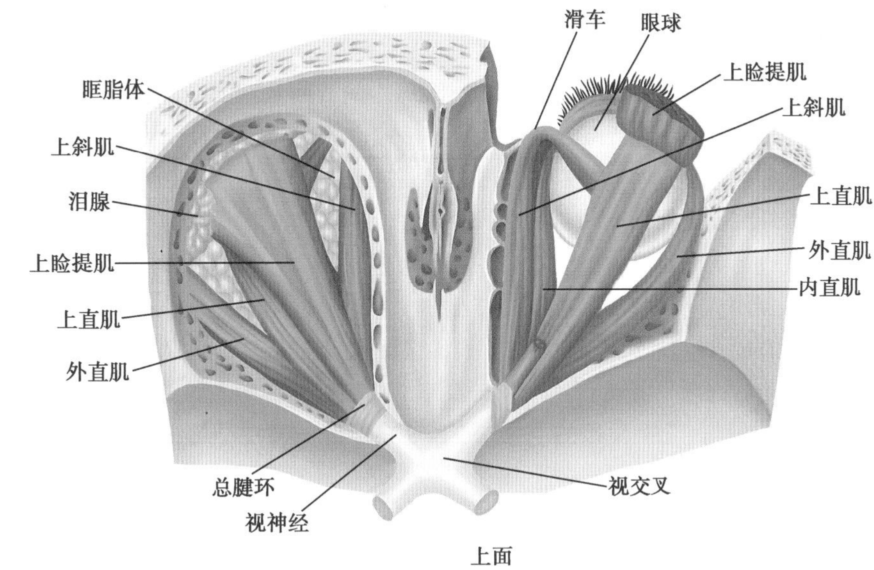

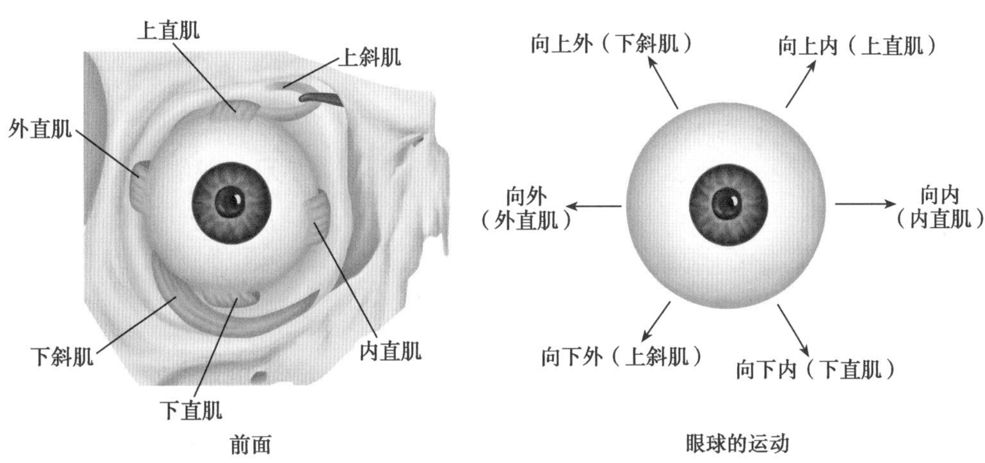

图 8-12 眼球外肌

3. 上斜肌和下斜肌

（1）**上斜肌** obliquus superior：位于上直肌与内直肌之间，起于蝶骨体，以纤细的肌腱通过附于眶内侧壁前上方的滑车，经上直肌下方转向后外，止于眼球后外侧赤道后方的巩膜。该肌收缩可使瞳孔转向下外方，由滑车神经支配。

（2）**下斜肌** obliquus inferior：位于眶下壁与下直肌之间，起自眶下壁的内侧份近前缘处，向后外止于眼球下面赤道后方的巩膜。该肌收缩可使瞳孔转向上外方，由动眼神经支配。

眼球的正常运动，并非单一肌肉的收缩，而是两眼数条肌肉协同作用的结果，如：俯视时，两眼下直肌和上斜肌同时收缩；仰视时，两眼上直肌和下斜肌同时收缩；侧视时，一侧眼的外直肌和另一侧眼的内直肌共同作用；聚视中线则是两眼内直肌共同作用的结果。当某一眼肌麻痹时，可出现斜视和复视。

（五）眶脂体和眶筋膜

1. 眶脂体 adipose body of orbit 是填充于眼球、眼球外肌、神经、血管与眶骨膜之间的脂肪组织（见图 8-7）。在眼球后方，视神经与眼球各肌之间眶脂体含量较多，前部较少。眶脂体的功能是固定眶内各种软组织，对眼球、视神经、血管和泪器起弹性软垫样的保护作用。眼球后方的脂肪组织与眼球之间犹如球窝关节的关节头与关节窝，可使眼球做多轴的运动，还可减少外来震动对眼球的影响。

2. 眶筋膜 orbital fasciae 包括眶骨膜、眼球筋膜鞘、眼肌筋膜鞘和眶隔（见图 8-7）。

（1）**眶骨膜** periorbita：疏松地衬于眶壁的内面，在面前部与额骨骨膜相续连。在视神经管处，硬脑膜可分为两层：内层成为视神经的外鞘；外层成为眶骨膜。在眶的后部，视神经管和眶上裂处，眶骨膜增厚形成总腱环，给眼球外肌提供起点和附着处。

（2）**眼球筋膜鞘** sheath of eyeball：是眶脂体与眼球之间薄而致密的纤维膜，又称 Tenon 囊。此鞘包绕眼球大部分，向前在角膜缘稍后方与巩膜融合在一起，向后与视神经硬膜鞘融合。鞘后部坚厚，有出、入眼球的血管和神经穿过；前部较薄，在眼外肌的附着处，与眼球外肌的筋膜相延续。眼球筋膜鞘内面光滑，与眼球纤维膜之间的间隙称为巩膜外隙（见图 8-7）。此间隙内有一些松软而纤细的结缔组织，眼球在鞘内可进行灵活运动。手术时，需将麻醉剂注入巩膜外隙。眼球摘除术在眼球筋膜鞘内实施。人工眼球术是将眼球安置在眼球筋膜鞘内。

（3）**眼肌筋膜鞘** sheath of ocular muscle：呈鞘状包绕眼球外肌。此筋膜在前部与眼球鞘相延续。眼肌筋膜前部较厚，向后逐渐变薄弱。

（4）**眶隔** orbital septum：为上睑板的上缘和下睑板的下缘的薄层结缔组织，分别连于眶上缘和眶下缘的眶骨膜，在内眦、外眦处与上、下眶隔相连。

三、眼的血管

（一）眼的动脉

眼球和眶内结构的血液供应主要来自**眼动脉** ophthalmic artery。当颈内动脉穿出海绵窦后，在前床突的内侧发出眼动脉（图 8-13）。眼动脉在视神经的下方经视神经管入眶，先居视神经的下外侧，再经视神经的上方与上直肌之间至眶内侧，向前行于上斜肌和上直肌之间，终支出眶，终于滑车上动脉。在行程中眼动脉发出分支供应眼球、眼球外肌、泪腺和眼睑等。主要分支如下。

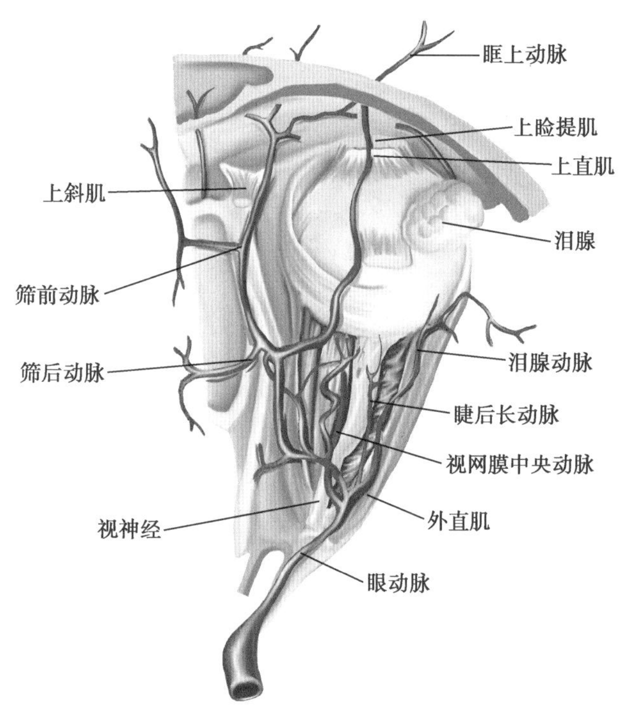

图 8-13 眼的动脉

1. 视网膜中央动脉 central artery of retina 是供应视网膜内层的唯一动脉，在视神经管处起自眼动脉（见图 8-13），行于视神经下方，在距眼球约 10~15mm 处，经视神经的下方向上穿视神经鞘、蛛网膜和蛛网膜下隙，继而行于视神经纤维内至巩膜筛板，走行距离为 0.9~2.5mm。在视神经盘处分

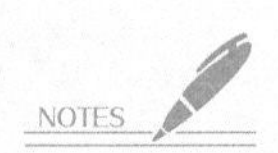
NOTES

为上、下 2 支，再复分成视网膜鼻侧上、下和视网膜颞侧上、下 4 支小动脉，分布至视网膜鼻侧上、鼻侧下、颞侧上和颞侧下 4 个扇形区（见图 8-5）。临床上，经检眼镜可直视这些血管。黄斑中央凹 0.5mm 范围内无血管分布。

视网膜中央动脉及其分支均有同名静脉伴行。视网膜中央动脉是终动脉，在视网膜内的各分支之间不吻合，也不与脉络膜的血管吻合。但在视神经鞘内和视神经内行走这两段的分支有吻合。视网膜中央动脉阻塞可导致眼全盲。

2. 睫后短动脉 short posterior ciliary artery 又称脉络膜动脉，有 10~20 支，与睫状短神经伴行，在视神经周围穿出巩膜，分布于赤道后方的脉络膜。在赤道附近，与睫状长动脉的返支、虹膜动脉大环分支、睫前动脉的分支吻合（图 8-14）。

3. 睫后长动脉 long posterior ciliary artery 又称虹膜动脉，通常有 2 支。在视神经内、外侧穿入巩膜，在巩膜与脉络膜之间前行至睫状体，发 3 个分支：①回归动脉支，进入脉络膜与睫后短动脉吻合；②睫状肌分支，至睫状肌；③虹膜动脉大环支，与睫前动脉吻合（图 8-14）。

4. 睫前动脉 anterior ciliary artery 由眼动脉的各肌支发出，有 7 支，在眼球前部距角膜缘 5~8mm 处穿入巩膜，在巩膜静脉窦的后面穿入睫状肌，发出分支与虹膜动脉大环吻合，营养巩膜、虹膜和睫状体。睫状前动脉在穿入巩膜前，还分出小支至球结膜（见图 8-14）。

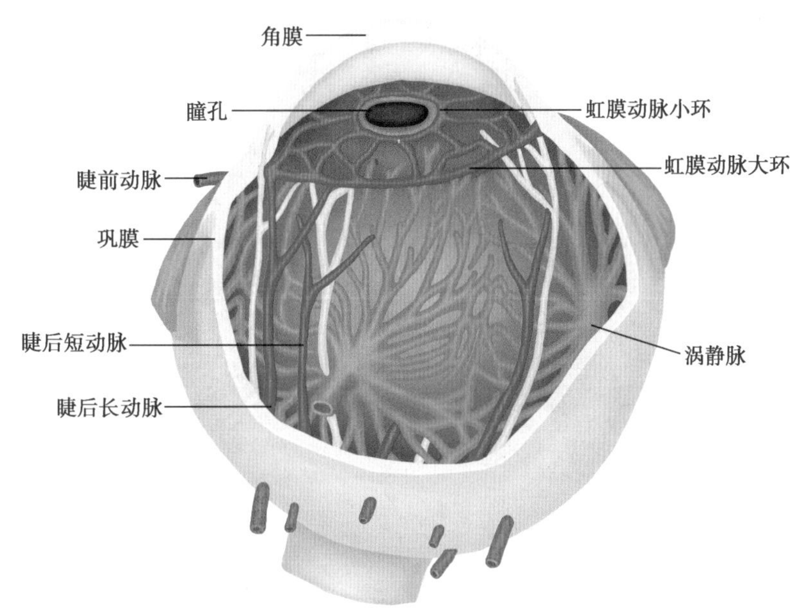

图 8-14 虹膜的动脉和涡静脉

另外，眼动脉还发出泪腺动脉、筛前动脉、筛后动脉以及眶上动脉等分支供应相应的部位。

（二）眼的静脉

1. 眼球内的静脉

（1）**视网膜中央静脉** central vein of retina（见图 8-5）：与同名动脉伴行，收集视网膜回流的血液，直接汇入海绵窦或汇入眼上静脉。视网膜中央静脉与眼上静脉有交通。

（2）**涡静脉** vorticose veins（见图 8-14）：位于眼球中膜的外层，此静脉不与动脉伴行，而集中构成 4~6 条，在眼球赤道附近穿出巩膜，收纳虹膜、睫状体和脉络膜的静脉血液。

（3）**睫前静脉** anterior ciliary vein：收集眼球前份和虹膜等处的血液回流。这些静脉以及眶内其他静脉，最后汇入眼上、下静脉。

2. 眼球外的静脉

（1）**眼上静脉** superior ophthalmic vein：起自眶内上角，向后经眶上裂注入海绵窦。

（2）**眼下静脉** inferior ophthalmic vein：细小，位于视神经下方，起自眶下壁及内侧壁的静脉网，收集附近眼肌、泪囊和眼睑的静脉血，行向后分为 2 支。一支经眶上裂入眼上静脉；另一支经眶下裂汇入翼静脉丛。后者与海绵窦相交通。

眼静脉内无瓣膜，在内眦处向前与面静脉吻合，向后注入海绵窦。面部感染可经眼静脉侵入海绵窦引起颅内感染。海绵窦的血液亦可逆流至眼静脉，引起眼静脉压力增高。

第二节 前庭蜗器

前庭蜗器 vestibulocochlear organ 又称为耳，包括**前庭器** vestibular apparatus 和**听器** auditory apparatus 两部分。按部位可分为**外耳** external ear、**中耳** middle ear 和**内耳** internal ear（图 8-15）。外耳和中耳是声波的收集和传导装置，是前庭蜗器的附属结构。内耳含听觉感受器（听器）和位置觉感受器（平衡器）。听器是感受声波刺激的感受器；平衡器是感受头部静态空间位置及变速运动刺激的感受器。二者的功能虽不同，但在结构上关系密切（表 8-4）。

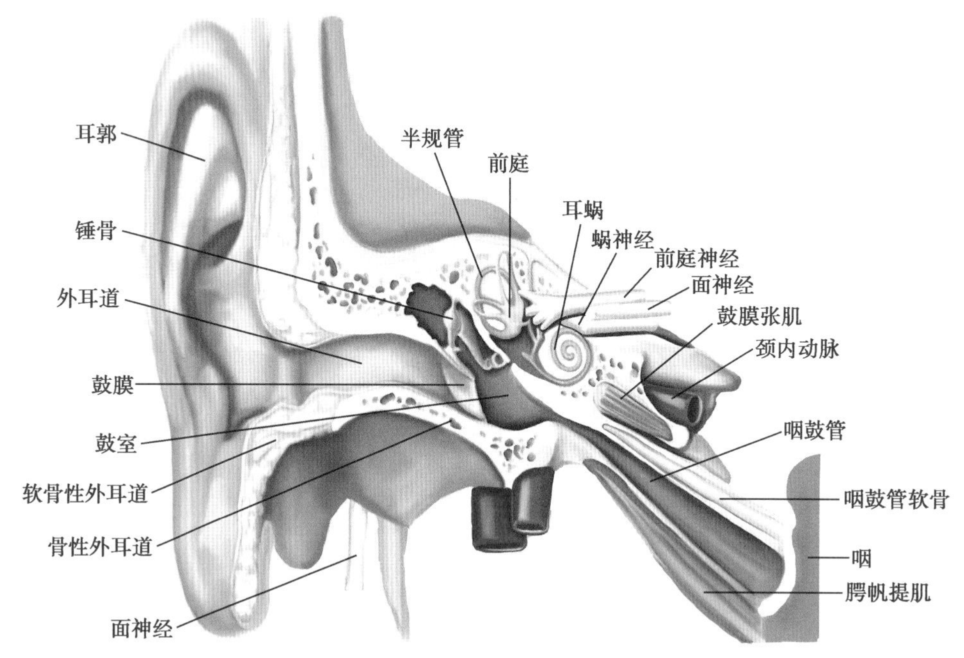

图 8-15 前庭蜗器

表 8-4 耳的结构

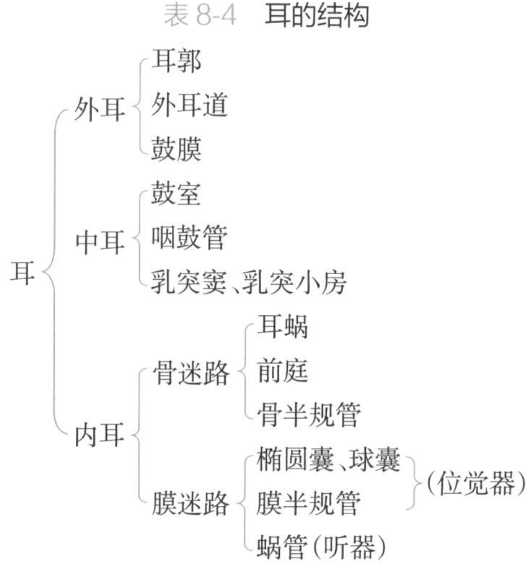
- 耳
  - 外耳
    - 耳郭
    - 外耳道
    - 鼓膜
  - 中耳
    - 鼓室
    - 咽鼓管
    - 乳突窦、乳突小房
  - 内耳
    - 骨迷路
      - 耳蜗
      - 前庭
      - 骨半规管
    - 膜迷路
      - 椭圆囊、球囊 } （位觉器）
      - 膜半规管 } （位觉器）
      - 蜗管（听器）

一、外耳

外耳包括耳郭、外耳道和鼓膜三部分。

(一) 耳郭

耳郭 auricle 位于头部的两侧，凸面向后，凹面朝向前外侧(图 8-16)。耳郭上部支架由弹性软骨和结缔组织构成，表面被覆皮肤，皮下组织少。耳郭下 1/3 为**耳垂** auricular lobule。耳垂内无软骨，仅含有结缔组织和脂肪，是临床常用采血的部位。

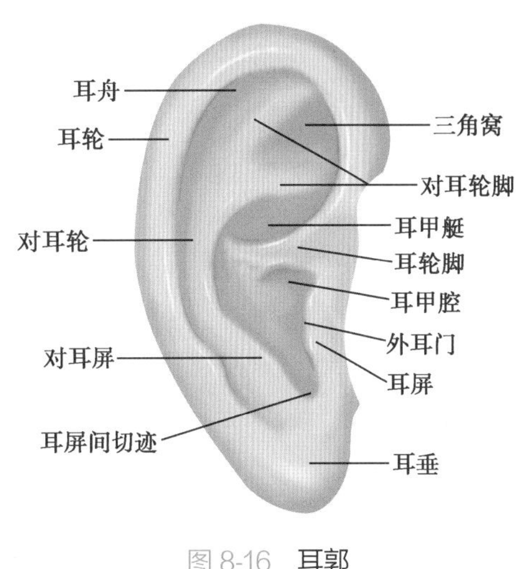

图 8-16 耳郭

从前面观察耳郭，其周缘卷曲，称耳轮。耳轮前起自外耳门上方的耳轮脚，围成耳郭的上缘和后缘，向下连于耳垂。耳轮的前方有一与其平行的弧形隆起，称对耳轮。对耳轮的上端分为对耳轮上脚和对耳轮下脚，两脚之间的三角形浅窝称三角窝。耳轮和对耳轮之间狭长的凹陷称耳舟。对耳轮前方的深窝称耳甲。耳甲被耳轮脚分为上、下两个窝，上部的窝称耳甲艇，下部的窝为耳甲腔。耳甲腔通入**外耳门** external acoustic pore。耳甲腔的前方有一突起，称耳屏；耳甲腔的后方，在对耳轮的下部有一突起，称对耳屏。耳屏与对耳屏之间有一凹陷，称为耳屏间切迹。

耳郭借软骨、韧带、肌和皮肤连于头部两侧。耳郭的软骨向内续为外耳道软骨。人类耳郭的肌多已退化。分布于耳郭的神经有：来自颈丛的耳大神经和枕小神经；来自三叉神经下颌支的耳颞神经；面神经、迷走神经、舌咽神经的分支等。

(二) 外耳道

外耳道 external acoustic meatus 是从外耳门至鼓膜的管道(见图 8-15)，成人长约 2.0~2.5cm。因鼓膜向前下外方倾斜约 45°，故外耳道的前壁和下壁较后壁和上壁长。外耳道约呈一斜形的 S 状弯曲，从外向内，先斜向前上方，继而水平转向后，最后又转向前方。外耳道外 1/3 为软骨部，与耳郭的软骨相延续；内 2/3 为骨性部，由颞骨鳞部和鼓部围成的椭圆形短管。两部交界处较狭窄。外耳道软骨部可被牵动，成人检查鼓膜时需将耳郭向后上方牵拉，可使外耳道变直，方可窥见。婴儿因颞骨尚未骨化，外耳道几乎全由软骨支持，短而直，鼓膜近于水平位，检查时须牵拉耳郭向后下方。

外耳道表面覆盖一薄层皮肤，内含感觉神经末梢、毛囊、皮脂腺及耵聍腺。因皮下组织少，皮肤与软骨膜、骨膜结合紧密，不易移动，故外耳道皮肤疖肿时，疼痛剧烈并妨碍声波传导。耵聍腺分泌的黏稠液体为耵聍。如耵聍干燥凝结成块，可阻塞外耳道，影响听觉。外耳道前方邻接颞下颌关节和腮腺，将手指放进外耳道内，可感觉到关节活动。

(三) 鼓膜

鼓膜在中耳鼓室的外侧壁中叙述。

二、中耳

中耳由鼓室、咽鼓管、乳突窦和乳突小房组成，为含气的不规则腔隙，大部分在颞骨岩部内。中耳外借鼓膜与外耳道相隔，内借封闭前庭窗和蜗窗的结构与内耳相隔，向前借咽鼓管通向鼻咽部。中耳的功能是传导声波、增强信号，并将空气振动转换成机械能。

(一) 鼓室

鼓室 tympanic cavity 是位于颞骨岩部内含气的不规则腔隙。鼓室由 6 个壁围成，内有听小骨、韧带、肌、血管和神经等。鼓室的各壁及上述结构的表面均覆有黏膜，与咽鼓管和乳突窦、乳突小房的黏

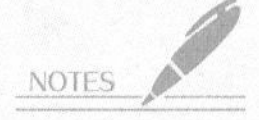

膜相连续。

1. 鼓室的壁

（1）外侧壁：**鼓膜** tympanic membrane 构成鼓室外侧壁的大部分，故称**鼓膜壁** membranous wall（见图 8-15、图 8-17~图 8-19）。鼓室鼓膜以上的空间为鼓室上隐窝，此部为外侧壁的骨性部，由颞骨鳞部的骨质围成。

鼓膜位于外耳道与鼓室之间，为椭圆形半透明的薄膜，与外耳道底约成 45°~50° 的倾斜角。婴儿鼓膜更为倾斜，几乎呈水平位。

鼓膜边缘附着于颞骨鼓部和鳞部，周缘较厚。鼓膜中心向内凹陷，为锤骨柄末端附着处，称**鼓膜脐** umbo of tympanic membrane。由鼓膜脐沿锤骨柄向上，可见鼓膜分别向前、向后形成**锤骨前襞** anterior malleolar fold 和**锤骨后襞** posterior malleolar fold。在两襞之间，鼓膜上 1/4 的三角区，为**松弛部** flaccid part，薄而松弛，在活体呈淡红色。鼓膜下 3/4 部固定于鼓膜环沟内，为**紧张部** tense part，坚实而紧张，在活体呈灰白色。紧张部的前下方有一三角形的反光区，称**光锥** cone of light。临床上做耳镜检查时，可窥见光锥。中耳的一些疾病可引起光锥改变或消失，严重时可使鼓膜穿孔，影响听力。

鼓膜的组织结构可分 3 层。外层为复层鳞状上皮，与外耳道的皮肤相续连；中层为纤维层，鼓膜的松弛部无此层；内层为黏膜层，与鼓室黏膜相续连。

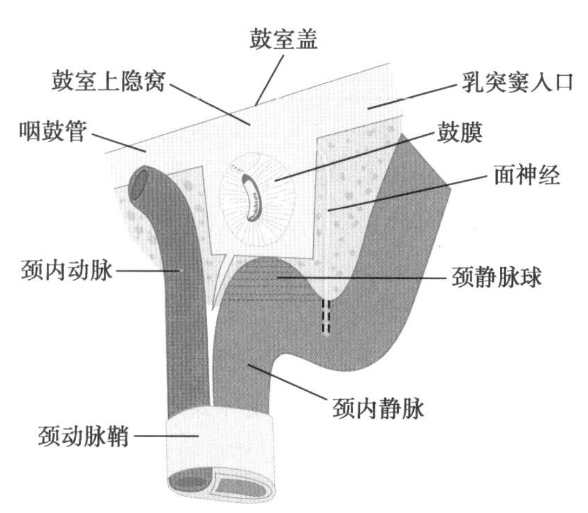

图 8-17 鼓室各壁示意图

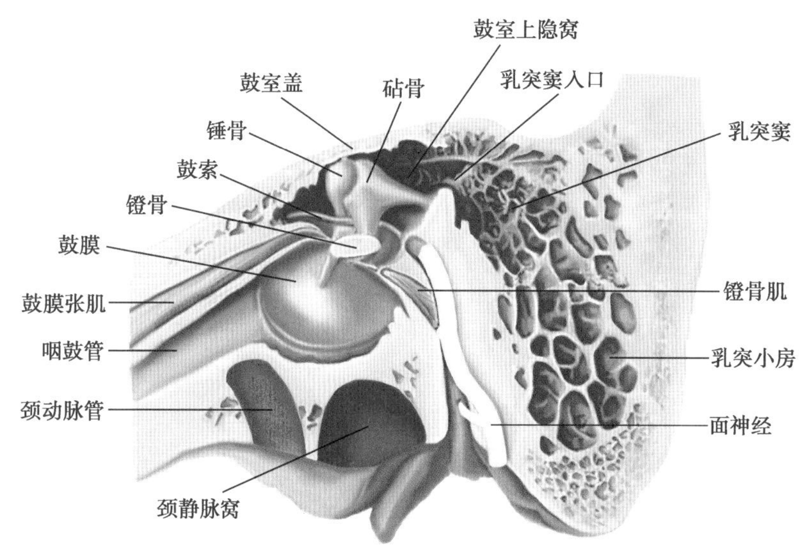

图 8-18 鼓室外侧壁

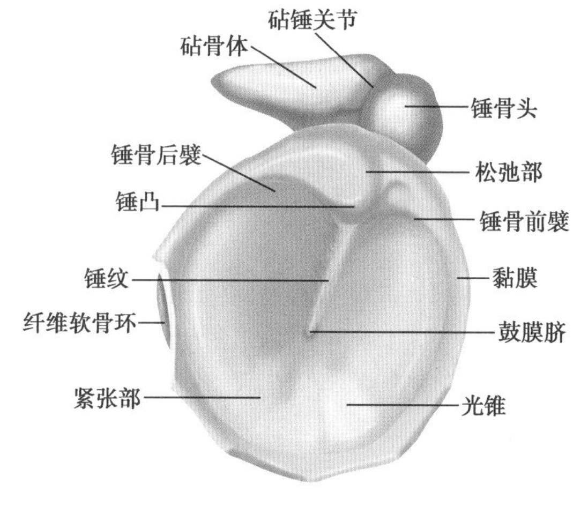

图 8-19 鼓膜（右侧）

鼓膜穿孔

中耳炎症及创伤等原因可损伤鼓膜，严重时引起鼓膜穿孔。如鼓膜穿孔面积小，常可自愈；损伤严重时需外科手术治疗。鼓膜上部血供较下部丰富，鼓索神经穿行于鼓膜上 1/3 处，因此鼓膜手术切口需低于此平面。临床上常经鼓膜切开术做后下方切口引流脓液，避免伤及鼓索神经及听小骨。

（2）上壁：又称**盖壁** tegmental wall，由颞骨岩部前外侧面的鼓室盖构成，为骨密质形成的薄骨板。此壁分隔鼓室与颅中窝（见图 8-17、图 8-18）。中耳疾病可侵犯此壁，引起耳源性颅内并发症。

（3）下壁：亦称**颈静脉壁** jugular wall，为一薄层凸向鼓室的骨板构成，分隔鼓室与颈静脉窝的颈静脉球（见图 8-18、图 8-20）。部分人的鼓室下壁未骨化形成骨壁，此时仅借黏膜和纤维结缔组织分隔鼓室和颈静脉球。这种情况下施行鼓膜或鼓室手术时，易伤及颈静脉球而发生严重出血。

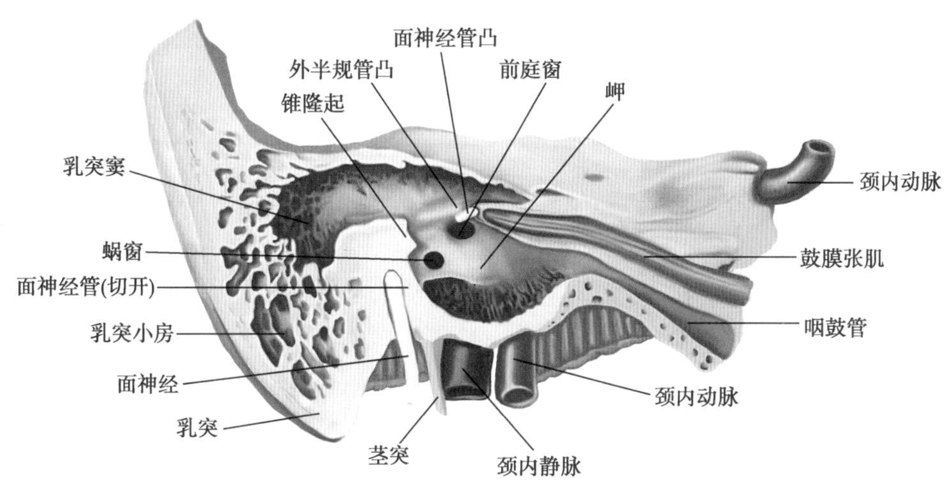

图 8-20　鼓室内侧壁

（4）前壁：也称**颈动脉壁** carotid wall，即颈动脉管的后壁。此壁甚薄，借骨板分隔鼓室与颈内动脉。此壁上部有两个小管的开口，上方为鼓膜张肌半管口，有鼓膜张肌的肌腱通过；下方为咽鼓管鼓室口（见图 8-18）。

（5）内侧壁：又称**迷路壁** labyrinthine wall，是内耳前庭部的外侧壁（见图 8-15、图 8-20）。其中部圆形隆起称**岬** promontory，由耳蜗第一圈隆凸形成。岬的后上方有一卵圆形小孔，称**前庭窗** fenestra vestibuli 或卵圆窗，通向前庭。在活体，由镫骨底及其周缘的韧带封闭前庭窗。岬的后下方有一圆形小孔，称**蜗窗** fenestra cochleae 或圆窗，在活体由第二鼓膜封闭。鼓膜穿孔时，此膜可以直接受到声波的振动。在前庭窗后上方有一弓形隆起，称**面神经管凸** prominence of facial canal，内藏面神经。面神经管壁骨质甚薄，甚至缺如，中耳的炎症或手术易伤及管内的面神经。面神经经内耳门入内耳道，在内耳道底前上部入面神经管。

（6）后壁：也称**乳突壁** mastoid wall，上部有乳突窦的入口，鼓室借乳突窦向后通入乳突内的乳突小房（见图 8-18、图 8-20）。中耳炎易侵入乳突小房而引起乳突炎。乳突窦入口的内侧有外半规管凸，乳突窦入口的下方有一骨性突起，称为**锥隆起** pyramidal eminence，内藏镫骨肌。该肌的肌腱从锥隆起尖端的小孔伸出。面神经管由鼓室内侧壁经锥隆起上方转至后壁，然后垂直下行，出茎乳孔。在茎乳孔上约 6mm 处有鼓索神经自面神经管穿出，经鼓索后小孔进入鼓室。

鼓室可经以下途径传播炎症。

向上：炎症容易穿通薄的鼓室盖。婴儿鼓室盖在颞骨鳞部和岩部之间，尚有未骨化的纤维组织，

故更易经此通路播散到脑膜和岩上窦。

向下：借小静脉到颈内静脉，并进入横窦。

向内：经骨松质进入外半规管或面神经管，可引起面瘫。

向后：直接进入乳突窦和乳突小房。

2. 鼓室内的结构

（1）**听小骨** auditory ossicle（见图 8-15、图 8-18、图 8-21）：有 3 块，即锤骨、砧骨和镫骨。

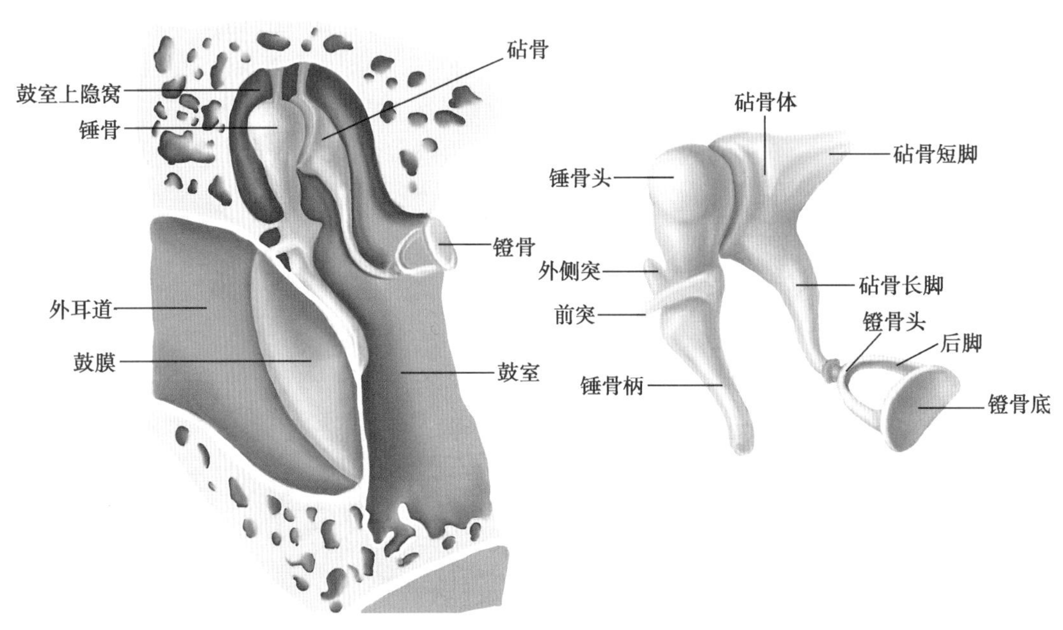

图 8-21 听小骨

1）**锤骨** malleus：形如鼓槌，有头、柄、外侧突和前突，是听小骨中最大者。锤骨头与砧骨体形成砧锤关节，位于鼓室上隐窝，并借韧带连于上壁。锤骨柄附于鼓膜的脐区，柄的上端有鼓膜张肌附着。前突有韧带连于鼓室前壁；外侧突为鼓膜紧张部与松弛部分界的标志。

2）**砧骨** incus：形如砧，分体和长、短二脚。体与锤骨头形成砧锤关节，长脚与镫骨头形成砧镫关节，短脚以韧带连于鼓室后壁。

3）**镫骨** stapes：形似马镫，可分为头、颈、前后两脚和一底。镫骨底借韧带连于前庭窗的周边，封闭前庭窗。

（2）听小骨链：锤骨借柄连于鼓膜，镫骨底封闭前庭窗，它们在鼓膜与前庭窗之间以关节和韧带连结成听小骨链，组成杠杆系统。当声波冲击鼓膜时，听小骨链相继运动，使镫骨底在前庭窗做向内或向外的运动，将声波的振动转换成机械能传入内耳，可将声音放大约 20 倍。当炎症引起听小骨粘连、韧带硬化时，听小骨链的活动受到限制，可使听觉减弱。

（3）运动听小骨的肌

1）**鼓膜张肌** tensor tympani：位于咽鼓管上方的鼓膜张肌半管内，起自咽鼓管软骨部上壁的内面和蝶骨大翼，肌腱由鼓膜张肌半管至鼓室内，成直角折向外下，止于锤骨柄的上端（见图 8-18、图 8-20）。该肌收缩时可将锤骨柄牵引拉向内侧使鼓膜内陷以紧张鼓膜，受三叉神经的下颌神经支配。

2）**镫骨肌** stapedius：位于锥隆起内，起自鼓室后壁，肌腱经锥隆起尖端的小孔进入鼓室，止于镫骨颈（见图 8-18）。收缩时将镫骨头拉向后方，使镫骨底前部离开前庭窗，以减低迷路内压，并解除鼓膜的紧张状态。镫骨肌是鼓膜张肌的拮抗肌，受面神经支配。该肌瘫痪可引起听觉过敏。

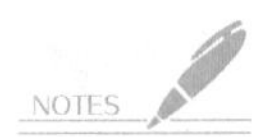

（4）鼓索和鼓室丛

1）**鼓索** chorda tympani：面神经穿出茎乳孔之前，距茎乳孔约 6mm 处发出鼓索神经。鼓索神经经鼓室后壁的鼓索后小管，在锥隆起后下方入鼓室，行于鼓膜黏膜层与纤维层之间，横过锤骨柄的上方，在锤骨和砧骨之间至鼓室前壁，继而穿鼓索前小骨管，经岩鼓裂离开鼓室至颞下窝。在颞下窝，鼓索神经并入舌神经，随舌神经走行至下颌下神经节内更换神经元，鼓索神经内的副交感神经节后纤维分布至下颌下腺、舌下腺和口腔内的腺体，鼓索神经内的味觉纤维分布至舌背前 2/3 的黏膜。

2）鼓室丛：面神经和舌咽神经的纤维在岬的表面构成鼓室丛。鼓室丛分支分布于鼓室、咽鼓管及乳突小房的黏膜。

（5）鼓室的黏膜：鼓室各壁的表面和听小骨、韧带、肌腱、神经等结构的表面覆盖有黏膜并与咽鼓管、乳突窦和乳突小房等处的黏膜相延续。

（二）咽鼓管

咽鼓管 pharyngotympanic tube（见图 8-18、图 8-20）为连通鼻咽部与鼓室的管道，斜向前内下方，长 3.5~4.0cm，其作用是使鼓室内的气压与外界的大气压相等，以保持鼓膜内、外的压力平衡。咽鼓管由前内侧份的软骨部和后外侧份的骨部构成。

1. 咽鼓管软骨部 cartilaginous part of auditory tube：约占咽鼓管全长的内 2/3，为一向外下方开放的槽，开放处由结缔组织膜封闭形成管，此部向前内侧开口于鼻咽部侧壁的**咽鼓管咽口** pharyngeal opening of auditory tube，平对下鼻甲的后方。咽鼓管咽口和软骨部平时处于关闭状态，在吞咽运动或张口时，咽口暂时开放。

2. 咽鼓管骨部 bony part of auditory tube：约占咽鼓管全长的外 1/3，以颞骨的咽鼓管半管为基础，此部向后外侧开口于鼓室前壁的**咽鼓管鼓室口** tympanic opening of auditory tube。咽鼓管骨部与软骨部交界处，称**咽鼓管峡** isthmus of pharyngotympanic tube，是咽鼓管的最窄处，内径仅 1~2mm。

幼儿咽鼓管较成人短而宽，接近水平位，故咽部感染可经咽鼓管侵入鼓室。

> **咽鼓管阻塞**
>
> 鼻咽部感染可经咽鼓管传至中耳鼓室。咽鼓管易被肿胀的黏膜细胞阻塞，甚至是轻微的炎症也可引起阻塞。咽鼓管阻塞时，鼓室残留空气被黏膜血管吸收，导致鼓室内气压下降，鼓膜内陷，影响听力。

（三）乳突窦和乳突小房

1. 乳突窦 mastoid antrum 位于鼓室上隐窝的后方，为鼓室后上方的腔隙，向前开口于鼓室后壁的上部，向后下与乳突小房相通连，为鼓室和乳突小房之间的通道（见图 8-18、图 8-20）。

2. 乳突小房 mastoid cells 为颞骨乳突内的含气腔隙，大小不等，形态不一，互相连通，腔内覆盖黏膜，与乳突窦和鼓室的黏膜相连续（见图 8-18、图 8-20）。中耳炎症可经乳突窦侵犯乳突小房而引起乳突炎。另外，耳内手术也可经乳突小房入路。

三、内耳

内耳 internal ear 埋藏于颞骨岩部的骨质内（图 8-22），介于鼓室内侧壁和内耳道底之间（见图 8-15），其长轴约 2cm，与颞骨岩部长轴一致。听觉和位置觉感受器主要位于内耳。

内耳形状不规则，由弯曲复杂的管道构成，又称迷路，可分为**骨迷路** bony labyrinth 和**膜迷路** membranous labyrinth 两部分。二者形状相似，皆为内部连续而不规则的腔隙结构。骨迷路为颞骨岩部骨密质围成的骨性隧道，包括**耳蜗** cochlea、**前庭** vestibule、**骨半规管** bony semicircular canal 3 部分。膜迷路套于骨迷路内，是密闭的膜性管腔或囊，包括**椭圆囊** utricle 和**球囊** saccule、**膜半规管** semicircular duct 和**蜗管** cochlear duct。膜迷路内充满**内淋巴** endolymph，膜迷路与骨迷路之间充满**外**

淋巴 perilymph。内、外淋巴互不相通。

（一）骨迷路

骨迷路 bony labyrinth（图 8-23）是由骨密质围成的腔与管，从前内向后外沿颞骨岩部的长轴排列，分为耳蜗、前庭和骨半规管 3 部分，它们互相通连。

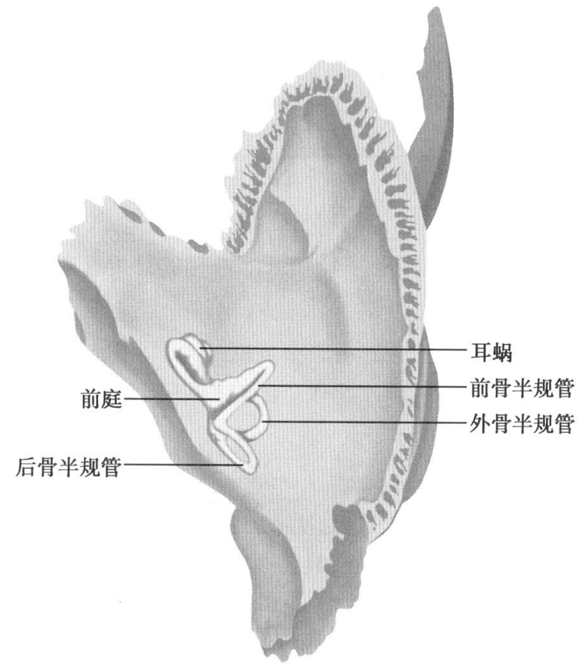

图 8-22　内耳在颞骨岩部的投影

1. **前庭** vestibule（见图 8-23）　是骨迷路的中间部分，为一不规则的近似椭圆形腔隙，长约 5mm。前部较窄，有一孔与耳蜗相通；后部较宽，有 5 个小孔与 3 个骨半规管相通。前庭可分为前、后、内和外 4 个壁。

（1）外壁：即鼓室的内侧壁，有前庭窗和蜗窗。前庭窗由镫骨底封闭，蜗窗由第二鼓膜封闭。

（2）内壁：即内耳道的底，有前庭蜗神经通过。在内侧壁上有自前上向后下的弓形隆起线，称**前庭嵴** vestibular crest。在前庭嵴的后上方有一呈长椭圆形的**椭圆囊隐窝** elliptical recess，在前庭嵴的前下方有一呈球形的**球囊隐窝** spherical recess，分别容纳椭圆囊和球囊。前庭嵴的下部分开，在分叉处内有一凹面，为**蜗管隐窝** cochlear recess，容纳蜗管的前庭盲端。在椭圆囊隐窝靠近总骨脚开口处的前方有一前庭水管内口。**前庭水管** vestibular aqueduct 为一骨性管道，由此向后下至内耳门后外侧的前庭水管外口。内淋巴管经此管至内淋巴囊，后者位于颞骨岩部后面近前庭水管外口处的硬脑膜内。

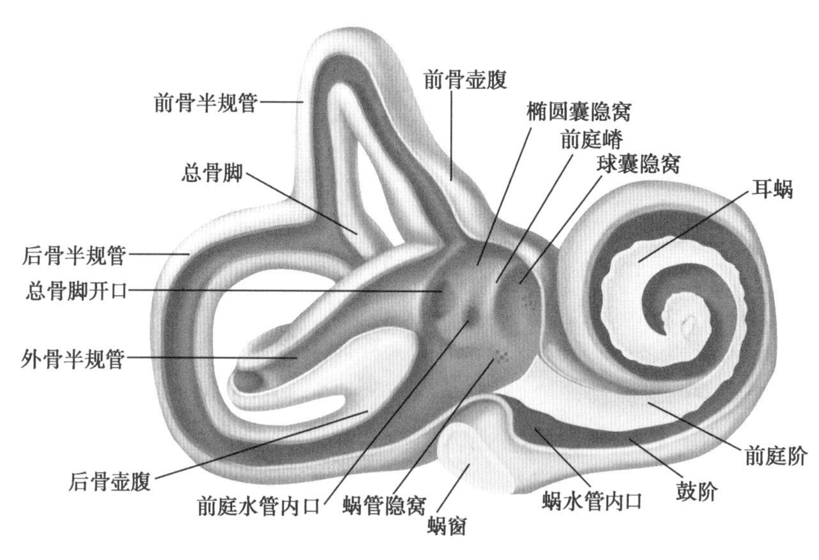

图 8-23　骨迷路

（3）前壁：较窄，有椭圆形的蜗螺旋管入口，由此通入蜗螺旋管的前庭阶。

（4）后壁：较前壁宽，有骨半规管的 5 个开口。

2. **骨半规管** bony semicircular canal　为 3 个半环形的骨管，分别位于 3 个相互垂直的面内，互成直角排列。

（1）**前骨半规管** anterior semicircular canal：弓向前上外方，埋于颞骨岩部弓状隆起的深面，与颞骨

岩部的长轴垂直(见图 8-22、图 8-23)。

(2) **外骨半规管** lateral semicircular canal:弓向后外侧,当头前倾 30° 时,呈水平位,是 3 个半规管中最短的一个,形成乳突窦入口内侧的隆起,故称为外骨半规管凸。

(3) **后骨半规管** posterior semicircular canal:弓向后上外方,是 3 个半规管中最长的一个,与颞骨岩部的长轴平行。

每个骨半规管皆有两个**骨脚** bony crura 连于前庭。其中一个骨脚膨大,称**壶腹骨脚** ampulla bony crus;另一个骨脚细小,称**单骨脚** simple bony crus。因前、后两个单骨脚合成一个**总骨脚** common bony crus,故 3 个骨半规管仅有 5 个口开口于前庭的后上壁。

同侧前骨半规管和后骨半规管所在的平面互为垂直,后骨半规管和外骨半规管所在平面亦互为垂直,但前骨半规管和外骨半规管所在的平面略小于直角。两侧外骨半规管约在同一水平面上,两侧前骨半规管和后骨半规管所在平面相互垂直。

3. 耳蜗 cochlea(见图 8-22、图 8-23) 位于前庭的前方,形似蜗牛壳。尖朝向前外侧,称**蜗顶** cupula of cochlea;底朝向后内侧,称**蜗底** base of cochlea,对向内耳道底。耳蜗由**蜗轴** modiolus 或 cochlear axis 和**蜗螺旋管** cochlear spiral canal 构成。

蜗轴为蜗顶至蜗底之间的骨质,在耳蜗的中央,呈圆锥形,由蜗轴伸出**骨螺旋板** osseous spiral lamina,板的基部有**蜗轴螺旋管** spinal canal of modiolus,内藏蜗神经节。蜗轴的骨松质内有蜗神经和血管穿过。

蜗螺旋管是由骨密质围成的骨管,围绕蜗轴盘曲约两圈半,管腔底部较大,通向前庭,蜗顶处管腔逐渐细小,以盲端终于蜗顶。骨螺旋板由蜗轴突向蜗螺旋管内,此板未达蜗螺旋管的对侧壁,缺空处由膜迷路的蜗管封闭。故蜗螺旋管腔可分为 3 部分,即:近蜗顶侧的管腔为**前庭阶** scala vestibuli,起自前庭;中间是蜗管;近蜗底侧者为**鼓阶** scala tympani。鼓阶的外侧壁上有蜗窗,为第二鼓膜封闭,与鼓室相隔。前庭阶和鼓阶内均含外淋巴,在蜗顶处借蜗孔彼此相通。蜗孔在蜗顶处,是骨螺旋板和膜螺旋板与蜗轴围成的孔,是前庭阶和鼓阶的唯一通道。

(二) 膜迷路

膜迷路 membranous labyrinth 是套在骨迷路内封闭的膜性管和囊(图 8-24),借纤维束固定于骨迷路的壁上,由椭圆囊和球囊、膜半规管和蜗管组成。它们之间相连通,其内充满内淋巴。椭圆囊、球囊位于骨迷路的前庭内,膜半规管位于骨半规管内,蜗管位于耳蜗的蜗螺旋管内。

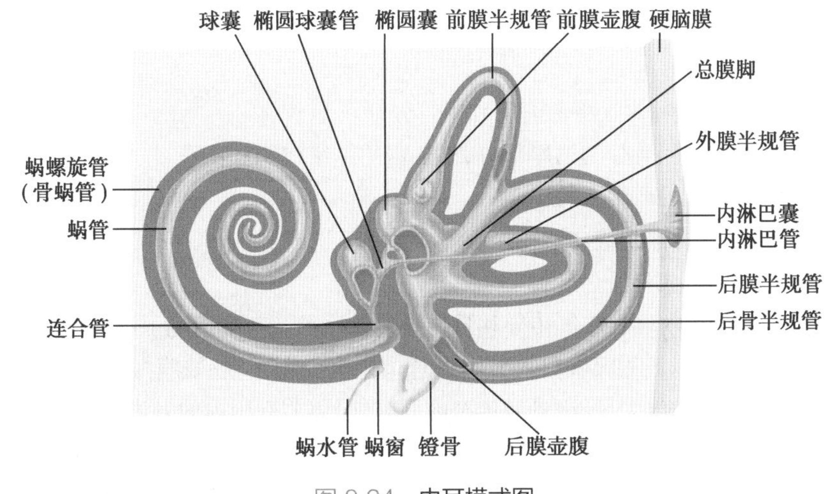

图 8-24 内耳模式图

1. 椭圆囊和球囊

(1) **椭圆囊** utricle(见图 8-24):是位于前庭后上方的椭圆囊隐窝内,呈椭圆形的囊。椭圆囊后壁

有5个孔与3个膜半规管相通，向前以**椭圆球囊管** utriculosaccular duct 连接球囊和内淋巴导管。内淋巴导管通向**内淋巴囊** endolymphatic sac。内淋巴囊位于颞骨岩部后面的前庭水管外口处。在椭圆囊上端的底部和前壁有感觉上皮，称**椭圆囊斑** macula utriculi，是位觉感受器，感受头部静止的位置及直线变速运动（水平方向）引起的刺激。其神经冲动沿前庭神经的椭圆囊支传入。

（2）**球囊** saccule（图8-24）：位于椭圆囊前下方的球囊隐窝内，较椭圆囊小，呈扁平状的梨形。向前下经**连合管** ductus reuniens 与蜗管相连；向后借椭圆球囊管及内淋巴导管连接椭圆囊和内淋巴囊。在球囊的前上壁，有感觉上皮，称**球囊斑** macula sacculi。此斑与椭圆囊位于互成直角的平面上，感受头部静止的位置及直线变速运动（垂直方向）引起的刺激。其神经冲动沿前庭神经的球囊支传入。

2. 膜半规管 semicircular duct（见图8-24） 其形态与骨半规管相似，套于同名骨半规管内，靠近骨半规管的外侧壁，其管径约为骨半规管的1/4~1/3。在骨壶腹内，膜半规管亦有相应的膨大，呈球形，称膜壶腹。膜壶腹上的隆起，称**壶腹嵴** crista ampullaris，是位觉感受器，感受头部旋转运动的刺激。3个膜半规管内的壶腹嵴相互垂直，分别将人体在三维空间中的运动变化转变成神经冲动，经前庭神经的壶腹支传入。椭圆囊、球囊及3个膜半规管均借纤维束与骨迷路的内面相连，起固定作用。

3. 蜗管 cochlear duct（见图8-24、图8-25） 位于蜗螺旋管内，蜗管也盘绕蜗轴两圈半，其前庭端借连合管与球囊相连通；顶端细小，为盲端，终于蜗顶，故蜗管为一盲管。

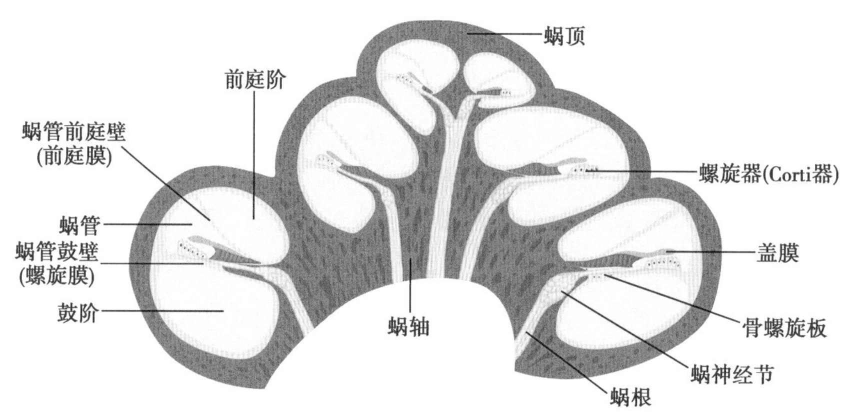

图8-25 耳蜗切面图

在水平断面上，蜗管呈三角形。按蜗顶为上，蜗底为下的方位，蜗管可分上壁、外侧壁和下壁。具体如下。

上壁：为蜗管前庭壁（前庭膜），将前庭阶和蜗管分开。

外侧壁：为骨蜗管内表面骨膜的增厚部分，有丰富的结缔组织和血管，该处上皮深面富有血管，称血管纹，一般认为与内淋巴的产生有关。

下壁：由骨螺旋板和蜗管鼓壁（螺旋膜，又称基底膜）组成，与鼓阶相隔。在螺旋膜上有**螺旋器** spiral organ，又称Corti器，是听觉感受器。

声音的传导：声波传入内耳有空气传导和骨传导两条途径。正常情况下以空气传导为主。

（1）空气传导（图8-26） 耳郭收集声波经外耳道传至鼓膜，引起鼓膜振动，听小骨链随之运动，将声波转换成机械能并加以放大，经镫骨底传至前庭窗，引起前庭阶内的外淋巴流动。外淋巴波动经前庭膜使内淋巴波动，也可直接使基底膜振动，刺激螺旋器并产生神经冲动，经蜗神经传入下丘（中脑），然后经内侧膝状体传至脑听觉中枢，产生听觉。前庭阶外淋巴的波动也引起鼓阶外淋巴的波动，传至蜗窗时，第二鼓膜外凸而波动消失。

在鼓膜穿孔时，外耳道中的空气振动可直接波及第二鼓膜，引起鼓阶内的外淋巴波动，使基底膜振动以兴奋螺旋器。通过这条途径，也能产生一定程度的听觉。

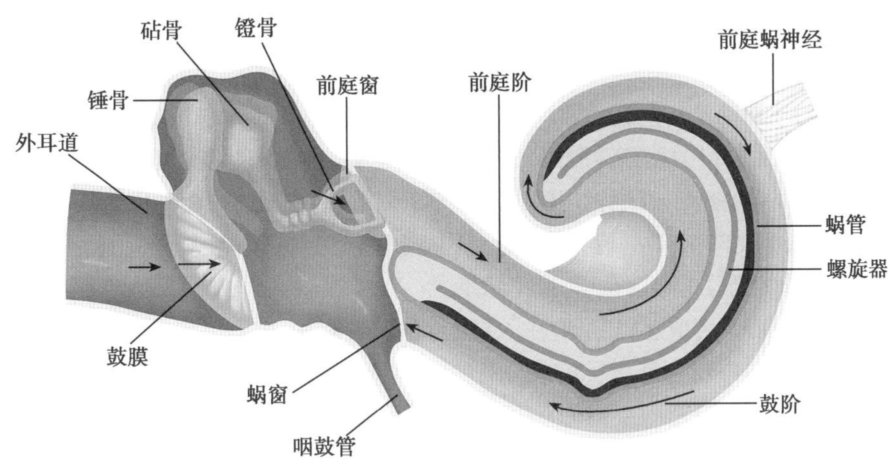

图 8-26 声波的传导

(2) 骨传导 是指声波经颅骨(骨迷路)传入内耳的过程。声波的冲击和鼓膜的振动可经颅骨和骨迷路传入,使耳蜗的内淋巴流动,亦可使基底膜上的螺旋器产生神经兴奋,引起较弱的听觉。

外耳和中耳的疾病引起的耳聋为传导性耳聋。此时空气传导途径阻断,但骨传导尚可以部分地代偿,故不会产生完全性耳聋。内耳、蜗神经、听觉传导通路及听觉中枢疾病引起的耳聋,为神经性耳聋。此时空气传导和骨传导途径虽正常,也不能引起听觉,为完全性耳聋。

表 8-5 声音的传导路线图

声波 ↓ 耳郭→外耳道	锤骨→砧骨 ↑ ↓ →鼓膜 镫骨→前庭窗	前庭阶外淋巴→前庭膜 ↑ ↓ 鼓阶外淋巴→蜗管内淋巴→螺旋器 ↓ (液体波动) 蜗窗	→听神经→	大脑皮层 听觉中枢 大脑将神经冲动进行分析综合
外耳	中耳	内耳	传入	
空气传播 声音的收集 放大和声源的定位	增强信号、空气振动与液体振动间声阻的相配神经反射和机械性减小过强的振动;经咽鼓管平衡压力	由蜗螺旋器机械地或神经地过滤分析信号。感觉细胞传导刺激,在蜗神经纤维与感觉细胞的突触产生动作电位		

(三) 内耳道

内耳道 internal acoustic meatus(图 8-27)位于颞骨岩部后面的中部,是横贯颞骨岩部的短管,长约 10mm。一端开口于颅腔,即内耳门,另一端为盲端,即内耳道底。从内耳门至内耳道底,长约 10mm。内耳道底邻接骨迷路的内侧壁,有很多孔,前庭蜗神经、面神经和迷路动脉由此穿行。

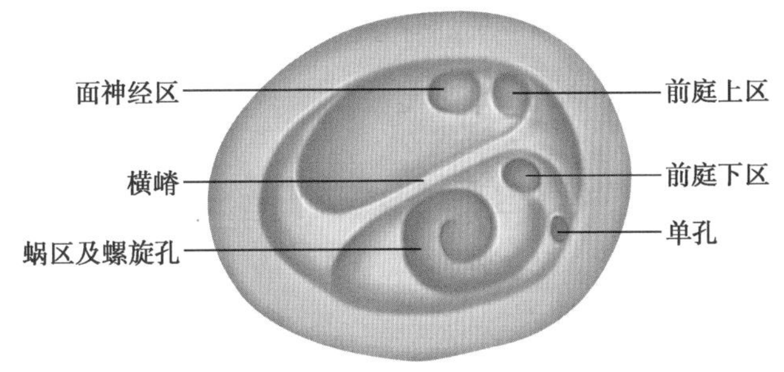

图 8-27 内耳道底(右侧)

内耳道底有一横位的骨嵴称横嵴,将内耳道底分隔为上、下两部。上部的前份有一圆形的孔,有面神经通过。下部的前份为蜗区,可见螺旋孔,有蜗神经通过。上、下部的后份有前庭上区和前庭下区和单孔,有前庭神经的 3 个分支通过。

（四）内耳的血管、淋巴和神经

1. 内耳的血管

（1）动脉：来自迷路动脉和茎乳动脉。迷路动脉多发自小脑下前动脉或基底动脉，少数发自小脑下后动脉和椎动脉的颅内段。迷路动脉进入内耳门后分为前庭支和蜗支。前庭支分布于椭圆囊、球囊和半规管；蜗支分为10多支，经蜗轴内的小管分布于蜗螺旋管。此外，由耳后动脉发出的茎乳动脉尚分布到部分半规管。这3支动脉皆为终动脉，不能相互代偿。颈椎肥大、椎动脉血运受阻、基底动脉供血不足等均可影响内耳的血液供应，产生眩晕。

（2）静脉：内耳的静脉合成迷路静脉，注入岩上、下窦或横窦。

2. 内耳的淋巴 内淋巴与外淋巴的成分有明显的差异。内淋巴类似细胞内液，富含 K^+，但 Na^+ 很少。外淋巴与脑脊液相近，含有丰富的 Na^+，但 K^+ 很少。

内淋巴经内淋巴管引流。内淋巴管内口起于前庭内侧壁，向后下走行于前庭水管内，末端膨大形成内淋巴囊（见图8-24），为内淋巴管外口。内淋巴管和部分内淋巴囊位于前庭水管内。前庭水管是内耳道后外侧的一骨性隧道，起于前庭，向后下走行，开口于前庭水管外口，有小静脉和内淋巴管通过。前庭水管外口位于颞骨岩部后面，距内耳门后外约11mm，呈裂缝状，常有骨嵴遮蔽。该骨嵴对内淋巴囊有保护作用。

前庭迷路的外淋巴向后与半规管的外淋巴相通连，向前与耳蜗的前庭阶内的外淋巴通连，经蜗孔进入鼓阶。前庭迷路的外淋巴经蜗水管内口（又称外淋巴管内口）、蜗水管（又称外淋巴管）向蛛网膜下隙引流。蜗水管位于颞骨岩部内，蜗水管内口位于蜗窗的内侧，蜗水管外口位于颈静脉窝的内侧，内耳道下方（见图8-24）。外淋巴也可以经蜗窗，向中耳的淋巴管引流。

内耳淋巴的产生

过去认为内淋巴由蜗管外侧壁的血管纹分泌产生，现在认为是由外淋巴液的滤过液所生成，并与膜迷路的结构有关，如椭圆囊和半规管的暗细胞等。内淋巴所含电解质分子大小、浓度受内淋巴腔中上皮的泵系统，特别是血管纹内钠泵的调节。

外淋巴的来源、产生、循环和吸收尚不清楚。一般认为外淋巴来源于：①沿蜗水管来的脑脊液；②间隙周围的毛细血管；③前庭神经纤维鞘周围的液体间隙等。

3. 内耳的神经 即前庭蜗神经（Ⅷ），由前庭神经和蜗神经组成，皆为特殊躯体感觉神经。前庭神经节内细胞的周围突由3支组成：①上支为椭圆囊壶腹神经，穿前庭上区的小孔分布于椭圆囊斑、前膜半规管壶腹嵴和外膜半规管壶腹嵴；②下支为球囊神经，穿前庭下区的小孔分布至球囊斑；③后支为后壶腹神经，穿内耳道底后下部的单孔分布至后膜半规管的壶腹嵴。

蜗神经由蜗螺旋神经节内神经的中枢突组成，蜗螺旋神经节位于蜗轴螺旋管内。节细胞的周围突穿经骨螺旋板和基底膜，分布于螺旋器；节细胞的中枢突经蜗轴纵管，穿内耳道底筛状区的螺旋孔列，经内耳门入颅。

第三节 其他感觉器

一、嗅器

嗅器 olfactory organ 在鼻腔上部，即上鼻甲以及相对的鼻中隔及其以上部分。此部黏膜呈淡黄色，血管比呼吸部少。黏膜内含有嗅细胞，为双极细胞，细胞的远端有纤毛。嗅细胞的中枢突汇集成嗅丝，约20条，它们穿过筛骨的筛板进入嗅球。

二、味器

味器 gustatory organ 即**味蕾** taste bud，人类的味蕾嵌于舌的菌状乳头、轮廓乳头和叶状乳头的上皮内，以轮廓乳头上的味蕾最多；在软腭、会厌等处的上皮内也有味蕾分布。味蕾呈卵圆形，底部抵达基板，神经纤维由此处进入味蕾，顶端经味孔通口腔。味觉刺激主要有酸、甜、苦、咸四种。分布于味蕾的神经主要是面神经和舌咽神经。

三、皮肤

皮肤覆盖在身体表面，柔软而有弹性，全身各处皮肤厚薄不等，手掌侧面和足跖侧面的皮肤最厚，缺乏毛囊，具有皮嵴，以抵抗摩擦。身体背侧和伸侧的皮肤较腹侧和屈侧的皮肤厚。成人皮肤的表面积平均为 $1.7m^2$，由表皮和真皮构成。其深面主要为疏松结缔组织构成的皮下组织，即浅筋膜。浅筋膜内有丰富的血管、淋巴管、浅淋巴结等。浅筋膜将皮肤和深部的组织连接起来。毛发、指/趾甲、皮脂腺、汗腺和乳腺均为皮肤的附属结构。

1. 表皮 epidermis 为复层扁平上皮层，无血管分布。在手掌和足底最厚。在表皮的基底层细胞之间有色素细胞。色素细胞的多少是决定肤色的主要因素。

2. 真皮 dermis 位于表皮深面，主要由胶原纤维和弹性纤维交织构成，并含有从表皮陷入的毛囊和腺体，以及从深层来的血管、淋巴管、神经及其末梢。

3. 皮褶和分裂线 **皮褶** crease 是位于关节屈侧或伸侧皮肤的褶线，褶处的皮肤较薄，其真皮借结缔组织紧密地与深面的结构（常为深筋膜）相连。**分裂线** line of cleavage 是由胶原纤维束所形成的皮肤纹理，这种胶原纤维束在真皮内按一定的张力方向平行排列。临床手术若沿分裂线作切口，则伤口愈合后瘢痕较小，若与此线作正交切口则愈合后瘢痕较大。

皮肤的功能：①防止体内液体的丧失；②防止体外物质（如病原微生物、化学物质等）侵入机体，是机体免疫系统的第一道防线；③排泄废物并调节体温，皮肤表面有汗腺的开口，可在排出汗液的同时排泄废物并调节体温；④感受刺激，在皮肤内含有多种感受器，如接受痛、温、触、压等刺激的感受器。

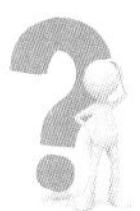

思考题

1. 临床上，经激光切削术或磨削术治疗近视的原理是什么？以此总结眼球壁各层次的分部及功能。

2. 总结眼的屈光装置及晶状体在视近处物体和远处物体时的调节作用。

3. 神经性耳聋和传导性耳聋在骨导（骨传导）和气导（空气传导）中有哪些差异？总结声波的传导途径。

4. 鼓室探查术可能引起鼓膜穿孔和面神经麻痹等并发症，从解剖学角度分析其机制并总结鼓室各壁的结构特点和临床意义。

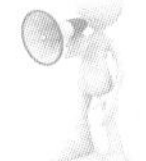

Summary

Visual organ

1. Three layers and contents of the eyeball

The eyeball is spherical in shape which has three layers. The outer layer is a fibrous tunic and consists of the sclera and cornea. The sclera is opaque and covers the posterior five-sixths of the fibrous tunic. The cornea is transparent and covers the anterior one-sixth of the fibrous tunic. The middle layer is the vascular tunic and

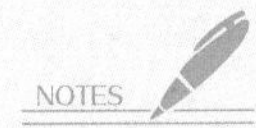

includes the choroid, ciliary body and iris. The choroid contains pigment cells and vessels and forms the largest part of vascular tunic. The ciliary body connects the choroid and iris and can adjust the convexity of the lens. The iris is a circular diaphragm and has a central aperture, the pupil for transmitting light into eye. The iris contains two muscles: the sphincter pupillae and the dilator pupillae. The inner layer is the retina, which consists of three parts, the optic part, ciliary part and iridial part. The retina contains the photoreceptors, rod and cone cells. The contents of the eyeball include the aqueous humor, the vitreous body and the lens.

2. Refractive media of the eye

The refractive media of the eye includes the cornea, aqueous humor, lens, and vitreous humor. The aqueous humor is produced by the ciliary processes and fills the chambers of the eye. After passing through the pupil from the posterior chamber, aqueous humor passes into the anterior chamber and then drain into the scleral venous sinus, and finally drain into scleral veins. The lens is a transparent biconvex body whose convexity of the anterior is less than the posterior. The ciliary body changes the shape and convexity of the lens, which can focus the near and distant objects on the retina.

3. Conjunctiva, lacrimal apparatus and extraocular muscles

The conjunctiva is a thin, transparent mucous tissue that includes the bulbar conjunctiva and the palpebral conjunctiva. The lacrimal apparatus consists of lacrimal glands and lacrimal ducts. Lacrimal glands secrete lacrimal fluid which was conveyed to the conjunctival sac by lacrimal ducts. Lacrimal ducts include the lacrimal punctum (opening on the lacrimal papilla), lacrimal ductile, lacrimal sac and nasolacrimal duct. The extraocular muscles include the levator palpebrae superioris, four recti, and two obliques. The medial rectus and lateral rectus rotate the pupil medially and laterally, respectively. While the superior rectus and inferior rectus rotate the pupil superomedially and inferomedially respectively. The superior oblique and inferior oblique direct the pupil inferolaterally and superolaterally respectively.

Vestibulocochlear organ

1. Tympanic membrane, tympanic cavity and pharyngotympanic tube

The tympanic membrane is an oval semi-transparent membrane tissue and located at the medial end of the external acoustic meatus. The superior of the membrane is thin and lax, called the flaccid part; the remainder of the membrane is tight, called tense part. When examined with an otoscope, the cone of light can be seen which radiates from the umbo anteroinferiorly. The tympanic cavity is filled with air and located in the temporal bone. It has a roof (tegmental wall), a floor (jugular wall), and four walls: the lateral, medial, anterior and posterior walls are also called the membranous wall, labyrinthine wall, carotid wall and mastoid wall respectively. The pharyngotympanic tube connects the middle ear with the nasopharynx and equalizes the atmospheric pressure in the tympanic cavity. In childhood, the pharyngotympanic tube is shorter, wider and more horizontal. Therefore, an infection in the nasopharynx may spread to the tympanic cavity.

2. Internal ear, receptors for hearing and balancing

The internal ear has a vestibulocochlear organ for hearing and balancing and consists of the bony labyrinth and membranous labyrinth. The bony labyrinth is composed of cochlea, vestibule and semicircular canals. The membranous labyrinth consisted of some membranous canals and sacs in which the receptors for hearing and balancing are located.

The macula utriculi lie on the floor of the utricle, whereas the macula sacculi lie on the medial wall of the saccule. The ampullary crests place on the wall of membranous ampullae. There are organs for balancing. The receptors for hearing are the spiral organ, which lie on the basilar membrane.

（孙晋浩）

第九章
神经系统

神经系统 nervous system 是人体各系统中结构和功能最为复杂，并起主导作用的调节系统。神经系统借助于感受器接受内、外环境的各种信息，通过感觉神经传入中枢进行整合，再经运动神经传出，调节和控制人体各系统器官的功能活动，使人体成为一个有机的整体，维持内环境的稳定，适应外环境的变化。神经系统的复杂功能是与其特殊的形态结构分不开的。在漫长的生物进化过程中，由于生产劳动、语言文化和社会生活的发展变化，人类的大脑高度发达。人脑作为思维和意识等高级神经活动的器官，又进一步推动了劳动和语言的发展，使人类不仅能认识世界和适应环境，而且能主动地改造环境，使之适合自身的发展和社会的需要。

第一节 总　论

学习要点

1. 神经系统的分部及各部的组成。
2. 神经元的构造和分类；突触的类型和特点；神经胶质细胞的类型。
3. 神经系统的常用术语。
4. 神经系统的活动方式；反射弧的构成。

一、神经系统的分部

神经系统分为中枢部和周围部，在结构和功能上二者是一个整体（图 9-1）。中枢部包括位于颅腔内的**脑** brain 和位于椎管内的**脊髓** spinal cord，也称**中枢神经系统** central nervous system。周围部是指与脑相连的**脑神经** cranial nerves 和与脊髓相连的**脊神经** spinal nerve，又称**周围神经系统** peripheral nervous system。根据分布不同，周围神经系统可分为分布于体表、骨、关节和骨骼肌等的**躯体神经** somatic nerve 和分布于内脏、心血管、平滑肌和腺体等的**内脏神经** visceral nerve。根据功能不同，周围神经系统又可分为**感觉神经** sensory nerve 和**运动神经** motor nerve。感觉神经将神经冲动自感受器传向中枢，故又称**传入神经** afferent nerve；运动神经将神经冲动自中枢传向周围的效应器，故又称**传出神经** efferent nerve。内脏神经中的传出神经，即**内脏运动神经** visceral motor nerve 支配平滑肌、心肌和腺体，其活动不受人的主观意志控制，故又称**自主神经** autonomic nerve 或**植物神经** vegetative nerve，根据功能不同可分为**交感神经** sympathetic nerve 和**副交感神经** parasympathetic nerve。

二、神经系统的组成

神经系统主要由神经组织构成。神经组织有两种主要的细胞成分，即**神经细胞** nerve cell（或称**神经元** neuron）和**神经胶质细胞** neuroglial cell（或称**神经胶质** neuroglia）。

（一）神经元

神经元是神经系统结构和功能的基本单位，具有感受刺激和传导神经冲动的功能。

1. 神经元的构造　神经元的大小和形态差异较大，由胞体和突起两部分构成（图 9-2、图 9-3）。

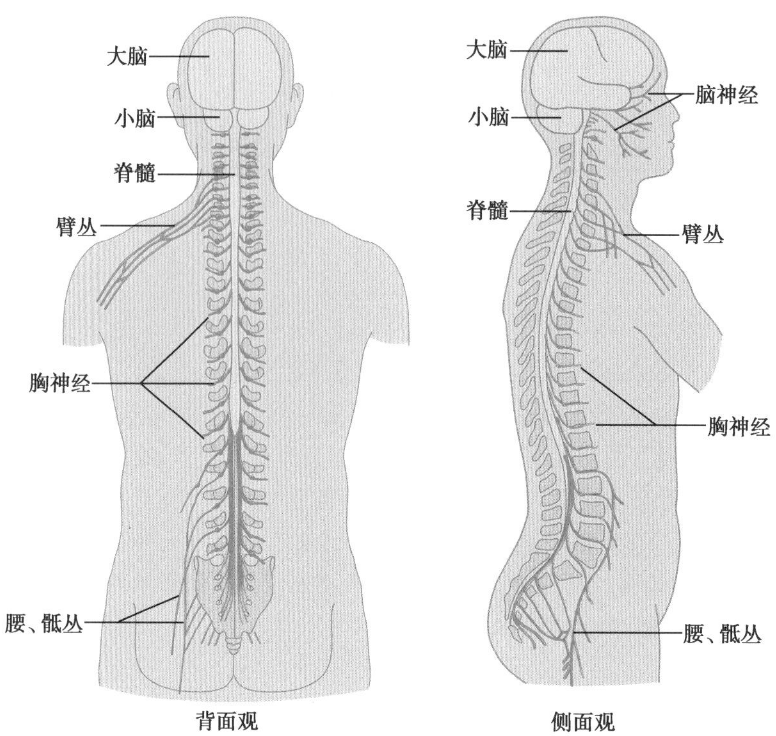

图 9-1 神经系统的分部

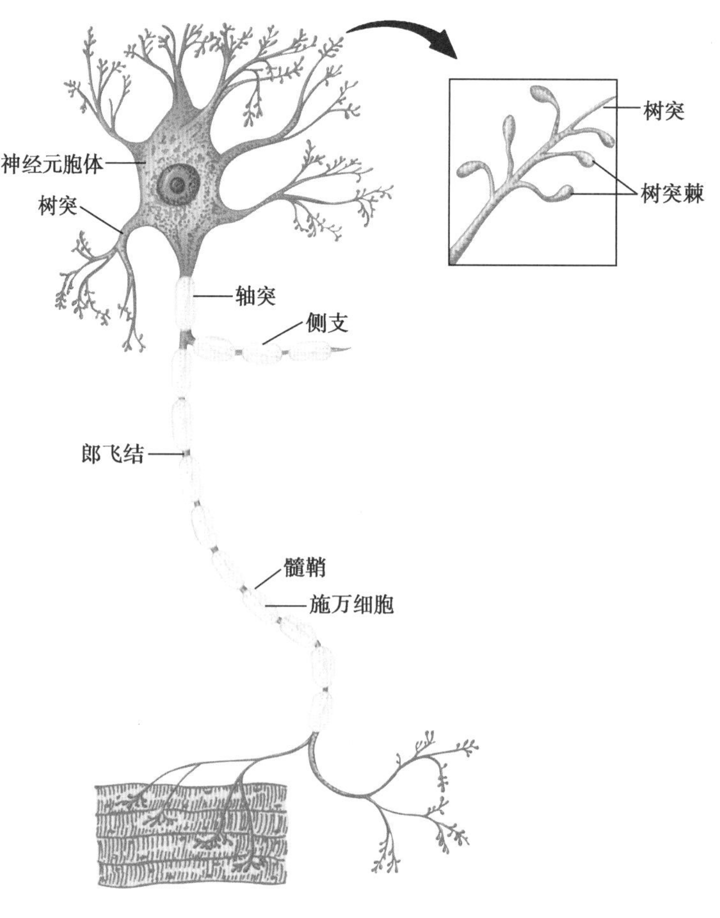

图 9-2 神经元的构造

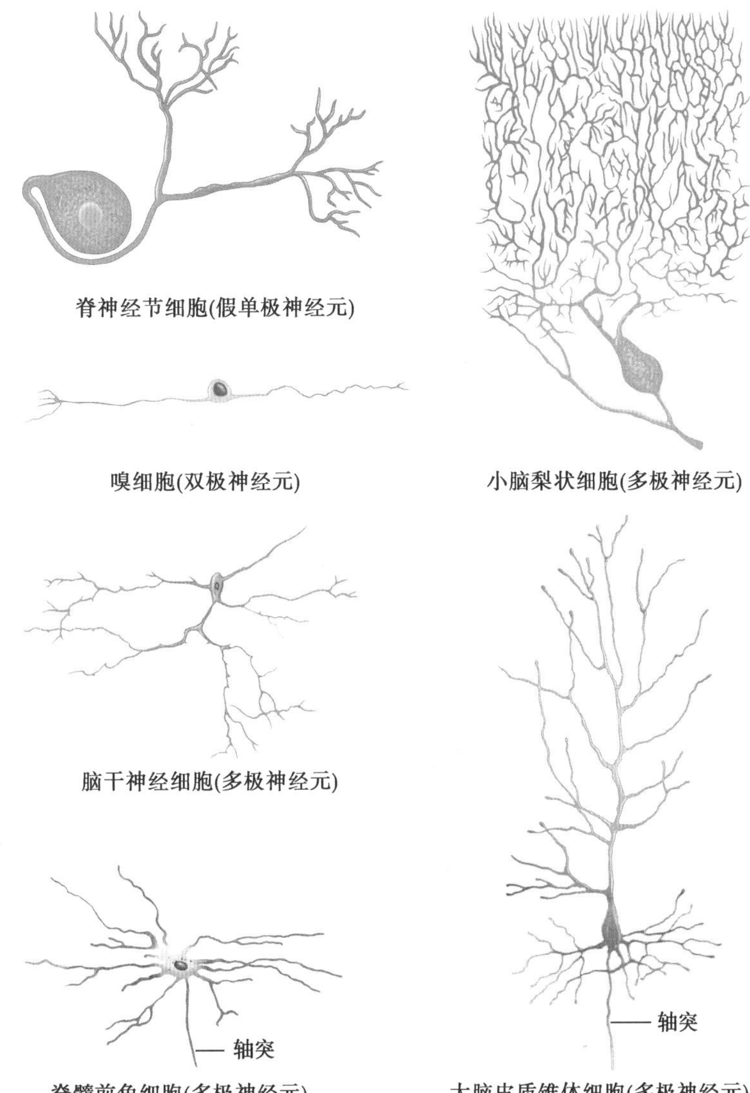

图 9-3 各种类型的神经元

（1）胞体：是神经元的代谢中心，有圆形、梭形和锥形等，直径 4~150μm 不等。细胞核大而圆，核仁明显。胞质内含有神经细胞所特有的**尼氏体** Nissl body、**神经原纤维** neurofibril 以及发达的高尔基复合体和丰富的线粒体。典型的神经元胞体富含粗面内质网、滑面内质网和游离多聚核糖体，后者聚集于粗面内质网。这种富含 RNA 结构的聚集物，即光镜下所见到的嗜碱性的尼氏体。胞体内有丰富的**神经丝** neurofilament 和**微管** microtubule。神经丝聚集成束即光镜下所见的神经原纤维（图 9-4）。

（2）突起：是神经元的胞体向外突起的部分，按其形态构造分为树突和轴突。

树突 dendrite 为胞体发出的树枝状突起，较短且数量较多。树突基部较宽，向外逐渐变细并反复分支，其分支上有大量的棘状微小突起，称**树突棘** dendritic spine，是神经元之间形成突触，接受信息的主要部位。树突棘在形态和数量上都有易变性，在神经发育及神经活动中，常伴有树突棘的形成、脱落、扩张和萎缩等变化。

轴突 axon 是由胞体发出的一条细长且粗细均匀的突起。轴突起始处有一特化区，称**轴丘** axon hillock。轴突和轴丘处无尼氏体。小型细胞的轴突短而细，大细胞的轴突较长，有的可达 1m 以上。轴突末端发出许多终末分支，称**轴突终末** axon terminal，可与其他神经元的树突或胞体形成突触或直接到达效应器。轴突内的细胞质称为**轴浆** axoplasm，与胞体的胞质连通，具有不断的流动性，称为**轴浆流** axoplasmic flow。轴突因缺乏核糖体而不能合成蛋白质，大分子的合成、组装成细胞器的过程都

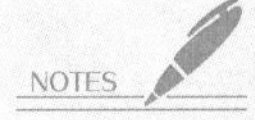

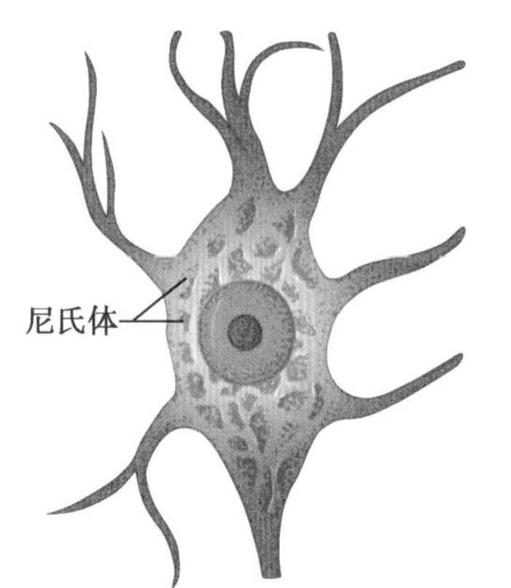

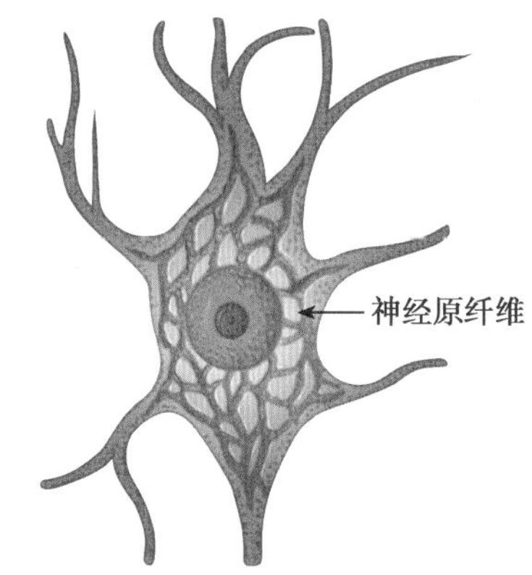

图 9-4 神经元胞体

在胞体内完成。轴浆流将这些物质运送到轴突末梢或将末梢的物质输送至胞体，这种物质运送方式称为**轴突运输** axonal transport。轴突的功能主要是传导由胞体发出的神经冲动，将其传递给其他的神经元或效应器（肌细胞、腺细胞等）。

2. **神经元的分类**

（1）根据神经元突起的数目可分为：①**假单极神经元** pseudounipolar neuron。自胞体发出一个突起，随即呈 T 形分叉为两支：一支至周围的感受器，称周围突；另一支入脑或脊髓，称中枢突。脑神经节和脊神经节中的感觉神经元属于此类。②**双极神经元** bipolar neuron。自胞体两端各发出一个突起，分别是止于感受器的周围突和进入中枢神经系统的中枢突，如位于视网膜内的双极细胞、内耳的前庭神经节和蜗神经节内的感觉神经元等。③**多极神经元** multipolar neuron。具有多个树突和一个轴突，中枢神经系统内的神经元绝大部分属于此类。

（2）根据神经元的功能和传导方向可分为：①**感觉神经元** sensory neuron，又称传入神经元，将内、外环境的各种刺激传向中枢部，多为假单极神经元和双极神经元。②**运动神经元** motor neuron，又称传出神经元，将神经冲动自中枢部传向身体各部，支配骨骼肌或控制心肌、平滑肌和腺体的活动，多极神经元属于此类。③**联络神经元** association neuron，又称中间神经元，位于感觉和运动神经元之间，起联络作用。绝大多数中枢神经系统内的神经元属于此类，构成复杂的神经网络。

（3）根据神经元合成和分泌化学递质的不同可分为：①胆碱能神经元，是位于中枢神经的躯体运动核团、部分内脏运动核团和周围部的神经节；②单胺能神经元，包括儿茶酚胺能（分泌去甲肾上腺素、多巴胺等）、5-羟色胺能和组胺能神经元，广泛分布于神经系统；③氨基酸能神经元，以 γ-氨基丁酸、谷氨酸等为神经递质，主要分布于中枢神经系统，后者也是初级传入的主要递质；④肽能神经元，以各种肽类物质（如生长抑素、P 物质、脑啡肽等）为神经递质，广泛分布于中枢和周围神经系统。

3. **神经纤维** 神经元较长的突起被**髓鞘** myelin sheath 和神经膜所包裹，称为**神经纤维** nerve fiber。若被髓鞘和神经膜共同包裹，称**有髓纤维** myelinated fiber（图 9-5），仅为神经膜所包裹则为**无髓纤维** nonmyelinated fiber（图 9-6）。周围神经的髓鞘由**施万细胞** Schwann cell 环绕轴突所形成；中枢神经系统的髓鞘由少突胶质细胞形成（图 9-7）。髓鞘呈节段状包绕在轴突外面，直至神经末梢之前，在相邻两髓鞘节段间的区域称**郎飞结** Ranvier's node，该处轴突裸露。神经冲动在有髓纤维中是以跳跃的方式传导。神经纤维的传导速度与髓鞘厚薄和神经纤维直径的大小成正比，即神经纤维越粗、髓鞘越厚，其传导电信号的速度就越快。

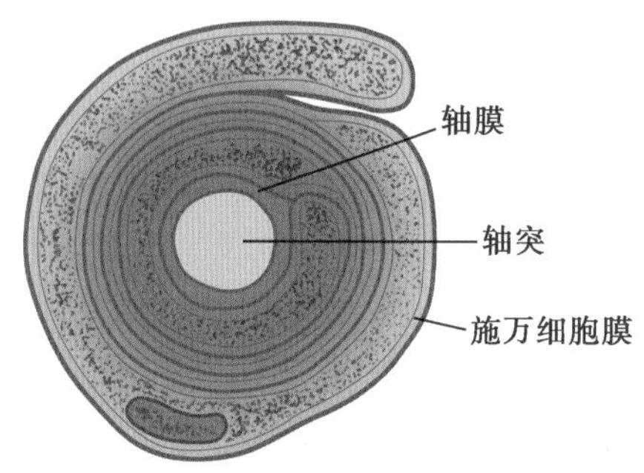

图 9-5 周围神经有髓纤维构成模式图

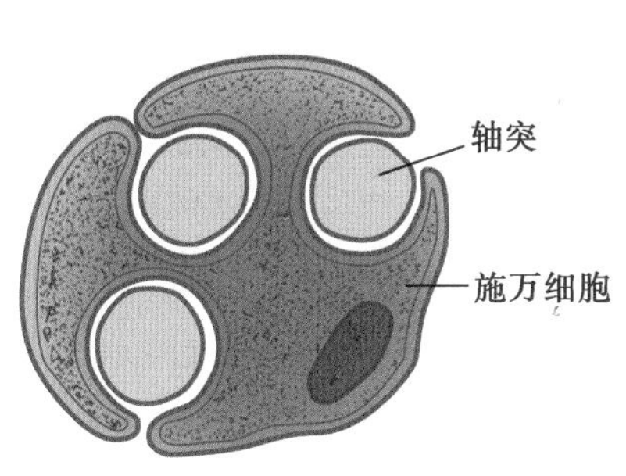

图 9-6 无髓纤维与施万细胞关系模式图

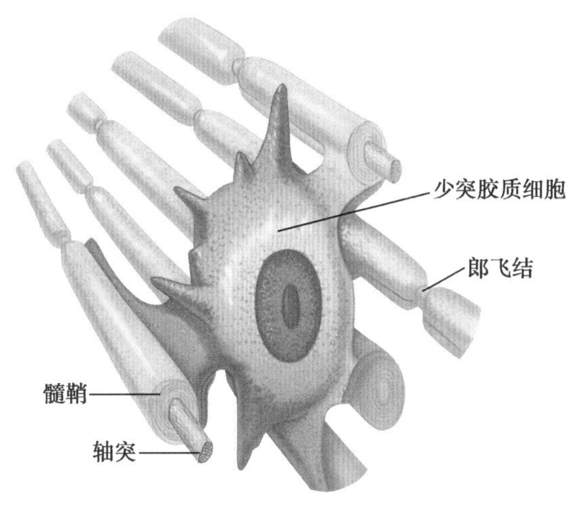

图 9-7 中枢神经有髓纤维构成模式图

神经纤维分类

在周围神经中，由于神经纤维的粗细和有无髓鞘与神经冲动的传导速度有关，所以可以根据纤维的直径、传导速度和功能分为 A、B、C 三种类型，再将 A 类纤维的直径由粗到细、速度由快到慢分为 α、β、γ、δ 四种亚类。

周围神经纤维分类

类型	直径/μm	髓鞘	传导速度/(m/s)	功能
A(α、β、γ、δ)	1~20	发达	5~120	本体觉传入和躯体性传出
B	1~3	薄	3~15	内脏传入，内脏运动节前传出
C	0.3~1.3	无	<3	痛、温觉传入，内脏运动节后传出

对周围神经纤维的躯体传入部分，还有另一种分类方法，即根据纤维直径由粗到细、传导速度由快到慢，依次分为Ⅰ、Ⅱ、Ⅲ、Ⅳ四类。这种分类与上面提到的 A、B、C 分类有一定的对应关系。

躯体性传入神经纤维分类

分类	所连系的感受器	相应的 ABC 分类
Ⅰa	肌梭的螺旋末梢	Aα
Ⅰb	腱器	Aα
Ⅱ	肌梭的花枝末梢，触、压觉感受器	Aβ 和 Aδ
Ⅲ	痛、温觉感受器	Aδ
Ⅳ	痛、温觉感受器	C

4. 突触 synapse 是神经元与神经元之间或神经元与效应器之间传递信息的特化的接触区域，是神经系统信息传递的关键部位。根据连接方式可分为轴-树突触、轴-体突触、轴-轴突触、树-树突触、树-体突触和体-体突触等。根据传递方式可分为化学突触和电突触。

化学突触 chemical synapse 是神经系统内信息传递的主要方式，是以释放化学递质进行信息传递的突触(图 9-8)。化学突触由**突触前部** presynaptic element、**突触后部** postsynaptic element 和**突触间隙** synaptic cleft 3 部分组成。突触前部有密集的**突触小泡** synaptic vesicle，小泡内含有高浓度的神经递质。当神经冲动沿轴突传到突触前部时，小泡向**突触前膜** presynaptic membrane 移动，与其融合，神经

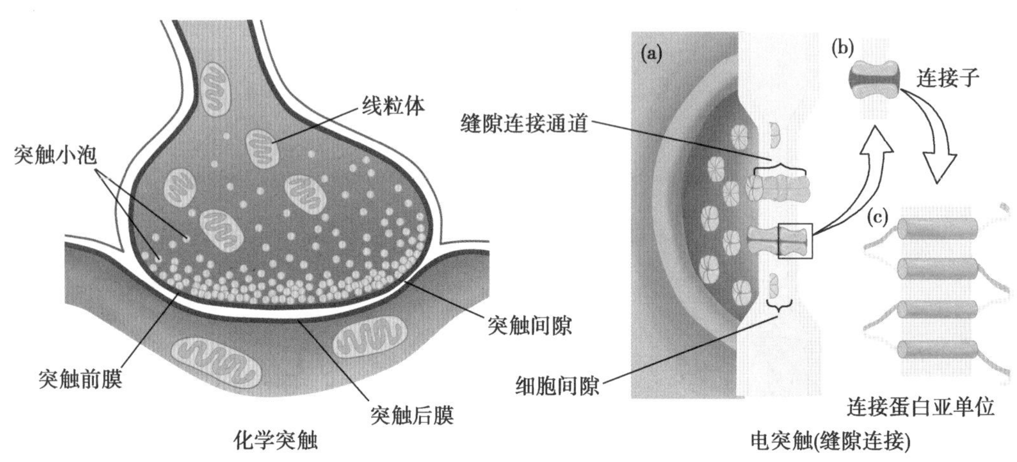

图 9-8 神经细胞突触

递质被释放到突触间隙(约为 30~50nm)。神经递质作用于**突触后膜** postsynaptic membrane 上的受体,使受体蛋白或离子通道构型发生改变,产生电位变化,从而影响突触后神经元或效应细胞的活性。化学突触的传递为单向性,时间上有突触延迟。

电突触 electrical synapse 是以电位扩布的方式进行信息传递的突触(见图 9-8)。低等脊椎动物和某些无脊椎动物有丰富的电突触。在哺乳动物的上橄榄核、前庭核、大脑和小脑皮质、中脑、嗅球和视网膜也存在电突触。电突触的结构基础是**缝隙连接** gap junction。在缝隙连接处,相邻细胞借膜上的跨膜结构**连接子** connexon 对合连接构成相邻细胞间的水相通道。每个连接子由 6 个蛋白亚单位**接合素** connexin 呈环形排列而成,中间有一小孔,直径 2nm,通道允许分子量小于 1.2kD 的物质自由通过。电突触的电阻低,传导速度快,传导为双向性,可使相接触的神经元或细胞的功能同步,形成功能合胞体。

(二) 神经胶质细胞

神经胶质细胞 neuroglial cell 不能传导神经冲动,分布于神经元周围,其数量远多于神经元,是神经元的数十倍,具有支持、营养、保护、修复、免疫和再生等功能。神经胶质细胞有中枢神经系统内的星形胶质细胞、少突胶质细胞、小胶质细胞、室管膜细胞等,以及周围神经系统的施万细胞和卫星细胞等(图 9-9)。

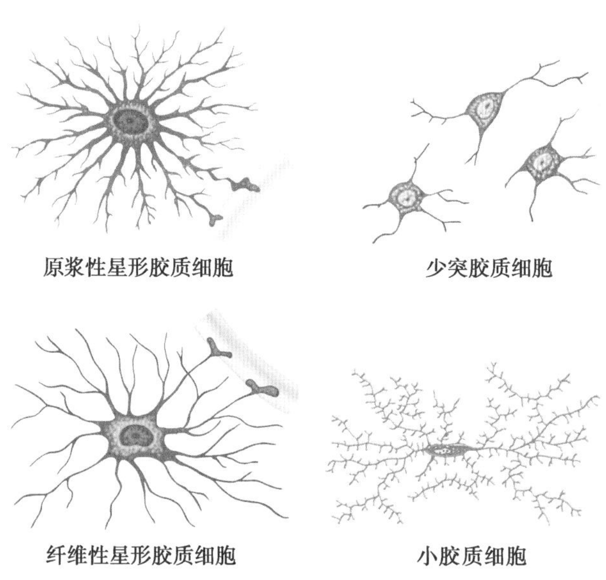

图 9-9 神经胶质细胞

星形胶质细胞 astrocyte 是胶质细胞中体积最大、数量最多的细胞。用银染色技术显示,此类细胞呈星形,由胞体发出许多突起,伸展包绕在神经元的胞体、树突、突触等处,有的延伸至郎飞结。突起的末端常膨大形成脚板,或称终足。星形胶质细胞的核较大,呈圆形或卵圆形,胞质中含有特异性的由**胶质原纤维酸性蛋白** glial fibrillary acidic protein (GFAP)组成的胶质丝,因此可利用 GFAP 抗体来检测星形胶质细胞。根据胶质丝的含量以及突起的形状可将星形胶质细胞分为纤维性星形胶质细胞和原浆性星形胶质细胞。前者多分布在白质,细胞突起细长,胞质中含大量胶质丝;后者多分布在灰质,细胞突起粗短,胞质内胶质丝较少。星形胶质细胞在脑内形成一个功能网络,通过缝隙连接互相传递信息。星形胶质细胞具有许多重要功能,如

分泌神经递质和神经营养因子，参与神经发育及再生，调控神经元微环境，形成血脑屏障及参与免疫功能调节，调控突触传递、突触形成以及在突触可塑性中发挥作用等。星形胶质细胞具有可兴奋性，即具有跨膜电位，也可去极化，但不形成动作电位。还有几种特殊类型的星形胶质细胞，如小脑中的Bargmann细胞、视网膜中的Müller细胞、神经垂体中的垂体细胞以及正中隆起等处的伸长细胞。

少突胶质细胞 oligodendrocyte 胞体较小，呈梨形或椭圆形，有少量的突起，核较小，呈圆形或卵圆形，着色较深。少突胶质细胞是中枢神经系统形成髓鞘的细胞，一个少突胶质细胞可形成多条轴突的髓鞘。

小胶质细胞 microglia 是来源于中胚层的单核-巨噬细胞，胞体很小，呈短棒状，一般由胞体两端伸出数条枯树枝样的突起，突起表面粗糙，有棘刺。小胶质细胞参与中枢神经系统的免疫、炎症反应及损伤修复。当脑组织有炎症或损伤时，小胶质细胞被激活，变为大而圆的阿米巴样细胞，游走至损伤处，吞噬和清除坏死组织。

室管膜细胞 ependymocyte 是衬附于脑室面和脊髓中央管内面的一层立方或柱状上皮细胞，游离面可有微绒毛和纤毛。室管膜细胞参与组成脑脊液-脑屏障和血脑屏障。脉络丛处的室管膜细胞还有分泌脑脊液的功能。

施万细胞又称**神经膜细胞** neurilemmal cell，是周围神经系统的成髓鞘细胞，与少突胶质细胞不同的是，施万细胞只形成一条轴突的髓鞘。**卫星细胞** satellite cell 又称**被囊细胞** capsule cell，是神经节内包裹神经元胞体的一层扁平细胞。

近20多年来，由于新技术的应用，特别是活体标本的细胞内注射标记技术、钙成像技术、膜片钳技术、激光共聚焦扫描显微镜技术、光电联合检测技术以及分子生物学技术的应用，人们对神经胶质细胞的形态和功能有了进一步的认识。神经胶质细胞在神经系统中所起的作用不亚于神经细胞，神经系统的复杂功能是由神经细胞和神经胶质细胞共同完成的。

三、神经系统的常用术语

在中枢和周围神经系统中，神经元胞体和突起在不同部位有不同的组合编排方式，故用不同的术语表示。

在中枢部，神经元胞体及其树突的聚集部位，在新鲜标本中色泽灰暗，称**灰质** gray matter。配布于大脑和小脑表面的灰质称**皮质** cortex。形态和功能相似的神经元胞体聚集成团或柱，称**神经核** nucleus。神经纤维在中枢部聚集的部位，因髓鞘含类脂质而色泽明亮，称**白质** while matter。位于大脑和小脑皮质深部的白质称**髓质** medulla。白质中，凡起止、行程和功能基本相同的神经纤维集合在一起，称为**纤维束** fasciculus。

在周围部，神经元胞体聚集处称**神经节** ganglion。神经纤维聚集成束，外包结缔组织膜，称**神经** nerve（图9-10）。神经内的每条神经纤维由被称为神经内膜的结缔组织包绕，若干神经纤维聚集为一条神经束，包被神经束的结缔组织称神经束膜。由若干神经束汇聚成一条神经，包裹在神经外面的结缔组织称神经外膜。一条神经内的若干神经束，在行程中常相互反复编排、重新组合。了解

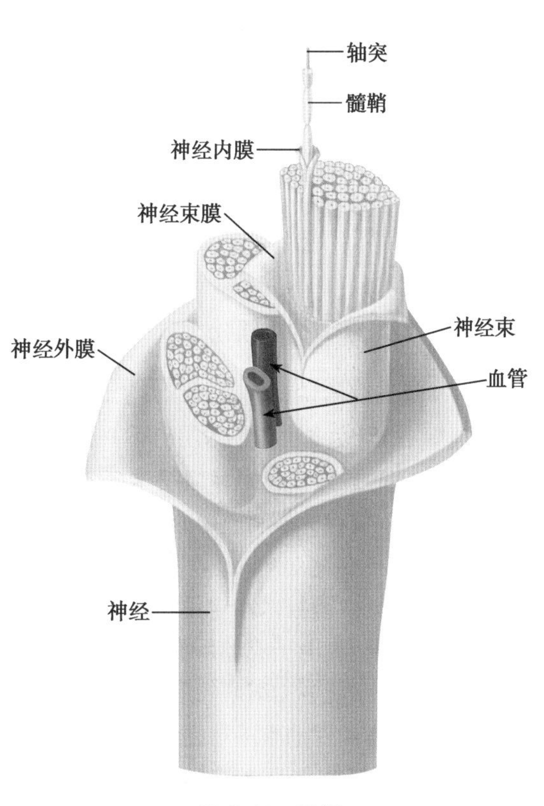

图9-10 神经

神经内神经束的编排组合，对外伤后的对位缝合很重要，对位准确有利于神经的再生和功能恢复。

四、神经系统的活动方式

神经系统在调节机体的活动中，对内、外环境的各种刺激作出适宜的反应，称为**反射** reflex。反射的结构基础是**反射弧** reflex arc。反射弧由感受器、传入神经、中枢、传出神经和效应器构成（图 9-11）。反射是神经系统的基本活动方式。整个神经系统是由亿万个细胞组成的庞大而复杂的神经网络，通过各种反射来维持机体内环境的稳定以及适应外环境的变化。

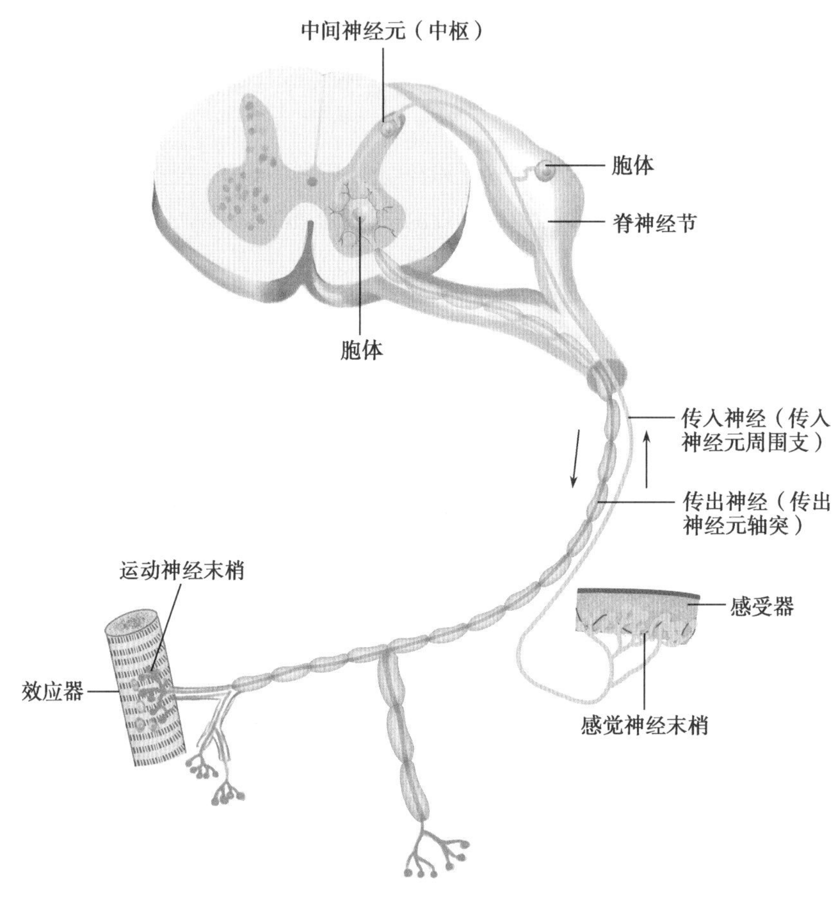

图 9-11 反射弧组成示意图

五、神经系统的研究和观察方法

对神经系统的认识随着观察方法的更新和研究技术的发展而不断加深。特别是从 20 世纪末到 21 世纪，新的研究方法和技术层出不穷，形成了多学科综合交叉的鲜明特点，简介如下。

1. 传统的显微镜技术和组织学技术 早期人们将新鲜标本压扁后进行观察，后来应用固定剂、包埋剂和切片机将标本制成薄的切片进行观察。各种组织染色法能将不同的神经组织结构和细胞成分区别开来。

2. 现代显微镜技术和电镜技术 包括相差显微镜、偏振光显微镜、单色光显微镜、荧光显微镜等。各种显微镜与电子成像系统和电脑的结合，加上现代染色制片技术，使我们可以从不同的层面和角度研究神经系统各类细胞的形态结构。激光共聚焦扫描显微镜可以对标本进行光学切片和三维重建，可从不同方向对细胞进行立体观察。活标本的细胞内注射标记技术、钙成像技术和激光共聚焦扫描显微镜技术相结合，已经在神经细胞和胶质细胞的研究方面取得了重大进展。电子显微镜及其相关技术在研究神经系统的超微结构方面作出了重大贡献。

3. 组织化学和免疫组织化学技术及原位杂交组织化学技术 使得神经组织和神经细胞的化学组分的定位显示得以实现。原位杂交组织化学技术广泛被应用于 mRNA 在组织切片上的细胞定位。

4. 细胞生物学技术 组织、细胞培养技术被广泛应用于神经细胞和胶质细胞的来源与发育、髓鞘的形成与脱髓鞘机制、神经干细胞的研究等。细胞培养和分子生物学及遗传学等相结合的技术，包括细胞基因转染技术、RNA 干扰技术、流式细胞仪检测技术等。

5. 生物化学和分子生物学技术 生物化学技术包括层析法、离心制备突触小体、放射免疫法检测神经递质、放射配体法检测受体；分子生物学技术包括基因的分子克隆技术，DNA、RNA 和蛋白质的检测技术，PCR 技术，免疫共沉淀技术等。

6. 电生理学技术 包括细胞外记录、细胞内记录、脑内深部电刺激、电压钳、电流钳、脑电图等。

7. 神经环路示踪技术 利用神经示踪工具实现对神经环路的精确标记，以实现对神经环路网络从宏观到微观，从突触水平到细胞、环路以及脑区的正确认识和研究。这一技术主要是利用轴突运输的已知分子进行逆行或顺行追踪，如辣根过氧化物酶、荧光染料、细胞毒植物凝集素以及嗜神经病毒等。

8. 脑组织透明成像技术 长久以来，对物理切片的神经组织样本进行观察是获取生物信息的主要方式。然而，对切片样本的观察无法获知整个脑的真实结构。脑组织透明技术是将脑组织通过一系列物理化学的方法处理后实现高度透明且完整的新兴技术，结合光学成像、荧光标记等技术，展现了大脑中复杂的精细连结和分子结构。

9. 神经影像学（脑成像）技术 包括 X 线照相术、同位素脑扫描、脑超声波、脑血管造影、计算机断层扫描（CT）、磁共振（MRI）、正电子发射断层扫描（PET）等。特别是 PET 和功能性 MRI（fMRI）的应用，使活体研究脑功能成为现实。

10. 物理学方面的技术 色谱仪、液相或气相质谱仪、生物光子学技术、行为实验研究技术和脑模拟（计算机模拟）技术等都为揭示神经系统的结构和功能发挥着重要的作用。

（崔慧先）

第二节 中枢神经系统

学习要点

1. 脊髓的位置和外形；脊髓的节段。
2. 脊髓灰质核团（后角边缘核、后角固有核、胸核、中间外侧核、骶副交感核）的位置和功能；脊髓白质纤维束（皮质脊髓束、脊髓丘脑束、薄束、楔束）的位置和功能。
3. 脊髓损伤后的典型表现。
4. 脑干的外形。
5. 脑干的内部构造特点；脑神经核的名称、性质、位置和排列规律；脑干典型断面的主要内部构造。
6. 脑干内上下行主要传导路的名称、位置及功能。
7. 小脑的位置和外形；小脑分叶和分区。
8. 小脑的内部结构、纤维联系和功能。
9. 间脑的位置和分部。
10. 背侧丘脑和后丘脑的特异性中继核团和纤维联系；下丘脑的主要核团以及与垂体的纤维联系。
11. 端脑的外形、主要沟裂、解剖学分叶；大脑皮质主要功能区。
12. 大脑皮质的层构筑和细胞构筑；皮质神经元主要类型及联系特点。
13. 基底神经节的组成、各结构的形态和分部。

14. 侧脑室的形态及与其他脑室的联系。

15. 大脑白质的纤维联系系统。

16. 边缘系统的组成和纤维联系。

17. 端脑结构断面观和三维构筑的关系。

18. 脑和脊髓的被膜;硬膜外隙、蛛网膜下隙的构成和内容物及意义;大脑镰、小脑幕、幕切迹的构成及意义;硬膜窦的名称及其回流途径。

19. 脑的动脉来源;颈内动脉和椎基底动脉的主要分支及其分布;大脑动脉环的组成、位置和作用;大脑静脉的分布特点;脊髓的动脉供应和静脉回流。

20. 脑脊液的产生部位、循环途径及作用。

21. 脑屏障的概念、组成及作用。

一、脊髓

脊髓 spinal cord 是中枢神经系统的低级部分,起源于胚胎时期神经管的尾端,原始神经管的管腔演化为脊髓中央管,在构造上保留着节段性,与分布于躯干和四肢的 31 对脊神经相连。脊髓与脑的各部之间有着广泛的纤维联系。正常状态下,脊髓的活动是在脑的控制下进行的,但是脊髓本身也能完成一些反射活动。

(一) 脊髓的位置和外形

成人脊髓全长约 42~45cm,最宽处横径为 1.0~1.2cm,重约 20~25g,位于椎管内,外包 3 层被膜,与脑的被膜相延续。脊髓上端在枕骨大孔处与延髓相连,下端逐渐变细呈圆锥状,称**脊髓圆锥** conus medullaris。其末端约平对第 1 腰椎体下缘(新生儿可达第 3 腰椎体下缘,部分成人脊髓末端也可达第 2 腰椎体下缘),软脊膜包绕脊髓,在脊髓末端向下延续为一条结缔组织细丝,即**终丝** filum terminale,止于第 1 尾椎的背面,起固定脊髓的作用。

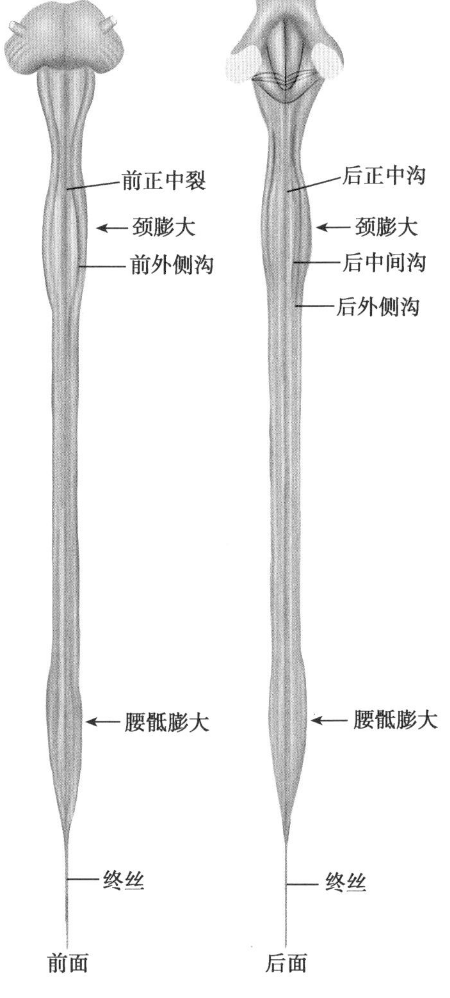

图 9-12 脊髓外形

脊髓呈前、后稍扁的圆柱形,全长粗细不等,有两个梭形膨大。上方的称**颈膨大** cervical enlargement,支配上肢的神经来源于此,从第 3 颈髓节段至第 2 胸髓节段(一对脊神经的根丝所附着的一段脊髓称一个脊髓节段);下方的称**腰骶膨大** lumbosacral enlargement,支配下肢的神经来源于此,从第 1 腰髓节段至第 3 骶髓节段。人类的上肢功能强于下肢,因而颈膨大比腰骶膨大明显(图 9-12)。

脊髓表面有 6 条平行的纵沟:前面正中较深的沟称**前正中裂** anterior median fissure,平均深度为 3mm;后面正中较浅的沟为**后正中沟** posterior median sulcus。这两条纵沟将脊髓分为左右对称的两半。脊髓的前外侧面有 1 对**前外侧沟** anterolateral sulcus,有脊神经前根的根丝附着;后外侧面有 1 对**后外侧沟** posterolateral sulcus,有脊神经后根的根丝附着。此外,在颈髓和上部胸髓,后正中沟和后外侧沟之间,还有一条较浅的**后中间沟** posterior intermediate sulcus,将后索分成两束,是薄束和楔束在脊髓表面的分界标志。

脊髓在外形上没有明显的节段标志,每一对脊神经前、后根的根丝附着处即是一个脊髓节段。脊神经有 31 对,故脊髓可分为31个节段:即颈髓(C)8个节段、胸髓(T)

NOTES

12 个节段、腰髓（L）5 个节段、骶髓（S）5 个节段和尾髓（Co）1 个节段。

胚胎早期，脊髓几乎与椎管等长，脊神经根基本成直角与脊髓相连。从胚胎第 4 个月起，脊柱的生长速度快于脊髓，致使脊髓的长度短于脊柱。由于脊髓上端连于延髓，位置固定，导致脊髓下部节段的位置高于相应的椎骨，出生时脊髓下端已平对第 3 腰椎，至成人则达第 1 腰椎体下缘。脊髓的相对升高，导致腰、骶、尾部的脊神经根，在穿经相应椎间孔合成脊神经前，在椎管内都要垂直下行一段距离。这些脊神经根在脊髓圆锥下方，围绕终丝聚集成束，形成**马尾** cauda equina。因第 1 腰椎以下已无脊髓，故临床上进行脊髓蛛网膜下隙穿刺抽取脑脊液或行硬膜外麻醉时，常选择第 3、4 或第 4、5 腰椎棘突间进针，以免损伤脊髓。

成人脊髓的长度与椎管的长度不一致，所以脊髓的各个节段与相应的椎骨不在同一高度。成人上颈髓节段（C_1~C_4）大致平对同序数的椎骨，下颈髓节段（C_5~C_8）和上胸髓节段（T_1~T_4）约平对同序数椎骨的上 1 块椎骨，中胸髓节段（T_5~T_8）约平对同序数椎骨的上 2 块椎骨，下胸髓节段（T_9~T_{12}）约平对同序数椎骨的上 3 块椎骨，腰髓节段约平对第 10~12 胸椎，骶髓、尾髓节段约平对第 1 腰椎。了解脊髓节段与椎骨的对应关系，对判断脊髓损伤的平面及手术定位具有重要的临床意义（图 9-13）。

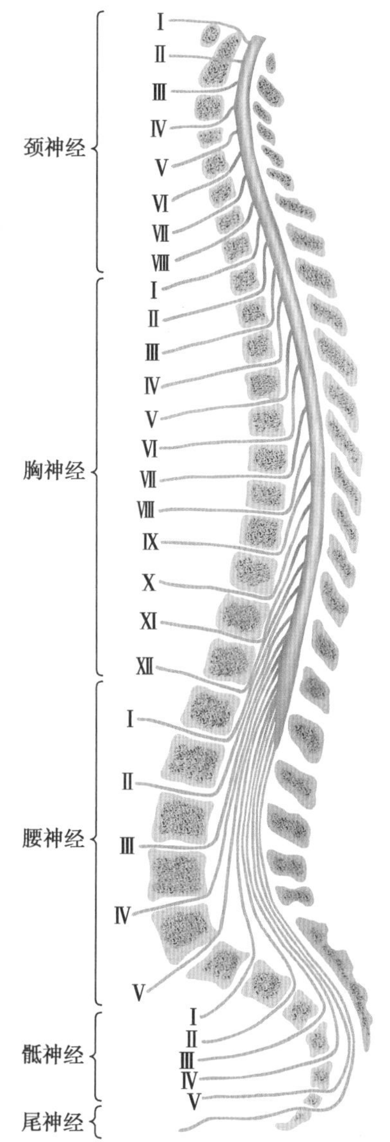

图 9-13 脊髓节段与椎骨对应关系

（二）脊髓的内部结构

脊髓由位于中央的灰质和位于外围的白质组成。在脊髓的横切面上，可见中央有一细小的**中央管** central canal，围绕中央管周围是呈 H 形的灰质，灰质的外围是白质（图 9-14、图 9-15）。

脊髓内的灰质纵贯成柱，在横切面上，有些灰质柱呈突起状称为角。每侧的灰质：前部扩大，为**前角** anterior horn 或**前柱** anterior column；后部狭细，为**后角** posterior horn 或**后柱** posterior column，后角由后向前可分为头、颈和基底三部分；前、后角之间的区域为**中间带** intermediate zone，在胸髓和上腰髓（T_1~L_3），中间带外侧部向外伸出**侧角** lateral horn 或**侧柱** lateral column；中央管前、后的灰质分别称为**灰质前连合** anterior gray commissure 和**灰质后连合** posterior gray commissure，连接两侧的灰质。

白质借脊髓的纵沟分为 3 个索：前正中裂与前外侧沟之间为**前索** anterior funiculus；前、后外侧沟之间为**外侧索** lateral funiculus；后外侧沟与后正中沟之间为**后索** posterior funiculus。灰质前连合前方的白质称**白质前连合** anterior white commissure，有纤维横越。在后角基底部外侧与白质之间，灰、白质混合交织，称网状结构，在颈部比较明显。

中央管为脊髓中央细长的管道，纵贯脊髓全长，内含脑脊液。此管向上通第四脑室，向下在脊髓圆锥内扩大为一梭形的**终室** terminal ventricle。40 岁以上，中央管常闭塞。

1. 灰质 脊髓灰质是神经元胞体及突起、神经胶质和血管等的复合体。灰质内的神经细胞往往聚集成群（神经核）或分布成层。20 世纪 50 年代，Rexed 描述了猫脊髓灰质神经元的细胞分层构筑，即 Rexed 板层（Rexed's laminae）学说，后被公认在高级哺乳动物（包括人类）均有类似的结构。Rexed 将脊髓灰质共分为 10 层，从后向前排列，分别用罗马数字Ⅰ~Ⅹ表示，中央管周围灰质为第Ⅹ层（图 9-16）。

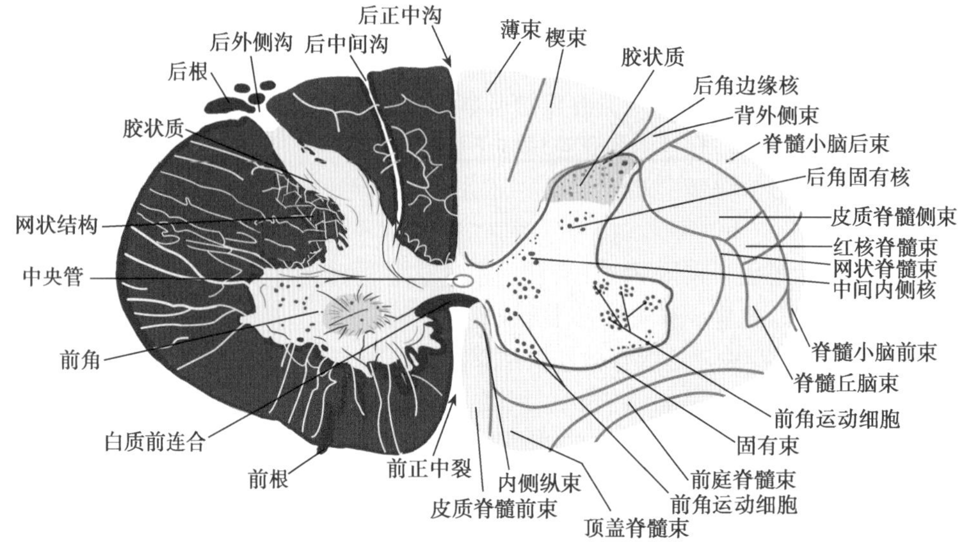

图 9-14 脊髓内部结构（新生儿脊髓颈膨大水平切面）

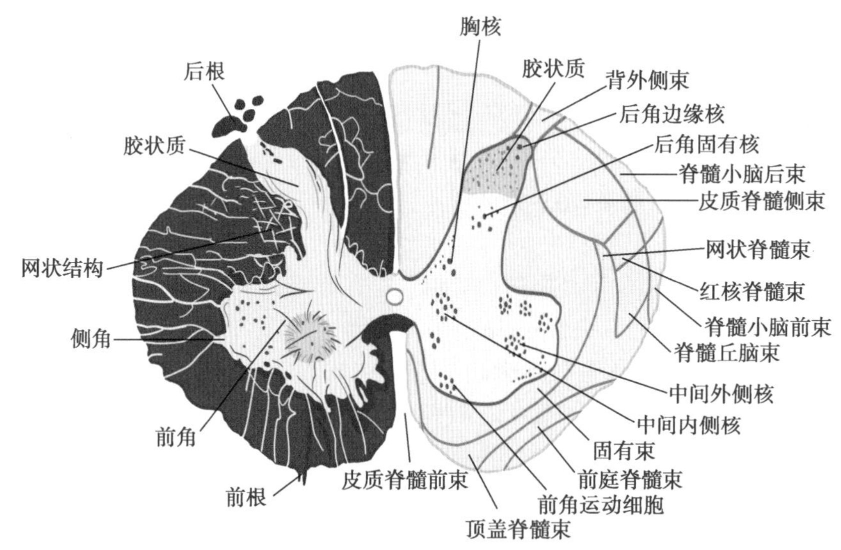

图 9-15 脊髓内部结构（新生儿脊髓胸部水平切面）

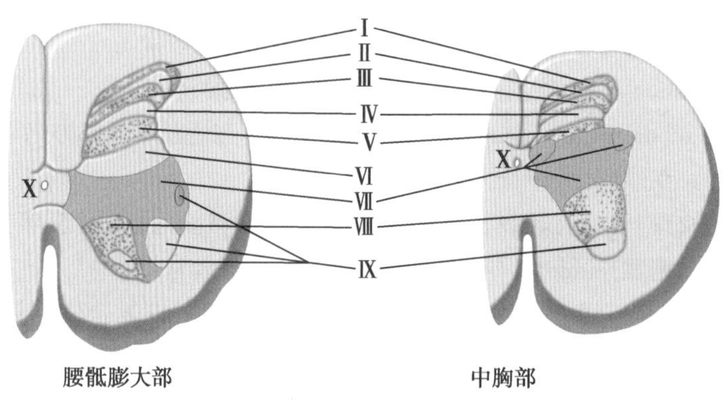

图 9-16 Rexed 分层

Ⅰ层（lamina Ⅰ）：又称边缘层，薄而边界不清，呈弧形，与白质相邻，内有粗细不等的纤维束穿过，呈松散的海绵状，故称海绵带。内含大、中、小型神经元。此层在腰骶膨大处最清楚，胸髓处不明显。层内有**后角边缘核** posteromarginal nucleus。接受后根的传入纤维，发出纤维参与组成脊髓丘脑束。

Ⅱ层（lamina Ⅱ）：占据灰质后角头之大部，由大量密集的小型神经元组成，此层几乎不含有髓纤维，在新鲜脊髓切片上呈半透明的胶状，以髓鞘染色法不着色，故称**胶状质** substantia gelatinosa。此层接受后根外侧部传入纤维的侧支（薄髓和无髓）及从脑干下行的纤维，发出纤维主要参与组成背外侧束，在白质中上、下行若干节段，与相邻节段的Ⅰ~Ⅳ层神经元构成突触。此层对分析、加工脊髓的感觉信息，特别是痛觉信息起重要作用。

Ⅲ层（lamina Ⅲ）：与Ⅱ层平行，所含神经元胞体略大，形态多样，细胞密度比Ⅱ层略小。该层还含有许多有髓纤维。

Ⅳ层（lamina Ⅳ）：较厚，细胞排列较疏松，其大小形态各异，有小圆形细胞、中等的三角形细胞和大型星形细胞。

Ⅲ层和Ⅳ层内较大的细胞群组成**后角固有核** nucleus proprius。此二层接受大量的后根传入纤维，发出的纤维联络脊髓的不同节段并进入白质形成纤维束。

Ⅰ~Ⅳ层相当于后角头，向上与三叉神经脊束核的尾端相延续，是皮肤感受外界痛、温、触、压觉等刺激的初级传入纤维终末和侧支的主要接受区，故属于外感受区。Ⅰ~Ⅳ层发出纤维到节段内和节段间，参与许多复杂的多突触反射通路，以及发出上行纤维束到脑的不同部位。

Ⅴ层（lamina Ⅴ）：是一厚层，占据后角颈部，细胞形态大小不一，可分为内侧部和外侧部。内侧部占2/3，与后索有明显的分界。外侧部占1/3，细胞较大，染色明显，位于上下前后纵横交错的纤维束之间，形成所谓的网状核。接受来自皮肤、肌肉和内脏传入的细纤维。

Ⅵ层（lamina Ⅵ）：位于后角基底部，在颈膨大和腰骶膨大处最明显，分内、外侧两部。内侧1/3含密集深染的中、小型细胞；外侧2/3细胞疏松，由较大的三角形和星形细胞组成。接受本体感觉和一些皮肤的初级传入纤维。

Ⅴ层和Ⅵ层接受后根本体感觉的初级传入纤维，以及自大脑皮质运动区、感觉区和皮质下结构的大量下行纤维，提示该二层与运动的调节密切相关。

Ⅶ层（lamina Ⅶ）：主要位于中间带，向后内侧可延伸至后角基底部。此层含有一些明显的核团：**胸核** thoracic nucleus、**中间内侧核** intermediomedial nucleus 和**中间外侧核** intermediolateral nucleus。此层的外侧部与中脑和小脑之间有广泛的上、下行的纤维联系（包括脊髓小脑束、脊髓顶盖束、脊髓网状束、顶盖脊髓束、网状脊髓束和红核脊髓束），参与姿势与运动的调节。其内侧部与毗邻灰质和节段之间有许多脊髓固有反射联系，与运动和自主功能有关。胸核又称**背核** dorsal nucleus 或 Clarke 柱 Clarke's column，见于 C_8~L_3 节段，位于后角基底部内侧，靠近白质后索，接受后根的传入纤维，发出纤维到脊髓小脑后束和脊髓中间神经元。胚胎脊髓背外侧至中央管的细胞迁移到中央管外侧，形成靠近中央管的中间内侧核和位于侧角的中间外侧核。中间外侧核（T_1~L_2 或 L_3 节段）是交感神经节前神经元胞体所在的部位，即交感神经的低级中枢，发出纤维经前根进入脊神经，再经白交通支到交感干。中间内侧核位于中央管外侧的中间带内侧部，脊髓全长皆有。该核可接受内脏传入纤维的终止，并传递至内脏运动神经元，参与内脏运动神经元的调控。在 S_2~S_4 节段，Ⅶ层的外侧部有**骶副交感核** sacral parasympathetic nucleus，是副交感神经节前神经元胞体所在的部位，即副交感神经的低级中枢，发出纤维组成盆内脏神经。

Ⅷ层（lamina Ⅷ）：在脊髓胸段，横跨前角基底部；在颈膨大和腰骶膨大，局限于前角内侧部。此层由大小不同、形态各异的细胞组成，为脊髓固有的中间神经元。接受邻近层的纤维终末、对侧Ⅷ层来的联合纤维终末以及一些下行纤维束（如网状脊髓束、前庭脊髓束、内侧纵束）的终末；发出纤维至两侧，直接或通过兴奋 γ 运动神经元间接影响 α 运动神经元。

Ⅸ层（lamina Ⅸ）：是一些排列复杂的核柱，位于前角的腹侧，由前角运动神经元和中间神经元组成。前角运动神经元包括大型的 α 运动神经元和小型的 γ 运动神经元。α 运动神经元的纤维支配跨关节的梭外肌纤维，引起关节运动；γ 运动神经元支配梭内肌纤维，其作用与肌张力调节有关。此层内的中间神经元是一些中、小型神经元，大部分是分散的，少量的细胞形成核群，如前角连合核，发出轴突终于对侧前角。有一些小型的中间神经元，称为 Renshaw 细胞，它们接受 α 运动神经元轴突的侧支，而它们本身发出的轴突反过来与同一或其他的 α 运动神经元形成突触，对 α 运动神经元起抑制作用，形成负反馈环路。

在颈膨大和腰骶膨大处，前角运动神经元主要分为内、外两群。内侧群又称前角内侧核，与非膨大部位的前角运动神经元一样，发出纤维经前根至脊神经，支配躯干肌。外侧群又称前角外侧核，发出纤维经前根至脊神经，支配上、下肢肌。此外，还有以下核群：在 C_1~C_5、C_6 节段有不规则形的**副神经核组** accessory group，其轴突组成副神经的脊髓部；在 C_3~C_7 节段有**膈神经核** phrenic nucleus，发出纤维支配膈肌；在 L_2~S_1 有**腰骶核** lumbosacral nucleus，其轴突分布尚不清楚。

前角运动神经元损伤导致所支配的骨骼肌弛缓性瘫痪（或称软瘫）。表现为运动丧失、肌肉萎缩、肌张力低下、腱反射消失。

Ⅹ层（lamina Ⅹ）：位于中央管周围，包括灰质前、后连合。某些后根的纤维终于此处。脊髓灰质内有许多神经核团，它们与各层的对应关系见表 9-1。

表 9-1 脊髓灰质各层与核团的对应关系

层	对应的核团或部位	层	对应的核团或部位
Ⅰ	后角边缘核	Ⅶ	中间带，胸核，中间内侧核
Ⅱ	胶状质		中间外侧核，骶副交感核
Ⅲ、Ⅳ	后角固有核	Ⅷ	前角基底部
Ⅴ	后角颈	Ⅸ	前角内侧核，前角外侧核
Ⅵ	后角基底部	Ⅹ	中央灰质

2. 白质 脊髓白质的神经纤维可分为：传入、传出纤维，上行、下行纤维和脊髓固有纤维。这些纤维组成不同的纤维束。各纤维束的大致位置见图 9-14 和图 9-15。

传入纤维由脊神经节神经元的中枢突组成，经后根进入脊髓，分内、外侧两部分。内侧部为粗的有髓纤维，沿后角内侧部进入后索，组成薄束、楔束，主要传导本体感觉和精细触觉，有分支进入脊髓灰质。外侧部主要由细的有髓和无髓纤维组成，这些纤维进入脊髓上升或下降 1 或 2 节段，在胶状质背外侧聚集成**背外侧束** dorsolateral fasciculus 或称 Lissauer 束，由此束发出侧支或终支进入后角。后根外侧部的细纤维主要传导痛觉，温度觉，粗触、压觉和内脏感觉信息。

传出纤维由灰质前角运动神经元发出的纤维和侧角发出的交感神经节前纤维（或骶副交感核发出的副交感神经节前纤维）组成，经前根至周围神经，管理躯体运动和内脏活动。上行纤维起自脊髓，将后根的传入信息和脊髓的信息上传至脊髓以上的脑区。下行纤维起自各脑区的神经元，下行至脊髓与脊髓的神经元发生突触联系。脊髓固有纤维（脊髓固有束）执行脊髓节段内和节段间的联系。

（1）上行纤维（传导）束：又称感觉传导束，主要是将后根传入的各种感觉信息向上传递到脑的不同部位。

1）**薄束** fasciculus gracilis 和**楔束** fasciculus cuneatus：是脊神经后根内侧部的粗有髓纤维在同侧脊髓后索的直接延续（图 9-17）。薄束起自同侧第 5 胸节及以下的脊神经节细胞，楔束起自同侧第 4 胸节及以上的脊神经节细胞。这些细胞的周围突分布至肌、腱、关节和皮肤的感受器；中枢突经后根

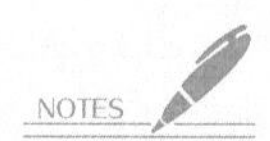

内侧部进入脊髓，在后索上行，止于延髓的薄束核和楔束核。薄束在脊髓第 5 胸节以下占据后索的全部，在第 4 胸节以上只占据后索的内侧部，楔束位于后索的外侧部。薄、楔束传导同侧躯干及上下肢的肌、腱、关节的本体感觉（位置觉、运动觉和振动觉）和皮肤精细触觉（如通过触摸辨别物体纹理粗细和两点距离）的信息。当脊髓后索病变时，本体感觉和精细触觉的信息不能向上传至大脑皮质。患者闭目时，不能确定关节和肢体的位置和方向，运动时出现感觉性共济失调。此外，患者的精细触觉也丧失。

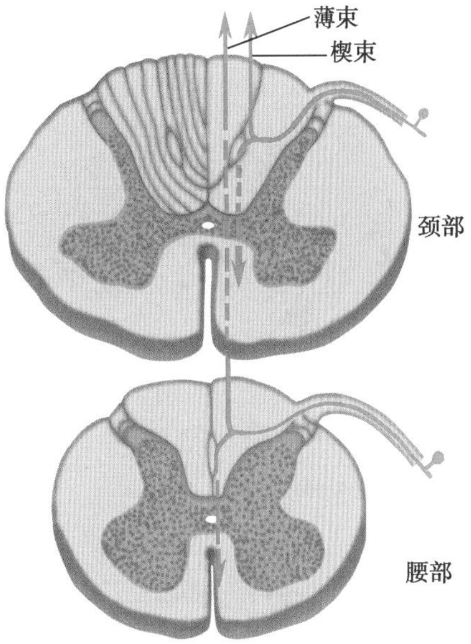

2）脊髓小脑束：包括脊髓小脑前束、脊髓小脑后束、脊髓小脑嘴侧束和楔小脑束。

脊髓小脑前束 anterior spinocerebellar tract：位于外侧索周边部的腹侧份，主要起自腰骶膨大处Ⅴ~Ⅶ层的外侧部，即相当于后角基底部和中间带的外侧部，大部分交叉至对侧上行，小部分在同侧上行，经小脑上脚进入小脑皮质。

图 9-17 薄束和楔束

脊髓小脑后束 posterior spinocerebellar tract：位于外侧索周边部的背侧份，主要起自同侧的胸核，但也有来自对侧胸核经白质前连合交叉过来的少许纤维，上行经小脑下脚终于小脑皮质。由于胸核位于胸髓和上腰髓，所以此束仅见于 L_2 以上脊髓节段。

此二束传递下肢和躯干下部的非意识性本体感觉和触、压觉信息至小脑。后束传递的信息可能与肢体个别肌的精细运动和姿势的协调有关，前束所传递的信息则与整个肢体的运动和姿势有关。

脊髓小脑嘴侧束将同侧上肢的本体感觉和触、压觉信息经小脑下脚和上脚传递至小脑。楔小脑束将同侧躯干上部及上肢的本体感觉和触、压觉信息经小脑下脚传至小脑。

3）脊髓丘脑束：后部位于外侧索，前部延伸入前索，可分为**脊髓丘脑侧束** lateral spinothalamic tract 和**脊髓丘脑前束** anterior spinothalamic tract（图 9-18）。脊髓丘脑侧束位于外侧索的前部，脊髓小脑前束的内侧，并与其邻近的纤维束有重叠，主要传递痛、温觉信息。脊髓丘脑前束位于前索，前根纤维的内侧和前庭脊髓束的背侧，主要传递粗触觉和压觉信息。脊髓丘脑束主要起自脊髓灰质Ⅰ和Ⅳ~Ⅷ层，纤维边交叉边上升 1 或 2 节段，或先上升 1 或 2 节段后经白质前连合交叉至对侧外侧索和前索上行，止于背侧丘脑。当一侧脊髓丘脑束损伤时，损伤下方 1 或 2 节段平面以下的对侧身体部位痛、温觉减退或消失。

4）**内脏感觉束** visceral sensory tract：内脏感觉纤维起自脊神经节细胞，其周围突至胸、腹腔脏器等，中枢突入脊髓，经后角和中间带细胞中继，发出的纤维伴随脊髓丘脑束上行至脑。

除以上介绍的上行传导束外，还有脊髓网状束、脊髓中脑束、脊髓橄榄束等。

（2）下行纤维（传导）束：又称运动传导束，起自脑的不同部位，直接或间接止于脊髓前角或侧角。管理骨骼肌的下行纤维束分为锥体系和锥体外系。前者包括皮质脊髓束和皮质核束（见“脑干”部分）；后者包括红核脊髓束、前庭脊髓束等。

1）**皮质脊髓束** corticospinal tract：起于大脑皮质中央前回和其他一些皮质区域，下行至延髓锥体交叉处。大部分（约 75%~90%）纤维交叉至对侧，称为**皮质脊髓侧束** lateral corticospinal tract，未交叉的纤维在同侧下行为**皮质脊髓前束** anterior corticospinal tract，另有少量未交叉的纤维在同侧下行加入至皮质脊髓侧束，称**皮质脊髓前外侧束** anterolateral corticospinal tract（图 9-19）：①皮质脊髓侧束。由对侧经锥体交叉来的纤维，在脊髓外侧索后部，脊髓小脑后束的内侧下行，直至骶髓（约 S_4）。纤维依次经各节灰质中继后或直接终于同侧前角运动神经元，主要是颈膨大和腰骶膨大的前角外侧核。②皮质脊髓前束。未交叉的纤维在前索最内侧靠近前正中裂下行，只达脊髓中胸部。大多数纤维逐节经

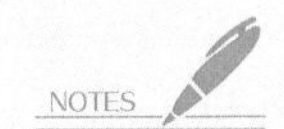

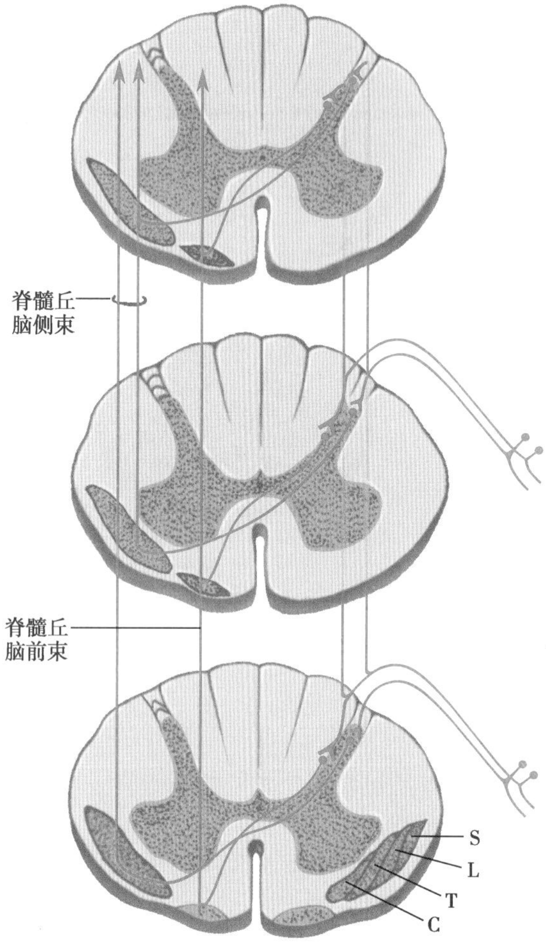

图 9-18 脊髓丘脑束

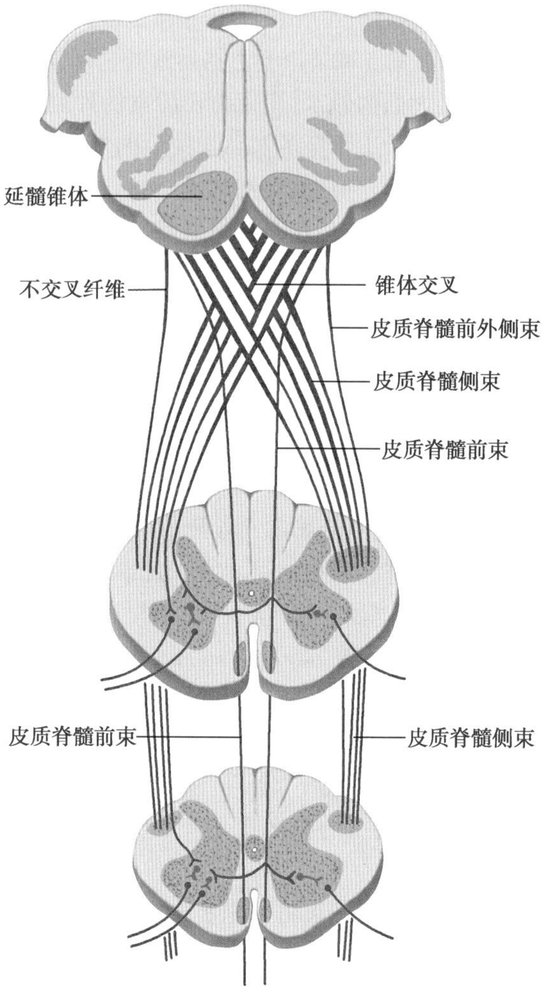

图 9-19 皮质脊髓束

白质前连合交叉，中继后终止于对侧前角运动神经元。部分不交叉的纤维，中继后终止于同侧支配躯干的前角运动神经元。③皮质脊髓前外侧束。由不交叉的纤维组成，沿侧束的前外侧部下降，大部分终于颈髓，小部分可达腰骶髓。

皮质脊髓束的纤维到达脊髓灰质后，大部分纤维与Ⅳ~Ⅷ层的中间神经元形成突触，通过中间神经元间接地影响前角运动神经元。也有纤维直接与前角外侧核的运动神经元（主要是支配肢体远端小肌肉的运动神经元）相突触。

脊髓前角运动神经元主要接受来自对侧大脑皮质的纤维，也接受来自同侧的少量纤维。支配上、下肢的前角运动神经元只接受对侧大脑皮质的信息，而支配躯干肌的前角运动神经元接受双侧大脑皮质的信息。皮质脊髓束传递的是大脑皮质发出的随意运动信息，当脊髓一侧的皮质脊髓束（上运动神经元）损伤后，出现同侧损伤平面以下的肢体骨骼肌痉挛性瘫痪（表现为随意运动障碍、肌张力增高、腱反射亢进等，也称痉挛性瘫痪或硬瘫），而躯干肌不瘫痪。

2）**红核脊髓束** rubrospinal tract：起自中脑红核，纤维交叉至对侧，在脊髓外侧索内下行，至Ⅴ~Ⅷ层。在人类此束可能仅投射至上 3 个颈髓节段。此束有兴奋屈肌运动神经元、抑制伸肌运动神经元的作用，它与皮质脊髓束一起对肢体远端肌肉运动发挥重要影响。

3）**前庭脊髓束** vestibulospinal tract：起于前庭神经核，在同侧前索外侧部下行，止于Ⅷ层和部分Ⅶ层。主要兴奋伸肌运动神经元，抑制屈肌运动神经元，在调节身体平衡中起作用。

4）**网状脊髓束** reticulospinal tract：起自脑桥和延髓的网状结构，大部分在同侧下行，行于白质前

索和外侧索前内侧部，止于Ⅶ、Ⅷ层。有兴奋或抑制 α 和 γ 运动神经元的作用。

5）**顶盖脊髓束** tectospinal tract：主要起自中脑上丘，向腹侧行，于中脑导水管周围灰质腹侧经被盖背侧交叉至对侧，在前索内下行，终止于颈髓上段Ⅵ~Ⅷ层。与兴奋对侧、抑制同侧颈肌的运动神经元形成多突触联系，参与完成视觉、听觉的姿势反射。

6）**内侧纵束** medial longitudinal fasciculus：位于前索，为一复合的上、下行纤维的总合，在脑干起于不同的核团（见“脑干”部分），进入脊髓的为内侧纵束降部，终于Ⅶ、Ⅷ层，中继后影响前角运动神经元。其作用主要是协调眼球的运动和头部的姿势。

7）下行内脏通路：在脊髓中，尚有下行纤维将冲动传至中间外侧核的交感神经节前神经元和骶髓 2~4 节段的副交感神经节前神经元，经此支配平滑肌、心肌和腺体。这些下行纤维主要来自下丘脑和脑干的有关核团及网状结构，下行于脊髓的前索和外侧索中。

（3）**脊髓固有束** propriospinal tract：纤维局限于脊髓内，其上行或下行纤维的起、止神经元均位于脊髓灰质。脊髓内的大多数神经元属于脊髓固有神经元，多数位于Ⅴ~Ⅶ层内。脊髓固有束纤维行于脊髓节段内、节段间甚至脊髓全长，主要集中于脊髓灰质周围，有的也分散至白质各索内。脊髓固有束完成脊髓节段内和节段间的整合和调节功能。在脊髓的功能中，脊髓固有束系统发挥着重要的作用。各下行纤维止于脊髓固有神经元的特定亚群，中继后到达运动神经元和其他脊髓神经元。当脊髓横断后，脊髓固有束系统介导了几乎所有的内脏运动功能，如发汗、血管活动、肠道和膀胱等的反射功能。

（三）脊髓的功能和脊髓反射

1. 脊髓的功能 脊髓是神经系统的低级中枢，其功能基本且重要，是高级中枢功能的基础，高级中枢的一些功能通过脊髓才得以实现。脊髓的功能有以下几个方面：①经后根，接受身体大部分区域的躯体和内脏感觉信息，这些信息在脊髓中继，进行初步的整合和分析，中继后的信息一部分向上传递至高级中枢，一部分传给运动神经元和其他脊髓神经元；②发出上行传导纤维，将中继后的感觉信息以及脊髓自身的信息上传到高级中枢；③经前根，发出运动纤维，管理躯体运动和内脏运动，是躯体和内脏运动的低级中枢；④脊髓各种反射的中枢；⑤通过下行传导通路，中继上位中枢下传的信息，接受上级中枢的控制和调节，完成高级中枢的功能。

2. 脊髓反射 是指脊髓固有的反射。正常情况下，反射活动在脑的控制下进行。其反射弧为：感受器，脊神经节内感觉神经元及后根传入纤维，脊髓固有神经元及固有束，脊髓运动神经元及前根传出纤维，效应器。脊髓反射有不同的类型，反射弧只包括一个传入神经元和一个传出神经元（只经过一次突触）的称单突触反射，大多数反射弧是由两个以上的神经元组成的多突触反射；只涉及一个脊髓节段的反射称节段内反射，跨节段的反射为节段间反射。脊髓反射还可以分为躯体-躯体反射（刺激躯体引起躯体反应）、内脏-内脏反射（刺激内脏引起内脏反应）、躯体-内脏反射（刺激躯体引起内脏反应）和内脏-躯体反射（刺激内脏引起躯体反应）等。

（1）**牵张反射** stretch reflex：是指有神经支配的骨骼肌，在受到外力牵拉伸长时，引起受牵拉的同一块肌肉收缩的反射。肌肉被牵拉，肌梭感受器受到刺激而产生神经冲动，经脊神经后根进入脊髓，兴奋 α 运动神经元，反射性地引起被牵拉的肌肉收缩（图 9-20）。牵张反射有两种类型，腱反射和肌紧张。腱反射是指快速牵拉肌腱时发生的牵张反射，为单突触反射，如膝反射、跟腱反射、肱二头肌反射等。肌紧张是指缓慢持续牵拉肌肉时发生的牵张反射，表现为受牵拉的肌肉发生持续性收缩，属多突触反射。肌紧张是维持躯体姿势的最基本的反射活动，是姿势反射的基础。

（2）**γ 环路** gamma loop：γ 运动神经元支配梭内肌。γ 运动神经元兴奋时，引起梭内肌纤维收缩，肌梭感受器感受到刺激而产生神经冲动，通过牵张反射弧的通路兴奋 α 运动神经元，使相应骨骼肌（梭外肌）收缩。γ 环路在维持肌张力方面发挥作用。

（3）**屈曲反射** flexor reflex：当肢体某处皮肤受到伤害性刺激时，该肢体出现屈曲反应的现象。屈曲反射径路至少要有 3 个神经元参加，属多突触反射，即：皮肤的信息经后根传入脊髓后角；再经中间

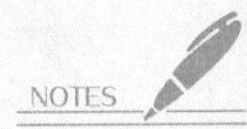

神经元传递给前角的 α 运动神经元；α 运动神经元兴奋，引起骨骼肌收缩。由于肢体收缩要涉及成群的肌肉，故受到兴奋的 α 运动神经元也常是多节段的（图 9-21）。屈曲反射是一种保护性反射，其强度与刺激强度有关。当刺激强度足够大时，在同侧肢体发生屈曲反射的基础上出现对侧肢体伸直的反射活动，称为**对侧伸直反射** crossed extensor reflex。

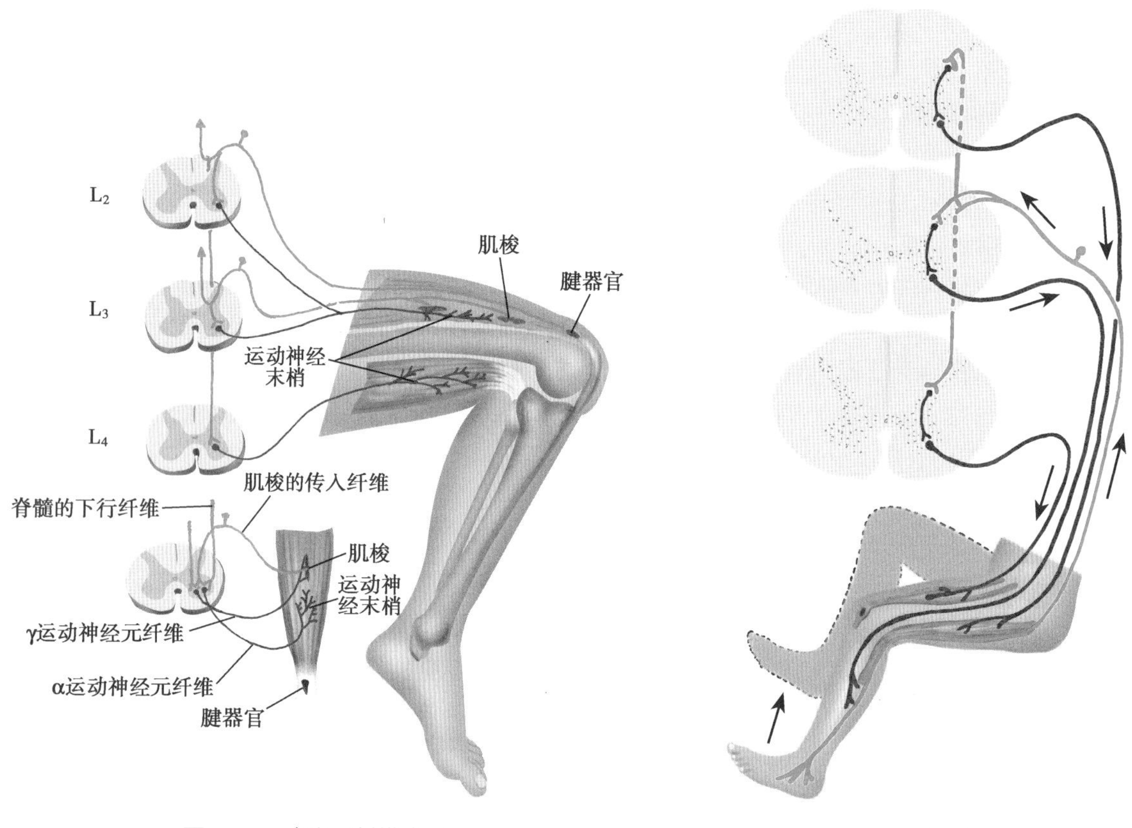

图 9-20 牵张反射模式图　　图 9-21 屈曲反射模式图

（4）脊髓常见损伤的一些表现

1）脊髓全横断：当外伤致脊髓突然完全横断后，受损节段平面以下全部感觉和运动丧失，反射消失，处于无反射状态，称为脊髓休克。数周至数月后，各种反射可逐渐恢复。由于传导束很难再生，脊髓又失去了脑的易化和抑制作用，所以恢复后的深反射和肌张力比正常时高，离断平面以下的感觉和随意运动不能恢复。

2）脊髓半横断：出现**布朗-塞卡综合征** Brown-Séquard syndrome。表现为：损伤节段平面以下，同侧肢体痉挛性瘫痪，位置觉、振动觉和精细触觉丧失；损伤下方 1 或 2 个节段平面以下的对侧痛、温觉丧失。

3）脊髓前角损伤：主要伤及前角运动神经元，表现为这些细胞所支配的骨骼肌呈弛缓性瘫痪，无感觉异常。

4）脊髓中央部损伤：如脊髓空洞症或髓内肿瘤。若病变侵犯了白质前连合，则阻断了脊髓丘脑束在此的交叉纤维，引起双侧对称分布的痛、温觉消失，而本体感觉和精细触觉无障碍（因后索完好）。这种现象称感觉分离。

二、脑

脑 brain，encephalon 位于颅腔内，在成人其平均重量约为 1 400g。一般可将脑分为 6 部分：端脑、间脑、小脑、中脑、脑桥和延髓，其中后三者合称为脑干（图 9-22 AR、图 9-23）。

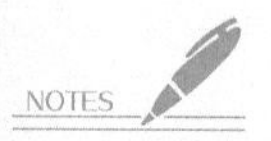

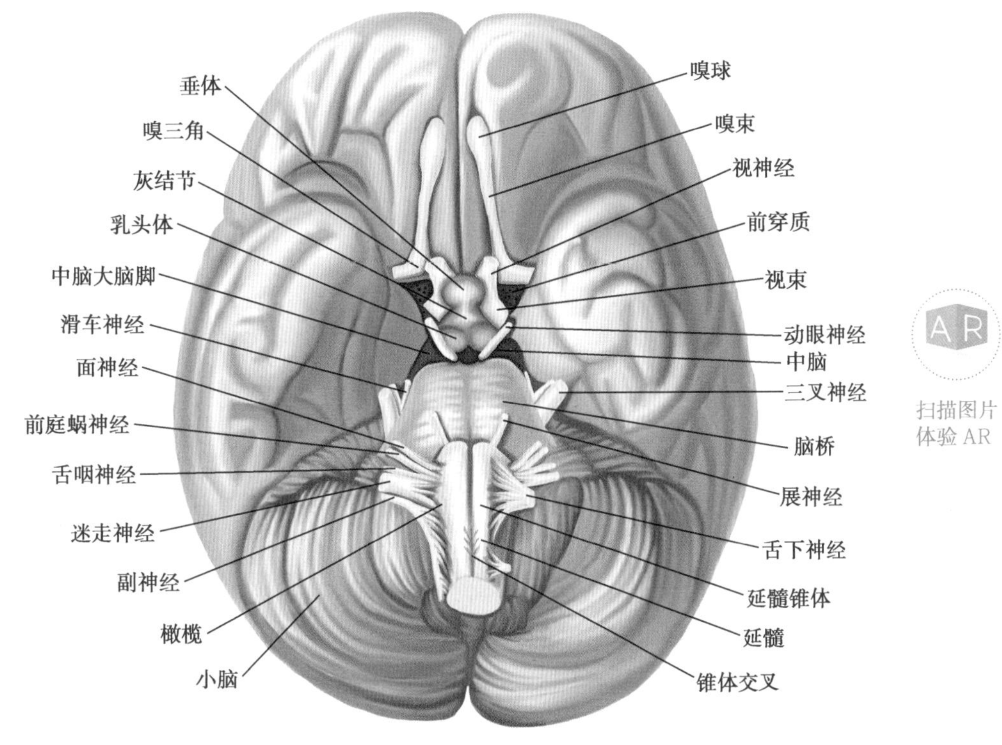

扫描图片
体验 AR

图 9-22 脑的底面

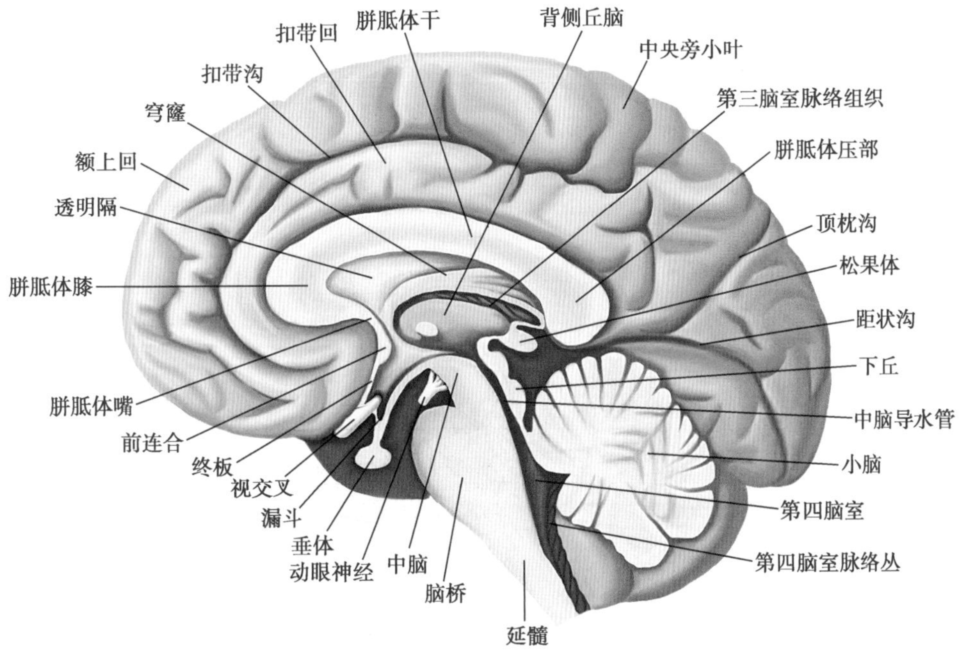

图 9-23 脑的正中矢状切面

脑的发育

脑由胚胎时期神经管的前部分化发育而成，其形态结构和功能均较脊髓复杂。在胚胎早期，由外胚层演化出的神经管和神经嵴，为整个神经系统发生的原基。胚胎4周末，神经管的前部分化为前脑泡、中脑泡和菱脑泡3个脑泡。在胚胎5周，进一步分化成5个脑泡，其中：前脑泡发育为端脑泡和间脑泡；中脑泡变化较小，发育为中脑；菱脑泡发育为后脑泡和末脑泡。此后，前脑泡的侧壁向左、右膨出形成左、右大脑半球；间脑泡形成间脑，且每侧向外生出视泡，将成为眼球和视神经的神经成分；后脑泡的腹侧发育成脑桥，背侧发育为小脑；末脑泡仍保持管状，形成延髓。随着脑的分化发育，胚胎时期的神经管内腔在脑的各部形成脑室系统，其中左、右大脑半球的内腔发育成左、右侧脑室，间脑中间的裂隙成为第三脑室。中脑无明显变化，其内腔仍为一细管，称中脑导水管。脑桥、延髓与小脑之间的间隙则扩大成第四脑室。

（一）脑干

脑干 brain stem 从下往上由**延髓** medulla oblongata、**脑桥** pons 和**中脑** midbrain 3部分组成。中脑相较于脑桥而言是较缩窄的部分，向上延续为**间脑** diencephalon。脑桥与延髓卧在枕骨基底部斜坡上，延髓向下经过枕骨大孔与**脊髓** spinal cord 相续。脑干从上向下依次与Ⅲ~Ⅻ对脑神经相连，大脑皮质、小脑、脊髓之间要通过脑干进行联系。此外，脑干中还有许多重要的神经中枢，也称**生命中枢** vital center，如心血管中枢、呼吸中枢、吞咽中枢以及视觉、听觉和平衡觉等**反射中枢** reflex center。

1. 脑干的外形

（1）脑干的腹侧面

1）**延髓** medulla oblongata（图9-24）：形似倒置的圆锥体，下端平枕骨大孔处与脊髓相续，上端借横行的**延髓脑桥沟** bulbopontine sulcus 与脑桥为界。延髓的下部与脊髓外形相似，脊髓表面的各条纵行沟、裂向上延续到延髓。腹侧面的正中有前正中裂，其上部两侧的纵行隆起为**锥体** pyramid，由大脑皮质发出的下行锥体束（主要为皮质脊髓束）纤维构成。在锥体的下端，大部分皮质脊髓束纤维左右交叉，形成发辫状的**锥体交叉** decussation of pyramid，部分填塞了前正中裂。在延髓的上部，锥体外侧

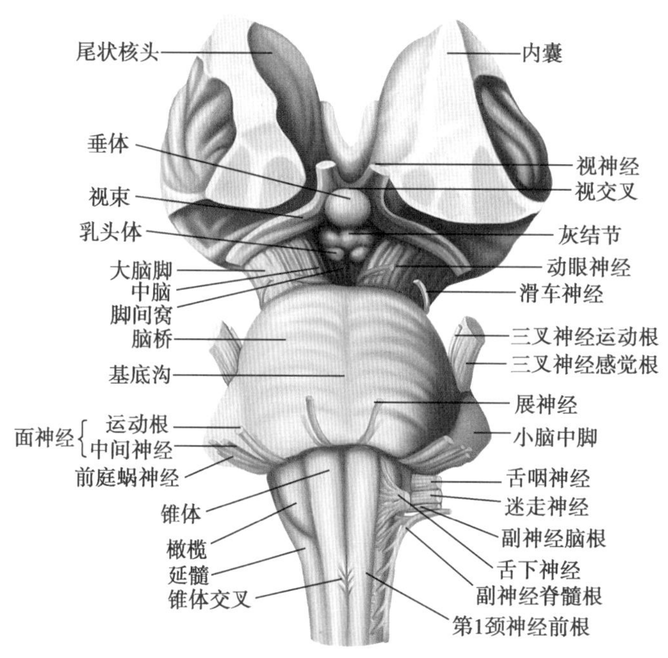

图9-24 脑干外形（腹侧面）

的卵圆形隆起为**橄榄** olive，内含下橄榄核。锥体与橄榄之间为**前外侧沟** anterolateral sulcus，舌下神经根丝由此出脑。在橄榄外侧的后外侧沟内，自上而下依次有舌咽神经、迷走神经和副神经的根丝附着。

2）**脑桥** pons（图 9-24）：腹侧面宽阔膨隆，称**脑桥基底部** basilar part of pons，主要由大量的横行纤维和部分纵行纤维构成，其正中线上的纵行浅沟称**基底沟** basilar sulcus，容纳基底动脉。基底部向后外逐渐变窄，移行为**小脑中脚** middle cerebellar peduncle，又称**脑桥臂** brachium pontis，两者的分界处为三叉神经根（包括粗大的感觉根和位于其前内侧细小的运动根）。脑桥基底部的上缘与中脑的大脑脚相接，下缘的延髓脑桥沟内有 3 对脑神经根与脑干相连，自中线向外侧依次为展神经、面神经和前庭蜗神经。

在延髓脑桥沟的外侧部，延髓、脑桥和小脑的结合处，临床上称为**脑桥小脑三角** pontocerebellar trigone，前庭蜗神经根恰位于此处。前庭蜗神经纤维瘤时，除了有听力障碍和小脑损伤的症状外，肿瘤还可压迫位于附近的面神经、三叉神经、舌咽神经和迷走神经，产生相应的临床症状。

3）**中脑** midbrain（见图 9-24）：上界为间脑的视束，下界为脑桥上缘。两侧各有一粗大的纵行隆起，称**大脑脚** cerebral peduncle，其浅部主要由大脑皮质发出的下行纤维构成。大脑脚的背外侧有一纵沟，称**中脑外侧沟** lateral sulcus of midbrain。两侧大脑脚之间的凹陷为**脚间窝** interpeduncular fossa，脚间窝内有许多细小的开口构成**后穿质 posterior perforated substance**，大脑后动脉的中央支从其中穿过，大脑脚的内侧有动眼神经根出脑。胚胎时期的神经管腔在中脑变成为**中脑导水管** mesencephalic aqueduct，又称**大脑导水管** cerebral aqueduct。

（2）脑干的背侧面

1）延髓（图 9-25）：背侧面的上部构成菱形窝的下半部；下部形似脊髓，在后正中沟的两侧各有两个膨大，内侧者为**薄束结节** gracile tubercle，外上者为**楔束结节** cuneate tubercle，二者与脊髓的薄束、楔束相延续，其深面分别含有薄束核和楔束核，它们是薄束、楔束的终止核。在楔束结节的外上方有隆起的**小脑下脚** inferior cerebellar peduncle，又名**绳状体** restiform body，其纤维斜向外上方连于小脑。楔束结节与橄榄之间有一不明显的纵行隆起，为**灰小结节** tuberculum cinereum，又称**三叉结节** trigeminal tubercle，其深面为三叉神经脊束和三叉神经脊束核。

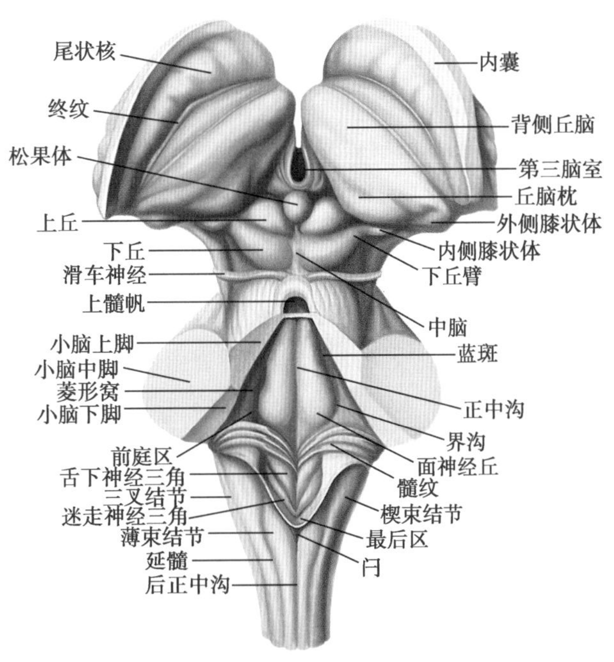

图 9-25 脑干外形（背侧面）

2）脑桥（图 9-25）：背侧面形成菱形窝的上半部，此处窝的外侧界为左、右**小脑上脚** superior cerebellar peduncle，又称**结合臂** brachium conjunctivum。脑桥与中脑的移行部缩窄，称**菱脑峡** rhombencephalic isthmus，此区有小脑上脚、上髓帆及丘系三角。**丘系三角** trigonum lemnisci 是小脑上脚上段腹外侧的三角区，其上界为下丘臂，下界为小脑上脚外侧缘，腹侧界为中脑外侧沟，内有外侧丘系纤维通过。

3）中脑（图 9-25）：背侧面有上、下两对圆形的隆起，分别称**上丘** superior colliculus 和**下丘** inferior colliculus，合称**四叠体** corpus quadrigemina，其深面分别含有上丘核和下丘核，是视觉和听觉反射中枢。在上、下丘的外侧，各自向外上方伸出一条长的隆起，称**上丘臂** brachium of superior colliculus 和**下丘臂** brachium of inferior colliculus，分别连于间脑的外侧膝状体和内侧膝状体。在下丘的下方与上髓帆

之间有滑车神经根出脑，它是唯一自脑干背侧面出脑的脑神经。

4）**菱形窝** rhomboid fossa（图 9-25）：位于延髓上部和脑桥的背面，呈菱形，由延髓上部和脑桥内的中央管于后壁中线处向后敞开而形成。因构成第四脑室的底部，又称**第四脑室底** floor of fourth ventricle。此窝的外上界为小脑上脚，外下界由内下向外上依次为薄束结节、楔束结节和小脑下脚。外上界和外下界的汇合处为菱形窝的外侧角，外侧角与其背侧的小脑之间为**第四脑室外侧隐窝** lateral recess of fourth ventricle，此隐窝绕过小脑下脚转向腹侧。在菱形窝的正中线上有纵贯全长的**正中沟** median sulcus，将此窝分为左、右对称的两半。自正中沟中部向外侧角伸出数条浅表的横行纤维束称**髓纹** striae medullares，将菱形窝分为上、下两部分。髓纹主要由延髓弓状核的传出纤维向背内走行并交叉至对侧第四脑室底进入小脑下脚而形成，可作为延髓和脑桥在背面的分界线。正中沟的外侧各有一条大致与之平行的纵行**界沟** sulcus limitans，将每侧半的菱形窝又分成内、外侧部。

外侧部呈三角形，称**前庭区** vestibular area，内藏前庭神经核。前庭区的外侧角上有一小隆起，称**听结节** acoustic tubercle，深面为蜗背侧核。界沟与正中沟之间的内侧部称**内侧隆起** medial eminence，其髓纹以下的延髓部可见两个小三角区：内上方者为**舌下神经三角** hypoglossal triangle，内含舌下神经核；外下方者为**迷走神经三角** vagal triangle，内含迷走神经背核。沿该三角的下外缘，有一斜行的窄嵴，称**分隔索** funiculus separans，其与薄束结节之间的窄带称**最后区** area postrema，属室周器官之一，富含血管和神经胶质等，并与分隔索一起，被含有**伸长细胞** tanycyte 的室管膜覆盖。靠近髓纹上方的内侧隆起处有一圆形的隆凸，为**面神经丘** facial colliculus，内隐面神经膝和展神经核。界沟上端的外侧，在新鲜标本上可见一蓝灰色的小区域，称**蓝斑** locus ceruleus，内含**蓝斑核** nucleus ceruleus，为含黑色素的去甲肾上腺素能神经元聚集的部位。在菱形窝下角处，两侧外下界之间的圆弧形移行部称**闩** obex，与第四脑室脉络组织相连。

（3）**第四脑室** fourth ventricle（见图 9-23、图 9-25~图 9-28）：位于延髓、脑桥和小脑之间，呈四棱锥形，内容脑脊液。其底为菱形窝，两侧角为外侧隐窝，顶向后上朝向小脑蚓。

第四脑室顶的前上部由左、右小脑上脚及上髓帆构成，后下部由下髓帆和第四脑室脉络组织形成。**上髓帆** superior medullary velum 为介于两侧小脑上脚之间的薄层白质板，向后下与小脑白质相连，其下部的背面被小脑蚓的小舌覆盖（见图 9-26、图 9-27）。滑车神经根穿行于上髓帆的上部，并在其内左右交叉后出脑（见图 9-25、图 9-39、图 9-40）。**下髓帆** inferior medullary velum 亦为白质薄片，与上髓帆以锐角汇合，伸入小脑蚓。下髓帆介于小脑蚓的小结与绒球之间，自小脑扁桃体的前上方向后下方延伸很短距离后，即移行为第四脑室脉络组织。下髓帆的室腔面衬以一层上皮性**室管膜** ependyma，外面覆以软脑膜。**第四脑室脉络组织** tela choroidea of fourth ventricle 介于下髓帆和菱形窝外下界之间，组成第四脑室顶后下部的大部分，不含神经组织，由一层上皮性室管膜及外面覆盖的软

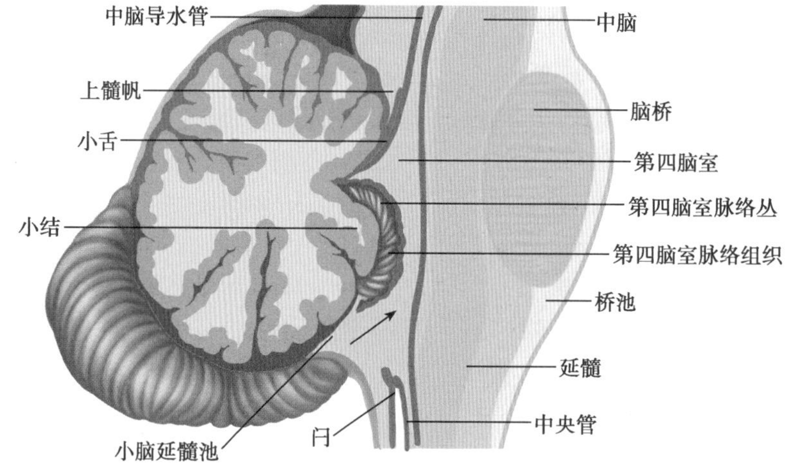

图 9-26 脑干、小脑和第四脑室正中矢状切面示意图

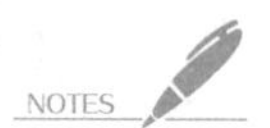
NOTES

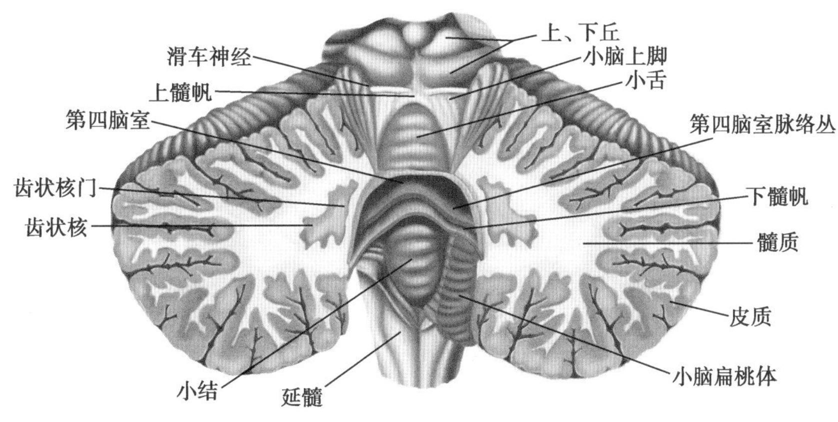

图 9-27 小脑冠状切面后面观
示第四脑室顶(第四脑室顶最上部被切除)。

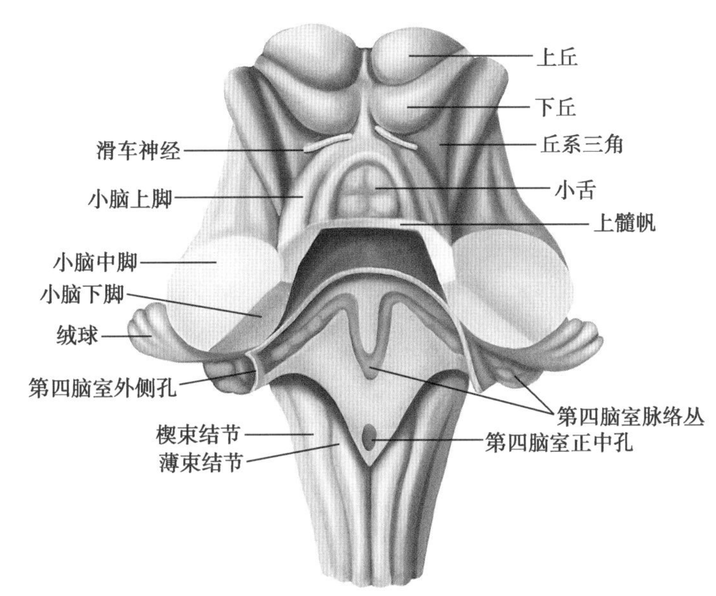

图 9-28 第四脑室脉络组织

膜和血管共同构成(见图 9-26、图 9-28)。脉络组织内的部分血管反复分支,相互缠绕成丛,夹带着室管膜上皮和软膜突入室腔,称为**第四脑室脉络丛** choroid plexus of fourth ventricle,产生脑脊液。此丛呈U形分布,下部沿正中线两侧平行排列,上升至下髓帆附近时,分别向两侧横行,最终向外延伸至第四脑室的外侧隐窝,并经第四脑室外侧孔突入蛛网膜下隙(见图 9-26~图 9-28)。

第四脑室向上借中脑导水管通第三脑室,向下续为延髓下部和脊髓的中央管,并借脉络组织上的3个孔与蛛网膜下隙相通。单一的**第四脑室正中孔** median aperture of fourth ventricle 位于菱形窝下角尖的正上方;成对的**第四脑室外侧孔** lateral aperture of fourth ventricle,又称卢什卡(Luschka)孔,位于第四脑室外侧隐窝尖端。脑室系统内的脑脊液经上述3孔注入蛛网膜下隙的小脑延髓池。

2. 脑干的结构特点 中枢神经系统由神经管演化而来。与躯体感觉神经密切相连的后角细胞来自背侧的翼板,与躯体运动神经密切相连的前角细胞来自腹侧的基板。翼板、基板之间以界沟相隔。界沟一直向颅侧延伸到间脑。另外,与内脏运动以及内脏感觉相关的神经核团排列在界沟两侧。神经管的尾侧部分发育成脊髓,这种位置关系仍然保持,即运动核在腹侧(前角),与感觉有关的核在背侧(后角),管理内脏运动的核在中间(侧角)。脊髓中央管在延髓上部与脑桥的背侧扩展成第四脑室,使以上位置关系发生变化。神经管顶板变薄成为第四脑室顶,神经管侧壁以底板为纵轴,像翻开

一本书一样向两侧展开，铺成第四脑室底，即菱形窝。此时基板和翼板的关系由在脊髓的腹背关系变成内外关系。基板在内侧紧靠正中沟，翼板在外侧，两者仍以界沟相隔（图 9-29）。各类脑神经核的位置排列也以此为基准（图 9-30）。

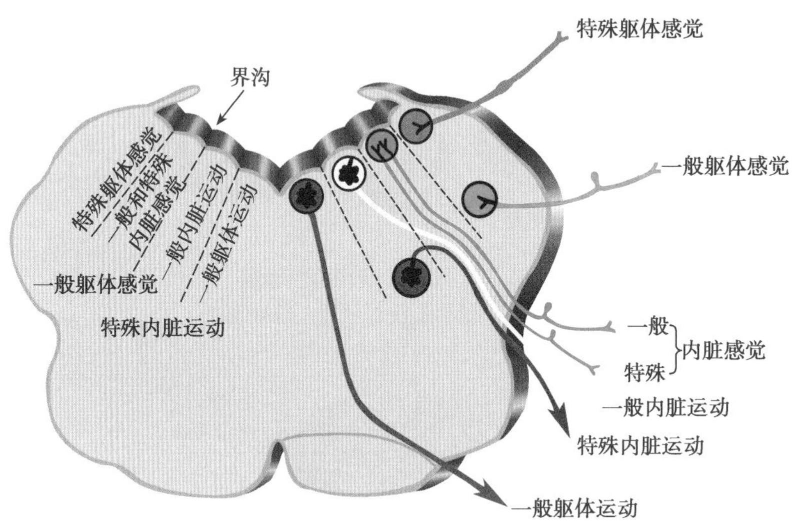

图 9-29　延髓上部水平切面上脑神经核的排列规律

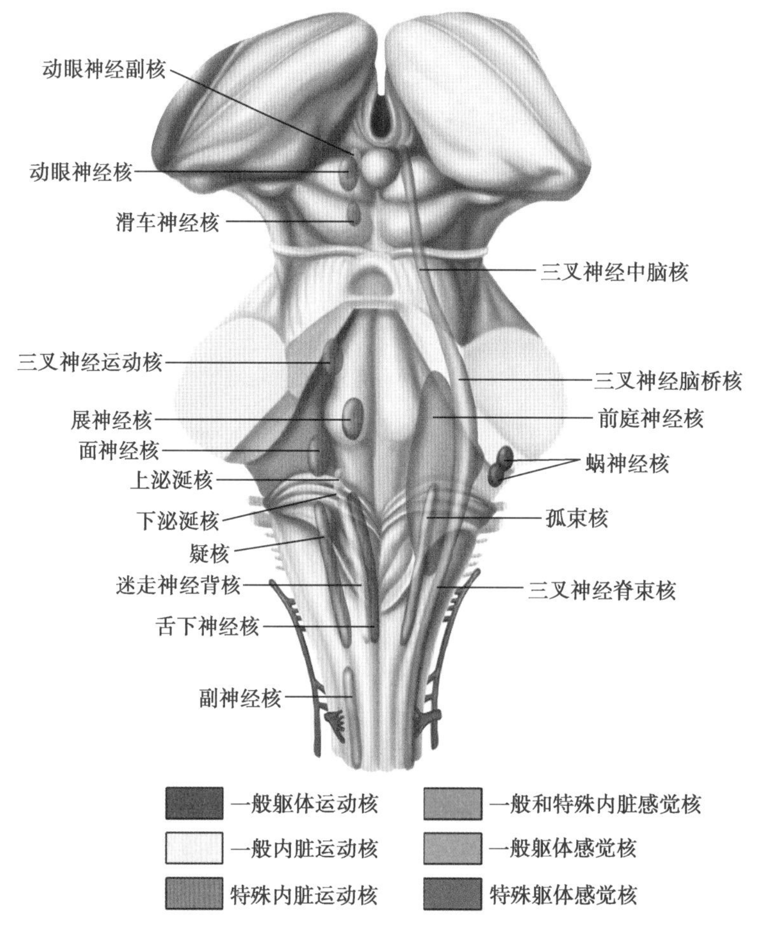

图 9-30　脑神经核在脑干背面的投影示意图

（1）脑干各部在构造上的相同点。脑干的内部结构比脊髓复杂，但脑干和脊髓一样都是由**灰质**和**白质**构成。脑干的灰质不像脊髓灰质那样是一个连续的细胞柱，贯穿脊髓全长，而是功能相同的神经细胞集合成团状或柱形的**神经核** nucleus，断续地存在于白质之中。Ⅲ~Ⅻ对脑神经与脑干的不同部位相连，造成脑神经核在脑干不同部位的分布不同，这种分布具有明显的节段性。脑干的神经核分为3种：第1种是直接与Ⅲ~Ⅻ对脑神经相连的脑神经核，其中，从脑干发出纤维至外周的脑神经**运动核** motor nucleus称为**起始核** nucleus of origin，接受外周传入纤维的脑神经**感觉核** sensory nucleus称为**终止核** terminal nucleus，它们分别与运动指令的发出和感觉信息的传递有直接关系，所以，脑干是管理运动和感觉信息传递的**低级中枢** lower center；第2种是**网状结构核团** nuclei of the reticular formation；第3种是脑干固有的神经核团，如**薄束核** gracile nucleus、**楔束核** cuneate nucleus、**上橄榄核** superior olivary nucleus、**红核** red nucleus、**黑质** substantia nigra等。

虽然脑干的白质被灰质和网状结构划分成不连续状，但从大脑皮质下行的纤维束（如锥体束）主要行走在脑干的腹侧并进入脊髓，从脊髓上行的纤维束或合并（如脊髓丘脑侧束和脊髓丘脑前束合并成**脊髓丘系** spinal lemniscus），或交换神经元后形成新的束路（如薄束和楔束交换神经元后形成**内侧丘系** medial lemniscus）。此外，脑干出现新的纤维束，如三叉神经的二级纤维组成的**三叉丘系** trigeminal lemniscus、听觉二级纤维组成的**外侧丘系** lateral lemniscus。脊髓丘系、内侧丘系、三叉丘系和外侧丘系均走行在中线及其附近的网状结构。

（2）脑干与脊髓的区别。主要表现为：①长传导束的变化。如皮质脊髓束在脑干中一直位于腹侧正中线两侧，下行至延髓下端时则大部分交叉至对侧形成皮质脊髓侧束，走行在脊髓白质的侧索内；薄束和楔束在延髓经过薄束核和楔束核中继后，其二级神经元发出纤维绕至中央管腹侧交叉至对侧，形成内侧丘系上升至丘脑。②大量的神经纤维在脑干组成小脑下脚（在延髓）、桥底和小脑中脚（在脑桥），还有一部分与小脑发出的纤维共同组成小脑上脚，联系于小脑和中脑之间。这些出入小脑的纤维，除来自脊髓者外，有些在脑干有起始或终止的核团，如下橄榄核、脑桥核、红核等。③脑干发出Ⅲ~Ⅻ对脑神经，它们分别由一种或数种功能不同的神经纤维组成，每种纤维在脑干都与相应的脑神经核联系。这些脑神经核的功能不同，形态、大小和位置也不同，决定了脑干内部结构的复杂性（图9-31），如三叉神经感觉核簇和耳蜗神经核接受Ⅴ、Ⅷ对脑神经传递来的外周感觉和声波冲动，发出投射纤维分别形成三叉丘系和外侧丘系，向丘脑传递。④脑干内有发达的网状结构，具有许多重要的纤维联系和生理功能，如调节心率和呼吸、维持血压、保持大脑的兴奋（清醒）状态等。

（3）脑神经核及与其相连神经纤维的性质、脑神经核的位置。根据脑神经纤维的分布、功能和发生来源以及脑神经核支配或接收信息范围的差异，可将它们分为7种成分（见图9-29~图9-31）：①**一般躯体传入** general somatic afferent。分布至由外胚层发生的一般皮肤和黏膜感受器，与痛、温、触和本体感觉冲动的传导有关，这类纤维主要终止于三叉神经中脑核、三叉神经脑桥核和三叉神经脊束核；②**特殊躯体传入** special somatic afferent。分布至由外胚层形成的外感受器——视器和位听器，传入纤维主要终止于上丘、前庭神经核与蜗神经核。③**一般内脏传入** general visceral afferent。分布于由内胚层发生的一般内脏感受器，与头颈部、胸腹部脏器（降结肠、盆腔内脏除外）的各种内环境的感受有关，它们主要终止于孤束核的中、尾段。④**特殊内脏传入** special visceral afferent。分布于味蕾和嗅器，味觉传入纤维主要终止于孤束核颅（前）段，嗅觉传入纤维主要终止于有关的大脑皮质。⑤**一般躯体传出** general somatic efferent。支配由头、颈部体节的肌节发生的横纹肌，这些纤维主要起源于动眼神经核、滑车神经核、展神经核和舌下神经核。⑥**一般内脏传出（副交感）** general visceral efferent, parasympathetic efferent。支配平滑肌、心肌和腺体，主要起源于动眼神经副交感核、上泌涎核（脑桥泌涎核）、下泌涎核（延髓泌涎核）和迷走神经背核。⑦**特殊内脏传出** special visceral efferent。直接支配由鳃弓衍发的横纹肌，如表情肌、咀嚼肌、咽喉肌、胸锁乳突肌、斜方肌等，这些纤维主要起源于三叉神经运动核、面神经核、疑核和副神经核。上述划分方法显得过细，更常用的是将脑神经核划分为4种：躯体性运动核群（包括特殊内脏运动核在内）、内脏性运动核群（副交感核）、躯体性感觉核群（包括特

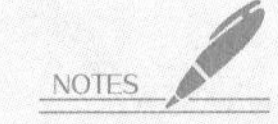

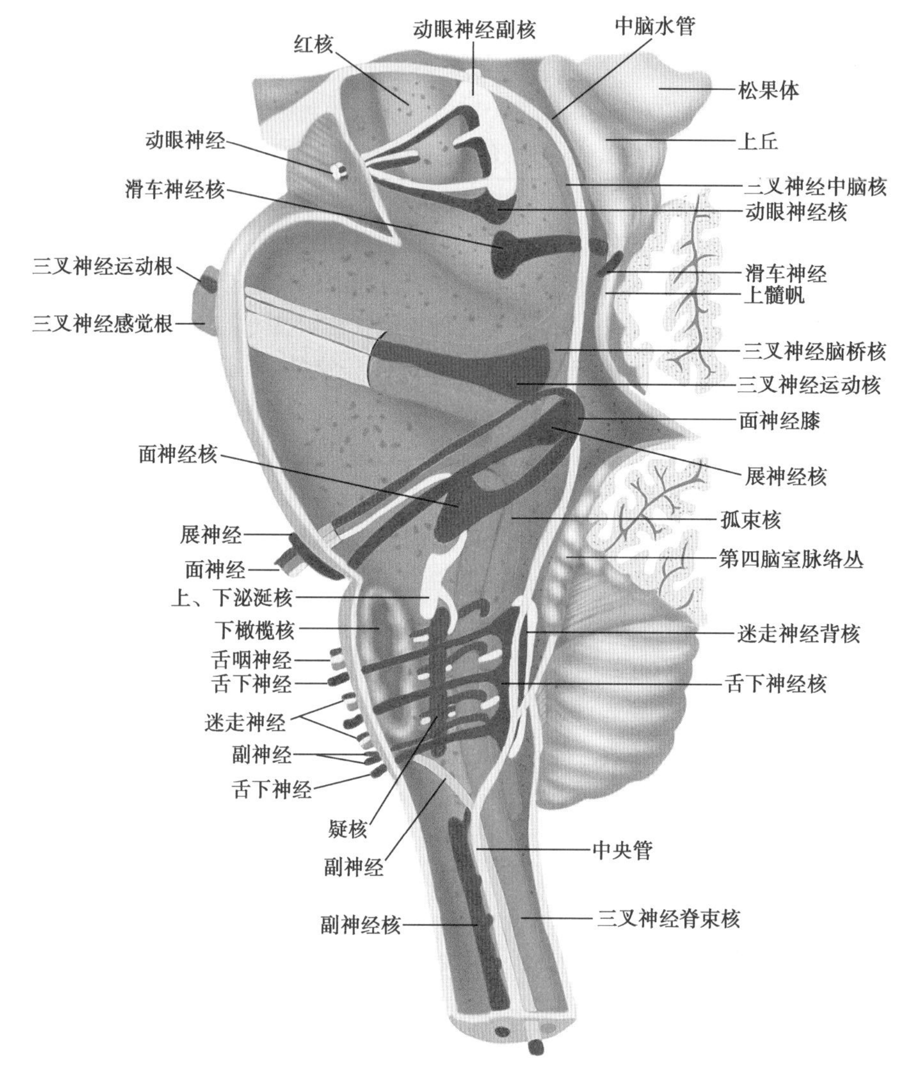

图 9-31 脑神经核与脑神经关系模式图

殊躯体感觉核在内）和内脏性感觉核群（包括特殊内脏感觉核在内），见图 9-29~图 9-31。

一般躯体运动核 general somatic motor nucleus：包括动眼神经核、滑车神经核、展神经核和舌下神经核。这 4 个核紧靠中线两侧排列，动眼神经核、滑车神经核在中脑，展神经核在脑桥，舌下神经核在延髓。

特殊内脏运动核 special visceral motor nucleus：包括三叉神经运动核、面神经核、疑核和副神经核。前 3 个核的位置较深，它们位于 4 个一般躯体性运动核的腹外侧。三叉神经运动核、面神经核在脑桥，疑核在延髓，副神经核位于脊髓的颈段。

一般内脏运动核 general visceral motor nucleus：也称副交感核，包括动眼神经副核、上泌涎核、下泌涎核和迷走神经背核。这些核团不像其他脑神经核那样集中，而是较为松散。它们在躯体性运动核的外侧，后 3 个核大致沿界沟内侧排列，动眼神经副核在中脑的中线两侧，上泌涎核、下泌涎核分别位于髓纹上、下方，迷走神经背核在延髓界沟的内侧。

一般内脏感觉核 general visceral sensory nucleus：孤束核位于迷走神经背核的腹外侧，大部分在延髓，小部分延伸到脑桥下端。该核的中、尾段接受来自内脏器官和心血管的一般内脏感觉传入纤维传递的信息。

特殊内脏感觉核 special visceral sensory nucleus：孤束核的颅（前）段接受来自味蕾的味觉初级感觉传入纤维。

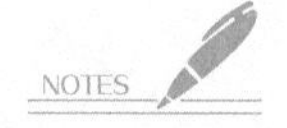

一般躯体感觉核 general somatic sensory nucleus：包括三叉神经中脑核、三叉神经脑桥核和三叉神经脊束核。三叉神经中脑核在脑桥位于三叉神经运动核的背侧，在中脑的尾段渐向背侧移动，位于中脑导水管周围灰质外侧的中部与中脑网状结构的交界处。后两个核在孤束核的腹外侧，位置较深。三叉神经脑桥核从脑桥中部向下伸入延髓，继接为三叉神经脊束核，其下端与脊髓后角的浅层相延续。它们分别接受来自颅顶前部、面部、鼻腔、口腔的本体感觉、触压觉、痛温觉冲动的初级感觉传入纤维。

特殊躯体感觉核 special somatic sensory nucleus：包括蜗神经核和前庭神经核。这两个核簇的位置较浅，占据菱形窝外侧角，它们分别接受来自内耳的听觉和平衡觉的初级感觉传入纤维。

在上述7种脑神经核团中，所谓的“一般”，是指脊髓和脑干中共有的核团；而“特殊”是指与头面部出现的眼、耳、鼻、舌、咽等特殊的躯体和内脏感觉器官以及支配头面部的部分由鳃弓发育、衍化来的横纹肌（不同于脊神经支配均由体节的生肌节发育、衍化而来的横纹肌）有关的核团，故它们仅见于脑干。

脑神经核的功能柱及位置：若干个功能相同的脑神经核团在脑干内有规律地排列成一个纵行而不连续的细胞柱，即脑神经核功能柱（见图9-29~图9-31、表9-2）。每个功能柱并非纵贯脑干的全长，而是长短不一。在7种脑神经核中，一般内脏感觉核和特殊内脏感觉核实际上就只有孤束核一个核团。因此，每半侧脑干实际上只有6个脑神经核功能柱，这些功能柱在脑干内的分布有一定的排列关系。以延髓橄榄中部水平切面为例（见图9-29~图9-31、表9-2）：①运动性脑神经核柱位于界沟的内侧，感觉性脑神经核柱位于界沟的外侧；②由中线向两侧依次为一般躯体运动核柱、一般内脏运动核柱、一般和特殊内脏感觉核柱和特殊躯体感觉核柱；③特殊内脏运动核柱和一般躯体感觉核柱位于室底灰质（或中央灰质）腹外侧的网状结构。

表9-2 脑神经核在脑干代表性水平切面的位置及其功能简表

<table>
<tr><th colspan="3">功能柱</th><th>一般躯体运动核柱</th><th>特殊内脏运动核柱</th><th>一般内脏运动核柱</th><th rowspan="11">界沟</th><th>内脏感觉核柱（一般和特殊）</th><th>一般躯体感觉核柱</th><th colspan="2">特殊躯体感觉核柱</th></tr>
<tr><td colspan="3">位置</td><td>中线两侧</td><td>一般躯体运动核柱的腹外侧</td><td>一般躯体运动核柱的背外侧</td><td>一般内脏运动核柱的外侧</td><td>内脏感觉核柱的腹外侧</td><td colspan="2">最外侧（前庭区深方）</td></tr>
<tr><td rowspan="9">脑神经核所在代表性水平切面</td><td rowspan="2">中脑</td><td>上丘</td><td>动眼神经核（Ⅲ）</td><td rowspan="3"></td><td>动眼神经副核（Ⅲ）</td><td rowspan="3"></td><td rowspan="3">三叉神经中脑核（Ⅴ）</td><td colspan="2" rowspan="3"></td></tr>
<tr><td>下丘</td><td>滑车神经核（Ⅳ）</td><td></td></tr>
<tr><td rowspan="3">脑桥</td><td>上部</td><td></td><td></td></tr>
<tr><td>中部</td><td></td><td>三叉神经运动核（Ⅴ）</td><td></td><td></td><td>三叉神经脑桥核（Ⅴ）</td><td colspan="2"></td></tr>
<tr><td>下部</td><td>展神经核（Ⅵ）</td><td>面神经核（Ⅶ）</td><td>上泌涎核（Ⅶ）</td><td rowspan="4">孤束核：颅（前）段为味觉核（Ⅶ、Ⅸ），中、尾段为心-呼吸核（Ⅹ）</td><td rowspan="5">三叉神经脊束核（Ⅴ、Ⅶ、Ⅸ、Ⅹ）</td><td rowspan="4">前庭神经核（Ⅷ）</td><td rowspan="4">蜗神经核（Ⅷ）</td></tr>
<tr><td rowspan="4">延髓</td><td>橄榄上部</td><td></td><td></td><td>下泌涎核（Ⅸ）</td></tr>
<tr><td>橄榄中部</td><td rowspan="2">舌下神经核（Ⅻ）</td><td rowspan="2">疑核（Ⅸ、Ⅹ、Ⅺ）</td><td rowspan="2">迷走神经背核（Ⅹ）</td></tr>
<tr><td>内侧丘系交叉</td></tr>
<tr><td>锥体交叉</td><td></td><td>副神经核（Ⅺ）</td><td></td><td></td><td colspan="2"></td></tr>
</table>

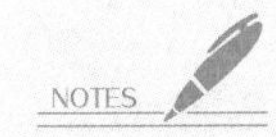

续表

功能	1. 动眼、滑车、展神经核：支配眼球外肌 2. 舌下神经核：支配舌内、外肌	1. 三叉神经运动核：支配咀嚼肌 2. 面神经核：支配面肌 3. 疑核：支配咽喉肌和软腭肌 4. 副神经核：支配胸锁乳突肌和斜方肌	1. 动眼神经副核：支配睫状肌和瞳孔括约肌 2. 上泌涎核：控制泪腺、舌下腺和下颌下腺的分泌活动 3. 下泌涎核：控制腮腺的分泌活动 4. 迷走神经背核：控制颈、胸所有脏器和腹腔大部分脏器的活动		1. 味觉核：接受来自味蕾的特殊内脏感觉冲动 2. 心-呼吸核：接受胸、腹腔的一般内脏感觉冲动	1. 三叉神经中脑核：接受咀嚼肌本体感觉冲动 2. 三叉神经脑桥核和脊束核：接受头面部、牙和口、鼻腔等处的一般躯体感觉冲动，前者主要与触觉有关，后者主要与痛、温觉有关	1. 前庭神经核：接受球囊斑、椭圆囊斑、壶腹嵴的平衡觉冲动 2. 蜗神经核：接受内耳螺旋器的听觉冲动

注：每一代表性水平切面代表脑干的相应节段。

脑神经可以根据性质和分布区域的不同进行分类。脑神经的组成成分可以是一种性质的纤维，如：滑车神经、展神经、舌下神经等只含有躯体运动成分，由躯体运动核神经元发出的轴突组成；前庭蜗神经将听觉和平衡觉信息向蜗神经核和前庭神经核簇传递。有的含两种性质的纤维成分，如动眼神经和三叉神经。动眼神经是由躯体运动核及内脏运动核（副交感）内两种神经元发出的轴突组成；三叉神经的躯体感觉纤维成分终止于躯体感觉核，而其特殊内脏运动纤维成分则由属于特殊内脏运动核的三叉神经运动核神经元发出的轴突组成。面神经和迷走神经含有 4 种纤维成分，而舌咽神经含有 5 种纤维成分。但不管一根脑神经中含有几种纤维成分，根据其性质的不同，每一种纤维都与相应的脑神经核团发生联系（见图 9-29~图 9-31、表 9-2）。

3. 脑干的内部结构 由于脑干的内部结构比较复杂，一般先选择几个典型切面进行辨认，再通过分析、对比、归纳，找出它们之间的内在联系及规律，分清主次，才能较好地掌握脑干的内部结构。观察脑干的典型断面切片是神经解剖学的基本学习方法。在脑干部分，有 9 个最基本的代表性平面。

（1）延髓的代表性平面

1）锥体交叉平面（图 9-32）：锥体交叉平面位于延髓最下段，在轮廓上与脊髓很相似，切面中心为中央管，灰质大体上仍呈蝴蝶状，但前角被交叉的皮质脊髓束分散；灰质后角扩大，移行于三叉神经脊束核尾侧亚核；其外侧与脊髓侧索相当的部分也为下行的三叉神经脊束所代替。后索的薄束和楔束中开始出现薄束核和楔束核的神经元群。锥体中的皮质脊髓束纤维大部分交叉至对侧的侧索中下降，形成皮质脊髓侧束，仅有小部分不交叉，在本侧前索中下降形成皮质脊髓前束。其他传导束，如脊髓丘脑侧束、脊髓小脑前、后束等，仍保持在脊髓中的位置继续上升。

2）内侧丘系交叉平面（图 9-33）：此平面位于锥体交叉上方，薄束核和楔束核增大处，切面上可见明显的薄束核和楔束核，从此二核的神经元发出内弓状纤维行向腹侧，绕过中央管两侧至腹侧左右交叉，形成内侧丘系交叉，交叉后的纤维沿正中线两侧上升，形成内侧丘系，向丘脑投射。中央管及其周围的灰质内出现一些脑神经核，由腹侧向背侧是舌下神经核、迷走神经背核，在稍高平面的中央灰质背侧部分可见左、右孤束核相连形成的连合核。三叉神经脊束和三叉神经脊束核的位置仍如上述。此平面已看不出与脊髓灰质类似的轮廓。在内弓状纤维经过的部位及其外侧一带，称为网状结构，其中可见疑核、外侧网状核，还可看到舌下神经的根纤维。锥体内的皮质脊髓束位于前正中裂两侧，其

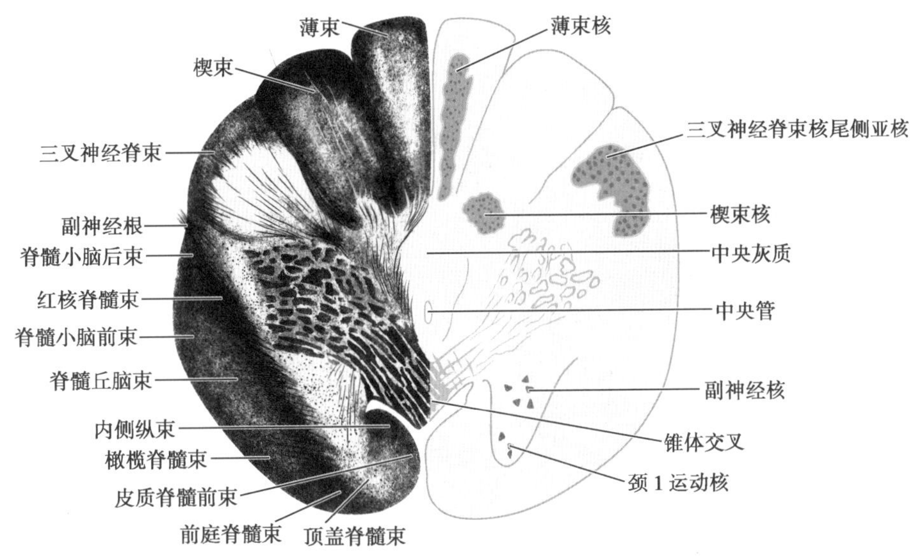

图 9-32 延髓水平切面(经锥体交叉高度)

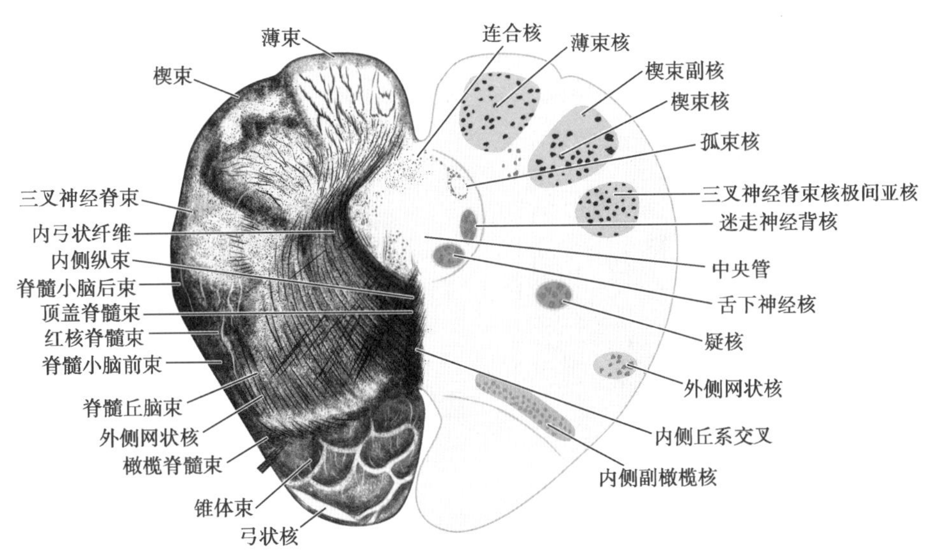

图 9-33 延髓水平切面(经内侧丘系交叉高度)

背侧开始有下橄榄核出现。脊髓丘脑前、后束仍居原位。

3)橄榄中部平面(图 9-34):位于延髓上部。在闩平面以上,中央管移向背侧扩大形成第四脑室,延髓背面成为第四脑室底。中央灰质中的脑神经核随之向两侧展开,在内外侧方向上排列着舌下神经核、迷走神经背核、孤束及孤束核,再向外侧可见前庭内侧核和前庭下核的下部,或外侧楔核的上部。小脑下脚(绳状体)开始在三叉神经脊束和脊束核的背外侧出现,脊髓小脑后束的纤维并入该结构进小脑。脊髓小脑前束仍在延髓外侧上行。在其内侧仍有脊髓丘脑侧束和前束。下橄榄核很大,细胞集中形成一个皱褶很多的囊状结构,开口向内侧,囊的内外都是神经纤维,囊内的纤维出囊口交叉后集中至对侧的小脑下脚入小脑。在正中线两侧,锥体位于最腹侧,其背侧为内侧丘系、顶盖脊髓束和内侧纵束。位于内侧丘系外侧和下橄榄核背侧的广阔区域是网状结构,疑核仍在其中。

4)橄榄上部平面(图 9-35):恰平第四脑室外侧隐窝高度。在小脑下脚的外侧有蜗神经根入脑,它终于蜗神经背核和蜗神经腹核。背核贴附在小脑下脚的背侧,形成一个隆起的小结节,为听结节,腹核位于小脑下脚的腹外侧。小脑下脚腹内侧有舌咽神经根。其他结构与橄榄中部平面大致相同。

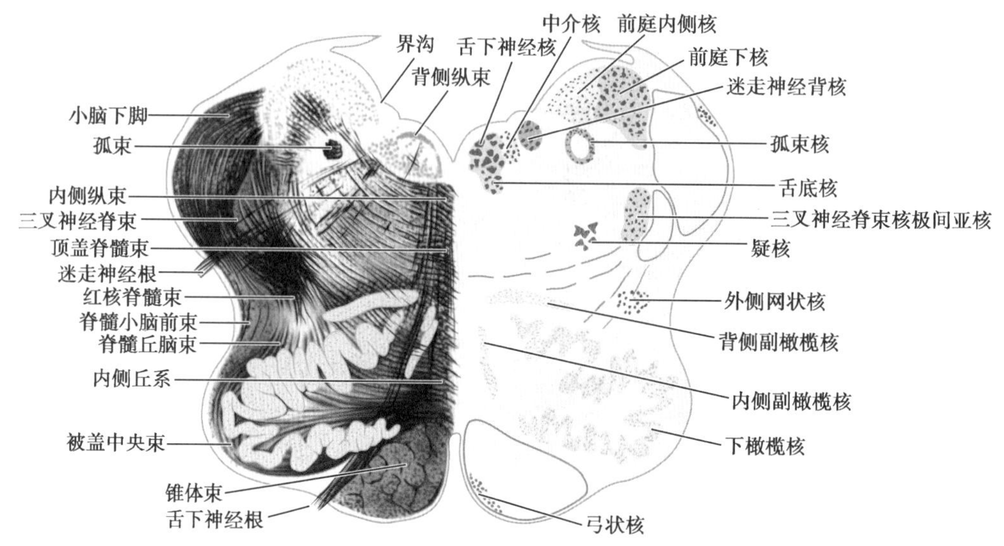

图 9-34 延髓水平切面(经橄榄中部高度)

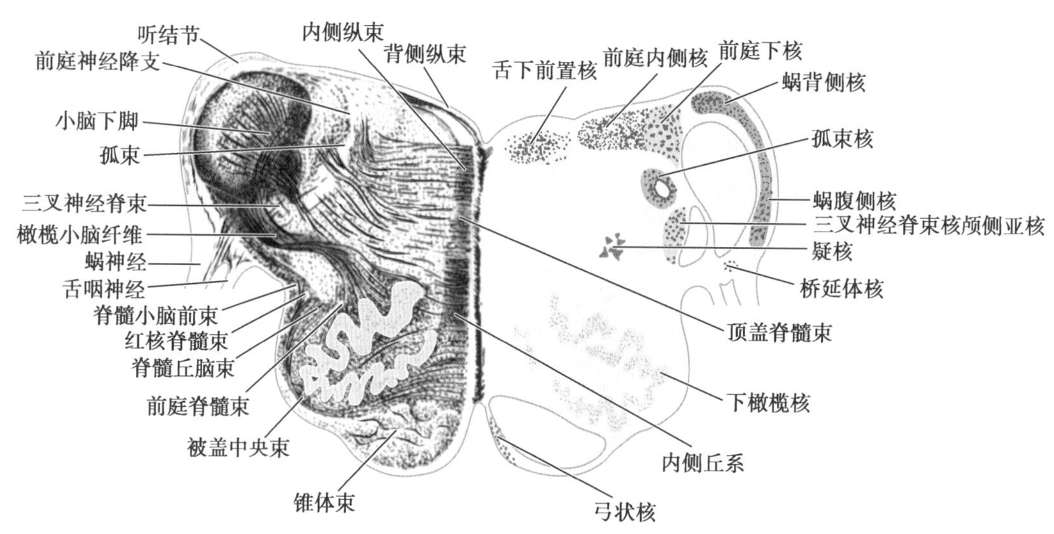

图 9-35 延髓水平切面(经橄榄上部高度)

(2)延髓的内部结构:延髓下部在结构上与脊髓相似,但向上则逐渐复杂。除了腹侧部以外,延髓的大部分与脑桥被盖部延续。结构上的复杂化主要表现在:①延髓下部出现两个交叉,即锥体交叉和内侧丘系交叉,它们把由脊髓伸到延髓下部的灰质前、后角分隔成几段;②橄榄(下橄榄核)的出现和小脑下脚的形成;③脊髓中央管敞开为第四脑室后,脊髓的灰质移行为第四脑室底的灰质,并分别演化为与舌咽神经、迷走神经、副神经、舌下神经等相联系的神经核。

1)延髓的灰质

延髓的灰质中有如下脑神经核。

舌下神经核 hypoglossal nucleus:由大型运动神经元集合而成。核呈柱形,位于舌下神经三角深面,自髓纹下方延至菱形窝的尾端。由该核发出的轴突组成舌下神经根,走向腹外侧,自前外侧沟出脑,支配舌肌的运动(见图 9-33、图 9-34)。

副神经核 accessory nucleus:副神经由延髓部(脑部)和脊髓部组成。延髓部起自疑核的尾端,出颅后,并入迷走神经支配咽喉肌。脊髓部实际上是副神经本干,它起自上 6 个颈髓节段的前角背外侧部神经元即副神经脊髓核。根丝自脊髓侧面出脊髓后,陆续合成一干,上行经枕骨大孔入颅,再与延髓部一起经颈静脉孔出颅并支配胸锁乳突肌和斜方肌(见图 9-32~图 9-34)。

疑核 nucleus ambiguus：在网状结构中较深的位置，自髓纹延伸到内侧丘系交叉高度。核的头端发出纤维加入舌咽神经，其余部分发出纤维作为迷走神经、副神经的一部分控制咽喉肌和软腭肌的运动（见图 9-34、图 9-35）。

迷走神经背核 dorsal nucleus of vagus nerve 和**下泌涎核** inferior salivatory nucleus：它们属副交感神经核。迷走神经背核在舌下神经核的背外侧（见图 9-33、图 9-34）。此核发出的节前纤维作为迷走神经的主要成分，到达颈部及胸腔和腹腔脏器（降结肠以下肠管及盆腔脏器除外），在副交感神经节交换神经元后，发出节后纤维控制这些脏器的活动。下泌涎核主要控制腮腺的分泌。

孤束核 solitary tract nucleus：为一般内脏感觉纤维和味觉纤维的终止核（见图 9-34、图 9-35）。迷走神经的下神经节（除降结肠以下肠管和盆腔脏器以外的胸腔、腹腔脏器的内脏感觉信息）、舌咽神经的下神经节（舌后 1/3 的味觉，咽、腭部的内脏感觉，颈动脉窦的压力变化，颈动脉体的化学物质浓度变化）和面神经的膝神经节（舌前 2/3 及腭部的味觉信息）的假单极神经元的周围突随上述神经到达内脏，接收各种内脏感觉信息；中枢突进入脑干后，在迷走神经背核的外侧形成浑圆而细小的**孤束** solitary tract，味觉纤维止于孤束核的上部，故孤束核的上段也称味觉核，其他内脏感觉纤维止于孤束核的中、尾段，称心-呼吸核。孤束核的神经元包围着孤束。孤束核发出的纤维一部分上行达间脑，中继后将内脏感觉冲动传至更高级中枢；一部分纤维终止于脑干的运动核，完成各种内脏反射活动；另外还有部分纤维进入网状结构，参与呼吸、循环、呕吐等功能活动。

由上可见，迷走神经是混合性神经（见图 9-33），由 4 种成分组成：①内脏运动纤维（副交感纤维），发自迷走神经背核，分布于颈部和降结肠、盆腔内脏之外的胸腔和腹腔脏器；②内脏感觉纤维，起自颈静脉孔下方的迷走神经下神经节，传导各种内脏感觉信息至孤束核；③躯体性运动纤维，发自疑核，支配咽喉肌的运动；④躯体性感觉纤维，胞体在迷走神经上神经节，其周围突经耳支分布于外耳道皮肤，中枢突入脑后终止于三叉神经脊束核（见图 9-31、图 9-34）。

舌咽神经包括 5 种成分（见图 9-31）：内脏运动纤维（副交感纤维），起自下泌涎核，控制腮腺的分泌活动；躯体性运动纤维，起自疑核，支配茎突咽肌；一般内脏感觉纤维和特殊内脏感觉纤维，传递两种信息的胞体均位于颈静脉孔的舌咽神经下神经节，其周围突分布于咽、咽鼓管的黏膜和舌后 1/3 的黏膜及味蕾，传导黏膜和舌后 1/3 的内脏感觉和味觉信息，中枢突加入孤束，终止于孤束核；躯体感觉纤维，量少，发自舌咽神经上神经节，传导耳郭后面小块皮肤区的躯体感觉信息，入脑后终止于三叉神经脊束核。

在临床上，舌咽神经与迷走神经合并损伤的病例较常见，此时可产生同侧咽喉肌瘫痪、感觉丧失、咽下困难、声音嘶哑、舌后 1/3 味觉消失等症状。

三叉神经脊束核 spinal nucleus of trigeminal nerve（见图 9-32~图 9-35）：从颈髓延续到脑桥的细长核，三叉神经感觉纤维终止于此核。此外，它还接受来自舌咽神经、迷走神经的躯体感觉纤维。三叉神经脊束核在延髓下段的主要是其尾侧亚核（见图 9-32~图 9-34）。

三叉神经感觉根的降支集中成相当长的下行束，向下直到脊髓与背外侧束相续，故名**三叉神经脊束** spinal tract of trigeminal nerve。其中纤维长短不等，依次终止于紧靠其内侧的三叉神经脊束核。束内纤维的排列是眼支纤维在腹侧，下颌支纤维在背侧，上颌支居中。束内纤维的粗细也不同，以不同的速度传递不同的感觉信息。

三叉神经脊束核位于三叉神经脊束的内侧，可分 3 段：颅侧亚核、极间亚核和尾侧亚核。前两个亚核的细胞均匀分散；尾侧亚核的细胞构筑形式与脊髓后角相似，分成边缘层、胶状质、大细胞部，分别相当于脊髓的Ⅰ~Ⅳ层，故又称**延髓后角** medullary dorsal horn。在功能方面，一般认为尾侧亚核主要接收面口部的痛、温觉信息，在延髓下段切断三叉神经脊束时，可以解除面口部的三叉神经痛，保留触、压等其他感觉。

延髓后角胶状质（Ⅱ层）主要由小型局部（中间）神经元构成，三叉神经初级传入中传递面口部痛信息的无髓纤维和薄髓纤维主要终止于胶状质，经胶状质内的中间神经元中继以后，再把痛信息传递

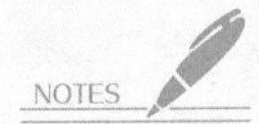

到边缘层和大细胞部，后者发出二级纤维参与三叉丘系向对侧丘脑腹后内侧核投射。中缝大核、中缝背核等中缝核群主要由含5-羟色胺的神经元组成，它们的下行投射纤维也主要终止于边缘层和胶状质，对面口部痛信息的传递有抑制功能。所以，延髓后角胶状质在面口部痛信息的传递和调控方面均发挥着重要的作用。

角膜反射 cornea reflex：角膜处的三叉神经纤维受到机械刺激后，传至感觉核簇，再传至面神经核引起闭眼，传至上泌涎核引起流泪。

喷嚏反射 sneeze reflex：鼻黏膜受到刺激，经三叉神经纤维传至感觉核簇，再传至与呼吸有关的中枢和疑核，导致打喷嚏。

迷走神经耳支受到刺激，引起的咳嗽、恶心、呕吐等反应，也是通过三叉神经脊束核实现的。

除脑神经核外，延髓灰质中还有如下神经核。

薄束核 gracile nucleus 和**楔束核** cuneate nucleus：位于薄束结节和楔束结节的深面（见图9-32、图9-33）。它们是传导深部感觉的中继核团。脊髓后索的薄束和楔束终止于此二核。自第5胸髓以下进入脊髓的深部感觉纤维止于薄束核，第4胸髓以上的止于楔束核。发自薄束核、楔束核的内弓状纤维左右交叉后形成内侧丘系，上行至丘脑。

下橄榄核 inferior olivary nucleus：位于橄榄体的深面。在人类它很发达，但其功能尚未阐明。此核接受纹状体、网状结构、红核等部位投射来的纤维，它发出橄榄小脑束，越边由对侧小脑下脚进入小脑（见图9-34、图9-35）。

2）延髓的白质

延髓白质中，有上下行传导束通过。其中，下行传导束如下。

锥体 pyramid 和**锥体交叉** decussation of pyramid：脑桥基底部纵行的锥体束纤维下降至延髓聚集成锥体。锥体的下端有70%~90%的纤维交叉至对侧形成锥体交叉（见图9-32）。交叉的纤维下行于脊髓侧索，称皮质脊髓侧束。不交叉的纤维在同侧前索下行，称皮质脊髓前束。两束合称为皮质脊髓束，终止于脊髓前角运动神经元。另一部分锥体束（皮质脑干束）纤维终止于两侧脑神经运动核，其中面神经核下半和舌下神经核只接受对侧的锥体束纤维支配。

内侧纵束 medial longitudinal fasciculus：位于舌下神经核腹侧、紧靠正中沟两侧纵行的纤维束。它起自中脑，向下行于脊髓前索，终于脊髓前角运动神经元（见图9-34）。

顶盖脊髓束 tectospinal tract：发自中脑顶盖，在内侧纵束的腹侧下降至脊髓，终止于脊髓前角运动神经元（见图9-34）。

红核脊髓束 rubrospinal tract、**前庭脊髓束** vestibulospinal tract 和**网状脊髓束** reticulospinal tract：它们分别发自红核、前庭神经核和延髓网状结构，下行走行至脊髓，终止于前角运动神经元。

上行传导束包括：**内侧丘系交叉** decussation of medial lemniscus 和**内侧丘系** medial lemniscus。由薄束核和楔束核发出的传导深部感觉的二级纤维呈弓状走向中央管的腹侧，在锥体交叉的正上方左右交叉，称为内侧丘系交叉（见图9-33）。交叉后的纤维折转向上，在中线两侧，两下橄榄核之间，形成在背腹方向上纵行的纤维束称内侧丘系（图9-36）。

脊髓小脑束 spinocerebellar tract：由脊髓侧索的表层进入延髓外侧的表层（见图9-32）。**脊髓小脑前束** anterior spinocerebellar tract 上行入脑桥，经上髓帆进入小脑。**脊髓小脑后束** posterior spinocerebellar tract 参与组成小脑下脚，进入小脑。两者均向小脑传导非意识性深部感觉冲动。

脊髓丘脑束（脊丘系）：分为**脊髓丘脑前束** anterior spinothalamic tract 和**脊髓丘脑侧束** lateral spinothalamic tract，沿脊髓前、侧索上行，在延髓位于外侧，向上终于丘脑。前束传导粗的触觉；侧束传导痛、温觉（见图9-32）。

小脑下脚 inferior cerebellar peduncle：占据延髓背外侧的粗大纤维束。它主要是由来自脊髓和延髓进入小脑的纤维构成，其中包括橄榄小脑束，脊髓小脑后束，来自前庭神经及前庭神经核簇、三叉神经脊束核等处向小脑投射的纤维（见图9-25、图9-28、图9-33、图9-34）。

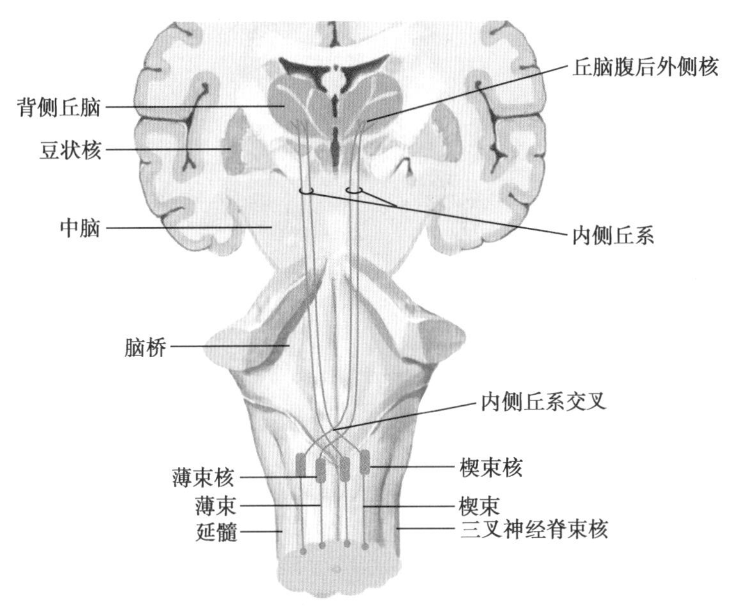

图 9-36 内侧丘系交叉及内侧丘系示意图

延髓是脑干中的重要部位。它管理吞咽、发声、胃肠运动、呼吸、循环等重要功能活动，是生命中枢之所在（详见本章"网状结构"部分）。延髓的病变（肿瘤压迫、炎症、出血等）可导致严重的心血管功能障碍而危及生命。

延髓外侧靠背侧部分的损害在延髓血管性病变中较常见，多由小脑下后动脉，特别是椎动脉闭塞所造成。因影响三叉神经脊束核和脊髓丘脑束而出现交叉性感觉障碍，即同侧面部和对侧半身痛、温觉障碍；损伤Ⅸ、Ⅹ对脑神经，导致同侧软腭、咽喉部麻痹及声带麻痹，咽反射消失与构音障碍；前庭神经及其根以及脊髓小脑束的损害可导致眩晕、呕吐、眼球震颤和同侧共济失调；中枢性交感神经下行纤维受损可导致**霍纳综合征** Horner syndrome，患者出现瞳孔缩小、眼球内陷、面部皮肤干燥、潮红及少汗（汗腺分泌障碍）。

延髓的慢性进行性变性疾病（如肌萎缩侧索硬化等）常损害Ⅸ、Ⅹ及Ⅻ对脑神经核，出现双侧舌咽、迷走及舌下神经麻痹，根据病变的轻重，可有不同程度的发声困难、吞咽障碍、喝水及进食呛咳或不能进食。检查可见舌肌瘫痪、萎缩。上述脑神经的核都位于延髓，故临床上常称为延髓麻痹（又称球麻痹）。

（3）脑桥的代表性平面

1）面神经丘平面（图 9-37）：此平面背侧表面为第四脑室底，腹侧为桥底，两侧部形成小脑中脚（脑桥臂），向背侧伸入小脑。整个切面以中间的斜方体为界分为背侧的被盖部和腹侧的基底部。在基底部纤维中散在有脑桥核。脑桥核接受皮质脑桥束的纤维，由脑桥核发出的桥横纤维行向对侧，组成**小脑中脚** middle cerebellar peduncle 进入小脑。在正中线两旁，有分散的皮质脊髓束和皮质脑干束的横断面，前者向下延续为延髓的锥体。

第四脑室底部的躯体运动核和感觉核仍以界沟为界排列，界沟内侧有隆起的面神经丘（图 9-37），内有展神经核和绕过此核背面的面神经纤维，发自展神经核的纤维斜向腹外方进入桥底，穿过分散的锥体束纤维出脑（图 9-38）。因此，锥体在此处损伤时，常伴有展神经损伤。界沟的外侧有前庭神经核。在斜方体的背外侧有 S 状的上橄榄核，此核的背外方有面神经核，面神经核发出纤维先行向背内，然后绕过展神经核折向腹外出脑。面神经核和面神经根的背外侧有三叉神经脊束核和三叉神经脊束，后两者的腹内侧有红核脊髓束和脊髓丘脑束。斜方体为听觉系统的交叉纤维，集中至上橄榄核两侧形成外侧丘系上升。在斜方体的横行纤维中有纵行的内侧丘系穿过走向中脑，故内侧丘系与斜方体在同一位置，此处还有脊髓丘脑侧束和脊髓丘脑前束合并的脊髓丘系及三叉

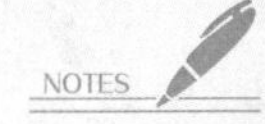
NOTES

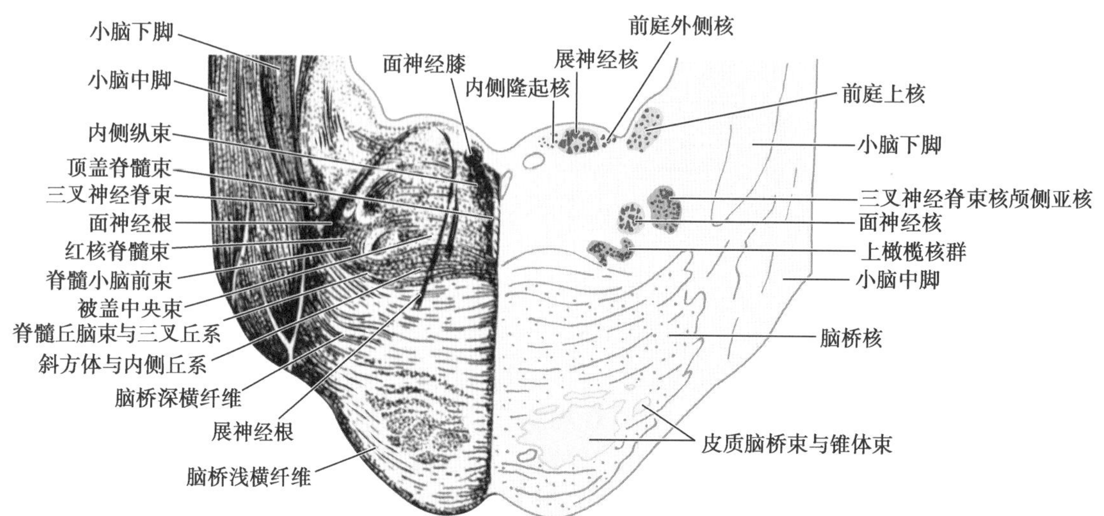

图 9-37 脑桥水平切面(经脑桥下部、面神经丘高度)

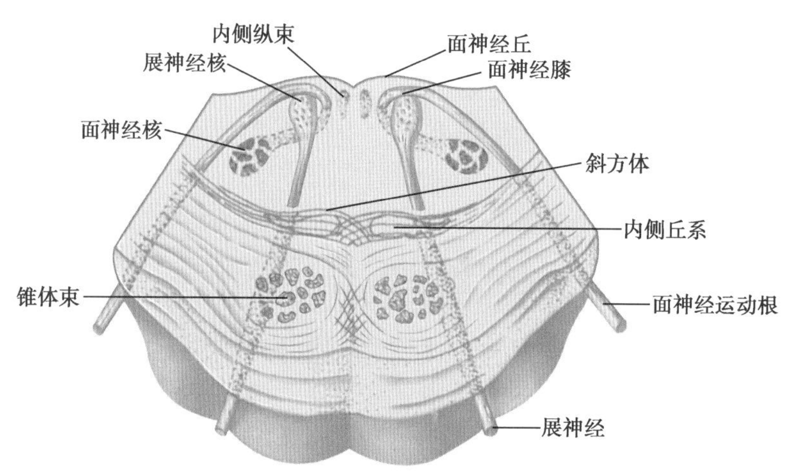

图 9-38 面神经的特殊内脏运动纤维在脑干内行经示意图

神经感觉核团发出的二级纤维形成的三叉丘系(图 9-37)。4 个丘系所占的位置合称**丘系带** band of lemniscus。在丘系带的背侧有中央被盖束及网状结构。正中线两侧的背侧仍有内侧纵束和顶盖脊髓束。

2)三叉神经根平面(图 9-39):通过脑桥上部,可见到其背侧的被盖部和第四脑室已渐变小,基底部则变得很宽大。脑室侧壁自内向外有小脑上脚、小脑下脚和小脑中脚作为边界,脑室的背面为小脑。在被盖的外侧部有三叉神经脑桥核,其内侧有三叉神经运动核,二者之间有三叉神经根通向腹外侧出脑。少量纤维向背内侧延伸至**小脑上脚** superior cerebellar peduncle 内侧的三叉神经中脑核。三叉神经根纤维的下行分支形成三叉神经脊束,止于三叉神经脊束核。在被盖与桥底之间有内侧丘系、脊髓丘系和外侧丘系。被盖的正中线旁靠背侧的部分仍为内侧纵束和顶盖脊髓束,其两侧有网状结构和中央被盖束。脑桥基底部的结构与前一平面相同。

3)滑车神经根平面(图 9-40):经过滑车神经根交叉节段。第四脑室变得更小,室顶为薄层的上髓帆。滑车神经根在上髓帆内交叉后出脑。室底灰质的外侧部为三叉神经中脑核,其腹内侧为蓝斑核。室底灰质腹侧,中线旁仍为内侧纵束和顶盖脊髓束。小脑上脚从室底灰质两侧沉入被盖腹侧部,并有少量纤维在中线越边,形成小脑上脚交叉。在被盖的外侧浅表部可见外侧丘系,其腹内侧为脊髓丘系、三叉丘系和内侧丘系。脑桥基底部缩小,纵行纤维聚于基底部的外侧。

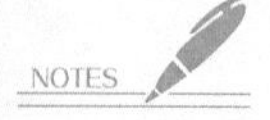
NOTES

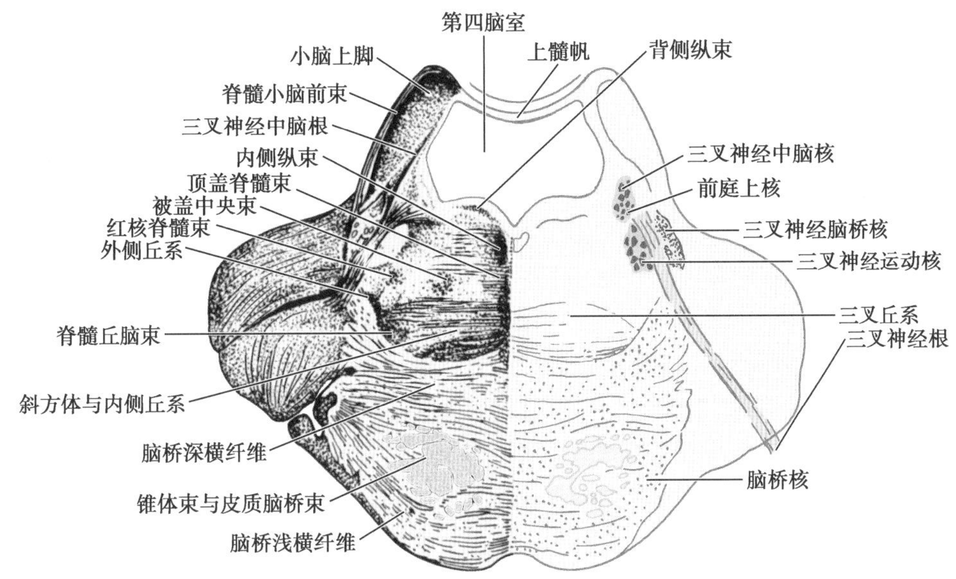

图 9-39 脑桥水平切面(经脑桥中部、三叉神经根交叉高度)

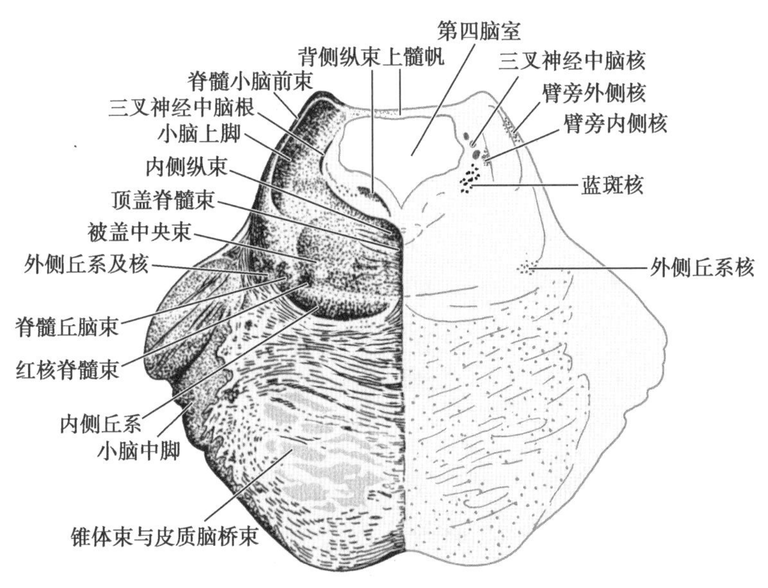

图 9-40 脑桥水平切面(经脑桥上部、滑车神经根交叉高度)

(4)脑桥的内部结构:脑桥在切面上分为背、腹两部。背侧部称被盖部,在种系发生上比较古老,是延髓背侧大部分的直接延续。腹侧部称基底部,在种系发生上较新,是随大脑半球与小脑半球建立联系后出现的,两部以斜方体及内侧丘系的前缘为界。

脑桥被盖部虽不及基底部大,但结构较复杂。除自延髓上行的纤维束外,还含有Ⅴ~Ⅷ对脑神经的核团以及与这些核团有联系的纤维束。所以下面将核团及与其密切联系的纤维束一并叙述。

蜗神经核 cochlear nucleus 和**前庭神经核** vestibular nucleus:前庭蜗神经是由管理平衡觉的前庭神经与管理听觉的蜗神经组成。它们合为一个神经干由脑桥小脑角入脑(见图 9-35)。

蜗神经由内耳螺旋神经节细胞的中枢突组成,入脑后,终止于延髓和脑桥交界处的**蜗背侧核** dorsal cochlear nucleus 和**蜗腹侧核** ventral cochlear nucleus(见图 9-35)。从蜗神经核发出的传导听觉信息的二级纤维,在基底部和被盖部之间组成横穿内侧丘系的带状纤维束,叫**斜方体** corpus trapezoideum(见图 9-37、图 9-39)。它越过中线到达对侧被盖部的腹外侧,在上橄榄核的外方折向上

行，称为**外侧丘系** lateral lemniscus。外侧丘系沿内侧丘系的外缘上行，止于丘脑的内侧膝状体。其中有一部分纤维先止于下丘核，由下丘核发出纤维组成下丘臂，再达内侧膝状体。内侧膝状体发出纤维组成听辐射，终于大脑颞叶皮质听觉中枢。

发自蜗背侧核的纤维有一部分上行于同侧外侧丘系中，经内侧膝状体，到达同侧的颞叶听觉中枢。还有部分纤维终于网状结构。

传导听觉信息的二级纤维联系较广，在斜方体和外侧丘系中或附近的几个核团与听觉传导有关，其中最重要的是上橄榄核（见图 9-37）。它位于斜方体两端的背侧，自脑桥下部延至脑桥中部。部分斜方体纤维进入此核。由该核发出的纤维有的重入斜方体，在本侧或对侧外侧丘系上行；有的止于展神经核，通过此途径完成声响引起的转眼反射活动。上橄榄核与三叉神经运动核、面神经核、内侧纵束和网状结构都有联系，借以完成声响引起的其他各种反射活动。上橄榄核还发出**橄榄耳蜗束** olivocochlear tract，到达内耳，调控毛细胞的活动。

内耳前庭神经节细胞中枢突组成前庭神经，它和蜗神经一起入脑后，止于 4 个前庭神经核，其中主要的是前庭内、外侧核（见图 9-34、图 9-35）。**前庭内侧核** medial vestibular nucleus，核体呈三角形，在界沟的外侧，紧贴第四脑室底的下方。内侧核的外侧是**前庭外侧核** lateral vestibular nucleus，它自延髓上部延伸至脑桥下部。由前庭神经核发出的纤维有 3 个去向（图 9-41）：①与直接来自前庭神经的纤维一起组成小脑下脚内侧部，进入小脑，止于原小脑皮质及顶核；②从前庭外侧核发出纤维形成的**前庭脊髓束** vestibulospinal tract 在同侧脊髓前索下降并终止于同侧前角运动神经元；③前庭内、外侧核都向正中线两侧发出上行或下行的纤维，在室底的深面参与形成**内侧纵束** medial longitudinal fasciculus。内侧纵束的上行纤维止于运动眼外肌的Ⅲ、Ⅳ、Ⅵ对脑神经核；下行纤维止于副神经脊髓

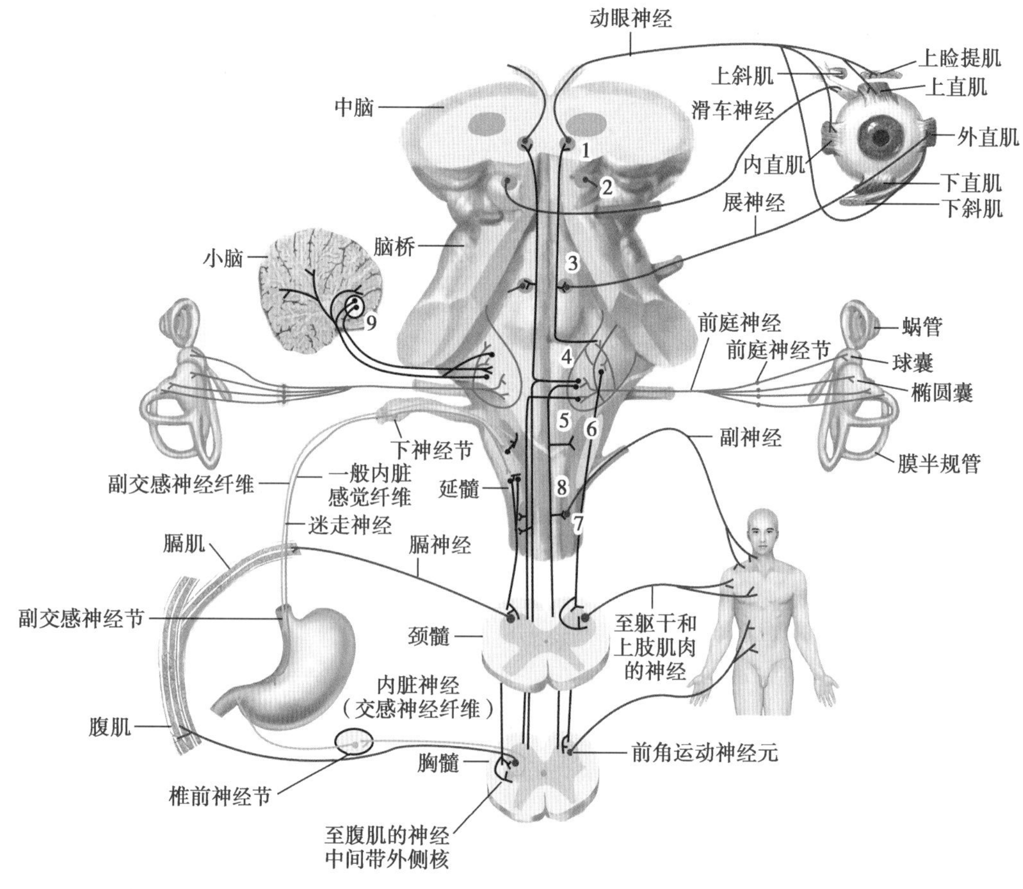

图 9-41 前庭神经核及其在脑内的联系

1. 动眼神经核；2. 滑车神经核；3. 展神经核；4. 前庭神经核；5. 迷走神经背核；6. 孤束核；7. 副神经核；8. 网状结构；9. 小脑中央核。

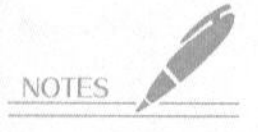

核和脊髓颈段前角运动神经元。止于眼外肌诸核的，参与完成眼外肌运动的前庭反射，如刺激内耳前庭器引起眼球震颤。它是临床上测定前庭功能的重要标志。止于副神经脊髓核和脊髓颈段前角运动神经元的，完成头部的前庭反射，即反射性头眼联合运动。

面神经核 facial nucleus：位于脑桥被盖下部展神经核的腹外侧（见图 9-38）。由核发出的纤维先走向背内出现在展神经核的内侧，后绕过展神经核的背面折向腹外，形成**面神经膝** genu of facial nerve，沿面神经核的外侧，三叉神经脊束核的内侧自脑桥下缘出脑，形成面神经（见图 9-38）。面神经发出的纤维支配全部表情肌、二腹肌后腹、茎突舌骨肌和镫骨肌。

上泌涎核 superior salivatory nucleus 或称脑桥泌涎核：属于副交感核，散在于网状结构的外侧部。由核发出的纤维加入面神经，它们控制舌下腺、下颌下腺、泪腺等的分泌。

面神经为混合性神经，包括 4 种成分，除了发自面神经核的特殊内脏运动纤维和上泌涎核的副交感性质的一般内脏运动纤维外，还包括发自面神经管中的膝神经节细胞的特殊内脏感觉（味觉）纤维和一般躯体感觉纤维。发自膝神经节细胞周围突的味觉纤维分布于舌前 2/3 味蕾，中枢突加入孤束，止于孤束核的上段（见图 9-31）；膝神经节细胞周围突的躯体感觉纤维分别将耳部小片皮肤的浅感觉和面部表情肌的本体感觉信息传导至三叉神经脊束核和三叉神经中脑核。

展神经核 abducent nucleus：位于菱形窝**面神经丘** facial colliculus 的深面，是展神经的起始核（见图 9-37、图 9-38）。由核发出纤维贯通脑桥腹侧支配眼球的外直肌（见图 9-31）。面神经根绕展神经核后出脑具有临床意义，如果眼球外直肌瘫痪伴有表情肌瘫痪，常提示病灶在展神经核及其周围。

三叉神经核 trigeminal nuclei：为三叉神经的终止核及起始核，包括下列 4 个核（见图 9-32~图 9-35、图 9-37、图 9-39、图 9-40）。

1）**三叉神经脑桥核** pontine nucleus of trigeminal nerve：位于脑桥被盖部网状结构的外侧，下接脊束核，是传导面部触压觉信息的中继核（见图 9-39）。

2）**三叉神经脊束核** spinal nucleus of trigeminal nerve：见本章“延髓”部分。

3）**三叉神经中脑核** mesencephalic nucleus of trigeminal nerve：是一个细长的细胞柱，下端在三叉神经根水平，位于脑桥被盖背外侧，第四脑室底两侧，上端延伸至中脑导水管周围灰质两侧（见图 9-39、图 9-40、图 9-42）。此核中细胞的特征是有许多假单极和双极神经元，其中假单极神经元的突起很快分叉形成周围支与中枢支，周围支随三叉神经分布至咀嚼肌、下颌关节、牙周膜、硬脑膜等处的本体觉感受器和压觉感受器，中枢支形成三叉神经中脑束向下走行于三叉神经脊束的背内侧，直至颈髓上段，主要止于三叉神经脊束核吻侧亚核的背内侧部和邻接的网状结构区并分出侧支，沿途终止于三叉神经运动核、疑核、三叉神经脊束核、上丘等部位。以上纤维联系说明三叉神经中脑核内的细胞属于第一级感觉神经元，能构成很多反射联系。一般认为此核主要管理咀嚼肌和表情肌的本体感觉，并参与调节咀嚼肌力。中脑核的上部可能还与传导眼肌的本体感觉有关。至于中脑核的传出纤维如何将感觉信息传至丘脑和大脑，至今尚未最终阐明。

面口部本体觉中枢传导通路

李继硕研究组用辣根过氧化物酶（HRP）标记等方法曾对三叉神经本体觉中枢通路进行了逐级追踪，发现由三叉神经中脑核发出的神经纤维可能分别经过由 4 级神经元和 3 级神经元组成的两条通路，才能到达大脑感觉皮质。但该通路仍存在许多尚待阐明的问题。

三叉神经中脑核与三叉神经运动核也有联系（图 9-42），咀嚼肌（如咬肌）受到突然牵拉刺激引起肌肉反射性收缩，称**咬肌反射** masseter reflex。临床上常用叩击颏部的方法检查此反射。

4）**三叉神经运动核** motor nucleus of trigeminal nerve（见图 9-39）：位于脑桥中部网状结构背外侧，发出的轴突组成三叉神经运动根，出脑后加入下颌神经，支配咀嚼肌、二腹肌前腹、下颌舌骨肌、腭帆张肌和鼓膜张肌。

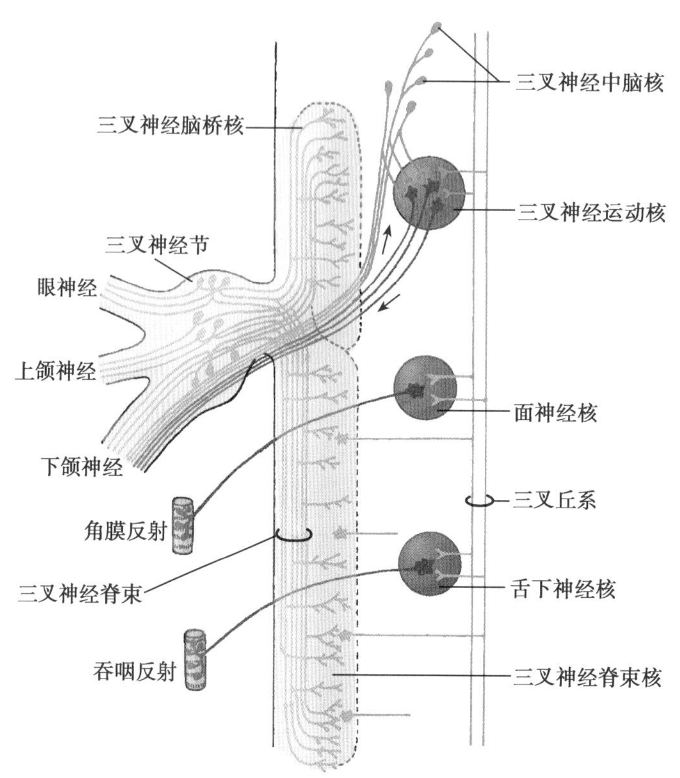

图 9-42 三叉神经感觉核、运动核及其纤维联系示意图

三叉神经为混合性神经（见图 9-31、表 9-2）。其内的纤维除小部分发自三叉神经运动核外，大部分发自**三叉神经节** trigeminal ganglion（又称**半月神经节** trigeminal ganglion 或 semilunar ganglion）假单极神经元（见图 9-42）。神经元的周围突分布于面部皮肤、口腔、鼻腔黏膜和脑膜；中枢突组成三叉神经根，由脑桥基底部和小脑中脚交界处入脑后，约有一半的纤维呈 T 形分为短的升支和长的降支，有的不分支或升或降。升支终于脑桥核；降支合成三叉神经脊束，由脑桥向下直到颈髓上部，混入脊髓后外束中。三叉神经脊束终止于其内侧的三叉神经脊束核（见图 9-42）。自三叉神经主核和脊束核发出的二级纤维越边至对侧组成**三叉丘系** trigeminal lemniscus，它与脊髓丘脑束毗邻上行，终止于丘脑（图 9-43）。自丘脑再发出纤维上达大脑皮质。三叉神经脑桥核和三叉神经脊束核也发出纤维终止于脑干的运动核，完成各种反射活动，如角膜反射等。此外，三叉神经核还发出进入小脑的纤维。

由于三叉神经感觉纤维在周围和中枢的分布不同，所以三叉神经受损时发生的感觉障碍也不同。三叉神经的周围分支或神经根受损时的感觉障碍范围与受损的各分支或根的分布一致，而且痛、温、触觉同时受损。三叉神经核受损时，根据部位不同出现所谓感觉分离现象，如三叉神经脊束核受损时出现痛、温觉障碍而触觉存在，且几乎都伴有脊束核邻近结构的损害，如延髓或颈髓上部的损害。临床上常根据这些鉴别三叉神经核性与周围性损害。

蓝斑 locus ceruleus（见图 9-40）：呈柱状，位于脑桥上半部，第四脑室底菱形窝界沟上端的深方，外侧紧邻三叉神经中脑核。核柱下端始于三叉神经运动核上端平面，上端达中脑下丘下缘平面。核的下部位置表浅，接近菱形窝底的表面，透视出青灰色斑，故称为蓝斑。此核含两种神经元：一种属中型神经元，成人者多含黑色素，呈圆形、卵圆形或多棘形；另一种为小型淡染神经元，呈卵圆形或圆形，散在于较大的神经元之间。此核发出纤维投射至丘脑下部、边缘系统、小脑皮质、脊髓、延髓等处。蓝斑是脑内去甲肾上腺素能神经元最多的部位。这种神经元在引起快速眼动睡眠（或称异相睡眠、快波睡眠）中起重要作用。例如破坏双侧蓝斑核的后 2/3 区域，可以完全抑制快速眼动睡眠的发生，同时脑内去甲肾上腺素含量明显减少。此外，蓝斑核向脊髓和延髓后角浅层的下行投射与痛信息的调控有密切的关系。

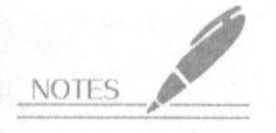

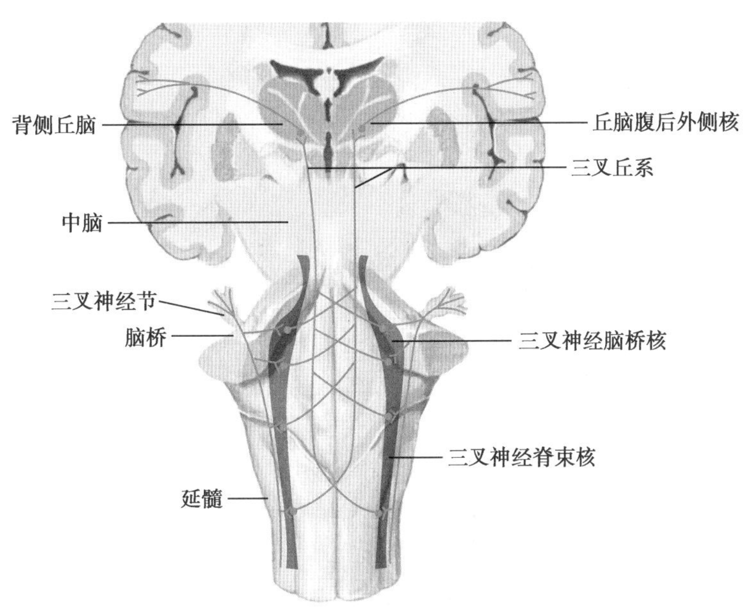

图 9-43 三叉丘系示意图

蓝斑下核 subceruleus nucleus：位于蓝斑核腹外侧，是一群弥散的神经元。此核的轮廓大致呈 L 形，其横带居腹侧，纵向伸展，称腹侧亚核；竖带居背侧，背腹向伸展，仅见于核团上段，称背侧亚核。腹侧亚核以小神经元为主，散布着含黑色素的较大卵圆形神经元。背侧亚核由大中型神经元组成，其中许多神经元含黑色素。蓝斑核和蓝斑下核组成蓝斑复合体。

由供应脑桥的基底动脉旁中央支闭塞、炎症及肿瘤所致的脑桥外侧部病变，称**米亚尔-居布勒综合征** Millard-Gubler syndrome，又称脑桥腹外侧部综合征，在临床上比较多见。因损害展神经和面神经及其核，可产生同侧展神经及面神经麻痹。如果病变涉及锥体束，可产生对侧肢体偏瘫。基底动脉旁正中支或短旋支闭塞引起脑桥一侧靠中线的损害，即**福维尔综合征** Foville syndrome，又称脑桥旁正中综合征，也是较常见的血管性脑病变，有时也可由肿瘤和炎症引起。此时病灶侧展神经麻痹，如同时损害锥体束，则产生对侧偏瘫。因患侧眼球不能外展，头常向病灶侧扭转。

（5）中脑的代表性平面

1）下丘平面（图 9-44）：第四脑室已消失，代之以中脑导水管。中脑导水管背侧为属于**顶盖** tectum 的下丘，腹侧为大脑脚脚底和**被盖**。围绕中脑导水管的是很厚的**中脑导水管周围灰质** periaqueductal gray，PAG 或称**中脑中央灰质** midbrain central gray，在其外侧边缘的中部可见少量三叉神经中脑核的大细胞，其腹侧部的中线两旁有滑车神经核。滑车神经核腹侧有内侧纵束。内侧纵束两侧有中央被盖束。被盖部的中央有小脑上脚交叉，大量的小脑传出纤维在此交叉后继续上升。内侧丘系、脊髓丘系和三叉丘系移至黑质背侧的被盖两侧呈腹背方向排列；外侧丘系在最背侧，逐渐靠近并终止于下丘。被盖与大脑脚底之间为黑质。大脑脚的脚底全部由纵行纤维组成，自外向内是枕颞桥束、皮质脊髓束、皮质脑干束（或称皮质核束）和额桥束。

2）上丘平面（图 9-45）：中脑背侧上部有一对隆起的上丘，内有分层的上丘灰质，上丘是视觉反射中枢。中脑导水管周围灰质的腹侧有动眼神经核和动眼神经副核。两核发出的纤维走向腹侧穿越被盖部，由大脑脚的脚间窝出脑，故大脑脚损伤常同时累及动眼神经，出现同侧眼球活动和对侧肢体运动的交叉性瘫。在被盖部内有一对浑圆的红核。两侧的红核之间有交叉纤维，背侧是发自上、下丘的顶盖脊髓束交叉纤维；腹侧是发自红核的红核脊髓束交叉纤维。红核的外侧是内侧丘系，脊髓丘系和三叉丘系在此水平已移向背侧。红核腹外侧有黑质，它是中脑腹侧部被盖和脚底的分界。红核和黑质属锥体外系。脚底的组成与下丘切面相同。

（6）中脑的内部结构：比较简单，在发育上停留在比较原始的状态。在种系发生上，中脑的演变

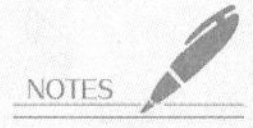

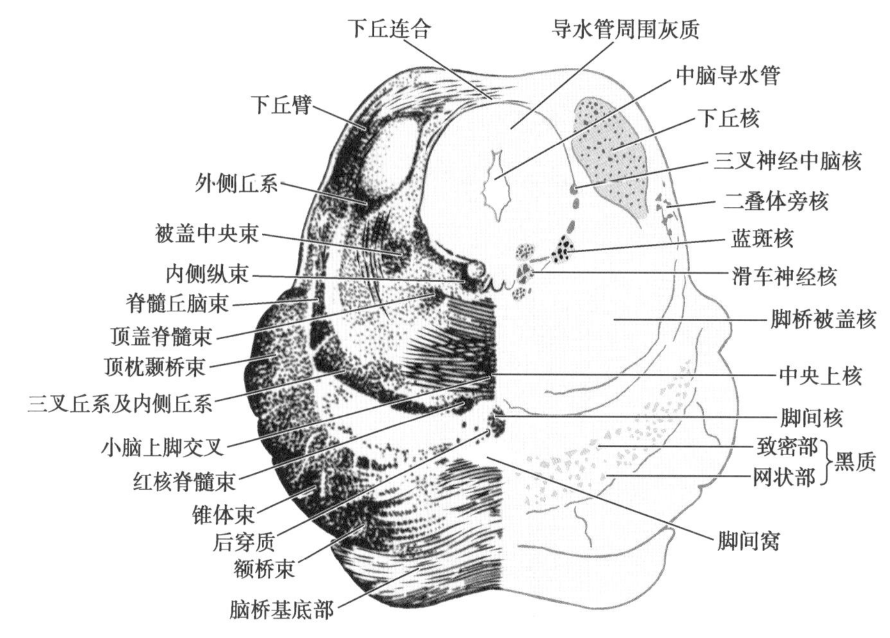

图 9-44 中脑水平切面(经下丘高度)

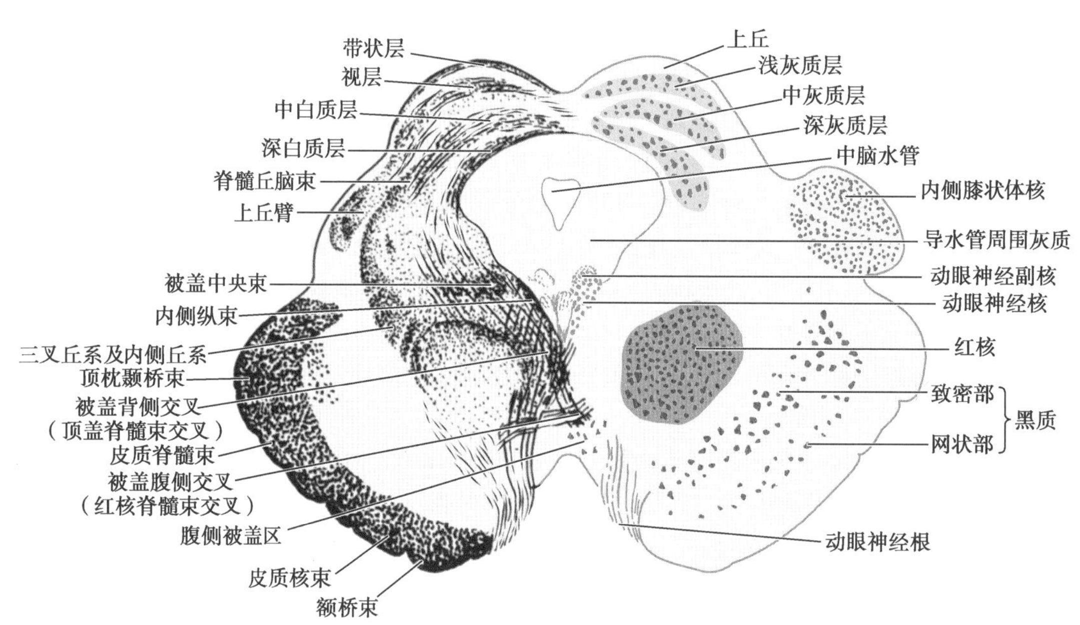

图 9-45 中脑水平切面(经上丘高度)

与视、听器的发展有关。在低等动物只有一对隆起,称视叶,它相当于上丘,是哺乳类以下动物视觉的高级中枢。到了哺乳类,顶盖又发生了与听觉有关的下丘。随着大脑的发展,视、听觉的高级中枢上移至大脑皮质,上丘、下丘退居于从属地位,成为视、听觉的皮质下反射中枢。在个体发生上,中脑顶盖来自翼板,大脑脚由基板生成。

中脑的功能除与视、听觉有关外,还与调节运动、维持姿势的反射活动有密切关系。相关的结构如下。

顶盖 tectum:上丘和下丘合称顶盖。上丘是视觉反射中枢,细胞成层排列。它除接受视束的纤维外,还接受枕叶皮质等处的纤维(图 9-46)。下丘的细胞则成团,形成下丘核接受外侧丘系的纤维(见图 9-44)。自上、下丘发出的纤维组成顶盖脊髓束,沿中脑导水管周围灰质外缘走向腹侧,并在中线交叉后下行,终止于脊髓前角运动神经元,完成视觉和听觉的躯体反射(见图 9-34、图 9-35)。

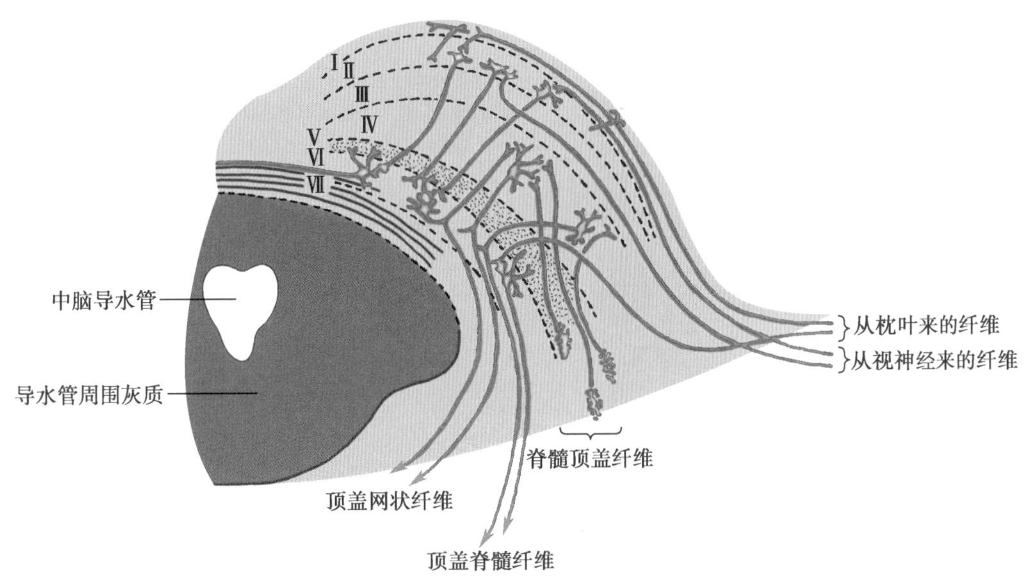

图 9-46 上丘的结构及其纤维联系

Ⅰ. 带状层；Ⅱ. 浅灰质层；Ⅲ. 视层；Ⅳ. 中灰质层；Ⅴ. 中白质层；Ⅵ. 深灰质层；Ⅶ. 深白质层。

被盖 tegmentum：大脑脚被盖部的延续，属于种系发生上比较古老的部分，内有神经核及纤维束。

1）中脑的灰质。

滑车神经核 trochlear nucleus：在下丘高度，中脑导水管周围灰质的腹内侧，紧接动眼神经核的尾侧（见图 9-44）。属躯体运动核，支配上斜肌。由核发出的纤维与其余脑神经的走行相反，不是行向腹侧，而是围绕中脑导水管周围灰质行向背侧。在下丘下方，左右两根完全交叉，交叉后出脑，为滑车神经，绕大脑脚，行向腹侧。

动眼神经核 oculomotor nucleus：位于上丘高度，中脑导水管周围灰质的腹内侧。核分为主、副及正中核 3 部，主核成对，属于躯体运动性，支配上睑提肌、上直肌、内直肌、下斜肌和下直肌等大部分眼肌。**动眼神经副核** accessory nucleus of oculomotor nerve 又称 **Edinger-Westphal 核** Edinger-Westphal nucleus，简称 E-W 核，成对，但核体小，位于主核的背外侧（见图 9-45），它控制瞳孔的收缩和晶状体的调节（见图 9-41）。单个的正中核发出纤维至两眼内直肌，主管眼球的会聚运动。由上述诸核发出的动眼神经根纤维走向腹侧，贯穿中脑被盖部的内侧，自脚间窝外侧缘出脑（见图 9-45）。其中副交感纤维走在最内侧。故当中脑的病变涉及动眼神经根和大脑脚时，也会出现同侧眼外肌和对侧半身的交叉性运动障碍。

顶盖前区 pretectal area（图 9-47）：位于中脑和间脑交界部，介于**后连合** posterior commissure（见图 9-45）和上丘上端之间，中脑导水管周围灰质的背外侧部。区内有视束核、豆状下核、顶盖前区核、顶盖前区橄榄核和顶盖前区主核等若干小核团，接受经视束和上丘臂来的视网膜节细胞的轴突，传出的纤维经中脑导水管腹侧交叉，或经后连合交叉，终止于双侧动眼神经副核，从而使两眼同时完成直接和间接瞳孔对光反射（图 9-47）。

红核 red nucleus（见图 9-45）：在横切面上浑圆，多少带有红色，大致占据被盖部的中央，自上丘高度一直延伸至间脑尾端。红核主体由小型细胞组成（小细胞部），而其尾端腹内侧由大型细胞组成（大细胞部）。前者发出中央被盖束，是同侧性的，终于下橄榄核；后者发出**红核脊髓束** rubrospinal tract，在**被盖腹侧交叉** ventral tegmental decussation 后下行，一部分纤维终于桥延网状结构（红核网状束），另一部分至脊髓，终于前角运动神经元。此束主要兴奋支配屈肌的运动神经元，同时抑制支配伸肌的运动神经元，与皮质脊髓束一起对肢体远端肌肉的运动发挥重要影响。红核的传入纤维主要来源于小脑和大脑皮质，其次还有苍白球、下丘脑、下丘、黑质、脊髓等。红核是躯体运动通路中的重要中继站，连接大脑皮质、小脑和脊髓，参与对躯体运动的控制。

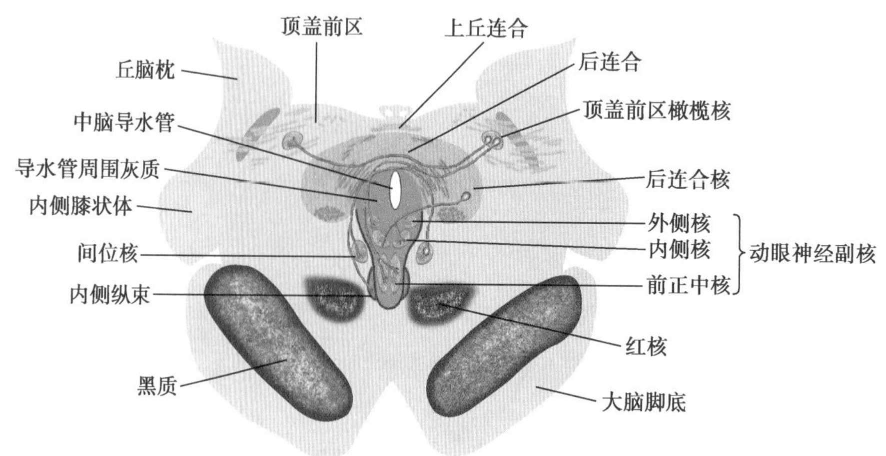

图 9-47 顶盖前区及瞳孔对光反射通路

黑质 substantia nigra（见图 9-44、图 9-45）：仅见于哺乳动物，在人类最为发达，位于被盖和脚底的分界处，见于中脑的全长并延伸至间脑尾段。依据细胞构筑，黑质可分为背侧的**致密部** compact part 和腹侧的**网状部** reticular part 两部分。前者的神经元密集，其中的大部分神经元含有黑色素颗粒；后者与大脑脚的纤维混杂，神经元较少，只有部分神经元含有少量色素。

腹侧被盖区 ventral tegmental area，VTA（见图 9-45）：位于中脑黑质和红核之间，富含多巴胺能神经元。

帕金森病（Parkinson disease）

黑质与纹状体间有往返的纤维联系并接受大脑额叶来的纤维，同时发出纤维到丘脑腹侧核。黑质致密部的神经元合成多巴胺，经过黑质-纹状体系统，将多巴胺输送到纹状体。若新纹状体内的多巴胺含量减少到一定程度（减少 50% 以上）时，致使丘脑向大脑运动皮质发放的兴奋性冲动减少，患者表现为肌肉强直、运动受限、运动减少并出现震颤，称为帕金森病，也称震颤麻痹。

中脑-边缘多巴胺系统（meso-limbic dopaminergic system）

腹侧被盖区主要投射到下丘脑、海马结构、伏（隔）核、杏仁核等边缘系统的结构，参与构成中脑-边缘多巴胺系统，参与学习、记忆、情绪、奖赏和动机性行为的调节，一些精神抑制药即为多巴胺受体阻断剂。它还投射至新纹状体。此纤维联系参与基底核对骨骼肌运动的调节。

中脑导水管周围灰质 periaqueductal gray，PAG（见图 9-44、9-45），又称中脑中央灰质：属于顶盖和被盖之间环绕中脑导水管的管状灰质。由于此区内有髓纤维含量很少，故在维格特（Weigert）染色切片着色极浅。

除若干脑神经核（如动眼神经核、滑车神经核）、部分中脑网状结构核团（如被盖背核）和一些其他核团（如达克谢维奇核、卡哈中介核）位于此区外，**中脑导水管周围灰质**可以分为 4 个区：内侧区、腹外侧区、背外侧区和背侧区。内侧区紧紧围绕中脑导水管周围，神经元较小，多呈梭形或三角形，排列较稀疏；背侧区位于中脑导水管的背方，神经元中等大小，呈梭形、三角形或菱形；腹外侧区位于内侧区的腹外侧部，含有各种类型的神经元，但以大神经元为多见；背外侧区位于腹外侧区的背侧部，其内主要是中、小型神经元。

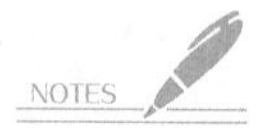

中脑导水管周围灰质各部的纤维投射，如按照内侧区、腹外侧区、背外侧区和背侧区来分，各区

是不同的，具有体部定位的特点。内侧区的纤维除以放射形投向被盖腹侧部外，主要向头端投射到**弗雷尔区** Forel area 和腹侧被盖区（位于黑质内侧和脚间核背侧的区域）；背侧区发出纤维到同侧顶盖前区和外侧缰核；背外侧区则投射到下丘脑后区和某些丘脑核；腹外侧区主要投射到延髓中缝核簇及其周围的网状结构、脊髓后角、延髓后角等部位，在对下行抑制系统的调控、发挥镇痛作用及直接抑制外周痛信息向中枢传递方面具有重要的作用。**中脑导水管周围灰质**接受传入纤维的来源很多，包括扣带回、前额叶皮质、海马、隔区、下丘脑某些核团、缰核、黑质、未定带、脚间核、脊髓、网状结构等。

> **中脑导水管周围灰质**
>
> 中脑导水管周围灰质涉及多种功能，如发怒、进食反应、影响膀胱紧张和排尿、镇痛等。中缝核簇及其周围的网状结构向脊髓后角的投射组成下行抑制系统；电刺激中脑导水管周围灰质，能够兴奋其向中缝核簇及其周围的网状结构的投射，激活下行抑制系统，达到消除动物对痛刺激反应的镇痛效果。此效应可能与下行抑制系统在脊髓后角抑制痛信息传递神经元的活动有关。此外，中脑导水管周围灰质也与吗啡的镇痛效应有密切的关系。

达克谢维奇核 Darkschewitsch nucleus、**卡哈中介核** Cajal interstitial nucleus 和**后连合核** posterior commissural nucleus：达克谢维奇核主要由小细胞组成，位于**中脑导水管周围灰质**腹外侧缘的内侧，动眼神经核的背外侧。卡哈中介核由多棘神经元组成，位于中脑颅侧，在内侧纵束内或在其外侧。在中脑背侧，位于中脑向间脑移行部的后连合，正好在上丘的正上方，导水管变为第三脑室处，围绕后连合的神经元构成后连合核，为通过后连合进行联系的核。上述 3 个核和动眼神经核关系密切，它们可能通过内侧纵束等从上丘、纹状体和前庭神经核接受传入纤维，然后又把冲动传递给动眼神经核及其他脑神经运动核。它们都有纤维进入内侧纵束下降到脊髓。后连合是一个复合的纤维束，其中主要的成分就是含有上述 3 个核来的纤维。有资料说明，破坏后连合核或切断卡哈中介核的纤维联系，均可产生双侧眼球垂直运动障碍。

2）中脑的白质。

小脑上脚交叉 decussation of superior cerebellar peduncle：发自小脑齿状核，在脑桥上部和下丘高度左右交叉。交叉后的纤维一部分终止于红核，一部分终止于丘脑，它是锥体外系中的一个环节。

内侧丘系和外侧丘系：在中脑水平，上行的感觉传导束都集中在被盖的外侧（见图 9-44、图 9-45）。内侧丘系在上丘高度紧靠红核的外侧，在黑质的背侧。在它的背外侧是外侧丘系。再往上行，外侧丘系逐渐转向背侧终止于下丘核和内侧膝状体。

脊髓丘脑束：脊髓丘脑侧束位于内侧丘系的背侧；脊髓丘脑前束在内侧丘系的背内侧（见图 9-44、图 9-45）。

三叉丘系：它的行径比较分散。一部分走在内侧丘系背内侧，另一部分和脊髓丘脑侧束并行（见图 9-44、图 9-45）。

大脑脚底 crus cerebri：位于中脑最腹侧的纤维柱，主要由大脑皮质向脑干、小脑和脊髓下行投射的皮质脑桥束和锥体束在中脑底部集中组成。在脚底中部 3/5 为锥体束，它的内侧是额桥束，外侧是枕颞桥束（见图 9-44、图 9-45）。锥体束发自大脑皮质，特别是中央前回，经过内囊到达脑干后分为两部分：一部分纤维终止于脑神经各运动核，称皮质脑干束；另一部分继续下行到达脊髓，终止于脊髓前角，称皮质脊髓束。皮质脑桥束属锥体外系，终止于脑桥核。

肿瘤的压迫、炎症及外伤有时引起大脑脚脚底的局部性病变，或称**韦伯综合征** Weber syndrome。由于损害锥体束与动眼神经，所以发生同侧动眼神经麻痹和对侧躯体性偏瘫，包括对侧中枢性面瘫、舌肌瘫痪及上、下肢瘫痪。

（7）典型的脑干损伤部位及其临床表现　来自颈内动脉和基底动脉的分支构成脑干丰富的血液

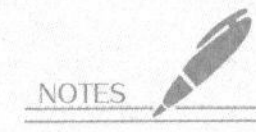

供应网络(图 9-48)。除了少见的外伤和肿瘤占位压迫因素之外,脑干的损伤通常由椎基底动脉系供血区的血管性病变(梗死或出血)所致,其分支的病变常可累及供血部位的若干神经核和纤维束,导致一定的临床表现。典型的脑干损伤部位及其临床表现如下。

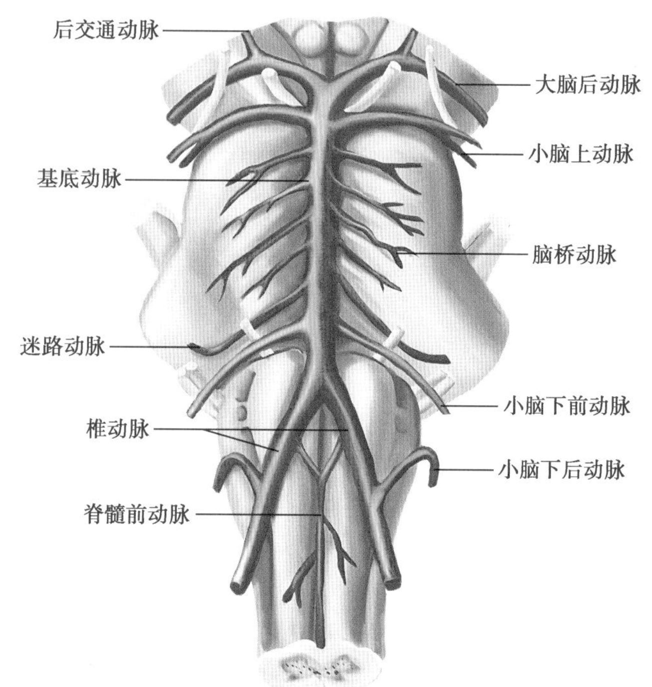

图 9-48 脑干动脉供应概况(腹侧面)

1)**延髓内侧综合征** medial medullary syndrome(图 9-49):如为单侧损伤,又称**舌下神经交叉性偏瘫** alternating hypoglossal hemiplegia。通常由椎动脉的延髓支阻塞所致。主要受损结构及临床表现为①锥体束受损:对侧上、下肢瘫痪;②内侧丘系受损:对侧上、下肢及躯干意识性本体感觉和精细触觉障碍;③舌下神经根受损:同侧半舌肌瘫痪,伸舌时偏向患侧。

2)**延髓外侧综合征** lateral medullary syndrome(见图 9-49):又称瓦伦贝格(Wallenberg)综合征,由椎动脉的延髓支或小脑下后动脉阻塞所致。主要受损结构及临床表现为①三叉神经脊束受损:同侧头面部痛、温觉障碍;②脊髓丘脑束受损:对侧上、下肢及躯干痛、温觉障碍;③疑核受损:同侧软腭及咽喉肌麻痹,吞咽困难,声音嘶哑;④下丘脑至脊髓中间带外侧核的交感下行通路受损:同侧霍纳(Horner)综合征;⑤小脑下脚受损:同侧上、下肢运动共济失调;⑥前庭神经核受损:眩晕,眼球震颤。

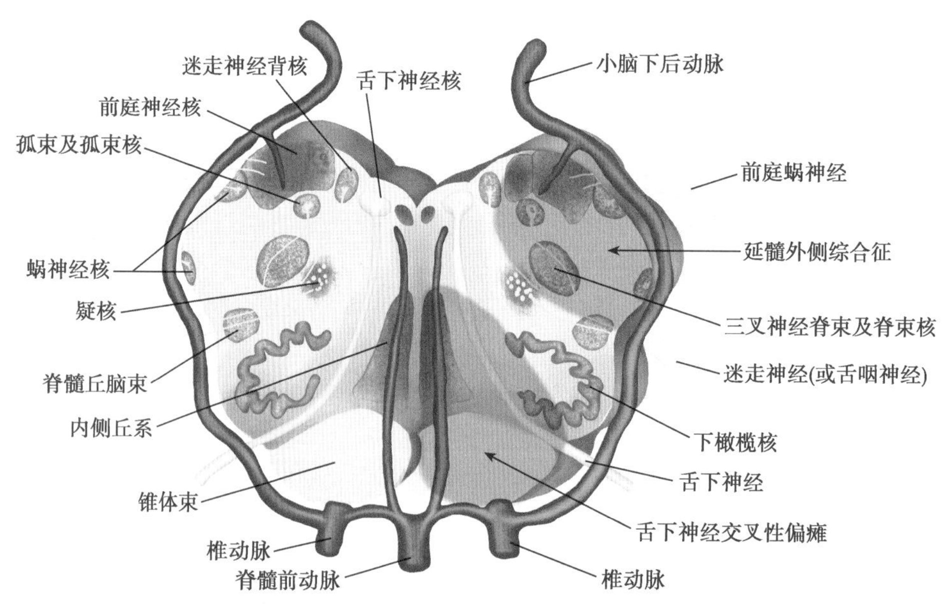

图 9-49 延髓损伤区及相关临床综合征
灰色区域示损伤部位。

3)**脑桥基底部综合征** basal pontine syndrome(图 9-50):如为单侧受损,又称**展神经交叉性偏瘫** alternating abducent hemiplegia,由基底动脉的脑桥支阻塞所致。主要受损结构及临床表现为①锥体束受损:对侧上、下肢瘫痪;②展神经根受损:同侧眼球外直肌麻痹,眼球不能外展。

NOTES

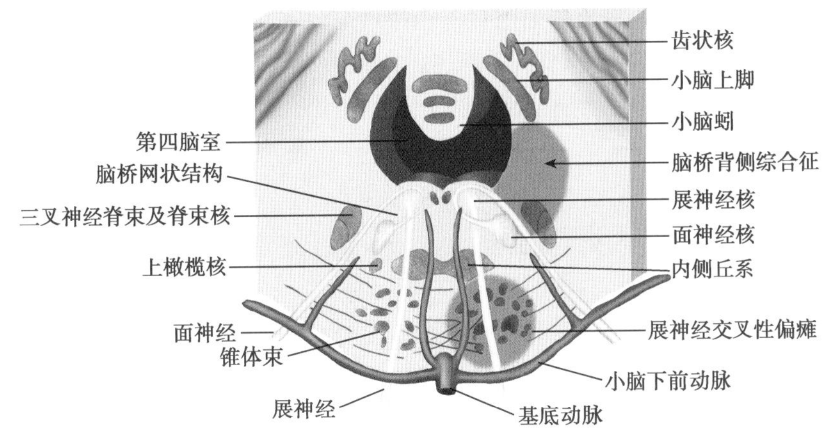

图 9-50 脑桥损伤区及相关临床综合征
灰色区域示损伤部位。

4）**脑桥背侧部综合征** dorsal pontine syndrome（见图 9-49、图 9-50）：通常因小脑下前动脉或小脑上动脉的背外侧支阻塞，引起一侧脑桥尾侧或颅侧部被盖梗死所致。以脑桥尾侧被盖损伤为例，主要受损结构及临床表现为①展神经核受损：同侧眼球外直肌麻痹，双眼患侧凝视麻痹；②面神经核受损：同侧面肌麻痹；③前庭神经核受损：眩晕、眼球震颤；④三叉神经脊束受损：同侧头面部痛、温觉障碍；⑤脊髓丘脑束受损：对侧上、下肢及躯干痛、温觉障碍；⑥内侧丘系受损：对侧上、下肢及躯干意识性本体感觉和精细触觉障碍；⑦下丘脑至脊髓中间带外侧核的交感下行通路受损：同侧霍纳综合征；⑧小脑下脚和脊髓小脑前束受损：同侧上、下肢共济失调。

5）**大脑脚底综合征** peduncular syndrome（图 9-51）：如为单侧损伤，亦称**动眼神经交叉性偏瘫** alternating oculomotor hemiplegia 或**韦伯综合征**，由大脑后动脉的分支阻塞所致。主要受损结构及临床表现为①动眼神经根受损：同侧除外直肌和上斜肌以外的所有眼球外肌麻痹，瞳孔散大；②皮质脊髓束受损：对侧上、下肢瘫痪；③皮质核束损伤：对侧面神经和舌下神经核上瘫。

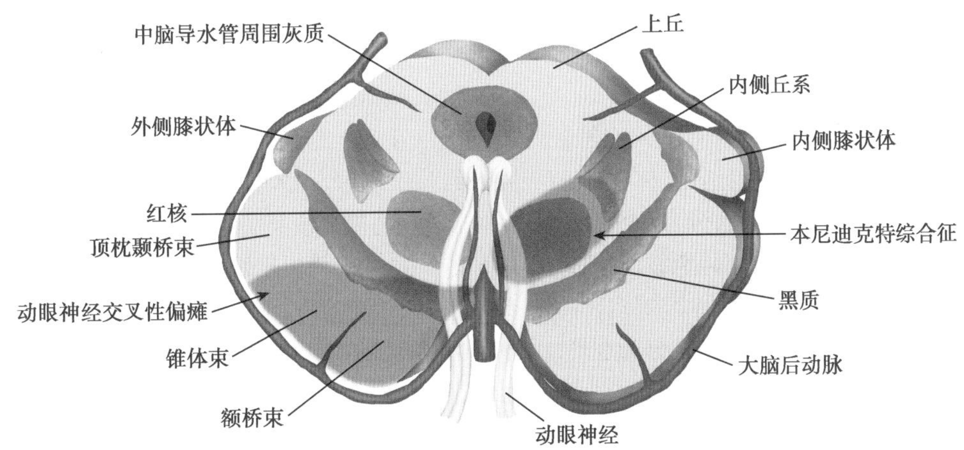

图 9-51 中脑损伤区及相关临床综合征
灰色区域示损伤部位。

6）**本尼迪克特综合征** Benedikt syndrome（见图 9-51）：累及一侧中脑的被盖腹内侧部。主要受损结构及临床表现为①动眼神经根受损：同侧除外直肌和上斜肌以外的所有眼球外肌麻痹，瞳孔散大；②小脑丘脑纤维（为已交叉的小脑上脚纤维）和红核受损：对侧上、下肢意向性震颤，共济失调；③内侧丘系受损：对侧上、下肢及躯干意识性本体感觉和精细触觉障碍。

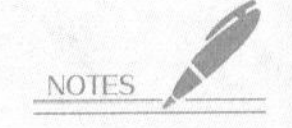

4. 脑干网状结构 在中脑导水管周围灰质、第四脑室室底灰质和延髓中央灰质的腹外侧，脑干被盖的广大区域内，除了明显的脑神经核、中继核和长的纤维束外，尚有神经纤维纵横交织成网状、其间散在有大小不等的神经元团块的结构，称为**脑干网状结构** reticular formation of brain stem。

脑干网状结构

网状结构在进化上比较古老。在原始脊椎动物的脑干中，虽有大量的神经组织，但未组成明确的神经核和纤维束，而是弥散地排列成网状。在动物的进化过程中，随着前脑及大脑新皮质的发展，产生了脊髓与大脑皮质间相互联系的纤维束，同时脑干也出现一些大的核团（如下橄榄核、黑质和红核）；在高等脊椎动物中，原始的网状结构并未消失，反而高度发达，不仅在脑内所占区域扩大，而且细胞数量增多，核团分化和纤维联系更为复杂，仍然保持着多神经元或多突触的形态特征，是脑干的一个重要组成部分。

（1）脑干网状结构的结构特点：脑干网状结构可分为内、外侧两个区。外侧区占据延髓和脑桥的外侧 1/3，该区内的小型神经元居多，其轴突多向内侧行至内侧区。内侧区占据延髓、脑桥的内侧 2/3 和中脑被盖的大部，该区以大、中型神经元为主，其轴突很长：有的上行投射至间脑或端脑；有的下行投射达脊髓；约有半数神经元的轴突分升、降二支，兼向颅、尾侧投射。

神经元的轴突分为升支和降支。降支发出的侧支至薄束核和脊髓前角；升支发出的侧支至中脑导水管周围灰质、束旁核、中央旁核、连合核、下丘脑和未定带。

脑干网状结构的神经元构筑仍具有节段性。网状结构神经元的树突野多与脑干长轴相垂直，伸向脑干横截面的各个方向；而网状结构神经元的轴突多沿脑干长轴上、下分布，轴突有许多侧支，构成脑干各个节段间的联系。

以位于中脑泡和后脑泡之间的菱脑峡平面分界：其上方的内侧区网状神经元以向间脑和端脑投射为主，下行投射次之；其下方的内侧区网状神经元以向脊髓的下行投射为主，上行投射次之。

自 20 世纪 50 年代初荧光组织化学方法被用于研究脑内化学成分以来，人们发现网状结构中许多神经元含有不同的单胺类物质，如含去甲肾上腺素、多巴胺等儿茶酚胺衍生物的神经元，它们被命名为 A 类神经元。从延髓至端脑（嗅球），A 类神经元集中形成 16 组，其中 A1~7 组为去甲肾上腺素能神经元，A8~16 组为多巴胺能神经元。A1~3 组位于延髓，包括迷走神经背核和孤束核的一些神经元；A4~7 位于脑桥，其中蓝斑属 A6 组，研究较多，它们都含去甲肾上腺素。A8~16 位于中脑及中脑以上，其中 A8~10 位于黑质及附近地区，都含多巴胺；A16 组位于嗅球。A3 仅见于大鼠。肾上腺素能神经元不属于 A 类，而是属于 C 组，分为 C1、C2、C3 群，位于延髓的孤束核及其周围、外侧网状核及其附近，含肾上腺素。B 类神经元（5-羟色胺能神经元）见下文“中缝核群”。此外，在脑干网状结构及其核团中还含有乙酰胆碱、神经肽、氨基酸等多种神经递质或神经活性物质（图 9-52）。

（2）脑干网状结构的神经核：分为 3 类，内侧区、外侧区的内侧核群和外侧核群以及与小脑联系的网状核团。

内侧核群 medial nuclear group（图 9-53）或称**中央核群** central nuclear group：靠近中线，位于中缝核群的外侧，约占网状结构的内侧 2/3。区内以大、中型神经元为主，有的甚至为巨型神经元。大型神经元的树突少而较长，垂直于脑干长轴向各方伸展，似能从各上行纤维束的侧支接收多方面的冲动，是其形成多突触联系的物质基础；轴突长且分支多，分升支、降支和侧支，升支可达间脑甚或端脑，降支进入脊髓，侧支联系其他网状结构神经元和其他核团。该核群主要包括延髓的**巨细胞网状核** gigantocellular reticular nucleus，脑桥的**脑桥嘴侧网状核** rostral pontine reticular nuclei 和**脑桥尾侧网状核** caudal pontine reticular nuclei，中脑的**楔形核** cuneiform nucleus 和**楔形下核** subcuneiform nucleus（见图 9-50）。

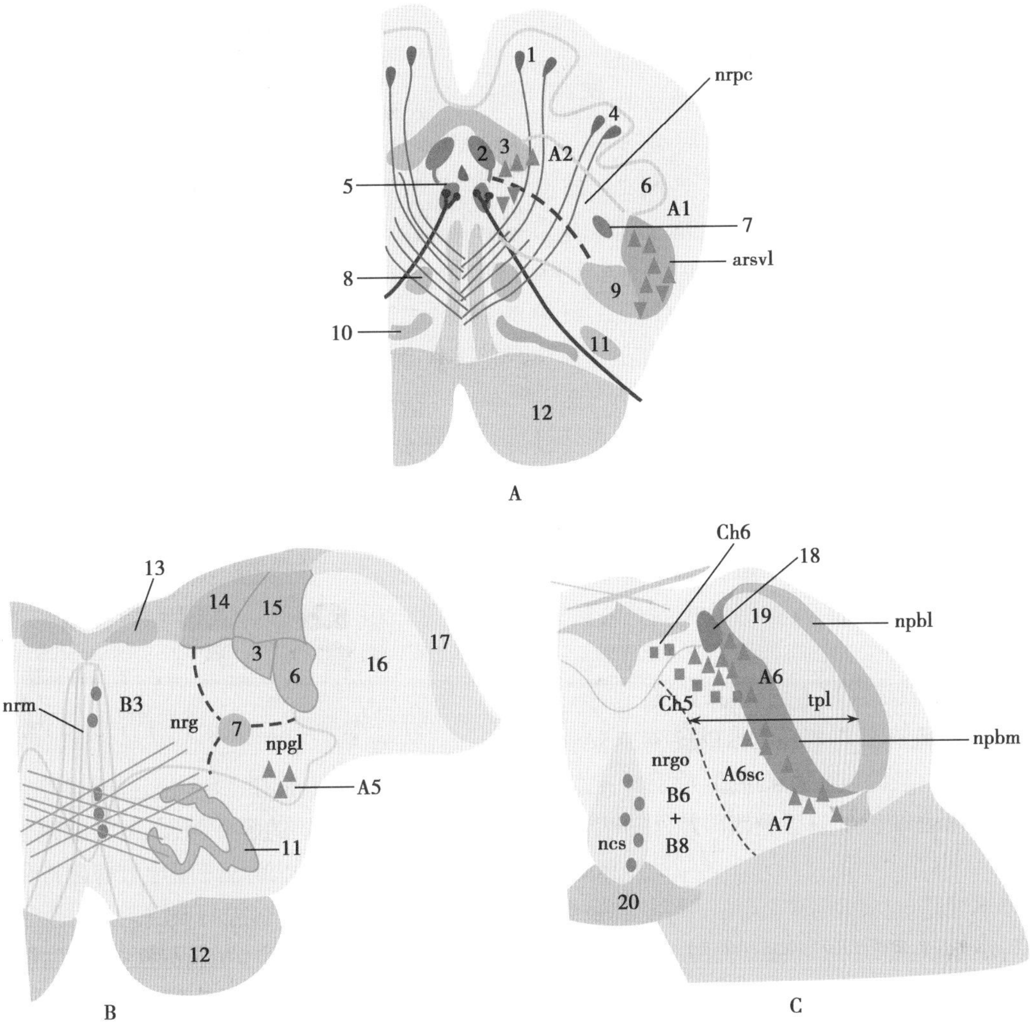

图 9-52 脑干网状结构内含不同种类神经活性物质神经元的分部示意图

A. 延髓下部水平切面（经内侧丘系交叉）；B. 延髓上部水平切面（经橄榄上部）；C. 脑桥上部水平切面（经滑车神经根交叉）。

示脑干网状结构内各种单胺能（▲去甲肾上腺素能；▼肾上腺素能；● 5-羟色胺能）和■胆碱能神经元群。

1. 薄束核；2. 迷走神经背核；3. 孤束核；4. 楔束核；5. 舌下神经核；6. 三叉神经脊束核；7. 疑核；8. 旁正中网状核；9. 外侧网状核；10. 内侧副橄榄核；11. 下橄榄主核；12. 锥体束；13. 舌下前置核；14. 前庭内侧核；15. 前庭下核；16. 小脑下脚；17. 蜗背侧核；18. 三叉神经中脑核；19. 小脑上脚；20. 脑桥被盖网状核。

A1、A2、A5、A6、A7：去甲肾上腺素能神经元群，A6 位于蓝斑，A6sc：蓝斑下核的去甲肾上腺能神经元群；B3、B6、B8：5-羟色胺能神经元；Ch5、Ch6：胆碱能神经元。arsvl：腹外侧上网状区；ncs：中央上核（正中中缝核）；npbl：臂旁外侧核；npbm：臂旁内侧核；npgl：旁巨细胞外侧网状核；nrg：巨细胞网状核；nrm：中缝大核；nrpc：小细胞网状核；nrpo：脑桥嘴侧网状核；tpl：外侧脑桥被盖核。

内侧核群主要接受外侧核群、脊髓和所有脑神经感觉核的传入纤维，也接受双侧大脑皮质、嗅脑的嗅觉及中脑顶盖视、听觉的传入纤维；该核群发出大量的上、下行纤维束，广泛投射到与中枢神经性痛相关的许多部位，产生多种效应，故将其称为脑干网状结构的“效应区”或“整合区”。

外侧核群 lateral nuclear group（见图 9-53）：位于内侧核群的外侧，约占网状结构的外侧 1/3，主要由小型神经元组成，其轴突短，一般终止于内侧核群；树突分支多而长。该核群主要包括**腹侧网状核** ventral reticular nucleus、**背侧网状核** dorsal reticular nucleus、**小细胞网状核** parvocellular reticular nucleus、**臂旁内侧核** medial parabrachial nucleus、**臂旁外侧核** lateral parabrachial nucleus、**Barrington 核** Barrington nucleus、**脚桥被盖核** pedunculopontine tegmental nucleus 等。

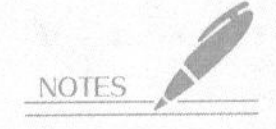

外侧核群主要由小型的肾上腺素或去甲肾上腺素能神经元组成；其树突分支多而长，接受长的上行感觉纤维束的侧支、对侧红核和脊髓网状束的纤维；其轴突较短，分支主要终止于内侧核群，能够接收多种信息，故称为脑干网状结构的“感受区”或“联络区”。

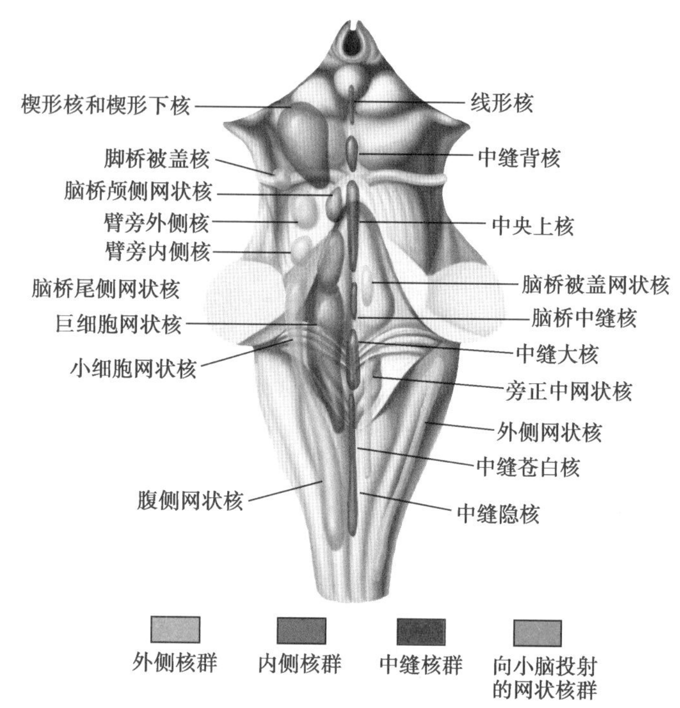

图 9-53 脑干网状结构核团在脑干背面投影示意图

臂旁内侧核沿小脑上脚内侧面分布，位于脑桥被盖上部的背外侧区，下端在前庭上核上端平面，上端至滑车神经交叉平面。该核由密集的小卵圆形或小梭形神经元组成，偶见较大的神经元。臂旁外侧核覆盖小脑上脚外侧面和腹外侧面，呈狭长的神经元带，从三叉神经运动核上方起始，上方可至中脑下端平面。其神经元与臂旁内侧核的类似，但神经元更小。臂旁内侧核接收孤束核颅侧部（味觉部）的传入纤维；臂旁外侧核接收孤束核中段和尾侧部（一般内脏感觉部）的传入纤维。二核的传出纤维将味觉和一般内脏感觉信息传至前脑。

Barrington 核位于脑桥颅侧部背外侧网状结构内，在被盖背外侧核的腹外侧，向尾侧延伸至蓝斑的内侧，含中等大小的神经元。刺激此核区，可使膀胱逼尿肌收缩；破坏此区可能导致膀胱持久性地不能排空。

与小脑联系的网状核团（见图 9-53），主要包括**外侧网状核** lateral reticular nucleus 又称**侧索核** nucleus of lateral funiculus、**旁正中网状核** paramedian reticular nucleus（又称**前索核** nucleus of anterior funiculus）和**脑桥被盖网状核** tegmentoreticular nucleus of pons（又称**翼状核** pterygoid nucleus）。

外侧网状核位于下橄榄核下半部的背外侧。根据神经元形态和密度，此核可分为由中型神经元密集排列组成的外侧部和由大型神经元疏松排列组成的内侧部。外侧网状核的主要传入纤维来自脊髓、大脑皮质及红核；其传出纤维经小脑下脚进入小脑。

旁正中网状核位于下橄榄核中部平面的背侧，靠近正中线，主要由疏松排列的大型神经元组成。该核的传入纤维来自脊髓、后索核、前庭神经核、小脑顶核、顶盖、舌下周核以及大脑皮质躯体感觉Ⅰ区和运动前区（6 区）；其传出纤维至小脑（前叶和蚓后部）、脊髓等。该核可能与两眼水平凝视运动的发起有关。

脑桥被盖网状核位于脑桥被盖的腹侧部，内侧丘系的背侧，由中型多棘神经元组成。该核既参与小脑-网状结构-小脑回路，又是大脑-小脑通路的中继站之一。

由上述可见，与小脑联系的 3 个网状核，都参加大脑-小脑通路。在多重的纤维束路当中，按纤维数量看，虽然它们比脑桥核发出的纤维数量要少很多，但是对于进入小脑前的信息整合作用来说，它们又有其特点。

（3）脑干网状结构的功能

1）对睡眠、觉醒和意识状态的影响：脑干网状结构通过上行网状激活系统和上行网状抑制系统参与睡眠-觉醒周期和意识状态的调节。

脑干上行网状激活系统 brain stem ascending reticular activating system：是维持大脑皮质觉醒状态的功能系统，主要包括向脑干网状结构的感觉传入、脑干网状结构内侧核群向间脑的上行投射和间脑至大脑皮质的广泛区域投射（图 9-54）。

NOTES

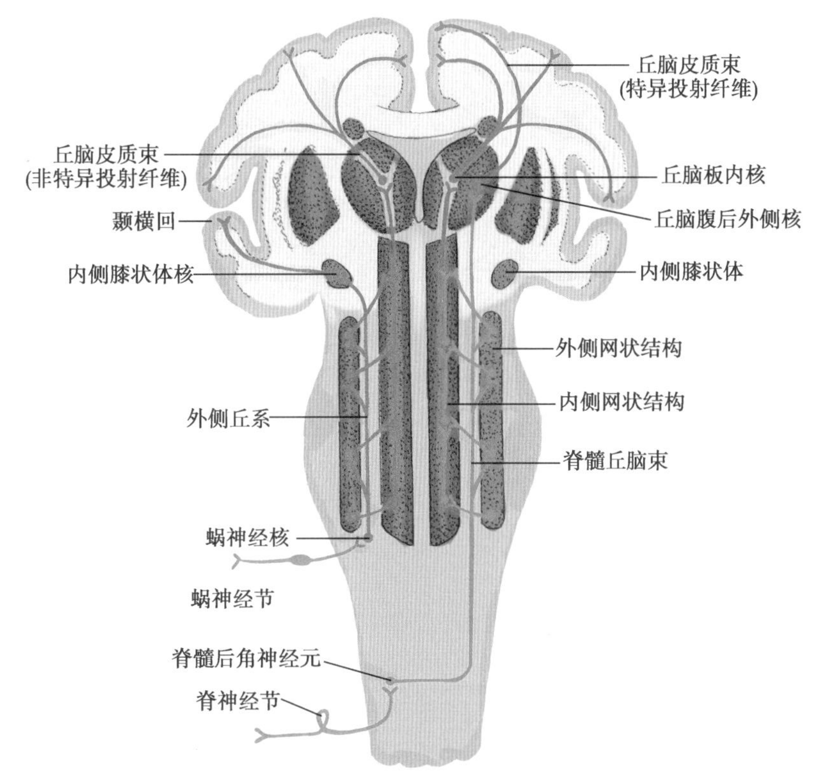

图 9-54 上行网状激活系统示意图

脑干上行网状激活系统虽然也将各种感觉信息多突触地传入大脑皮质，但投射的途径和功能与丘系系统（内侧丘系、脊髓丘系、三叉丘系和外侧丘系）不同。经丘系系统传导的感觉信息自丘脑腹后核群和内侧膝状体至大脑特定的感觉皮质区，具有高度的特异性，定位明确，能够清楚地识别出刺激的性质和数量。而通过脑干网状结构（主要为小细胞网状核）上传的各种特异性感觉信息则经网状结构内侧核群中继到丘脑板内核，进而投射至大脑皮质的广泛区域。在此过程中，各种感觉均并入网状结构这个多突触的通路中，使神经冲动得到了汇集和分散，结果使特异性的感觉信息转换为非特异性的信息，对于维持睡眠-觉醒状态，即入睡、唤醒、警觉和注意，起决定性作用。该系统可使大脑皮质保持适度的意识和清醒，从而对各种传入信息保持良好的感知能力。该系统受损，会导致不同程度的意识障碍，甚至深度昏迷。一些麻醉药物就是通过阻滞该系统的某个环节而发挥作用。

脑干上行网状抑制系统 brain stem ascending reticular inhibiting system：与脑干网状上行激活系统的动态平衡决定着睡眠-觉醒周期的变化和意识的水平。现已初步查明，此系统位于延髓孤束核周围和脑桥下部内侧的网状结构。该区的上行纤维对脑干网状结构的上部施予抑制性影响。

2）对躯体运动的控制：前脑和锥体束的下行侧支终止于发出网状脊髓束的内侧网状核群，经网状脊髓束与脊髓中间神经元发生突触联系，最终对前角运动神经元的活动进行调控（图 9-55）。该系统的调控作用有抑制和易化两种效应。抑制区位于延髓网状结构的腹内侧区，相当于巨细胞网状核（其最上部除外）及部分腹侧网状核（图 9-55）。刺激此区可以强烈地抑制脊髓牵张反射时的伸肌活动，降低肌张力。在临床上，锥体束损伤出现痉挛性瘫痪，主要原因可能是：①大脑皮质神经元对下位运动神经元的抑制作用消失；②前脑和网状结构抑制区的效应减弱；③脑干网状结构易化区的作用相对加强。

易化区的范围较大，居抑制区的背外侧，不仅贯穿整个脑干，而且上达间脑（见图 9-55）。电刺激易化区的任一水平，均可引起双侧易化效应，也主要作用于伸肌。易化区还接受纹状体、下丘脑、小脑、前庭核、脊髓上行的感觉通路侧支等许多结构的影响，它们可使易化区的活动减弱或增强。在中脑上丘、下丘间横断的动物，由于前脑下行纤维被切断，抑制区的传入联系中断，而易化作用仍存在，

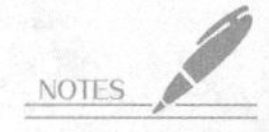

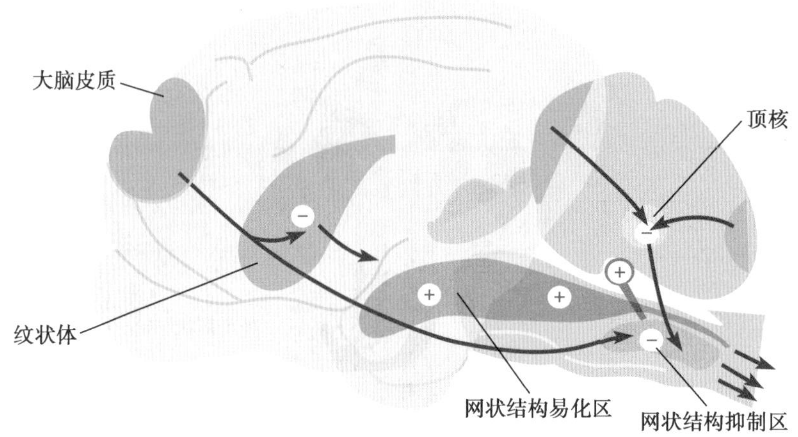

图 9-55 脑干网状结构下行调节系统示意图

抑制与易化作用失去平衡，故出现“去大脑僵直”。

脑干网状结构还与锥体系和锥体外系有关，直接或间接调节躯体运动。

3）对躯体感觉的调节：网状结构对传入中枢的感觉信息有修正、加强和抑制等方面的影响。网状脊髓束的5-羟色胺能、去甲肾上腺素能、脑啡肽能和P物质能下行纤维共同调节着上行痛觉信息及其他感觉信息的传递过程；初级传入纤维在脊髓和脑干的终点，接受脑干网状结构的突触前或突触后的易化性或抑制性影响；与处理感觉信息有关的丘脑核团和边缘系统等脑区，均接受网状结构的传入影响；网状结构发出的纤维直接至蜗神经核、前庭神经核、顶盖和顶盖前区、内侧和外侧膝状体，间接至大脑皮质的听觉区、视觉区和嗅觉区，调控听觉、视觉、嗅觉等特殊感觉。

4）对内脏活动的调节：在脑干网状结构中，存在着由许多调节内脏活动的神经元构成的呼吸中枢、心血管中枢等重要生命中枢。故脑干损伤会导致呼吸、循环障碍，甚至危及生命。延髓网状结构存在呼气神经元和吸气神经元，且两者多为交错存在。脑桥网状结构上端背外侧区有呼吸调整中枢，其兴奋与肺扩张时迷走神经传入冲动一起，使吸气向呼气转化，防止过长过深的吸气；此中枢受损，则会出现长吸式呼吸。脑桥网状结构中下部的长吸中枢，兴奋时对吸气神经元有很强的兴奋效应。延髓腹外侧表面的数微米深部，在舌咽神经和迷走神经出入延髓处的腹侧，有呼吸中枢的化学敏感区，对血中 CO_2 浓度或 H^+ 浓度的变化十分敏感，调节呼吸的频率和深度。

心血管中枢

边缘系统、下丘脑和脑干各部中的心血管神经元均影响心血管活动，但心血管中枢位于延髓网状结构内。在延髓上缘切断脑干后，延髓的心血管神经元仍能完成一些基本的心血管反射，对血压、心输出量以及各器官血流量分配等进行调节。脑干网状结构有3个区参与心血管活动的调节。血管收缩区位于脑桥下部和延髓上部的腹外侧区，相当于延髓被盖腹外侧区的外侧巨细胞旁核的上半部，外侧网状核内侧大细胞部的上方。该区细胞合成肾上腺素，发出下行纤维至胸髓侧角的节前神经元。血管舒张区位于延髓下半的腹外侧区，相当于外侧巨细胞旁核的下半部，该区细胞合成去甲肾上腺素，发出纤维上行至血管收缩区，抑制后者的缩血管反应，致血管扩张。血管感觉区主要位于脑桥下部和延髓的背外侧区，相当于孤束核区、旁正中网状核和舌下神经核周围区，迷走神经和舌咽神经的传入可经此区影响血管收缩区和血管舒张区神经元的活动。

脑干网状结构含不同神经递质的神经元群及其功能

1. 5-羟色胺（5-HT）能神经元群及功能　主要起自中缝苍白核（B1）、中缝隐核（B2）和中缝大核（B3）的中缝脊髓5-HT能纤维，终止到脊髓的Ⅰ、Ⅱ和Ⅴ层，参与痛觉传递的调节，特别对痛觉信息的传递具有抑制作用；终止到脊髓中间外侧核的5-HT能纤维，参与交感神经中枢对心血管运动的控制。中缝大核（B3）、中央上核（B6）和中缝背核（B7）的5-HT能神经元投射至间脑、基底核和大脑皮质广泛区域，主要抑制大脑皮质的活动，产生中枢镇痛和睡眠作用，并参与对边缘系统功能的调节。脑桥中缝核（B5）和中央上核（B6）的5-HT能纤维经小脑中脚投射至小脑皮质和小脑中央核群，维持肌张力和协调骨骼肌的运动。

2. 去甲肾上腺素和肾上腺素能神经元群及功能　A1、A2、A4~7去甲肾上腺素能神经元群和C1、C2肾上腺素能神经元群分布在脑桥和延髓外侧核群内；蓝斑所含的A6去甲肾上腺素能神经元群，通过上、下行纤维投射，几乎终止于全脑和脊髓灰质各部，从而影响全脑的整体活动，如：控制注意力水平；调节觉醒-睡眠周期。外侧核群的A2去甲肾上腺素能和C2肾上腺素能神经元群，投射至其附近的迷走神经背核、疑核和孤束核，参与胃肠和呼吸反射，如：呕吐、打嗝和咳嗽；A1、A2、A4、A5去甲肾上腺素能和C1肾上腺素能神经元群参与介导所在网状结构的心血管、呼吸、血管压力和化学感受器反射，并对痛信息传递进行调制；A5去甲肾上腺素能和C1肾上腺素能神经元群本身就是血管运动调节中枢，投射至脊髓的中间外侧核。

5. 中缝核群　在脑干正中线的两侧有一些神经元，形成多个连续的神经元窄带，根据其形态及分布可分为若干核团，此即**中缝核群** rapheal nuclear group。在结构与功能上，它们与脑干网状结构关系密切。从尾侧依次向颅侧，可分辨出8个中缝核，即中缝隐核、中缝苍白核、中缝大核、脑桥中缝核（中央下核）、正中中缝核（中央上核）、背侧中缝核、中间线形核和颅侧线形核，其中正中中缝核和中缝背核位于脑桥颅侧和中脑尾侧两个节段。中缝核群是中枢内5-羟色胺能神经元的主要聚集区。

（1）中缝核群的核团（见图9-53）。

中缝隐核 nucleus raphe obscurus：位于延髓中部平面至脑桥下部平面之间，被盖背侧部中缝两侧的纤维网内。多数为小型神经元，呈圆形或卵圆形；散在少量大中型神经元，染色较深。

中缝苍白核 nucleus raphe pallidus：分布平面同中缝隐核，位于中缝隐核的腹侧，锥体背侧的正中线上，不成对。大中型神经元占多数，小神经元也不少，因胞质淡染而得名。

中缝大核 nucleus raphe magnus：下方与中缝隐核及中缝苍白核相接续，下端从下橄榄核上部平面上升至脑桥中部平面，在下橄榄核上部平面较发达，位于被盖的腹侧部。此核神经元形态与巨细胞网状核和脑桥尾侧网状核类似。背侧部神经元较少，以中型多棘神经元为主；腹侧部神经元密集而多，在横切片上略呈菱形，以大中型神经元为主，散布着巨大神经元。

脑桥中缝核 raphe nucleus of pons：又名**中央下核** inferior central nucleus，核柱上界略高过三叉神经运动核的上端平面，下界位于中缝大核上端的背侧，实际上是中缝大核向颅侧的直接延续。此核由中小型神经元组成。

正中中缝核 median raphe：又名**中央上核** superior central nucleus下方与中央下核相接续。核柱下端起自脑桥中上部平面，上达中脑下丘中部平面，此核在菱脑峡平面最明显。其背侧有小脑上脚交叉和中缝背核，腹侧为脚间核。此核由密集的小中型神经元组成。

背侧中缝核 dorsal raphe nucleus：又名**中缝背核** nucleus raphe dorsalis，位于中脑导水管周围灰质的腹侧区。核下界为脑桥上部平面，上界为动眼神经核下部平面。在滑车神经核平面，该核分为密集的正中组和弥散的两侧翼组。神经元属中型，呈多棘形或梭形。

中间线形核 nucleus linearis intermedius of rapheal nuclear group：位于小脑上脚交叉纤维的背侧，中缝背核的腹侧，下接正中中缝核。核柱从小脑上脚交叉中部平面，延至红核下端平面。此核含两种神

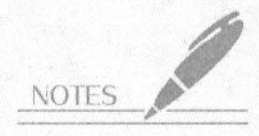

经元，一种是中型多棘或梭形神经元，另一种是小型圆形或梭形神经元。

嘴侧线形核 nucleus linearis rostralis of rapheal nuclear group：位于动眼神经根纤维的内侧，形成狭窄的神经元带，其下端接中间线形核。核柱从红核中部平面，上至中脑上端平面。此核的神经元有3种：大型多棘神经元、中型梭形或三角形神经元和胞质淡染的小神经元。

（2）中缝核群的神经活性物质（见图9-52）：单胺类神经元的另一系统为5-羟色胺（5-HT）能神经元，它们主要集中在中缝核簇，被划分为B1~9。延髓的中缝核团（B1~3）主要向脊髓发出下行投射，中脑的中缝核团（B7~9）主要向间脑和端脑发出上行投射，其余的发出上行或下行投射和向小脑投射，还有一些纤维联系尚未阐明。5-HT系统的一个重要作用就是对低级（如脊髓）和皮质下（丘脑）感觉中枢的调控作用，特别是抑制效应。此外，中缝核簇还含有脑啡肽（ENK）、γ-氨基丁酸（GABA）、谷氨酸（Glu）、甘氨酸（Gly）、一氧化氮（NO）、神经降压素（NT）、P物质（SP）等神经活性物质。

（3）中缝核群的纤维联系（图9-56）：延髓的中缝大核接受大脑皮质、中脑导水管周围灰质及脊髓的纤维，发出纤维至脑干网状结构及脑干和脊髓的感觉核，对感觉信息的传递过程有调节作用，特别是对痛觉信息传递有抑制作用，可产生镇痛效应。

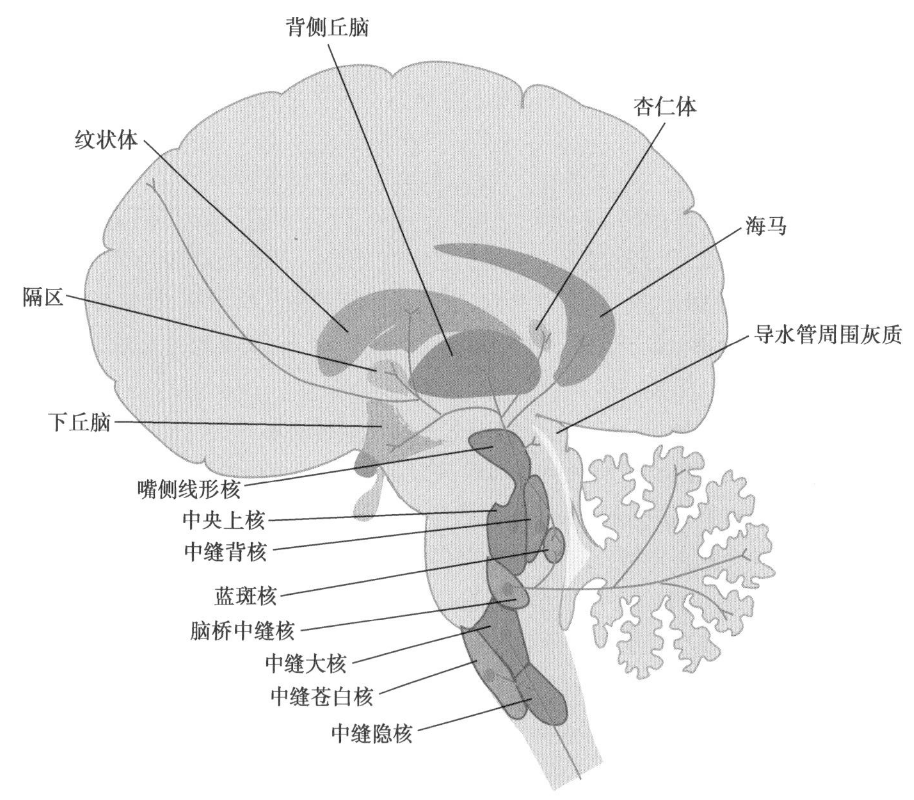

图9-56 中缝核群传出纤维的投射

脑桥中缝核群发出的投射纤维向上可到黑质、丘脑板内核群、终纹、隔区等处，向下可到小脑、蓝斑、脑桥网状结构及三叉神经感觉核簇。

中缝背核、正中中缝核及线形核的传出纤维可达丘脑、纹状体、小脑及大脑皮质等处。此外，中缝背核还向中缝大核、延髓和脊髓后角的浅层发出下行投射纤维，这些纤维投射在中枢的内源性镇痛效应方面发挥重要的作用。

（二）小脑

小脑 cerebellum 位于颅后窝，借上、中、下3对小脑脚连于脑干背面，其上方借小脑幕与大脑分隔。小脑是重要的运动调节中枢，其功能主要是维持身体平衡、调节肌张力以及协调随意运动。

NOTES

1. 小脑的外形

（1）小脑的外形：小脑两侧部膨大，称**小脑半球** cerebellar hemisphere，中间部狭窄，称**小脑蚓** vermis。小脑蚓的上面稍高出于小脑半球；下面从前向后依次为**小结** nodule、**蚓垂** uvula of vermis、**蚓锥体** pyramid of vermis 和**蚓结节** tuber of vermis。小结向两侧借**绒球脚** peduncle of flocculus 与位于小脑半球前缘的**绒球** flocculus 相连。小脑上面平坦，其前、后缘的凹陷分别称为**小脑前切迹** anterior cerebellar notch 和**小脑后切迹** posterior cerebellar notch；下面膨隆，蚓垂两侧小脑半球较膨出的部分称**小脑扁桃体** tonsil of cerebellum。小脑扁桃体靠近枕骨大孔两侧，前方紧邻延髓，当颅内压增高时，小脑扁桃体可被挤入枕骨大孔形成小脑扁桃体疝（或称枕骨大孔疝），压迫延髓内的呼吸中枢和心血管运动中枢，导致呼吸和循环功能障碍而危及生命（图 9-57~图 9-60）。

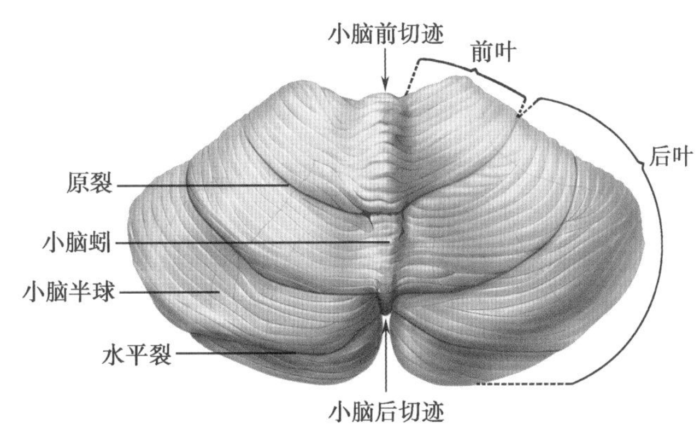

图 9-57 小脑外形（上面）

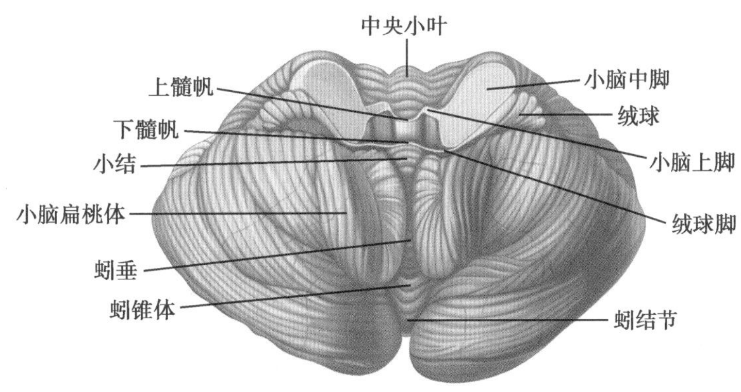

图 9-58 小脑外形（下面）

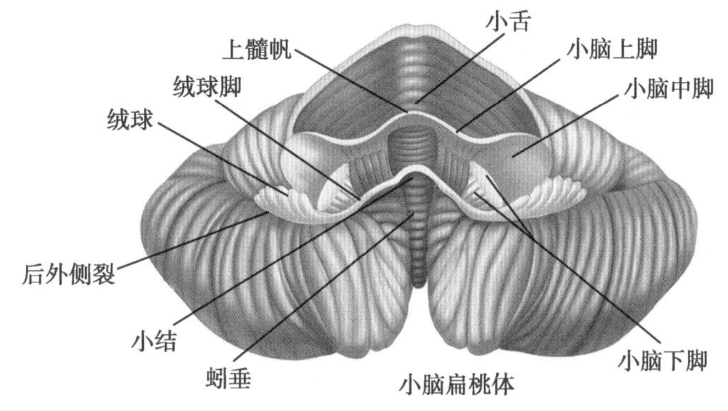

图 9-59 小脑外形（前面）

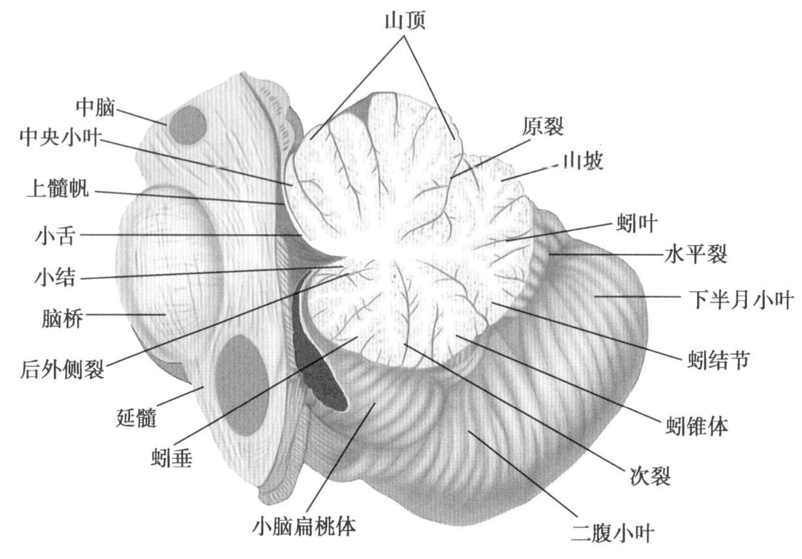

图 9-60 小脑正中矢状切面

（2）小脑的分叶和分区：小脑表面有许多平行的浅沟，沟间隆起的部分称小脑叶片。小脑上面前、中 1/3 交界处，有一略呈 V 形的深沟，称**原裂** primary fissure。小脑下面绒球和小结的后方有一深沟，为**后外侧裂** posterolateral fissure。原裂和后外侧裂于小脑表面形成环形。此环前上方部分为**前叶** anterior lobe，后下部分为**后叶** posterior lobe，后外侧裂处的绒球、绒球脚和小结合称为**绒球小结叶** flocculonodular lobe。前叶和后叶构成小脑的主体，合称为**小脑体** corpus of cerebellum（见图 9-57~图 9-60）。

根据小脑皮质内梨状细胞轴突的投射规律，可将小脑由内向外分成内侧区、中间区和外侧区 3 个纵区（图 9-61）。内侧区（蚓部）梨状细胞轴突主要投射到顶核，部分投射到前庭外侧核；中间区（蚓旁部）投射到中间核（球状核、栓状核）；外侧区投射到齿状核。小脑体之外的绒球小结叶投射到前庭神经核，故前庭神经核可视为小脑的转移核团。

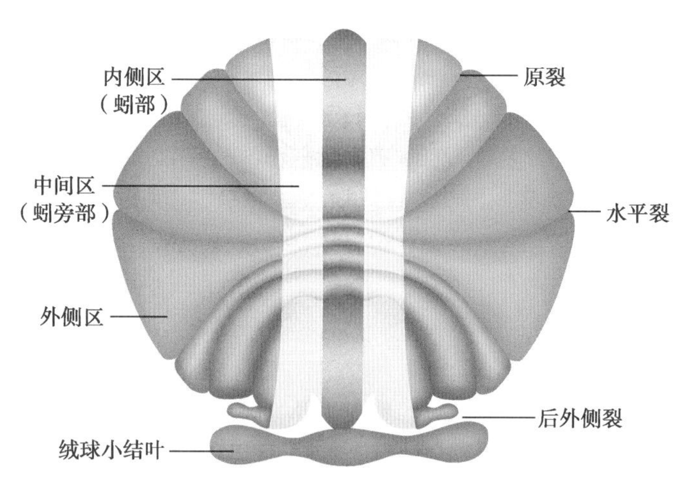

图 9-61 小脑皮质平面示意图

小脑的分区与小脑的种系发生密切相关。根据传入和传出的纤维联系，将小脑划分为 3 个主要的功能区。绒球小结叶主要与前庭神经核和前庭神经相联系，称为**前庭小脑** vestibulocerebellum，在进化上出现最早，故又称为**原小脑** archicerebellum；小脑体内侧区和中间区主要接收来自脊髓的信息，传出纤维经顶核、中间核中继后传出，称为**脊髓小脑** spinocerebellum，在进化上出现较晚，故又称为**旧小脑** paleocerebellum；小脑体外侧区接收大脑皮质经脑桥核中继后传入的信息，传出纤维经齿状核中继后传出，称为**大脑小脑** cerebrocerebellum，在进化上出现最晚，与大脑皮质同步发展，故又称为**新小脑** neocerebellum。

2. 小脑的内部结构 小脑包括表面的皮质、深部的髓质和小脑核。

（1）**小脑皮质** cerebellar cortex。为位于小脑表面的灰质。小脑皮质细胞构筑分为 3 层，由浅至深分别是：分子层、梨状细胞层和颗粒层。小脑皮质的神经元有 5 类：**星形细胞** stellate cell 和**篮细胞**

NOTES

basket cell 位于分子层；**梨状细胞** piriform cell（又称**浦肯野细胞**）位于梨状细胞层（又称浦肯野细胞层）；**颗粒细胞** granular cell 和 Golgi Ⅱ型细胞位于颗粒层。从神经递质属性来看，除颗粒细胞为谷氨酸能的兴奋性神经元外，其余 4 种均为 γ-氨基丁酸能的抑制性神经元。梨状细胞的轴突是小脑皮质唯一的传出纤维，对小脑核神经元及前庭神经核起抑制作用；其余 4 种神经元均为中间神经元。小脑的传入纤维和中间神经元以梨状细胞为核心，构成了小脑感觉运动整合功能的神经环路（图 9-62、图 9-63）。

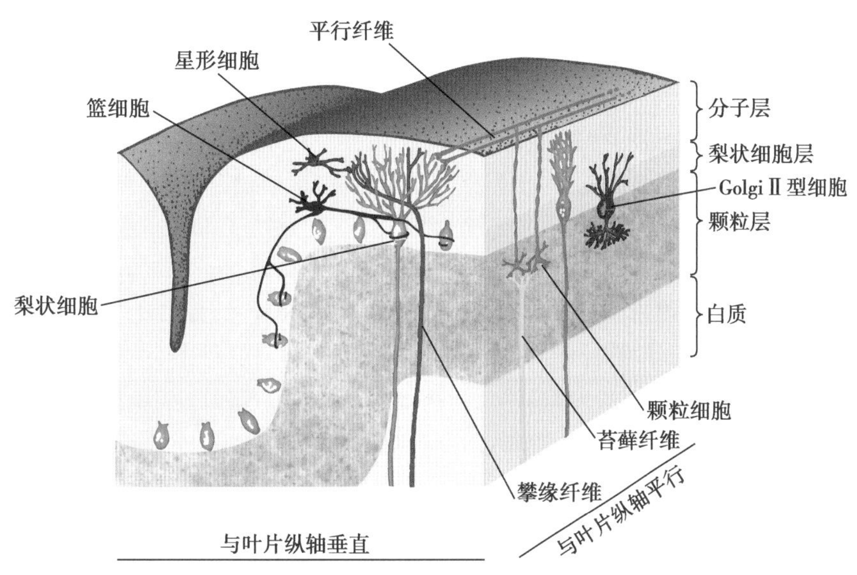

图 9-62 小脑皮质的细胞构筑模式图（一）

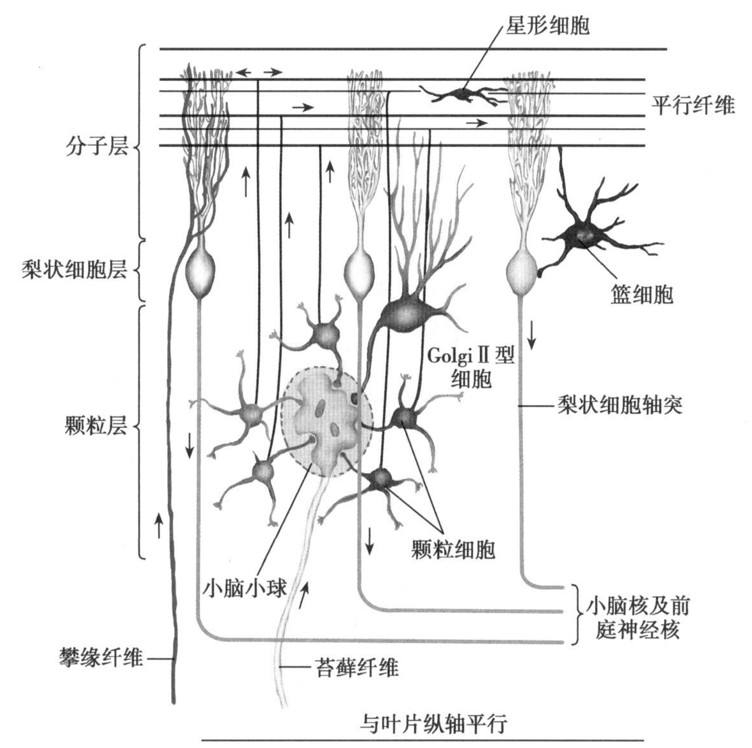

图 9-63 小脑皮质的细胞构筑模式图（二）

兴奋性冲动由攀缘纤维和苔藓纤维传入：前者直接与梨状细胞树突构成突触；后者与颗粒细胞形成突触，兴奋性冲动转而由颗粒细胞发出的平行纤维传递至梨状细胞树突。梨状细胞是小脑皮质的传出神经元，Golgi Ⅱ型细胞、篮细胞和星形细胞均为抑制性中间神经元。

箭头示神经冲动传递方向；小脑小球由胶质细胞构成囊（虚线所示），内含一个苔藓纤维的玫瑰结、若干颗粒细胞树突及一个 Golgi 细胞的轴突。

1）**颗粒层** granular layer：主要由大量密集的颗粒细胞构成，并含有抑制性中间神经元（Golgi Ⅱ型细胞）。该层的传入纤维为来自脊髓、脑桥核和脑干网状结构等处的兴奋性**苔藓纤维** mossy fiber，其纤维终末形成花结样膨大，与颗粒细胞的树突和 Golgi Ⅱ型细胞的轴突终末共同构成**小脑小球** cerebellar glomerulus。颗粒细胞是兴奋性中间神经元，其轴突进入分子层，呈 T 形分叉，形成与小脑叶片长轴平行的**平行纤维** parallel fiber。平行纤维穿行于与其伸展方向垂直的梨状细胞的树突丛中，与这些树突丛形成兴奋性突触（见图 9-62、图 9-63）。

2）**梨状细胞层** piriform cell layer：由排列整齐的单层的梨状细胞构成。梨状细胞的树突分支在分子层内呈扇形展开，呈树枝状，其扇面方向与平行纤维垂直，并与之形成大量突触。梨状细胞的树突还接受来自延髓下橄榄核的另一种兴奋性纤维——**攀缘纤维** climbing fiber，以及小脑分子层篮细胞和星形细胞的抑制性轴突终末。梨状细胞的轴突是小脑皮质唯一的传出纤维，穿过颗粒层，大部分止于小脑核，小部分出小脑止于前庭神经核，对这些核团起抑制作用（见图 9-62、图 9-63）。

3）**分子层** molecular layer：主要由梨状细胞的树突、颗粒细胞轴突形成的平行纤维以及攀缘纤维构成。细胞稀疏，主要是篮细胞和星形细胞，这两种细胞的轴突与梨状细胞的树突形成抑制性突触（见图 9-63、图 9-64）。

（2）**小脑核** cerebellar nuclei。也称为**小脑中央核** central nuclei of cerebellum，是位于小脑髓质内的核团，由内侧向外侧依次为**顶核** fastigial nucleus、**球状核** globose nucleus、**栓状核** emboliform nucleus 和**齿状核** dentate nucleus（图 9-64）。顶核位于第四脑室顶上方小脑蚓的白质内，属于原小脑；球状核和栓状核合称为**中间核** interposed nuclei，属于旧小脑；齿状核最大，位于小脑半球的白质内，呈皱褶的口袋状，袋口（核门）朝向前内侧，属于新小脑。小脑核主要接受小脑皮质梨状细胞的纤维，也接受苔藓纤维和攀缘纤维的侧支。小脑核既有谷氨酸能兴奋性神经元，也有 γ-氨基丁酸能抑制性神经元，其轴突构成小脑的主要传出纤维，轴突侧支可返回小脑皮质，形成反馈联系。

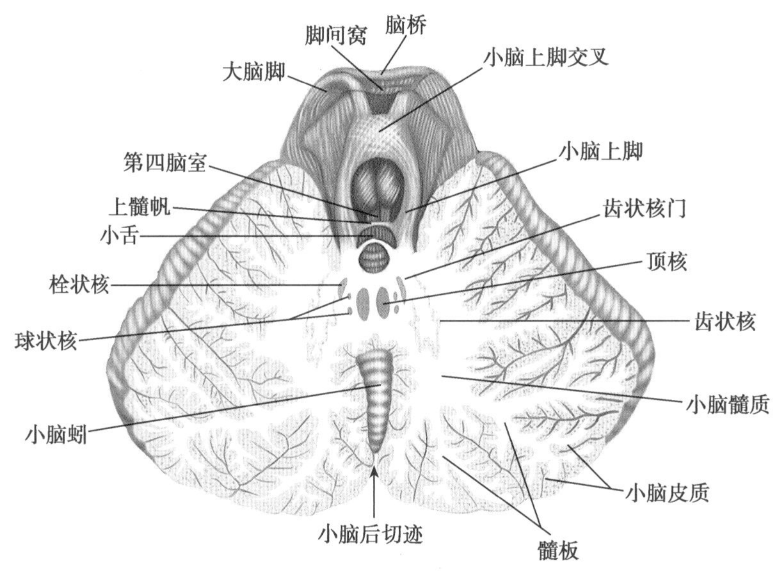

图 9-64 小脑水平切面（示小脑核）

（3）**小脑髓质** cerebellar medulla。由3类纤维构成：①小脑皮质与小脑中央核之间的往返纤维；②小脑叶片间或小脑各叶之间的联络纤维；③小脑的传入和传出纤维。这些纤维参与上、中、下3对小脑脚的组成（图9-65）。

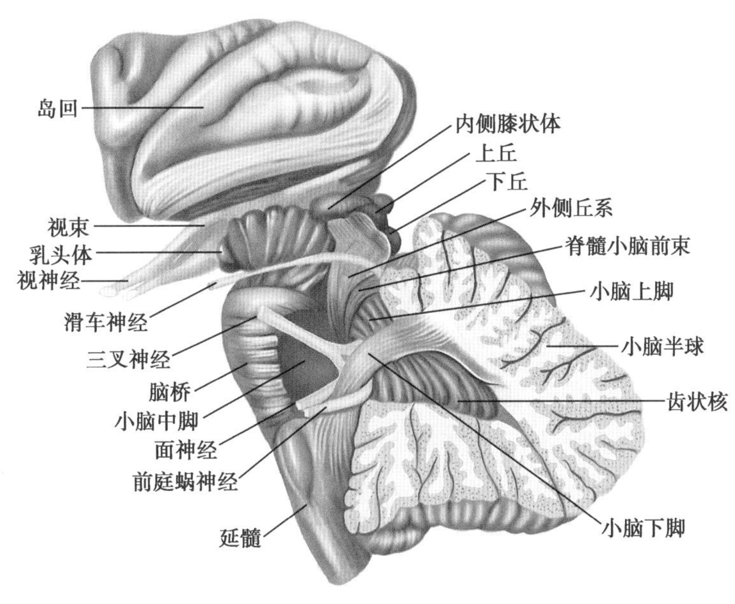

图9-65 小脑脚示意图

1）**小脑下脚** inferior cerebellar peduncle：又称**绳状体** restiform body，与延髓相连，由小脑的传入纤维和传出纤维组成。传入纤维来自前庭神经、前庭神经核、延髓下橄榄核、延髓网状结构至小脑的纤维以及脊髓小脑后束与楔小脑束的纤维，这些小脑的传入纤维主要是谷氨酸能兴奋性纤维。传出纤维有两类：一是发自绒球和部分小脑蚓部皮质，止于前庭神经核的小脑前庭纤维，其化学性质为γ-氨基丁酸能抑制性纤维，对前庭神经核内的神经元起抑制作用；二是起自顶核，止于延髓的顶核延髓束纤维（包括顶核前庭纤维和顶核网状纤维），既有谷氨酸能兴奋性纤维，又有γ-氨基丁酸能和甘氨酸能抑制性纤维。

2）**小脑中脚** middle cerebellar peduncle：又称**脑桥臂** brachium pontis，与脑桥相连，是3个小脑脚中最粗大者。纤维主要成分为由对侧脑桥核发出的脑桥小脑纤维，另有少量脑桥网状核到小脑皮质的纤维，这些经小脑中脚的传入纤维主要以谷氨酸为神经递质。小脑中脚内的传出纤维非常稀少，为小脑至脑桥的纤维。

3）**小脑上脚** superior cerebellar peduncle：又称**结合臂** brachium conjunctivum，与中脑相连。纤维主要成分为起自小脑中央核，止于对侧红核和背侧丘脑的小脑传出纤维；也有来自脊髓小脑前束、三叉小脑束、顶盖小脑束和红核小脑束等小脑传入纤维。

3. 小脑的纤维联系和功能

（1）前庭小脑（原小脑）：主要接受来自同侧前庭神经节（初级）和前庭神经核（次级）发出的纤维，经小脑下脚至小脑皮质的绒球小结叶。传出纤维由绒球小结叶直接发出，经顶核中继或直接经小脑下脚终止于同侧前庭神经核和脑干网状结构，之后发出前庭脊髓束和内侧纵束，至脊髓前角运动神经元和脑干的眼外肌运动核。前庭小脑的主要作用为调节躯干肌运动、协调眼球运动以及维持身体平衡。前庭小脑损伤，如肿瘤压迫绒球小结叶，可出现平衡失调、站立不稳、步态蹒跚如酒醉，其原因在于患者失去利用前庭信息以调节躯体运动的能力。但患者取卧位或肢体得到支撑时，肢体随意运动可不受影响，也不存在肌张力减退或反射改变（图9-66）。

（2）脊髓小脑（旧小脑）：主要接收来自脊髓小脑前、后束经小脑上、下脚到达小脑前叶和后叶内

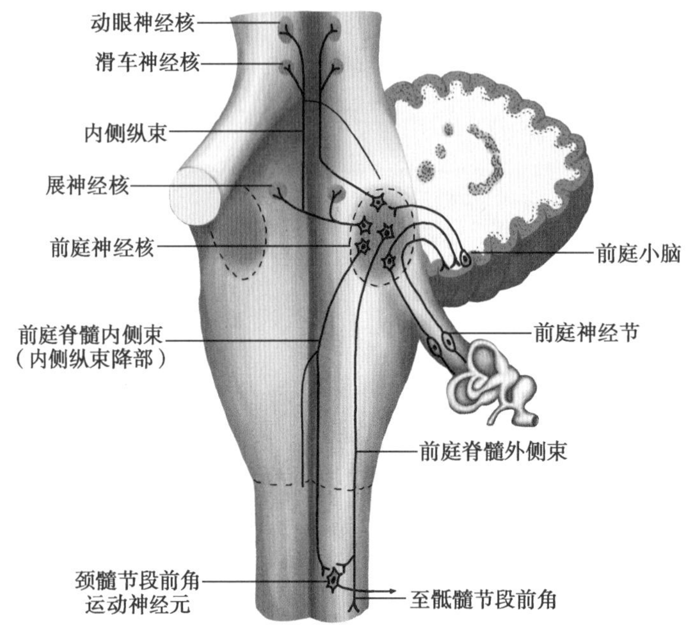

图 9-66 前庭小脑的主要传入、传出纤维联系

侧区与中间区皮质，获取运动过程中本体感觉信息。脊髓小脑也接收视觉、听觉和前庭的感觉信息，以及经脑桥中转的大脑皮质感觉区和运动区的信息传入。传出纤维主要投射至顶核和中间核，中继后发出纤维至前庭神经核、脑干网状结构和红核，再经前庭脊髓束、网状脊髓束以及红核脊髓束影响脊髓前角运动细胞，以调节肌张力（图 9-67）。

（3）大脑小脑（新小脑）：接受皮质脑桥束在脑桥核中继后经小脑中脚传入的纤维。传出纤维在齿状核中继后，经小脑上脚止于对侧红核和对侧背侧丘脑的腹前核及腹外侧核，后者再发出纤维至大脑皮质躯体运动区，最后经皮质脊髓侧束下行至脊髓前角运动神经元，以调控骨骼肌的精细运动。运动信息从大脑皮质传至脑桥换元后至对侧小脑半球，再经背侧丘脑投射至运动皮质，构成“内反馈环路”。同时，小脑又接收头颈、躯干和四肢运动过程中的运动感觉信息反馈，此为“外反馈”。小脑汇聚、比较、整合两方面的信息，形成大脑-小脑之间的反馈系统，及时察觉运动误差，修正大脑皮质运动区的运动起始、方向、速度或终止的指令，并经小脑传出，影响各级下行通路，以精确调控骨骼肌随意运动的精细和协调。新小脑损伤常累及旧小脑，患者表现为肌张力下降、腱反射减退、共济失调和意向性震颤，如指鼻失误、轮替运动障碍等（图 9-68）。

4. 小脑损伤的解剖基础

（1）小脑作为锥体外系的重要组成部分，其功能主要是调节肌张力、维持身体姿势和协调随意运动，而不是随意运动的发动和执行，故小脑的损伤不会引起随意运动丧失（瘫痪），更没有一般感觉障碍。

（2）一侧小脑半球损伤时，运动障碍出现在同侧。这是因为：①小脑上脚纤维交叉，经对侧丘脑皮质束至对侧大脑皮质感觉运动区及对侧红核，而皮质脊髓侧束和红核脊髓束又反向交叉回同侧；②原小脑发出小脑前庭束至同侧前庭神经核，后者发出前庭脊髓束至同侧脊髓前角运动神经元（图 9-69）。

（3）小脑损伤的典型体征表现为：①平衡失调，走路时两腿间距过宽，东摇西摆，状如醉汉；②共济失调，运动时有控制速度、力量和距离上的障碍，如不能闭眼指鼻，不能做快速的轮替动作等；③意向性震颤，肢体运动时，产生不随意的有节奏的摆动，越接近目标时越加剧；④眼球震颤，表现为眼球非自主地有节奏地摆动；⑤肌张力低下，主要为旧小脑损伤所致。

NOTES

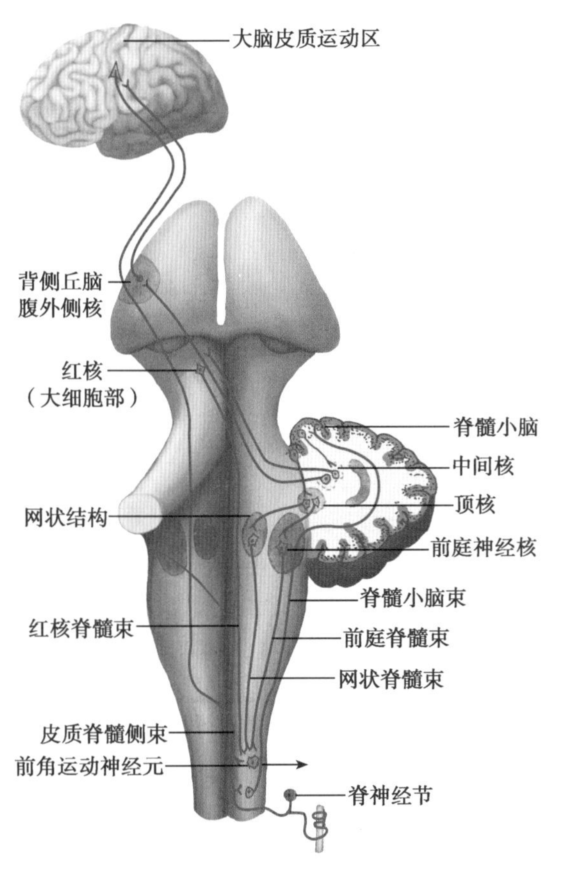

图 9-67 脊髓小脑的主要传入、传出纤维联系

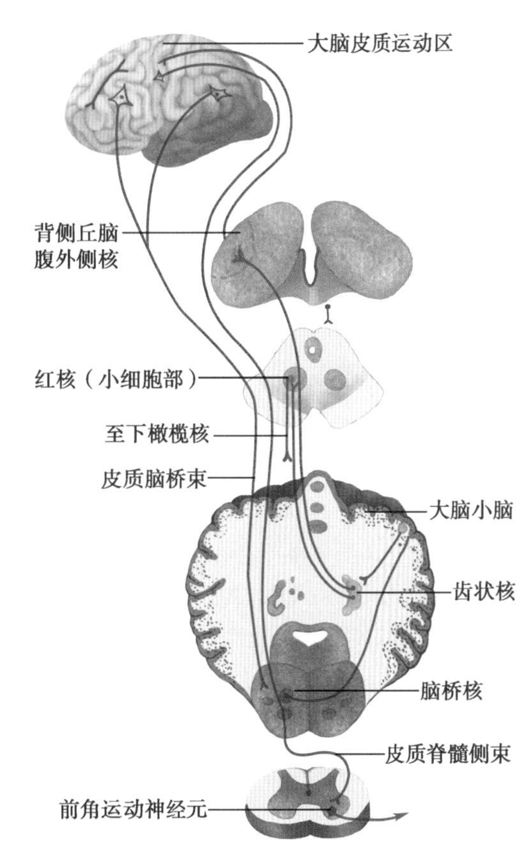

图 9-68 大脑小脑的主要传入、传出纤维联系

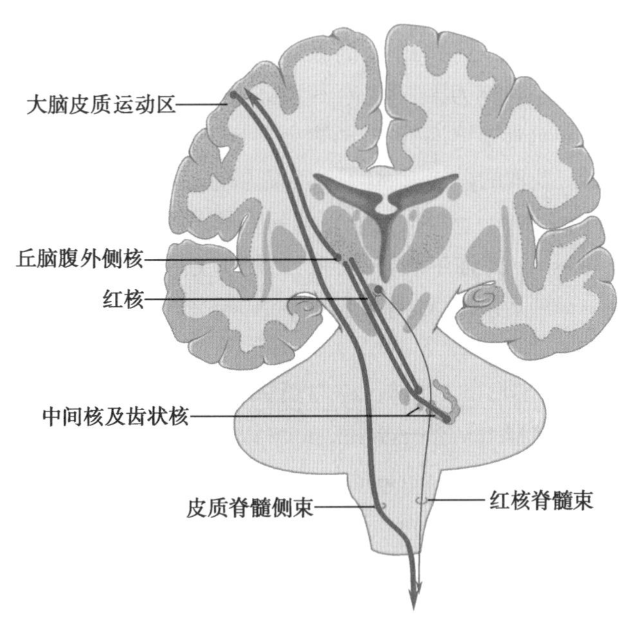

图 9-69 小脑传入、传出纤维投射二次交叉示意图

梨状细胞与长时程抑制（LTD）

梨状细胞同时与兴奋性平行纤维和攀缘纤维形成突触，攀缘纤维传入可以长时程地减弱梨状细胞对苔藓纤维传入的反应，可出现持续1.5小时的长时程抑制效应。其机制可能是平行纤维或篮细胞被激活后产生一氧化氮（NO），NO扩散到梨状细胞激活蛋白激酶C，最终导致其受体敏感性下降，形成LTD。目前认为LTD可能是小脑对运动的学习和记忆的神经基础。

小脑与运动调节的编程和实时校正

小脑可被视为信息从大脑皮质（主要是联络皮质）传至运动皮质的中继站。信息从联络皮质传出至脑桥换元后至对侧小脑半球，由小脑半球发出的纤维再经丘脑投射至运动皮质，构成所谓的"内反馈环路"。研究发现，在快速随意运动前，小脑齿状核内有相当多神经元较运动皮质锥体细胞先发生放电。上述环路与快速随意运动的程序预编有关。在个体进行活动时，小脑接收大脑皮质运动区发出随意运动指令的信息（内反馈），又接收头颈、躯干、四肢运动过程中的运动感觉信息反馈（外反馈），小脑汇聚、比较、整合两方面信息，及时察觉运动指令与运动实施之间的误差，经小脑-大脑反馈，修正大脑皮质运动区有关运动的起始、方向、速度、终止的指令，并经小脑传出联系影响各级下行通路，使运动意念得以精确实现。此外小脑作为一种"比较器"将运动皮质经锥体系统传来的信息与以往动作经验和当前具体情况比较后，发出冲动传回运动皮质，影响运动皮质发出运动指令。

（三）间脑

间脑 diencephalon 位于中脑和端脑之间，由胚胎时的前脑泡发育而来。除腹侧部的视交叉、视束、灰结节、漏斗、垂体和乳头体露于脑底外，间脑的其他部分被大脑半球所覆盖。间脑可分为背侧丘脑、后丘脑、上丘脑、底丘脑和下丘脑5个部分（图9-70）。虽然间脑的体积不到中枢神经系统的2%，但结构和功能却相当复杂，是仅次于端脑的中枢高级部位。

两侧间脑之间的矢状狭窄间隙为第三脑室，其顶部为脉络组织；底为视交叉、灰结节、漏斗和乳头体；前界为终板；后经中脑导水管通第四脑室；两侧为背侧丘脑和下丘脑；背侧丘脑与下丘脑以**下丘脑沟** hypothalamic sulcus 为界，此沟的前端有室间孔，为侧脑室通第三脑室的位置。

1. 背侧丘脑 dorsal thalamus 又称丘脑，是间脑中最大的部分，为两个卵圆形的灰质团块，借**丘脑间黏合** interthalamic adhesion（或称**中间块**，约20%缺如）连接，前端窄小，向前上方隆凸，称**丘脑前结节** anterior thalamic tubercle，后端膨大，称**丘脑枕** pulvinar，背面的外侧缘与端脑尾状核之间隔有**终纹** terminal stria（见图9-70）。

在背侧丘脑内部有一呈Y形的白质板，称**内髓板** internal medullary lamina，将背侧丘脑分隔为3个核群：内髓板前方的**前核群** anterior nuclear group 以及分别位于内髓板内侧的**内侧核群** medial nuclear group 和外侧的**外侧核群** lateral nuclear group。外侧核群分为背、腹两层，这两层核团之间无明显界限。背层核群由前向后分为**背**外侧核、后外侧核和丘脑枕；腹层核群由前向后分为**腹前核** ventral anterior nucleus、**腹外侧核** ventral lateral nucleus（又称腹中间核）和**腹后核** ventral posterior nucleus。腹后核又分为**腹后外侧核** ventral posterolateral nucleus 和**腹后内侧核** ventral posteromedial nucleus。此外，在内髓板内有若干板内核，第三脑室侧壁的薄层灰质和丘脑间黏合内的核团称中线核；外侧核群与内囊之间的薄层灰质称丘脑网状核（图9-71）。

根据进化顺序的先后，背侧丘脑可分为古丘脑、旧丘脑和新丘脑3类核团。

（1）非特异性投射核团（古丘脑）：为背侧丘脑进化中较古老的部分，包括中线核、网状核和板内核，主要接受嗅脑和脑干网状结构的传入纤维，传出纤维至下丘脑和纹状体等结构，并与这些结构形成往返的纤维联系。脑干网状结构上行激动系统的纤维经这些核团中继后，投射到大脑皮质广泛区

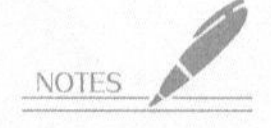

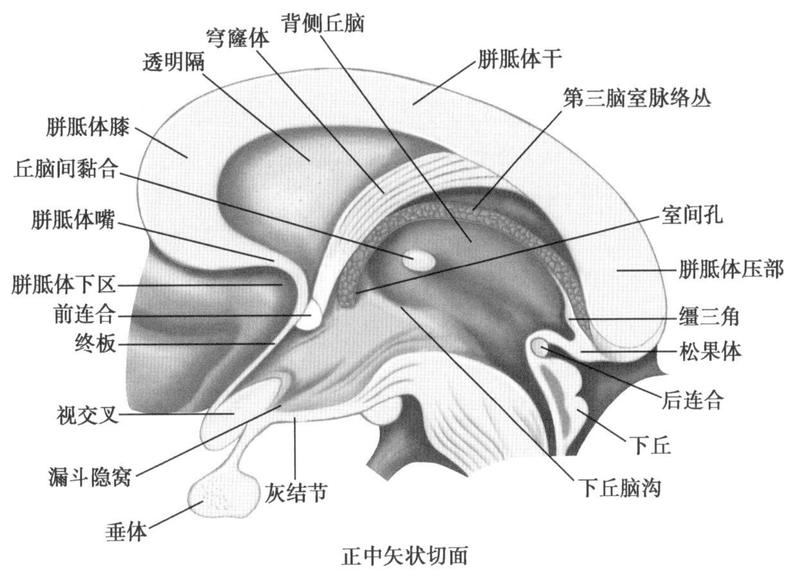

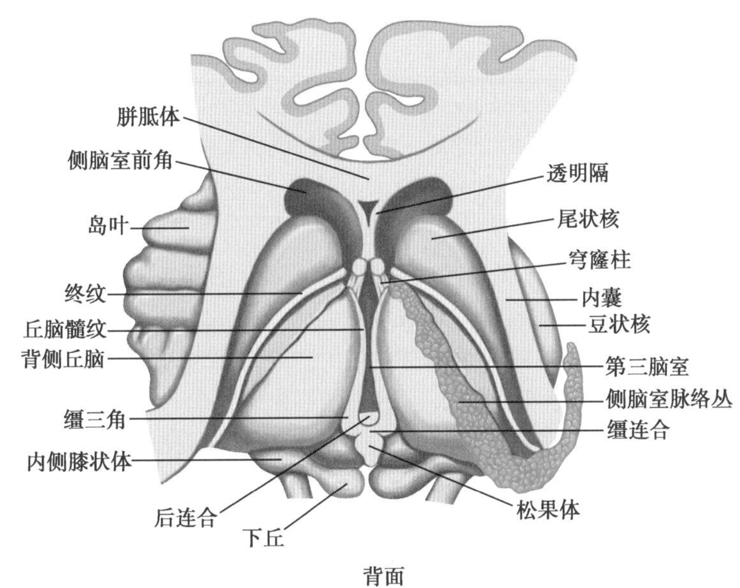

图 9-70 间脑

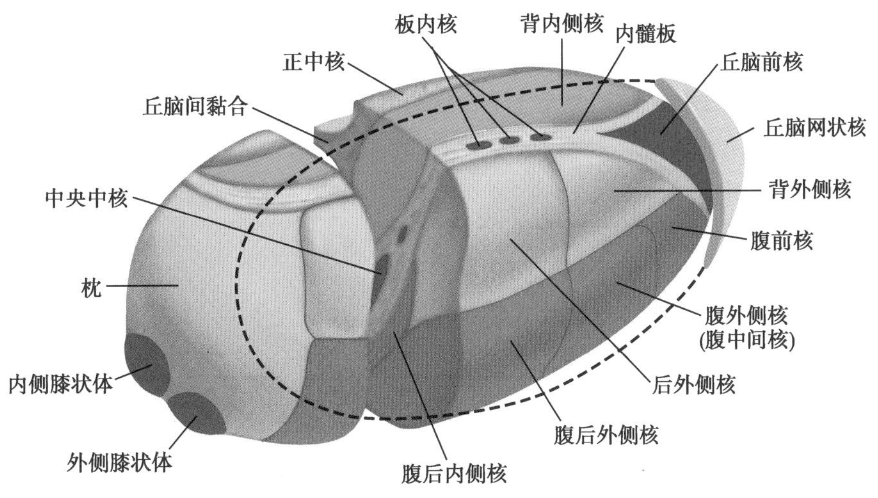

图 9-71 背侧丘脑核团模式图

域，维持机体的觉醒状态。

（2）特异性中继核团（旧丘脑）：为背侧丘脑进化中较新的部分，包括腹前核、腹外侧核和腹后核。旧丘脑随着大脑皮质的进化而发育，主要充当脊髓或脑干等的特异性上行传导系统的中继核，再由这些核发出纤维将不同的感觉及运动有关的信息转送达大脑特定区。腹前核和腹外侧核主要接受小脑齿状核、纹状体和黑质的传入纤维，中继后发出纤维到大脑皮质运动中枢，调节躯体运动。腹后内侧核接受三叉丘系和由孤束核发出的味觉纤维，是对侧头面部浅感觉纤维束的中继核团，发出的纤维投射到大脑皮质中央后回下部，管理头面部的躯体感觉和味觉。腹后外侧核接受内侧丘系和脊髓丘系的纤维，是对侧躯干和四肢感觉纤维束的中继核团，发出的纤维投射到大脑皮质中央后回中上部和中央旁小叶后部，管理四肢和躯干的躯体感觉。

（3）联络性核团（新丘脑）：为背侧丘脑进化中最新的部分，包括内侧核群、外侧核群背层及前核群。新丘脑接受广泛的传入纤维，与大脑皮质形成丰富的纤维联系，与脑的高级神经活动，如情感、学习记忆等有关。

背侧丘脑是皮质下感觉中枢，并可感知粗略的痛觉。背侧丘脑受损可引起感觉功能障碍和痛觉过敏、自发性疼痛等。此外，通过腹前核和腹外侧核，将大脑皮质与小脑、纹状体、黑质相互联系，实现对躯体运动的调节。

2. 后丘脑 metathalamus 位于背侧丘脑的后下方，中脑顶盖的上方，包括**内侧膝状体** medial geniculate body 和**外侧膝状体** lateral geniculate body（见图 9-71），属特异性感觉中继核。内侧膝状体是听觉传导通路的中继核，接受下丘经下丘臂传入的听觉纤维，中继后发出纤维组成听辐射，投射至大脑皮质的听觉中枢。外侧膝状体是视觉传导通路的中继核，接受视束的传入纤维，中继后发出纤维组成视辐射，投射至大脑皮质的视觉中枢。

3. 上丘脑 epithalamus 位于背侧丘脑的后上方，间脑背侧部与中脑顶盖前区相移行的部分，包括**松果体** pineal body、**缰三角** habenular trigone、**缰连合** habenular commissure、**丘脑髓纹** thalamic medullary stria 和**后连合** posterior commissure（见图 9-70）。松果体为内分泌腺，产生褪黑激素，具有抑制性腺和调节生物钟的功能。16 岁后松果体逐渐钙化，临床影像学上常把它作为颅内定位标志。缰三角内有缰核，接受经丘脑髓纹的纤维，并发出纤维组成缰核脚间束投射至中脑脚间核，因此缰核被认为是边缘系统与中脑之间的中继站。丘脑髓纹主要由来自隔区的纤维束构成，大部分终止于缰核，也有纤维至中脑导水管周围灰质和其他丘脑核团。

> **性 早 熟**
>
> 性早熟包括男性性早熟和女性性早熟，分别又可分为真性性早熟和假性性早熟。早在 19 世纪末，赫布奈尔（Heubner，1898）首次报道一例 4 岁半男孩性早熟病例。该男孩因脑肿瘤死亡，病理解剖发现为松果体区的肿瘤。随后有大量关于脑肿瘤的文献报道，提示松果体区的肿瘤与性早熟有关。临床神经外科发现，发生于下丘脑或松果体区的肿瘤，可伴有男、女性性早熟。但是，由下丘脑区肿瘤引起的性早熟较为少见；然而，发生于松果体区的非松果体实质细胞瘤，特别是生殖细胞瘤，因破坏了松果体或自身大量产生促性腺激素，常伴有性早熟。

4. 底丘脑 subthalamus 位于间脑与中脑被盖之间的移行区，背侧丘脑的腹侧，下丘脑的背外侧及内囊的内侧。底丘脑内含有**底丘脑核** subthalamic nucleus 和**未定带** zona incerta，中脑的红核、黑质也延伸至此区域。底丘脑与苍白球之间有密切的纤维联系，该纤维束行经内囊，称**底丘脑束** subthalamic fasciculus。底丘脑核与苍白球同源，是锥体外系的重要结构，主要功能是对苍白球起抑制作用。一侧底丘脑病变，可导致对侧肢体不自主的舞蹈样或投掷样动作，称为半身舞蹈病。未定带为灰质带，位于底丘脑核的背内侧，是中脑网状结构头端的延续，向外侧过渡到丘脑网状核（图 9-72）。

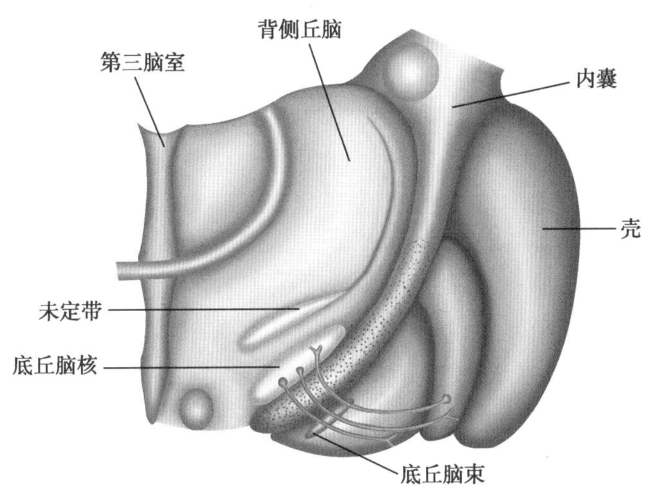

图 9-72 底丘脑（冠状切面）的结构和纤维联系

5. 下丘脑

（1）下丘脑的位置与外形：**下丘脑** hypothalamus 位于背侧丘脑前下方，两者借下丘脑沟为界。下丘脑构成第三脑室侧壁的下半和底壁，前端达室间孔，后端与中脑被盖相续。在脑底面，**终板** lamina terminalis 和**视交叉** optic chiasma 位于下丘脑最前部；视交叉向后延伸为视束；视交叉后方微小隆起的薄层灰质为**灰结节** tuber cinereum；灰结节向前下移行为**漏斗** infundibulum 和垂体。灰结节后方的一对圆形隆起称**乳头体** mamillary body（见图 9-70）。

（2）下丘脑的分区与核团：下丘脑从前向后分为 4 个区，分别是**视前区** preoptic region、**视上区** supraoptic region、**结节区** tuberal region 和**乳头体区** mamillary region，其中视前区位于视交叉前缘与前连合之间，其余 3 部分分别位于视交叉、灰结节及乳头体上方。下丘脑由内向外可分为室周带、内侧带和外侧带 3 个带。室周带是第三脑室室管膜深面的薄层灰质，内侧带和外侧带以穹窿柱和乳头丘脑束分界。

下丘脑主要核团有：位于视上区视交叉上方的**视交叉上核** suprachiasmatic nucleus，视交叉背外侧的**视上核** supraoptic nucleus，第三脑室侧壁上部的**室旁核** paraventricular nucleus；位于结节区漏斗深面的**漏斗核** infundibular nucleus 以及**腹内侧核** ventromedial nucleus 和**背内侧核** dorsomedial nucleus；位于乳头体区乳头体深面的**乳头体核** mamillary body nucleus 以及**下丘脑后核** posterior hypothalamic nucleus（图 9-73）。

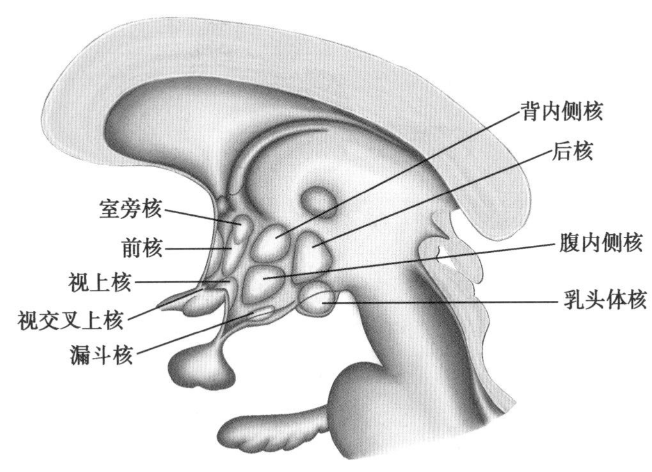

图 9-73 下丘脑（矢状切面）的主要核团

（3）下丘脑的纤维联系：下丘脑是内脏活动的较高级中枢，具有复杂的纤维联系和功能。主要有 3 种纤维联系：①下丘脑与垂体的联系。由视上核和室旁核产生的抗利尿激素和催产素，分别经**视上垂体束** supraopticohypophyseal tract 和**室旁垂体束** paraventriculohypophyseal tract，输送到神经垂体。由漏斗核和邻近室周区分泌的激素释放因子或抑制因子经**结节漏斗束** tuberoinfundibular tract 经垂体门脉系统运送至腺垂体，控制腺垂体的分泌功能。②下丘脑与背侧丘脑、脑干和脊髓的联系。分别通过**乳头丘脑束** mamillothalamic tract、**乳头被盖束** mamillotegmental tract、**背侧纵束** dorsal longitudinal fasciculus 和**下丘脑脊髓束** hypothalamospinal tract 与丘脑前核、中脑被盖、脑干副交感核和脊髓侧角相联系。③下丘脑与边缘系统的联系。借终纹与杏仁体相联系；借穹窿与海马和乳头体核相联系；借**前脑内侧束** medial forebrain bundle 与隔区、下丘脑和中脑被盖相联系（图 9-74、图 9-75）。

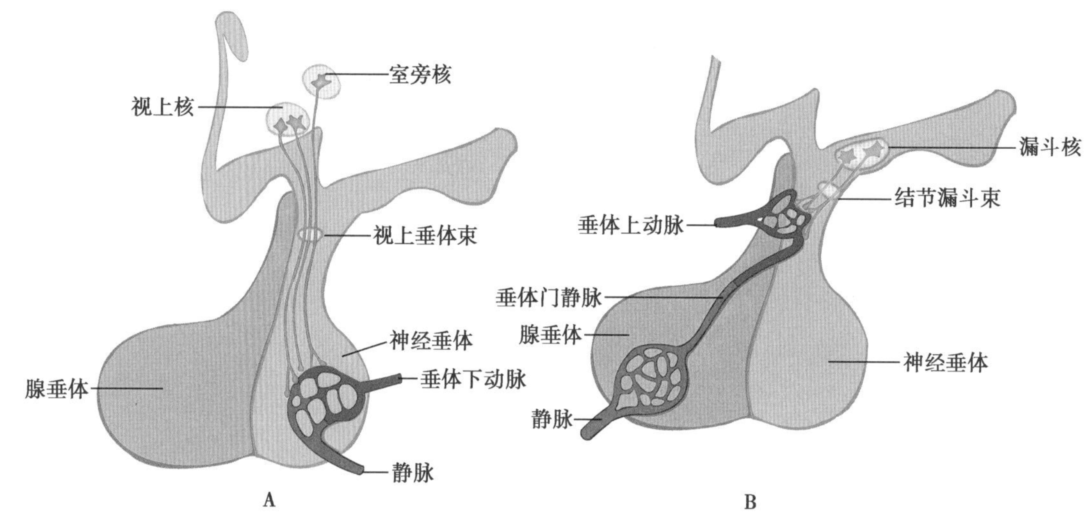

图 9-74 下丘脑与垂体（矢状切面）的纤维联系
A. 神经垂体；B. 腺垂体。

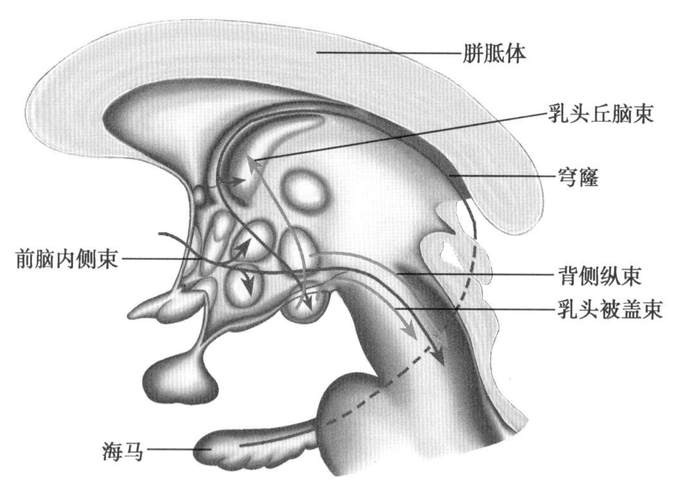

图 9-75 下丘脑（矢状切面）的纤维联系

（4）下丘脑的功能：下丘脑是大脑皮质下的内脏活动高级调节中枢，也是神经-内分泌调控中心。其主要功能有：①神经-内分泌调节。通过下丘脑-垂体-甲状腺轴、下丘脑-垂体-性腺轴和下丘脑-垂体-肾上腺轴将神经调节和体液调节融为一体。②自主神经调节。下丘脑是调节交感和副交感活动的主要皮质下中枢。下丘脑前区内侧使副交感神经兴奋，下丘脑后区外侧使交感神经兴奋，通过背侧纵束和下丘脑脊髓束调节脑干和脊髓的自主神经活动。③体温调节。下丘脑前区和后区分别含有热敏和冷敏神经元，在体温升高或降低时，可启动机体散热或产热机制。④摄食行为调节。通过下丘脑

腹内侧核的饱食中枢和下丘脑外侧部的摄食中枢调节摄食行为。⑤昼夜节律调节。下丘脑的视交叉上核接受来自视网膜的信息传入，通过下丘脑的下行通路达脊髓的交感神经低级中枢，再经交感神经颈上神经节的节后纤维到达上丘脑的松果体，控制褪黑素的分泌，调节机体昼夜节律的变化。⑥下丘脑与边缘系统相联系。参与情感、学习、记忆等脑的高级神经精神活动。

脑-肠肽在下丘脑的分布及其功能

脑-肠肽是一类既存在于消化道，也存在于脑等神经组织的一类具有双重分布的神经肽。目前已被证实的有约40种，可将其分为胃泌素-胆囊收缩素类、促胰液素-血管活性肠肽类、铃蟾素-胃泌素释放激素、胰多肽类、阿片肽类等7大类。研究证实，大多数脑-肠肽在下丘脑正中隆起、垂体柄乃至于垂体本身有较高的含量，有的脑-肠肽在垂体门脉系统血中的含量比较高，提示脑-肠肽对垂体前叶激素的合成和释放具有重要的调节作用。例如：胃泌素可抑制垂体前叶催乳素(PRL)、黄体生成素(LH)和促甲状腺素(TSH)的释放，较高剂量胃泌素则可促进生长素(GH)的释放；胆囊收缩素也可抑制LH和TSH的释放，但促进PRL、促肾上腺皮质激素(ACTH)和GH的释放。其他的脑-肠肽或促进，或抑制垂体前叶激素释放。脑-肠肽参与调节垂体前叶激素的释放，在下丘脑-垂体-肾上腺皮质轴等内分泌系统中发挥重要的生理作用。

（四）端脑

端脑 telencephalon 位于神经轴前端，由左、右大脑半球借胼胝体连接而成。端脑由胚胎时的前脑泡演化而来。在演化过程中，前脑泡两侧高度发育，形成端脑，即左、右大脑半球，遮盖着间脑和中脑，并把小脑推向后方。**大脑纵裂** longitudinal cerebral fissure 分隔左、右大脑半球，纵裂的底为胼胝体。**大脑横裂** transverse cerebral fissure 分隔大脑与小脑。大脑半球的结构包括：大脑皮质、髓质、基底核和侧脑室。大脑半球表面的灰质层，称**大脑皮质** cerebral cortex，深部的白质又称髓质，蕴藏在白质内的灰质团块为**基底核** basal nuclei，大脑半球内的腔隙为**侧脑室** lateral ventricle。

1. 端脑的外形和分叶 大脑半球形成起伏不平的外观，凹陷处为**大脑沟** cerebral sulci，沟之间形成长短、大小不一的隆起，为**大脑回** cerebral gyri。左、右大脑半球的沟和回不完全对称，个体之间也有差异。沟回的形成一般认为是由于在种系进化与个体发育过程中，颅容量的增加不能满足脑容量尤其是端脑的扩增，所以大脑皮质的发育和扩展发生反复折叠。

每个大脑半球分为上外侧面、内侧面和下面。上外侧面隆凸，内侧面平坦，两面以上缘为界。下面凹凸不平，它和内侧面之间无明显分界，和上外侧面之间以下缘为界。大脑半球借外侧沟、中央沟和顶枕沟分为额叶、顶叶、枕叶、颞叶和岛叶5个叶。**外侧沟** lateral sulcus 起于半球下面，行向后上方，至上外侧面，向后上方行进不远就分为短的前支、升支和长的后支。**中央沟** central sulcus 起于半球上缘中点稍后方，斜向前下方，下端与外侧沟隔一脑回，上端延伸至半球内侧面。**顶枕沟** parietooccipital sulcus 位于半球内侧面后部，由前下斜向后上并转延至上外侧面。在外侧沟上方和中央沟以前的部分为**额叶** frontal lobe；外侧沟以下的部分为**颞叶** temporal lobe；**枕叶** occipital lobe 位于半球后部，在内侧面为顶枕沟以后的部分；**顶叶** parietal lobe 为外侧沟上方、中央沟后方、枕叶以前的部分；在外侧沟深面，被额、顶、颞3叶掩盖的岛状皮质称为**岛叶** insula。顶、枕、颞叶之间在上外侧面并没有明显的大脑沟或回作为分界，顶枕沟至枕前切迹（在枕叶后端前方约4cm处）的连线以后为枕叶，自此连线的中点至外侧沟后端的连线为顶、颞叶的分界（图9-76）。

在大脑半球上外侧面、中央沟前方，有与之平行的中央前沟，自中央前沟有两条向前水平走行的沟，为**额上沟** superior frontal sulcus 和**额下沟** inferior frontal sulcus，由上述3沟将额叶分成4个脑回：**中央前回** precentral gyrus 居中央沟和中央前沟之间；**额上回** superior frontal gyrus 居额上沟之上方，沿半球上缘并转至半球内侧面；**额中回** middle frontal gyrus 居额上、下沟之间；**额下回** inferior frontal gyrus 居额下沟和外侧沟之间，此回后部被外侧沟的前支和升支分为3部，由前向后分别为**眶部** orbital part、

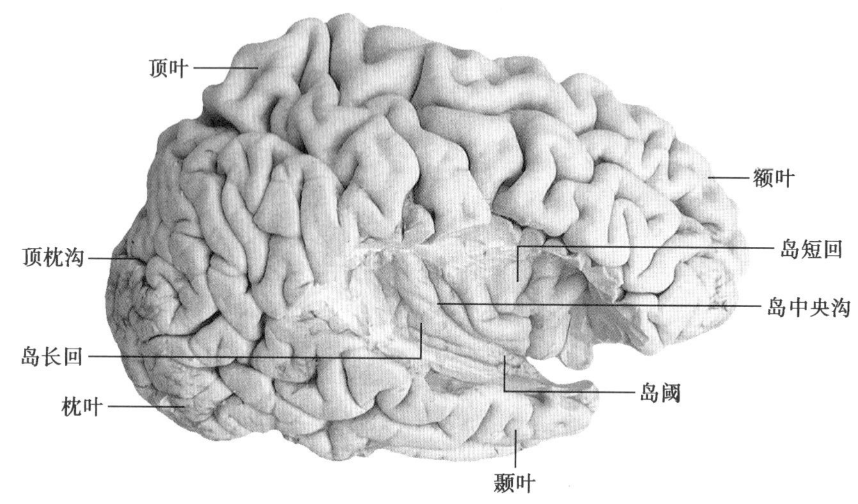

图 9-76 大脑分叶

三角部 triangular part 和**岛盖部** opercular part。在中央沟后方,有与之平行的中央后沟,此沟与中央沟之间为**中央后回** postcentral gyrus。在中央后沟后方有一条与大脑半球上缘平行的顶内沟,顶内沟的上方为顶上小叶,下方为顶下小叶。顶下小叶又分为包绕外侧沟后端的**缘上回** supramarginal gyrus 和围绕颞上沟末端的**角回** angular gyrus。在外侧沟的下方,有与之平行的颞上沟和颞下沟。颞上沟的上方为颞上回,内有几条短的**颞横回** transverse temporal gyrus。颞上沟与颞下沟之间为颞中回。颞下沟的下方为颞下回(图 9-77 AR)。

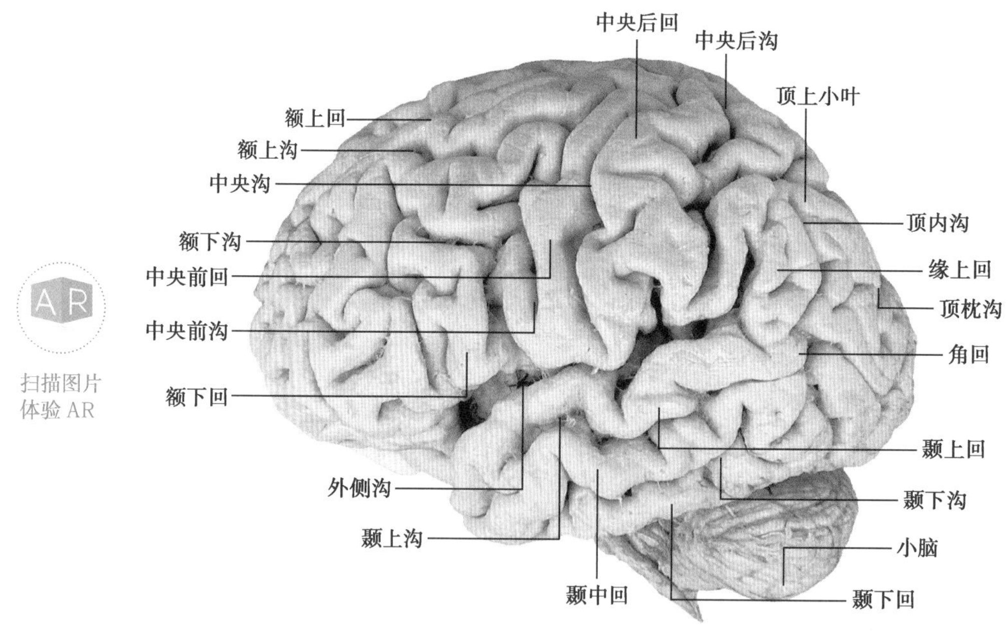

图 9-77 大脑半球外侧面

在半球的内侧面,自中央前、后回上外侧面延伸到内侧面的部分为**中央旁小叶** paracentral lobule。在中部有前后方向向上略呈弓形的**胼胝体** corpus callosum。胼胝体下方的弓形纤维束为穹窿,两者间为薄层的**透明隔** transparent septum。在胼胝体后下方,有呈弓形的**距状沟** calcarine sulcus 向后至枕叶后端,此沟中部与顶枕沟相连。距状沟与顶枕沟之间称**楔回** cuneate gyrus,距状沟下方为舌回。在胼胝体背面有胼胝体沟,此沟绕过胼胝体后方,再向前移行于海马沟。在胼胝体沟上方,有与之平行的扣带沟,此沟末端转向背方,称缘支。扣带沟与胼胝体沟之间为**扣带回** cingulate gyrus(图 9-78)。

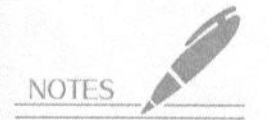
NOTES

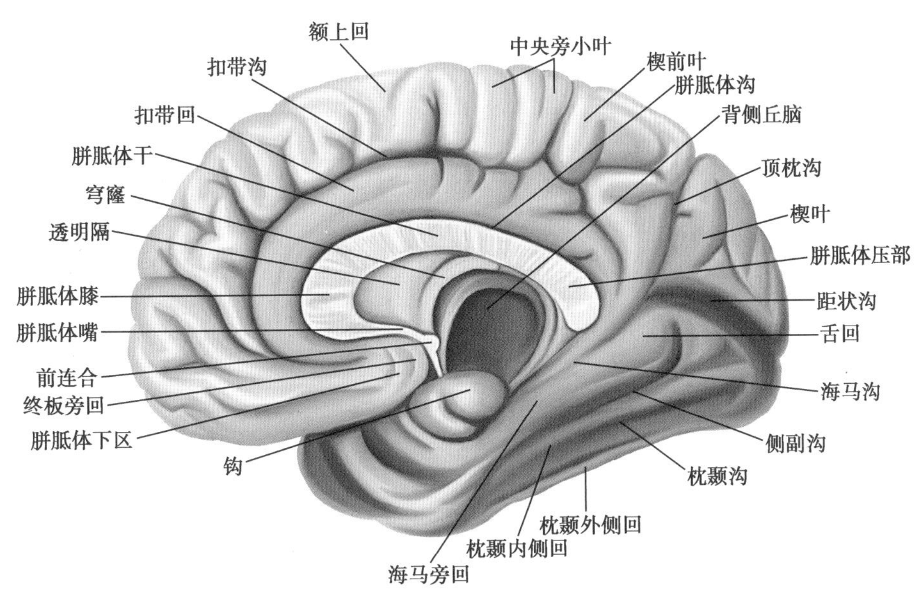

图 9-78 大脑半球内侧面

在半球下面，额叶内有纵行的沟，称**嗅束沟** olfactory groove，此沟内侧部为**直回** straight gyri，外侧部总称为**眶回** orbital gyri。眶回又被一 H 形的沟分为 4 部：外侧部为眶外侧回；内侧部为眶内侧回；前部为眶前回；后部为眶后回。嗅束沟内容纳的嗅束，其前端膨大为嗅球，后者与嗅神经相连。嗅束向后扩大为嗅三角。嗅三角与视束之间为前穿质，内有许多小血管穿入脑实质内，其后部邻近视束处，外观光滑，呈斜带状，称斜角带。颞叶下方有与半球下缘平行的枕颞沟，在此沟内侧并与之平行的为**侧副沟** collateral sulcus；侧副沟的内侧为**海马旁回** parahippocampal gyrus（又称海马回），其前端弯曲，称**钩** uncus。侧副沟与枕颞沟间为枕颞内侧回，枕颞沟外侧为枕颞外侧回。在海马旁回的内侧为海马沟，在沟的上方有呈锯齿状的窄条皮质，称**齿状回** dentate gyrus。从内侧面看，在齿状回的外侧，侧脑室下角底壁上有一弓形隆起，称**海马** hippocampus，海马和齿状回构成**海马结构** hippocampal formation。由于颞叶的新皮质极度发展，海马结构被挤到侧脑室下角中（图 9-79、图 9-80）。

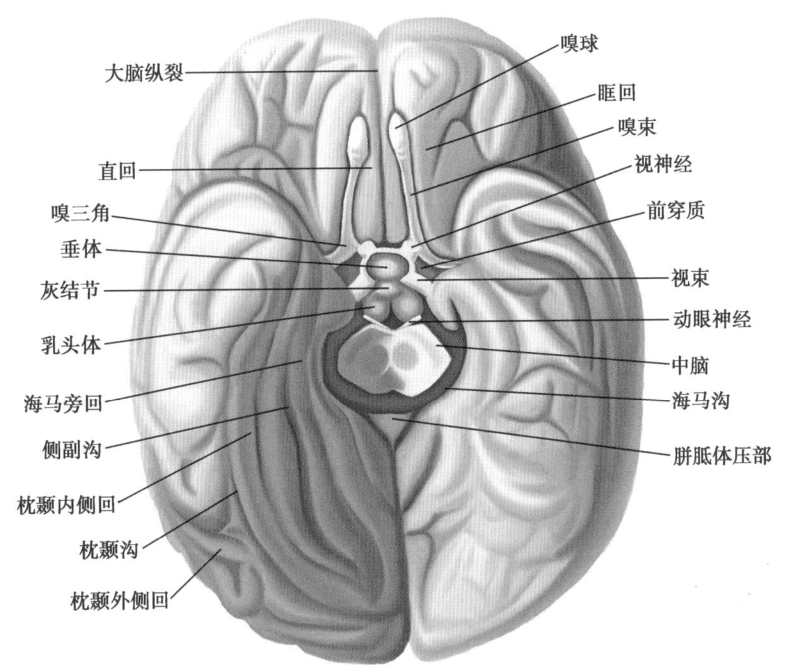

图 9-79 大脑半球底面

此外，在半球的内侧面可见环绕胼胝体周围和侧脑室下角底壁的结构，包括隔区（即胼胝体下区和终板旁回）、扣带回、海马旁回、海马和齿状回等，加上岛叶前部、颞极共同构成**边缘叶** limbic lobe。边缘叶是根据进化和功能区分的，参与边缘叶的结构：有的属于上述5个脑叶的一部分，如海马旁回、海马和齿状回属于颞叶；有的则独立于上述5个脑叶之外，如扣带回（见图9-78、图9-79）。

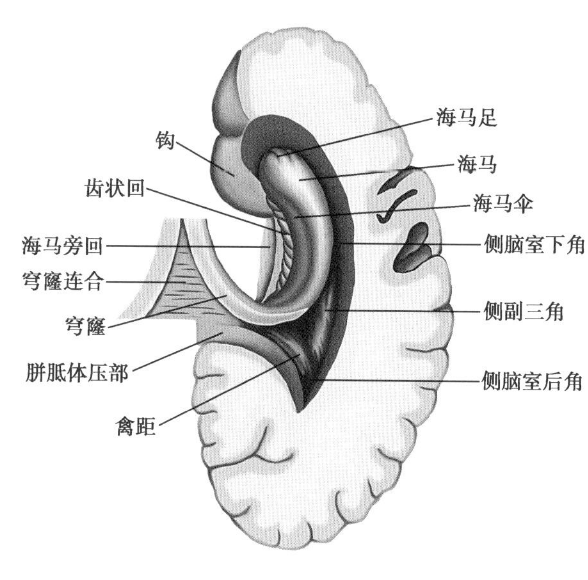

图9-80 海马结构

2. 端脑的内部结构 大脑半球表层的灰质称大脑皮质，表层下的白质称髓质。蕴藏在白质深部的灰质团块为基底核。端脑的内腔为侧脑室。

（1）**基底核** basal nuclei：又称**基底神经节** basal ganglia，位于白质内，位置靠近脑底，包括纹状体、屏状核和杏仁体。

1）**纹状体** corpus striatum：由尾状核和豆状核组成，其前端互相连接，**尾状核** caudate nucleus 是由前向后弯曲的圆柱体，分为头、体、尾3部，位于丘脑背外侧，呈C形围绕豆状核和背侧丘脑，伸延于侧脑室前角、中央部和下角。**豆状核** lentiform nucleus 位于背侧丘脑的外侧，岛叶的深部。此核在水平切面上呈三角形，并被两个白质的板层分隔成3部：外侧部称**壳** putamen；内侧两部分合称**苍白球** globus pallidus。在种系发生上，尾状核和壳是较新的结构，合称新纹状体。苍白球为较旧的结构，称旧纹状体。纹状体是锥体外系的重要组成部分，是躯体运动的一个主要调节中枢，近年来发现苍白球作为基底前脑的一部分参与机体的学习、记忆功能（见图9-80）。

纹状体病变

纹状体功能障碍可导致运动异常和肌张力改变。其中一类主要表现为运动过多和肌张力低下，如小舞蹈病（又称舞蹈病），临床特征为不自主的舞蹈样动作、肌张力降低，肌力减弱、自主运动障碍和情绪改变。另一类主要表现为运动减少和肌张力亢进，如帕金森病（Parkinson病），主要病变位于黑质，尤其是黑质-纹状体系统多巴胺能神经元死亡和功能丢失。临床主要表现为静止性震颤、肌强直、运动减少和姿势异常。

2）**屏状核** claustrum：位于岛叶皮质与豆状核之间，屏状核与豆状核之间的白质称外囊，屏状核与岛叶皮质之间的白质称最外囊。屏状核的功能未明。

3）**杏仁体** amygdaloid body：在侧脑室下角前端的上方，海马旁回钩的深面，与尾状核的末端相连，为边缘系统的皮质下中枢，其传入纤维来自嗅脑、间脑和新皮质等。传出纤维至间脑、额叶皮质和脑干，与情绪及内分泌和内脏活动的调节有关。

基底核的不同解剖学描述

从形态学的角度通常是将上述的尾状核、豆状核、屏状核和杏仁体归为基底核，但从功能角度又通常将与运动功能联系较少的屏状核和杏仁体排除，而将与运动密切联系的黑质和底丘脑核归为基底核。

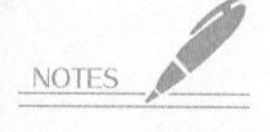
NOTES

（2）侧脑室

1）侧脑室：左右各一，位于大脑半球内，延伸至半球的各个叶内。分为4部分：中央部位于顶叶内，室间孔和胼胝体压部之间；前角伸向额叶，室间孔以前的部分；后角伸入枕叶；下角最长伸到颞叶，向前达海马旁回钩（见图9-81、图9-82）。侧脑室经左、右**室间孔** interventricular foramen 与位于两侧间脑之间的**第三脑室** third ventricle 相通（图9-83）。在中央部和下角有侧脑室脉络丛，产生脑脊液。

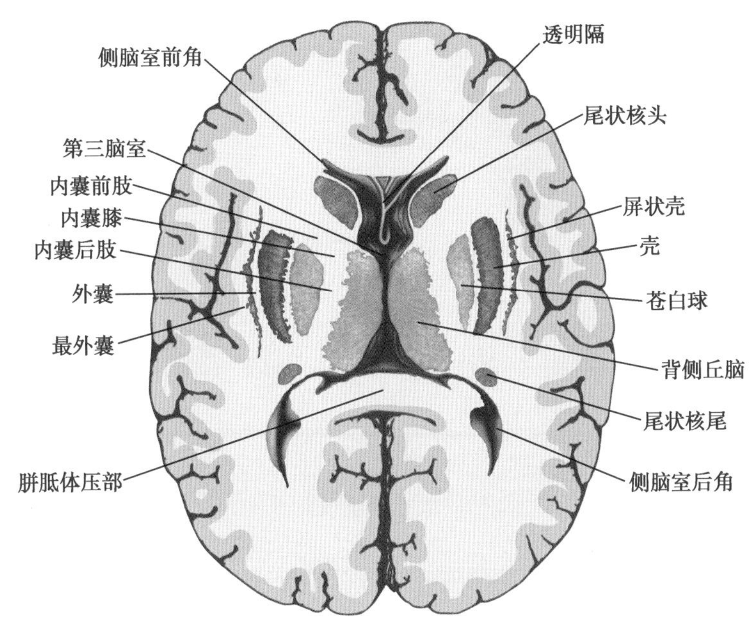

图9-81 基底核、背侧丘脑和内囊

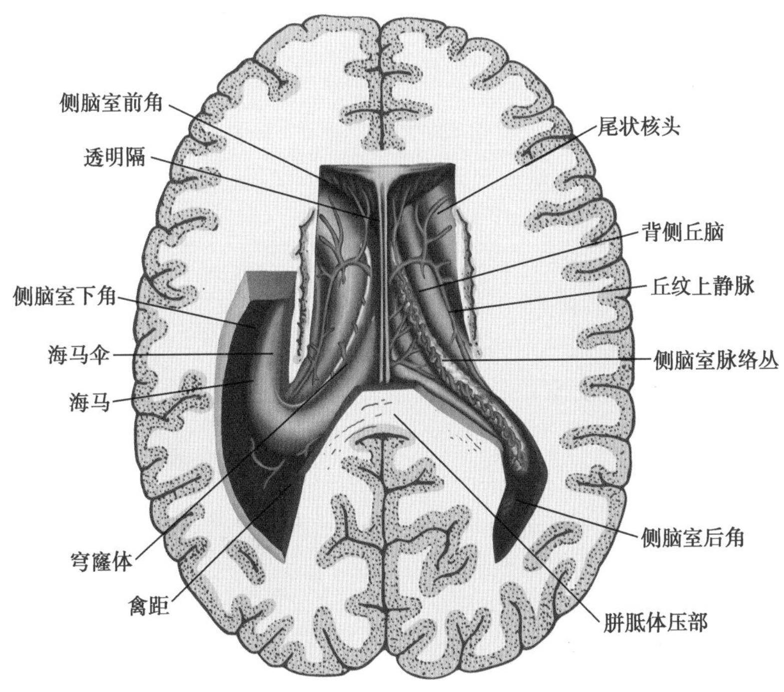

图9-82 侧脑室及脉络丛

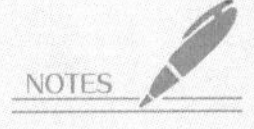

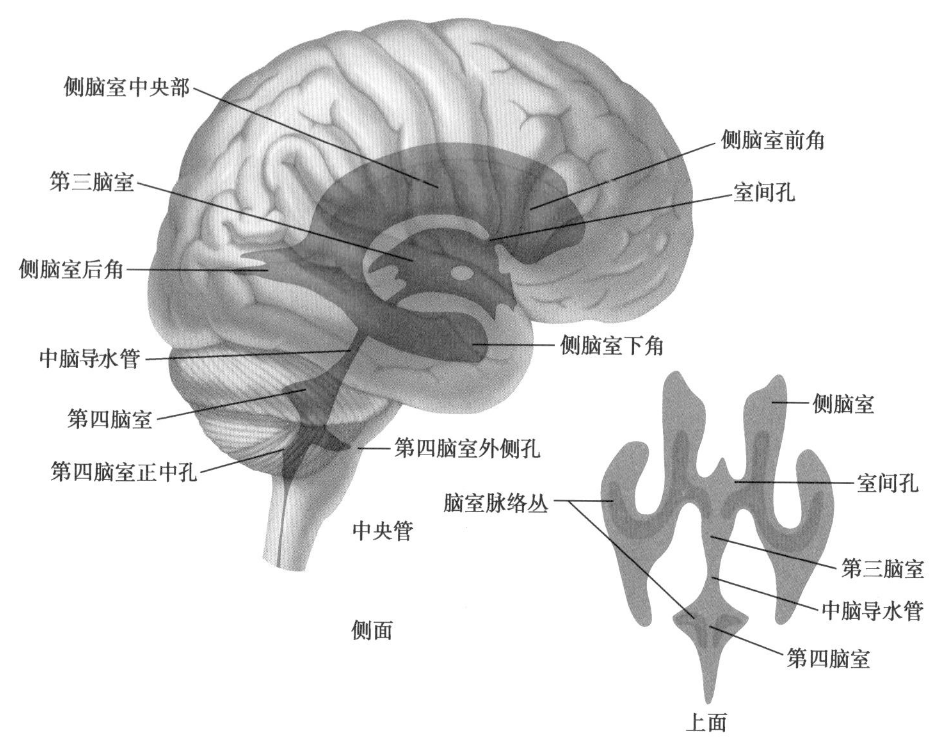

图 9-83 脑室投影图

室管膜下区：指位于室管膜上皮和白质之间的组织学区域。在胚胎发育时期，该区细胞分裂增殖产生灰质结构中的绝大部分神经元。在成年时期，此区域仍存在神经干细胞，可增殖分化为神经元或神经胶质细胞。室管膜下区神经干细胞与成年神经元新生是神经再生医学研究的热点之一。

2）第五、六脑室：多用于临床影像学描述。第五脑室即透明隔腔，位于两侧透明隔之间的间隙，此室腔一般不通其他脑室。第六脑室又称 Verga 腔，位于穹窿连合与胼胝体间的一个水平裂隙，不恒定，当它与侧脑室相通时即称为第六脑室。

（3）大脑皮质：是覆盖在大脑半球表面的灰质，它重演了种系发生的次序，可分为古皮质（海马、齿状回）、旧皮质（嗅脑）和新皮质（其余大部分）。古皮质、旧皮质与嗅觉和内脏活动有关；新皮质高度发展，占大脑半球皮质的 96% 以上，而将古皮质和旧皮质推向半球的内侧面下部和下面。

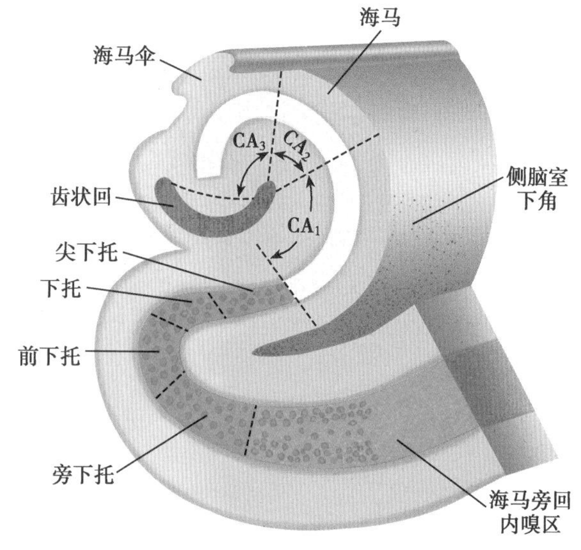

图 9-84 齿状回、海马和内嗅区皮质分层模式图

大脑皮质的神经细胞可分为两类：①传出神经元；②联络神经元。它们依照一定的规律分层排列并组成一个整体。古皮质和旧皮质为 3 层结构，如海马可分为 3 个基本层：分子层、锥体细胞层和多形细胞层，又可分为 CA1、CA2、CA3、CA4 区；新皮质基本为 6 层结构。海马与海马旁回（内嗅区）至新皮质之间存在过渡区域，过渡区域逐渐变成 4 层、5 层、6 层。这一区域通常分为尖下托、下托、前下托和旁下托 4 个带形区，其中前两个带形区归海马，后两个带形区归海马旁回（内嗅区）（图 9-84）。

1）新皮质的 6 层结构：第Ⅰ层分子层；第Ⅱ层外颗粒层；第Ⅲ层外锥体细胞层；第Ⅳ层内颗粒

层；第Ⅴ层内锥体细胞层；第Ⅵ层多形细胞层。分子层细胞很少，主要由深层细胞树突、轴突或传入纤维与表面平行走向形成，也称切线纤维层；外颗粒层主要由大量颗粒细胞和小锥体细胞密集而成，此层有髓纤维很少，染色很浅，也称无纤维层；外锥体细胞层含有大量典型的锥体细胞，分为两个亚层，浅层以中型锥体细胞为主，深层含有大型锥体细胞，有髓纤维较少，按纤维分层称纹上层；内颗粒层有密集的星形细胞，多数为小星形细胞，有髓神经纤维在此层形成致密横行纤维丛，主要由传入纤维水平分支组成，又称外纹层；内锥体细胞层由中型和大型锥体细胞、颗粒细胞和**马丁诺蒂细胞** Martinotti cell 组成，其一些特大的锥体细胞，称为**贝兹细胞** Betz cell，其轴突组成锥体束纤维。此层按纤维分层称内纹层；多形细胞层含大量梭形细胞和少量星形细胞和马丁诺蒂细胞，该层的梭形细胞轴突伸入髓质形成投射纤维和联络纤维，此层按纤维分层，称纹下层。从比较胚胎学看，新皮质的6层结构是由古皮质的3层分化而来，所以大脑新皮质也可分为粒上层（第Ⅰ~Ⅲ层）、内粒层（第Ⅳ层）和粒下层（第Ⅴ、Ⅵ层）。粒上层发展最晚，在人脑最发达，接受和发出联络性纤维，实现皮质内联系。内粒层主要接受来自间脑的特异性传入投射纤维；粒下层则借传出的投射纤维联系皮质下结构，控制躯体和内脏运动功能（图9-85）。

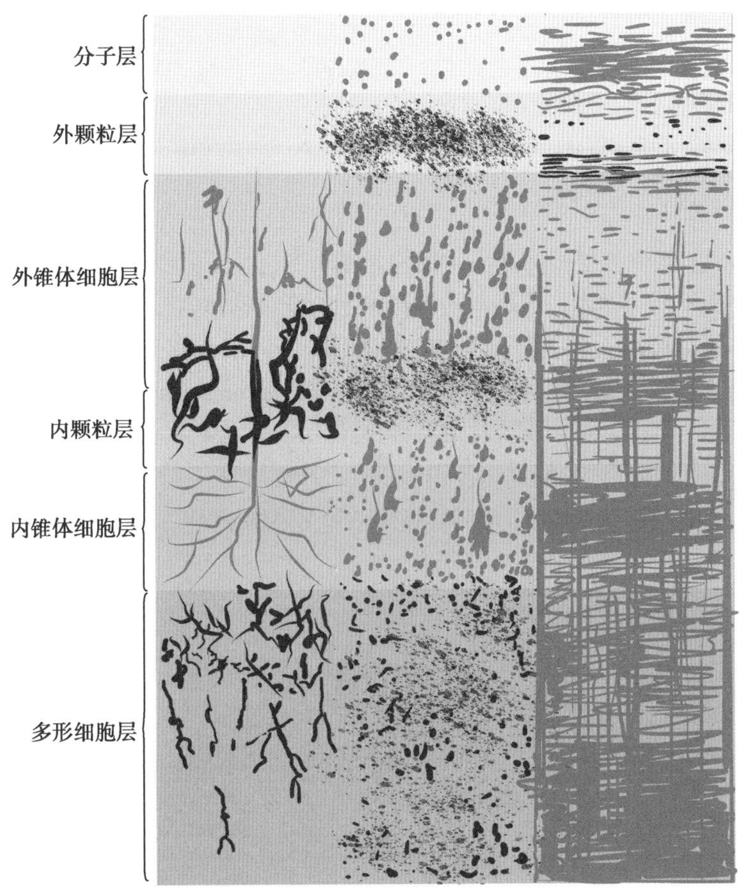

图9-85 大脑皮质分层

2）大脑皮质各层内神经元的相互作用方式：多种多样。可概括为：①反馈。例如第Ⅵ层的马丁诺蒂细胞可由锥体细胞的轴突接受信息，再通过其本身的轴突与锥体细胞的树突形成突触。②同步。如第Ⅰ层水平细胞的轴突可同时与多个锥体细胞的树突形成突触，产生同步效应。③汇聚。如第Ⅳ层的颗粒细胞可同时接受传入和传出纤维的侧支，进行整合。④扩散。一根传入纤维可终止于第Ⅱ、Ⅲ、Ⅳ层的不同神经细胞，导致信息的广泛传播。⑤局部回路。在大脑皮质众多的各类神经元之间存在着大量的神经回路，这是协调大脑活动的重要形态学基础（图9-86）。

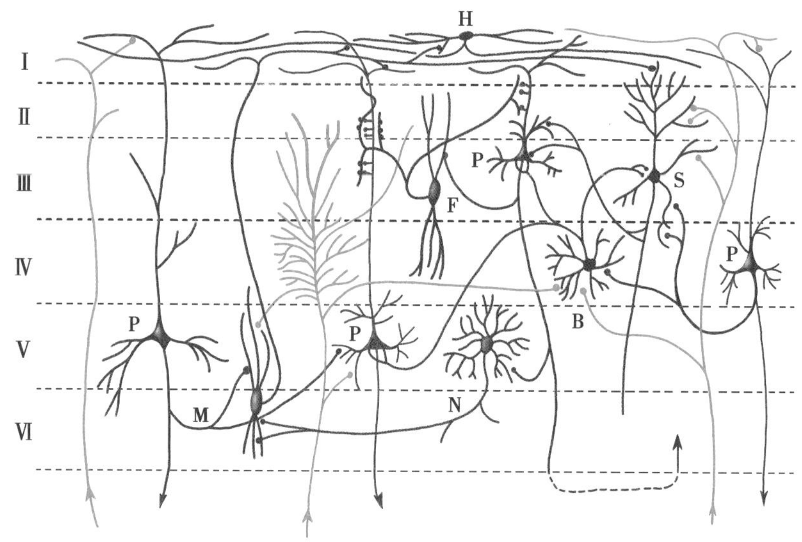

图 9-86 新皮质神经元相互间及与传入纤维间联系模式图

黑色：皮质内固有神经元。红色：传出神经元及纤维。蓝色：传入神经纤维，其中，右侧和左侧分别代表联络纤维（皮质-皮质联系），中间代表皮质下至皮质传入纤维。

P：锥体细胞；M：马丁诺蒂细胞；F：梭形细胞；H：水平细胞；N：神经胶质样细胞；B：篮细胞；S：星形细胞。

3）大脑皮质分层：虽然 6 层型的新皮质结构是基本型，但不同区域的皮质，各层的厚薄、纤维的疏密以及细胞成分都不同。学者们依据皮质各部细胞的纤维构筑，将全部皮质分为若干区。现在广为人们所采用的是 Brodmann 分区，将皮质分成 52 区（图 9-87、图 9-88）。

皮质柱 column 是贯穿大脑皮质全层的**柱状结构** columnar organization。柱状结构的大小不等，可占一个或几个神经元的宽度。每个皮质柱由各种神经元构成，均有其传入、传出及联络神经纤维，构成垂直的柱内回路，通过星形细胞的轴突与相邻的皮质柱相联系。皮质柱是大脑皮质的结构和功能单位，传入冲动进入第Ⅳ层，在柱内垂直扩布，最后由第Ⅴ、Ⅵ层细胞发出传出冲动离开大脑皮质（图 9-89）。

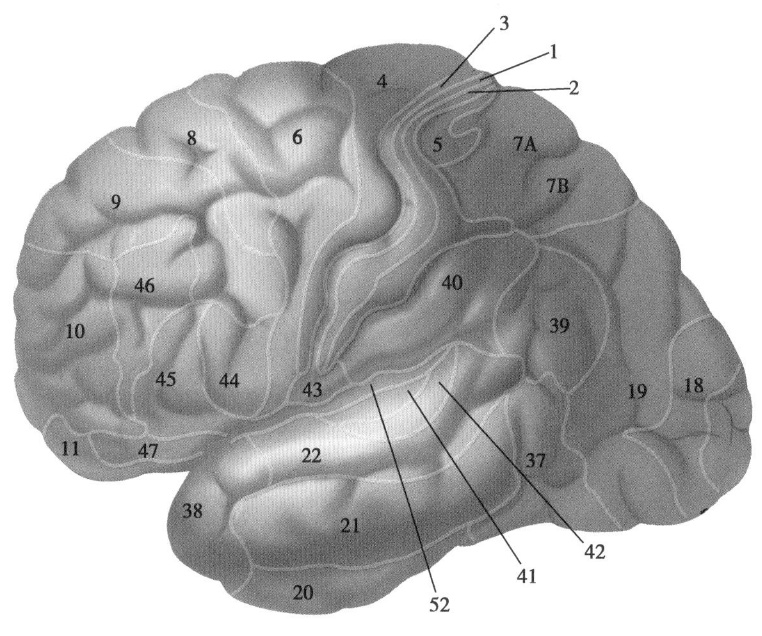

图 9-87 大脑皮质 Brodmann 分区（外侧面）

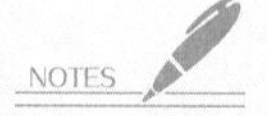

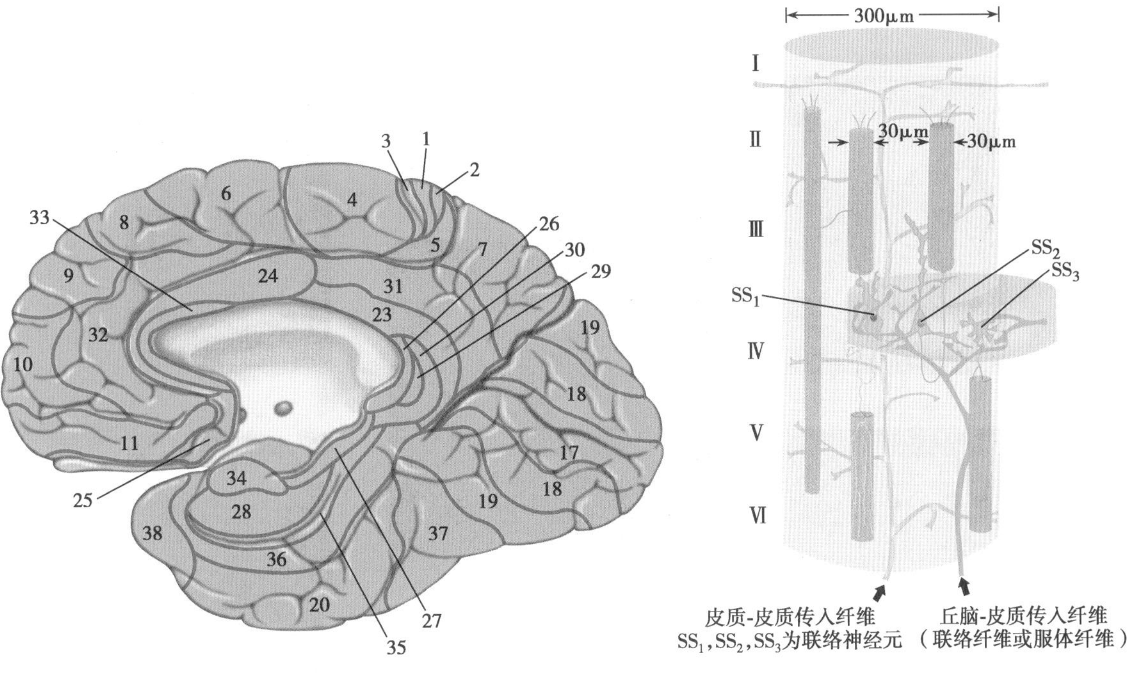

图 9-88 大脑皮质 Brodmann 分区（内侧面）

图 9-89 皮质垂直柱模式图

功能性磁共振成像技术

为观察脑神经元活动和神经通路的成像技术，是在磁共振原理的基础上根据人脑功能区被信号激活时血红蛋白和脱氧血红蛋白两者之间比例发生改变，随之产生局部磁共振信号的改变而进行工作的。近年来，凭借其具有较高的空间、时间分辨率，无辐射损伤以及可在活体上重复进行检测等优点，已被广泛应用于正常生理状态和病理异常状态下的皮质功能研究，如视觉、听觉、嗅觉、运动、记忆及语言功能等，其中弥散成像技术可以显示活体大脑中的白质纤维走行情况，为科学家从网络的角度来研究人脑的功能提供了可能（知识链接图 9-1）。

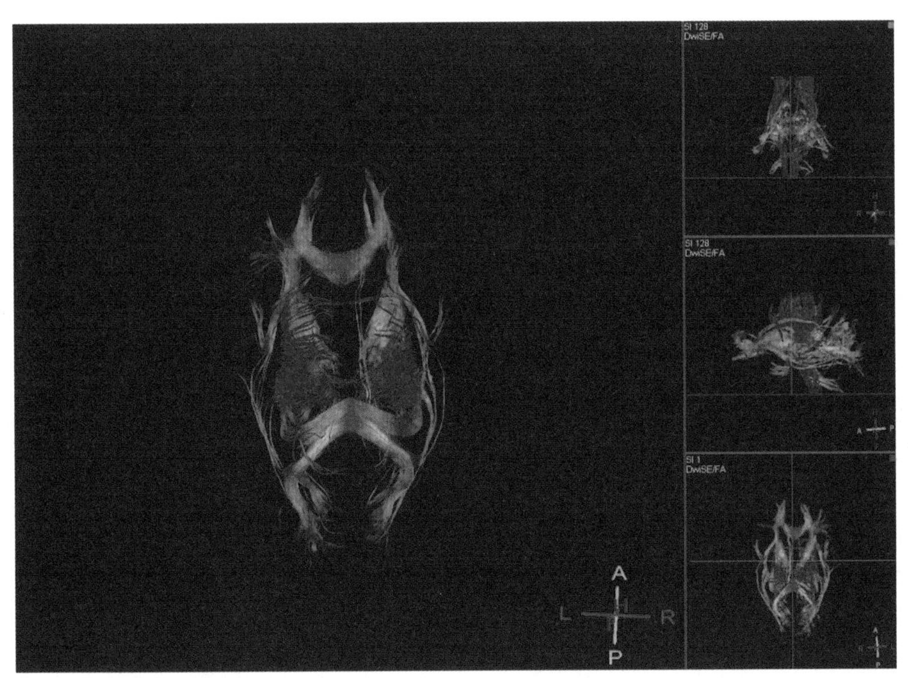

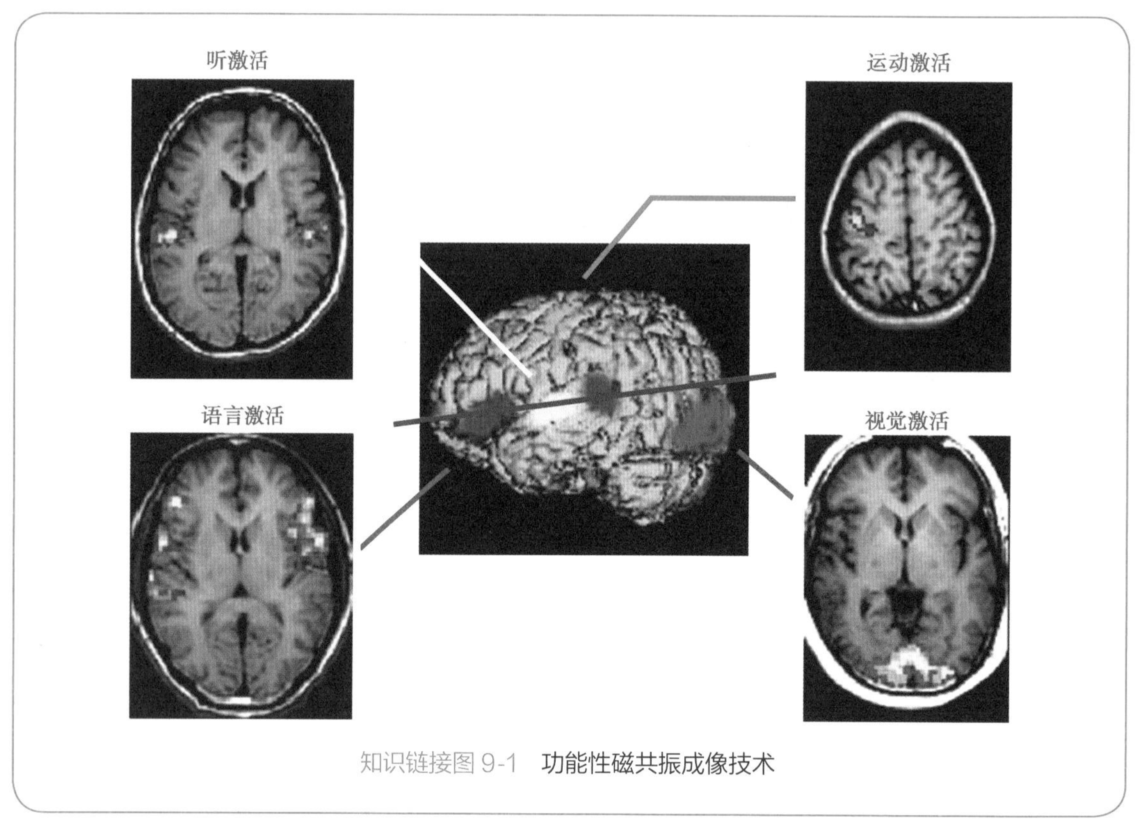

知识链接图 9-1　功能性磁共振成像技术

3. **大脑皮质功能定位**　大脑皮质是脑的最重要部分，是高级神经活动的物质基础。机体各种功能活动的最高中枢在大脑皮质上具有定位关系，形成许多重要中枢，但这些中枢只是执行某种功能的核心部分，例如中央前回主要管理全身骨骼肌运动，但也接收部分的感觉冲动，中央后回主要是管理全身感觉，但刺激它也可产生少量运动，因此大脑皮质功能定位概念是相对的。除了一些具有特定功能的中枢外，还存在着广泛的脑区，它们不局限于某种功能，而是对各种信息进行加工和整合，完成高级的神经精神活动，称为联络区。联络区在高等动物显著增加。

（1）**第Ⅰ躯体运动区** primary somatic motor area：位于中央前回和中央旁小叶前部（4 区和 6 区）。该中枢对骨骼肌运动的管理有一定的局部定位关系，其特点为：①上下颠倒，但头部是正的，中央前回最上部和中央旁小叶前部与下肢、会阴部运动有关，中部与躯干和上肢的运动有关，下部与面、舌、咽、喉的运动有关。②左右交叉，即一侧运动区支配对侧肢体的运动。但一些与联系运动有关的肌则受两侧运动区的支配，如面上部肌、眼球外肌、咽喉肌、咀嚼肌、躯干会阴肌等。③各部分投影区的大小与各部形体大小无关，而取决于所支配区域功能的重要性和复杂程度。该区接受中央后回、背侧丘脑腹前核、腹外侧核和腹后核的纤维，发出纤维组成锥体束，至脑干躯体运动核和脊髓前角（图 9-90）。

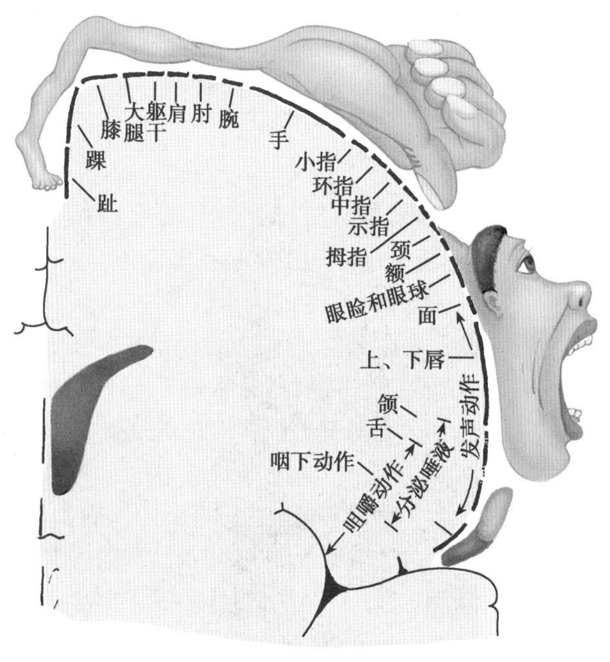

图 9-90　人体各部在第Ⅰ躯体运动区的定位

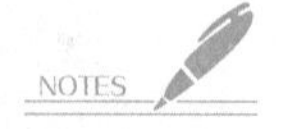

（2）**第Ⅰ躯体感觉区** primary somatic sensory area：位于中央后回和中央旁小叶后部（3、1、2区），接收背侧丘脑腹后核传来的对侧半身痛、温、触、压以及位置和运动觉，身体各部投影和第Ⅰ躯体运动区相似。身体各部在此区的投射特点是：①上下颠倒，但头部是正的；②左右交叉；③身体各部在该区投射范围的大小也取决于该部感觉敏感程度，例如手指和唇的感受器最密，在感觉区的投射范围就最大（图9-91）。

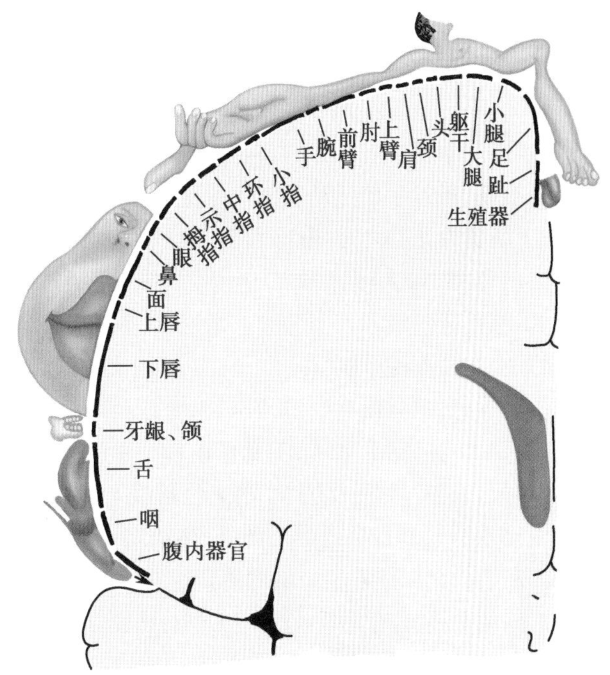

图9-91 人体各部在第Ⅰ躯体感觉区的定位

在人类还有第Ⅱ躯体运动区和第Ⅱ躯体感觉区，它们均位于中央前回和后回下面的岛盖皮质，与对侧上、下肢运动和双侧躯体感觉（以对侧为主）有关。

（3）**视觉区** visual area：位于距状沟上、下方的枕叶皮质，即上方的楔回和下方的舌回（17区），接收来自外侧膝状体的纤维。局部定位关系特点是距状沟上方的视皮质接受上部视网膜来的冲动，下方的视皮质接收下部视网膜来的冲动。距状沟后1/3上、下方接收黄斑区来的冲动。一侧视区接收双眼同侧半视网膜来的冲动，损伤一侧视区可引起双眼对侧视野偏盲，称同向性偏盲。

（4）**听觉区** auditory area：位于颞横回（41、42区），接收内侧膝状体来的纤维。每侧的听觉中枢都接收来自两耳的冲动，因此一侧听觉中枢受损，不致引起全聋。

（5）**平衡觉区** vestibular area：关于此中枢的位置存有争议，一般认为在中央后回下端，头面部感觉区的附近。

（6）**嗅觉区** olfactory area：位于海马旁回钩的内侧部及其附近。

（7）**味觉区** gustatory area：可能位于中央后回下部（43区），舌和咽的一般感觉区附近。

（8）内脏活动的皮质中枢：一般认为在边缘叶。在此叶的皮质区可找到呼吸、血压、瞳孔、胃肠和膀胱等各种内脏活动的代表区。因此有人认为，边缘叶是自主神经功能调节的高级中枢。

（9）语言中枢：人类大脑皮质与动物的本质区别是进行思维和意识等高级活动，并进行语言的表达，所以在人类大脑皮质优势半球（右利手的左侧半球和一部分左利手的左侧半球）上具有相应的语言中枢，如说话、阅读和书写等中枢（图9-92）。

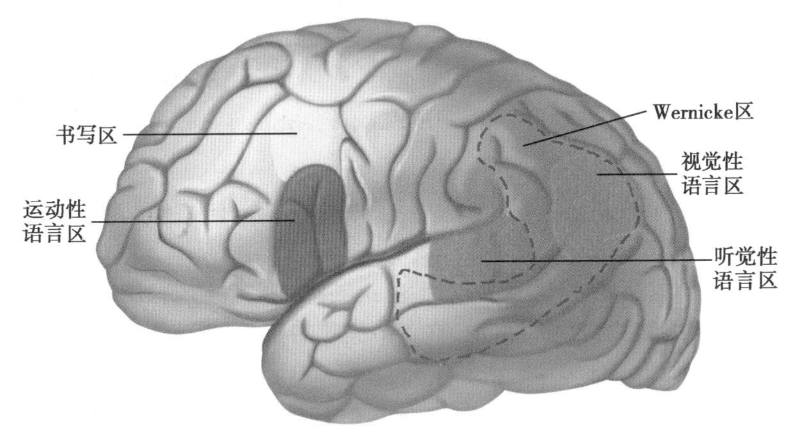

图9-92 左侧大脑半球的语言中枢

1）**运动性语言中枢** motor speech area：又称 Broca 区或说话中枢，在额下回后部（44、45 区），即三角部的后部和岛盖部。如果此中枢受损，患者虽能发音，却不能说出具有意义的语言，称运动性失语症。

2）**书写中枢** writing area（8 区）：在额中回的后部，紧靠中央前回的上肢，特别是手的运动区。此中枢若受伤，虽然手的运动功能仍然保存，但写字、绘图等精细动作发生障碍，称为失写症。

3）**听觉性语言中枢** auditory speech area：在颞上回后部（22 区），它能调整自己的语言和听取、理解别人的语言。此中枢受损后，患者虽能听到别人讲话，但不理解讲话的意思，自己讲的话也同样不能理解，故不能正确回答问题和正常说话，称感觉性失语症。

4）**视觉性语言中枢** visual speech area：又称阅读中枢，在顶下小叶的角回（39 区），靠近视觉中枢。此中枢受损时，视觉没有障碍，但不理解文字符号的意义，称为失读症。

Wernicke 区：研究表明，听觉性语言中枢和视觉性语言中枢之间没有明显界限，有学者将它们均归为 Wernicke 区（见图 9-92）。该区包括颞上回、颞中回后部、缘上回以及角回。Wernicke 区的损伤，将产生严重的感觉性失语症。此外，各语言中枢不是彼此孤立存在的，它们之间有着密切的联系，语言能力需要大脑皮质有关区域的协调配合才能完成。例如，听到别人问话后用口语回答，其过程可能是：首先，听觉冲动传至听区，产生听觉；再由听区与 Wernicke 区联系，理解问话的意义；经过联络区的分析、综合，将信息传到运动性语言中枢；后者通过与头面部运动有关的皮质（中央前回下部）的联系，控制唇、舌、喉肌的运动而形成语言，回答问题。

值得说明的是，现代功能影像学研究表明，参与语言处理的脑结构远比上述“传统”语言中枢范围广泛，机制也更为复杂。语音感受、语义关联和语言生成是动态神经元活动过程，左、右半球的其他皮质区域，多条神经通路及其组成的网络系统参与这一过程。

联络区：除上述的功能区外，大脑皮质广泛的联络区中，额叶与躯体运动、语言及高级思维活动有关；顶叶与躯体感觉、味觉及语言等有关；枕叶与视觉信息整合有关；颞叶与听觉、语言和学习记忆功能有关；岛叶与内脏感觉有关；边缘叶与情绪、行为和内脏活动有关。

大脑功能侧化

在长期的进化和发育过程中，大脑皮质的结构和功能都得到了高度的分化。而且，左、右大脑半球的发育情况不完全相同，呈不对称性或侧化现象。左侧大脑半球与语言、意识、数学分析等密切相关，右侧半球则主要感知非语言信息、音乐、图形和时空概念。左、右大脑半球各有优势，两半球间互相协调和配合，完成各种高级神经精神活动。

4. 大脑半球的髓质 主要由联系皮质各部和皮质下结构的神经纤维组成，可分为 3 类。

（1）**联络纤维** association fibers：是联系同侧半球内各部分皮质的纤维，其中短纤维联系相邻脑回称弓状纤维。长纤维联系本侧半球各叶（图 9-93），其中主要的有：①钩束，呈钩状绕过外侧裂，连接额、颞两叶的前部；②上纵束，在豆状核与岛叶的上方，连接额、顶、枕、颞 4 个叶；③下纵束，沿侧脑室下角和后角的外侧壁行走，连接枕叶和颞叶；④扣带，位于扣带回和海马旁回的深部，连接边缘叶的各部。

（2）**连合纤维** commissural fibers：是连合左、右半球皮质的纤维，包括胼胝体、前连合和穹窿连合（图 9-94）。

1）胼胝体：位于大脑纵裂底，由连合左、右半球新皮质的纤维构成，其纤维向两半球内部前、后、上、下、左、右辐射，广泛联系额、顶、枕、颞叶。在正中矢状切面上，胼胝体很厚（图 9-94），前端呈钩形的纤维板，由前向后可分为胼胝体嘴、膝、干和压部四部分。胼胝体膝的纤维弯向前，连接两侧额叶的前部称为额钳；经胼胝体干的纤维连接两侧额叶的后部和顶叶；经胼胝体压部的纤维弯向后连接两侧颞叶和枕叶称枕钳（图 9-94）。胼胝体的下面构成侧脑室顶。

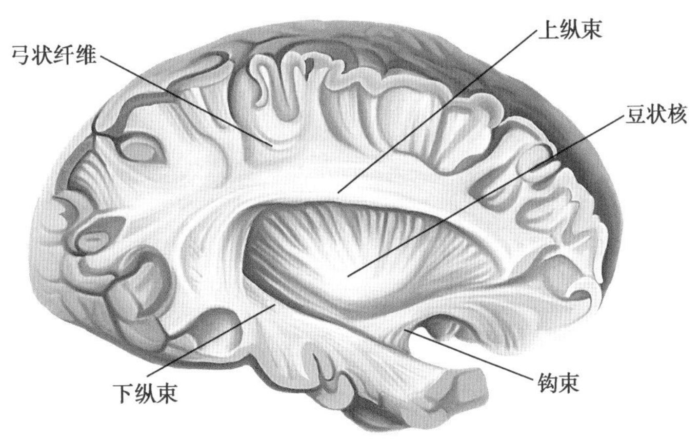

图 9-93 大脑半球联络纤维

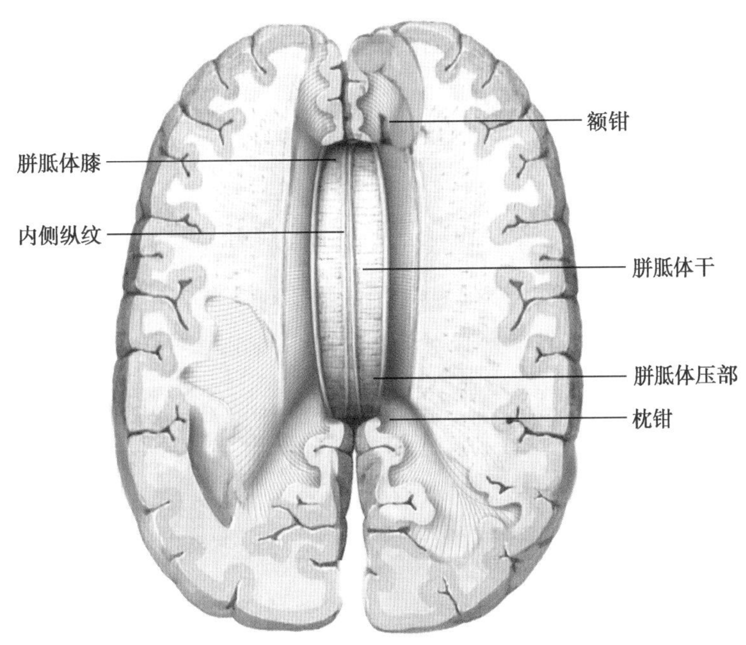

图 9-94 胼胝体上面观

2）**前连合** anterior commissure：是在终板上方横过中线的一束连合纤维，主要连接两侧颞叶，有小部分联系两侧嗅球（见图 9-78、图 9-95）。

3）**穹窿** fornix 和**穹窿连合** fornical commissure：由海马至下丘脑乳头体的弓形纤维束，两侧穹窿经胼胝体的下方前行并互相靠近，其中一部分纤维越至对边，连接对侧的海马，称穹窿连合（图 9-95）。

（3）**投射纤维** projection fibers：由大脑皮质与皮质下各中枢间的上、下行纤维组成。它们大部分经过内囊。

内囊 internal capsule 位于背侧丘脑、尾状核和豆状核之间的白质板。在水平切面上呈向外开放的 V 形，分前肢、膝和后肢 3 部。前肢（又称额部）伸向前外，位于豆状核与尾状核之间。后肢（又称枕部）伸向后外，分为豆丘部（豆状核与丘脑之间）、豆状核后部和豆状核下部。膝介于前、后肢之间，即 V 形转角处。内囊纤维向上向各方向放射至大脑皮质，称辐射冠，与胼胝体的纤维交错。内囊向下续于中脑的大脑脚底（图 9-96）。

1）内囊前肢投射纤维：主要有额桥束和由丘脑背内侧核投射到前额叶的丘脑前辐射。

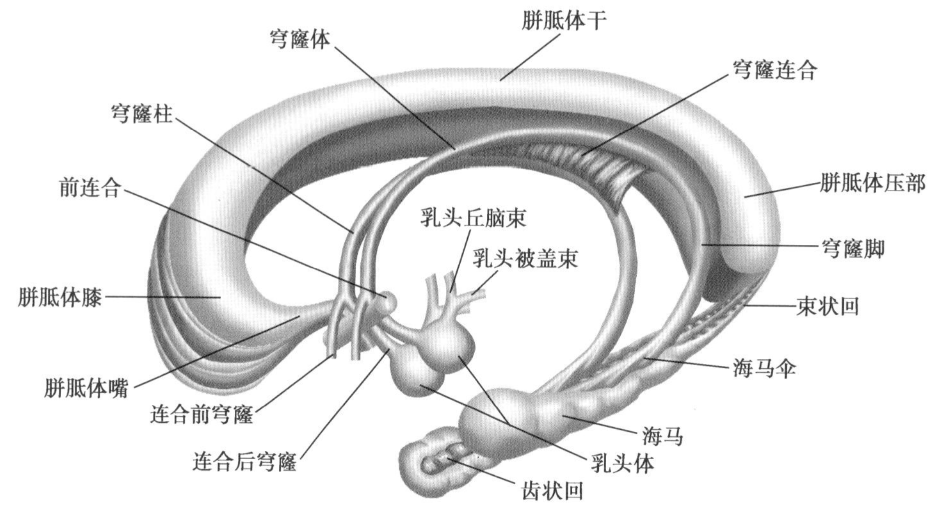

图 9-95 海马连合

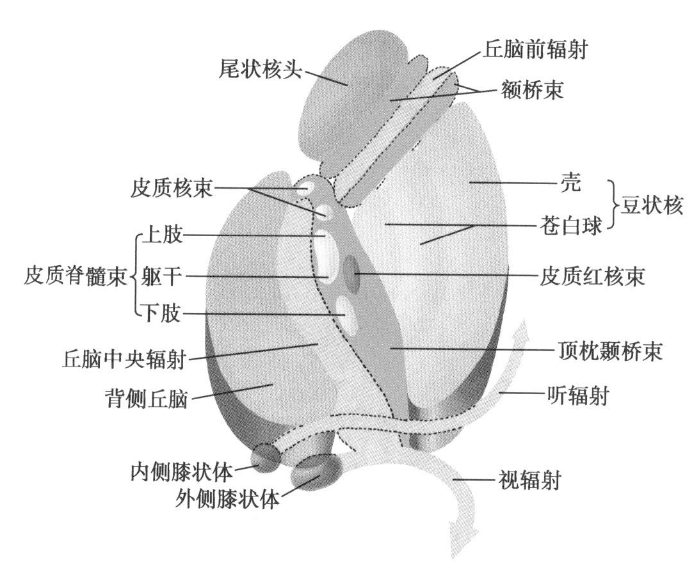

图 9-96 内囊模式图

2）内囊膝部的投射纤维：有皮质核束。该束纤维从中央前回下 1/3（躯体运动区头面部代表区）发出下行到脑干各躯体运动核。

3）内囊后肢的投射纤维：经豆丘部的下行纤维束为皮质脊髓束、皮质红核束和顶桥束等，上行纤维束是丘脑中央辐射、丘脑后辐射和丘脑下辐射。其中皮质脊髓束是中央前回中上部和中央旁小叶前部支配至脊髓前角运动核的纤维束。而丘脑中央辐射是丘脑腹后核至中央后回的纤维束，传递皮肤和肌、关节的感觉，如损害此区，则有对侧躯体感觉障碍。丘脑后辐射经豆状核后部向后行，包含视辐射及枕桥束。前者由外侧膝状体到视皮质；后者由枕叶至脑桥核。丘脑下辐射经豆状核下部向外侧行，含有听辐射及颞桥束，前者由内侧膝状体至听皮质，后者由颞叶至脑桥核。

内囊是投射纤维集中的部位，局部缺血、出血或肿瘤压迫等常可引起内囊的广泛损伤。内囊不同部位的损伤表现也不同：若损伤内囊膝（皮质核束受损），可出现对侧舌肌和面下部肌肉瘫痪；若损伤内囊后肢，可引起对侧偏身感觉障碍（丘脑中央辐射受损）和对侧肢体偏瘫（皮质脊髓束受损），伤及视辐射可引起偏盲。因此，当内囊损伤广泛时，患者会出现对侧偏身感觉丧失、对侧偏瘫和对侧偏盲的“三偏”症状。

5. 边缘系统 limbic system 由边缘叶及与其联系密切的皮质下结构，如杏仁核、隔核、下丘脑、

背侧丘脑的前核和中脑被盖的一些结构等共同组成。由于边缘系统组成复杂,大多数结构前文也已提及,下面仅从海马、杏仁体和隔区联系出发说明边缘系统的结构和功能(图 9-97)。

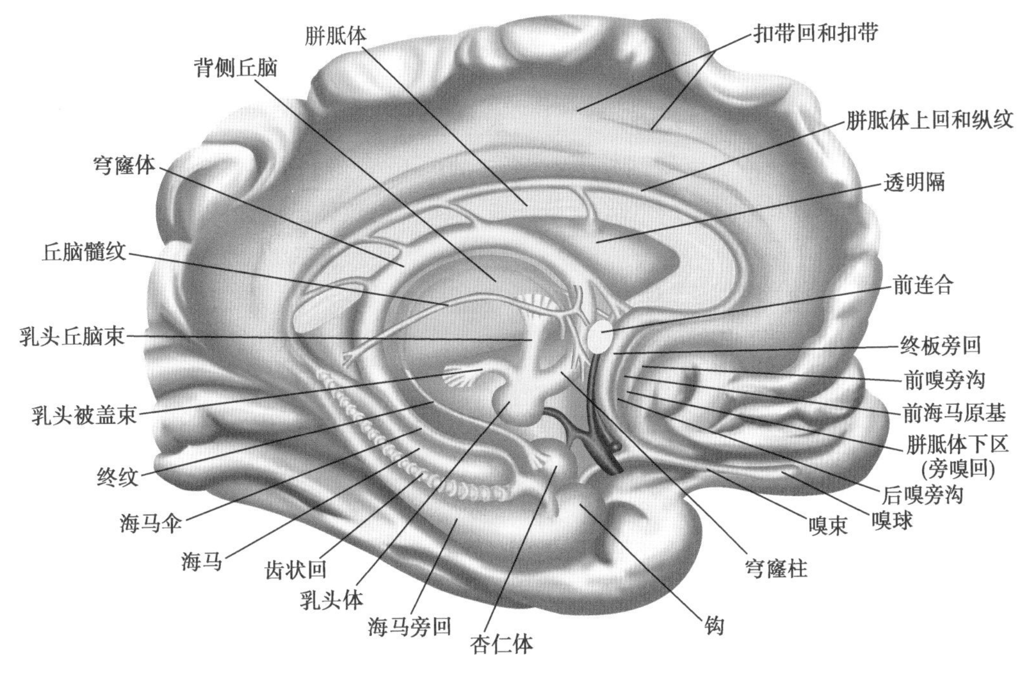

图 9-97 嗅脑和边缘系统

(1) 海马结构:在海马结构的传入纤维中,一个重要的传入来源是海马旁回。海马结构的主要传出纤维是穹窿,其中多数纤维止于乳头体,也有到隔区的纤维。通过乳头丘脑束,乳头体与丘脑前核进行往返联系;丘脑前核与扣带回又有往返联系;扣带回借扣带密切联系海马旁回,从而形成一个与学习和记忆、情感等高级神经活动有关的循环往复的神经传导环路,又称 Papez 环路,即海马环路。简示如下:海马旁回→海马结构→乳头体→丘脑前核→扣带回→海马旁回。

(2) 杏仁体:位于侧脑室下角前端和豆状核的腹侧。杏仁体的传入纤维甚广,来自嗅脑、新皮质、隔核、背侧丘脑和下丘脑。传出纤维经终纹和腹侧杏仁体通路到隔区和下丘脑。杏仁体主要参与认知记忆、多种记忆联系和内脏及内分泌活动的调节、情绪活动等。

(3) **隔区** septal area:位于胼胝体嘴的下方,包括胼胝体下区和终板旁回,在胼胝体下区的前外部深陷于沟内,称前海马原基。隔核是隔区的皮质下核团,它接受穹窿、终纹、前穿质、扣带回以及前脑内侧束的中脑网状结构上行纤维,发出纤维投射到边缘系统各部皮质,也投射到脑干网状结构,被认为是各种冲动整合中枢,是边缘系统重要核团之一。当刺激或损毁隔核时,可见动物愤怒反应、进食、性及生殖行为的改变。也有研究认为隔核与学习、记忆关系密切。

总之,边缘系统在进化上是脑的古老部分,它司内脏调节、情绪反应和性活动等。这在维持个体生存和种族生存(延续后代)方面发挥重要作用。同时边缘系统,特别是海马,与机体的高级精神活动如学习、记忆密切相关。

与学习和记忆相关的脑区和核团:学习和记忆是脑的基本功能。学习是指获取新信息和新知识的神经过程,记忆是对所获取信息的保存和读出的神经过程。目前认为,边缘系统(如隔核、海马、海马旁回、扣带回、杏仁体、丘脑前核等)、基底前脑胆碱能系统(如内侧隔核、伏隔核等)、内侧颞叶、前额叶皮质、运动皮质、新纹状体、视皮质、小脑皮质和间位核、背侧丘脑等均与学习记忆有关。其中,隔核是 Papez 环路和基底外侧边缘环路的共有区域,是边缘系统的枢纽,是各种冲动的整合中枢;而海马三突触回路(穿通纤维与齿状回形成突触;齿状回神经元经苔藓纤维与海马 CA3 形成突触,海马 CA3 经 Schaffer 侧支与 CA1 形成突触)则与陈述性记忆的形成机制有关。

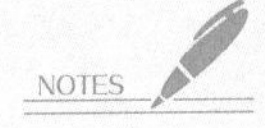

6. 基底前脑 basal forebrain 位于大脑半球前内侧面和底面，间脑的腹侧，前连合的下方，包括下丘脑视前区、隔核、斜角带核、Meynert 基底核、伏隔核、嗅结节和杏仁核等。斜角带核位于前穿质后部邻近视束处，外观光滑，呈斜带状，由前上行向后下，根据细胞的排列方向分为垂直支和水平支两部分。Meynert 基底核是位于豆状核下方，前穿质与大脑脚间窝之间的一大群细胞。隔核、斜角带核、Meynert 基底核内含有大量的大、中型胆碱能神经元，属于基底前脑的大细胞核群。这些细胞纤维广泛投射到大脑新皮质、海马等处，与大脑学习、记忆功能关系密切。

伏隔核 nucleus accumbens 位于隔区外下方，壳核的内下方，腹侧为苍白球和嗅结节，是基底前脑的一个较大的核团，与边缘系统有密切的纤维联系，功能上与躯体运动、内脏活动整合以及镇痛等有关。

许多临床、生理、行为学和形态学研究表明：基底前脑有着广泛的功能，包括从最原始的内驱力和情绪反应到高级的认知活动。现已表明精神分裂症、帕金森病和阿尔茨海默病这 3 个长期困扰人类的神经系统疾病的发病机制与基底前脑的病变有着密切的关系。

7. 嗅脑 rhinencephalon 是指大脑半球中接受与整合嗅觉冲动的皮质部分，位于端脑底部，包括嗅球、嗅束、前嗅核、嗅纹、嗅三角、梨状叶和海马旁回钩等。人类嗅脑不发达。

与成瘾和复吸相关的脑区和神经通路：药物滥用（成瘾）是由长期滥用成瘾性物质所引起的一种大脑神经细胞形态结构、生物化学和功能改变的慢性疾病。其特点表现为病程呈慢性、复发性觅药行为过程，并伴有明显的心理、行为障碍和法律等诸多方面问题。研究表明，中脑腹侧被盖区、前额叶皮质、伏隔核、杏仁体、海马、腹侧苍白球等核团在成瘾形成及复吸诱发过程中起着重要作用。其中，VTA 内的多巴胺（DA）能神经元投射到前额叶皮质、伏隔核、杏仁体、嗅结节等，并接收来自前额叶皮层、海马下托和杏仁体的谷氨酸能神经元的支配，形成脑内的**奖赏通路** reward pathway，构成成瘾的生物化学、细胞学和分子学基础。在受到自然奖赏刺激，如进食、饮水、性交和哺育行为时，该通路被激活，机体同时也出现好的感受和体验。而药物滥用时则通过促进多巴胺递质的释放激活该通路，成瘾药物奖赏作用和提高 DA 传递有关，而成瘾药物的戒断则与 DA 释放的明显减少有关；与成瘾有关的渴求感也与脑奖赏通路密切相关。近来研究发现，依赖和成瘾在脑内与不同部位的改变有关。就阿片类物质而言，与依赖相关的主要是与痛觉有关的脑干和丘脑等部位，而成瘾则主要是与奖赏有关的奖赏通路（前额叶皮质、伏隔核等）。

嗅球与嗅神经相连，向后延为较细的嗅束，嗅束后端分为内侧嗅纹和外侧嗅纹，两纹夹成嗅三角。梨状叶包括外侧嗅纹、钩和海马旁回的前部。外侧嗅纹将嗅觉冲动传至海马旁回钩附近的皮质，此处是产生嗅觉的主要区域。病变刺激钩区皮质及其相联系的皮质下结构可以引起嗅幻觉。内侧嗅纹转至额叶内侧面，终止于隔区。隔区可能不参与嗅觉的感知，而是参与边缘系统的情绪功能。

神经干细胞

神经干细胞是一类能通过分裂进行自我更新，并能产生多种类型神经元和胶质细胞的多潜能细胞。神经干细胞主要存在于胚胎发育期，通过神经诱导，神经干细胞不断增殖并迁移至神经系统的不同部位，分化成为不同类型的神经元或神经胶质细胞，构成神经系统的各种结构。出生后，神经干细胞迅速减少并基本消失。传统观点认为，成年中枢神经系统中的神经元是终极分化的细胞，然而近几十年来的大量研究结果表明，在成年中枢神经系统的某些部位具有新的神经元产生，如室管膜下区、海马齿状回、小脑颗粒层等。此外，在成年哺乳动物的新皮质第 2 层存在相当数量的未成熟神经元。成年动物脑内存在神经干细胞的意义是目前基础与临床神经科学研究的热点之一，可能与其通过不断的自我更新、迁移和分化来补充因疾病、损伤或凋亡而丢失的神经细胞，以维持脑功能的可塑性有关。

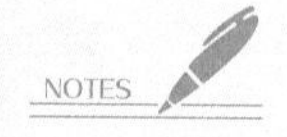

三、脑和脊髓的被膜、血管及脑脊液循环

(一)脑和脊髓的被膜

脑和脊髓的表面包有3层被膜,自外向内依次为硬膜、蛛网膜和软膜。脑和脊髓的3层被膜相互延续,有保护、支持脑和脊髓的作用。

1. 脊髓的被膜 自外向内为硬脊膜、脊髓蛛网膜和软脊膜(图9-98)。

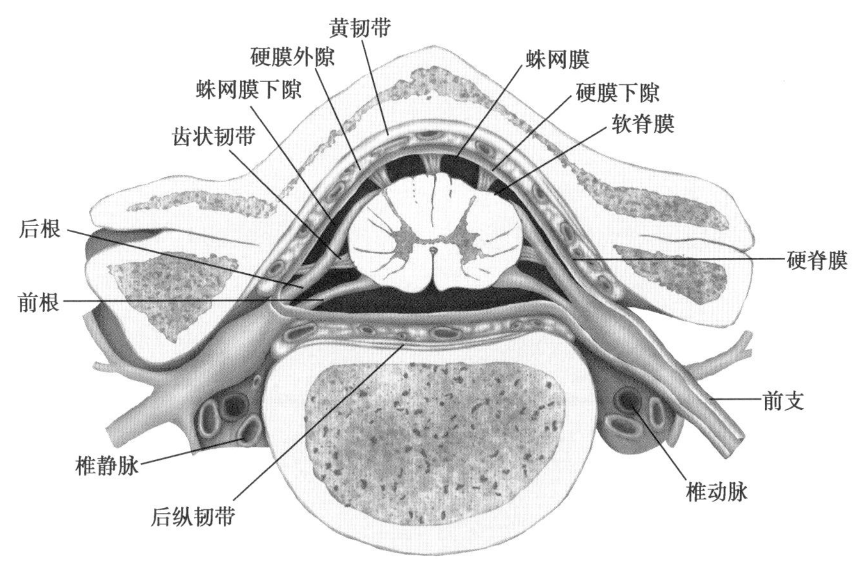

图9-98 脊髓的被膜

(1)**硬脊膜** spinal dura mater:由致密结缔组织构成,厚而坚韧,位于椎管内,包裹着脊髓和脊神经根丝。上端附于枕骨大孔边缘,与硬脑膜相延续;下部在第2骶椎水平逐渐变细并包裹马尾,末端附于尾骨。硬脊膜向两侧包绕着脊神经根并与脊神经形成脊神经硬膜鞘,在椎间孔处与脊神经的外膜相延续。硬脊膜与椎管内骨膜和韧带之间的间隙称为**硬膜外隙** epidural space,其容积约为100ml,略呈负压,内含疏松结缔组织、脂肪、淋巴管和静脉丛,并有脊神经根通过。临床上进行硬膜外麻醉,就是将药物注入此隙,以阻滞脊神经根内的神经传导。在硬脊膜与脊髓蛛网膜之间有潜在的**硬膜下隙** subdural space,内含浆液,向上与颅内硬膜下隙相通。

(2)**脊髓蛛网膜** spinal arachnoid mater:为半透明且无血管的薄膜,位于硬脊膜与软脊膜之间,与脑蛛网膜相延续。脊髓蛛网膜与软脊膜之间有较宽阔的间隙,称为**蛛网膜下隙** subarachnoid space,内充满清亮的脑脊液。蛛网膜下隙内有许多结缔组织小梁,连于蛛网膜与软脊膜之间。脊髓蛛网膜下隙向上与脑蛛网膜下隙相通;其下部,自脊髓下端至第2骶椎水平扩大为**终池** terminal cistern,内有马尾和终丝。因此,临床上常在第3、4或第4、5腰椎间进行腰椎穿刺,以抽取脑脊液或注入药物而不伤及脊髓。

> **硬膜外麻醉(硬麻)和腰麻**
>
> 硬膜外麻醉(硬麻)是指硬膜外隙(腔)阻滞麻醉,即将局麻药注入硬膜外隙,阻滞脊神经根,暂时使其支配区域产生麻痹。据给药的方式可分为单次法和连续法,依穿刺部位可分为高位、中位、低位及骶管阻滞。硬膜外麻醉主要用于腹部及以下的手术,包括泌尿、妇产及下肢手术。
>
> 腰麻是蛛网膜下隙(腔)麻醉和脊椎麻醉的简称,一般常选第3、4腰椎或第2、3腰椎棘突间隙将局麻药物注入终池(蛛网膜下隙),阻断部分脊神经的传导功能而引起相应支配区域的麻醉

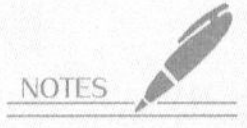

作用。因蛛网膜下隙与脑室相通，麻醉平面过度上升将会导致延髓生命中枢麻痹，造成心搏呼吸骤停。腰麻时，由于交感神经被阻滞，也常伴有血压下降。由于硬脊膜被穿刺，所以脑脊液渗漏，造成压力降低，易致麻醉后头痛。药液的比重和患者体位将影响药液的水平面。腰麻主要用于下腹部及盆腔手术（阑尾切除术、疝修补术、膀胱及前列腺手术）、肛门及会阴部手术（痔疮切除术、肛瘘切除术）和下肢手术（骨折或脱臼复位术、截肢术）等。

（3）**软脊膜** spinal pia mater：薄而富有血管，紧贴脊髓表面，并延伸至脊髓的沟裂中，向上经枕骨大孔与软脑膜相延续，向下在脊髓圆锥下端移行为终丝。软脊膜在脊髓两侧脊神经前、后根之间形成**齿状韧带** denticulate ligament，该韧带尖端附于硬脊膜上。脊髓借齿状韧带和脊神经根固定于椎管内，并浸泡于脑脊液中，加上硬膜外隙内的脂肪组织和椎内静脉丛的弹性垫作用，使脊髓不易受外界震荡的损伤。齿状韧带还可作为椎管内手术的标志。

2. **脑的被膜** 自外向内依次为硬脑膜、脑蛛网膜和软脑膜（图 9-99）。

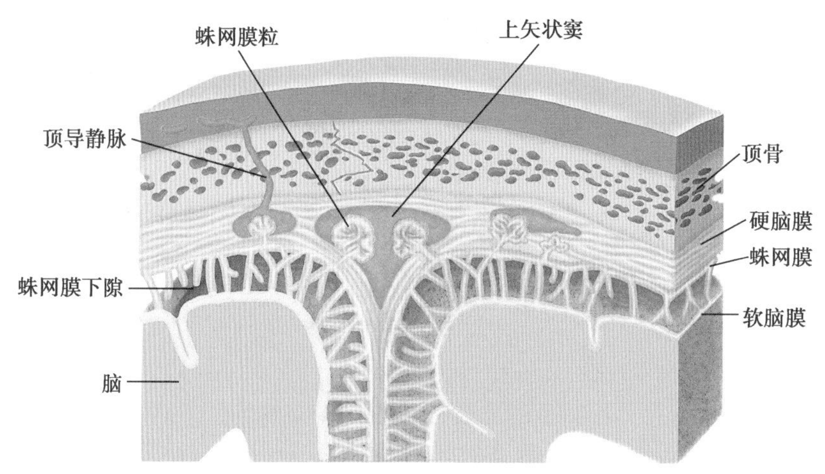

图 9-99 脑的被膜、蛛网膜粒和硬脑膜窦

（1）**硬脑膜** cerebral dura mater：为厚实坚韧而有光泽的双层膜。外层为颅骨内面的骨膜，内层为脑膜层，较外层坚厚。两层之间有丰富的血管和神经（图 9-100）。硬脑膜与颅盖骨连接疏松，易于分离，当颅盖骨骨折或硬脑膜血管损伤出血时，可在硬脑膜与颅盖骨之间形成硬膜外血肿。硬脑膜在颅底处与颅骨结合紧密，故颅底骨折时，易将硬脑膜与脑蛛网膜同时撕裂，使脑脊液外漏。当发生颅前窝骨折时，脑脊液可流入鼻腔，形成脑脊液鼻漏。硬脑膜在脑神经出、入颅处移行为神经外膜；其内层在枕骨大孔的周围与硬脊膜相延续，并可折叠形成板状隔，分隔颅腔，伸入各脑部之间，保护脑。

硬脑膜不仅包被在脑的表面，而且其内层在某些部位折叠形成板状突起，称**硬脑膜隔** septum of dura mater，深入脑各部之间，以更好地保护脑。硬脑膜在某些部位两层分开，内面衬以内皮细胞，构成**硬脑膜窦** sinus of dura mater。窦内含静脉血，窦壁无平滑肌，不能收缩，故损伤时不易止血而容易形成颅内血肿。硬脑膜主要由颈外动脉的分支脑膜中动脉等供给营养。

1）硬脑膜隔。

大脑镰 cerebral falx：是硬脑膜内层在大脑半球纵裂内垂直向下的折叠，呈镰刀形，伸入两侧大脑半球之间，前端连于鸡冠，后端连于小脑幕的上面，下缘游离于胼胝体上方。

小脑幕 tentorium of cerebellum：形似幕帐，呈半月形伸入大脑与小脑之间的大脑横裂内。后外侧缘附着于枕骨横窦沟和颞骨岩部上缘，前内缘游离形成**小脑幕切迹** tentorial incisure。小脑幕切迹与鞍背之间形成一环形孔，称**小脑幕裂孔** tentorial hiatus，其间有中脑通过。小脑幕将颅腔不完全地分隔成上、下两部。当上部颅脑病变引起颅内压增高时，位于小脑幕切迹上方的海马旁回和钩可能被挤入

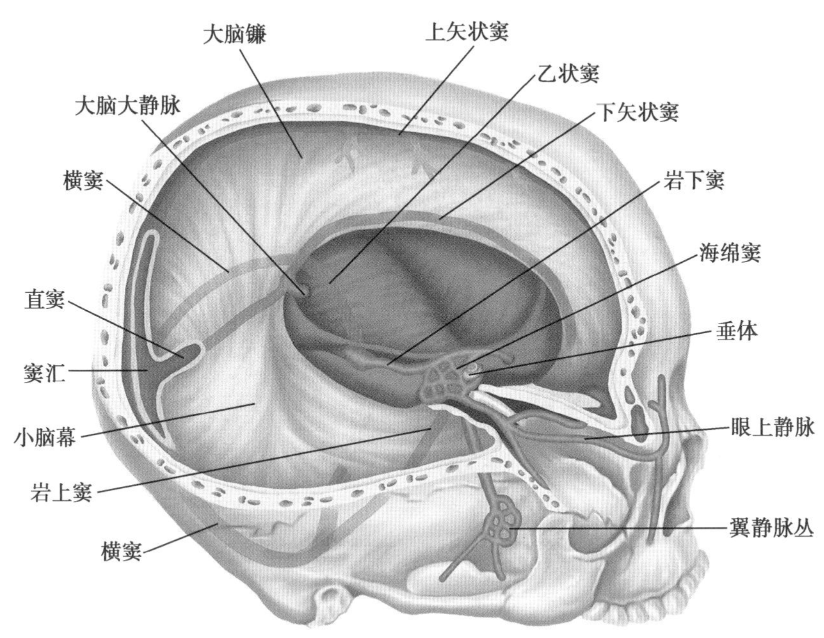

图 9-100 硬脑膜隔及硬脑膜窦

小脑幕切迹，形成小脑幕切迹疝（也称海马沟回疝）而压迫中脑的大脑脚和动眼神经。

小脑镰 cerebellar falx：位于颅后窝，连于小脑幕后部的下方，自小脑幕下面正中伸入两侧小脑半球之间。

鞍膈 diaphragma sellae：位于蝶鞍上方，连于鞍结节和鞍背上缘之间，封闭垂体窝并形成其顶，中央有一小孔有垂体柄通过。

2）硬脑膜窦。

上矢状窦 superior sagittal sinus：位于大脑镰的上缘内，前方起自盲孔，向后逐渐增粗并汇入**窦汇** confluence of sinuses。窦汇由上矢状窦与直窦在枕内隆凸处汇合而成。

下矢状窦 inferior sagittal sinus：位于大脑镰的游离下缘内，其走向与上矢状窦一致，向后汇入直窦。

直窦 straight sinus：位于大脑镰与小脑幕连接处，由大脑大静脉和下矢状窦汇合而成，向后汇入窦汇。

横窦 transverse sinus：成对，位于小脑幕后外侧缘附着处的枕骨横窦沟内，行向外延续为乙状窦。

乙状窦 sigmoid sinus：成对，位于乙状窦沟内，是横窦的延续，向前内于颈静脉孔处出颅，续为颈内静脉。

海绵窦 cavernous sinus：位于蝶鞍两侧，为硬脑膜两层间的不规则腔隙，形似海绵（图 9-101）。两侧海绵窦借**海绵间前、后窦** anterior，posterior intercavernous sinus 而相连。海绵窦内有颈内动脉和展神经穿过；窦的外侧壁内，自上而下有动眼神经、滑车神经、眼神经和上颌神经通过。海绵窦主要接受大脑中静脉、眼静脉和视网膜中央静脉。

海绵窦与周围的静脉有广泛联系和交通：①向前借眼上静脉、内眦静脉与面静脉交通，故面部感染可蔓延至海绵窦，引起海绵窦炎和血栓的形成，进而累及经过海绵窦的神经，出现相应的症状；②向后外经岩上窦、岩下窦连通横窦和颈内静脉；③向下经卵圆孔的小静脉与翼静脉丛相通；④海绵窦向后借斜坡上的基底窦与椎内静脉丛相通。因椎内静脉丛又与腔静脉系交通，故腹、盆部的感染（如直肠的血吸虫卵）或癌细胞可经此途径进入颅内。

岩上窦 superior petrosal sinus 和**岩下窦** inferior petrosal sinus：分别位于颞骨岩部的上缘和后缘，将海绵窦的血液分别引入横窦和颈内静脉。

NOTES

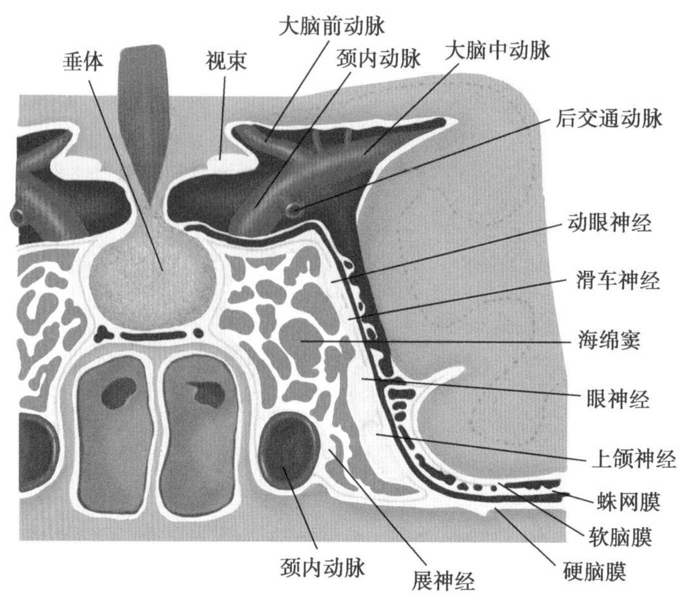

图 9-101 海绵窦

硬脑膜窦还借导静脉与颅外静脉相交通，故头皮感染也可能蔓延至颅内。

硬脑膜窦内的血液流向归纳如下。

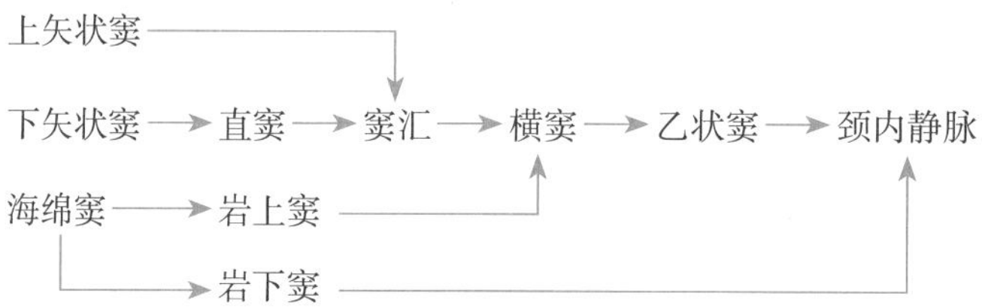

（2）**脑蛛网膜** cerebral arachnoid mater：贴于硬脑膜内面，薄而透明，缺乏血管和神经，与硬脑膜之间有硬膜下隙，向下与脊髓硬膜下隙相通；与软脑膜之间为蛛网膜下隙，此隙内充满脑脊液，向下与脊髓蛛网膜下隙相通。在蛛网膜下隙内还有丰富的**蛛网膜小梁** arachnoid trabeculae，连于蛛网膜与软脑膜之间，具有支持和固定脑的作用。脑蛛网膜除在大脑纵裂和大脑横裂处伸入裂内外，其他均跨越脑的沟裂而不伸入其内，故蛛网膜下隙的大小不一。此隙在某些部位扩大，称**蛛网膜下池** subarachnoid cisterns。

蛛网膜下池包括位于小脑与延髓之间的**小脑延髓池** cerebellomedullary cistern，临床上可在此经枕骨大孔穿刺，抽取脑脊液检查或注射药物。在视交叉前方有**交叉池** chiasmatic cistern，位于中脑的大脑脚之间的为**脚间池** interpeduncular cistern，脑桥腹侧有**脑桥池** pontine cistern，胼胝体压部下方与小脑上面和中脑背面之间为**大脑大静脉池** cistern of great cerebral vein，也称为 Galen 静脉池或上池，内有松果体和大脑大静脉。

蛛网膜靠近硬脑膜，特别是在上矢状窦的两侧形成许多绒毛状突起，突入上矢状窦内，称为**蛛网膜粒** arachnoid granulations（见图 9-99）。脑脊液经这些蛛网膜粒渗入硬脑膜窦内，回流入静脉。

（3）**软脑膜** cerebral pia mater：薄而富有血管，覆盖于脑的表面并深入沟裂内，对脑有营养作用。在脑室壁的一定部位，软脑膜及其血管与该部位的室管膜上皮共同构成脉络组织。某些部位的脉络组织及其血管反复分支成丛，连同其表面的软脑膜和室管膜上皮一起突入脑室，形成脉络丛，是产生脑脊液的主要结构。

（二）脑和脊髓的血管

1. 脑的血管

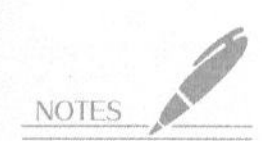

（1）脑的动脉：脑的血液供应很丰富，在静息状态下，占体重仅 2% 的脑，约需要全身供血量的

20%，所以脑组织对血液供应的依赖性很强，对缺氧很敏感。脑的动脉来源于颈内动脉和椎动脉（图9-102）。以顶枕沟为界，大脑半球的前2/3和部分间脑由颈内动脉分支供血，大脑半球后1/3及部分间脑、脑干和小脑由椎动脉供血。因此，按脑的动脉血供来源，归纳为颈内动脉系和椎基底动脉系。此两系动脉在大脑的分支可分为皮质支和中央支：前者供应大脑皮质及其深面的髓质；后者供应基底核、内囊及间脑等。

1）**颈内动脉** internal carotid artery：起自颈总动脉，自颈部向上至颅底，经颞骨岩部的颈动脉管进入颅内，紧贴海绵窦的内侧壁向前上，至前床突的内侧弯向上，穿出海绵窦而分支。颈内动脉据其行程可分为颅外段（颈段）和颅内段，颅内段依行程再分为岩骨段、海绵窦段、前膝段、前床突上段（视交叉池段）和后膝段。其中海绵窦段、前膝段和前床突上段合称为虹吸部，常呈U形或V形弯曲，是动脉硬化的好发部位。颈内动脉岩骨段发出颈鼓动脉和翼管动脉，前膝段发出眼动脉（见第八章“视器”）、垂体支和脑膜支。

颈内动脉供应脑部的主要分支有：①**大脑前动脉** anterior cerebral artery。在视神经上方向前内行，进入大脑纵裂，与对侧的同名动脉借**前交通动脉** anterior communicating artery 相连，然后沿胼胝体沟向后行（见图9-102、图9-103）。皮质支主要有额底内侧动脉、额（前、中间、后）内侧动脉、胼周动脉、中央旁动脉和楔前动脉，分布于顶枕沟以前的半球内侧面、额叶底面的一部分和额、顶两叶上外侧面的上部；中央支主要有内侧豆纹动脉，自大脑前动脉的近侧段发出，经前穿质入脑实质，供应尾状核、豆状核前部和内囊前肢。②**大脑中动脉** middle cerebral artery。为颈内动脉的直接延续，向外行进入外侧沟内，发出皮质支主要有额底外侧动脉、中央前沟动脉、中央沟动脉、中央后沟动脉、顶后动脉、颞（前、中间和后）动脉和角回动脉，供应大脑半球上外侧面的大部分和岛叶（见图9-102、图9-104），其中包括第Ⅰ躯体运动中枢、第Ⅰ躯体感觉中枢和语言中枢。若该动脉发生阻塞供血不足，将出现严重的功能障碍。大脑中动脉途经前穿质时，发出一些细小的中央支，又称豆纹动脉（图9-105），垂直向上进入脑实质，供应尾状核、豆状核、内囊膝和后肢的前部。豆纹动脉行程呈S形弯曲，因血流动力学关系，在高血压动脉硬化时容易破裂（故又名出血动脉）而导致脑出血，将出现严重的功能障碍，甚至危及生命。③**脉络丛前动脉** anterior choroidal artery。起自颈内动脉发出后交通动脉附近，沿视束下面向后外行，经大脑脚与海马

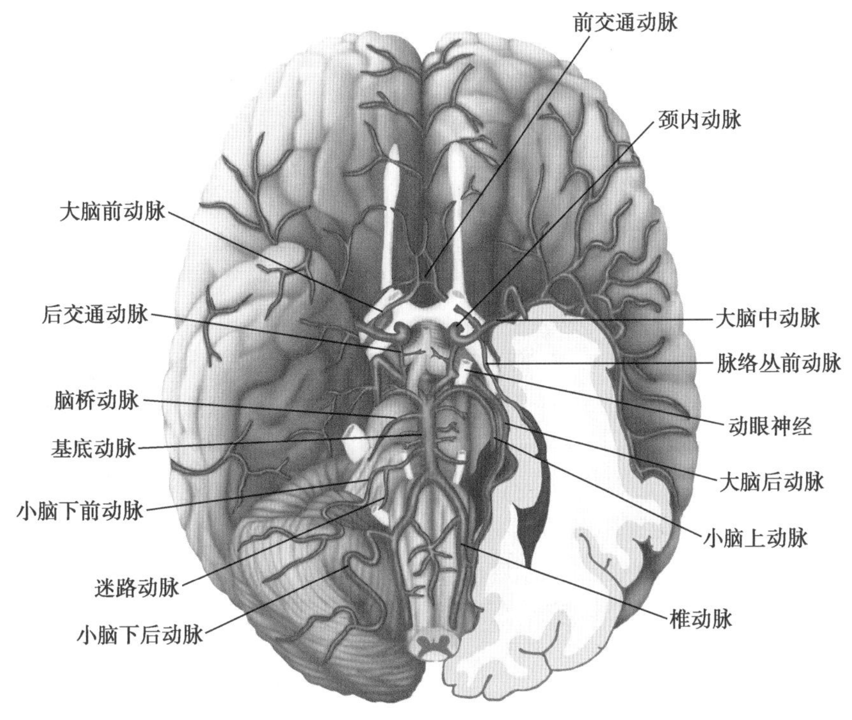

图9-102 脑底的动脉

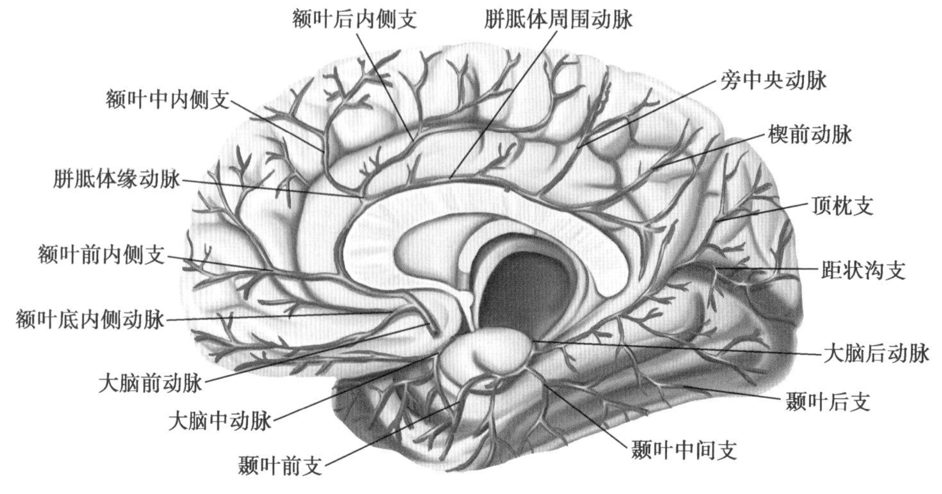

图 9-103 大脑半球的动脉(内侧面)

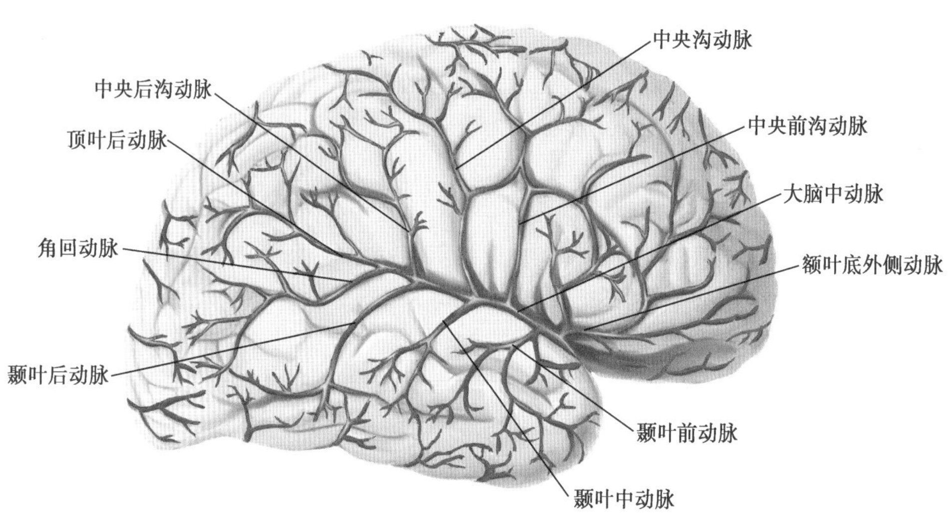

图 9-104 大脑半球的动脉(外侧面)

旁回前端的钩之间进入侧脑室下角,终止于脉络丛。沿途发出分支供应外侧膝状体、内囊后肢的后下部、大脑脚底的中 1/3 及苍白球等结构(见图 9-102)。此动脉细小且行程又长,易被血栓阻塞。④**后交通动脉** posterior communicating artery。经动眼神经上方、视束下面行向后,与大脑后动脉吻合,是颈内动脉系与椎基底动脉系的吻合支(见图 9-102)。

2)**椎动脉** vertebral artery:起自锁骨下动脉第 1 段,穿第 6 至第 1 颈椎横突孔,在寰椎侧块后方向内侧弯行,经枕骨大孔进入颅腔。入颅后行于延髓的前外侧,上行时左、右椎动脉逐渐靠拢,在脑桥与延髓交界处合成一条**基底动脉** basilar artery,后者沿脑桥腹侧的基底沟上行,至脑桥上缘分为左、右大脑后动脉两大终支(见图 9-102)。

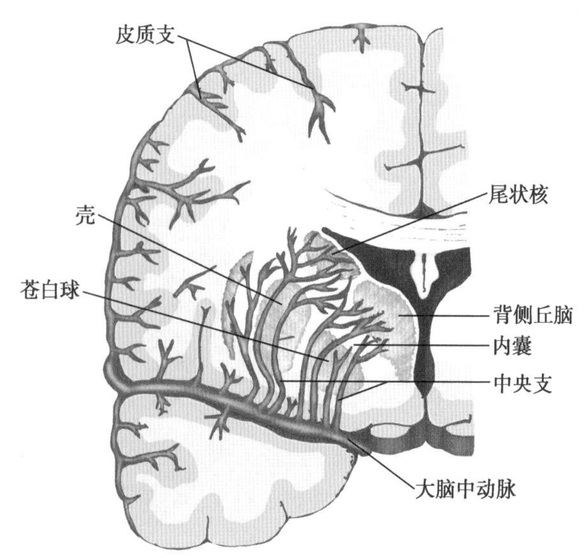

图 9-105 大脑中动脉的皮质支和中央支

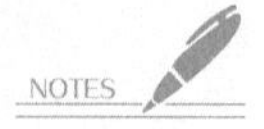

椎动脉的主要分支有:①脊髓前、后动脉(见“脊髓的血管”部分)。②**小脑下后动脉** posterior inferior cerebellar artery,是椎动脉最大的分支,通常平橄榄下端附近发出,向后外行经延髓与小脑扁桃体之间,供应小脑下面后部和延髓后外侧部(见图 9-102)。该动脉行程弯曲,易发生栓塞而出现同侧面部浅感觉障碍、对侧躯体浅感觉障碍(交叉性麻痹)和小脑共济失调等。该动脉还发出脉络膜支组成第四脑室脉络丛。③脑膜支,平枕骨大孔处发出,1 或 2 支,供应颅骨及小脑镰。

基底动脉的主要分支有:①**小脑下前动脉** anterior inferior cerebellar artery。自基底动脉起始段发出,经展神经、面神经和前庭蜗神经的腹侧达小脑下面(见图 9-102),供应小脑下面的前部。②**迷路动脉** labyrinthine artery(内听动脉)。细长,伴随面神经和前庭蜗神经进入内耳道,供应内耳迷路。几乎有 80% 以上的迷路动脉发自小脑下前动脉。③**脑桥动脉** pontine arteries。为一些细小分支,供应脑桥基底部。④**小脑上动脉** superior cerebellar artery。近基底动脉的末端发出,绕大脑脚向后,供应小脑上部。⑤**大脑后动脉** posterior cerebral artery。基底动脉的终末分支,绕大脑脚向后,由海马旁回钩向后,沿海马沟转至颞叶和枕叶内侧面(见图 9-103)。皮质支主要有颞(前、中间和后)下动脉、距状沟动脉和顶枕沟动脉,分布于颞叶的内侧面和底面及枕叶;中央支由起始部发出,经脚间窝入脑实质,供应背侧丘脑、内侧膝状体、外侧膝状体、下丘脑和底丘脑等。大脑后动脉起始部与小脑上动脉根部之间夹有动眼神经(见图 9-102),当颅内高压时,海马旁回和钩移至小脑幕切迹下方,使大脑后动脉向下移位,压迫并牵拉动眼神经,可导致动眼神经麻痹。

3)**大脑动脉环** cerebral arterial circle:也称为 Willis 环,由两侧大脑前动脉起始段、两侧颈内动脉末端、两侧大脑后动脉借前、后交通动脉连通而共同组成,位于脑底下方,蝶鞍上方,环绕视交叉、灰结节及乳头体周围(见图 9-102)。此环使两侧颈内动脉系与椎基底动脉系相交通。在正常情况下大脑动脉环两侧的血液不相混合,而是作为一种代偿的潜在装置。当此环的某处发育不良或被阻断时,可在一定程度上通过大脑动脉环使血液重新分配和代偿,以维持脑的血液供应。据统计国人约有 48% 的大脑动脉环发育不全或异常,其中较常见的有:一侧后交通动脉管径小于 1mm 的约占 27%;大脑后动脉起于颈内动脉的约占 14%;前交通动脉口径小于 1mm 或缺如;两侧大脑前动脉起于一侧颈内动脉等。不正常的动脉环易出现动脉瘤,前交通动脉和大脑前动脉的连接处是动脉瘤的好发部位。

(2)脑的静脉:壁薄而无瓣膜,不与动脉伴行,包括收集大脑血液的静脉及收集脑干和小脑血液的静脉(如大脑脚静脉等)。大脑的静脉可分为浅(外)、深(内)两组,两组之间相互吻合。浅组收集脑皮质及皮质下髓质的静脉血,直接注入邻近的静脉窦;深组收集大脑深部的髓质、基底核、间脑、脑室脉络丛等处的静脉血,最后汇成大脑大静脉注入直窦。

1)浅组,以大脑外侧沟为界分为 3 组(图 9-106):①**大脑上静脉** superior cerebral vein,位于外侧沟以上,8~12 支,收集大脑半球上外侧面和内侧面上部的血液,注入上矢状窦;②**大脑下静脉** inferior cerebral vein,位于外侧沟以下,1~7 支,收集大脑半球外侧面下部和底面的血液,主要注入横窦和海绵窦;③**大脑中静脉** middle cerebral vein,位于大脑外侧沟附近,又分为浅、深两组。**大脑中浅静脉** superficial middle cerebral vein 收集半球上外侧面近外侧沟的静脉,本干沿外侧沟向前下,注入海绵窦。**大脑中深静脉** deep middle cerebral vein 收集脑岛的血液,与大脑前静脉和纹状体静脉汇合成**基底静脉** basal vein,注入大脑大静脉。

2)深组:①**大脑内静脉** internal cerebral vein,位于背侧丘脑背侧面,由脉络丛静脉和丘纹静脉在室间孔后上缘合成,向后至松果体后方,沿途收集脑室周围大脑半球深部的静脉血,最后与对侧的大脑内静脉汇合成一条大脑大静脉;②**大脑大静脉** great cerebral vein,也称 Galen 静脉(图 9-107),长约 1cm,管壁极薄,引流两侧大脑内静脉的血,同时收集半球深部的髓质、基底核、间脑和脉络丛等处的静脉血,在胼胝体压部的后下方向后注入直窦。

3)**脑底静脉环** cerebral basal venosus circle:前方由前交通静脉连接左、右大脑前静脉,后方由后交通静脉连接左、右大脑脚静脉,两侧为左、右基底静脉等共同围成,比 Willis 环偏后、较深且范围大,是静脉瘤好发部位。

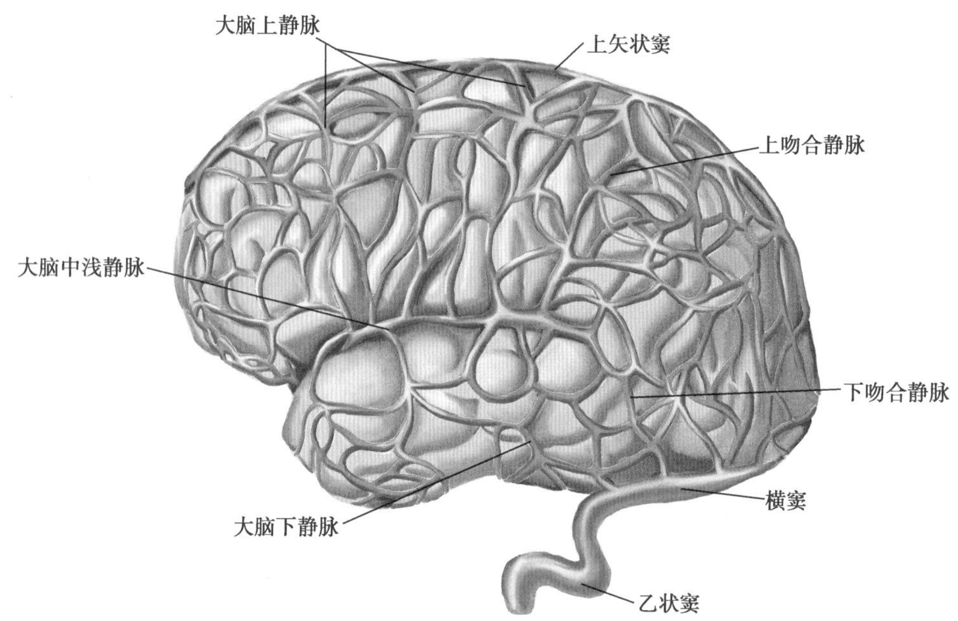

图 9-106 大脑的静脉(浅组)

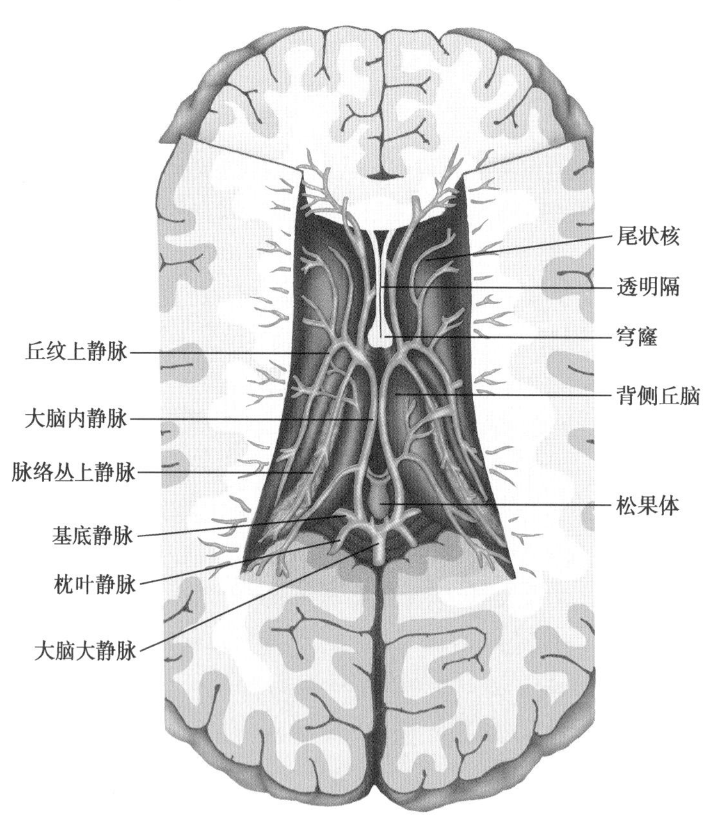

图 9-107 大脑的静脉(深组)

2. 脊髓的血管

(1)脊髓的动脉:有两个来源,即椎动脉和节段性动脉(图 9-108)。椎动脉发出的脊髓前、后动脉在下行过程中,不断得到颈、胸和腰部动脉发出的节段性动脉分支的补充,以保障脊髓足够的血液供应。

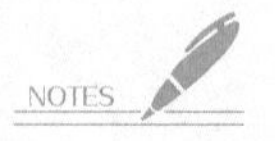

1)**脊髓前动脉** anterior spinal artery:左、右脊髓前动脉在延髓腹侧合成一干进入椎管,沿脊髓前正中裂下行至脊髓末端。脊髓前动脉行至第 5 颈椎下方开始有来自节段性动脉分支的补充血液供应。

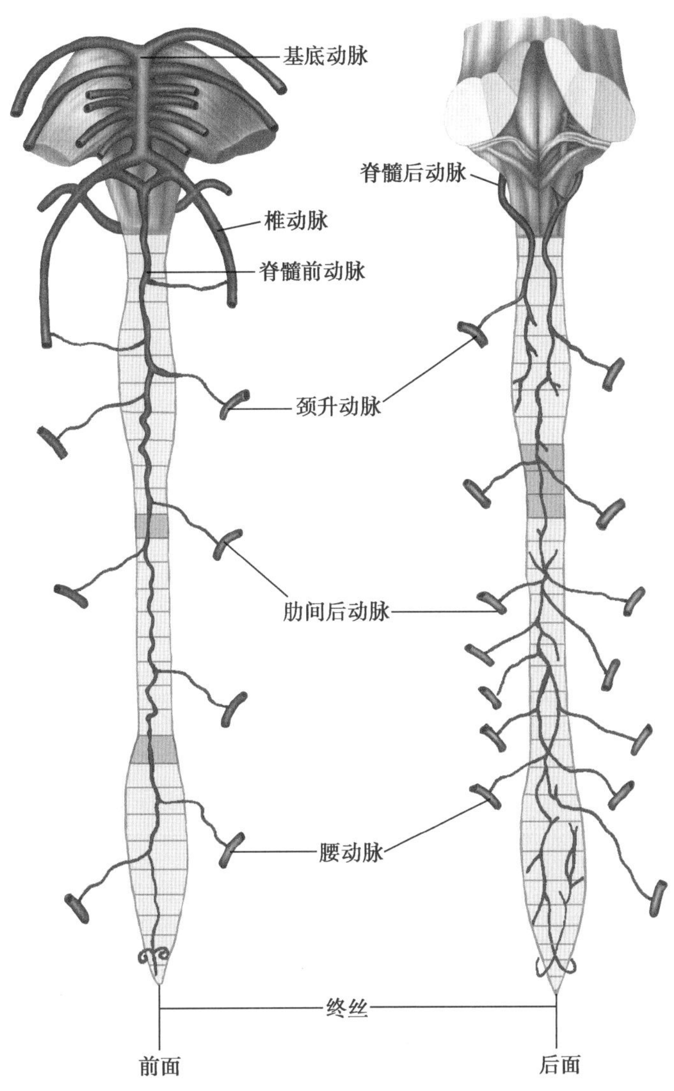

图 9-108 脊髓的动脉

2）**脊髓后动脉** posterior spinal artery：脊髓后动脉自椎动脉发出后，绕延髓两侧向后走行，经枕骨大孔出颅后沿脊神经后根两侧下行，直至脊髓末端，一般也在第 5 颈节的下方开始有节段性动脉补充供应血液。

脊髓前、后动脉之间借环绕脊髓表面的吻合支互相交通，形成动脉冠（图 9-109），由动脉冠再发分支进入脊髓内部。脊髓前动脉的分支主要分布于脊髓前角、侧角、灰质连合、后角基部、前索和侧索。脊髓后动脉的分支则分布于脊髓后角的其余部分、后索和侧索后部。

3）**根动脉** radicular artery：为来自颈升动脉、肋间后动脉、腰动脉和骶外动脉等发出的节段性动脉，经椎间孔进入椎管，沿脊神经前、后根至脊髓，并与脊髓前、后动脉吻合。

由于脊髓动脉的来源不同，有些节段因两个来源的动脉吻合薄弱，血液供应不够充分，脊髓容易因缺血而损伤，称为危险区，如第 1~4 胸节（特别是第 4 胸节）和第 1 腰节的腹侧面。

（2）脊髓的静脉：较动脉多而粗，收集脊髓内的小静脉，最后汇集成脊髓前、后静脉，通过前、后根静脉注入硬膜外隙内的椎内静脉丛。

（三）脑脊液及其循环

脑脊液 cerebrospinal fluid，CSF 是充满脑室系统、蛛网膜下隙和脊髓中央管内的无色透明液体，比重为 1.003~1.008。内含各种浓度不等的无机离子、葡萄糖、微量蛋白、维生素、酶、少量淋巴细胞和神经递质、神经激素等，功能上相当于外周组织中的淋巴，对中枢神经系统起缓冲、保护、运输代谢产物

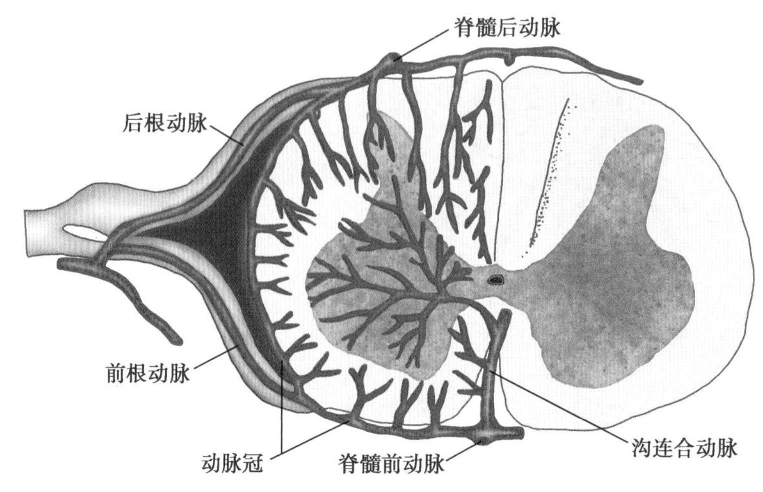

图 9-109 脊髓内部的动脉分支

和调节颅内压等作用。脑脊液总量在成人平均约为 150ml，处于不断产生、循环和回流的平衡状态。

中枢神经系统存在着接触脑脊液的神经元系统，这些神经元的胞体位于脑室腔内、室管膜内或脑实质中，借胞体或突起直接与脑脊液接触，称触液神经元，它们能接受脑脊液的化学和物理因素的刺激和释放神经活性物质（如肽类、胺类和氨基酸类等）至脑脊液中，执行感受、分泌和调节的功能。因此，在脑脊液与脑组织之间存在着交流信息的神经-体液回路。神经系统疾病时，既可抽取脑脊液进行检测，又可经脑室内给药治疗。

脑脊液主要由脑室脉络丛产生，少量由室管膜上皮和毛细血管产生。左、右侧脑室脉络丛产生的脑脊液经室间孔流入第三脑室，与第三脑室脉络丛产生的脑脊液一起，经中脑导水管流至第四脑室，再汇合第四脑室脉络丛产生的脑脊液一起，经第四脑室正中孔和两个外侧孔流入蛛网膜下隙。然后，脑脊液再沿蛛网膜下隙流向大脑背面，经蛛网膜粒渗透到硬脑膜窦内（主要是上矢状窦），回流入血液中（图 9-110）。脑脊液循环途径归纳如下。

$$\text{侧脑室} \xrightarrow{\text{经室间孔}} \text{第三脑室} \xrightarrow{\text{经中脑导水管}} \text{第四脑室} \xrightarrow{\text{经正中孔、外侧孔}}$$

$$\text{蛛网膜下隙} \xrightarrow{\text{经蛛网膜粒}} \text{上矢状窦}$$

蛛网膜粒是脑蛛网膜的微小突起，即**蛛网膜绒毛** arachnoid villi 形成的膨大，肉眼可见，常以丛状突入硬脑膜窦和静脉隐窝，是脑脊液回流入血液的主要途径。它们在颅骨内面形成相应的陷窝。蛛网膜绒毛是一个蛛网膜下隙的憩室，被一层扁平细胞所覆盖。蛛网膜绒毛和蛛网膜颗粒实际上是蛛网膜下隙通过硬脑膜壁的延伸，以窦的内皮作为物质交换的界面。

在脑脊液循环途径中发生阻塞，可导致脑积水和颅内压升高，使脑组织受压移位，甚至形成脑疝而危及生命。此外，有少量脑脊液可经室管膜上皮、蛛网膜下隙的毛细血管、脑膜的淋巴管和脑、脊神经周围的淋巴管回流。

（四）脑屏障

中枢神经系统神经元的正常功能活动，需要其周围的微环境（如氧、有机物及无机离子浓度）保持一定的稳定性，而维持这种稳定性的结构称为**脑屏障** brain barrier。广义的脑屏障包括物理屏障、酶屏障和防御屏障（免疫屏障）。本节主要介绍物理屏障。其特定结构能选择性地允许某些物质通过，不允许另一些物质通过，脑屏障由血脑屏障、血-脑脊液屏障和脑脊液-脑屏障 3 部分组成（图 9-111）。

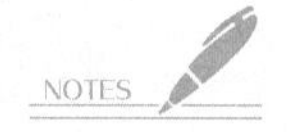

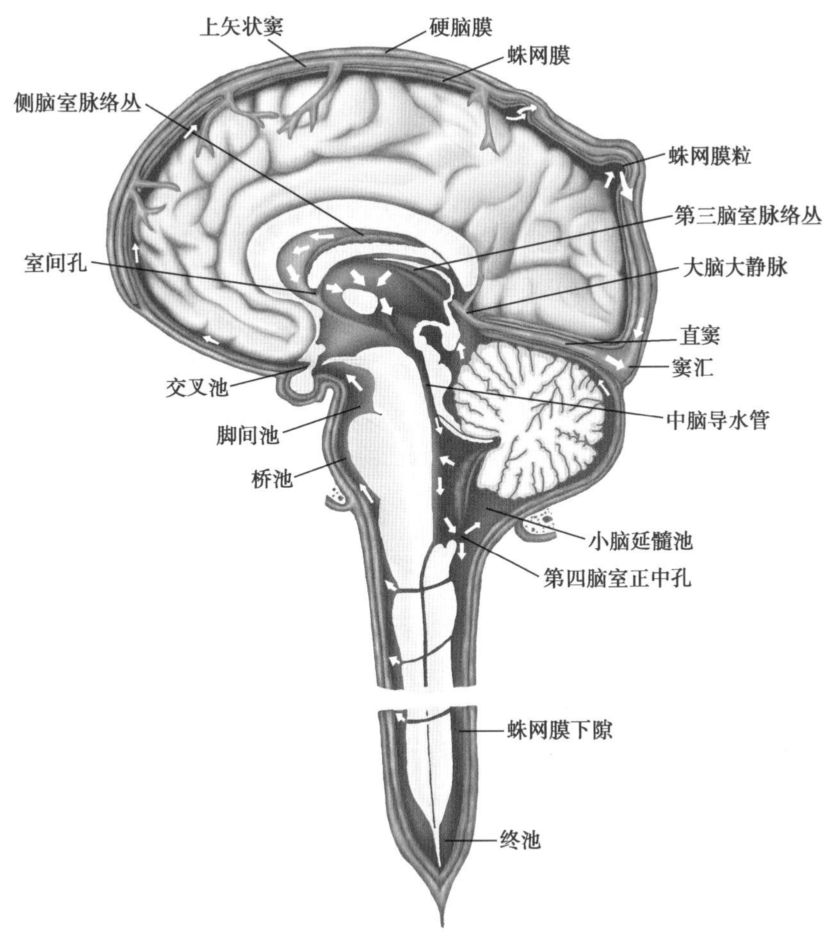

图 9-110 脑脊液循环模式图

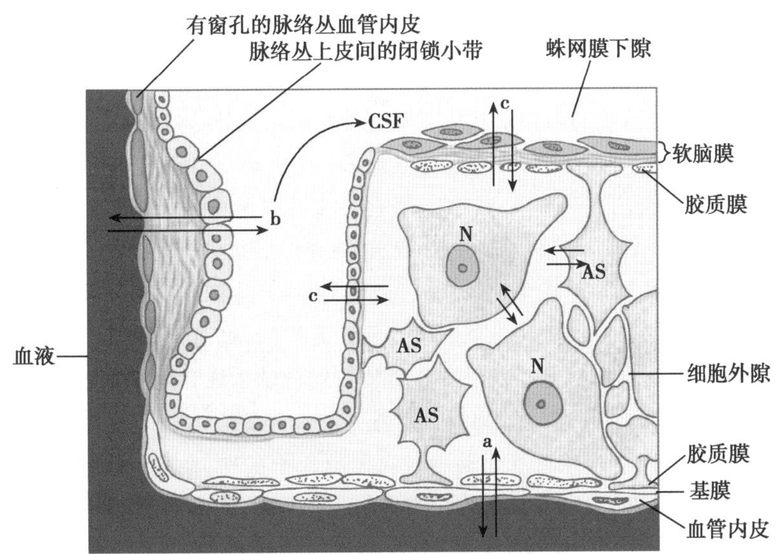

图 9-111 脑屏障的结构和位置关系

a:血脑屏障;b:血-脑脊液屏障;c:脑脊液-脑屏障;AS:星形胶质细胞;N:神经元;CSF:脑脊液。

1. 血脑屏障 blood-brain barrier,BBB 位于血液与脑、脊髓的神经细胞之间,其结构基础如下。

(1)脑和脊髓内毛细血管内皮细胞无窗孔,且内皮细胞之间为紧密连接,使大分子物质难以通过,但水和某些离子却能通过。

（2）有完整而连续的毛细血管基膜。

（3）毛细血管基膜外有星形胶质细胞终足围绕，形成胶质膜。

在中枢神经的某些部位缺乏血脑屏障，如正中隆起、连合下器、穹窿下器、终板血管器、脉络丛、松果体、神经垂体等。这些部位的毛细血管内皮细胞有窗孔，内皮细胞之间借桥粒相连（缝隙连接），使蛋白质和大分子物质能自由通过。

2. 血-脑脊液屏障 blood-CSF barrier 位于脑室脉络丛的血液与脑脊液之间，其结构基础主要是脉络丛上皮与上皮之间有闭锁小带相连。因脉络丛的毛细血管内皮细胞上有窗孔，故该屏障仍有一定的通透性。

3. 脑脊液-脑屏障 CSF-brain barrier 位于脑室和蛛网膜下隙的脑脊液与脑、脊髓的神经细胞之间，其结构基础是室管膜上皮、软脑膜和软脑膜下胶质膜。但室管膜上皮之间为缝隙连接，没有闭锁小带，不能有效地限制大分子通过，软脑膜和它深面的胶质膜屏障作用也很低，因此，脑脊液的化学成分与脑组织细胞外液的成分大致相同。

在正常情况下，脑屏障能使脑和脊髓免受内、外环境中各种物理、化学因素的影响，而维持相对稳定的状态，从而保证了神经元功能的正常发挥。当脑屏障损伤（如炎症、外伤、血管病变）时，脑屏障的通透性发生增高或减低改变，使脑和脊髓神经细胞直接受到各种致病因素的影响，导致脑水肿、脑出血、免疫异常等严重后果。然而，所谓屏障作用并不是绝对的，无论从结构上还是功能上看脑屏障都只是相对的，这不仅因为脑的某些部位没有血脑屏障，而且由于在脑屏障的3个组成部分中，脑脊液-脑屏障结构最不完善，使脑脊液和脑内神经元的细胞外液能互相交通。在第三脑室边缘有特化的室管膜细胞，这些细胞中有许多**伸长细胞** tanycyte，又称室管膜胶质细胞或室管膜星形胶质细胞（见图9-111），其基突伸向围绕毛细血管的血管周围间隙（血管内皮有孔）。物质可通过室管膜细胞的主动运输，从神经组织和血管到脑脊液中，脑脊液中的物质也可经此途径进入神经组织和血管。

脑屏障的相对性，使人体内神经、免疫和内分泌三大调节系统的物质之间能相互调节。在中枢神经系统中也同样存在**神经-免疫-内分泌网络** neuro-immuno-endocrine network，它在全面调节人体的各种功能活动中起着重要的作用。认识脑屏障对脑保护和脑疾病治疗药物的选择有重要意义。

神经-免疫-内分泌网络

传统观念认为，神经系统和内分泌系统调节着动物和人体的功能活动。但近些年来，由于免疫学的迅速发展，人们认识到在生物体内还存在着第三个大的调节系统——免疫系统。而且，这3个系统之间存在着复杂而密切的相互关系，这些关系共同维持着生物体的正常平衡和稳定状态。Besedovsky& Sorkin（1977年）提出"神经-免疫-内分泌网络学说"，使之成为医学生物学中的一个重大理论，并已经成为当今科学研究领域新的生长点。神经系统通过神经递质及其受体调节免疫系统和内分泌系统的功能，免疫系统通过免疫调质（细胞因子）及其受体影响神经和内分泌系统的状态，而内分泌系统则通过激素及其受体控制神经系统和免疫系统的活动。这3个系统之间不仅存在大的回路，而且彼此之间进行着直接的双向交流。

神经-免疫-内分泌网络广泛存在于动物和人体的各个系统、器官和细胞。这三大系统的平衡失调，就会导致疾病的发生，许多疾病的发病机制与其有关，如癫痫、阿尔茨海默病、帕金森病、心血管疾病和肿瘤等。因此，对神经-免疫-内分泌网络的研究，不仅可了解相关疾病的发病机制，而且可为临床提供预防和治疗的策略。

（廖燕宏 李云庆 崔慧先 严小新 李 岩）

第三节 周围神经系统

学习要点

1. 周围神经系统概念、划分，各部分纤维成分性质。
2. 脊神经的构成和分布特点。
3. 颈丛、臂丛、腰丛、骶丛的组成、位置及其主要分支、分布或支配、损伤后症状。
4. 12 对脑神经的名称、连脑部位、出入颅部位。
5. 脑神经 7 种纤维成分，脑神经种类。
6. 各对脑神经的纤维成分、起始、经行、分支、分布或支配。
7. 内脏运动神经与躯体运动神经的区别。
8. 交感神经低级中枢与周围神经节的位置；交感神经节前纤维的走行和节后纤维的去向；交感干的位置和组成，灰、白交通支的构成。
9. 副交感神经低级中枢的位置；颅部和骶部副交感神经的起始、换元及分布概况。
10. 交感神经与副交感神经的主要区别。
11. 牵涉性痛概念及常见的牵涉性痛。

周围神经系统 peripheral nervous system 也称外周神经系统，是指脑和脊髓以外的、所有分布于全身各处的神经结构和神经组织，包括神经节、神经干、神经丛及神经终末装置。周围神经系统在结构上与中枢神经系统的脊髓和脑相连，同时借各种末梢装置分布于全身各处，从而实现中枢神经系统与身体各系统器官和组织的功能联系。周围神经系统虽然是一个完整的结构系统，但是根据其不同部分与中枢神经连接部位的特点一般将其划分为脊神经和脑神经。前者指的是与脊髓相连的、由 31 对成对分布的神经组成；后者则是指与脑相连的、由 12 对成对分布的神经组成。

周围神经中的不同纤维成分分布于身体的不同部位，部分神经纤维分布于躯干和四肢的骨骼肌和皮肤，另有部分纤维分布于内脏、心血管和腺体组织。因此，又可以根据周围神经终末分布部位的特点将其划分为躯体神经和内脏神经两大部分：前者指的是分布于身体皮肤和骨骼肌的周围神经部分；后者则是指分布于体腔内脏器、心血管和腺体组织的周围神经部分。虽然根据周围神经的结构特点可以将其划分为上述 4 个部分，但是这 4 个部分并不是绝对独立的，实际上，无论是脊神经还是脑神经内均含有躯体神经纤维和内脏神经纤维。因此，为便于叙述，习惯把周围神经系统分为脑神经、脊神经和内脏神经 3 部分。在本节“脊神经”中的描述主要以其所含有的躯体神经性质的部分为主要内容展开，“脑神经”则既讲述躯体神经部分的内容，也讲述内脏神经部分的内容，而“内脏神经”则是将存在于脊神经和脑神经中的内脏神经周围部分抽提出来，将与之相连的中枢部分组织成一个既包括中枢部分也包括外周部分的完整体系来描述。

从功能上分析，脊神经、脑神经和内脏神经是由传导感觉的感觉神经和传导运动信号的运动神经两部分构成。感觉神经将神经冲动由外周感受器向中枢内传导，又称为传入神经；运动神经将神经冲动由中枢神经系统传出至外周的效应器，又称为传出神经。内脏神经的传出神经部分对效应器活动的支配不受大脑意识层面的控制，表现为不受主观意志的调控，故又将该部分称为**自主神经系统** autonomic nervous system 或**植物神经系统** vegetative nervous system。根据内脏运动神经中不同部分的形态学特点及对效应器的不同作用又可以将其分为交感神经和副交感神经两部分。

周围神经系统主要由分布于身体各处的神经、神经节、神经丛和神经终末装置等构成。神经元胞体发出的长突起与包裹在其外面的由施万细胞（外周的神经胶质细胞）形成的被膜（髓鞘）组成了直径为 0.3~22.0μm 不等的神经纤维。多条神经纤维由神经束膜所包被形成神经束，粗细不等的神经束

由一层疏松结缔组织构成的神经外膜包被，组成**神经** nerve。躯体神经多呈条索状走行并分布于全身的骨骼肌和皮肤，内脏神经大部分以相互交织形成的神经丛分布于平滑肌、心肌和腺体。在周围神经系统的某些特定部位，有神经元胞体聚集形成的结构，称为**神经节** ganglion。神经节可分为脑神经节、脊神经节和内脏运动神经节，其中脑、脊神经节多属于感觉性神经节，内脏运动神经节又可以分为交感神经节和副交感神经节。

周围神经损伤与再生

因外伤或其他原因，周围神经中的神经纤维与神经元胞体离断后，其结构会发生崩解和破坏，这种过程称为神经纤维溃变。神经纤维的溃变一般发生在与胞体离断数小时以后，此时其轴突和髓鞘首先出现膨胀和崩解，继而纤维崩裂为碎片、液化为小滴状。自神经纤维损伤离断处向纤维的远侧段发生的溃变称为顺行溃变；自损伤处向神经纤维近侧段发生的溃变称为逆行溃变。

神经纤维在受到损伤、发生溃变后的第 2~3 周，受伤的神经元胞体及其纤维会出现结构的修复和功能的恢复过程，这一现象称为神经纤维再生，再生速度为每天约 1mm。

周围神经再生受到多种微环境因素的影响，其中神经损伤后施万细胞的增生是影响再生的最重要的条件，其不仅不断增生形成细胞索，诱导新生轴突向远侧端生长，而且能产生神经生长因子、脑源性神经生长因子、睫状神经生长因子和成纤维细胞生长因子等，这对神经纤维再生具有重要促进作用。此外，周围神经的基质成分对神经再生也有重要影响，分为细胞外基质 extracellular matrix 成分和细胞黏附分子 cell adhesion molecules：前者为沉积于细胞间的大分子物质，如层黏连蛋白 laminin、纤黏连蛋白 fibronectin 等；后者包括神经细胞黏着分子、神经胶质细胞黏着分子和髓鞘相关蛋白等。这些基质成分对轴突向靶组织的定向生长及轴突髓鞘化过程都有重要影响。另外，大量实验研究证明交变磁场、电场和氦氖激光等物理因素以及某些中药有效成分对周围神经再生也有一定促进作用。

临床上对损伤神经的断端之间的复位和连接状况可直接影响周围神经的再生效果。为了保证损伤神经断端之间的对位修复，临床上除采用神经束膜端端吻合缝接外，也运用异体或自体神经移植术，骨骼肌束、羊膜管和静脉植入术，以及去细胞同种异体神经修复材料等，确保损伤神经断端之间的稳固连接。

一、脊神经

（一）概述

1. 脊神经的构成、分部及纤维分布　脊神经 spinal nerve 为连接于脊髓的周围神经部分，共 31 对。每对脊神经连于一个脊髓节段，由**前根** anterior root 和**后根** posterior root 组成。前根连于脊髓前外侧沟，由运动性神经根丝构成；后根连于脊髓后外侧沟，由感觉性神经根丝构成。前、后根在椎间孔处汇合形成脊神经，因此，脊神经为既含感觉纤维又含运动纤维的混合神经。脊神经后根在椎间孔处有椭圆形的膨大，称**脊神经节** spinal ganglion，其中含有假单极感觉神经元，这是区别于前根的标志。

根据脊神经与脊髓的连接关系，将其分为 5 部分，分别为颈神经 cervical nerves 8 对、胸神经 thoracic nerves 12 对、腰神经 lumbar nerves 5 对、骶神经 sacral nerves 5 对和尾神经 coccygeal nerves 1 对。

所有脊神经都经同序数椎体上方或下方的椎间孔穿出椎管或骶管，形成特定的位置关系。第 1 颈神经在寰椎与枕骨之间的间隙离开椎管，第 2~7 颈神经经同序数颈椎上方的椎间孔穿出椎管，第 8 颈神经则在第 7 颈椎下方的椎间孔出椎管，所有胸神经和腰神经都经同序数椎骨下方的椎间孔穿出椎管，第 1~4 骶神经从同序数的骶前孔和骶后孔出骶管，第 5 骶神经和尾神经则经骶管裂孔穿出。

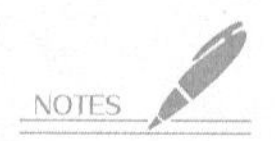

不同部位的脊神经前、后根在椎管内的走行方向和走行距离有明显差别。颈神经根最短，行程近于水平，胸神经根较长，斜向外下走行；腰神经根最长，几近垂直下行，在无脊髓的椎管内形成**马尾**

cauda equina。由脊神经前、后根合成的脊神经干均在椎间孔处穿出椎管，因此，该部位的损伤和病变都可能累及脊神经，导致感觉和运动障碍。在椎间孔处，脊神经有如下重要毗邻：其前方为椎体及椎间盘，后方为关节突关节和黄韧带，上方是上位椎弓的椎下切迹，下方是下位椎弓的椎上切迹。另外，尚有伴随脊神经一起走行的脊髓动脉的分支、脊髓静脉的属支和脊神经的脊膜支进出椎间孔。

脊神经为混合性神经，由躯体神经纤维和内脏神经纤维合成，而躯体神经和内脏神经都含有运动纤维和感觉纤维，因此，脊神经含有 4 种纤维成分（图 9-112）。

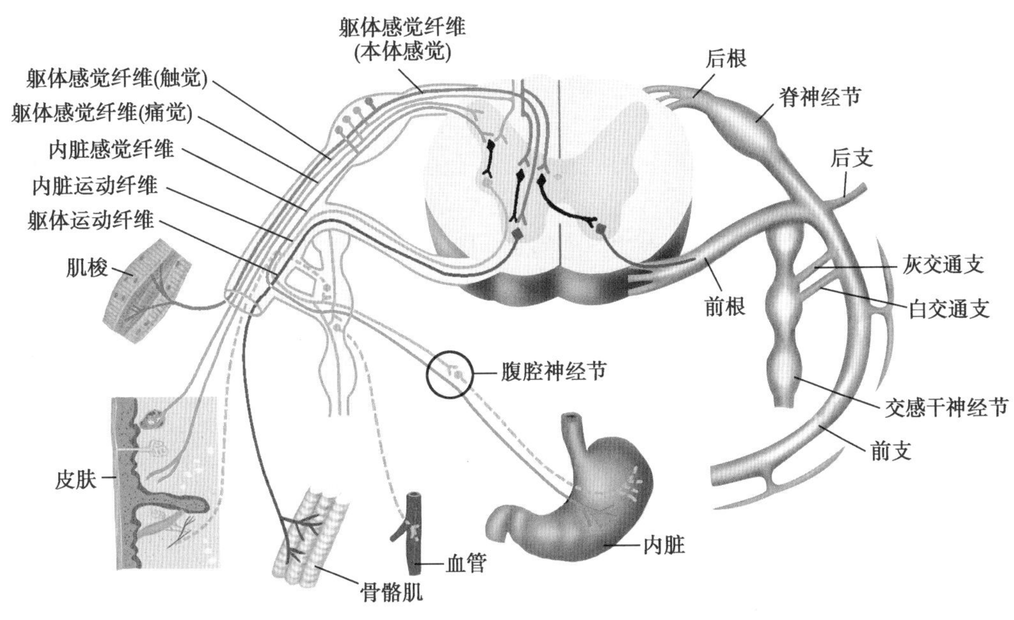

图 9-112 脊神经的组成、分支和分布示意图

（1）躯体感觉纤维：来自脊神经节中的假单极神经元，其中枢突构成脊神经后根进入脊髓，周围突则组成脊神经分布于皮肤、骨骼肌、肌腱和关节等身体部位，将皮肤浅感觉（痛、温觉和触觉）以及肌、腱和关节的深感觉（运动觉和位置觉）信号传入中枢。

（2）内脏传入纤维：也来自脊神经节的假单极神经元，其中枢突组成后根进入脊髓，周围突则分布于内脏、心血管和腺体的感受器，将这些结构的感觉冲动传入中枢。

（3）躯体运动纤维：由位于脊髓灰质前角的运动神经元的轴突所构成，分布于躯干和肢体的骨骼肌，支配其随意运动。

（4）内脏运动纤维：发自胸髓 12 个节段和第 1~3 腰髓节段的中间外侧核（交感神经中枢）以及第 2~4 骶髓节段的骶副交感核。该处神经元的轴突分布于内脏、心血管和腺体的效应器，支配心肌和平滑肌的运动，控制腺体的分泌活动。

2. 脊神经的分支 脊神经的前根和后根在椎间孔处合为脊神经干后，立即分为前支、后支、脊膜支和交通支。

（1）**前支** anterior branch：是脊神经干发出的最粗大分支，为混合性神经支。前支与其他分支相比，神经纤维的含量最多，分布范围最广，主要分布于躯干前、外侧部和四肢的肌肉及皮肤。人类胸神经前支仍然保持进化早期原有的节段性走行和分布的特点，其余各部脊神经前支在到达所支配的器官前，相邻前支相互交织成神经丛，并重新编织成新的神经干。除 12 对胸神经外，其余脊神经前支共形成 4 个神经丛：颈丛、臂丛、腰丛和骶丛。由这些神经丛发出神经分支分布于身体的效应器和感受器。

（2）**后支** posterior branch：是脊神经发出的一系列向躯干背面走行，分布于项部、背部和腰骶部的分支，亦为混合性神经支。后支较前支细小，经相邻椎骨横突之间或骶后孔向后走行，绕上关节突外侧向后行至相邻横突之间再分为内侧支和外侧支。骶神经后支则经由骶后孔行至臀区。大部分脊神

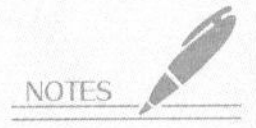

经后支均可分为肌支和皮支两大类。前者分布于项、背、腰、骶和臀部的深层肌；后者则分布于枕、项、背、腰、骶和臀部的皮肤。脊神经后支的分布具有明显的节段性特点。

某些脊神经后支形成较粗大的神经干，分布范围较大，具有明显的临床意义。第 1 颈神经后支又称**枕下神经** suboccipital nerve，该支直径粗大，在寰椎后弓上方与椎动脉下方之间穿行，支配椎枕肌。第 2 颈神经后支的皮支称为**枕大神经** greater occipital nerve，该支穿斜方肌肌腱到达皮下，分布于枕、项部皮肤。第 3 颈神经后支的内侧支称为**第 3 枕神经** third occipital nerve，该支也穿过斜方肌至皮下，分布于枕部下方皮肤。第 1~3 腰神经后支的外侧支粗大，分布于臀上部皮肤，称为**臀上皮神经** superior gluteal nerves。第 1~3 骶神经后支的皮支分布于臀中区域，称为**臀中皮神经** middle gluteal nerves。

（3）**交通支** communication branch：属于交感神经系统的结构，为连于脊神经与交感干之间的细支。可分为两类：白交通支由发自脊神经进入交感干的有髓神经纤维构成，其纤维成分属于内脏运动纤维，为源于脊髓灰质侧角多极神经元的节前神经纤维；灰交通支为发自交感干的无髓神经纤维，由起于交感干的节后神经纤维构成。

（4）**脊膜支** meningeal branch：为脊神经出椎间孔后发出的一条返回椎管内的细支。该支返回椎管后，迅速分为横支、升支和降支，分布于脊髓被膜、血管壁、骨膜、韧带和椎间盘等处。每条脊膜支均接受来自邻近灰交通支或胸交感神经节的分支。上 3 对颈神经脊膜支的升支较大，可至颅后窝，分布于硬脑膜。

3. 脊神经走行和分布的一般形态学特点 31 对脊神经在走行和分布上具有一些共同的形态学特点。

（1）较大的神经干多与血管伴行于同一个结缔组织筋膜鞘内，构成血管神经束。在肢体的关节处，神经与血管一样多行于关节的屈侧，并发出浅支和深支。

（2）较大的神经干一般都分为皮支、肌支和关节支。皮支从深面穿过深筋膜浅出于皮下，常与浅静脉伴行分布，主要含躯体感觉纤维和内脏运动纤维。前者与皮肤内的感受器相连，后者分布至皮肤内的血管平滑肌、竖毛肌和汗腺。肌支多从肌肉的近侧端或肌的起点附近发出，并伴随血管一起入肌，该类分支主要含有躯体运动纤维和躯体感觉纤维。关节支多在关节附近发出，一条行程较长的神经往往在其走行途中发出多条分支到达数个关节，一个关节也可同时接受多条神经发来的关节支。关节支主要由躯体感觉纤维组成。

（3）某些神经在其行程中没有相应血管伴行，如成人的坐骨神经，这是由于在胚胎发育过程中其伴行血管逐渐退化。

（4）某些部位的脊神经仍然保持着进化早期节段性分布的特点，相邻分布区之间可以存在重叠现象。

（二）颈丛

1. 颈丛的组成和位置 **颈丛** cervical plexus 由第 1~4 颈神经前支相互交织构成（图 9-113）。该丛位于胸锁乳突肌上部的深面、中斜角肌和肩胛提肌起始端的前方。

2. 颈丛的分支 分为 3 类：①分布于皮肤的皮支；②至深层肌的肌支；③与其他神经相互连接的交通支（图 9-114、图 9-115）。

颈丛的皮支在胸锁乳突肌深面集中后，从该肌后缘中点附近浅出，然后散开行向各

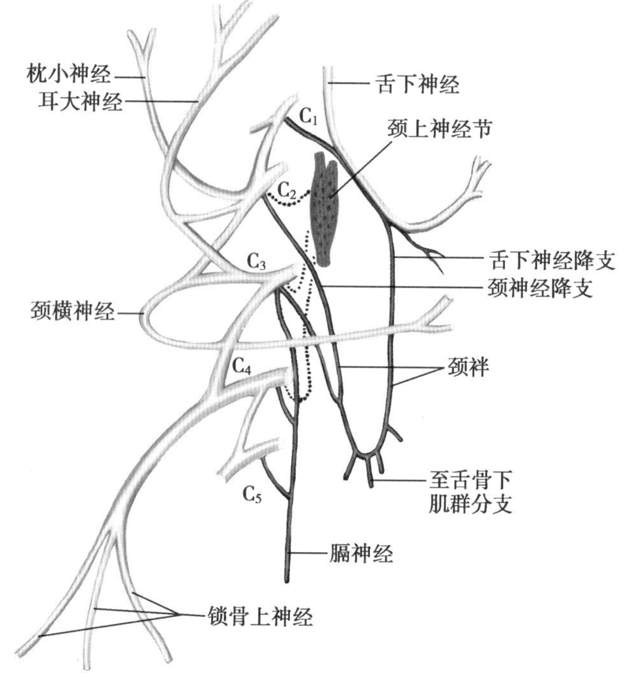

图 9-113 颈丛的组成及颈袢示意图

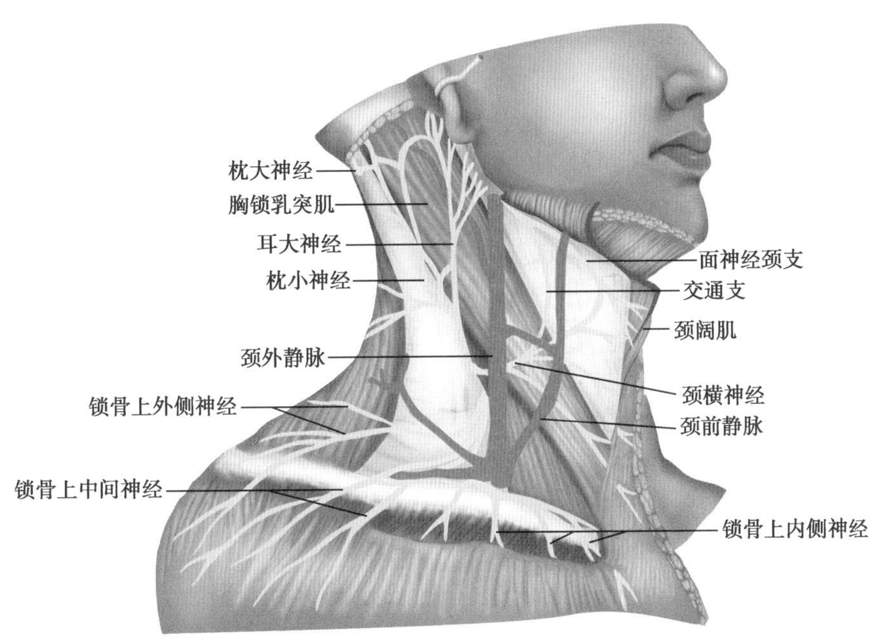

图 9-114 颈丛皮支的分布

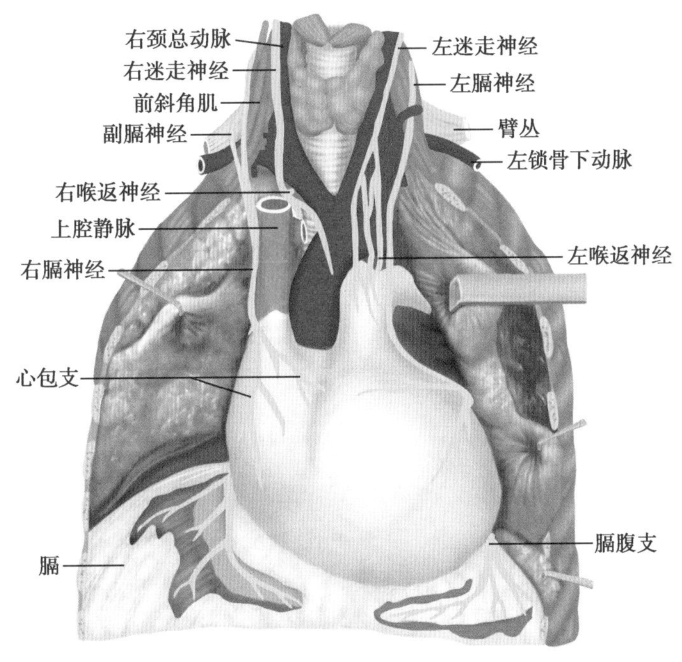

图 9-115 膈神经

方，分布于一侧颈部及周围的皮肤。颈丛皮支由深面浅出的部位，是颈部浅层结构进行浸润麻醉的重要阻滞点，故临床又将其称为神经点。

（1）**枕小神经** lesser occipital nerve（C_2）：沿胸锁乳突肌后缘上行，分布于枕部及耳郭背面上部的皮肤。

（2）**耳大神经** great auricular nerve（C_2~C_3）：沿胸锁乳突肌表面向耳垂方向上行，分布于耳郭及附近皮肤。耳大神经由于其位置表浅，附近没有重要结构，是临床神经干移植的理想替代物。该神经由枕动脉和耳动脉的分支供血，长度为 5.5~7.4cm，直径为 2.0~4.0cm。

（3）**颈横神经** transverse nerve of neck（C_2~C_3）：发出后横行跨过胸锁乳突肌表面向前走行，分布于颈前部皮肤。该神经支常与面神经分支间有交通支存在。

（4）**锁骨上神经** supraclavicular nerves（C_3~C_4）：共有 2~4 条分支，呈辐射状行向下方和下外侧，越过锁骨达胸前壁上份及肩部。该神经主要分布于颈侧区下份、胸壁上部和肩部的皮肤。

以上 4 条神经均为皮神经。除此之外，颈丛尚发出一些肌支支配颈部深层肌、肩胛提肌、舌骨下肌群和膈。

（5）**膈神经** phrenic nerve（C_3~C_5）：起初在前斜角肌上端的外侧下行，继而沿该肌前面下降至肌的内侧，在锁骨下动、静脉之间经胸廓上口进入胸腔。入胸后有心包膈血管与其伴行，经由肺根前方，在纵隔胸膜与心包之间下行到达膈，最后于中心腱附近穿入膈的肌纤维中（见图 9-115）。膈神经的运动纤维支配膈的运动，感觉纤维分布于胸膜、心包以及膈下面的部分腹膜。一般认为，右膈神经的感觉纤维尚分布到肝、胆囊和肝外胆道的浆膜。膈神经受到损伤后，主要影响同侧半膈的功能，表现为腹式呼吸减弱或消失，严重者可有窒息感。膈神经受到刺激时可发生呃逆。

副膈神经 accessory phrenic nerve 为颈丛一不恒定分支，国人出现率约为 48%，常见于一侧。该神经发出部位变化较大，多发自第 4、5 颈神经，亦见起自第 6 颈神经。发出后先在膈神经外侧下行，于锁骨下静脉上方或下方加入膈神经。

颈丛与分布在颈部的其他神经分支之间存在一些交通支，颈丛与副神经、迷走神经和交感神经之间均有交通支相连。其中最重要的是颈丛分支与舌下神经之间的交通联系。**颈袢** ansa cervicalis 是这种交通联系的具体形式（见图 9-113）。第 1 颈神经的部分纤维离开本干后，加入舌下神经，随其一起下行，走行较短距离后又离开舌下神经继续下行，独立构成舌下神经降支。第 2、3 颈神经的部分纤维离开本干后汇合组成颈神经降支下行。舌下神经降支与颈神经降支在环状软骨水平结合形成颈袢，从袢上发出分支支配舌骨下肌群。

（三）臂丛

1. 臂丛的组成和位置　臂丛 brachial plexus 由第 5~8 颈神经前支和第 1 胸神经前支的大部分纤维交织汇集而成。该神经丛的主要结构先经斜角肌间隙向外侧穿出，继而在锁骨后方行向外下进入腋腔。进入腋腔之前，神经丛与锁骨下动脉关系密切，恰位于该动脉的后上方。组成臂丛的 5 条脊神经前支经过反复分支、交织和组合后，最后形成分别走行于腋动脉的内侧、外侧和后方的 3 个神经束，分别被称为臂丛内侧束、外侧束和后束。在腋腔内，3 个神经束将腋动脉的中段挟持并包围在中间，臂丛的主要分支多发源于此（图 9-116）。

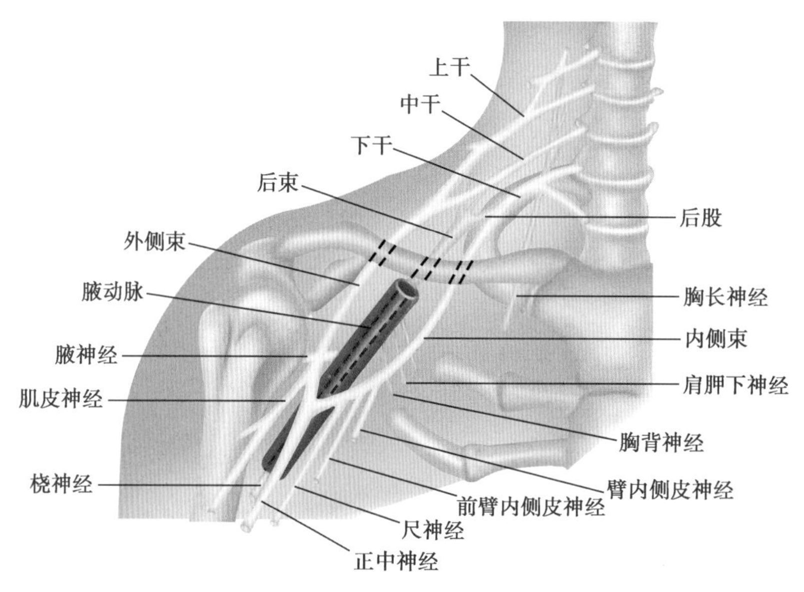

图 9-116　臂丛组成模式图

2. 臂丛的分支 与其他脊神经丛相比，臂丛的分支最多，分支的分布范围也十分广泛。为了叙述方便，可根据各分支发出的部位将其分为锁骨上分支和锁骨下分支两大类。锁骨上分支在锁骨上方发自臂丛尚未形成 3 条神经束之前的各级神经干，锁骨下分支则在锁骨下方发自臂丛的内侧束、外侧束和后束。

锁骨上分支多为行程较短的肌支，分布于颈深肌群、背部浅层肌（斜方肌除外）、部分胸上肢肌及上肢带肌。其主要分支如下。

（1）**胸长神经** long thoracic nerve（C_5~C_7）：起自相应神经根，形成后在臂丛主要结构的后方斜向外下进入腋窝，继沿胸侧壁前锯肌表面伴随胸外侧动脉下行，分布于前锯肌和乳房外侧份。此神经的损伤可导致前锯肌瘫痪，出现以肩胛骨内侧缘翘起为特征的"翼状肩"体征。

（2）**肩胛背神经** dorsal scapular nerve（C_4~C_5）：自相应脊神经根发出后，穿中斜角肌向后越过肩胛提肌，在肩胛骨和脊柱之间伴肩胛背动脉下行，分布至菱形肌和肩胛提肌（图 9-117）。

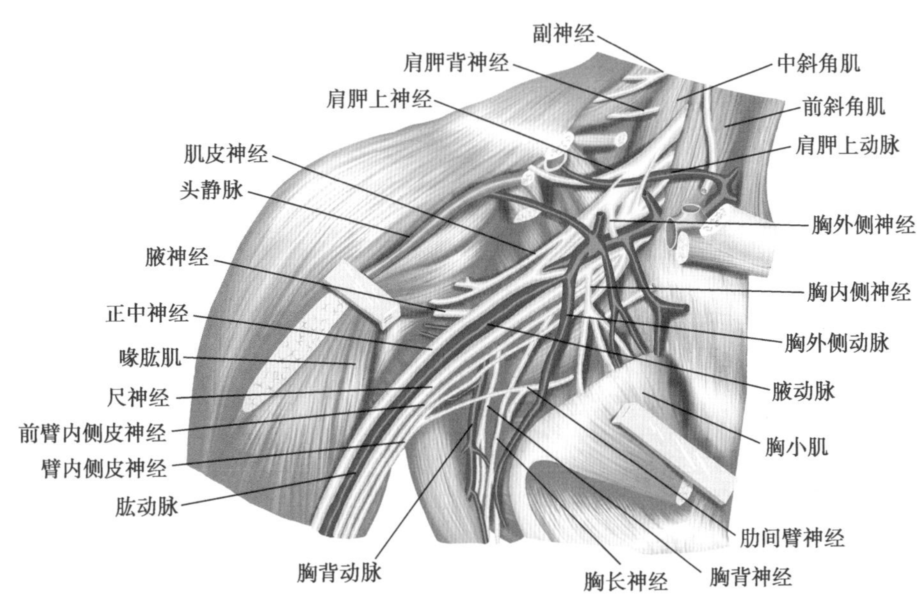

图 9-117 臂丛及其分支

（3）**肩胛上神经** suprascapular nerve（C_5~C_6）：起自臂丛的上干，向后走行经肩胛上切迹进入冈上窝，继而伴肩胛上动脉一起绕肩胛冈外侧缘转入冈下窝，分布于冈上肌、冈下肌和肩关节。肩胛上切迹处该神经最易损伤，损伤后表现出冈上肌和冈下肌无力、肩关节疼痛等症状（见图 9-117）。

锁骨下分支分别发自臂丛的 3 个束，多为行程较长的分支，分布范围广泛，包括肩部、胸腰部、臂部、前臂部和手部的肌、关节及皮肤。

（1）**肩胛下神经** subscapular nerve（C_5~C_7）：发自臂丛的后束，常分为上支和下支，分别进入肩胛下肌和大圆肌，支配该二肌的运动。

（2）**胸内侧神经** medial pectoral nerve（C_8~T_1）：发自臂丛内侧束，穿过腋动脉和腋静脉之间弯曲前行，后与胸外侧神经的一支汇合，从深面进入并支配胸小肌，尚有部分纤维穿出该肌，或绕其下缘分布于胸大肌。

（3）**胸外侧神经** lateral pectoral nerve（C_5~C_7）：起自臂丛外侧束，跨过腋动、静脉的前方，穿过锁胸筋膜后行于胸大肌深面，并分布至该肌。此神经在走行过程中，尚发出一支与胸内侧神经的分支汇合，分布于胸小肌。

（4）**胸背神经** thoracodorsal nerve（C_6~C_8）：发自臂丛后束，沿肩胛骨外侧缘伴肩胛下血管下行，分支分布于背阔肌。乳腺癌根治术过程中清除淋巴结时，应注意勿伤及此神经。

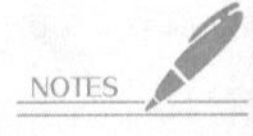

（5）**腋神经** axillary nerve（C_5~C_6）：从臂丛后束发出，与旋肱后血管伴行向后外方向，穿经腋窝后壁的四边孔后，绕肱骨外科颈至三角肌深面，发支支配三角肌和小圆肌。余部纤维自三角肌后缘穿出后延为皮神经，分布于肩部和臂外侧区上部的皮肤，称为臂外侧上皮神经。肱骨外科颈骨折、肩关节脱位和使用腋杖不当所致的重压，都有可能造成腋神经的损伤，导致三角肌瘫痪。此时表现为臂不能外展，肩部和臂外上部皮肤感觉障碍。由于三角肌萎缩，患者肩部亦失去圆隆的外形。

（6）**肌皮神经** musculocutaneous nerve（C_5~C_7）：自臂丛外侧束发出后，向外侧斜穿喙肱肌，在肱二头肌与肱肌之间下行，发支分布于行进途中的此三肌。此外，另有纤维在肘关节稍下方，从肱二头肌下端外侧穿出深筋膜，分布于前臂外侧份的皮肤，称为前臂外侧皮神经。肱骨骨折和肩关节损伤时可伴发肌皮神经的损伤，此时表现为屈肘无力以及前臂外侧部皮肤感觉的减弱。

（7）**正中神经** median nerve（C_6~T_1）：由分别发自臂丛内侧束和外侧束的内侧根和外侧根汇合而成。两根挟持腋动脉向外下方呈锐角合为正中神经主干后，先行于动脉的外侧，继而在臂部沿肱二头肌内侧沟下行。下行途中，逐渐从外侧跨过肱动脉至其内侧，伴随同名血管一起降至肘窝。从肘窝继续向下穿旋前圆肌和指浅屈肌腱弓后在前臂正中下行，于指浅、深屈肌之间到达腕部，然后行于桡侧腕屈肌腱与掌长肌腱之间，并进入屈肌支持带深面的腕管，最后在掌腱膜深面分布至手掌（图 9-118、图 9-119）。

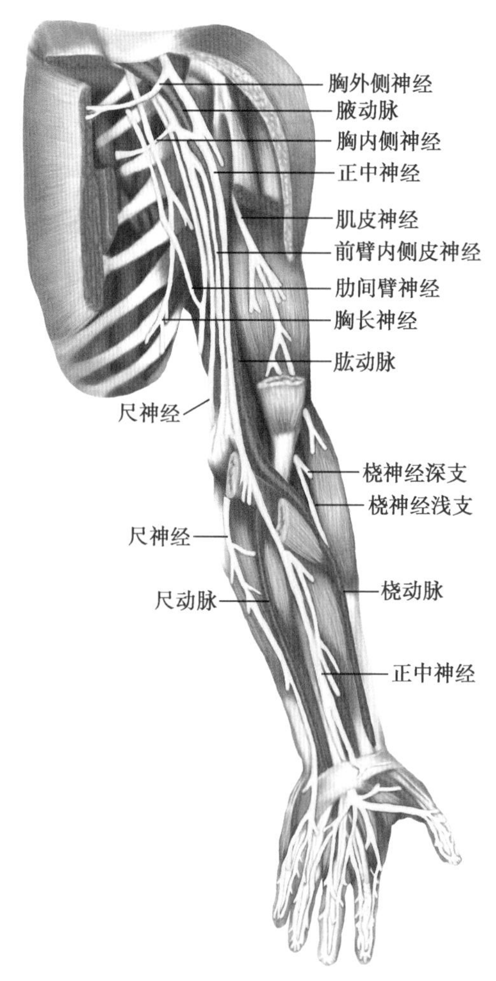

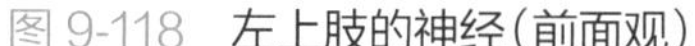
图 9-118 左上肢的神经（前面观）

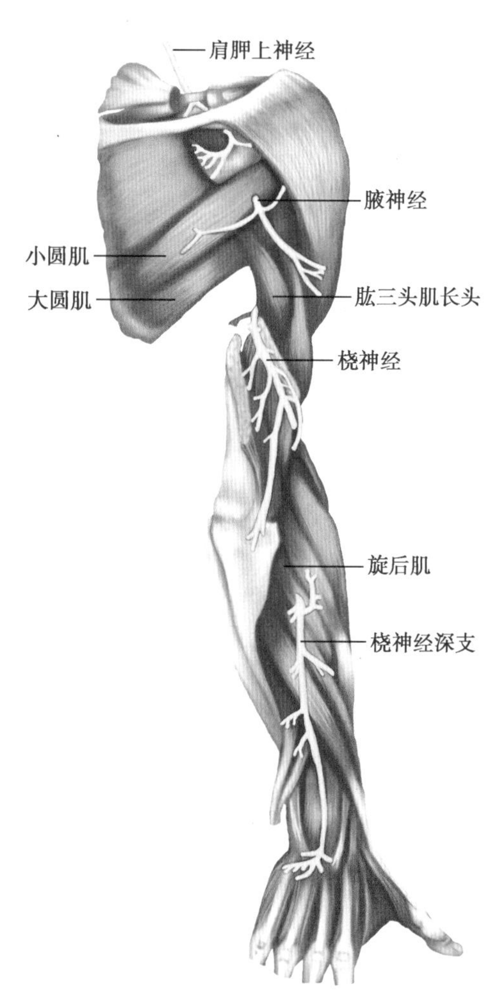

图 9-119 右上肢的神经（后面观）

正中神经在臂部一般没有分支，在肘部及前臂发出许多肌支，其中沿前臂骨间膜前面下行的骨间前神经较粗大，行程较长。正中神经在前臂的分布范围较广，支配除肱桡肌、尺侧腕屈肌和指深屈肌尺侧半以外的所有前臂屈肌和旋前肌。在手部屈肌支持带的下方正中神经发出一粗短的返支，行于

NOTES

桡动脉掌浅支外侧进入鱼际，支配除拇收肌以外的鱼际肌群。在手掌区，正中神经发出数条指掌侧总神经，每一条指掌侧总神经下行至掌骨头附近又分为两支指掌侧固有神经，后者沿手指的相对缘行至指尖。正中神经在手部的分布可概括为：运动纤维支配第 1、2 蚓状肌和鱼际肌（拇收肌除外）；感觉纤维则分布于桡侧半手掌、桡侧 3 个半手指掌面皮肤及其中节和远节指背皮肤，但在拇指的分布仅为远节指背皮肤（图 9-120~图 9-122）。

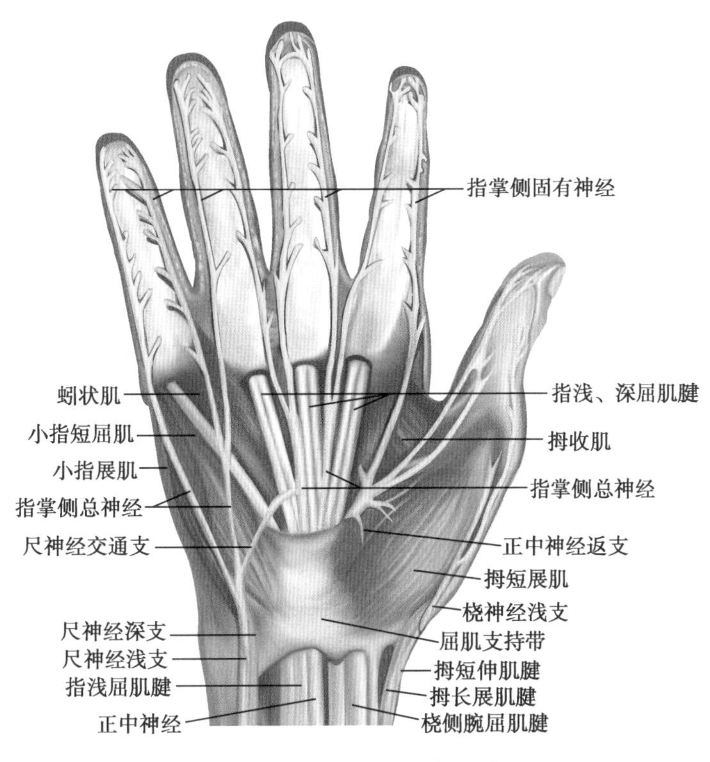

图 9-120 手的神经（掌面）

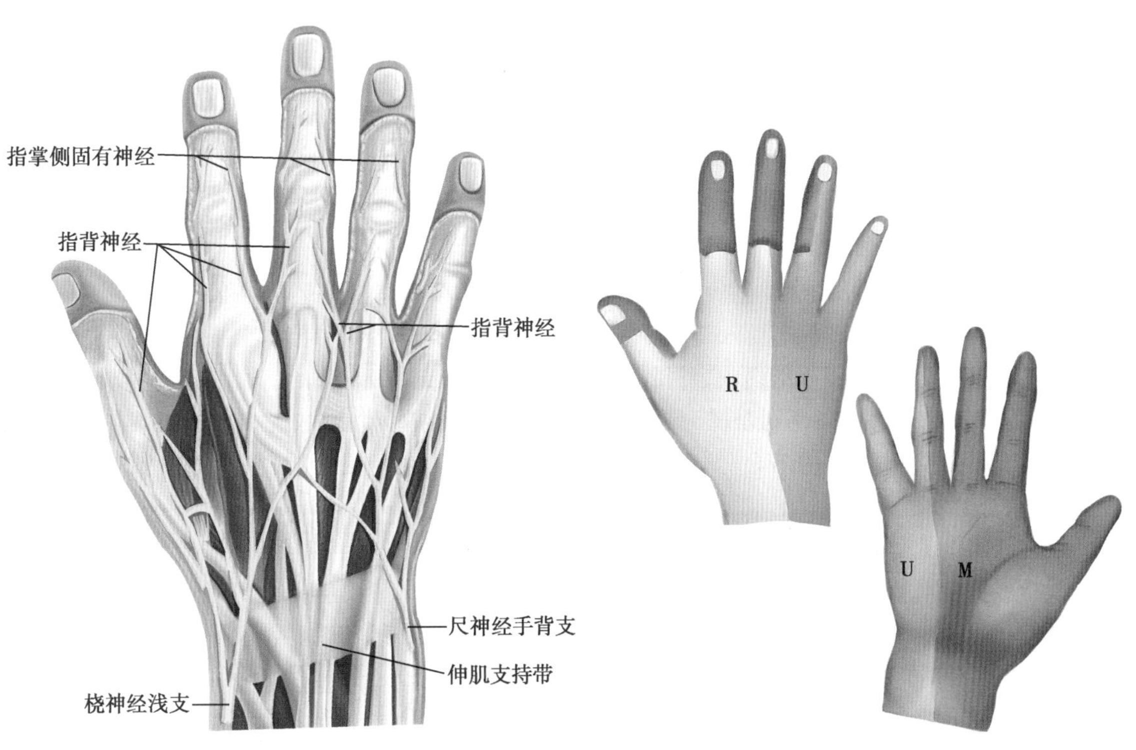

图 9-121 手的神经（背面）

图 9-122 手部皮肤的神经分布
M. 正中神经；U. 尺神经；R. 桡神经。

正中神经极易在前臂和腕部外伤时被损伤，此时出现该神经分布区的功能障碍。旋前肌综合征为正中神经在穿过旋前圆肌和指浅屈肌起点腱弓处受压损伤后出现的症状，表现为该神经所支配的肌收缩无力和手掌感觉障碍。在腕管内，正中神经也易因周围结构的炎症、肿胀和关节的病变而受压损伤，出现腕管综合征，表现为鱼际肌萎缩，手掌变平呈“猿掌”，同时桡侧 3 个半手指掌面皮肤及桡侧半手掌出现感觉障碍，尤以拇、示指的指端最为明显（图 9-123）。

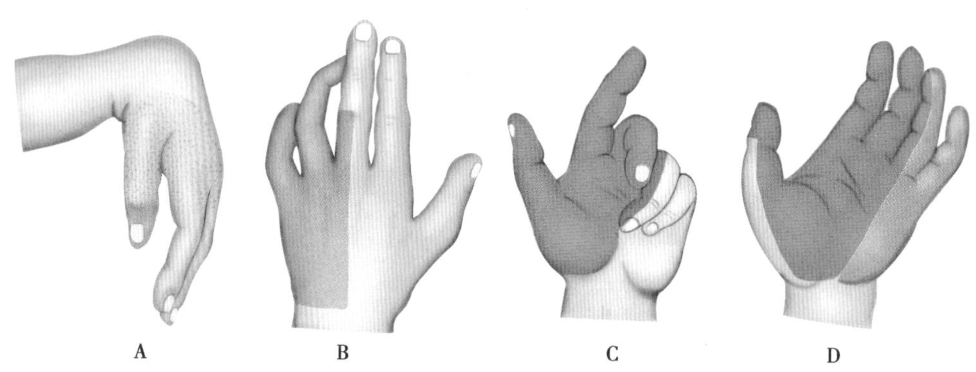

图 9-123　桡、尺和正中神经损伤时的手形及皮肤感觉丧失区
A. 垂腕（桡神经损伤）；B. 爪形手（尺神经损伤）；C. 正中神经损伤手形；D. 猿掌（正中神经与尺神经损伤）。

正中神经的体表投影：在肱二头肌内侧沟上端肱动脉的搏动处确定一点，在肘部肱骨内、外上髁间连线中点稍内侧确定另一点，此二点之间的连线即为正中神经在臂部的投影线。将此投影线延至腕部桡侧腕屈肌腱与掌长肌腱连线的中点，即为正中神经在前臂的投影线。

（8）**尺神经** ulnar nerve（C_8~T_1）：自臂丛内侧束发出后，从腋动、静脉之间穿出腋窝，在肱二头肌内侧沟伴行于肱动脉内侧至臂中份。继而穿内侧肌间隔至臂后区内侧，下行进入肱骨内上髁后方的尺神经沟。在此由后向前穿过尺侧腕屈肌的起点，行至前臂前内侧份。到达前臂后，尺神经伴随尺动脉，在其内侧下行于尺侧腕屈肌与指深屈肌之间。在桡腕关节上方尺神经发出手背支后，主干在豌豆骨桡侧，屈肌支持带浅面分为浅支和深支，在掌腱膜深面、腕管浅面进入手掌（见图 9-118）。

尺神经在臂部不发任何分支，在前臂上部发肌支支配尺侧腕屈肌和指深屈肌尺侧半。从桡腕关节上方发出的手背支，在腕部伸肌支持带浅面转至手背部，发分支分布于手背尺侧半和小指、环指尺侧半指背皮肤，另有分支分布于环指桡侧半和中指尺侧半的近节指背皮肤；浅支分布于小鱼际表面的皮肤、小指掌面皮肤和环指尺侧半掌面皮肤；深支分布于小鱼际肌、拇收肌、骨间掌侧肌、骨间背侧肌及第 3、4 蚓状肌（见图 9-120~图 9-122）。

尺神经容易受到损伤的部位包括肘部肱骨内上髁后方、尺侧腕屈肌起点处和豌豆骨外侧。尺神经在上两个部位受到损伤时，运动障碍主要表现为屈腕力减弱，环指和小指远节指关节不能屈曲，小鱼际肌和骨间肌萎缩，拇指不能内收，各指不能相互靠拢夹紧纸片；同时，各掌指关节过伸，出现“爪形手”（见图 9-123）；感觉障碍则表现为手掌和手背内侧缘皮肤感觉丧失，尤以小指末端最为明显。若在豌豆骨处受损，由于手的感觉支早已发出，所以手的皮肤感觉不受影响，主要表现为骨间肌的运动障碍。

尺神经的体表投影：自胸大肌下缘肱动脉起始段搏动点开始，向下内侧到肱骨内上髁与鹰嘴之间的连线中点稍内侧，为尺神经在臂部的投影线。将此线在前臂的尺侧延至豌豆骨的外侧，则为尺神经在前臂的投影线。尺神经在肱骨内上髁后方的尺神经沟内位置最浅，极易触及。

（9）**桡神经** radial nerve（C_5~T_1）：为臂丛后束发出的神经分支。该神经发出后始位于腋动脉的后方，与肱深动脉伴行，先经肱三头肌长头和内侧头之间，继而沿桡神经沟绕肱骨中段后面旋行向外下，在肱骨外上髁上方穿过外侧肌间隔至肱桡肌与肱肌之间，后继续下行于肱肌与桡侧腕长伸肌之间。桡神经在肱骨外上髁前方分为浅支和深支两终末支：**桡神经浅支** superficial branch of radial nerve 为皮

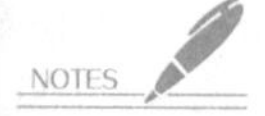

支，自肱骨外上髁前外侧向下沿桡动脉外侧下行，在前臂中、下 1/3 交界处转向背侧，继续下行至手背部，分为 4 或 5 支指背神经，分布于手背桡侧半皮肤和桡侧 2 个半手指近节背面的皮肤，并与尺神经手背支的分支间有交通（见图 9-121）；**桡神经深支** deep branch of radial nerve 又称**骨间后神经** posterior interosseous nerve，较浅支粗大，主要为肌支，该支在桡骨颈外侧穿过旋后肌至前臂后，沿前臂骨间膜后面，在前臂浅、深层伸肌群之间下行达腕关节背面，沿途发支分布于前臂后群肌（伸肌群）、桡尺远侧关节、腕关节和掌骨间关节。

桡神经在臂部亦发出较多分支，其中肌支主要分布于肱三头肌、肘肌、肱桡肌和桡侧腕长伸肌；关节支分布于肘关节；皮支共有 3 支：臂后皮神经在腋窝发出后分布于臂后区的皮肤，臂外侧下皮神经在三角肌止点远侧浅出，分布于臂下外侧部的皮肤，前臂后皮神经自臂中份外侧浅出下行至前臂后面，后达腕部，沿途分支分布于前臂后面皮肤。

桡神经损伤在全身大神经损伤中最多见，不同部位损伤其体征也不一样。桡神经在肱骨中段和桡骨颈处骨折时最易发生损伤。在臂中段的后方，桡神经紧贴肱骨的桡神经沟走行，因此，肱骨中段或中、下 1/3 交界处骨折容易合并桡神经的损伤，导致前臂伸肌群的瘫痪，表现为抬前臂时呈垂腕状（见图 9-123），同时第 1、2 掌骨间背面皮肤感觉障碍明显，即“虎口区”最为明显。桡骨头脱位、桡骨颈骨折或旋后肌病变等均可损伤桡神经深支，出现伸腕无力，不能伸指等症状。

桡神经的体表投影：自腋后襞下缘外侧端与臂相交处斜向外下连于肱骨外上髁，此连线即为桡神经在臂背侧面的投影。

（10）**臂内侧皮神经** medial brachial cutaneous nerve（C_8~T_1）：从臂丛内侧束发出后，在腋静脉内侧下行，继而沿肱动脉和贵要静脉内侧下行至臂中份附近浅出，分布于臂内侧和臂前面的皮肤。该神经支在腋窝内常与肋间臂神经之间有交通。

（11）**前臂内侧皮神经** medial antebrachial cutaneous nerve（C_8~T_1）：发自臂丛内侧束，初行于腋动脉、静脉之间，继而沿肱动脉内侧下行，至臂中份浅出后与贵要静脉伴行，终末可远至腕部。该神经在前臂分为前、后两支，分布于前臂内侧份的前面和后面的皮肤。

臂丛根性撕脱伤修复的临床解剖学要点

臂丛神经根性撕脱伤修复难度大，致残率高，直接修复几无可能，均以神经移位进行修复。其修复神经移位方式的选择：① C_5~C_7 根性撕脱伤时，膈神经接肌皮神经，副神经接肩胛上神经，颈丛神经接腋神经。② C_8、T_1 根性撕脱伤时，肋间神经主干接正中神经内侧头，肋间神经感觉支、颈丛神经运动支或副神经接正中神经外侧头。③全臂丛神经根性撕脱伤时，膈神经接肌皮神经，颈丛神经运动支接腋神经，副神经接肩胛上神经，3 支肋间神经接正中神经内侧头，2 支肋间神经接胸背神经，2 支肋间神经接前臂内侧皮神经；第二期再移位于桡神经或同上做健侧第 7 颈神经根移位于患侧尺神经，移位于正中神经或多组神经移位中功能未恢复的神经。

（四）胸神经前支

胸神经前支共有 12 对，第 1~11 对均位于相应的肋间隙中，称为**肋间神经** intercostal nerves，第 12 对胸神经前支位于第 12 肋的下方，故名**肋下神经** subcostal nerve。肋间神经在肋间内、外肌之间，肋间血管的下方，在肋骨下缘的肋沟内前行至腋前线附近离开肋沟，续行于肋间隙的中间。

第 1 胸神经前支除有分支行于第 1 肋间隙外，尚分出较大的分支加入臂丛。

第 2~6 肋间神经除主干行于相应肋间隙外，在肋角前方尚分出一侧支向下，前行于下位肋骨的上缘。上 6 对肋间神经的肌支分布于肋间肌、上后锯肌和胸横肌。其皮支有两类：外侧皮支在肋角前方发出，斜穿前锯肌浅出后分为前、后两支，分别向前、向后走行分布于胸外侧壁和肩胛区的皮肤。前皮支在近胸骨侧缘处浅出，分布于胸前壁的皮肤及内侧份胸膜壁层（图 9-124）。第 4~6 肋间神经的外侧皮支和第 2~4 肋间神经的前皮支均向内、外方向发支分布于乳房。第 2 肋间神经的外侧皮支又称为

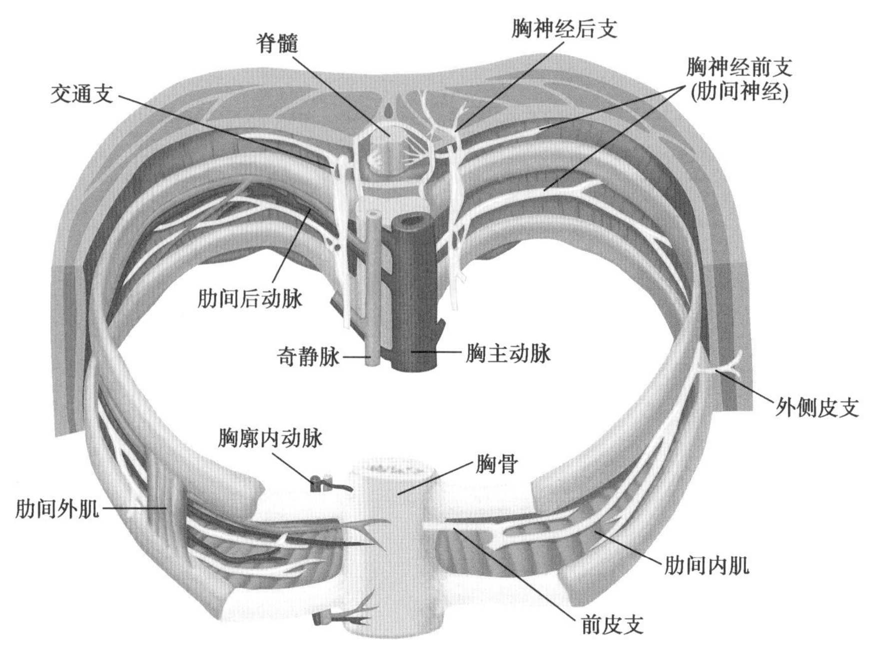

图 9-124 肋间神经走行及分支

肋间臂神经 intercostobrachial nerve，该神经横行通过腋窝到达臂内侧部与臂内侧皮神经交通，分布于臂上部内侧份皮肤。

第 7~11 肋间神经及肋下神经在相应肋间隙内向前下方走行，出肋间隙进入腹壁后，续行于腹横肌和腹内斜肌之间，最后在腹直肌外侧缘穿腹直肌鞘，分布于腹直肌下 5 对肋间神经发出的肌支分布于肋间肌和腹前外侧壁肌群；肋间神经发出的外侧皮支由上至下分别从深面穿肋间肌和腹外斜肌浅出，其浅出点连接起来几成一上、下走行的斜线。肋间神经的前皮支则在白线附近浅出。外侧皮支和前皮支主要分布于胸部和腹部的皮肤，同时也有分支分布至胸膜和腹膜的壁层。

胸神经前支在胸、腹壁皮肤的分布具有非常明显的节段性特点，其分布依胸神经从小到大的序数，由上向下按顺序依次排列（图 9-125）。每一对胸神经前支的皮支在躯干的分布区也是相对恒定的，如 T_2 分布区相当于胸骨角平面，T_4 相当于乳头平面，T_6 相当于剑突平面，T_8 相当于两侧肋弓中点连线的平面，T_{10} 相当于脐平面，T_{12} 的分布区则相当于脐与耻骨联合连线中点的平面。临床上，可以根据躯体皮肤感觉障碍的发生区域来分析和推断具体的受损胸神经，同时也可以在明确了受损的具体胸神经后，推知躯干皮肤感觉障碍的分布区。

（五）腰丛

1. 腰丛的组成和位置 **腰丛** lumber plexus 由第 12 胸神经前支的一部分、第 1~3 腰神经前支及第 4 腰神经前支的一部分组成（图 9-126）。腰丛位于腰大肌深面、腰椎横突的前方。该丛发出的分支除就近支配位于附近的髂腰肌和腰方肌外，尚发出许多分支分布于腹股沟区、大腿前部和大腿内侧部（图 9-127）。

2. 腰丛的分支

（1）**髂腹下神经** iliohypogastric nerve（T_{12}~L_1）：自腰大肌外侧缘穿出后，经肾的后面和腰方肌前面行向外下方，在髂嵴后份上方进入腹横肌与腹内斜肌之间，继续向前由深面穿腹横肌渐行浅出至腹内斜肌与腹外斜肌之间，最后在腹股沟管浅环上方约 3.0cm 处穿腹外斜肌腱膜达皮下。沿途发支分布于腹壁诸肌，同时亦有皮支分布于臀外侧区、腹股沟区及下腹部的皮肤（图 9-127）。

（2）**髂腹股沟神经** ilioinguinal nerve（L_1）：在髂腹下神经下方出腰大肌外侧缘，斜行跨过腰方肌和髂肌上部，在髂嵴前端附近穿腹横肌浅出，续行于腹横肌与腹内斜肌之间，前行入腹股沟管，与精索/子宫圆韧带伴行，从腹股沟管浅环穿出。该支较髂腹下神经细小，其肌支沿途分布于附近的腹壁

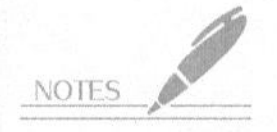

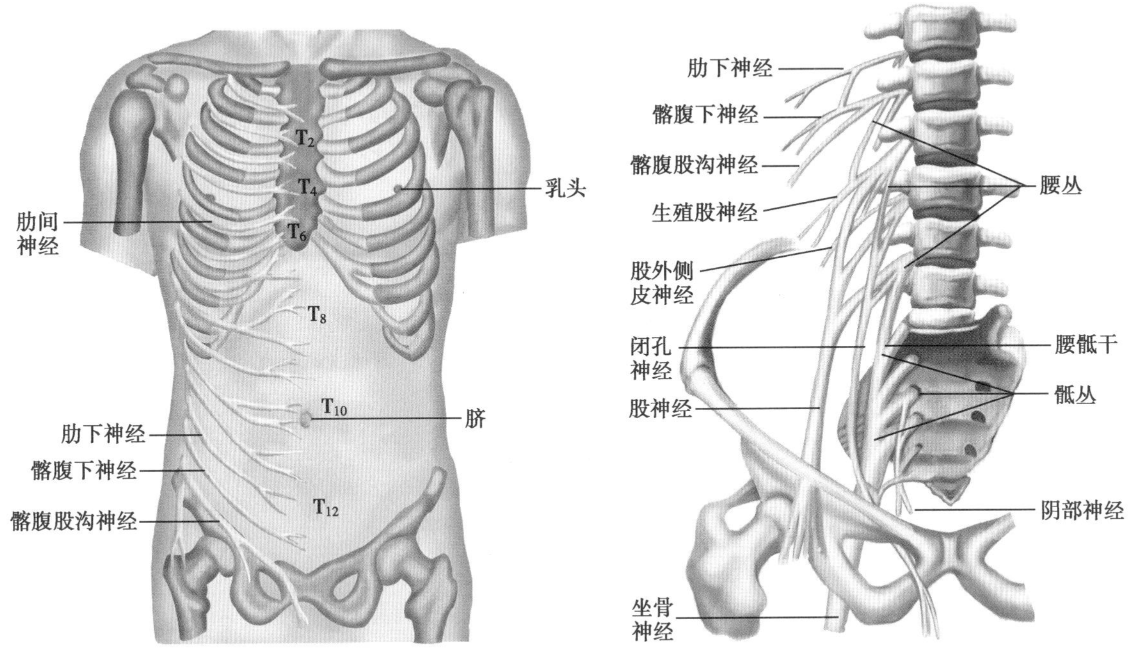

图 9-125 躯干皮神经的节段性分布

图 9-126 腰、骶丛组成模式图

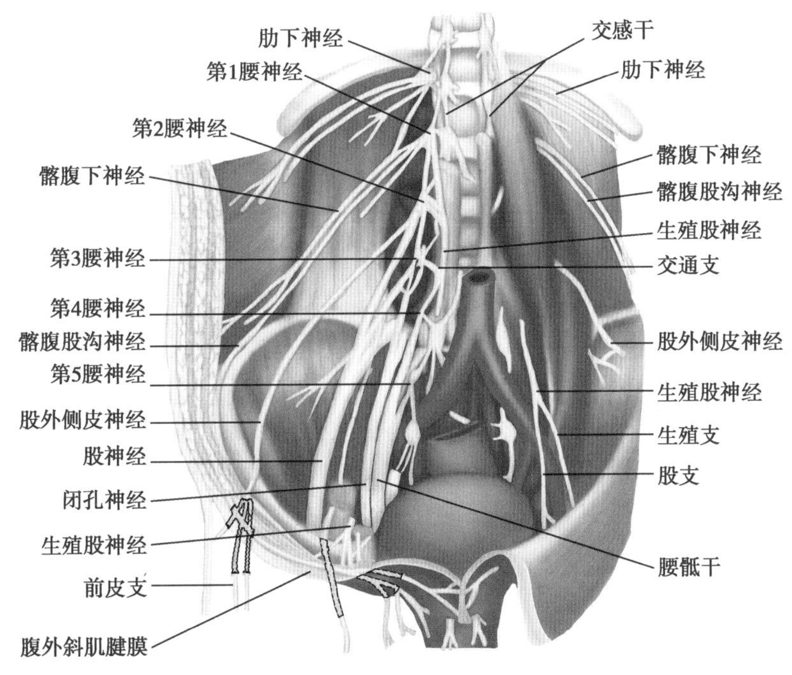

图 9-127 腰、骶丛及其分支

肌，皮支则分布于腹股沟部、阴囊或大阴唇的皮肤（见图 9-127）。

（3）**股外侧皮神经** lateral femoral cutaneous nerve（T_{12}~L_1）：从腰大肌外侧缘穿出后，向前外侧走行，横过髂肌表面至髂前上棘内侧，继而在腹股沟韧带深面越过该韧带，离开髂窝进入股部。在髂前上棘下方 5~6cm 处，该神经支穿出深筋膜分布于大腿前外侧部的皮肤（见图 9-127）。

（4）**股神经** femoral nerve（L_2~L_4）：为腰丛发出的最大分支。自腰大肌外侧缘发出后，在腰大肌与髂肌之间下行到达腹股沟区，随后在腹股沟韧带中点稍外侧从深面穿经该韧带，于股动脉的外侧进入大腿的股三角区。股神经在股三角内发出数条分支，其中肌支主要分布于髂肌、耻骨肌、股四头肌和缝匠肌。皮支中有行程较短的股中间皮神经和股内侧皮神经，分布于大腿和膝关节前面的皮肤区；皮

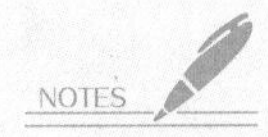

支中最长的是**隐神经** saphenous nerve，该分支伴随股动脉进入收肌管下行，出此管后在膝关节内侧继续下行，于缝匠肌下端的后方浅出至皮下。随后与大隐静脉伴行沿小腿内侧面下行至足内侧缘，沿途发支分布于髌下、小腿内侧面及足内侧缘的皮肤（图 9-128）。除以上分支外，股神经尚有分支至膝关节和股动脉。

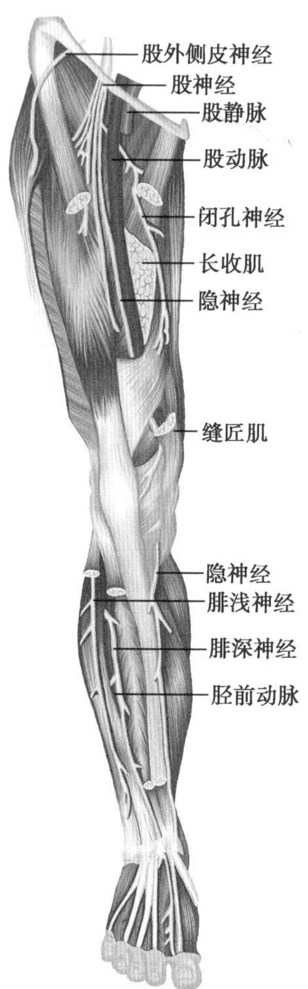

图 9-128　下肢的神经（前面）

股神经受损后主要表现有：股四头肌萎缩，屈膝无力，坐位时膝关节不能伸直，行走困难；膝腱反射减弱或丧失；大腿前面和小腿内侧面皮肤感觉障碍。

（5）**闭孔神经** obturator nerve（L_2~L_4）：自腰丛发出后从腰大肌外侧缘穿出，紧贴盆壁内面前行，与闭孔血管伴行穿闭膜管出盆腔，随后分为前、后两支，分别在短收肌的前、后方浅出至大腿内侧区（见图 9-126）。闭孔神经发出的肌支主要支配闭孔外肌、长收肌、短收肌、大收肌和股薄肌，偶见发支至耻骨肌；其皮支主要分布于大腿内侧份皮肤（见图 9-128）。除这些分支外，闭孔神经也有细小分支分布于髋关节和膝关节。副闭孔神经偶有出现，该神经支一般沿腰大肌内侧缘下行，在耻骨肌后方跨过耻骨上支后分布于耻骨肌和髋关节，并与闭孔神经之间有交通。

闭孔神经在股内侧区中间处由深至浅先入长收肌，然后进入股薄肌。当手术中选用股薄肌替代肛门外括约肌或进行重建肌功能时，应注意保留此分支。

（6）**生殖股神经** genitofemoral nerve（L_1~L_2）：自腰大肌前面穿出后，在该肌的前面下行，不久斜越输尿管的后方行至腹股沟区，在腹股沟韧带上方分为生殖支和股支。生殖支于腹股沟管深环处进入该管，随管内结构分布于提睾肌和阴囊（或随子宫圆韧带分布于大阴唇）。股支则穿过股鞘和阔筋膜分布于股三角区的皮肤。

在腹股沟疝修补术和盲肠后位阑尾手术时，应注意勿伤及此神经。

（六）骶丛

1. 骶丛的组成和位置　**骶丛** sacral plexus 由来自腰丛的腰骶干和所有骶、尾神经前支组成。腰骶干由第 4 腰神经前支的部分纤维和第 5 腰神经前支的所有纤维在腰丛下方合成，随后下行越过盆腔上口进入小骨盆，加入骶丛。从参与组成的脊神经数目来看，骶丛是全身最大的脊神经丛（见图 9-126）。

骶丛位于盆腔内，恰在骶骨和梨状肌的前面，髂血管的后方。左侧骶丛前方有乙状结肠，右侧骶丛前方有回肠袢。由于骶丛与盆腔脏器，如直肠和子宫等位置十分邻近，所以这些器官的恶性肿瘤可浸润、扩散至该神经丛，导致疼痛以及多个神经根受累的体征。

2. 骶丛的分支　分为两大类：一类是短距离走行的分支，直接分布于邻近的盆壁肌，如梨状肌、闭孔内肌和股方肌等；另一类为走行距离较长的分支，分布于臀部、会阴、股后部、小腿和足部的肌群及皮肤。后一类分支包括如下神经（图 9-129）。

（1）**臀上神经** superior gluteal nerve（L_4~S_1）：由骶丛发出后，伴臀上血管经梨状肌上孔出盆腔至臀部，行于臀中、小肌之间。在两肌之间其主干分为上、下两支，分布于臀中肌、臀小肌和阔筋膜张肌。

（2）**臀下神经** inferior gluteal nerve（L_5~S_2）：离开骶丛后，伴随臀下血管经梨状肌下孔出盆腔至臀部，行于臀大肌深面，发支支配该肌。

（3）**股后皮神经** posterior femoral cutaneous nerve（S_1~S_3）：自骶丛发出后，与臀下神经相伴穿经梨状肌下孔出盆腔至臀部，在臀大肌深面下行，达其下缘后浅出至股后区皮肤。该神经沿途发分支分布

于臀区、股后区和腘窝的皮肤。

（4）**阴部神经** pudendal nerve（S_2~S_4）：从骶丛发出后伴随阴部血管穿出梨状肌下孔至臀部，随即绕坐骨棘经坐骨小孔进入会阴部的坐骨肛门窝。在阴部管内紧贴坐骨肛门窝外侧壁前行，由后向前经过肛三角和尿生殖三角，沿途发支分布于会阴部的肌群和皮肤以及外生殖器的皮肤。该神经干在会阴部的主要分支有：肛神经（直肠下神经）、会阴神经和阴茎（阴蒂）背神经。肛神经分布于肛门外括约肌和肛门部皮肤；会阴神经与阴部血管伴行分布于会阴诸肌以及阴囊或大阴唇的皮肤；阴茎背神经或阴蒂背神经行于阴茎或阴蒂的背侧，分布于阴茎或阴蒂的海绵体及皮肤（图 9-130）。

（5）**坐骨神经** sciatic nerve（L_4~S_3）：为全身直径最粗大，行程最长的神经。坐骨神经从骶丛发出后，经梨状肌下孔出盆腔至臀大肌深面，在坐骨结节与大转子连线的中点深面下行到达股后区，继而行于股二头肌长头的深面，一般在腘窝上方分为胫神经和腓总神经两大终支（见图 9-129）。坐骨神经在股后区发肌支支配股二头肌、半腱肌和半膜肌，同时也有分支至髋关节。

坐骨神经干的体表投影：从坐骨结节与大转子连线的中点开始，向下至股骨内、外侧髁连线的中点作一直线，此两点间连线的上 2/3 段即为坐骨神经在股后区的投影线。坐骨神经痛时，此连线常出现压痛。

坐骨神经的变异：较常见，其变异形式主要表现在坐骨神经出盆腔时与梨状肌的不同关系以及坐骨神经分为两大

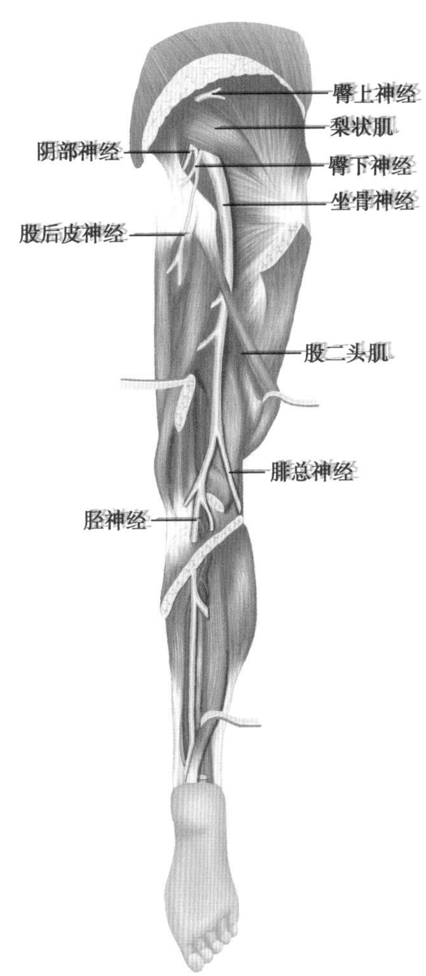

图 9-129 下肢的神经（后面观）

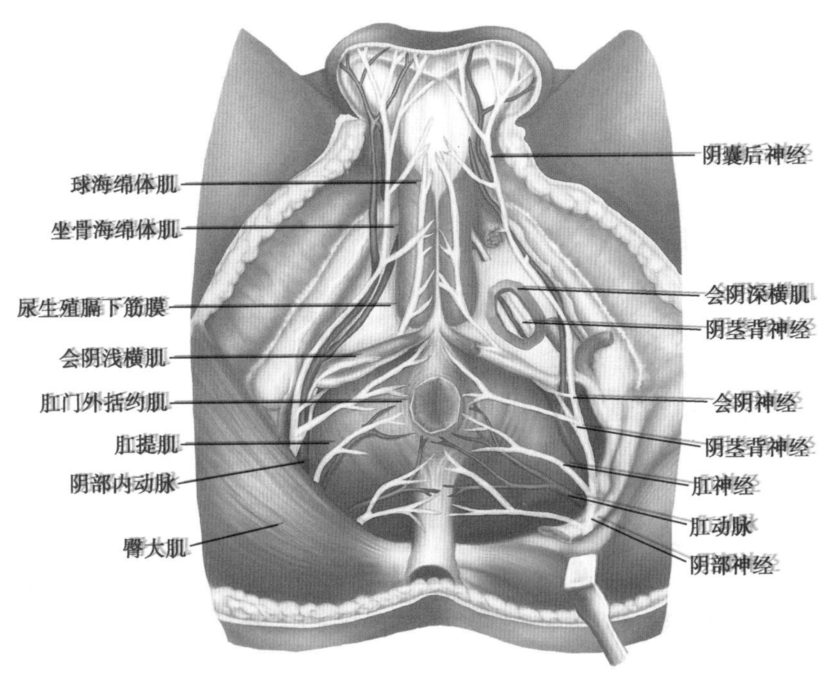

图 9-130 会阴部的神经（男性）

终支时的不同部位两个方面。根据国人的统计资料，坐骨神经以单干形式从梨状肌下孔出盆腔者占66.3%，为最常见的形式，而以其他形式出盆腔者则占33.7%，这包括：以单干穿梨状肌出盆腔者；神经干分为两支，一支穿梨状肌，另一支穿梨状肌下孔出盆腔者；神经干分为两支，一支穿梨状肌上孔，另一支穿梨状肌下孔出盆腔者。在以上3种变异形式中，单干穿梨状肌出盆腔者，对坐骨神经的不利影响最大。坐骨神经常年受梨状肌收缩的压迫，神经干的血液供应因此受到影响，最后出现功能障碍，临床称为"梨状肌综合征"。在大多数情况下，坐骨神经在腘窝上方分为胫神经和腓总神经两大分支，但是，有相当比例的坐骨神经分为两大终支的部位有变化。坐骨神经在出盆腔时即分为两大终支的情形较多见，更有甚者，在盆腔内即分为两终支。

1）**胫神经** tibial nerve（L_4~S_3）：为坐骨神经本干的延续，在股后区下份沿中线下行进入腘窝，其后与位于深面的腘血管相伴下行至小腿后区、比目鱼肌深面，继而伴胫后血管行至内踝后方，最后在屈肌支持带深面的踝管内分为**足底内侧神经** medial plantar nerve 和**足底外侧神经** lateral plantar nerve 两终支进入足底区（见图9-129）。足底内侧神经在踇展肌深面、趾短屈肌内侧前行，分支分布于足底内侧肌群、足底内侧半皮肤及内侧3个半足趾跖面皮肤；足底外侧神经在踇展肌和趾短屈肌深面行至足底外侧，发支分布于足底中间群和外侧群肌，以及足底外侧半皮肤和外侧一个半趾跖面皮肤（图9-131）。

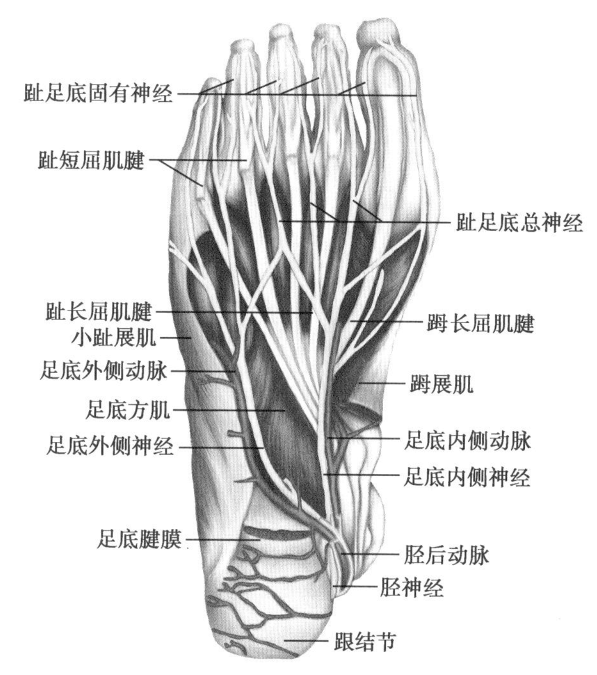

图9-131 足底的神经

胫神经在腘窝和小腿后区尚发出许多分支：其中肌支分布于小腿后群诸肌；皮支主要为腓肠内侧皮神经，该皮支伴小隐静脉下行，沿途分支分布于相应区域的皮肤，并在小腿下部与来自腓总神经的腓肠外侧皮神经吻合为腓肠神经。腓肠神经经外踝后方至足的外侧缘前行，分布于足背及小趾外侧缘皮肤；关节支则分布于膝关节和踝关节。

胫神经的体表投影可用从股骨内、外侧髁连线中点向下连至内踝后方的下行直线来表示。

胫神经损伤后由于小腿后群肌收缩无力，主要表现为足不能跖屈，不能以足尖站立，内翻力减弱。同时出现足底皮肤感觉障碍。由于小腿后群肌功能障碍，收缩无力，所以小腿前外侧群肌的过度牵拉，使足呈背屈和外翻位，出现所谓"钩状足"畸形（图9-132）。

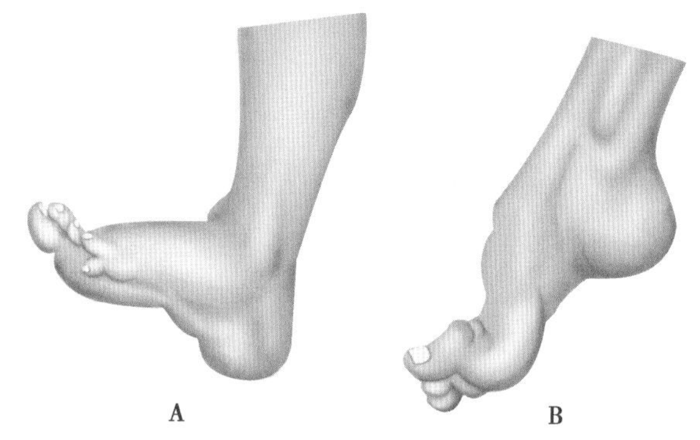

图9-132 神经损伤后足的畸形
A. 钩状足（胫神经损伤）；B. 马蹄内翻足（腓总神经损伤）。

2）**腓总神经** common peroneal nerve（L_4~S_2）：在腘窝近侧端由坐骨神经发出后，沿构成腘窝上外侧界的股二头肌肌腱内侧向外下走行，至小腿上段外侧绕腓骨颈向前穿过腓骨长肌，分为腓浅神经和腓深神经两大终末支（见图9-128、图9-129）。

腓浅神经 superficial peroneal nerve 分出后初在腓骨长肌深面下行，继而续行于腓骨长、短肌与趾长伸肌之间，沿途发支分布于腓骨长肌和腓骨短肌。终支在小腿中、下1/3交界处浅出为皮支，分布

NOTES

于小腿外侧、足背和第 2~5 趾背的皮肤。

腓深神经 deep peroneal nerve 分出后在腓骨与腓骨长肌之间斜向前行，伴随胫前血管于胫骨前肌和趾长伸肌之间，继而在胫骨前肌与跗长伸肌之间下行，最后经踝关节前方达足背。沿途发支分布于小腿前群肌、足背肌及第 1、2 趾相对缘的皮肤。

腓总神经的分布范围主要包括小腿前、外侧群肌和足背肌以及小腿外侧、足背和趾背的皮肤。除此之外，腓总神经尚有分支至膝关节前外侧部和胫腓关节。腓总神经发出的腓肠外侧皮神经分布于小腿外侧面皮肤，并与来自胫神经的腓肠内侧皮神经吻合。

腓总神经在腓骨颈处的位置最为表浅，易受损伤。受伤后由于小腿前、外侧群肌功能丧失，表现为足不能背屈，趾不能伸，足下垂且内翻，呈“马蹄内翻足”畸形（图 9-132），行走时呈“跨阈步态”。同时小腿前、外侧面及足背区出现明显的感觉障碍。

坐骨神经痛的临床解剖学要点

坐骨神经痛是由坐骨神经原发性或继发性损害所引起的疼痛综合征，以背部、臀部至下肢，沿坐骨神经走行及分布区放射性疼痛为临床特征。坐骨神经由来自 L_5~S_3 脊神经的前支构成，患者受损的神经根与引起的下肢疼痛部位有一定关系，L_4 神经根损害时下肢疼痛部位以大腿前侧、膝部及小腿内侧为主，L_5 及 S_1 神经根损害以大腿后外侧及小腿后外侧疼痛为主。坐骨神经痛发病原因复杂，不同病因所致坐骨神经痛的临床表现也非常相似，常见的原因为腰椎间盘突出症，L_5 和 S_1 之间的椎间盘突出压迫 S_1 脊神经前支引起相应部位的疼痛。腰骶干和 S_1~S_3 后方邻骶骨骨膜、骶髂关节，该部位损伤、炎症或手术可引起坐骨神经痛。梨状肌损伤后，局部充血水肿或痉挛的反复发生导致梨状肌肥厚，直接压迫坐骨神经而出现梨状肌综合征。另外，梨状肌与坐骨神经的解剖关系常发生变异，也可导致坐骨神经受压迫而产生梨状肌综合征。部分妇科疾病，如盆腔、卵巢或附件炎症也可波及梨状肌，影响通过梨状肌下孔的坐骨神经而发生相应的症状。

（七）皮神经分布的节段性和重叠性特点

在胚胎发育的早期阶段，每个脊髓节段所属的脊神经都分布到特定的体节，包括肌节和皮节。此后随着发育过程的不断进行，相应的肌节和皮节以及由此分化和演变的肌群与皮肤发生了形态改变和位置的迁移。但是不论这些肌群和皮肤的位置怎样变化，它们与对应的脊神经以及所属的脊髓节段并不会由此改变。因此，每对脊神经的分布范围都是恒定的，存在特定的规律。了解和掌握这些规律，尤其是脊神经皮支的节段性分布规律，具有相当的临床价值。如前述及，大部分出现于躯干背面的脊神经后支具有相对恒定的节段性分布规律，同时，胸神经前支的外侧皮支和前皮支在胸、腹壁的皮肤区亦存在明显的节段性分布的特点。

由于四肢在胚胎发育过程中肌节和皮节的位置变化很大，所以其典型的节段性分布现象消失，形成了特有的分布规律。胚胎发生过程中肢芽的生长具有方向特点，从而导致了肢体皮神经分布的特殊性。概括地讲，由相邻数支脊神经前支编织组成的脊神经丛发支分布至相应肢体，组成该神经丛的最上一支脊神经和最下一支脊神经前支的纤维，往往分布于所支配肢体的近侧端靠近躯干处，而组成该神经丛中间部分的诸支脊神经的纤维则分布于肢体的远侧部分。如分布于上肢的臂丛由第 5~8 颈神经的全部纤维和第 1 胸神经前支的部分纤维组成，其中第 5 颈神经和第 1 胸神经分布至上肢的近侧部分，而第 6~8 颈神经则分布于上肢的远侧段和手部。分布于下肢的腰丛和骶丛发出的脊神经分支在下肢也具有类似的分布特点（图 9-133）。

每一支脊神经皮支的分布区并不是与相邻脊神经皮支的分布区绝对分开的，相反，相邻两条皮神经的分布区域存在一定程度的相互重叠。因此，当一条皮神经受损时，一般不会出现该皮神经分布区的感觉丧失，而仅仅表现为感觉迟钝。如果两条以上相邻的皮神经受到损伤时，才会出现损伤神经分布区的感觉完全消失的体征（图 9-134）。

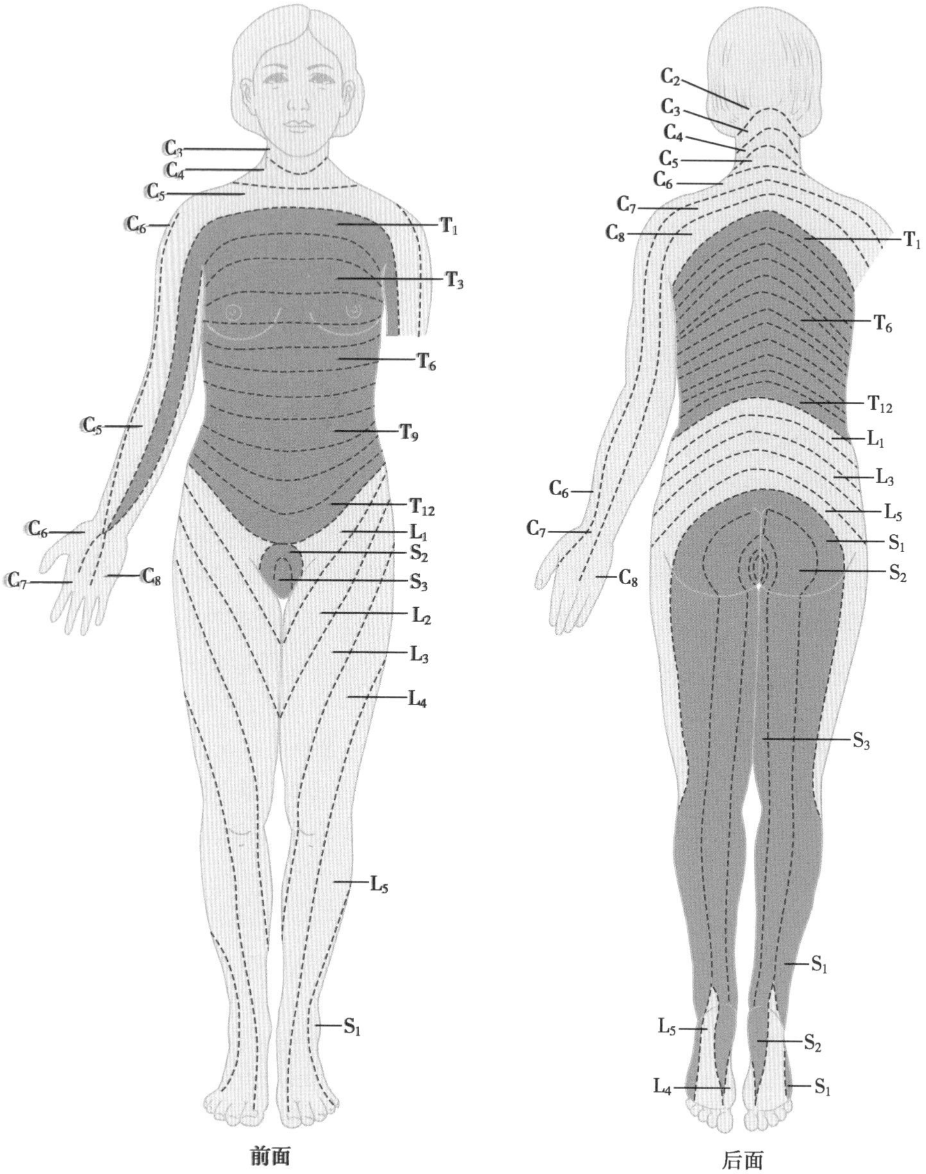

前面

后面

图 9-133 脊神经的节段性分布

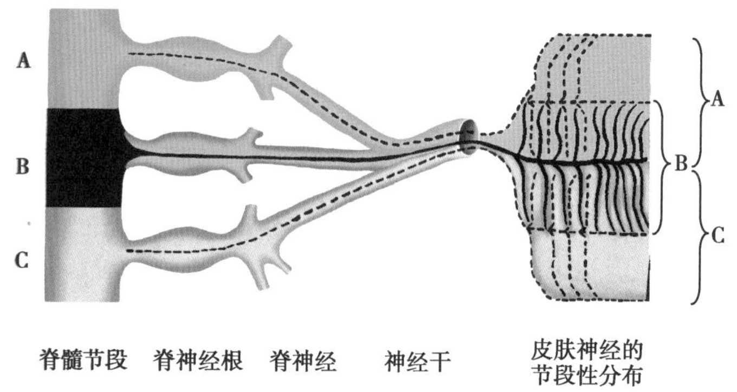

图 9-134 皮神经分布的重叠性示意图

A、B、C 代表相邻的脊神经连接脊髓节段和分布的对应皮肤。

脊神经呈左右对称的节段性皮肤分布，包括肌节和皮节。以及重叠性的现象，这一特点为脊髓、神经根损伤的定位诊断提供了重要依据。

二、脑神经

脑神经 cranial nerves 为周围神经系统重要组成部分，由于其与脑相连，故称为脑神经。脑与外周组织器官中的感受器和效应器借脑神经彼此相联系。脑神经共 12 对，按其自上而下与脑相连的顺序，分别用罗马数字表示（图 9-135，表 9-3、表 9-4）。

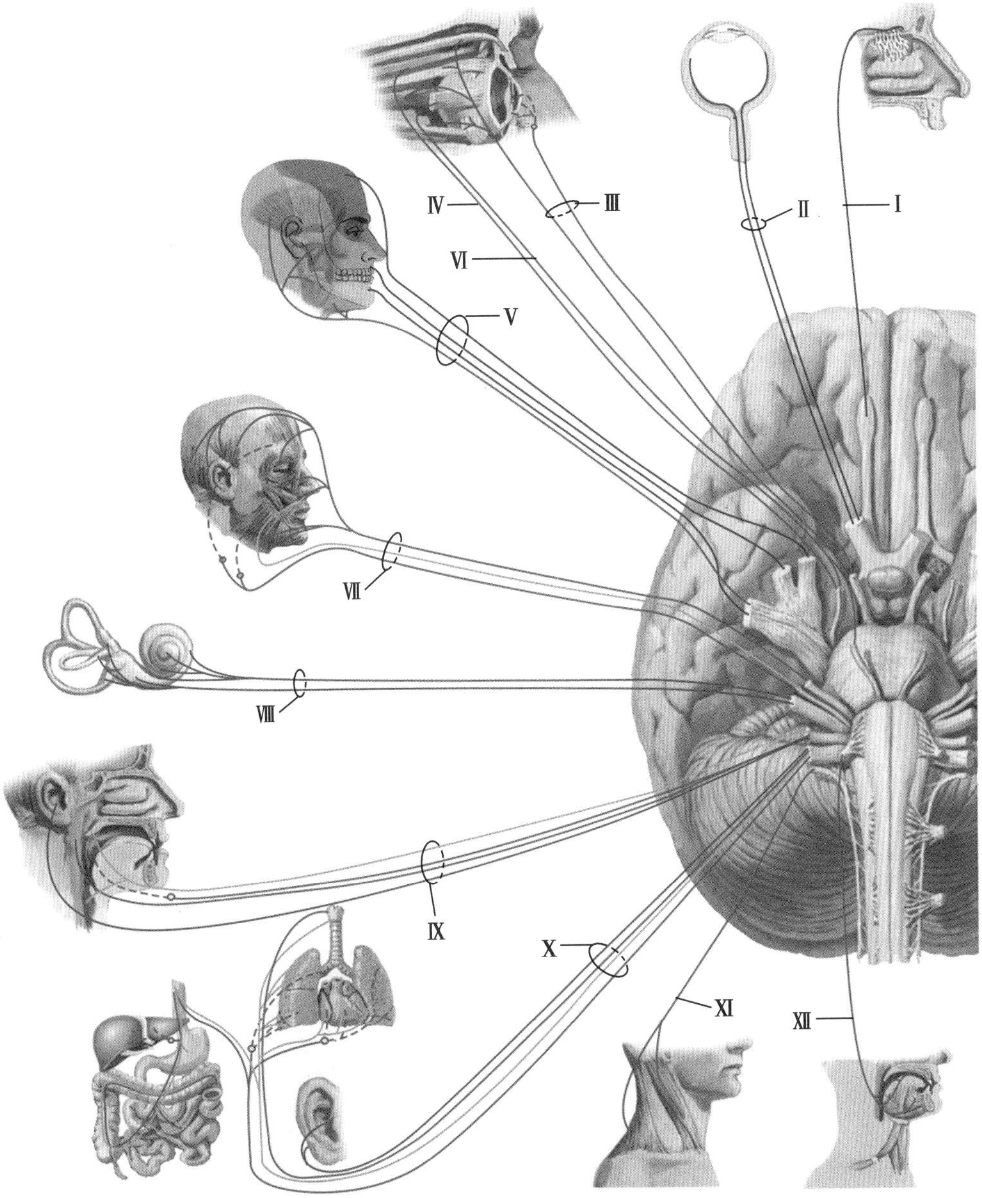

图 9-135 脑神经概况

表 9-3 脑神经的名称、性质、连脑部位及进出颅腔的部位

顺序及名称	性质	连脑部位	进出颅腔的部位
Ⅰ嗅神经	感觉性	端脑	筛孔
Ⅱ视神经	感觉性	间脑	视神经管
Ⅲ动眼神经	运动性	中脑	眶上裂
Ⅳ滑车神经	运动性	中脑	眶上裂
Ⅴ三叉神经	混合性	脑桥	第 1 支眼神经经眶上裂 第 2 支上颌神经经圆孔 第 3 支下颌神经经卵圆孔
Ⅵ展神经	运动性	脑桥	眶上裂
Ⅶ面神经	混合性	脑桥	内耳门→茎乳孔
Ⅷ前庭蜗神经	感觉性	脑桥	内耳门
Ⅸ舌咽神经	混合性	延髓	颈静脉孔
Ⅹ迷走神经	混合性	延髓	颈静脉孔
Ⅺ副神经	运动性	延髓	颈静脉孔
Ⅻ舌下神经	运动性	延髓	舌下神经管

表 9-4 脑神经成分、起止核、分布和损伤后症状

顺序及名称	成分	起核	终核	分布	损伤症状
Ⅰ嗅神经	特殊内脏感觉		嗅球	鼻腔嗅黏膜	嗅觉障碍
Ⅱ视神经	特殊躯体感觉		外侧膝状体核	眼球视网膜	视觉障碍
Ⅲ动眼神经	一般躯体运动	动眼神经核		上、下、内直肌，下斜肌、上睑提肌	眼外斜视、上睑下垂
	一般内脏运动（副交感）	动眼神经副核（E-W 核）		瞳孔括约肌，睫状肌	对光及调节反射消失
Ⅳ滑车神经	一般躯体运动	滑车神经核		上斜肌	眼不能外下斜视
Ⅴ三叉神经	一般躯体感觉		三叉神经脊束核、三叉神经脑桥核、三叉神经中脑核	头面部皮肤，口腔、鼻腔黏膜、牙及牙龈、眼球、硬脑膜	头面部感觉障碍
	特殊内脏运动	三叉神经运动核		咀嚼肌、二腹肌前腹、下颌舌骨肌、鼓膜张肌和腭帆张肌	咀嚼肌瘫痪
Ⅵ展神经	一般躯体运动	展神经核		外直肌	眼内斜视
Ⅶ面神经	一般躯体感觉		三叉神经脊束核	耳部皮肤	感觉障碍
	特殊内脏运动	面神经核		面肌、颈阔肌、茎突舌骨肌、二腹肌后腹、镫骨肌	额纹消失、眼不能闭合、口角歪向健侧、鼻唇沟变浅
	一般内脏运动	上泌涎核		泪腺、下颌下腺、舌下腺及鼻腔和腭部腺体	分泌障碍
	特殊内脏感觉		孤束核上部	舌前 2/3 味蕾	舌前 2/3 味觉障碍

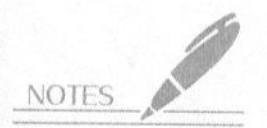

续表

顺序及名称	成分	起核	终核	分布	损伤症状
Ⅷ前庭蜗神经	特殊躯体感觉		前庭神经核群	半规管壶腹嵴、球囊斑和椭圆囊斑	眩晕、眼球震颤等
	特殊躯体感觉		蜗神经核	耳蜗螺旋器	听力障碍
Ⅸ舌咽神经	特殊内脏运动	疑核		茎突咽肌	
	一般内脏运动（副交感）	下泌涎核		腮腺	分泌障碍
	一般内脏感觉		孤束核	咽、咽鼓管、鼓室、软腭、舌后1/3的黏膜、颈动脉窦、颈动脉小球	咽与舌后1/3感觉障碍、咽反射消失
	特殊内脏感觉		孤束核上部	舌后1/3味蕾	舌后1/3味觉丧失
	一般躯体感觉		三叉神经脊束核	耳后皮肤	分布区感觉障碍
Ⅹ迷走神经	一般内脏运动（副交感）	迷走神经背核		颈、胸、腹脏器平滑肌、心肌，腺体	心动过速、内脏活动障碍
	特殊内脏运动	疑核		咽喉肌	发声困难、声音嘶哑、吞咽障碍
	一般内脏感觉		孤束核	颈、胸、腹腔脏器，咽喉黏膜	分布区感觉障碍
	一般躯体感觉		三叉神经脊束核	硬脑膜、耳郭及外耳道皮肤	分布区感觉障碍
Ⅺ副神经	特殊内脏运动	疑核（脑部）		咽喉肌	咽喉肌功能障碍
		副神经核（脊髓部）		胸锁乳突肌、斜方肌	一侧胸锁乳突肌瘫痪，面无力转向对侧；斜方肌瘫痪，肩下垂、提肩无力
Ⅻ舌下神经	一般躯体运动	舌下神经核		舌内肌和部分舌外肌	舌肌瘫痪、萎缩、伸舌时舌尖偏向患侧

脑神经的纤维成分较脊神经复杂，含有7种纤维成分，它们主要依据胚胎发生、神经纤维支配及功能等方面的特点而划分。

（1）一般躯体感觉纤维：分布于皮肤、肌、肌腱和眶内、口腔、鼻腔大部分黏膜。

（2）特殊躯体感觉纤维：分布于外胚层衍化来的特殊感觉器官，即视器和前庭蜗器，与分布于人体体表的浅感受器和肌性结构的本体感受器中的神经纤维相区别。

（3）一般内脏感觉纤维：分布于头、颈、胸腔和腹腔的脏器。

（4）特殊内脏感觉纤维：分布于味蕾和嗅器。虽然这些感受器是由外胚层衍化而来，但与进食等内脏活动相关，故将与其联系的神经纤维称为特殊内脏感觉纤维。

（5）一般躯体运动纤维：支配中胚层肌节衍化来的骨骼肌，如眼球外肌和舌肌等。

（6）一般内脏运动纤维：支配平滑肌、心肌和腺体分泌。

（7）特殊内脏运动纤维：支配咀嚼肌、面肌和咽喉肌等。这些骨骼肌是由与消化管前端有密切关系的鳃弓衍化而来，因此将分布于这些肌肉的神经纤维称为特殊内脏运动纤维。

脑神经虽然总体上有7种纤维成分，但就每一对脑神经而言，所包含的纤维成分、种类和多少不

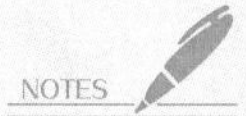

同，因此，脑神经不像每对脊神经都是混合性的，而是有些脑神经仅含感觉纤维，称感觉性神经，如Ⅰ、Ⅱ和Ⅷ对脑神经；有些仅含运动纤维，称运动性神经，如Ⅲ、Ⅳ、Ⅵ、Ⅺ和Ⅻ对脑神经；其余Ⅴ、Ⅶ、Ⅸ、Ⅹ对脑神经既含感觉纤维，又含运动纤维，则称为混合性神经。

内脏运动纤维根据其形态和功能等方面的特点，又分为交感和副交感两部分。脊神经所含的内脏运动纤维多属于交感神经，仅第2~4骶神经所含的内脏运动纤维属于副交感神经。而脑神经中的一般内脏运动纤维均属于副交感神经，仅存在于Ⅲ、Ⅶ、Ⅸ和Ⅹ对脑神经中。

Ⅲ、Ⅶ、Ⅸ和Ⅹ对脑神经中的一般内脏运动纤维（副交感神经纤维）从脑干的相应神经核团发出后，先终止于相应的副交感神经节，在节内交换神经元后，由节内的神经元再发出纤维至该神经所支配的平滑肌、心肌和腺体。因此，凡含一般内脏运动纤维的脑神经都有属于自己的副交感神经节。这些副交感神经节有的较大，肉眼可见，位于所支配器官的近旁；有的则很小，弥散分布于所支配的器官壁内。

脑神经中的一般躯体感觉纤维以及一般和特殊内脏感觉纤维多为假单极神经元的突起，这些假单极神经元的胞体在脑外聚集成脑神经节，主要有三叉神经节、膝状神经节、舌咽和迷走神经的上、下神经节，其性质与脊神经节相同。由双极神经元胞体聚集而成的前庭神经节和蜗神经节，均位于耳内，节内神经元的突起组成了脑神经的特殊躯体感觉纤维，其功能分别与传导平衡觉和听觉信息有关。

（一）嗅神经

嗅神经 olfactory nerve 由特殊内脏感觉纤维组成，属于感觉性脑神经（见图9-135）。位于上鼻甲及其相对的鼻中隔黏膜内的嗅细胞的中枢突构成嗅神经纤维。这些纤维聚集成20多条嗅丝，穿过筛孔入颅前窝，连于嗅球，传导嗅觉。颅前窝骨折累及筛板时，可撕脱嗅丝和脑膜，造成嗅觉障碍或丧失，同时脑脊液也可流入鼻腔。鼻炎时，当炎症蔓延至鼻腔上部黏膜，可造成一时性嗅觉迟钝。

（二）视神经

视神经 optic nerve 由特殊躯体感觉纤维组成，传导视觉冲动。视网膜节细胞的轴突在视神经盘处聚集，穿过巩膜筛板后续为视神经。视神经在眶内长2.5~3.0cm，行向后内，穿经视神经管入颅中窝。颅内段长约1.0~1.2cm，向后内走行至垂体前方形成视交叉。在视交叉处，来自双侧眼球鼻侧半视网膜的纤维交叉，来自双侧眼球颞侧半视网膜的纤维不交叉。

视网膜的发育

眼球的主要部分和视神经是由胚胎早期间脑向外突出形成的视泡发育而来，其中视网膜由视泡发育的视杯内、外两层共同分化而成。因此，视神经外面包有由3层脑膜延续而来的3层被膜，脑的蛛网膜下隙也随之延伸至视神经周围和视神经盘处，所以当颅内压增高时，表现为视神经盘水肿。同时，脑膜或视神经被膜的疾病也常沿此途径互相蔓延累及（图9-136）。

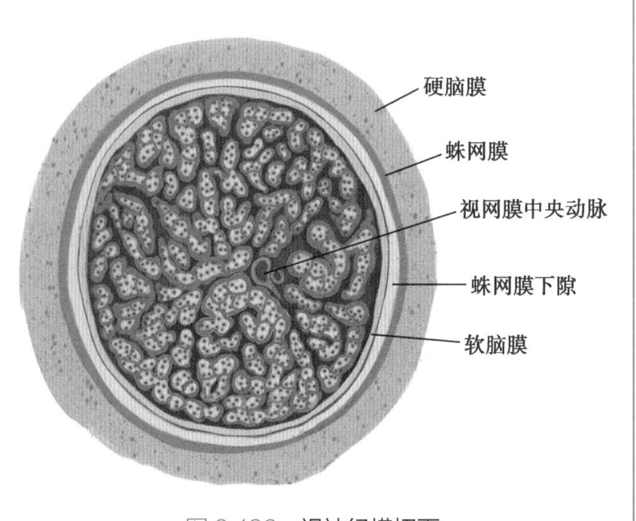

图9-136 视神经横切面

（三）动眼神经

动眼神经 oculomotor nerve 为运动性神经，含有一般躯体运动和一般内脏运动两种纤维。一般躯体运动纤维来自中脑上丘平面的动眼神经核，一般内脏运动纤维来自中脑的动眼神经副核。动眼神经自中脑腹侧脚间窝出脑，紧贴小脑幕切迹边缘和蝶鞍后床突侧面前行，穿经海绵窦外侧壁上部前行，经眶上裂入眼眶后，立即分成上、下两支。上支较细小，支配上睑提肌和上直肌；下支粗大，支配下直肌、内直肌和下斜肌。动眼神经中的一般内脏运动纤维（副交感神经纤维）由下斜肌支单独以小支分出，称睫状神经节短根，前行至视神经后段外侧的**睫状神经节** ciliary ganglion 交换神经元，其节后纤维进入眼球，支配睫状肌和瞳孔括约肌，参与视物的调节反射和瞳孔对光反射（图 9-137、图 9-138）。

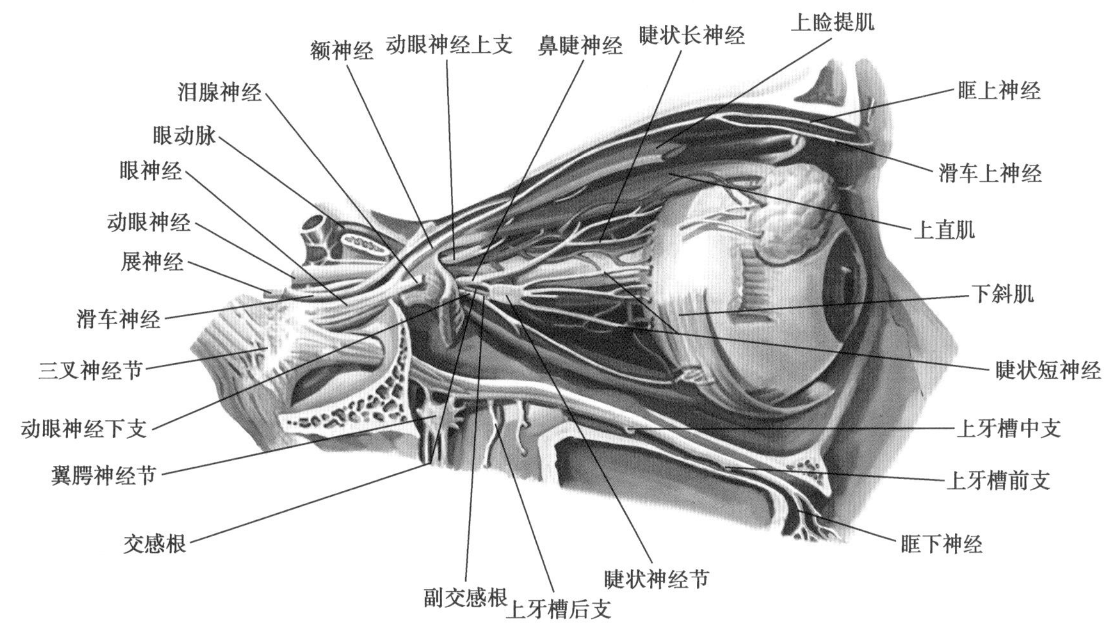

图 9-137 眶内的神经（右侧，外面观）

睫状神经节为扁平椭圆形的副交感神经节，位于视神经与外直肌之间，约 2mm × 2mm × 1mm 大小。脑神经的副交感神经节一般都有些细小的神经支与其相连，习惯将这些神经支称为神经节的根。睫状神经节有 3 根相连：①副交感根，即睫状神经节短根，来自动眼神经中的一般内脏运动纤维经此根进入睫状神经节，在此节交换神经元，节内神经元发出节后纤维加入睫状短神经进入眼球；②交感根，来自颈内动脉表面的交感神经丛，穿过睫状神经节直接加入睫状短神经，进入眼球后支配瞳孔开大肌和眼球内血管；③感觉根，来自三叉神经第 1 支眼神经的鼻睫神经支，穿过睫状神经节随睫状短神经入眼球，传导眼球的一般感觉。睫状短神经一般 6~10 支，自睫状神经节发出，在眼球后极于视神经周围进入眼球。由于随动脉来的交感神经纤维和鼻睫神经的感觉神经纤维都穿过此节而达眼球，所以阻滞麻醉此节及其附近的神经根，就可有效地阻断结膜、角膜和眼球中膜各部的感觉传入；同时可使眼内血管收缩、降低眼压，所以眼科常做此神经节麻醉以达上述目的，称球后麻醉（见图 9-137、图 9-138）。

动眼神经损伤可致上睑提肌、上直肌、内直肌、下直肌和下斜肌瘫痪，出现上睑下垂、瞳孔斜向外下方及瞳孔扩大，对光反射消失等症状。

（四）滑车神经

滑车神经 trochlear nerve 为运动性脑神经，仅含一般躯体运动纤维，来自中脑下丘平面的滑车神经核，向后交叉至对侧，从中脑背侧下丘下方出脑，根丝极细。该神经离脑后，绕大脑脚外侧前行，也穿经海绵窦外侧壁向前，经眶上裂入眶。在眶内跨过上直肌和上睑提肌，向前内侧行，进入并支配上斜肌的运动。滑车神经是唯一一对从脑干背面出脑的脑神经（见图 9-138）。

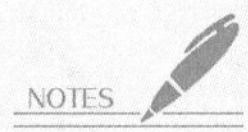

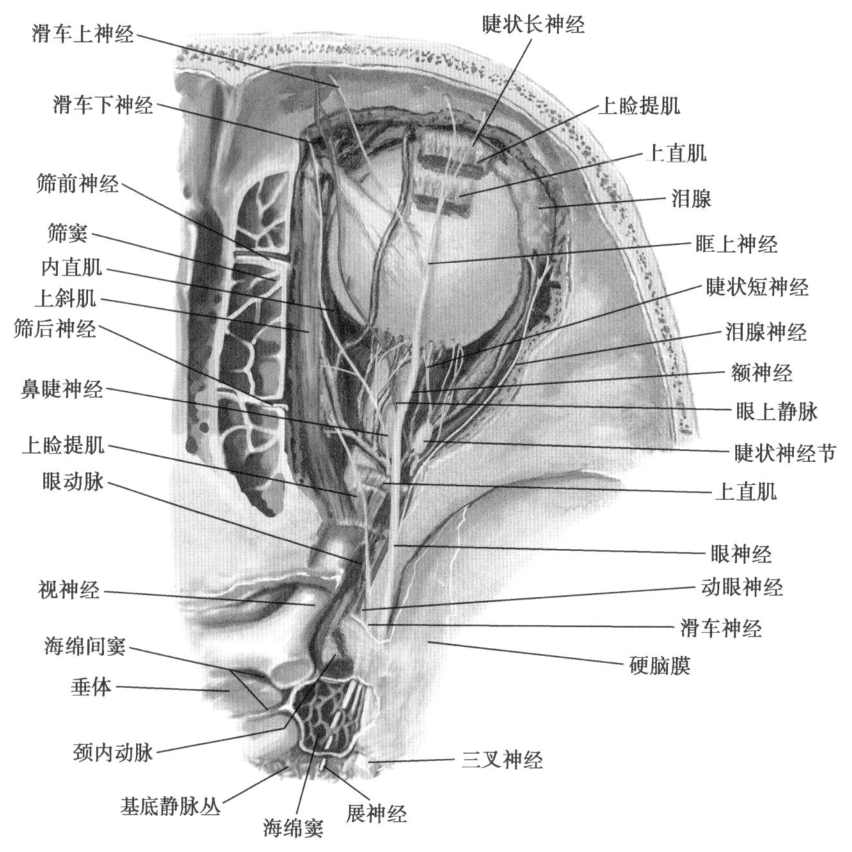

图 9-138 眶内的神经(右上面观)

(五)三叉神经

三叉神经 trigeminal nerve(图 9-139~图 9-141)为最粗大的混合性脑神经,含一般躯体感觉和特殊内

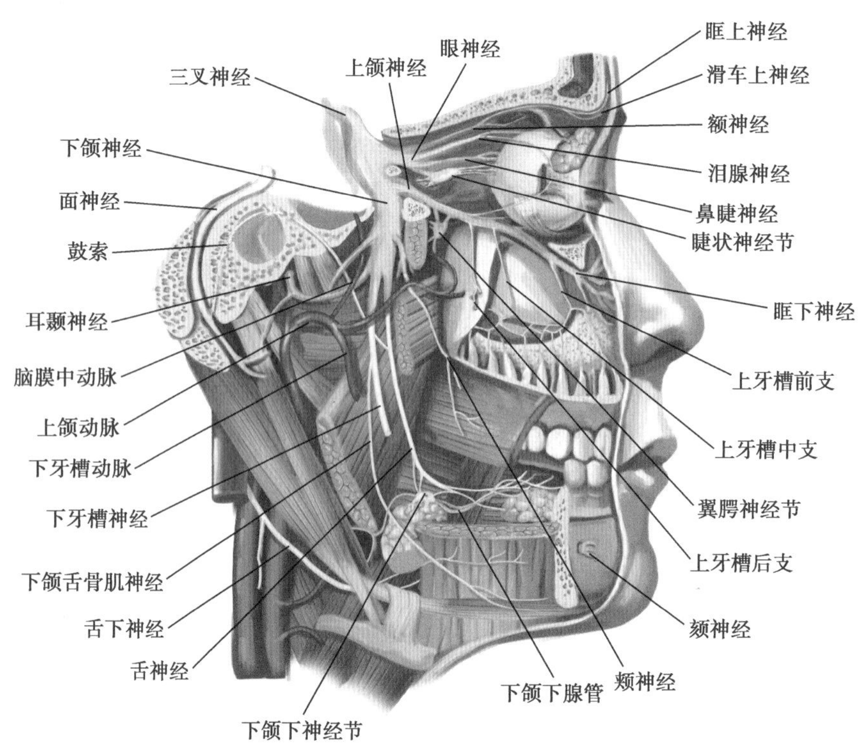

图 9-139 三叉神经(外侧面)

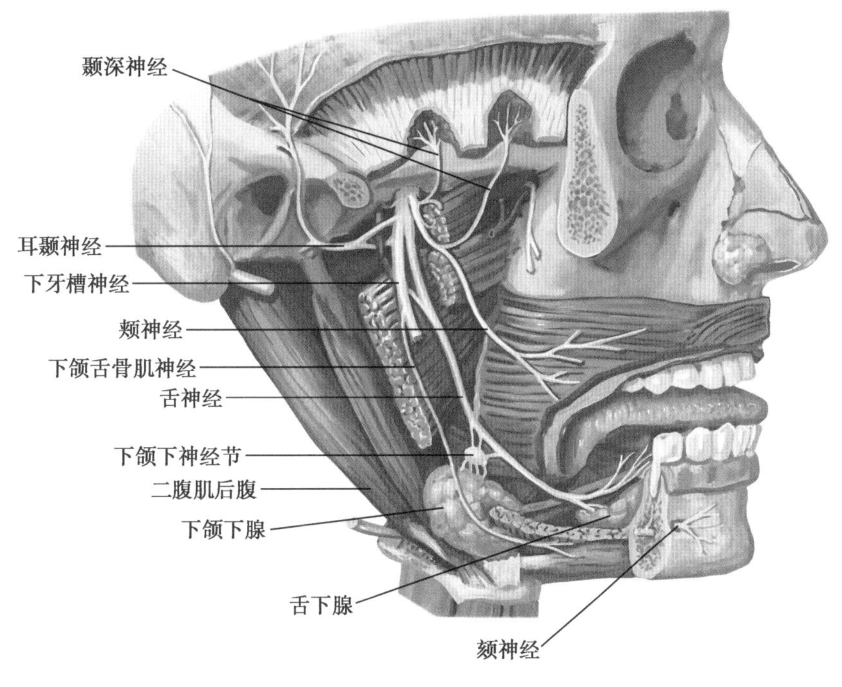

图 9-140 下颌神经

脏运动两种纤维。其特殊内脏运动纤维来自脑桥中段的三叉神经运动核，纤维组成三叉神经运动根，位于感觉根内侧，和感觉纤维一起从脑桥基底部与小脑中脚交界处出、入脑。运动根出脑后穿经三叉神经节进入三叉神经的下颌神经中，经卵圆孔出颅，随下颌神经分支分布于咀嚼肌等。运动根内尚含有从外周至三叉神经中脑核的纤维，主要传导咀嚼肌的本体感觉。三叉神经以一般躯体感觉神经纤维为主，这些纤维的细胞体位于**三叉神经节** trigeminal ganglion（半月节）内。该神经节位于颅中窝颞骨岩部前面近尖端的三叉神经压迹处，被硬脑膜形成的梅克尔腔包裹。三叉神经节由感觉性假单极神经元胞体组成，其中枢突集中构成粗大的三叉神经感觉根，由脑桥基底部与脑桥臂交界处入脑，止于三叉神经诸感觉核，其中传导痛、温觉的纤维主要终止于三叉神经脊束核；传导触觉的纤维主要终止于三叉神经脑桥核；其周围突形成三叉神经的第 1 支——眼神经、第 2 支——上颌神经、第 3 支——下颌神经，分支分布于头面部皮肤，眼及眶内、口腔、鼻腔、鼻旁窦的黏膜，牙齿和脑膜等，传导痛、温、触等多种感觉（见图 9-140、图 9-141）。

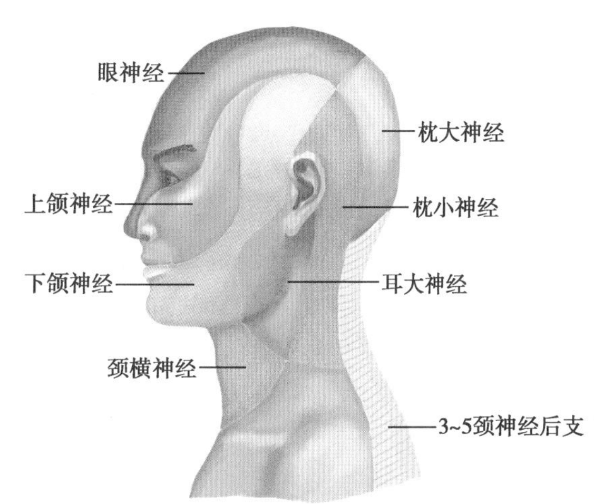

图 9-141 头面部皮神经分布示意图

1. 眼神经 ophthalmic nerve 仅含一般躯体感觉纤维，自三叉神经节发出后，穿行海绵窦外侧壁，伴行于动眼神经、滑车神经的下方，继而经眶上裂入眶，分支分布于眶壁、眼球、泪器、结膜、硬脑膜、部分鼻和鼻旁窦黏膜、额顶部及上睑和鼻背部的皮肤。眼神经分支如下。

（1）**额神经** frontal nerve：是眼神经最上面的粗大分支，在眶上壁骨膜与上睑提肌之间前行，途中有 2 或 3 分支，其中**眶上神经** supraorbital nerve 较大，伴眶上血管向前经眶上孔（切迹）出眶，分布于额和上睑部皮肤。另一支向前内行经滑车上方出眶，称**滑车上神经** supratrochlear nerve，分布于鼻背及内眦附近皮肤（见图 9-139、图 9-140、图 9-141）。

（2）**泪腺神经** lacrimal nerve：细小，沿眶外侧壁、外直肌上方行向前外至泪腺，除分支分布于泪腺

外，还分出细支穿外眦到达面部，分布于上睑和外眦部的皮肤，传导泪腺及附近区域的感觉。泪腺神经与上颌神经的颧神经有交通支，从而将颧神经中来自面神经的副交感纤维导入泪腺，控制泪腺分泌（见图 9-139、图 9-140）。

（3）**鼻睫神经** nasociliary nerve：从眼神经发出后，在上直肌和视神经之间向前内行达眶内侧壁，沿途发出较多分支。**滑车下神经** infratrochlear nerve 为鼻睫神经的较大分支，行于上斜肌下方，在滑车下方出眶，分布于鼻背、眼睑的皮肤及泪囊；筛前、筛后神经分布于筛窦、鼻腔黏膜及颅前窝硬脑膜；睫状长神经在眼球后方穿入眼球，分布于角膜、虹膜和睫状体等处。此外，鼻睫神经尚有小支连于睫状神经节，构成该神经节的感觉根（见图 9-137、图 9-139）。

此外，眼神经在海绵窦外侧壁行程中尚发出小脑幕神经，司小脑幕感觉。

2. 上颌神经 maxillary nerve 与眼神经一样，仅含一般躯体感觉纤维，自三叉神经节发出后，即进入海绵窦外侧壁，沿其下部向前，经圆孔出颅，进入翼腭窝上部，主干继续前行经眶下裂入眶，延续为眶下神经。上颌神经主要分布于上颌牙和牙龈、口腔顶、鼻腔与上颌窦黏膜，部分硬脑膜及睑裂与口裂之间的皮肤（见图 9-139、图 9-141），接受其感觉。主要分支如下。

（1）**眶下神经** infraorbital nerve：为上颌神经主干的终末支，经眶下裂入眶后，紧贴眶下壁向前，经眶下沟、眶下管出眶下孔后分为数支，分布于下睑、鼻翼、上唇的皮肤和黏膜。临床行上颌部手术时，常经眶下孔进行麻醉。

（2）**上牙槽神经** superior alveolar nerves：有上牙槽后、中、前 3 支，其中上牙槽后神经自翼腭窝内的上颌神经本干发出，向外进入颞下窝，穿上颌骨体后面的上颌结节进入上颌窦；上牙槽中、前神经分别在眶下沟和眶下管内自眶下神经分出，向下穿上颌骨进入上颌窦。上牙槽神经的 3 条分支在上颌骨骨质内相互吻合形成上牙槽神经丛，由丛发支分布于上颌牙、牙龈及上颌窦黏膜。

（3）**颧神经** zygomatic nerve：较细小，在翼腭窝处分出，经眶下裂入眶后分为颧面神经和颧颞神经两终支，穿经眶外侧壁分布于颧、颞部皮肤。颧神经还借交通支将来自翼腭神经节的副交感神经节后纤维导入泪腺神经内，控制泪腺分泌。

（4）**翼腭神经** pterygopalatine nerves：也称**神经节支**，为 2 或 3 条细小神经，始于上颌神经行至翼腭窝处，向下连于**翼腭神经节** pterygopalatine ganglion（副交感神经节），穿过神经节后分布于腭、鼻腔的黏膜及腭扁桃体，传导这些区域的感觉。

此外，上颌神经出颅前还发出硬脑膜神经，分布于颅中窝前部的硬脑膜。

3. 下颌神经 mandibular nerve 是三叉神经三大分支中最粗大的一支，既含一般躯体感觉纤维又含特殊内脏运动纤维，为混合性神经。自卵圆孔出颅后，在翼外肌深面分为前、后两干。前干细小，除发出肌支分布于咀嚼肌、鼓膜张肌和腭帆张肌外，还发出一感觉支颊神经；后干粗大，除感觉支分布于硬脑膜、下颌牙及牙龈、舌前 2/3 及口腔底的黏膜、耳颞区和口裂以下的皮肤外，还发出肌支支配下颌舌骨肌和二腹肌前腹。下颌神经主要分支如下。

（1）**耳颞神经** auriculotemporal nerve：以两神经根起于下颌神经后干，两根间夹持脑膜中动脉，向后合成一支，经下颌颈内侧转向上行，与颞浅血管伴行穿过腮腺，经耳屏前向上分布于颞区皮肤。耳颞神经亦有分支至腮腺实质的深部，传导感觉冲动，来源于舌咽神经的副交感纤维也经此神经进入腺体，控制腮腺分泌。

（2）**颊神经** buccal nerve：自下颌神经前干发出后，沿颊肌外面向前下行，分布于颊部皮肤及口腔侧壁黏膜。

（3）**舌神经** lingual nerve：从下颌神经后干发出后，紧贴下颌支内侧下降，沿舌骨舌肌外侧弓形向前，越过下颌下腺上内方，向前内行到达口腔黏膜深面，分布于口腔底及舌前 2/3 黏膜，传导一般感觉。舌神经在其行程中，有面神经的鼓索支加入同行。鼓索包含两种纤维：一般内脏运动纤维（副交感纤维）和特殊内脏感觉纤维（传导味觉的纤维）。其中副交感纤维在舌神经中行至下颌下腺上方时，离开舌神经向下进入下颌下神经节，交换神经元后，节后纤维分布于下颌下腺和舌下腺。传导味觉的纤维

则随舌神经分布于舌前 2/3 区域的味蕾，传递该部的味觉信息。

（4）**下牙槽神经** inferior alveolar nerve：为混合性神经，是下颌神经后干中较粗大的一支，在舌神经后方，沿翼内肌外侧下行，经下颌孔入下颌管，在管内分支形成下牙槽神经丛，由丛分支分布于下颌牙及牙龈，其终支自下颌骨颏孔穿出，称**颏神经** mental nerve，分布于颏部及下唇的皮肤和黏膜。下牙槽神经中的特殊内脏运动纤维常独立成干，组成下颌舌骨肌神经，在下颌支内侧行向前下至口腔底部，支配下颌舌骨肌及二腹肌前腹。

（5）**咀嚼肌神经** nerve of muscles of mastication：属特殊内脏运动性神经，源自下颌神经前干起始部，分支有咬肌神经、颞深神经、翼内肌神经、翼外肌神经，分别支配同名咀嚼肌。

三叉神经的三大分支在头、面部皮肤具有明显区域性分布规律，以眼裂和口裂为界，眼裂以上为眼神经分布区，眼裂与口裂之间为上颌神经分布区，口裂以下是下颌神经分布区（见图 9-141）。一侧三叉神经损伤时，出现同侧头、面部皮肤及眼、口腔和鼻腔黏膜一般感觉丧失；角膜反射消失；一侧咀嚼肌瘫痪，张口时下颌偏向患侧。

三叉神经痛

三叉神经痛有继发性和原发性之分。继发性三叉神经痛是因颅底或脑桥小脑角的肿瘤、转移瘤和脑膜炎、脑干梗塞、多发性硬化等侵犯三叉神经的感觉根或脑干内的感觉核而引起的疼痛，多伴有邻近结构的损伤和三叉神经本身的功能丧失。原发性三叉神经痛是三叉神经分布区反复发作的阵发性、短暂、剧烈疼痛而不伴随三叉神经功能破坏的症状，常于 40 岁起病，女性较多。病因尚未明确，可能是异常扭曲的血管压迫三叉神经根，局部产生脱髓鞘变化而导致的疼痛发作。每次发作仅数秒钟至 1~2 分钟即骤然停止，发作间歇期正常。有的在发作时不断做咀嚼动作，严重者伴有同侧面部肌肉的反射性抽搐，所以又称痛性抽搐。三叉神经痛可波及三叉神经全部分支或某一分支，主要累及上颌神经，其次为下颌神经；疼痛部位与三叉神经三大支的皮肤分布区完全一致，而且压迫眶上孔、眶下孔或颏孔时，可以诱发患支分布区的疼痛。

（六）展神经

展神经 abducent nerve 为一般躯体运动纤维组成的运动性脑神经，来自第Ⅳ脑室底的展神经核，纤维向腹侧自延髓脑桥沟中线外侧出脑，前行至颞骨岩部尖端，向前穿入海绵窦。在窦内沿颈内动脉外下方前行，经眶上裂穿总腱环入眶，从外直肌后部的内侧面入该肌。展神经损伤可引起外直肌瘫痪，产生内斜视（见图 9-137、图 9-142）。

（七）面神经

面神经 facial nerve 为混合性脑神经，含有 4 种纤维成分：①特殊内脏运动纤维是面神经中含量最多的纤维种类，起于脑桥被盖部的面神经核，主要支配表情肌的运动；②一般内脏运动纤维起于脑桥的上泌涎核，属副交感神经节前纤维，在翼腭神经节和下颌下神经节换元后，其节后纤维分布于泪腺、下颌下腺、舌下腺及鼻腔和腭部的黏膜腺，控制其分泌；③特殊内脏感觉纤维，即味觉纤维，其胞体位于颞骨岩部面神经管转折处的**膝神经节** geniculate ganglion，周围突分布于舌前 2/3 黏膜的味蕾，中枢突终止于脑干内的孤束核上部；④一般躯体感觉纤维，其胞体亦位于膝神经节内，传导耳部小片皮肤的浅感觉和表情肌的本体感觉至脑干的三叉神经感觉核。

面神经由两个根组成，较大的运动根在脑桥小脑三角处，从延髓脑桥沟外侧部出脑；较小的混合根，也称**中间神经** intermediate nerve，自运动根的外侧出脑。两根进入内耳门后合成一干，与前庭蜗神经伴行，穿内耳道底进入与鼓室相邻的面神经管，先水平走行，继而垂直下行，后经茎乳孔出颅，进入颞下窝，然后向前穿过腮腺浅、深部之间到达面部，分布于面部表情肌。面神经干在面神经管转折处，有膨大的膝神经节，为感觉神经元胞体所在的结构。

面神经在行走途中发出较多分支，分支的发出部位主要集中在面神经管内和面神经管外，分别称为面神经管内的分支和颅外的分支（图 9-143、图 9-144）。

1. 面神经的颅外分支 面神经主干经茎乳孔出颅后即发出数小支，支配附近的枕额肌的枕腹、耳周围肌、二腹肌后腹和茎突舌骨肌。面神经主干前行进入腮腺实质，在腮腺浅、深两部之间分支形成腮腺内丛，由丛发出分支呈辐射状从腮腺的上缘和前缘穿出，分布于面部诸表情肌（图 9-143）。

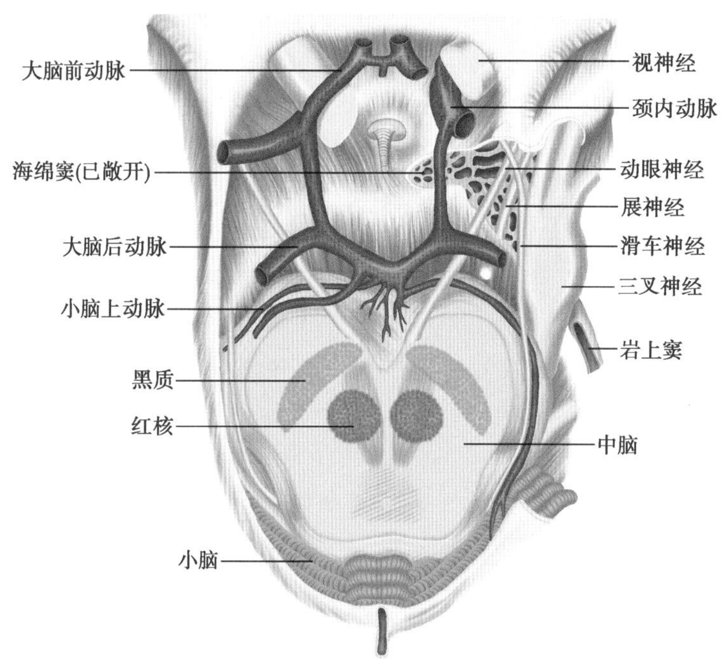

图 9-142 眼外肌的神经与海绵窦的关系

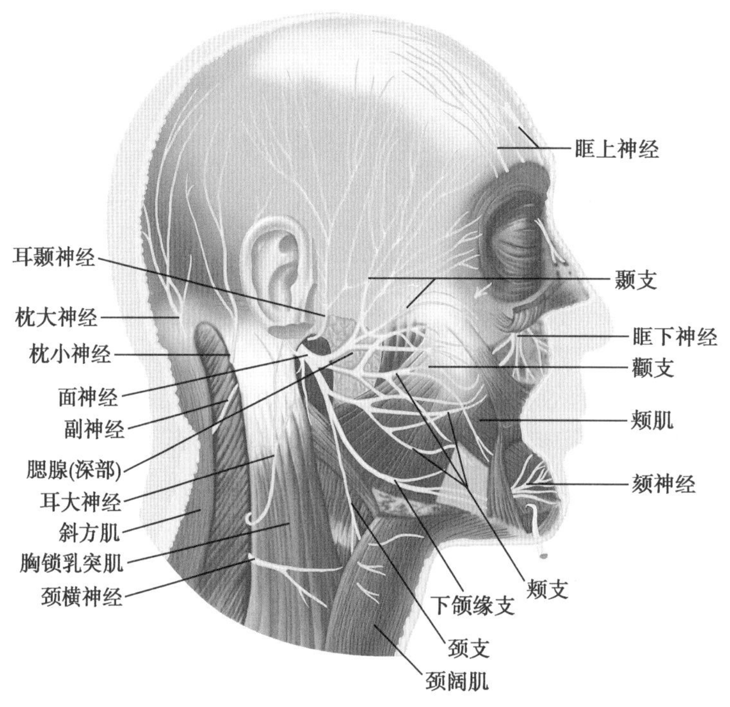

图 9-143 面神经在面部的分支

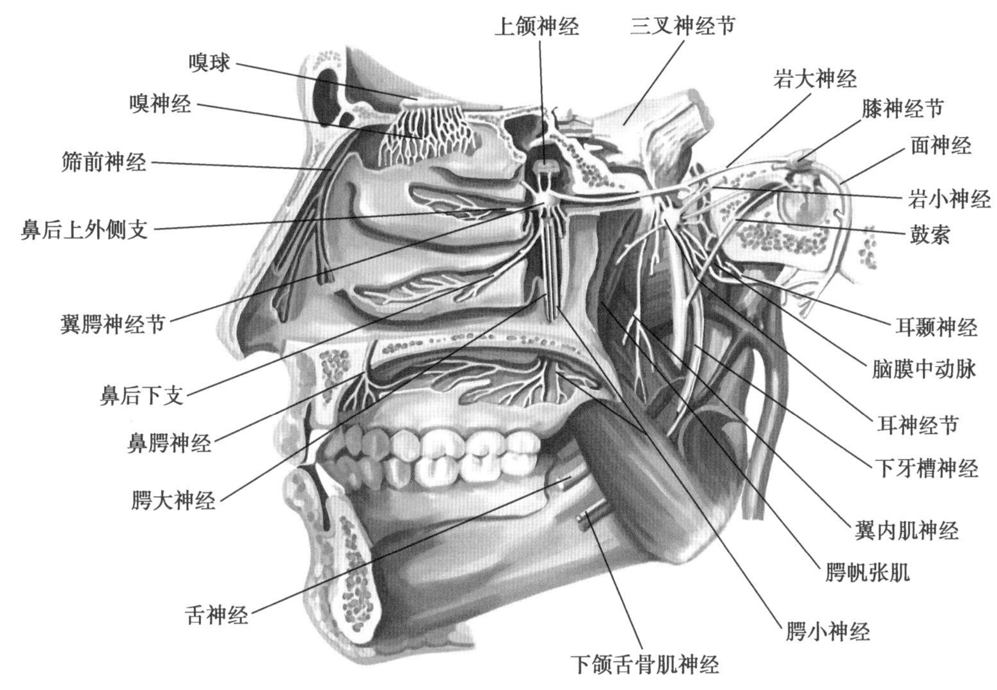

图 9-144 鼓索、翼腭神经节与耳神经节

（1）**颞支** temporal branches：从腮腺上缘发出，常为 2 或 3 支，支配枕额肌的额腹和眼轮匝肌等。

（2）**颧支** zygomatic branches：从腮腺前缘的上部发出，常为 3 或 4 支，支配眼轮匝肌及颧肌。

（3）**颊支** buccal branches：在腮腺前缘腮腺导管的上、下方发出 3 或 4 支，向前分布于颊肌、口轮匝肌及其他口周围肌。

（4）**下颌缘支** marginal mandibular branches：从腮腺前缘的下部发出，沿下颌骨下缘前行，分布于下唇诸肌。

（5）**颈支** cervical branches：在腮腺前缘的下部近下颌角处发出，下行于颈阔肌深面，支配该肌。

2. 面神经管内的分支 面神经在面神经管内，起初向前外侧走行较短距离，此后急转向后，经过鼓室内侧壁前庭窗后上方到达鼓室后壁，此段称为面神经的水平部。在此段的转折处有膝神经节存在，岩大神经即由此发出（见图 9-144）。在鼓室后壁处，面神经又转折向下，最后经茎乳孔出颅至面部。此段近乎呈垂直位下降，故称为面神经的垂直部。镫骨肌神经在垂直部的上段发出，鼓索则在垂直部的中、下段交界处，距茎乳孔上方约 6mm 处发出。

（1）**镫骨肌神经** stapedial nerve：支配鼓室内的镫骨肌。

（2）**岩大神经** greater petrosal nerve：也称岩浅大神经。含一般内脏运动神经，于膝神经节处分出，经颞骨岩部前面的岩大神经裂孔穿出并前行，后经破裂孔出颅中窝至颅底，在此，与来自颈内动脉交感神经丛的岩深神经合成翼管神经，继而前行穿翼管至翼腭窝，进入翼腭神经节，在节内交换神经元，其节后纤维随神经节的一些分支及三叉神经的分支到达泪腺、腭部及鼻腔黏膜的腺体，支配其分泌。其中分布至泪腺的节后纤维，先经三叉神经的上颌神经的分支颧神经，再经颧神经与眼神经的泪腺神经之间的交通支进入泪腺（见图 9-144）。

（3）**鼓索** chorda tympani：在面神经出茎乳孔前约 6mm 处发出，进入鼓室，沿鼓膜内侧前行，横过锤骨柄的上端达鼓室前壁，最后穿岩鼓裂出鼓室至颞下窝，向前下并入三叉神经的舌神经中，并随其分支分布。鼓索含两种纤维成分：特殊内脏感觉纤维即味觉纤维，随舌神经分布于舌前 2/3 的味蕾，传导味觉；一般内脏运动纤维即副交感神经纤维，进入舌神经下方的下颌下神经节，换元后节后纤维分布于下颌下腺和舌下腺，控制腺体的分泌（见图 9-144）。

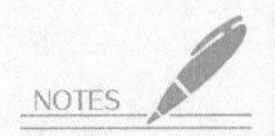

翼腭神经节 pterygopalatine ganglion 也称蝶腭神经节，位于翼腭窝上部，上颌神经主干的下方，为一不规则扁平小结，有3个神经根相连：①副交感根，来自岩大神经的副交感神经节前纤维，在节内交换神经元；②交感根，来自颈内动脉交感丛发出的岩深神经；③感觉根，来自上颌神经向下的几条短的翼腭神经。翼腭神经节发出分支分布于泪腺、腭和鼻的黏膜，传导黏膜的一般感觉和控制腺体的分泌（见图9-144）。

下颌下神经节 submandibular ganglion 位于舌神经与下颌下腺之间，也有3个根：①副交感根，来自面神经的鼓索，伴舌神经到达此节，在节内交换神经元；②交感根，来自面动脉交感丛的分支；③感觉根，来自舌神经的感觉纤维。自节发出分支分布于下颌下腺和舌下腺，传导一般感觉和控制腺体分泌。

如上所述，面神经内起于上泌涎核的副交感节前纤维，通过岩大神经和鼓索分别分布到头、面部的相关腺体。这些节前纤维到达所支配的腺体之前，都需在相应的副交感神经节内交换神经元。与面神经副交感神经节前纤维有关的副交感神经节为翼腭神经节和下颌下神经节。

面神经损伤及临床表现

面神经的行程长，与内耳道、鼓室、鼓膜、乳突和腮腺等结构位置关系密切。面神经的损伤可发生在脑桥小脑角、面神经管及腮腺区等处。面神经在面神经管内和管外的损伤，因涉及纤维成分不同而临床表现有较大区别。面神经在面神经管外损伤时，仅出现伤侧表情肌瘫痪，临床表现为损伤侧额纹消失，不能皱眉和闭眼，鼻唇沟变浅，不能鼓腮，发笑时口角偏向健侧，说话时唾液从口角流出；由于眼轮匝肌瘫痪使闭眼困难，所以患侧角膜反射消失。

面神经在面神经管内损伤时，除出现上述伤侧表情肌瘫痪的症状外：若味觉纤维受损，则伤侧舌前2/3味觉障碍；副交感神经纤维受损，则伤侧泪腺和唾液腺的分泌障碍；镫骨肌神经受损致镫骨肌功能丧失，出现听觉过敏现象。

（八）前庭蜗神经

前庭蜗神经 vestibulocochlear nerve，又称位听神经，为特殊躯体感觉性脑神经，由传导平衡觉的前庭神经和传导听觉的蜗神经两部分组成（见图9-135）。

1. **前庭神经** vestibular nerve　传导平衡觉，其感觉神经元为双极神经元，胞体在内耳道底聚集成**前庭神经节** vestibular ganglion。双极神经元的周围突穿内耳道底分布于内耳球囊斑、椭圆囊斑和壶腹嵴中的毛细胞；中枢突组成前庭神经，经内耳道、内耳门入颅腔，在脑桥小脑角处，经延髓脑桥沟外侧部入脑干，终止于前庭神经核群和小脑的绒球小结叶等部。

2. **蜗神经** cochlear nerve　传导听觉，其感觉神经元亦为双极神经元，胞体在耳蜗的蜗轴内聚集成**蜗神经节** cochlear ganglion（螺旋神经节），双极神经元的周围突分布于内耳螺旋器的毛细胞；中枢突集成蜗神经，在内耳道、内耳门与前庭神经伴行入颅腔，于脑桥小脑角处，经延髓脑桥沟外侧部入脑干，终止于蜗神经的蜗腹侧核和蜗背侧核。

当颞骨岩部骨折波及内耳道时，将出现前庭蜗神经合并面神经受损。前庭蜗神经损伤后，表现为伤侧耳聋和平衡功能障碍；若只是轻微损伤，因前庭神经核群与网状结构和植物性神经结构有着密切的联系，前庭神经受刺激后可出现眩晕和眼球震颤等症状，常伴有恶心、呕吐发生。

前庭蜗神经中的传出纤维

有实验证明，听觉的感受装置、螺旋器的毛细胞还接受来自上橄榄核及其附近的传出纤维的控制；球囊斑、椭圆囊斑和壶腹嵴尚接受前庭神经核群的传出纤维的调控。这些纤维可能对听觉和平衡觉的传入信息起负反馈调节作用。

（九）舌咽神经

舌咽神经 glossopharyngeal nerve 为混合性脑神经，是 12 对脑神经中含纤维成分最多的一对脑神经。含有 5 种纤维成分：①一般内脏运动纤维（副交感神经纤维），发自下泌涎核，在耳神经节内交换神经元后，节后纤维支配腮腺分泌。②特殊内脏运动纤维，起于疑核，支配茎突咽肌。③一般内脏感觉纤维，其神经元胞体位于颈静脉孔处的舌咽神经的下神经节内，其周围突分布于舌后 1/3、咽、咽鼓管和鼓室等处黏膜，以及颈动脉窦和颈动脉小球；中枢突终于孤束核下部，传导一般内脏感觉。④特殊内脏感觉纤维，其神经元胞体亦位于舌咽神经的下神经节内，其周围突分布于舌后 1/3 部的味蕾；中枢突终止于孤束核上部。⑤一般躯体感觉纤维很少，其神经元胞体位于舌咽神经的上神经节内，周围突分布于耳后皮肤；中枢突入脑干后止于三叉神经脊束核。

舌咽神经的根丝连于延髓后外侧沟（橄榄后沟）上部，纤维向前外与迷走神经、副神经同穿颈静脉孔前部出、入颅，在孔内神经干上有膨大的**上神经节** superior ganglion，出孔时形成稍大的**下神经节** inferior ganglion。舌咽神经出颅后先在颈内动、静脉间下降，继而越过颈内动脉外侧弓形向前，经舌骨舌肌内侧达舌根（图 9-145）。其主要分支如下。

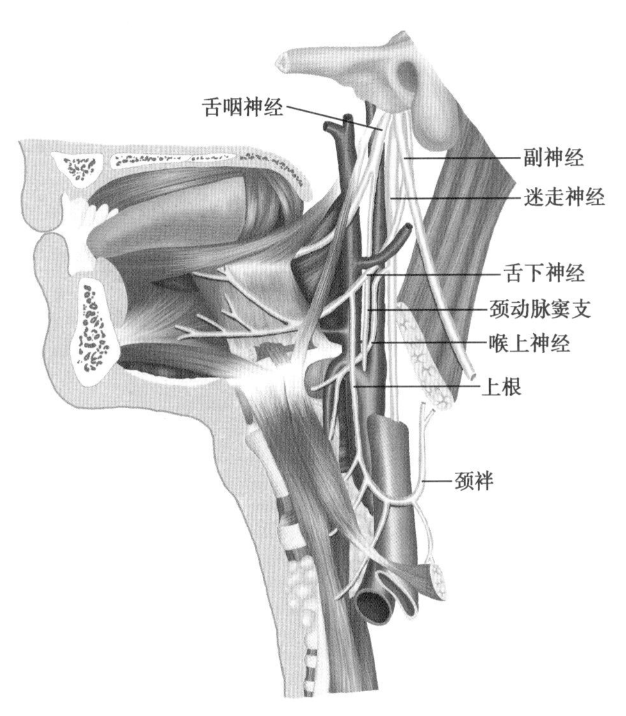

图 9-145 舌咽神经、迷走神经和舌下神经

1. **舌支** lingual branches 为舌咽神经的终支，在三叉神经舌神经的上方，经舌骨舌肌深面分布于舌后 1/3 部的黏膜和味蕾，传导一般内脏感觉和味觉。

2. **咽支** pharyngeal branches 为 3 或 4 条细支，短距离走行后即分布于咽壁。在咽后、侧壁内，舌咽神经咽支与迷走神经和交感神经的咽支交织成丛，由丛发出分支分布于咽肌及咽黏膜，传导咽部黏膜的感觉信息和参与咽部的反射活动。

3. **鼓室神经** tympanic nerve 发自舌咽神经的下神经节，经颅底外面颈静脉孔前方的鼓室小管下口进入鼓室。在鼓室内侧壁黏膜内，该神经纤维与交感神经纤维共同形成鼓室丛，由丛发出数小支分布于鼓室、乳突小房和咽鼓管黏膜，传导一般内脏感觉。鼓室神经的终支为**岩小神经** lesser petrosal nerve，内含来自下泌涎核的副交感神经节前纤维，经鼓室小管上口于颞骨岩部前面出鼓室，向前内行经卵圆孔出颅中窝，到达耳神经节交换神经元，其节后纤维随三叉神经的下颌神经的耳颞神经，分布于腮腺，支配其分泌。

4. **颈动脉窦支** carotid sinus branch 1 或 2 支，在颈静脉孔下方发出，沿颈内动脉下行，分布于颈动脉窦和颈动脉小球，将动脉压力的变化和血液中二氧化碳浓度变化的刺激传入中枢，反射性地调节血压和呼吸（见图 9-145）。

舌咽神经发出的扁桃体支与上颌神经的分支在扁桃体周围形成扁桃体丛，分支分布于腭扁桃体、软腭和咽峡部的黏膜。此外，舌咽神经尚发出茎突咽肌支支配同名肌。

隶属于舌咽神经的副交感神经节为**耳神经节** otic ganglion，位于卵圆孔下方，贴附于下颌神经干的内侧，有 4 个根相连：①副交感根，来自岩小神经的副交感神经节前纤维，在节内交换神经元后，节后纤维随耳颞神经至腮腺，支配腺体分泌；②交感根，来自脑膜中动脉的交感神经丛分支；③运动根，来自下颌神经，分布于鼓膜张肌和腭帆张肌；④感觉根，来自耳颞神经，分布于腮腺，传导腮腺一般感觉（图 9-146）。

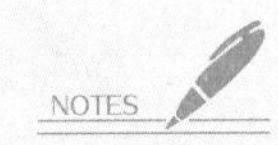

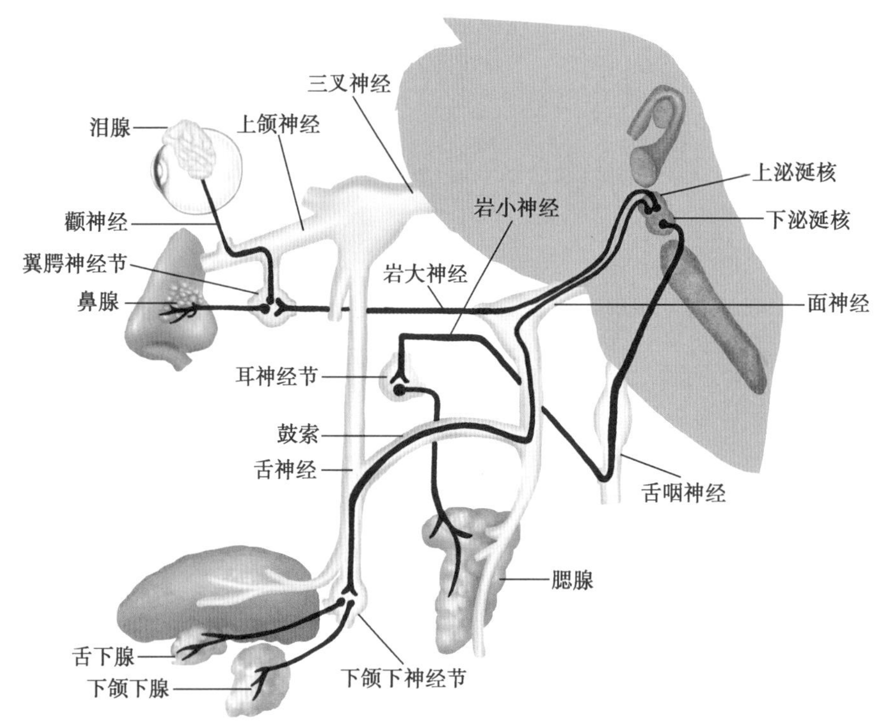

图 9-146 头部腺体的副交感纤维来源

一侧舌咽神经损伤表现为同侧舌后 1/3 范围味觉消失，舌根及咽峡区痛温觉消失，同侧咽肌收缩无力。舌咽神经损伤时多不出现吞咽反射和吞咽反射障碍，提示可能还有其他神经传导咽部感觉信息。

（十）迷走神经

迷走神经 vagus nerve 为混合性脑神经，是行程最长、分布最广的脑神经。含有 4 种纤维成分：①一般内脏运动纤维，属于副交感节前纤维，来自延髓的迷走神经背核，随迷走神经分支分布，在器官旁或器官壁内的副交感神经节交换神经元，节后纤维支配颈部、胸腔所有内脏器官和腹腔大部分内脏器官的平滑肌、心肌的活动与腺体的分泌；②特殊内脏运动纤维，起于延髓的疑核，支配咽喉部肌；③一般内脏感觉纤维，其神经元胞体位于颈静脉孔下方的迷走神经**下神经节** inferior ganglion（结状神经节）内，中枢突终于孤束核，周围突随迷走神经的一般内脏运动纤维分支分布于颈部和胸、腹腔的脏器，传导一般内脏感觉；④一般躯体感觉纤维，其神经元胞体位于迷走神经的**上神经节** superior ganglion 内，中枢突入脑干后止于三叉神经脊束核，周围突随迷走神经分支分布于硬脑膜、耳郭后面及外耳道皮肤，传导一般感觉（图 9-147、图 9-148）。

迷走神经以多条神经根丝连于延髓橄榄后沟的中部，在舌咽神经稍后方经颈静脉孔出、入颅。在此孔内，迷走神经干上有两处膨大，分别为迷走神经上、下神经节。出颅后，迷走神经在颈部的颈动脉鞘内下行，于颈内静脉与颈内动脉或颈总动脉之间的后方至颈根部，经胸廓上口入胸腔。左、右迷走神经在胸腔内的行程略有不同。左迷走神经在左颈总动脉与左锁骨下动脉之间下行，越过主动脉弓的左前方，经左肺根的后方下行至食管前面分成许多细支，参与构成左肺丛和食管前丛。在食管下段，分散的神经丛又逐渐集中延续为迷走神经前干，进而随食管穿膈的食管裂孔进入腹腔，分布于胃前壁、肝和胆囊等。右迷走神经经右锁骨下动、静脉之间，沿气管右侧下行，于右肺根后方达食管后面，分支参与形成右肺丛和食管后丛，分散的神经丛在食管下段后面集中构成迷走神经后干，继续下行穿膈的食管裂孔进入腹腔，分布于胃后壁，其终支腹腔支与交感神经等共同构成腹腔丛，分支分布于腹腔内诸多脏器。迷走神经沿途发出许多分支，其中较重要的分支如下（见图 9-147、图 9-148）。

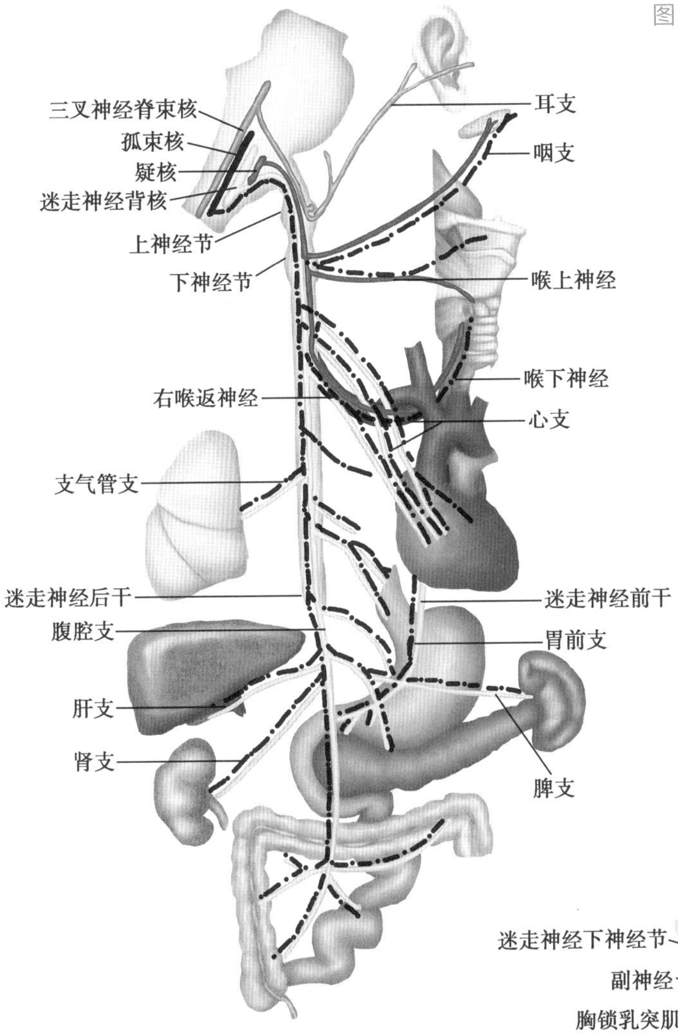

图 9-147 迷走神经的纤维成分及分布示意图

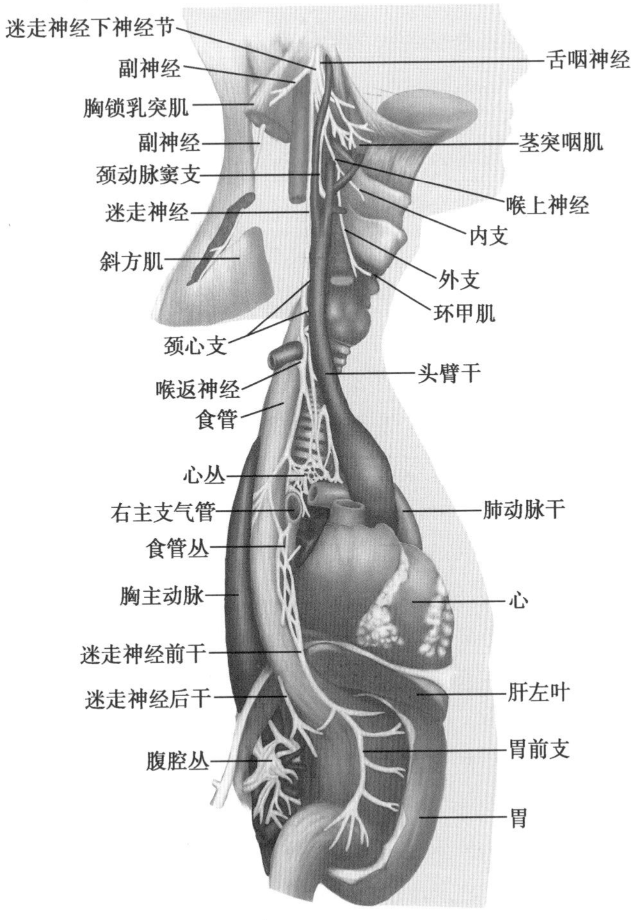

图 9-148 舌咽神经、迷走神经和副神经

1. 颈部的分支

（1）**喉上神经** superior laryngeal nerve：从迷走神经的下神经节处发出，在颈内动脉内侧下行，在舌骨大角平面分成内、外支。外支细小，为含特殊内脏运动纤维的运动支，伴甲状腺上动脉下行，支配环甲肌；内支亦称喉内神经，为感觉支，伴喉上动脉穿甲状舌骨膜入喉腔，分布于舌根、会厌、咽部及声门裂以上的喉黏膜，传导一般内脏感觉及味觉。

（2）**颈心支** cervical cardiac branches：有颈上心支和颈下心支。在喉和气管两侧下行入胸腔，与颈交感神经节发出的颈心神经交织构成心丛。心丛分支至心脏，调节心脏活动。颈上心支有一小分支，称主动脉神经或减压神经，分布于主动脉弓的壁内，感受血压变化和血液化学成分改变的信息。

（3）**耳支** auricular branch：自迷走神经上神经节发出，含一般躯体感觉纤维，向后走行分布于耳郭后面及外耳道的皮肤。

（4）**咽支** pharyngeal branches：起于下神经节，含一般内脏感觉和特殊内脏运动纤维，与舌咽神经和颈部交感神经的咽支共同构成咽丛，分布于咽缩肌、软腭的肌肉及咽部黏膜。

（5）**脑膜支** meningeal branches：发自迷走神经上神经节，分布于颅后窝的硬脑膜，传导一般躯体感觉冲动。

2. 胸部的分支

（1）**喉返神经** recurrent laryngeal nerve：左、右喉返神经的起始和行程有所不同。右喉返神经在右迷走神经干经过右锁骨下动脉前方处发出，然后向下后方勾绕此动脉上行，返回颈部。左喉返神经起始点稍低，在左迷走神经干跨越主动脉弓左前方时发出，勾绕主动脉弓下后方上行，返回颈部。在颈部，左、右喉返神经均走行于气管与食管之间的沟内，至甲状腺侧叶深面、环甲关节后方进入喉内，终末支称**喉下神经** inferior laryngeal nerve，分数支分布于喉。其中特殊内脏运动纤维支配除环甲肌以外的所有喉肌，一般内脏感觉纤维分布于声门裂以下的喉黏膜。喉返神经在行程中还发出心支、气管支和食管支，分别参加心丛、肺丛和食管丛的构成。

喉返神经是支配大多数喉肌的运动神经，在其入喉前与从外向内横行的甲状腺下动脉及其分支相互交叉。国人统计资料显示喉返神经穿过动脉分支之间者占多数，经过动脉后方者次之，经过动脉前方者较少。在甲状腺外科手术中，钳夹或结扎甲状腺下动脉时，应避免损伤喉返神经。一侧喉返神经受损可导致声音嘶哑；两侧喉返神经同时受损，可引起失音、呼吸困难，甚至窒息。

（2）**支气管支和食管支** bronchial and esophageal branches：是左、右迷走神经在胸部发出的若干小支，与交感神经的分支共同构成肺丛和食管丛，自丛发出细支分布于气管、支气管、肺和食管等。主要含一般内脏感觉纤维和一般内脏运动纤维，传导相应脏器和胸膜的感觉，支配器官平滑肌的活动及腺体的分泌。

3. 腹部的分支　迷走神经进入腹腔后，只含有一般内脏运动纤维（副交感神经纤维）和一般内脏感觉纤维两种成分。迷走神经前干在胃贲门前方附近分为胃前支和肝支；迷走神经后干在胃贲门后方附近分为胃后支和腹腔支。

（1）**胃前支** anterior gastric branches：在胃贲门附近自迷走神经前干发出后，沿胃小弯向右行，沿途发出贲门支和3或4条胃前壁支分布于胃前壁，其终支以“鸦爪”形分支分布于幽门部前壁（图9-149）。

（2）**肝支** hepatic branches：由迷走神经前干在贲门附近分出，向右行进入小网膜两层之间，与交感神经分支一起构成肝丛。肝丛发出细支随肝固有动脉分支分布于肝、胆囊等部位（见图9-147、图9-149）。

（3）**胃后支** posterior gastric branches：由迷走神经后干在贲门附近发出，沿胃小弯的后面行向幽门，沿途发出胃底支和3或4条胃后壁支分布于胃后壁。终支也以“鸦爪”形分支分布于幽门部后壁。

（4）**腹腔支** celiac branches：为迷走神经后干的终支，向右行至腹腔干附近，与交感神经一起构成腹腔丛。腹腔丛发出的分支随腹腔干、肠系膜上动脉及肾动脉等血管分支分布于肝、胆、胰、脾、肾以

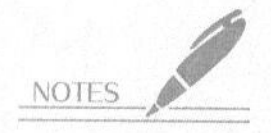

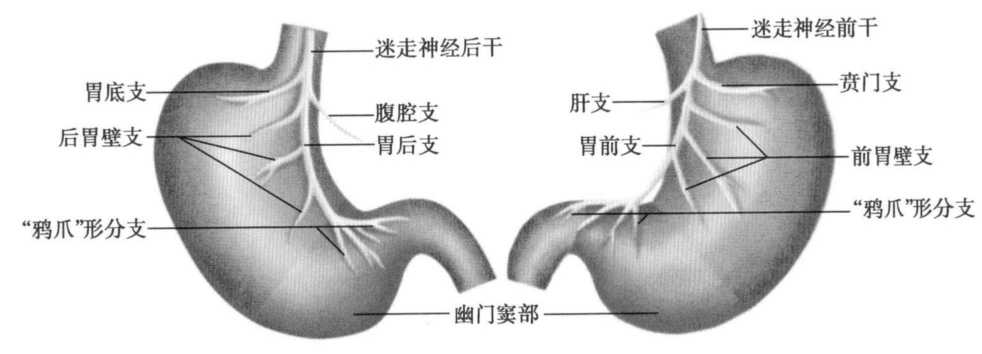

图 9-149 迷走神经在胃的分布

及结肠左曲以上的肠管（见图 9-147、图 9-149）。

迷走神经行程长，分支多，分布广泛，是副交感神经系统中重要组成部分。迷走神经主干损伤后，内脏功能活动将受到影响，表现为脉速、心悸、恶心、呕吐、呼吸深慢甚至窒息。由于咽、喉部黏膜感觉障碍和喉肌瘫痪，患者可出现声音嘶哑、发音和吞咽困难等症状。由于一侧腭肌瘫痪松弛，腭垂可偏向一侧。

（十一）副神经

副神经 accessory nerve 是由特殊内脏运动纤维构成的运动性脑神经，由脑根和脊髓根两部分组成。脑根来自延髓的疑核下部，自橄榄后沟下部，迷走神经根丝下方出脑，与副神经的脊髓根同行，一起经颈静脉孔出颅，此后加入迷走神经内，随其分支支配咽喉部肌。目前认为组成副神经颅外段的神经纤维主要源于脊髓根。脊髓根来自脊髓颈段的副神经核，从脊神经前、后根之间出脊髓，在椎管内上行，经枕骨大孔入颅腔，再与脑根一起经颈静脉孔出颅，此后又与脑根分开，越过颈内静脉浅层行向外下方，在经胸锁乳突肌深面外下行的途中分出一支入该肌后，终支在胸锁乳突肌后缘上、中 1/3 交界处继续向外下后斜行，于斜方肌前缘中、下 1/3 交界处进入斜方肌深面，分为数支支配斜方肌（图 9-150）。

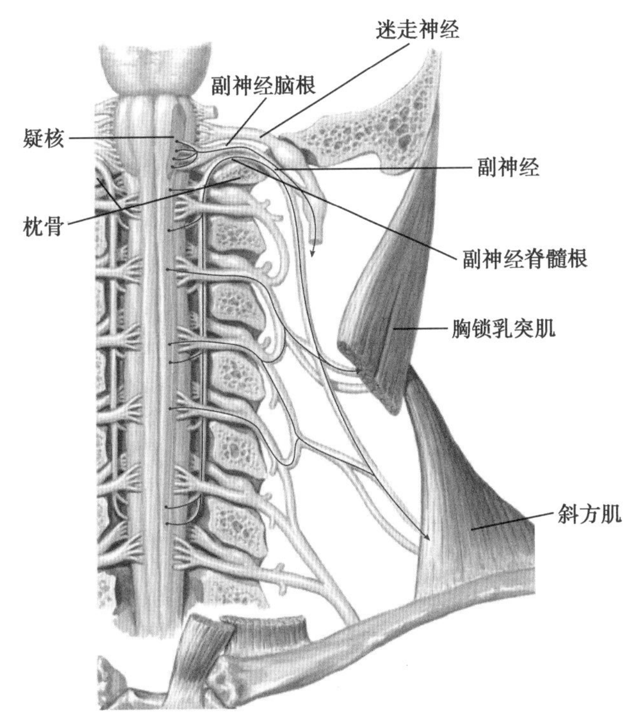

图 9-150 副神经两根示意图

颈静脉孔综合征

因舌咽神经、迷走神经和副神经均经颈静脉孔出、入颅，所以颈静脉孔处的病变常累及上述 3 对脑神经，使其功能受损，出现所谓"颈静脉孔综合征"。

副神经移植术

由于副神经自胸锁乳突肌后缘上、中 1/3 交界处至斜方肌前缘中、下 1/3 交界处之间的一段位置相对恒定，且表面无肌肉、重要血管，临床常在此处采集部分副神经纤维束与面神经吻合，治疗面肌瘫痪。

副神经脊髓根损伤时，由于胸锁乳突肌瘫痪致头不能向患侧侧屈，面部不能转向对侧。由于斜方肌瘫痪，患侧肩胛骨下垂。

（十二）舌下神经

舌下神经 hypoglossal nerve 为运动性脑神经，由一般躯体运动纤维组成。该神经自延髓的舌下神经核发出，以若干根丝从延髓前外侧沟出脑，向外侧经舌下神经管出颅，继而在颈内动、静脉之间弓形向前下走行，跨越颈内、外动脉达舌骨舌肌浅面，在舌神经和下颌下腺管下方穿颏舌肌入舌内，支配全部舌内肌和大部分舌外肌（见图 9-145）。

一侧舌下神经完全损伤时，患侧半舌肌瘫痪，伸舌时舌尖偏向患侧；舌肌瘫痪时间过长时，舌肌萎缩。

三、内脏神经系统

内脏神经系统 visceral nervous system 是神经系统的重要组成部分。其周围部主要分布于内脏、心血管和腺体，中枢部位于脊髓和脑内的各级中枢。中枢部接受来自周围部的内脏感觉传入纤维，对内脏、心血管和腺体的活动进行调节。由于这种调节通常不受意志控制，是不随意的，故有**自主神经系统**之称。也许是因其所调控的为动、植物共有的代谢活动，而非动物特有的骨骼肌运动功能，故最初被命名为**植物神经系统**。其实植物并无神经，内脏活动的调控也并非完全自主，显然这两种命名均有局限性。内脏神经系统包括内脏感觉和内脏运动两部分。内脏感觉信息传入脊髓和脑内的各级中枢，经整合后，通过内脏运动神经调节这些器官的活动，以维持机体的正常生理功能和内、外环境的动态平衡。内脏神经系统组成概况如下。

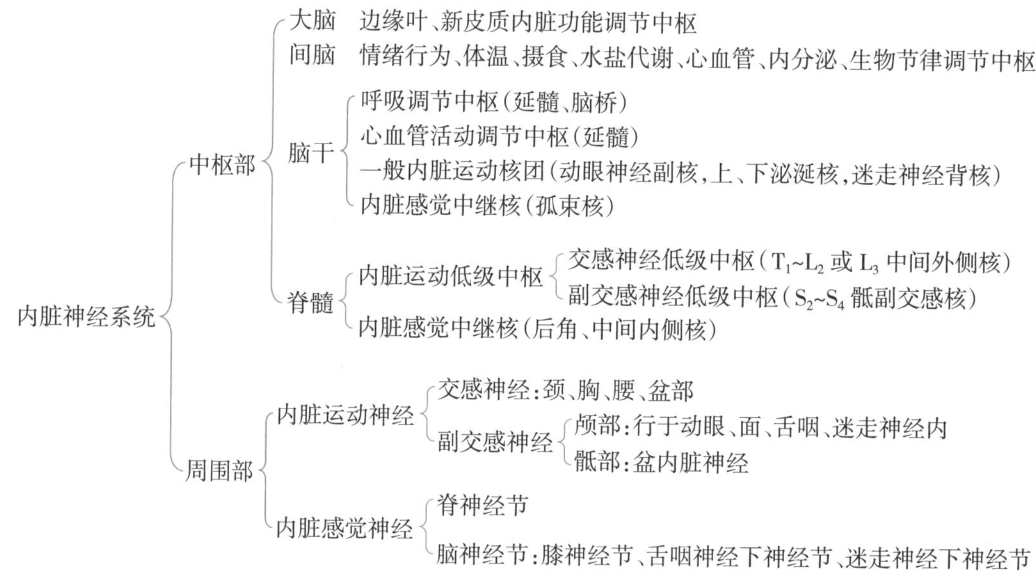

（一）内脏运动神经

内脏运动神经 visceral motor nerve 与**躯体运动神经** somatic motor nerve 在结构和功能上有较大差别。

1. 支配的器官不同　躯体运动神经支配骨骼肌的随意运动，一般受意志的控制；内脏运动神经支配平滑肌、心肌和腺体，一定程度上不受意志的控制。

2. 传出神经元数量不同　躯体运动神经由低级中枢到骨骼肌只有一个**下运动神经元** lower motor neuron；内脏运动神经由低级中枢到效应器之间有两个神经元：第一个神经元胞体位于脑干或脊髓内，称**节前神经元** preganglionic neuron，其轴突为**节前纤维** preganglionic fiber；第二个神经元胞体位于周围部的神经节内，称**节后神经元** postganglionic neuron，其轴突为**节后纤维** postganglionic

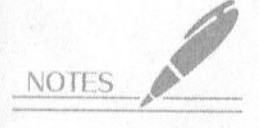

fiber。节后神经元的数目较多，一个节前神经元可以和多个节后神经元构成突触联系（图 9-151、图 9-152）。

3. 低级中枢的细胞核（柱）不同 脑神经的躯体运动纤维发自脑干的躯体运动核，脊神经的躯体运动纤维发自脊髓前角运动神经元；内脏运动神经发自脑干的一般内脏运动核、脊髓 T_1~L_3 节段的中间外侧核和 S_2~S_4 节段的骶副交感核。

4. 纤维成分和粗细不同 躯体运动神经只有一种纤维成分，多为较粗的有髓纤维（A 类）；内脏运动神经有交感和副交感两种纤维成分，其节前纤维多为薄髓（B 类）、节后纤维多为无髓（C 类）的细纤维，多数内脏器官同时接受交感和副交感神经的双重支配。

5. 纤维分布形式不同 躯体运动神经常以神经干形式分布，周围分布节段性较明确；内脏运动神经的节后纤维常攀附血管或脏器形成神经丛，节段性分布不明确。

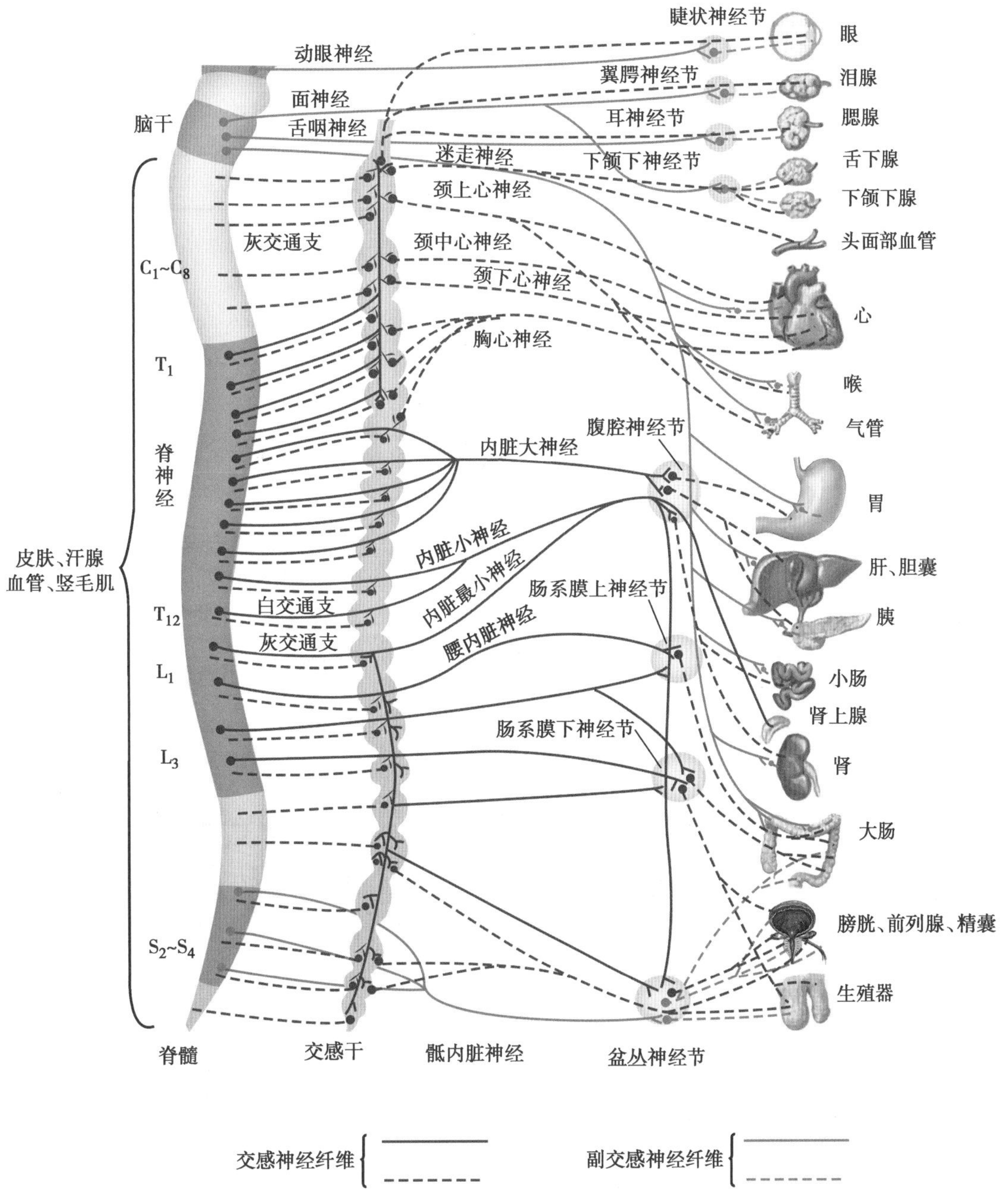

图 9-151 内脏运动神经概况示意图
实线：节前纤维；虚线：节后纤维。

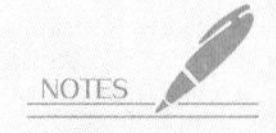

内脏运动神经节后纤维的终末与效应器的连接，缺少躯体运动神经具有的终末装置，多形成纤细的神经丛，称为基丛，分布于平滑肌纤维和腺细胞的周围。基丛内的轴突终末形成串珠样的膨体，释放出神经递质，继而使效应器产生效应。

根据形态、功能和药理学的特点，内脏运动神经分为交感神经和副交感神经两部分。

1. 交感神经

（1）交感神经概述

1）**交感神经** sympathetic nerve（图 9-151~图 9-153）：其低级中枢位于脊髓 T_1~L_3 节段灰质第Ⅶ板层侧角的中间外侧核，由中等大小的圆形和梭形多极神经元组成，这些神经元发出交感神经节前纤维。交感神经的周围部包括交感干、交感神经节，以及由节发出的分支和交感神经丛等。交感神经节按其所在的位置不同，可分为椎旁神经节和椎前神经节。

2）交感干及椎旁神经节：**交感干** sympathetic trunk 有两条，分列在脊柱两旁，上自颅底，下至尾骨，每侧由 19~24 个**交感干神经节** ganglia of sympathetic trunk 经**节间支** interganglionic branches 纵行连接而成，因其呈链状，故也称**交感链** sympathetic chain。每侧交感干神经节包括：颈部 3 或 4 个，胸部 10~12 个，腰部 4 个，骶部 2~4 个，尾部只有 1 个**奇神经节** ganglion impar，位于尾骨前面，由两侧交感干的下端合并而成。因交感干神经节纵列于脊柱两旁，故也称**椎旁神经节** paravertebral ganglia（图 9-153）。节内含有大小不等的圆形、椭圆形多极神经元，部分节后纤维即发自该节内神经元，余部则起自椎前神经节。

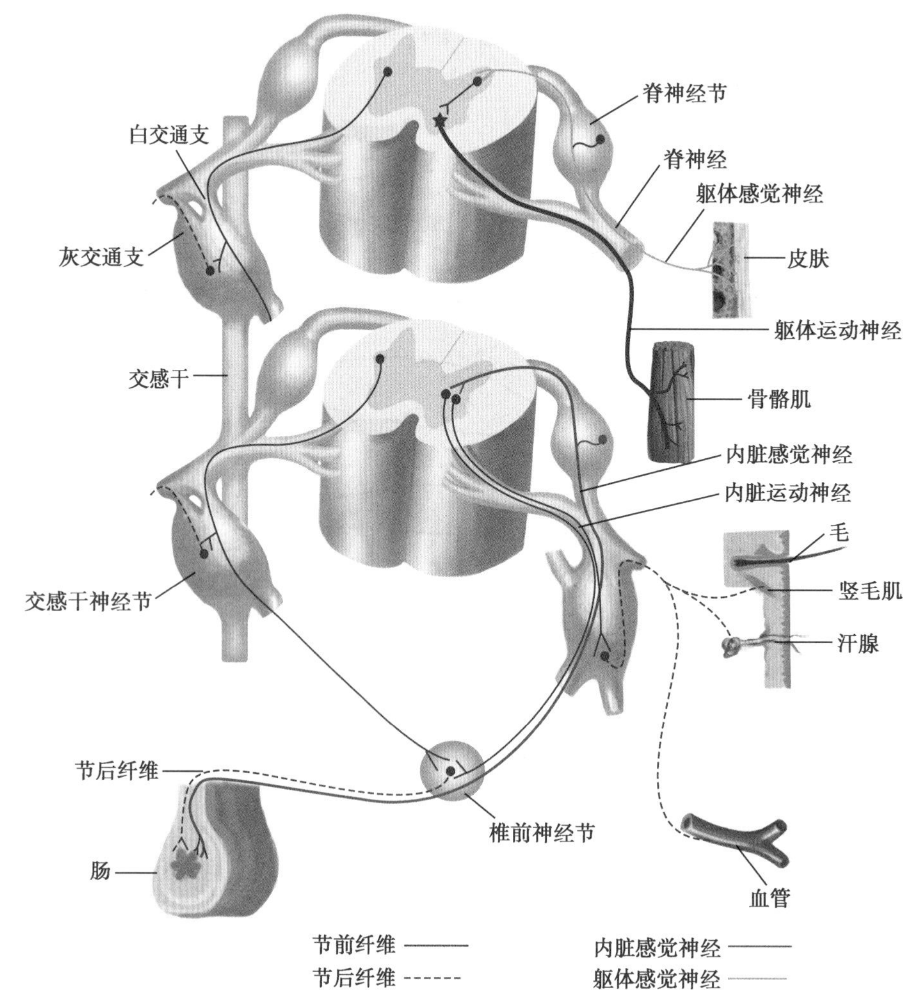

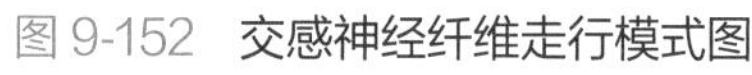

图 9-152　交感神经纤维走行模式图

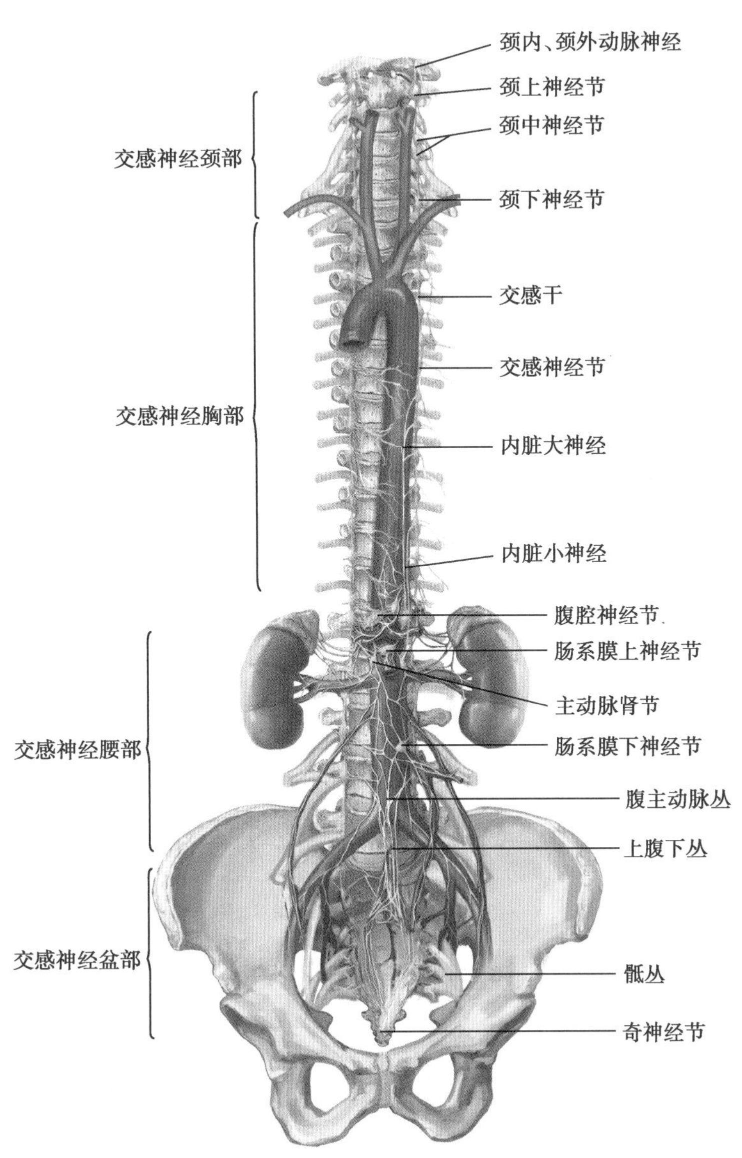

图 9-153 交感干和交感神经节

3）**椎前神经节** prevertebral ganglia：呈不规则团块状，位于脊柱的前方，腹主动脉脏支根部。其中**腹腔神经节** celiac ganglia 位于腹腔干根部的两侧，由神经丛纤维相互连接；**肠系膜上神经节** superior mesenteric ganglia 位于肠系膜上动脉的根部；**肠系膜下神经节** inferior mesenteric ganglia 位于肠系膜下动脉根部；**主动脉肾神经节** aorticorenal ganglia 位于肾动脉根部（图 9-154）。椎旁和椎前神经节均含节后神经元。

4）交通支：是每个交感干神经节与相应的脊神经之间相互交通的短支，包括白、灰两种交通支。**白交通支** white communicating branches 主要由有髓的节前纤维组成，呈白色，因节前神经元胞体仅存在于脊髓 T_1~L_3 节段，故只有这些节段的脊神经前支与相应的交感干神经节之间才有白交通支相连。**灰交通支** grey communicating branches 内含有由交感干神经节细胞发出的节后纤维，多为无髓，色灰暗。每个交感干神经节都有灰交通支连于相应的脊神经前支，有的还不止 1 支，故 31 对脊神经的前支均有灰交通支与交感干神经节相连（见图 9-152、图 9-153）。

5）节前纤维的走行：由脊髓中间外侧核发出的节前纤维，经脊神经前根、脊神经、白交通支进入交感干内。有 3 种去向：①终止于相应节段的椎旁神经节，并交换神经元。②在交感干内上行或下行一段后，终于上位或下位的椎旁神经节。进入交感干的节前纤维，除部分终于相应椎旁神经节外，通

NOTES

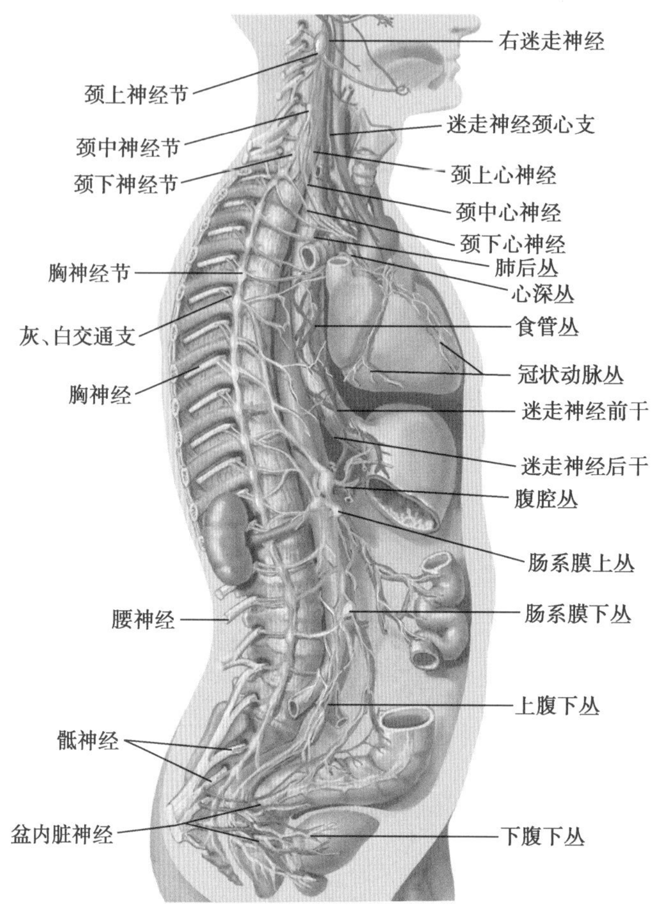

图 9-154 右交感干与内脏神经丛的联系

常上胸段（T_1~T_6）的节前纤维多在交感干内上行，到颈部椎旁神经节换元；中胸段（T_6~T_{10}）者，在交感干内上升或下降，至其他胸部椎旁神经节换元；下胸段和腰段（T_{11}~L_3）者，在交感干内下行，到腰骶部椎旁神经节换元。③穿过椎旁神经节，至椎前神经节换元。

6）节后纤维的去向：①由交感干神经节发出的节后纤维经灰交通支返回脊神经，随脊神经分布至头颈部、躯干和四肢的血管、汗腺和竖毛肌等。因 31 对脊神经与交感干之间都有灰交通支相连，故脊神经的分支内一般都含有交感神经节后纤维。②攀附动脉走行，在动脉外膜形成相应的**神经丛** nervous plexus（如颈内、外动脉丛，腹腔丛，肠系膜上、下丛等），伴随动脉的分支分布到所支配的器官。③由交感神经节发出节后纤维直接到达所支配的脏器。

交感中间神经元的调控作用

在交感神经节内有中间神经元，为小细胞，介于节前神经元和节后神经元之间，并与二者形成突触联系。这些小细胞的轴突末梢释放多巴胺（dopamine，DA），可使节后神经元产生抑制性突触后电位，对节前至节后神经元之间的胆碱能突触传递具有抑制性调节作用。交感神经节后神经元含有经典的神经递质，为去甲肾上腺素（norepinephrine 或 noradrenaline，NA），同时也含有神经肽 Y（neuropeptide Y，NPY）等神经肽类物质，而且大部分交感神经节后神经元 NPY 与 NA 是共存的，NPY 比 NA 对血管有更强的收缩作用。此外，在大鼠颈上神经节的神经元内，尚有 NA 与脑啡肽（encephalin，ENK）共存。ENK 对胆碱能神经的传递有抑制作用；在豚鼠的肠系膜下神经节神经元中则有生长抑素（somatostatin，SOM）与 NA 共存。SOM 对 DA 和乙酰胆碱（acetylcholine，Ach）的释放起抑制作用。

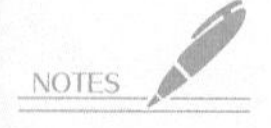
NOTES

（2）交感神经分布

1）颈部：颈交感干位于颈血管鞘后方，椎前肌和颈椎横突的前方。通常有颈上、中、下 3 个神经节。节间支一般为一支，但有时颈上与颈中神经节之间为两支，颈中与颈下神经节之间有多支（见图 9-153、图 9-154）。

颈上神经节 superior cervical ganglion 最大，长 2.5~4.5cm，位于第 2、3 颈椎横突及颈长肌的前方，节的前面覆有椎前筋膜及颈内动、静脉，迷走神经和副神经。**颈中神经节** middle cervical ganglion 较细小，呈三角形或梭形，位于第 6 颈椎横突的前方，恰在甲状腺下动脉的前面或稍上方处，有时缺如。**颈下神经节** inferior cervical ganglion 较颈中神经节稍大，形态不规则，位于第 7 颈椎横突与第 1 肋颈之间，恰在椎动脉起点的后方。多数颈下神经节与第 1 胸神经节合并而成**颈胸神经节** cervicothoracic ganglion，也称**星状神经节** stellate ganglion。

颈部交感干神经节发出的节后纤维分布如下：①经灰交通支连于 8 对颈神经，并随颈神经的分支分布于头颈和上肢的血管、汗腺、竖毛肌等。②直接攀附邻近的动脉形成神经丛。由颈上神经节上端发出的节后纤维沿颈内动脉上升，形成**颈内动脉丛** internal carotid plexus，随颈内动脉入颅，延续为海绵丛，发支与三叉神经半月神经节、展神经、舌咽神经相交通，还发出**岩深神经** deep petrosal nerve 作为翼腭神经节的交感根。海绵丛的分支还连于动眼神经、滑车神经、眼神经及睫状神经节，其末支随大脑前、中动脉和眼动脉各分丛分布于脑内和眶内。**颈外动脉丛** external carotid plexus 也发自颈上神经节，随颈外动脉分支延为多个分丛，如**甲状腺上丛** superior thyroid plexus、**舌丛** lingual plexus、**面动脉丛** facial plexus 等。**锁骨下动脉丛** subclavian plexus 和**椎动脉丛** vertebral plexus 自颈下神经节发出。所有动脉丛均伴随动脉的分支至头颈部的腺体（泪腺、唾液腺、口腔和鼻腔黏膜内腺体、甲状腺等）、汗腺、竖毛肌、血管、瞳孔开大肌和**上睑板肌** superior tarsalis（Müller 肌）。因颈上节的节前纤维来自第 1 胸神经的白交通支，故此交通支或颈交感干（含颈上神经节）受损均可致瞳孔缩小、上睑下垂、面及颈部无汗的**霍纳综合征** Horner syndrome 表现。③发出咽支，直接进入咽壁，与迷走神经、舌咽神经的咽支共同组成**咽丛** pharyngeal plexus。④ 3 对颈交感干神经节分别发出**颈上、中、下心神经** superior, middle and inferior cervical cardiac nerves，下行进入胸腔，加入**心丛** cardiac plexus（见图 9-154）。

2）胸部：胸交感干由**胸神经节** thoracic ganglia（通常 10~12 个）以节间支相连而成，第 1 胸神经节常与颈下神经节合并，形成星状神经节，最末胸神经节有时与第 1 腰神经节融合。胸神经节多呈扁三角形，位于相应的肋头前方（见图 9-153）。胸交感干发出的分支如下：①经灰交通支连于 12 对胸神经，并随其分布于胸腹壁的血管、汗腺、竖毛肌等。②由上 5 对胸神经节发出的节后纤维，向前达胸腔脏器和大血管等处，并与迷走神经的分支共同形成神经丛，如胸主动脉丛、食管丛、肺丛及心丛等。③**内脏大神经** greater splanchnic nerve 由穿过第 5~9 胸神经节的节前纤维组成，向前下方行走中合成一干，沿椎体和肋间血管的前面下行，穿过膈脚进入腹腔，主要终于腹腔神经节。④**内脏小神经** lesser splanchnic nerve 由穿过第 10、11 胸神经节的节前纤维组成，下行穿过膈脚进入腹腔，主要终于主动脉肾神经节。⑤**内脏最小神经** least splanchnic nerve 由穿过第 12 胸神经节的节前纤维组成，有时缺如，此神经较细，常与交感干共同穿膈入腹腔，加入肾丛。由腹腔神经节、主动脉肾神经节等发出的节后纤维，随各神经丛分布至肝、胆、胰、脾、肾和结肠左曲以上的消化管（见图 9-154、图 9-155）。

3）腰部：通常有 4 对**腰神经节** lumbar ganglia，以节间支相连成腰交感干，沿腰大肌的内侧缘紧贴脊柱的前外侧下行与盆部相续。腰交感干发出的分支有：①灰交通支与 5 对腰神经相连，并随腰神经分布于腹壁和下肢的血管、汗腺、竖毛肌等。②**腰内脏神经** lumbar splanchnic nerves 由穿过腰神经节的节前纤维组成，加入腹主动脉丛、肠系膜下丛和上腹下丛，在丛内的椎前神经节内换元，节后纤维攀附血管分布于结肠左曲以下的消化管及盆腔内脏，并有纤维伴随髂血管分布至下肢（见图 9-155）。当下肢血管痉挛时，可手术切除腰交感干以缓解症状，但要保留第 1 腰神经节，以免损伤射精功能。

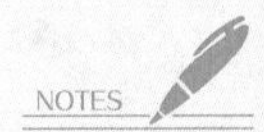

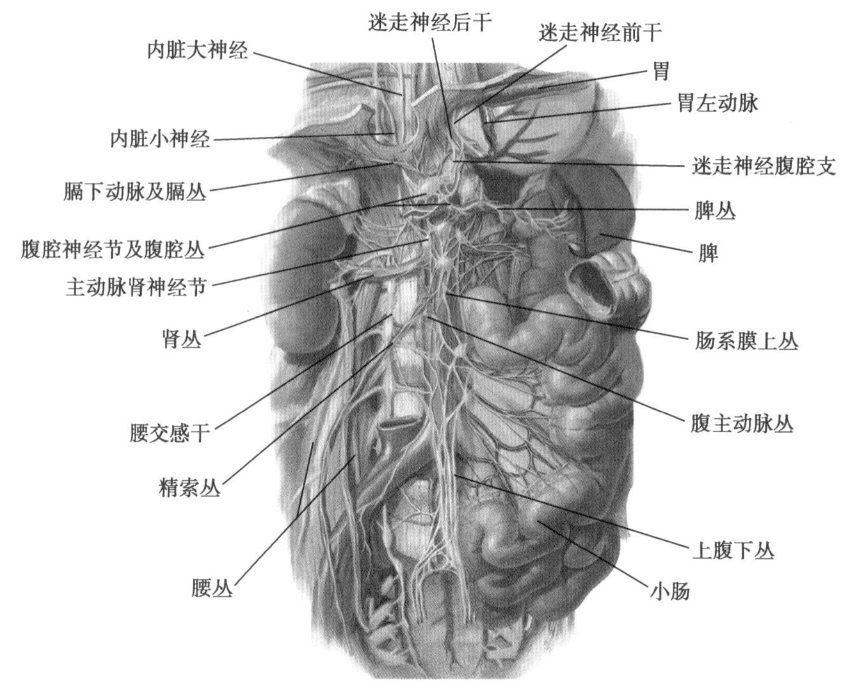

图 9-155 腹腔内脏神经丛

4）盆部：通常有 2~4 对**骶神经节** sacral ganglia 和一个**尾神经节** coccygeal ganglion，以节间支相连成骶交感干，位于骶骨前面，骶前孔的内侧，上端与腰部相连，下端在尾骨前面左右交感干会合终于尾神经节，又称奇神经节（见图 9-153）。盆部交感干发出的节后纤维分支有：①灰交通支与骶、尾神经相连，随其分布于下肢及会阴部的血管、汗腺和竖毛肌；②发出细小的骶内脏神经加入**盆丛** pelvic plexus，分布于盆腔器官。

综上所述，交感神经节前、节后纤维分布均有一定规律，如：来自脊髓 T_1~T_5 节段中间外侧核的节前纤维，换元后的节后纤维支配头、颈、胸腔脏器和上肢的血管、汗腺和竖毛肌；来自脊髓 T_5~T_{12} 节段中间外侧核的节前纤维，换元后的节后纤维支配肝、胆、脾、肾、胰等腹腔实质性器官和结肠左曲以上的消化管；来自脊髓上腰段（L_1~L_3）中间外侧核的节前纤维，换元后的节后纤维支配结肠左曲以下的消化管，盆腔脏器和下肢的血管、汗腺和竖毛肌。关于交感神经节段性支配的情况，详见内脏器官的神经支配表（表 9-5）。

2. 副交感神经 parasympathetic nerve 低级中枢位于脑干的一般内脏运动核和脊髓 S_2~S_4 节段灰质的**骶副交感核** sacral parasympathetic nucleus。由这些核的神经元发出的纤维即节前纤维。周围部的副交感神经节包括位于头部的睫状神经节、翼腭神经节、下颌下神经节和耳神经节。除了这 4 对较大的肉眼可见的副交感神经节以外，在迷走神经内走行的以及由骶副交感核发出的节前纤维，则终于所支配器官壁内或附近的极小的**终末神经节** terminal ganglia，即**壁旁神经节** paramural ganglia 或**壁内神经节** intramural ganglia。这些神经节只能在显微镜下才能看到，且弥散分布于神经丛内或器官壁内，故其发出的节后纤维很短。

副交感神经元含有的神经递质

副交感节前和节后神经元均属于胆碱能神经元，且不少副交感神经元还含有血管活性肠肽（vasoactive intestinal peptide，VIP）和降钙素基因相关肽（calcitonin gene-related peptide，CGRP）等神经肽类物质。

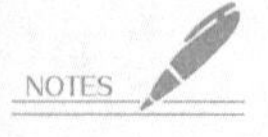
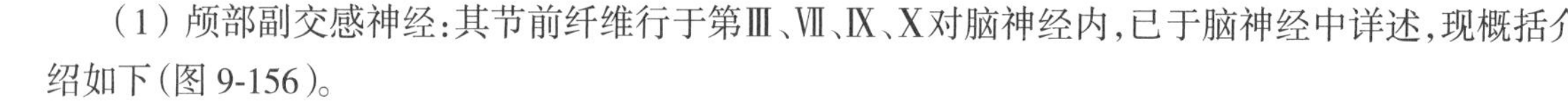
（1）颅部副交感神经：其节前纤维行于第Ⅲ、Ⅶ、Ⅸ、Ⅹ对脑神经内，已于脑神经中详述，现概括介绍如下（图 9-156）。

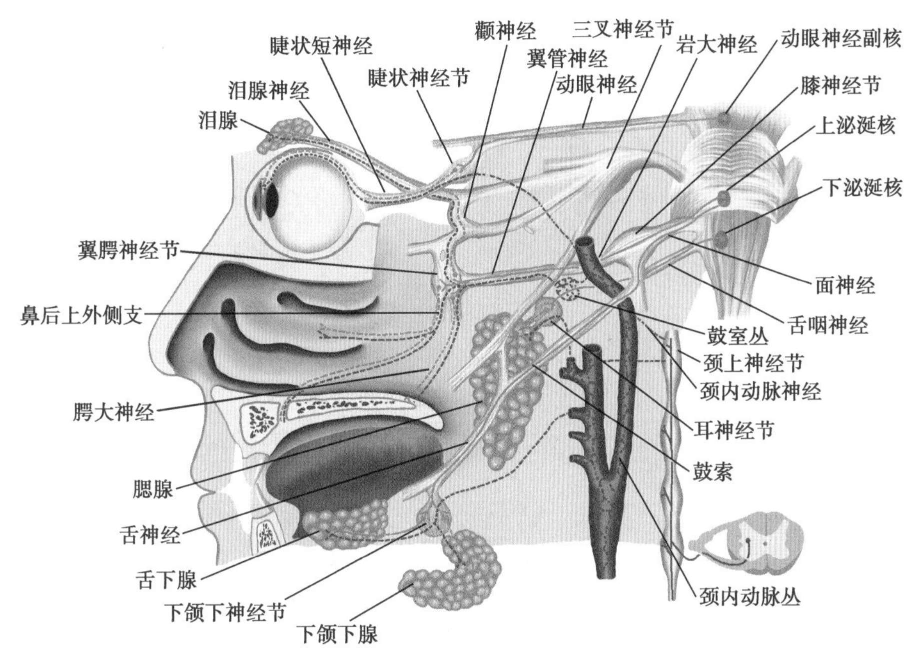

图 9-156 颅部副交感神经
红色:交感神经;蓝色:副交感神经。

1）随动眼神经走行的副交感节前纤维:发自中脑的动眼神经副核,经眶上裂入眶后至睫状神经节交换神经元,节后纤维经睫状短神经入眼球壁,分布于瞳孔括约肌和睫状肌。

2）随面神经走行的副交感节前纤维:发自脑桥的上泌涎核。一部分节前纤维经岩大神经至翼腭窝内的翼腭神经节交换神经元,节后纤维分布于泪腺以及鼻腔、口腔和腭黏膜的腺体。另一部分节前纤维经鼓索加入舌神经,至下颌下神经节交换神经元,节后纤维分布于下颌下腺和舌下腺。

3）随舌咽神经走行的副交感节前纤维:发自延髓的下泌涎核,经鼓室神经至鼓室丛,由丛发出岩小神经至卵圆孔下方的耳神经节交换神经元,节后纤维经耳颞神经分布于腮腺。

4）随迷走神经走行的副交感节前纤维:发自延髓的迷走神经背核,随迷走神经的分支到达胸、腹腔脏器附近或壁内的副交感神经节交换神经元,节后纤维分布于胸、腹腔脏器(结肠左曲以下消化管和盆腔脏器除外)。

（2）骶部副交感神经:由脊髓 S_2~S_4 节段的骶副交感核发出的节前纤维,随骶神经出骶前孔,而后从骶神经分出,组成**盆内脏神经** pelvic splanchnic nerves 加入盆丛。此丛位于盆腔脏器的两旁,部分纤维随盆丛的分支分布于盆腔脏器;部分纤维自盆丛经上腹下丛分布到降结肠和乙状结肠。在这些脏器附近或壁内的副交感神经节内交换神经元,节后纤维支配结肠左曲以下的消化管及膀胱、生殖器(包括至海绵体的舒血管纤维)(图 9-157)。

3. 交感神经与副交感神经的主要区别 交感神经和副交感神经都是内脏运动神经,常共同支配一个器官。但两者在神经来源、形态结构、分布范围和功能活动等方面,都有明显的区别,归纳如下。

（1）低级中枢(节前神经元)的部位不同:交感神经低级中枢位于脊髓胸腰段(T_1~L_2 或 L_3)灰质的中间外侧核;副交感神经的低级中枢则位于脑干内的一般内脏运动核和脊髓 S_2~S_4 的骶副交感核。

（2）周围部神经节(节后神经元)的位置不同:交感神经节包括位于脊柱两旁的椎旁神经节和位于脊柱前方的椎前神经节两类;副交感神经节也有两类,一类是位于头部肉眼可见的神经节,如睫状神经节、翼腭神经节、下颌下神经节和耳神经节,另一类是位于所支配器官附近神经丛内的壁旁神经节,或是位于所支配器官壁内弥散的壁内神经节。因此,副交感神经的节前纤维比交感神经的长,而节后纤维则远较交感神经的短。

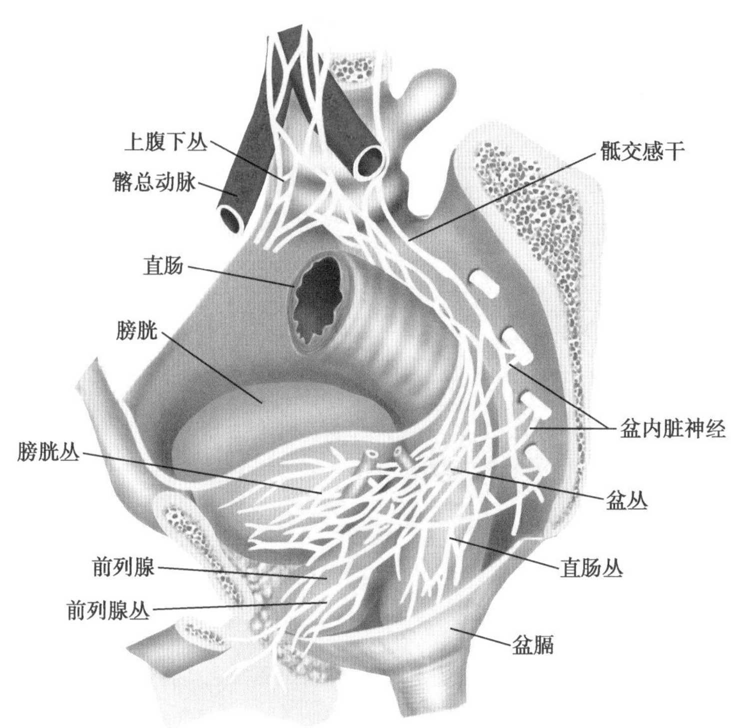

图 9-157 盆部内脏神经丛

（3）节前、节后神经元的比例不同：一个交感节前神经元的轴突可与多个节后神经元形成突触，通常二者比例为 1:10 以上；而一个副交感节前神经元的轴突仅与较少节后神经元形成突触，其比例一般为 1:2。所以交感神经的作用范围较广泛，而副交感神经的作用较局限。

（4）分布范围不同：交感神经分布广泛，无论是头颈、胸、腹、盆腔的内脏器官，还是遍及全身的血管、腺体、竖毛肌等，无一不受交感神经支配；副交感神经的分布相对较局限，迄今认为大部分血管（皮肤和肌肉的血管）、汗腺、竖毛肌和肾上腺髓质等，只有交感神经而无副交感神经支配。

（5）功能活动不同：交感神经的功能突出地表现在应急状况下机体的应变能力，所以交感神经兴奋会引起心率增快、血压升高、支气管扩张、瞳孔开大、消化活动受抑制、竖毛肌收缩等一系列反应，以适应环境的剧烈变化和应对机体的内部需求。而副交感神经的作用则更侧重于保持机体在平和状况下的生理功能，如心率减慢、血压下降、支气管收缩、瞳孔缩小、消化活动增强等，均以副交感神经兴奋所主导。交感与副交感神经分布到同一器官，两者的作用既相互拮抗又相互统一、既此消彼长又互为依存，从而使器官的功能保持在最佳状态，以适应机体内、外环境的变化。脑的高级中枢，特别是下丘脑、大脑边缘叶和新皮质，均对交感、副交感神经的活动有重要的调节作用。

（6）释放的神经递质不同：交感与副交感神经的节前纤维末梢释放的递质均为乙酰胆碱（Ach）。副交感神经的节后纤维也释放 Ach。大部分交感神经的节后纤维释放的递质为去甲肾上腺素（NA），但也有小部分交感神经的节后纤维，如汗腺及骨骼肌内舒血管的交感神经节后纤维，释放的是 Ach。凡释放 Ach 的神经纤维称为**胆碱能纤维** cholinergic fibers，释放 NA 的神经纤维称为**肾上腺素能纤维** adrenergic fibers。

4. 内脏神经丛 内脏运动神经和内脏感觉神经在到达所支配器官的行程中，通常相互交织成网状的**内脏神经丛** plexus of visceral nerve（见图 9-154~图 9-157）。这些神经丛主要攀附于头、颈部和胸、腹腔内动脉的周围，或分布于脏器附近和器官之内。除颈内动脉丛、颈外动脉丛、锁骨下动脉丛和椎动脉丛等没有副交感神经参加外，其余的内脏神经丛均由交感和副交感神经组成。另外，内脏感觉纤维也走行于这些丛内。由这些神经丛发出分支，分布于相应的内脏器官。

NOTES

（1）**心丛** cardiac plexus：位于主动脉弓的下方与气管杈之间。参与此丛的神经有：两侧交感干的颈上、中、下心神经，胸心神经（T_1~T_4 胸神经节发出）及迷走神经发出的心支（颈心支、胸心支）。心丛包括心浅丛和心深丛。浅丛较小，在主动脉弓下方及右肺动脉前方；深丛很大，在主动脉弓后方气管杈前方。通常左颈上心神经及左迷走神经的心下支加入心浅丛，其余所有心神经和心支，包括浅丛的分支，均加入心深丛。心丛内含有心神经节（副交感神经节），来自迷走神经的副交感神经节前纤维在此换元。由心丛发出的分丛，如心房丛和左、右冠状动脉丛等，随冠状动脉分布于心肌（见图 9-154）。

（2）**肺丛** pulmonary plexus：由迷走神经的支气管支及交感干（T_2~T_5 胸神经节）发出的肺支，再加上来自心丛的分支组成，包括位于肺根前、后方的肺前丛和肺后丛。丛内也含有小神经节，为迷走神经节后神经元。肺丛的纤维随肺动脉及支气管的分支入肺，分布于肺和脏胸膜。

（3）**腹腔丛** coeliac plexus：是最大的内脏神经丛，位于第 12 胸椎和第 1 腰椎上部高度，上连胸主动脉丛，下续肠系膜上丛及腹主动脉丛。此丛在小网膜和胰的后方，膈脚及主动脉的前方，两侧肾上腺之间，包绕于腹腔干及肠系膜上动脉根部周围。丛内含有腹腔神经节、肠系膜上神经节和主动脉肾神经节等，均属交感神经椎前神经节。此丛由来自两侧的内脏大、小神经和迷走神经后干（偶有前干）的腹腔支，以及腰上部交感干神经节的分支共同组成。通常内脏大神经终于腹腔神经节，内脏小神经终于主动脉肾神经节，若有内脏最小神经，也终于主动脉肾神经节，分别在这些节内换元。而迷走神经的副交感节前纤维则随各分丛到所支配器官附近的壁旁或壁内神经节交换神经元。腹腔丛及丛内神经节发出的纤维伴随动脉的分支分布，形成许多分丛，包括：成对的有膈丛、肾上腺丛、肾丛、睾丸丛/卵巢丛；不成对的有肝丛、胃丛、脾丛、肠系膜上丛和肠系膜下丛等。在这些分丛内的交感神经绝大部分是节后纤维，唯到达肾上腺髓质的纤维为来自内脏大、小神经的节前纤维，经肾上腺丛直达髓质的嗜铬细胞，而少量的节后纤维则分布于肾上腺皮质（见图 9-155）。

（4）**腹主动脉丛** abdominal aortic plexus：位于腹主动脉前面及两侧，是腹腔丛向下延续的部分，介于肠系膜上、下动脉根部之间，又称**肠系膜间丛** intermesenteric plexus，接受第 1、2 腰神经节发出的腰内脏神经。由此丛分出肠系膜下丛，伴随同名动脉分布于结肠左曲至直肠上段的肠管。腹主动脉丛的一部分纤维下行续于腹下丛，另一部分纤维沿髂总动脉和髂外动脉组成与动脉同名的神经丛，随动脉分布于下肢血管、汗腺、竖毛肌（见图 9-155）。

（5）**腹下丛** hypogastric plexus：包括**上腹下丛** superior hypogastric plexus 和**下腹下丛** inferior hypogastric plexus 两部分。上腹下丛位于第 5 腰椎前面、腹主动脉末端及其分叉处，是腹主动脉丛向下的延续，两侧接受第 3、4 腰神经节发出的腰内脏神经，在肠系膜下神经节内换元。此丛向下分成左、右腹下神经（或丛），续于下腹下丛。下腹下丛又称**盆丛** pelvic plexus，由上腹下丛延续到直肠的两侧，并接受骶部交感干发出的骶内脏神经节后纤维和副交感盆内脏神经节前纤维。此丛伴随髂内动脉的分支组成直肠丛、精索丛、输尿管丛、膀胱丛、前列腺丛、子宫阴道丛等分丛，并随动脉分支分布于盆腔各脏器（见图 9-155、图 9-157）。

肠神经系统

Langley（1921）根据消化管壁内的神经成分和功能特征，提出了肠神经系统（enteric nervous system，ENS）的概念。从食管到肛管的消化管壁内含有大量的肠神经元，在人体内估计可达 8 亿~10 亿。肠神经元中有感觉、中间和运动神经元，其间形成复杂的突触联系，构成了肠管相对独立的反射活动的结构基础。肠神经元发出的轴突和树突彼此交织成网络状的肠神经丛，如肌间神经丛、黏膜下神经丛等，分布于消化管壁的所有组织中，并在丛内形成团块状的神经节。肠神经元含有多种神经递质或调质，如乙酰胆碱（Ach）、多巴胺（DA）、5-羟色胺（serotonin 或 5-Hydroxytryptamine，5-HT）、γ-氨基丁酸（gamma-aminobutyric acid，GABA）以及 P 物质（substance P，SP）、血管活性肠肽（VIP）、脑啡肽（ENK）、神经肽 Y（NPY）、缩胆囊素

(cholecystokinin,CCK)等,而且同一个神经元可含有不止一种递质或调质,提示其功能的复杂性。肠神经系统还具有类似中枢神经系统的神经胶质细胞和施旺细胞,包绕肠神经元及其突起。肠神经系统具有独特的功能:当切断一段肠管与中枢神经系统的所有联系时,肠管也能够对局部刺激产生相应的反射性活动。肠神经系统还能够调节消化管的多种功能,如肠壁的蠕动性收缩、黏膜肌运动、腺体分泌、水分和营养物质的吸收、电解质交换、局部血管的收缩和扩张以及局部组织的免疫和神经营养功能等。与此同时,肠神经系统也接受交感和副交感神经的调控,其感觉信息则通过内脏感觉神经传入中枢。研究发现先天性巨结肠患者的部分肠管内,因先天性缺乏壁内神经节,所以部分肠管失去蠕动能力,导致粪便滞留及气体淤积,引起肠管扩张;此症状常发生于乙状结肠和直肠上部交界处,如经手术切除此段缺少壁内神经节的肠管,并吻合重建肠神经系统,会取得良好的治疗效果。

5. 内脏运动传导通路 visceral motor pathway 包括一般内脏运动传导通路和特殊内脏运动传导通路。

(1)一般内脏运动传导通路:是指调控心血管、内脏平滑肌及腺体等活动的传导通路,因其中枢和周围均弥散混杂,纤维联系多且极宽泛,充满往返联系和局部回路,迄今仍很难找到像躯体运动那样明确的线性传导通路,但公认它是一组弥散的多突触传导的通路;既包括大脑皮质,比如额叶、边缘叶等相关皮质区,也包含皮质下的重要结构,如下丘脑、杏仁体、纹状体及网状结构等,均参与对内脏活动的调控。一般认为额叶皮质经室周系统纤维至下丘脑;边缘系统皮质下行纤维经隔核中继后,再经前脑内侧束至下丘脑;杏仁体经终纹至下丘脑;纹状体至下丘脑等。由下丘脑发出的传出纤维经前脑内侧束、乳头被盖束、室周系统和背侧纵束及与垂体联系的下丘脑垂体纤维和垂体门脉系统,将下丘脑的调控信息传至脑干中的内脏运动核和脑干网状结构;再经网状脊髓束传至脊髓中间外侧核和骶副交感核等(图 9-158)。

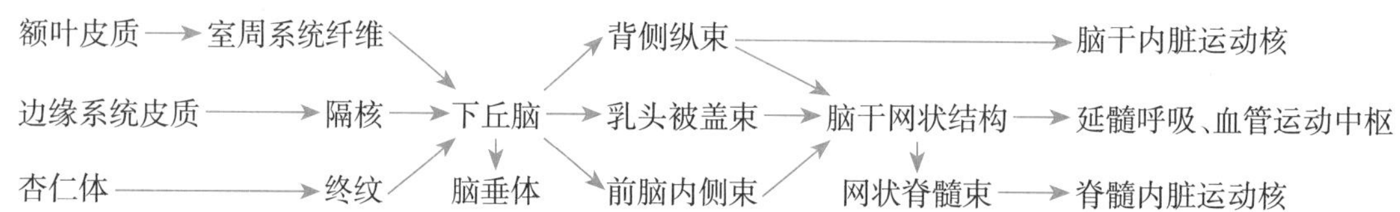

(2)特殊内脏运动传导通路:是指调控发生于第 1~6 鳃弓演化的咀嚼肌、表情肌、咽喉肌等运动的传导通路。因鳃弓肌属横纹肌,具有随意运动特征,通常认为此通路为皮质核束的一部分,其上运动神经元是中央前回下部头面部代表区内的锥体细胞,其纤维随锥体束下行达脑干,终止于相应的特殊内脏运动核,包括三叉神经运动核、面神经核、疑核和副神经核。由这些核发出的纤维分别随Ⅴ、Ⅶ、Ⅸ、Ⅹ、Ⅺ脑神经走行,分布于咀嚼肌、表情肌、咽喉肌、胸锁乳突肌和斜方肌(详见“脑神经”部分)。

(二)内脏感觉神经

内脏器官除了受内脏运动神经支配,还有分布于内脏感受器的**内脏感觉神经** visceral sensory nerve,将内脏感觉冲动传到中枢。中枢既可直接通过内脏或躯体运动神经,完成各种内脏-内脏或内脏-躯体反射,也可通过体液调节各内脏器官的活动。

1. 内脏感觉神经分布的特点 如同躯体感觉神经一样,内脏感觉神经元的胞体亦位于脊神经节和脑神经节内,也是假单极神经元,其周围突是粗细不等的有髓或无髓纤维。传导内脏感觉的脑神经节包括膝神经节、舌咽神经下神经节和迷走神经下神经节。这些神经节细胞的周围突,分别伴随Ⅶ、Ⅸ、Ⅹ脑神经分布,达舌、扁桃体、咽壁、颈动脉窦、颈动脉小球及胸腹腔内脏器官等,其中枢突进入脑干终于孤束核。存在于脊神经节内的内脏感觉神经元的周围突,随交感神经和骶部副交感神经走

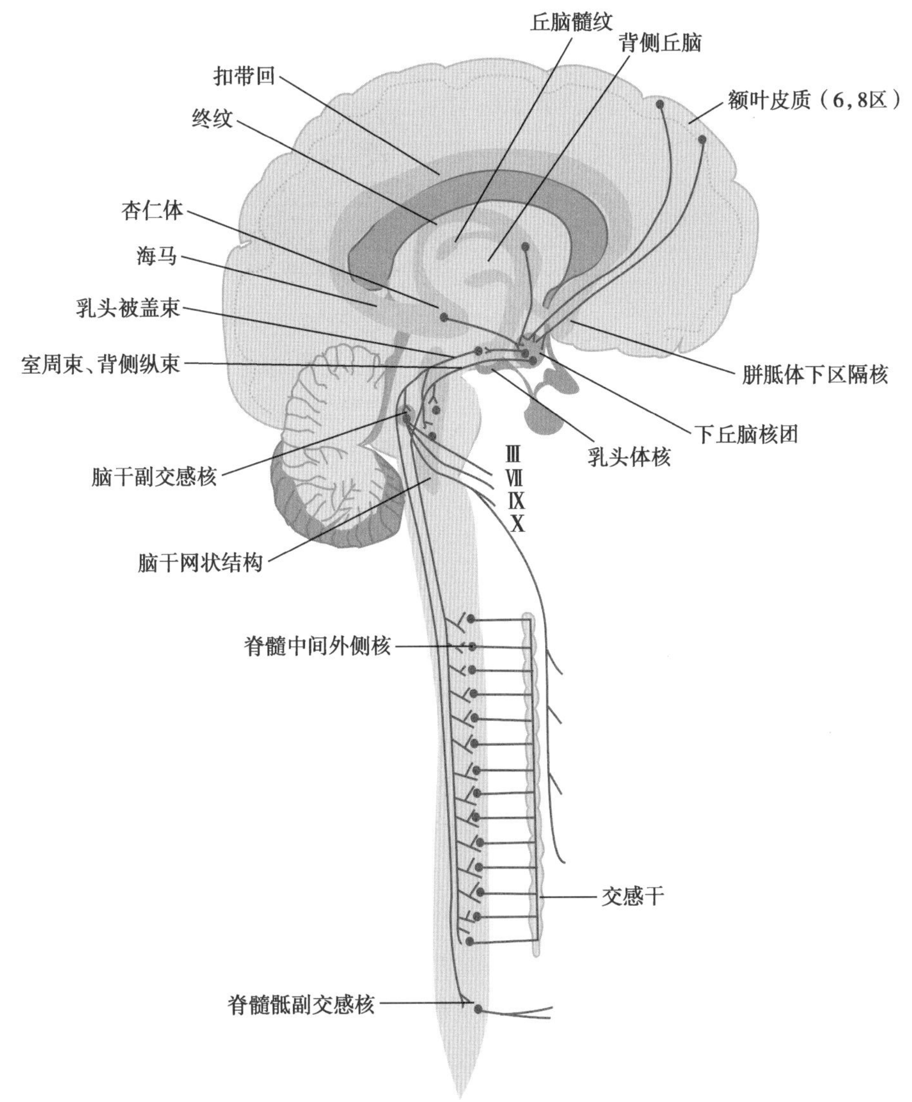

图 9-158 内脏运动传导通路

行，分布于内脏器官的感受器。中枢突经脊神经后根进入脊髓，终于灰质后角。终于孤束核和脊髓后角的内脏感觉纤维：一方面直接或经中间神经元与内脏运动或躯体运动神经元相联系，完成内脏-内脏或内脏-躯体的各种反射活动；另一方面经过复杂的传导途径，将冲动传导到大脑皮质，形成内脏感觉。

内脏感觉神经神经肽

研究表明，内脏感觉神经除了传导内脏痛等感觉传入信号外，尚具有神经免疫和神经调节功能。初级内脏感觉神经元的胞体可合成P物质（SP）、降钙素基因相关肽（CGRP）以及包括神经激肽A（neurokinin A，NKA）在内的速激肽族（tachykinin，TK）等神经肽类物质，并由神经元外周轴突末梢释放至周围组织，参与某些炎性疾病的病理生理过程；神经肽还能进一步刺激周围组织产生神经生长因子（nerve growth factor，NGF）。NGF与感觉神经末梢的特异性受体结合，由逆行轴浆运输至胞体促进SP等神经肽合成，并可通过中枢突进入脊髓参与痛觉敏化的发生（知识链接图 9-2）。

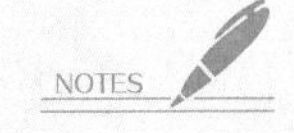

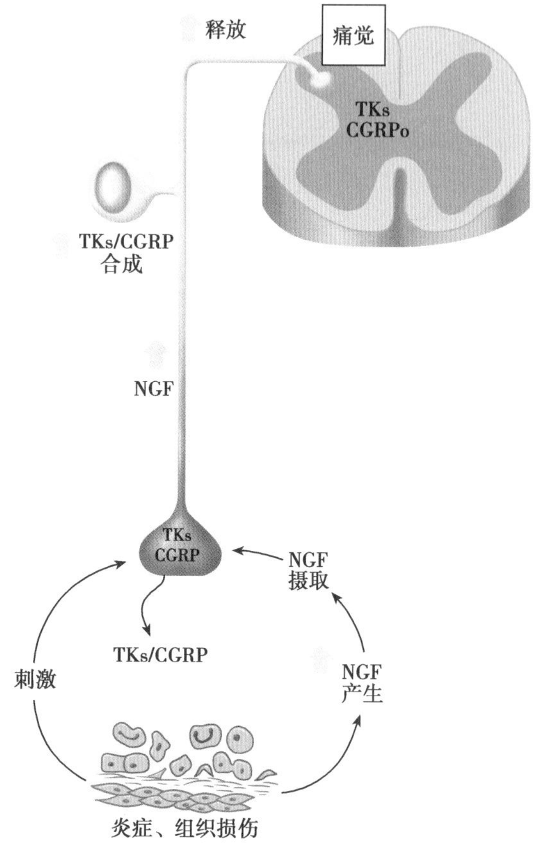

知识链接图 9-2　内脏感觉神经神经肽作用示意图

内脏感觉神经在形态结构上虽与躯体感觉神经相近，但仍有某些不同之处。

（1）痛阈较高：内脏感觉纤维的数量较少，且多为细纤维，故痛阈较高，一般强度的刺激不引起主观感觉。例如，在外科手术切割或烧灼内脏时，患者并不感觉疼痛。但脏器活动较强烈时，则可产生内脏不适感觉，如手术时牵拉脏器、胃的饥饿收缩、直肠和膀胱的充盈等均可引起感觉。这些感觉的传入纤维，一般认为多与副交感神经伴行进入脊髓或脑干。此外，在病理条件下或极强烈刺激下，则可产生痛觉。例如，内脏器官过度膨胀受到牵张、平滑肌痉挛以及缺血和代谢产物积聚等，皆可刺激神经末梢产生内脏痛。通常传导内脏痛觉的纤维多与交感神经伴行进入脊髓。

（2）弥散的内脏痛：内脏感觉的传入途径比较分散，即一个脏器的感觉纤维经过多个节段的脊神经进入中枢，而一条脊神经又包含来自几个脏器的感觉纤维，因此内脏痛往往是弥散的，定位亦不准确。例如，心脏的痛觉传入纤维，主要在交感神经的颈中心神经、颈下心神经和胸心神经内走行，进入交感干并在干内下行，至 T_1~T_5 椎旁神经节，经白交通支进入第 1~5 胸神经，由后根进入脊髓。同时在第 1~5 胸神经内，还有来自支气管、肺及部分食管的内脏感觉传入纤维，也经后根进入脊髓。内脏痛觉纤维除和交感神经伴行外，尚有盆腔部分脏器的痛觉冲动通过盆内脏神经（副交感神经）进入脊髓。气管和食管的痛觉纤维可经迷走神经进入脑干，也可以伴交感神经走行，经脊神经进入脊髓。内脏感觉神经的中枢传入路径见“内脏感觉传导通路”部分。

内脏感觉疼痛线

有人提出内脏痛觉传导有两条想象线：胸疼痛线与盆疼痛线。胸疼痛线以上，主要包括气管、食管及头颈部器官，其内脏痛觉主要由迷走神经传导。盆疼痛线以下，主要包括膀胱颈、前列腺、子宫

颈及直肠等盆腔脏器，其内脏痛觉主要由盆内脏神经传入脊髓。在胸、盆两疼痛线之间的胸部（除食管、气管）和腹部内脏的痛觉，主要由交感神经传入脊髓。膀胱底、子宫、输卵管、卵巢及睾丸（因下降而移至盆疼痛线以下），虽为盆腔脏器，但属盆疼痛线以上部分，故其痛觉仍由交感神经传导。

2. 内脏感觉传导通路

（1）一般内脏感觉传导通路：一般内脏感觉是指嗅觉和味觉以外的全部心血管、腺体和内脏的感觉。一般内脏感觉传导通路比较复杂，尤其是孤束核-皮质径路尚不完全清楚（图 9-159）。

1）经脑神经。

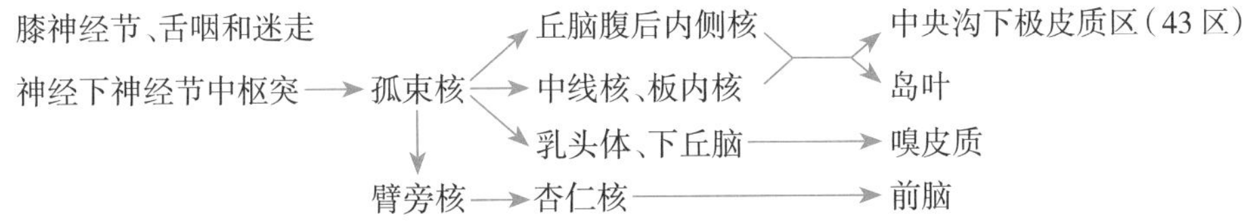

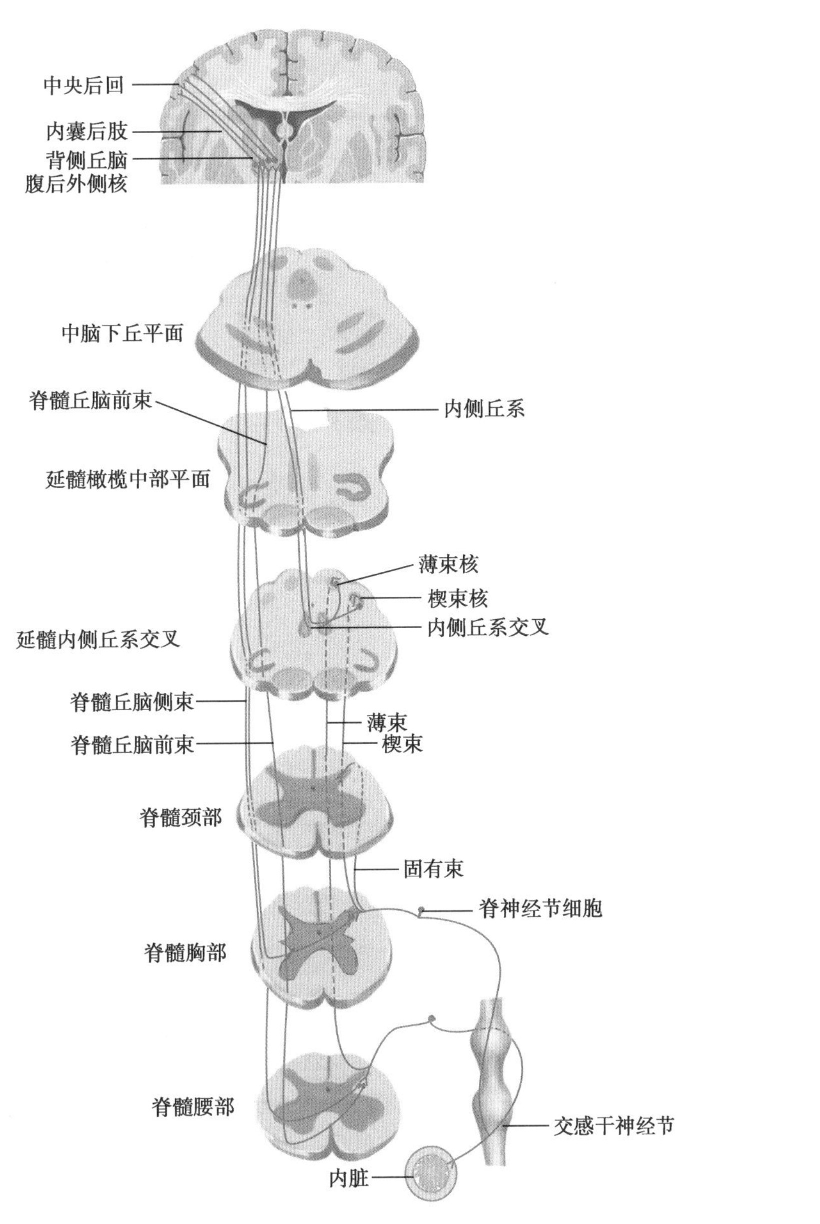

图 9-159 一般内脏感觉传导通路

2）经脊神经。

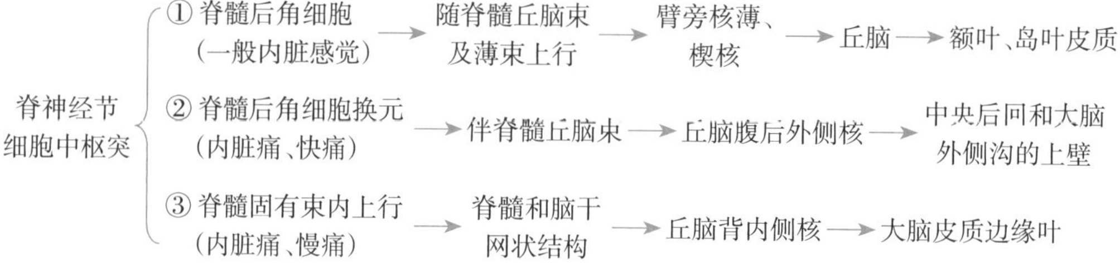

（2）特殊内脏感觉传导通路：为嗅觉和味觉的传导通路（图 9-160、图 9-161）。

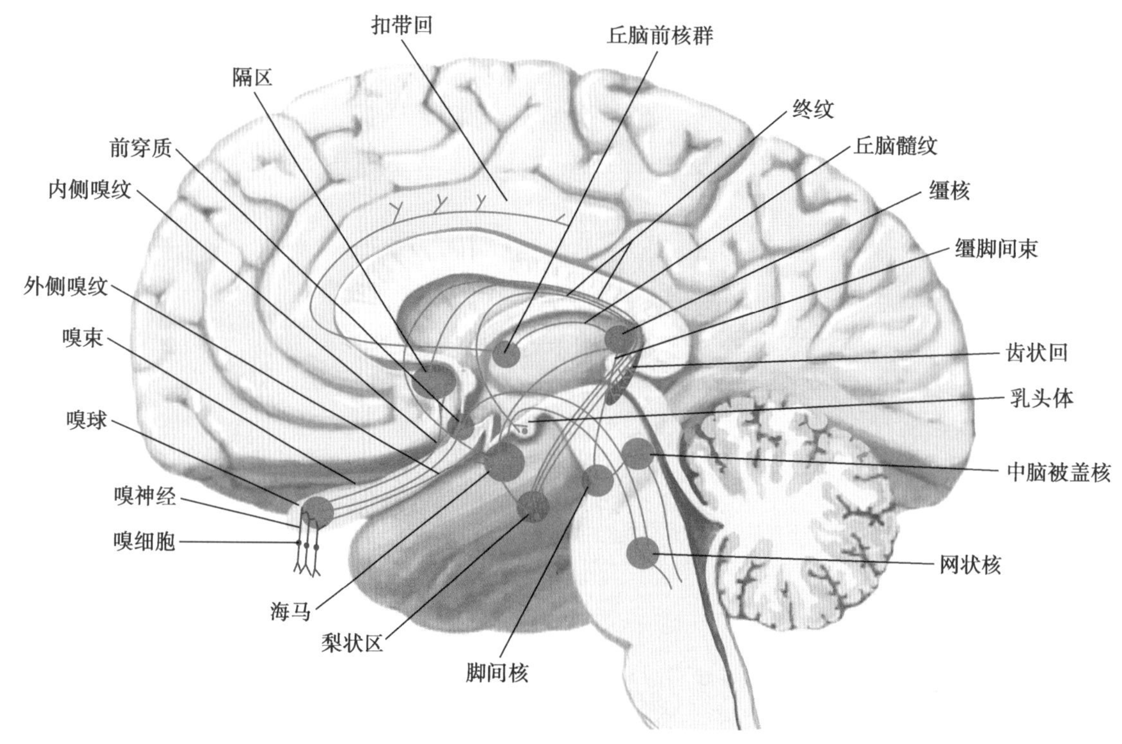

图 9-160 嗅觉传导通路

1）嗅觉。

嗅细胞 —中枢突（嗅丝）→ 嗅球 —嗅束→ 外侧嗅纹 → 梨状前区、杏仁周区和杏仁体皮质内侧核

（嗅球 → 嗅前核 → 外侧嗅纹）

2）味觉。

膝神经节、舌咽和迷走神经下神经节 —中枢突→ 孤束核上段 —孤束核丘脑束→ 丘脑腹后内侧核 —内囊后肢→ 大脑皮质 43 区、岛盖、岛叶

（三）牵涉性痛

当某些内脏器官发生病变时，常在体表一定区域产生感觉过敏或痛觉，即为**牵涉性痛** referred pain。临床上将内脏患病时体表发生感觉过敏，以及骨骼肌反射性僵硬和血管运动、汗腺分泌等障碍的部位称为**海德带** Head zones。该带有助于内脏疾病的定位诊断。牵涉性痛可以发生在患病内脏邻近的皮肤区，也可以发生在距患病内脏较远的皮肤区，例如：心绞痛时，常在胸前区及左臂内侧皮肤感到疼痛；患肝胆疾病时，常在右肩部感到疼痛等（图 9-162、图 9-163）。

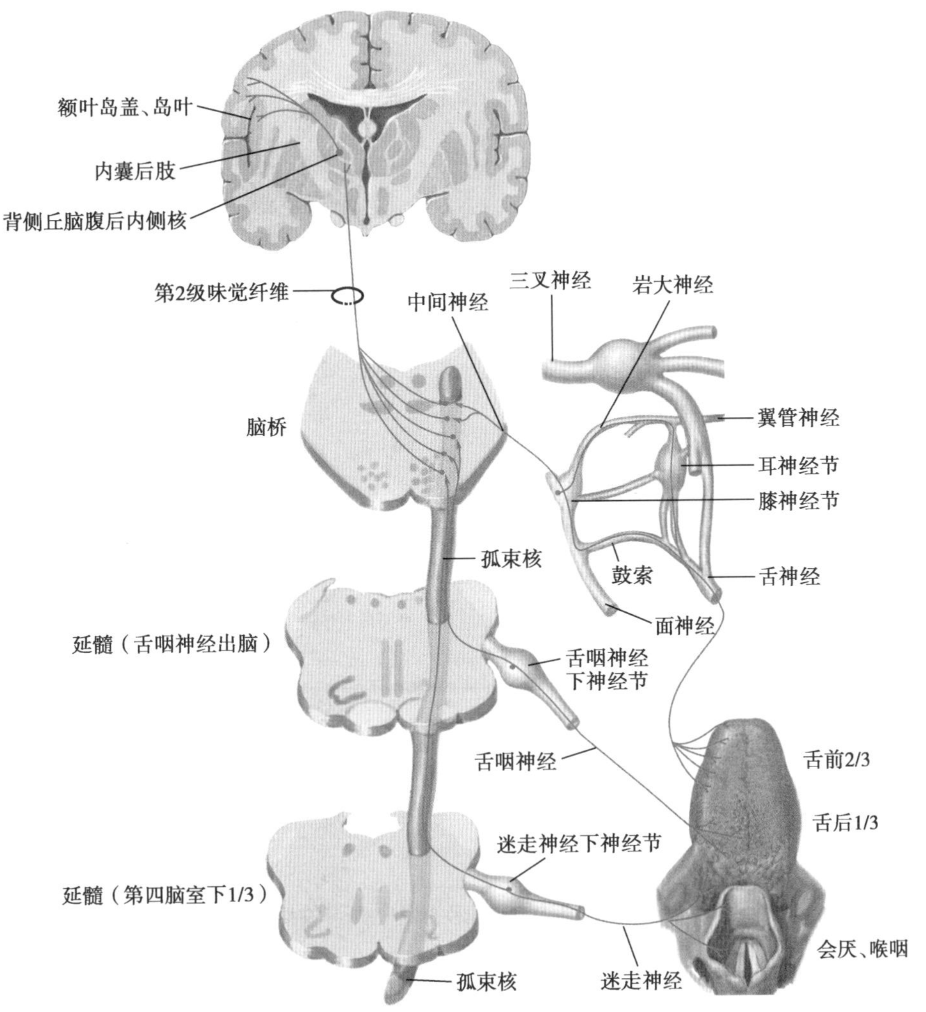

图 9-161 味觉传导通路

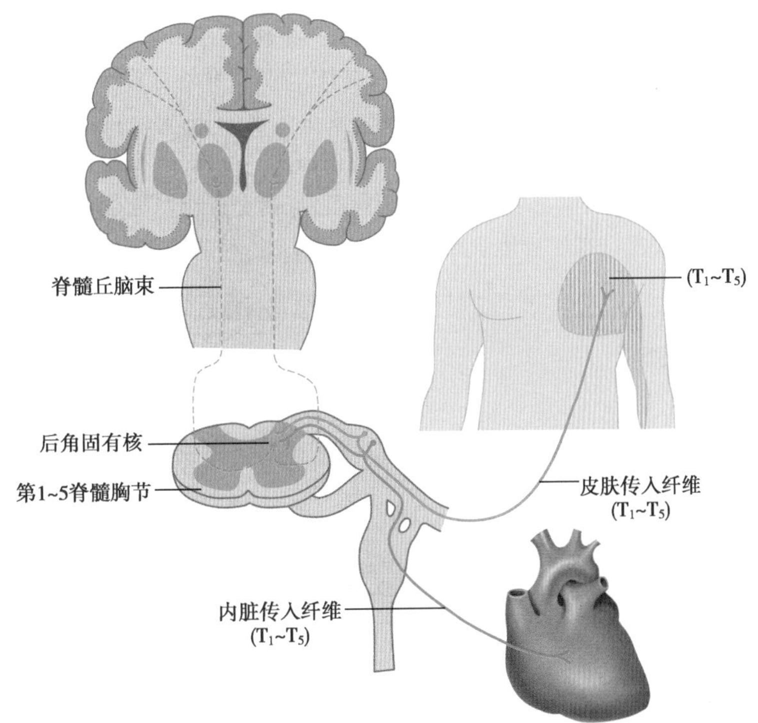

图 9-162 心传入神经与皮肤传入神经中枢投射联系

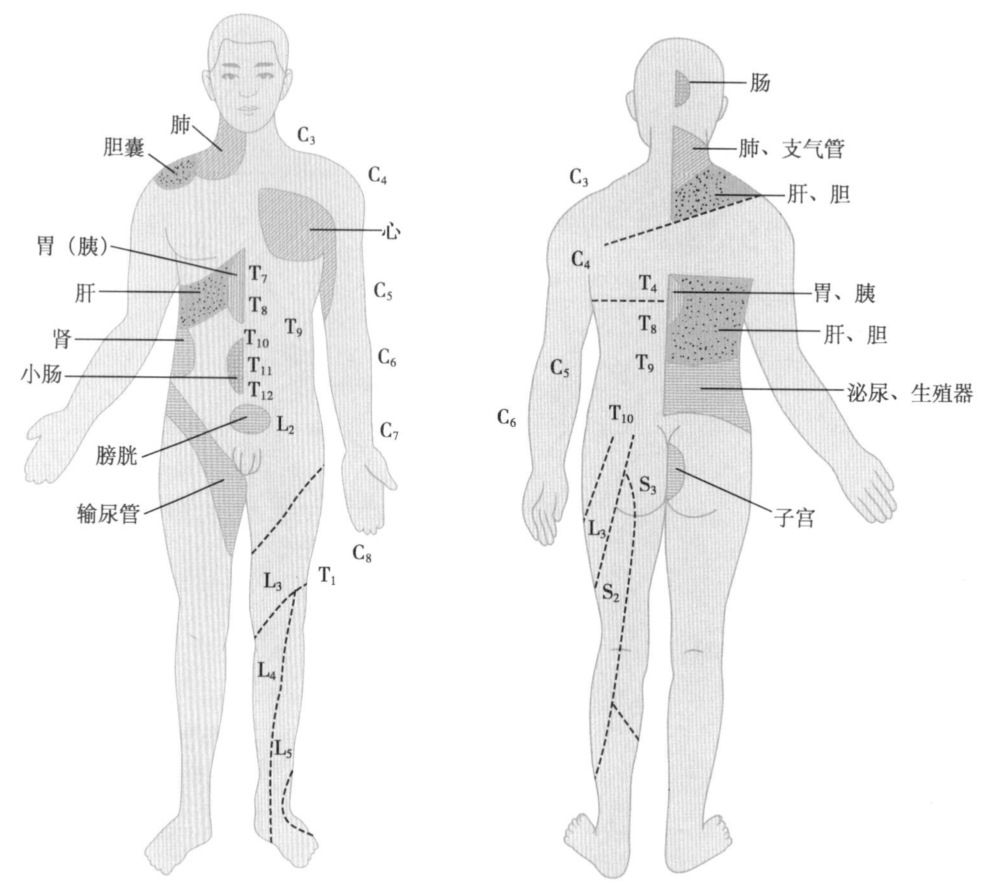

图 9-163 内脏器官疾病时的牵涉性痛区

牵涉性痛的发生机制

关于牵涉性痛的发生机制，现在认为，发生牵涉性痛的体表部位与病变器官往往受同一节段脊神经支配，体表部位和病变器官的感觉神经进入同一脊髓节段，并在后角内密切联系。研究认为，来自患病内脏的强烈冲动，在脊髓内产生的兴奋灶，降低了脊髓后角细胞的刺激阈，致使同一皮节传入的正常阈下冲动也产生了疼痛感觉，即“集中易化”（convergence facilitation）效应。近年来神经解剖学研究表明，一个脊神经节神经元的周围突，可以有两个或三个分支，分别分布于内脏器官、躯体肌和皮肤。内脏器官疾病引起的刺激，经侧支牵涉到所分布的躯体区，致皮肤过敏或产生痛感。这一发现很可能为牵涉性痛提供重要的形态学基础（知识链接表 9-1）。

知识链接表 9-1 牵涉性痛（内脏器官与脊髓阶段的关系）

内脏器官	产生疼痛或感觉过敏区的脊髓节段
膈	C_4
心脏	T_1~T_5
胃	T_6~T_{10}
小肠	T_7~T_{10}
阑尾	$T_{(8,9)10}$~L_1（右）
肝、胆囊	T_7~T_{10}，也有沿膈神经至 C_3，C_4

NOTES

续表

内脏器官	产生疼痛或感觉过敏区的脊髓节段
胰	T_8（左）
肾、输尿管	T_{11}~L_1
膀胱	S_2~S_4（沿骶副交感）及 T_{11}~L_1，L_2
睾丸、附睾	T_{12}~L_3
卵巢及附件	L_1~L_3
子宫 体部	T_{10}~L_1
子宫 颈部	S_1~S_4（沿骶副交感）
直肠	S_1~S_4

（四）一些重要器官的神经支配

一些重要器官的神经支配见表 9-5。

表 9-5 内脏器官的神经支配

器官	神经	内脏感觉神经传入路径	内脏运动神经节前纤维		内脏运动神经节后纤维		功能
			起源	传出径路	起源	传出径路	
眼球	交感		T_1、T_2 脊髓侧角	经白交通支→交感干，在干内上升	颈上神经节、颈内动脉丛内神经节	经颈内动脉丛→眼神经、睫状神经节→眼球	瞳孔开大、血管收缩
	副交感		动眼神经副核	动眼神经→睫状神经节→睫状短神经	睫状神经节	睫状短神经→瞳孔括约肌、睫状肌	瞳孔缩小，睫状肌收缩
心脏	交感	经颈中、下心神经和胸心神经→ T_1~T_4、T_5 脊髓后角	T_2~T_5、T_6 脊髓侧角	经白交通支→交感干，在干内上升或不上升	颈上、中、下神经节和第 1~5 胸神经节	颈上、中、下心神经和胸心神经→心丛→冠状动脉丛→心房和心室	心率增快，心室收缩力加强，冠状动脉舒张
	副交感	迷走神经→延髓孤束核	迷走神经背核	迷走神经→心上、下心支、胸心支→心丛→冠状动脉丛→心房	心神经节、心房壁内的神经节	到心房、心室	心率减慢，心室收缩力减弱，冠状动脉收缩
支气管和肺	交感	来自胸膜脏层的传入纤维经交感神经肺支→ T_2~T_5 脊髓后角	T_2~T_5 脊髓侧角	经白交通支→交感干，在干内上升或不上升	颈下神经节和第 1~5 胸神经节	肺支→肺前、后丛→肺	支气管扩张，抑制腺体分泌，血管收缩
	副交感	来自气管和肺的传入纤维→迷走神经→延髓孤束核	迷走神经背核	迷走神经支气管支→肺丛→肺	肺丛内的神经节和支气管壁内的神经节	到支气管平滑肌和腺体	支气管收缩，促进腺体分泌

续表

器官	神经	内脏感觉神经传入路径	内脏运动神经节前纤维		内脏运动神经节后纤维		功能
			起源	传出径路	起源	传出径路	
胃、小肠、升结肠和横结肠	交感	经腹腔丛→内脏大、小神经→T_6~T_{12}脊髓后角	T_5~T_{12}脊髓侧角	经白交通支→交感干→内脏大、小神经	腹腔神经节、主动脉肾神经节、肠系膜上神经节	沿各部分血管周围的神经丛分布	减少肠蠕动，降低肠壁张力，减少分泌，增加括约肌张力，血管收缩
	副交感	迷走神经→延髓孤束核	迷走神经背核	迷走神经→食管丛→胃丛→腹腔丛→肠系膜上丛→胃肠壁	肠肌间丛和黏膜下丛内的神经节	到平滑肌和腺体	促进肠蠕动，增加肠壁张力，增加分泌，减少括约肌张力
降结肠至直肠	交感	腰内脏神经和交感干骶部的分支→L_1~L_3脊髓后角	T_{12}~L_3脊髓侧角	经白交通支→交感干→腰内脏神经、骶内脏神经→腹主动脉丛→肠系膜下丛、腹下丛	肠系膜下丛和腹下丛内神经节，少量在腰交感节	随各部分血管周围的神经丛分布	抑制肠蠕动，肛门内括约肌收缩
	副交感	经肠系膜下丛，盆丛→盆内脏神经，到S_2~S_4脊髓后角	S_2~S_4脊髓骶副交感核	经第2~4骶神经→盆内脏神经→盆丛→降结肠、直肠	肠肌间丛和黏膜下丛内的神经节	到平滑肌和腺体	促进肠蠕动，肛门内括约肌松弛
肝、胆囊、胰腺	交感	经腹腔丛→内脏大、小神经→T_4~T_{10}脊髓后角	T_4~T_{10}脊髓侧角	经内脏大、小神经→腹腔丛	腹腔神经节、主动脉肾神经节	沿肝、胰血管分布	抑制腺体分泌
	副交感	迷走神经→延髓孤束核	迷走神经背核	迷走神经→腹腔丛	器官旁及壁内神经节	沿肝、胆囊、胰腺血管周围神经丛分布	促进腺体分泌，使胆囊收缩
肾	交感	经主动脉肾丛→内脏大、小神经→T_6~T_{12}脊髓后角	T_6~T_{12}脊髓侧角	经内脏大、小神经和腰内脏神经→腹腔丛、肾丛	腹腔神经节、主动脉肾神经节	沿肾血管周围神经丛分布	血管收缩
	副交感	迷走神经→延髓孤束核	迷走神经背核	迷走神经→腹腔丛、肾丛	肾神经节及壁内神经节	沿肾血管分布	血管舒张，肾盂收缩
输尿管	交感	T_{11}~L_2脊髓后角	T_{11}~L_2脊髓侧角	经内脏小神经、腰内脏神经→腹腔丛，肠系膜上、下丛和肾丛	腹腔神经节、主动脉肾神经节	输尿管丛	抑制输尿管蠕动
	副交感	盆内脏神经→S_2~S_4脊髓后角	S_2~S_4脊髓骶副交感核	经盆内脏神经→输尿管丛	输尿管壁内神经节	沿血管分布	促进输尿管蠕动

续表

器官	神经	内脏感觉神经传入路径	内脏运动神经节前纤维		内脏运动神经节后纤维		功能
			起源	传出径路	起源	传出径路	
膀胱	交感	盆丛→腹下丛→腰内脏神经→T_{11}~L_2脊髓后角(传导来自膀胱体的痛觉)	T_{11}~L_2脊髓侧角	经白交通支→交感干→腰内脏神经、腹主动脉丛、肠系膜下丛、腹下丛、盆丛	肠系膜下丛和腹下丛内的神经节，少量在腰神经节	经膀胱丛到膀胱	血管收缩，膀胱三角肌收缩、尿道口关闭，对膀胱逼尿肌的作用很小或无
	副交感	盆丛→盆内脏神经→S_2~S_4脊髓后角(传导膀胱的牵张感和膀胱颈的感觉)	S_2~S_4脊髓骶副交感核	经第2~4骶神经→盆内脏神经→盆丛→膀胱丛	膀胱丛和膀胱壁内的神经节	到膀胱平滑肌	膀胱逼尿肌收缩，内括约肌松弛
男性生殖器	交感	盆丛→交感干→T_{11}~L_3脊髓后角	T_{11}~L_3脊髓侧角	经白交通支→交感干→腹腔丛→腹下丛→盆丛，或在交感干下行至骶交感干	腰、骶神经节和肠系膜下神经节	经盆丛→前列腺丛→盆部生殖器，或从腰神经节发支沿睾丸动脉→睾丸	盆部生殖器平滑肌收缩配合射精；膀胱三角肌同时收缩，关闭尿道内口，防止精液反流，血管收缩
	副交感		S_2~S_4脊髓骶副交感核	经骶神经→盆内脏神经→盆丛、前列腺丛	盆丛和前列腺丛的神经节	到前列腺和海绵体的血管	促进海绵体血管舒张，与会阴神经配合使阴茎勃起
子宫	交感	来自子宫底和子宫体的痛觉纤维→子宫阴道丛→腹下丛→腰内脏神经和内脏最小神经→T_{12}~L_2脊髓后角	T_{12}~L_2脊髓侧角	经白交通支→交感干→内脏最小神经和腰内脏神经→腹主动脉丛→腹下丛→盆丛→子宫阴道丛或在交感干下行至骶交感干	腹下丛内的神经节，骶神经节	随子宫阴道丛至子宫壁	血管收缩，妊娠子宫收缩，非妊娠子宫舒张
	副交感	来自子宫颈的痛觉纤维经盆内脏神经→S_2~S_4脊髓后角	S_2~S_4脊髓骶副交感核	经骶神经→盆内脏神经→腹下丛→盆丛→子宫阴道丛	子宫阴道丛内的子宫颈神经节及沿子宫血管的神经节	到子宫壁内	血管舒张，对子宫肌作用不明
肾上腺	交感		T_8~T_{11}脊髓侧角	经白交通支→交感干→内脏大、小神经→肾上腺髓质	无		分泌肾上腺素
松果体	交感		脊髓的交感神经中枢	经白交通支→交感干	颈上神经节	随颈内动脉及其分支至松果体	促进5-羟色胺转化为褪黑素，间接抑制性腺活动

续表

器官	神经	内脏感觉神经传入路径	内脏运动神经节前纤维		内脏运动神经节后纤维		功能
			起源	传出径路	起源	传出径路	
上肢的血管和皮肤	交感	经血管周围丛和脊神经→T_2~T_6脊髓后角	T_2~T_6脊髓侧角	经白交通支→交感干	颈中神经节、颈胸神经节和上部胸神经节	经灰交通支→脊神经→血管和皮肤	皮肤和肌血管收缩(胆碱能纤维使血管舒张),汗腺分泌,竖毛
下肢的血管和皮肤	交感	经血管周围丛和脊神经→T_{10}~L_3脊髓后角	T_{10}→L_3脊髓侧角	经白交通支→交感干	腰神经节和骶神经节	经灰交通支→脊神经→血管和皮肤	皮肤和肌血管收缩(胆碱能纤维使血管舒张),汗腺分泌,竖毛

1. 眼球

(1) 感觉神经:眼球的一般感觉冲动沿睫状长神经、鼻睫神经、眼神经、半月神经节、三叉神经进入脑干,终于三叉神经感觉核。

(2) 交感神经节前纤维:起自脊髓T_1~T_2侧角,经白交通支、胸及颈交感干,上行至颈上神经节换元。节后纤维经颈内动脉丛、海绵丛入眶后,一部分纤维穿睫状神经节,经睫状短神经入眼球,分布于瞳孔开大肌和血管;另一部分则不经神经节,直接加入睫状长神经,分布到瞳孔开大肌。

(3) 副交感神经节前纤维:发自中脑动眼神经副核(E-W核),随动眼神经入眶,经睫状神经节短根入睫状神经节换元;节后纤维经睫状短神经进入眼球,分布于瞳孔括约肌和睫状肌。

支配眼球的交感神经兴奋,引起瞳孔开大、虹膜血管收缩。此神经受损可致瞳孔缩小,损伤颈髓、延髓和脑桥的外侧部亦可产生同样结果。这是因为管理脊髓侧角的交感神经中枢及下行束经过上述部位。据认为,这是因为交感神经的中枢下行束经过上述部位。临床上所见病例除有瞳孔缩小外,还可出现上睑下垂及同侧汗腺分泌障碍等症状(称Horner综合征)。这是因为交感神经除管理瞳孔外,也管理眼睑平滑肌,即睑板肌(Müller肌)和头部汗腺的分泌。

副交感神经兴奋,引起瞳孔缩小、睫状肌收缩。此神经受损导致瞳孔开大及视力调节功能障碍。若动眼神经受损,除出现上述的副交感神经损伤症状外,还会出现大部分眼球外肌瘫痪症状。

2. 心

(1) 感觉神经:传导心脏的痛觉纤维,沿交感神经的颈、胸心神经行走(颈上心神经除外),经白交通支进入上4、5个胸神经,由后根至脊髓T_1~T_4、T_5节段;与心脏反射有关的压力和化学感觉纤维,沿迷走神经走行,进入脑干(图9-164)。

(2) 交感神经节前纤维:起自脊髓T_1~T_4、T_5节段的侧角,经白交通支至交感干,在颈上、中、下神经节和上部胸神经节换元;节后纤维分别组成颈上、中、下心神经和胸心神经,到达主动脉弓下方和后方,与来自迷走神经的副交感纤维一起构成心丛,并随心丛的分支分布于心脏(图9-164)。

(3) 副交感神经节前纤维:发自迷走神经背核及邻近疑核的一群副交感细胞,沿迷走神经心支走行,达心丛内的心神经节或心壁内神经节换元;节后纤维分布于心脏(图9-164)。

3. 支气管和肺

(1) 感觉神经:在各级支气管及肺泡壁上均有感觉神经末梢分布,尤其在呼吸性细支气管和肺泡管的末梢,还能感受肺内CO_2张力的刺激。这些感觉神经纤维沿迷走神经走行进入脑干,参与延髓呼吸中枢的反射活动。另一部分感觉神经纤维,经颈下心神经和胸交感神经至脊髓T_2~T_5节段。

(2) 交感神经节前纤维:起自脊髓T_2~T_5节段的侧角,在颈下神经节及胸上部(T_1~T_5)交感干神经节内换元;节后纤维随气管丛延伸至肺丛,达支气管和肺。

(3) 副交感神经节前纤维:发自延髓迷走神经背核,经迷走神经走行达气管丛,主要来自喉返神

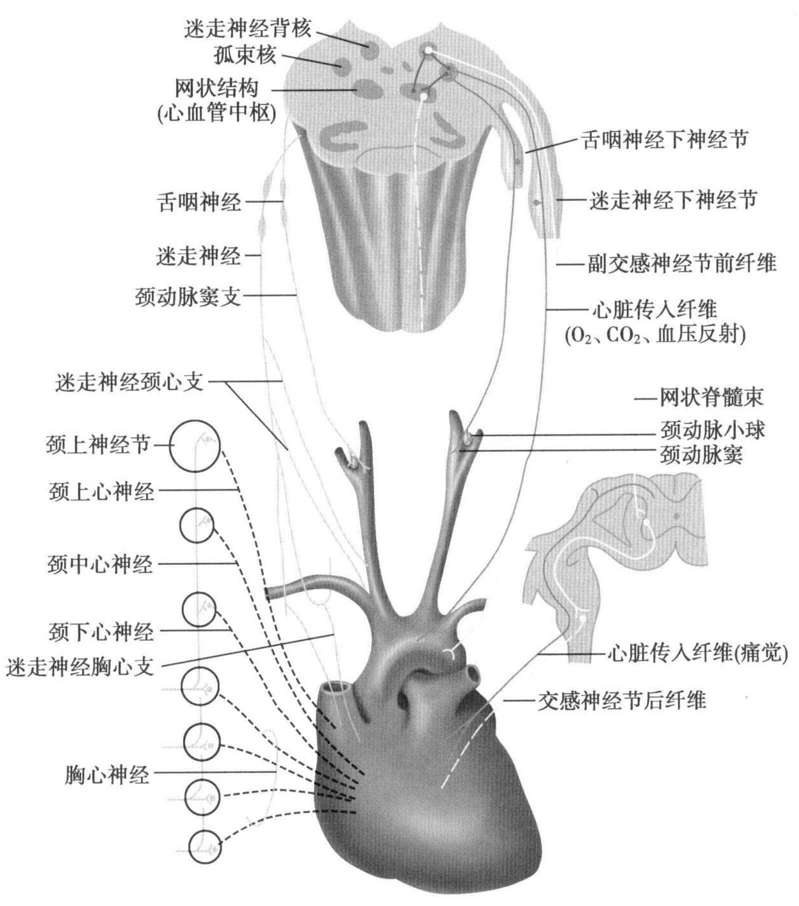

图 9-164　心的神经支配和血压调节

经的纤维在丛内神经节换元；节后纤维分布于气管平滑肌，其余气管丛的纤维加入肺丛，并随支气管丛入肺。在丛内神经节换元，节后纤维分布于平滑肌和腺体。

交感神经兴奋，支气管平滑肌舒张，管腔扩大，抑制腺体分泌；副交感神经兴奋，支气管平滑肌收缩，管腔缩小，促进腺体分泌。哮喘患者，因细支气管平滑肌收缩，黏膜肿胀，所以气道狭窄，呼吸困难。临床上常用肾上腺素或其他拟交感神经药物，使细支气管平滑肌舒张，以扩大呼吸道管腔，或使用阿托品类可以阻断副交感神经作用的药物，以缓解哮喘症状。

4. 膀胱

（1）感觉神经：膀胱的感觉纤维沿交感和副交感神经走行。沿交感神经走行的感觉纤维经腹下丛、腰内脏神经达脊髓 T_{11}~L_2 节段。在膀胱壁内有许多种变异的环层小体和复杂的树状终末分布，当膀胱充盈时，膀胱壁内的感受器受到刺激，经副交感神经，即盆内脏神经，将冲动传入脊髓 S_2~S_4 节段内的脊髓排尿反射初级中枢，并经薄束上传至脑干内的较高级排尿中枢（大脑皮质中央旁小叶内的膀胱功能代表区）。膀胱的痛觉主要经腹下神经进入脊髓，并随脊髓丘脑束上行，切断此束可使痛觉缓解。膀胱的充盈感和尿意感沿脊髓后索薄束上行，因此切断脊髓外侧索的脊髓丘脑束，患者仍有膀胱充盈感和尿意感。

（2）交感神经节前纤维：起自脊髓 T_{11}~L_2 节段的侧角，经白交通支、交感干、腰内脏神经至肠系膜下丛、腹下丛的神经节内换元；节后纤维经盆丛、膀胱丛分布到膀胱括约肌和逼尿肌。交感神经兴奋使括约肌收缩，对膀胱逼尿肌的作用很小或无。

（3）副交感神经节前纤维：起自脊髓 S_2~S_4 节段的骶副交感核，随骶神经入盆腔后，组成盆内脏神经，离开骶神经加入盆丛、膀胱丛，在丛内或膀胱壁内神经节换元；节后纤维分布于膀胱逼尿肌和括约肌。副交感神经兴奋可使逼尿肌收缩、括约肌松弛（图 9-165）。

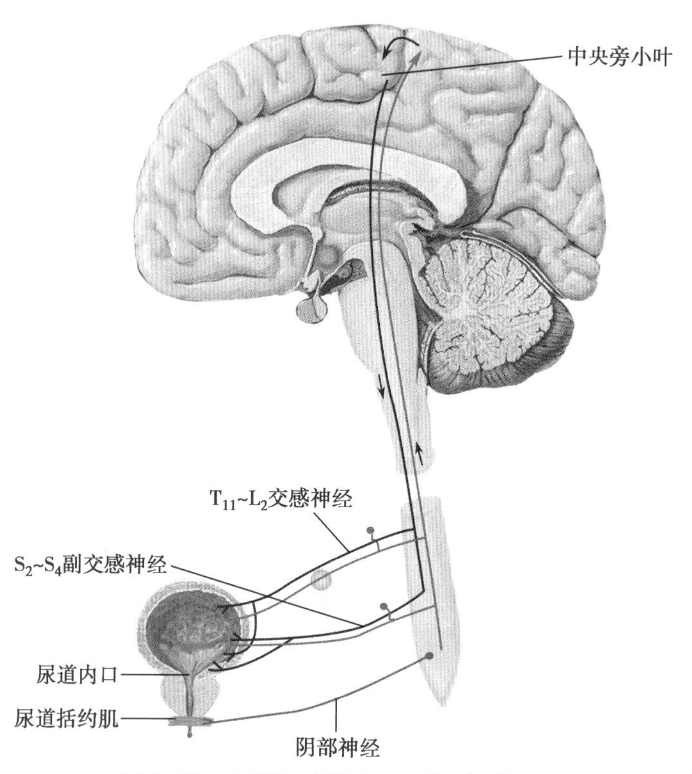

图 9-165 膀胱的神经支配和排尿调节

正常情况下，当膀胱贮存一定量（400~500ml）尿液时，膀胱壁内的压力感受器受到刺激而兴奋，冲动沿盆内脏神经传入，到达脊髓 S_2~S_4 节段的排尿反射初级中枢，并上传到脑干的较高级排尿中枢和皮质的膀胱功能区，产生尿意，由中枢传出冲动下达脑干和脊髓：既可兴奋骶副交感神经，抑制交感及躯体运动神经及时排尿；也可兴奋交感及躯体神经，抑制副交感神经，使其选择在适当时间、地点进行意识性排尿。若排除皮质的抑制作用，如脊髓受损，使初级排尿中枢失去与皮质的功能联系，即会出现尿失禁。幼儿大脑皮质发育尚未完善，对排尿初级中枢的控制能力较弱，所以排尿次数多，且易发生夜间遗尿。两岁半以后大脑皮质对排尿的控制逐渐增强。

临床上常见的尿频，多由膀胱炎症或结石所致；尿潴留多由脊髓排尿初级中枢受损所致。

（汪华侨 钱亦华 马 超）

第四节 神经系统的传导通路

学习要点

1. 躯干、四肢意识性本体感觉和精细触觉传导通路。
2. 躯干、四肢及头面部痛温觉、粗触觉和压觉（浅）传导通路。
3. 视觉传导通路的组成；视觉传导通路不同部位损伤后的视野缺失表现及瞳孔对光反射通路。
4. 锥体束的组成、行径、交叉及其对下运动神经元的支配情况；上、下运动神经元损伤的主要区别。
5. 锥体外系的概念。

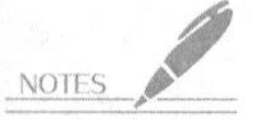
NOTES

一方面，感受器接受机体内、外环境的各种刺激，并将其转变成神经冲动，沿着传入神经元传递至中枢神经系统的相应部位，最后至大脑皮质高级中枢，形成感觉，这样的神经传导通路称为感觉传导通路。另一方面，大脑皮质将这些感觉信息分析整合后，发出指令沿传出纤维，经脑干和脊髓的运动神经元到达躯体和内脏效应器，产生效应，这样的神经传导通路称为运动传导通路。因此，在神经系统内存在着两大类**传导通路** conductive pathway：**感觉传导通路** sensory pathway（**上行传导通路** ascending pathway）和**运动传导通路** motor pathway（**下行传导通路** descending pathway）。感觉传导通路和运动传导通路分别是反射弧组成中的传入部和传出部。神经系统传导通路见表 9-6。

表 9-6 神经系统传导通路

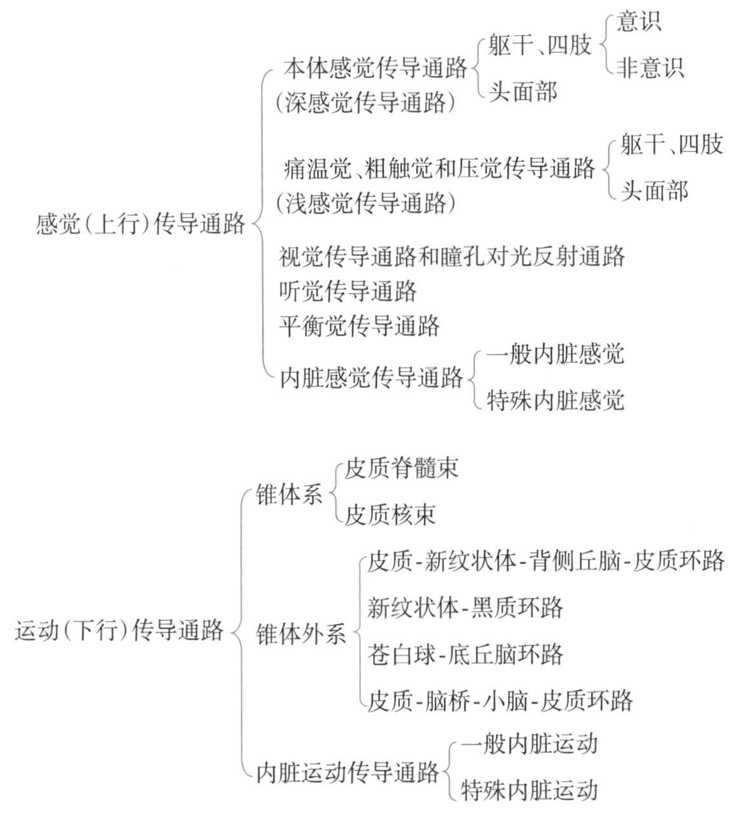

神经系统传导通路的相关神经递质

神经系统各种活动中，突触是神经传导通路的关键结构，神经递质是神经传导通路中跨过突触间隙、作用于神经元或效应细胞膜上的特异受体，从而完成信息传递功能的信使物质。因此，神经传导通路活动的本质是化学物质的传递，也称为化学通路。

化学通路传递的化学物质种类繁多，分布广泛，主要包括：①以乙酰胆碱为神经递质的胆碱能通路；②儿茶酚胺（去甲肾上腺素、肾上腺素和多巴胺）、5-羟色胺及组胺等胺类神经递质的胺能通路；③参与神经传导的兴奋性氨基酸，如天冬氨酸、谷氨酸，以及抑制性氨基酸，如 γ-氨基丁酸（GABA）、甘氨酸和牛磺酸的氨基酸能通路；④ P 物质、生长抑素、抗利尿激素和催产素的肽能通路。

一、感觉传导通路

感觉传导通路包括：本体感觉传导通路；痛、温觉，粗触觉和压觉传导通路；视觉传导通路和瞳孔对光反射通路；听觉传导通路；平衡觉传导通路；内脏感觉传导通路。

（一）本体感觉传导通路

本体感觉是指肌、肌腱、关节等在不同状态（运动或静止）时产生的感觉，包括位置觉、运动觉和

振动觉，因其感受器位置较深，故又称深感觉，如闭眼时可感知身体各部位的位置和运动状况。本体感觉传导通路有两条：一条是传至大脑皮质，产生意识性感觉，称意识性本体感觉传导通路，该通路还传导皮肤的精细触觉（如两点间距离辨别觉和物体纹理粗细等）；另一条是传至小脑，不产生意识性感觉，称非意识性本体感觉传导通路，该通路反射地调节肌张力和协调肌运动以维持身体的姿势和平衡。由于头面部本体感觉传导通路目前尚不清楚，故主要介绍躯干和四肢本体感觉传导通路。

1. 躯干和四肢意识性本体感觉和精细触觉传导通路 由3级神经元组成。第1级神经元位于脊神经节内假单极神经元，胞体多为大、中型，发出的纤维较粗，有髓鞘，其周围突分布于肌、肌腱、关节等处的本体感受器和皮肤的精细触觉感受器，中枢突经脊神经后根的内侧部进入脊髓后索，分为长的升支和短的降支。其中，来自第5胸节以下的升支行于后索的内侧部，形成薄束，传导下肢和躯干下部的本体感觉及精细触觉；来自第4胸节以上的升支行于后索的外侧部，形成楔束，传导上肢和躯干上部的本体感觉及精细触觉。两束上行，分别止于延髓的薄束核和楔束核。短的降支至脊髓后角或前角，完成脊髓牵张反射。第2级神经元的胞体在薄、楔束核内，由此二核发出的纤维形成内弓状纤维向前绕过延髓中央灰质的腹侧，在中线上与对侧薄、楔束核发出的纤维交叉，称内侧丘系交叉。交叉后的纤维转折向上，在锥体束的背侧呈前后方向排列，行于延髓中线两侧，称内侧丘系。内侧丘系在脑桥呈横位居被盖的前缘，在中脑被盖则位于红核的外侧，最后止于背侧丘脑的腹后外侧核。第3级神经元的胞体在背侧丘脑的腹后外侧核，发出纤维参与组成**丘脑中央辐射** central thalamic radiations，经内囊后肢主要投射至中央后回的中、上部和中央旁小叶后部，部分纤维投射至中央前回（图9-166）。

该通路不同部位损伤，产生的症状不同。内侧丘系交叉以上损伤，症状表现在损伤对侧，患者闭眼时不能确定对侧关节的位置和运动方向以及两点间的距离；内侧丘系交叉以下损伤，则障碍表现在损伤同侧。此外，患者相应部位皮肤的精细触觉也丧失。

2. 躯干和四肢非意识性本体感觉传导通路 非意识性本体感觉传导通路实际上是反射通路的上行部分，为传入至小脑的本体感觉，由两级神经元组成（图9-167）。第1级神经元为脊神经节内假单极神经元，其周围突分布于肌、肌腱、关节的本体感受器，中枢突经脊神经后根的内侧部进入脊髓，终止于C_8~L_2节段胸核和腰骶膨大第Ⅴ~Ⅶ层外侧部的第2级神经元。由胸核发出的第2级纤维在同侧脊髓外侧索组成脊髓小脑后束，向上经小脑下脚进入旧小脑皮质；由腰骶膨大第Ⅴ~Ⅶ层外侧部发出的第2级纤维组成对侧和同侧的脊髓小脑前束，经小脑上脚止于旧小脑皮质。上述第2级神经元传导躯干（除颈部外）和下肢的本体感觉。传导上肢和颈部的本体感觉的第2级神经元胞体位于颈膨大部的第Ⅵ、Ⅶ层和延髓的楔束副核，这两处神经元发出的第2级纤维也经小脑下脚进入旧小脑皮质。

（二）痛、温觉，粗触觉和压觉传导通路

痛、温觉，粗触觉和压觉传导通路又称浅感觉传导通路，由3级神经元组成（图9-168）。

1. 躯干和四肢痛温觉、粗触觉和压觉传导通路 第1级神经元为脊神经节内假单极神经元，胞体为中、小型，突起较细，为薄髓或无髓纤维，其周围突分布于躯干和四肢皮肤内的感受器，中枢突经后根进入脊髓。其中，传导痛温觉的纤维（细纤维）在后根的外侧部入脊髓经背外侧束再终止于第2级神经元；传导粗触觉和压觉的纤维（粗纤维）经后根内侧部进入脊髓后索，再终止于第2级神经元。第2级神经元胞体主要位于脊髓灰质Ⅰ和Ⅳ~Ⅷ层，它们发出纤维经白质前连合时上升1或2个脊髓节段，或先上升1或2个脊髓节段再经白质前连合交叉至对侧的外侧索和前索内上行，组成脊髓丘脑侧束（传导痛温觉）和脊髓丘脑前束（传导粗触觉和压觉），两束合称为脊髓丘脑束，上行经延髓下橄榄核的背外侧，脑桥和中脑内侧丘系的外侧，终止于背侧丘脑的腹后外侧核。第3级神经元的胞体位于背侧丘脑的腹后外侧核，它们发出纤维参与组成丘脑中央辐射，经内囊后肢投射到中央后回中、上部和中央旁小叶后部。

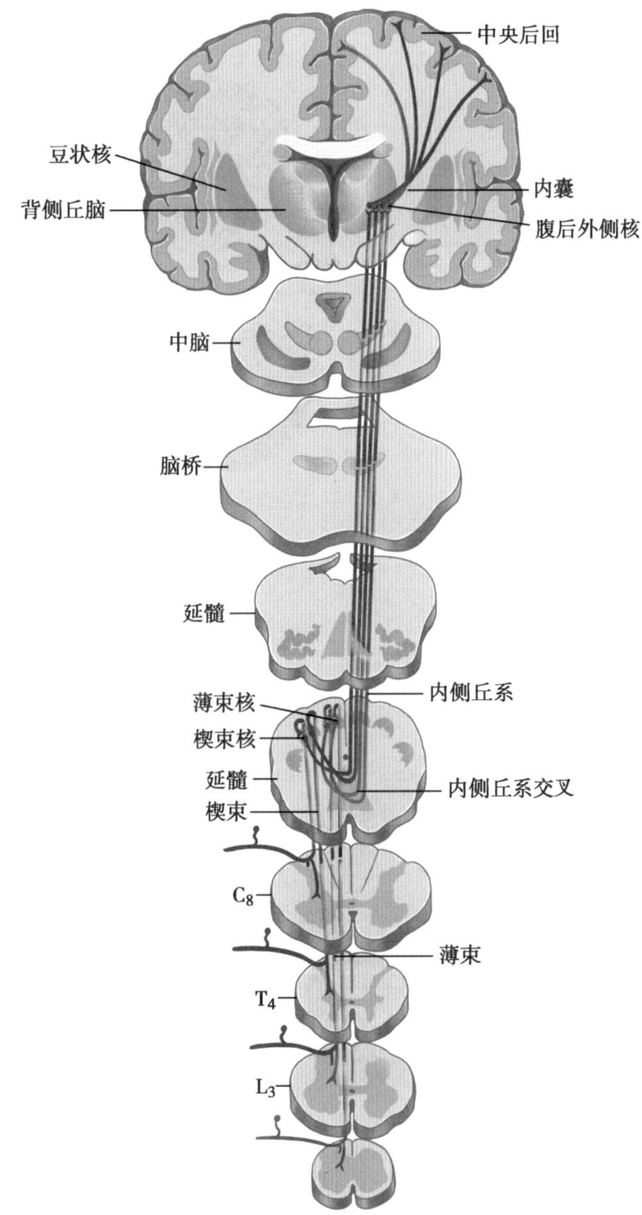

图 9-166 躯干和四肢意识性本体感觉传导通路

脊髓丘脑束纤维的排列

在脊髓内，脊髓丘脑束纤维的排列有一定的顺序：自外侧向内侧、由浅入深依次排列着来自骶、腰、胸、颈部的纤维。因此，当脊髓内肿瘤压迫一侧脊髓丘脑束时，痛、温觉障碍首先出现在身体对侧上半部（压迫来自颈、胸部的纤维），逐渐波及下半部（压迫来自腰骶部的纤维）。若受到脊髓外肿瘤压迫，发生感觉障碍的顺序则相反。

2. 头面部痛、温觉和触、压觉传导通路 第1级神经元位于三叉神经节内假单极神经元，其周围突经相应的脑神经分支分布于头面部皮肤及口鼻腔黏膜的相关感受器，中枢突经三叉神经根和舌咽、迷走和面神经入脑干；三叉神经中传导痛、温觉的纤维入脑后下降为三叉神经脊束，连同舌咽、迷走和面神经的纤维一起止于三叉神经脊束核；传导触、压觉的纤维终止于三叉神经脑桥核。第2级神经元的胞体位于三叉神经脊束核和三叉神经脑桥核内，它们发出的纤维交叉至对侧，组成三叉丘系（又称

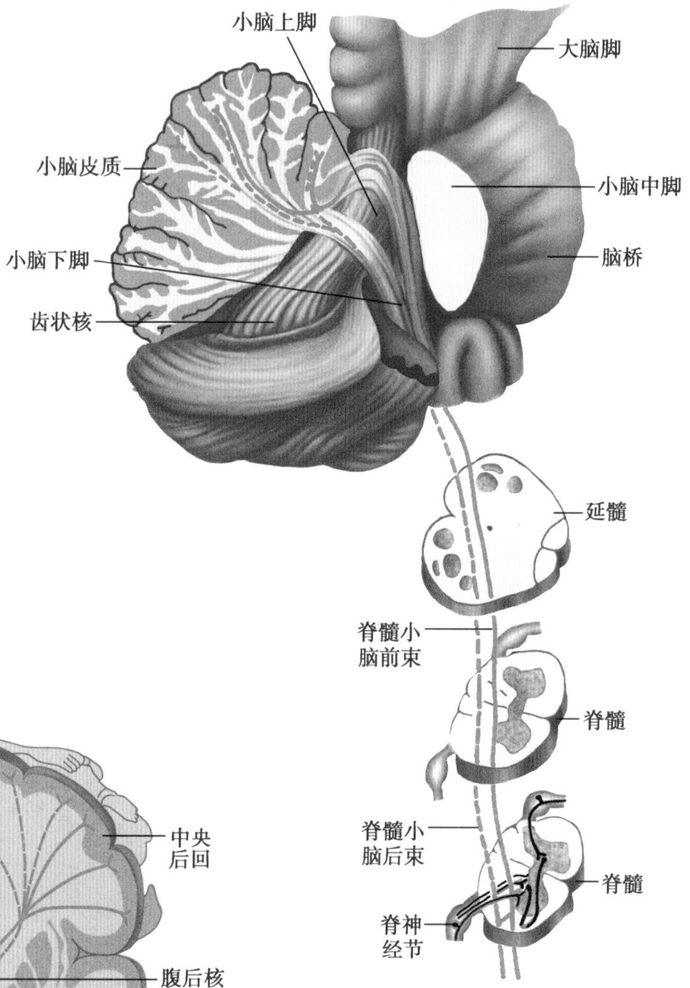

图 9-167 躯干和四肢非意识性本体感觉传导通路

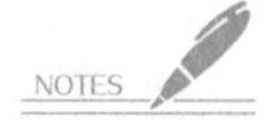

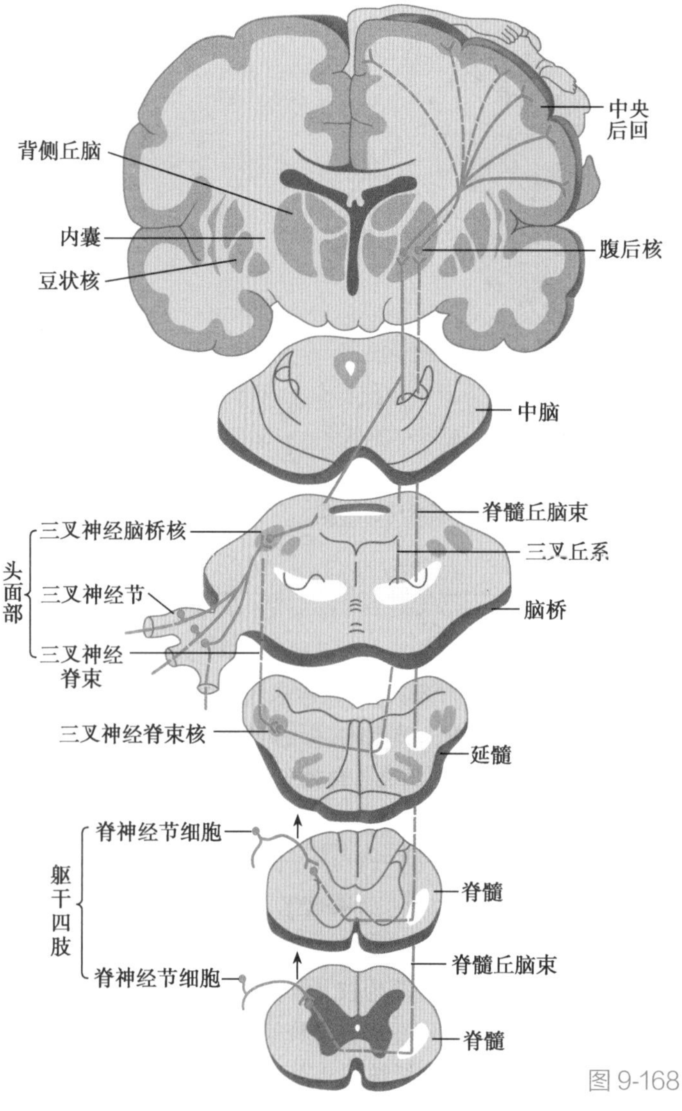

图 9-168 痛温觉、粗触觉和压觉传导通路

三叉丘脑束),止于背侧丘脑的腹后内侧核。第3级神经元的胞体在背侧丘脑的腹后内侧核,发出纤维参与组成丘脑中央辐射,经内囊后肢,投射到中央后回下部(见图9-168)。

三叉丘系以上损伤的表现

头面部痛、温觉和触、压觉传导通路不同部位损伤,产生的症状不同。三叉丘系以上损伤,导致对侧头面部痛温觉和触压觉障碍;三叉丘系以下损伤,则同侧头面部痛温觉和触压觉发生障碍。

(三)视觉传导通路和瞳孔对光反射通路

1. 视觉传导通路 visual pathway 包括3级神经元。眼球视网膜神经部外层的视锥细胞和视杆细胞为光感受器细胞,中层的双极细胞为第1级神经元,内层的节细胞为第2级神经元,其轴突在视神经盘处汇聚并穿出眼球壁形成视神经,经视神经管进入颅腔,形成视交叉后,延续为视束。在视交叉中,来自双眼视网膜鼻侧半的纤维交叉,交叉后的纤维加入对侧视束;来自视网膜颞侧半的纤维不交叉,进入同侧视束。因此,左侧视束内含有来自双眼视网膜左侧半的纤维,右侧视束内含有来自双眼视网膜右侧半的纤维。视束绕过大脑脚向后,主要终止于外侧膝状体。第3级神经元胞体在外侧膝状体内,由外侧膝状体核发出纤维组成**视辐射** optic radiation,经内囊后肢投射到端脑距状沟上下的**视区皮质** visual cortex,产生视觉(图9-169)。

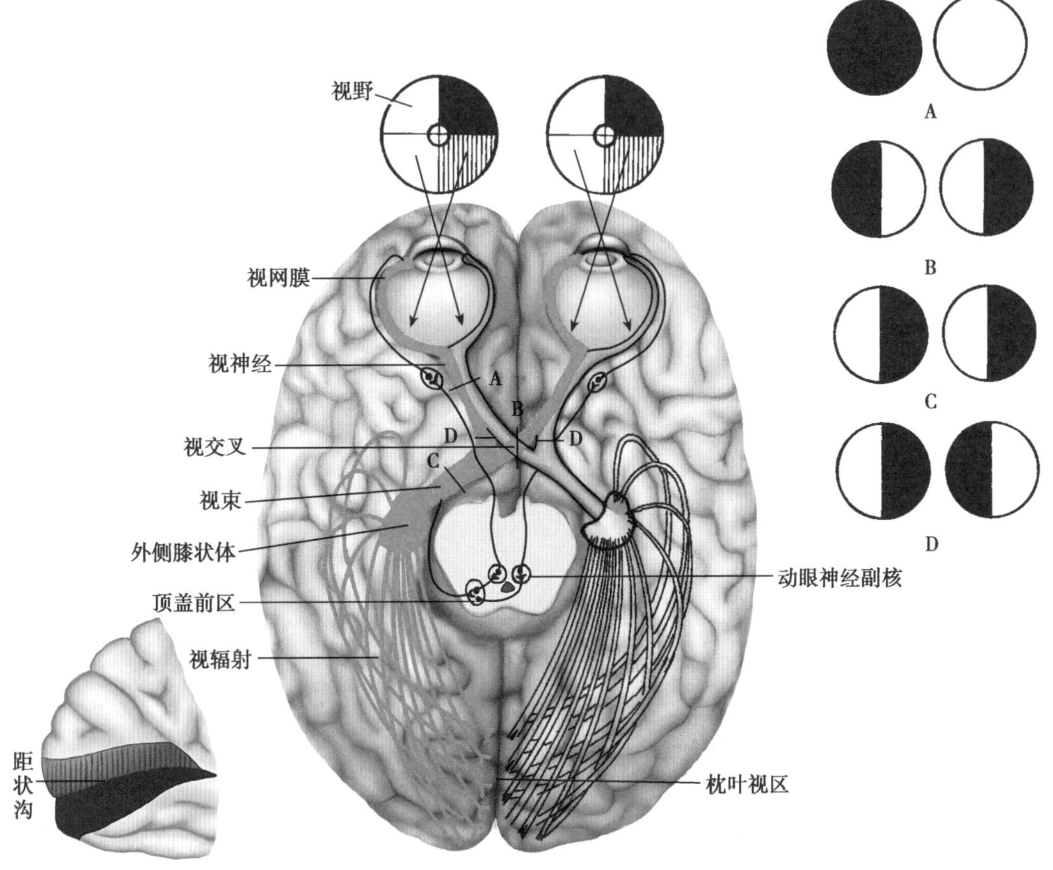

图9-169 视觉传导通路和瞳孔对光反射通路

A. 一侧视神经损伤;B. 视交叉中交叉纤维损伤;C. 一侧视束及以后的视觉传导路(视辐射、视区皮质)受损;D. 一侧视交叉外侧部的不交叉纤维损伤。

视束中尚有少数纤维经上丘臂终止于上丘和顶盖前区。上丘发出的纤维组成顶盖脊髓束，下行至脊髓，完成视觉反射。顶盖前区是瞳孔对光反射通路的调节中枢。

视野 visual field 是指眼球固定向前平视时所能看到的空间范围。由于眼球屈光装置对光线的折射作用，鼻侧半视野的物象投射到颞侧半视网膜，颞侧半视野的物象投射到鼻侧半视网膜，上半视野的物象投射到下半视网膜，下半视野的物象投射到上半视网膜。

视觉传导通路不同部位受损的表现

视觉传导通路的不同部位受损，可引起不同的视野缺损：①视网膜损伤引起的视野缺损与损伤的位置和范围有关，若损伤在视神经盘，则视野中出现较大暗点；若黄斑部受损，则中央视野有暗点；其他部位损伤，则对应部位有暗点。②一侧视神经损伤可致该侧眼视野全盲。③视交叉中交叉纤维损伤可致双眼视野颞侧半偏盲。④一侧视交叉外侧部的不交叉纤维损伤，则患侧眼视野的鼻侧半偏盲。⑤一侧视束及以后的视觉传导路（视辐射、视区皮质）受损，可致双眼病灶对侧半视野同向性偏盲（如右侧受损则右眼视野鼻侧半和左眼视野颞侧半偏盲）。

2. 瞳孔对光反射通路 光照一侧眼的瞳孔，引起双眼瞳孔缩小的反应称为**瞳孔对光反射** pupillary light reflex。光照侧眼的反应称为直接对光反射，光未照射侧眼的反应称为间接对光反射。瞳孔对光反射的通路如下：视网膜产生的视觉冲动经视神经、视交叉及两侧视束传导。视束中少量纤维经上丘臂至中脑顶盖前区，后者发出的纤维投射到两侧的动眼神经副核。动眼神经副核发出的副交感神经节前纤维，经动眼神经至睫状神经节交换神经元，由节后纤维将冲动传至瞳孔括约肌，从而使两侧瞳孔缩小（见图 9-169）。

瞳孔对光反射的临床意义

瞳孔对光反射在临床上有重要意义，反射消失可能预示着患者处于昏迷状态。该通路不同部位损伤对瞳孔对光反射的影响不同：①一侧视神经受损时，传入信息中断，光照患侧瞳孔，两侧瞳孔均不缩小。但光照健侧瞳孔，则两眼的对光反射均存在，即患侧眼的直接对光反射消失，间接对光反射存在。②一侧动眼神经受损时，由于传出信息中断，无论光照哪一侧瞳孔，患侧对光反射均消失，即患侧直接对光反射和间接对光反射均消失，但健侧直接、间接对光反射均存在。

（四）听觉传导通路

听觉传导通路 auditory pathway 的第 1 级神经元为蜗神经节内的双极细胞，其周围突分布于内耳的螺旋器（Corti 器）；中枢突组成蜗神经，与前庭神经伴行，在延髓和脑桥交界处入脑，止于蜗腹侧核和蜗背侧核（图 9-170）。第 2 级神经元胞体在蜗腹侧核和蜗背侧核，发出纤维大部分在脑桥内形成斜方体并交叉至对侧，在上橄榄核外侧折向上行，称为外侧丘系。外侧丘系的纤维经中脑被盖的背外侧部大多数止于下丘。第 3 级神经元胞体在下丘，其纤维经下丘臂止于内侧膝状体。第 4 级神经元胞体在内侧膝状体，发出纤维组成**听辐射** acoustic radiation，经内囊后肢，止于大脑皮质的额横回（听觉区）。

少数蜗腹侧核和蜗背侧核发出的纤维不交叉，进入同侧外侧丘系；也有一些蜗神经核发出的纤维在上橄榄核交换神经元，然后加入同侧的外侧丘系；还有少数外侧丘系的纤维直接止于内侧膝状体。因此，听觉冲动是双侧传导。若一侧通路在外侧丘系以上受损，不会产生明显症状，但若损伤了蜗神经、内耳或中耳，则将导致听觉障碍。

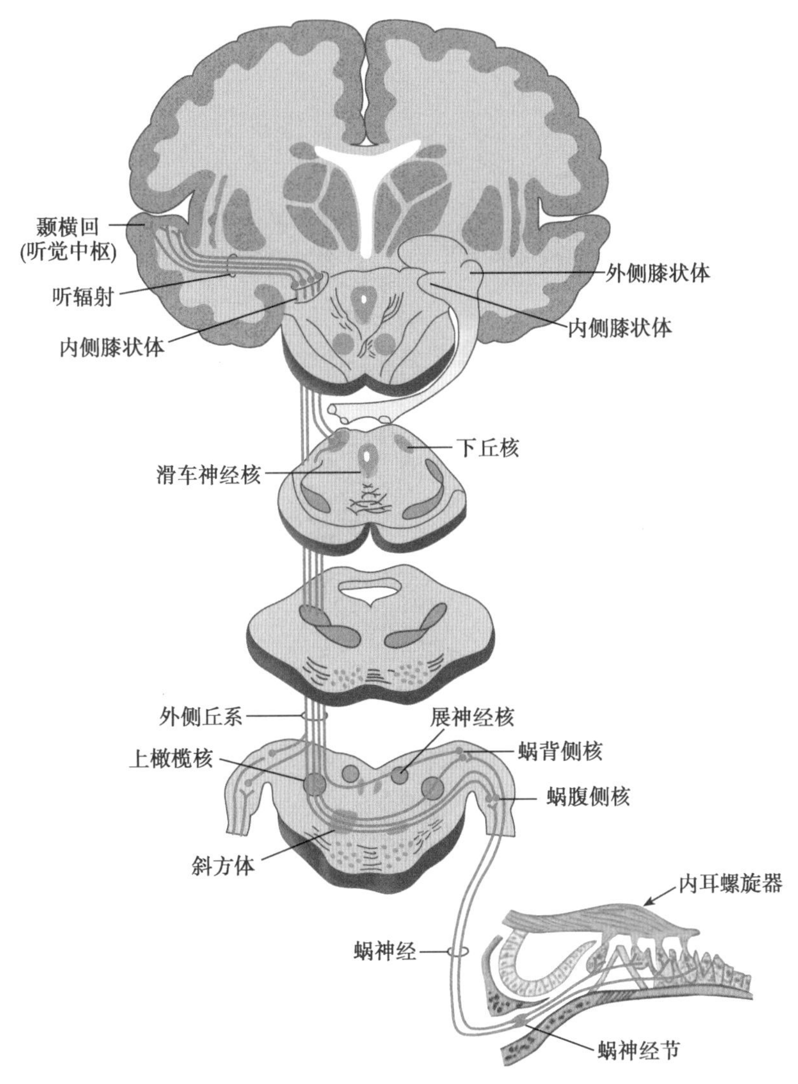

图 9-170 听觉传导通路

听觉的反射中枢在下丘。下丘神经元发出纤维到上丘,再由上丘神经元发出纤维,经顶盖脊髓束下行至脊髓的前角细胞,完成听觉反射。

此外,大脑皮质听觉区还可发出下行纤维,经听觉通路上的各级神经元中继,影响内耳螺旋器的感受功能,形成听觉通路上的抑制性反馈调节。

(五) 平衡觉传导通路

平衡觉传导通路 equilibrium pathway 的第 1 级神经元是前庭神经节内的双极细胞,其周围突分布于内耳半规管的壶腹嵴及前庭内的球囊斑和椭圆囊斑;中枢突组成前庭神经,与蜗神经一起经延髓和脑桥交界处入脑,止于前庭神经核群(图 9-171)。由前庭神经核群发出的第 2 级纤维向大脑皮质的投射径路尚不清楚,可能在背侧丘脑的腹后核交换神经元,再投射到颞上回前部的大脑皮质。由前庭神经核群发出纤维至中线两侧组成内侧纵束。其中,上升的纤维止于动眼、滑车和展神经核,完成眼肌前庭反射(如眼球震颤);下降的纤维至副神经核脊髓部和上段颈髓前角运动神经元,完成转眼同步转头的协调运动。此外,由前庭神经外侧核发出的纤维组成前庭脊髓束,完成躯干、四肢的姿势反射(伸肌兴奋、屈肌抑制)。前庭神经核群还发出纤维与部分前庭神经直接来的纤维,共同经小脑下脚进入小脑,参与平衡调节。前庭神经核群还发出纤维与脑干网状结构、迷走神经背核及疑核联系,故当平衡觉传导通路或前庭器受刺激时,可引起眩晕、呕吐、恶心等症状。

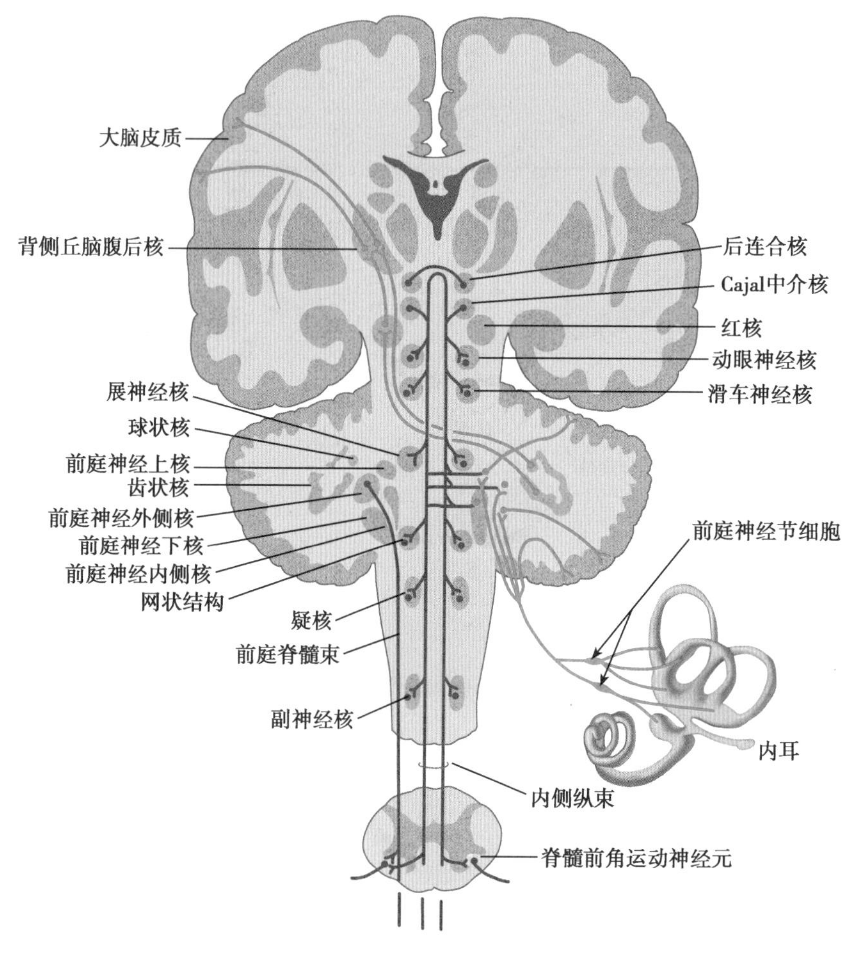

图 9-171 平衡觉传导通路

（六）内脏感觉传导通路

1. 一般内脏感觉传导通路 一般内脏感觉是指嗅觉和味觉以外的心、血管、腺体和内脏的感觉，**一般内脏感觉传导通路** general visceral sensory pathway 传入路径复杂（表 9-7），至今尚不完全清楚。

表 9-7 一般内脏感觉传导通路

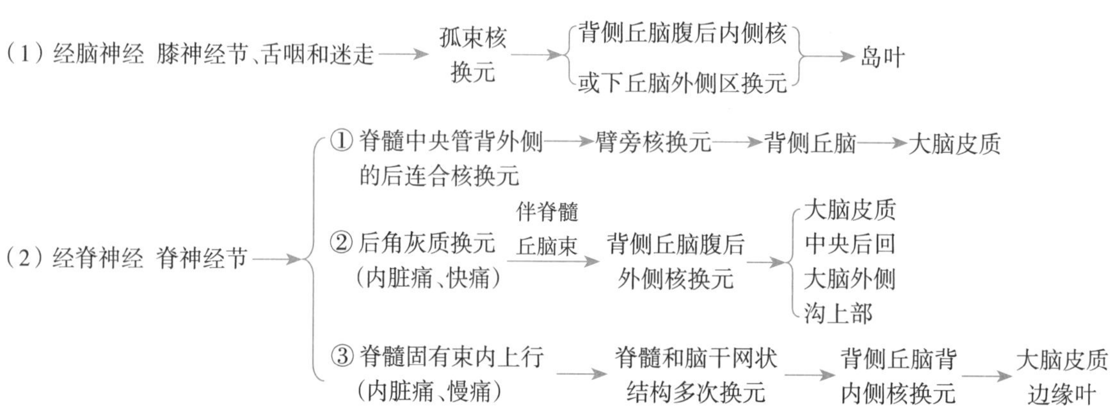
（1）经脑神经 膝神经节、舌咽和迷走 → 孤束核换元 → 背侧丘脑腹后内侧核 / 或下丘脑外侧区换元 → 岛叶

（2）经脊神经 脊神经节 →
① 脊髓中央管背外侧的后连合核换元 → 臂旁核换元 → 背侧丘脑 → 大脑皮质
② 后角灰质换元（内脏痛、快痛） —伴脊髓丘脑束→ 背侧丘脑腹后外侧核换元 → 大脑皮质 中央后回 大脑外侧沟上部
③ 脊髓固有束内上行（内脏痛、慢痛） → 脊髓和脑干网状结构多次换元 → 背侧丘脑背内侧核换元 → 大脑皮质边缘叶

2. 特殊内脏感觉传导通路 special visceral sensory pathway 指的是传导嗅觉和味觉的通路（表 9-8）。

表 9-8 嗅觉和味觉传导通路

（1）嗅觉 嗅细胞 —中枢突/形成嗅丝→ 嗅球换元 —经嗅束、嗅三角/和外侧嗅纹→ {梨状前区、杏仁周区
杏仁体皮质内侧核}

（2）味觉 膝神经节、舌咽和迷走神经下神经节中枢突 ——→ 孤束核上段 ——→ 背侧丘脑腹后内侧核 ——→ 额叶岛盖、岛叶

二、运动传导通路

运动传导通路是指从大脑皮质至躯体运动效应器和内脏活动效应器的神经联系。从大脑皮质至躯体运动效应器（骨骼肌）的神经通路，称为躯体运动传导通路，包括锥体系和锥体外系。从大脑皮质至内脏活动效应器（心肌、平滑肌、腺体等）的神经通路，为内脏运动传导通路（详见本章“内脏神经系统”部分）。

（一）锥体系

锥体系 pyramidal system 由上运动神经元和下运动神经元两级神经元组成。**上运动神经元** upper motor neuron 为位于大脑皮质的传出神经元。**下运动神经元** lower motor neuron 为脑神经中一般躯体和特殊内脏运动核及脊髓前角运动神经元，其胞体和轴突构成传导运动通路的**最后公路** final common pathway。

锥体系的上运动神经元由位于中央前回和中央旁小叶前半部的巨型锥体细胞（Betz 细胞）和其他类型锥体细胞以及位于额、顶叶部分区域的锥体细胞组成。上述神经元的轴突组成**锥体束** pyramidal tract 经内囊下行，其中：下行至脊髓的纤维束称皮质脊髓束；止于脑干内一般躯体和特殊内脏运动核的纤维束称为皮质核束。

1. 皮质脊髓束 corticospinal tract 由中央前回上、中部和中央旁小叶前半部等处皮质的锥体细胞轴突集中而成，下行经内囊后肢的前部、大脑脚底中 3/5 的外侧部和脑桥基底部至延髓锥体。在锥体下端，约 75%~90% 的纤维交叉至对侧，形成锥体交叉。交叉后的纤维继续于对侧脊髓侧索内下行，称皮质脊髓侧束，此束沿途发出侧支，逐节终止于前角运动神经元（可达骶节），主要支配四肢肌。在延髓锥体交叉处，皮质脊髓束中小部分未交叉的纤维在同侧脊髓前索内下行，称皮质脊髓前束。该束终止于颈髓和上胸髓节段，并经白质前连合逐节交叉至对侧，终止于前角运动神经元，支配躯干和上肢近端肌的运动。皮质脊髓前束中有一部分纤维始终不交叉而止于同侧脊髓前角运动神经元，主要支配躯干肌（图 9-172）。所以，躯干肌是受两侧大脑皮质支配，而上、下肢肌只受对侧支配，故一侧皮质脊髓束在锥体交叉以上部位受损，主要引起对侧肢体瘫痪，躯干肌运动不受明显影响；在锥体交叉以下部位受损，主要引起同侧肢体瘫痪。

实际上，皮质脊髓束只有 10%~20% 的纤维以单突触联系，直接止于前角运动神经元，支配四肢远端肌，这种上、下运动神经元之间的直接联系与动物在进化过程中技巧活动能力的发展有关，比如人手的技巧性活动能力已发展到极高的程度，支配运动手指和腕部肌肉的 α 运动神经元，与锥体束下行纤维之间具有最多的单突触直接联系。皮质脊髓束的大部分纤维需经中间神经元与前角神经元联系。

2. 皮质核束 corticonuclear tract 又称皮质脑干束，主要由中央前回下部的锥体细胞的轴突聚集而成，下行经内囊膝至大脑脚底中 3/5 的内侧部，由此向下陆续分出纤维，大部分终止于双侧脑神经运动核（动眼神经核、滑车神经核、展神经核、三叉神经运动核、面神经核支配上部面肌的神经细胞群、疑核和副神经脊髓核），这些核发出的纤维依次支配眼球外肌、咀嚼肌、面表情肌上部、咽喉肌、胸锁乳突肌和斜方肌。皮质核束的小部分纤维完全交叉至对侧，终止于面神经下部和舌下神经核，支配下部面肌和舌肌的随意运动（图 9-173）。因此，除面神经核下部和舌下神经核只接受单侧（对侧）皮质核束支配外，其他脑神经运动核均接受双侧皮质核束的纤维。

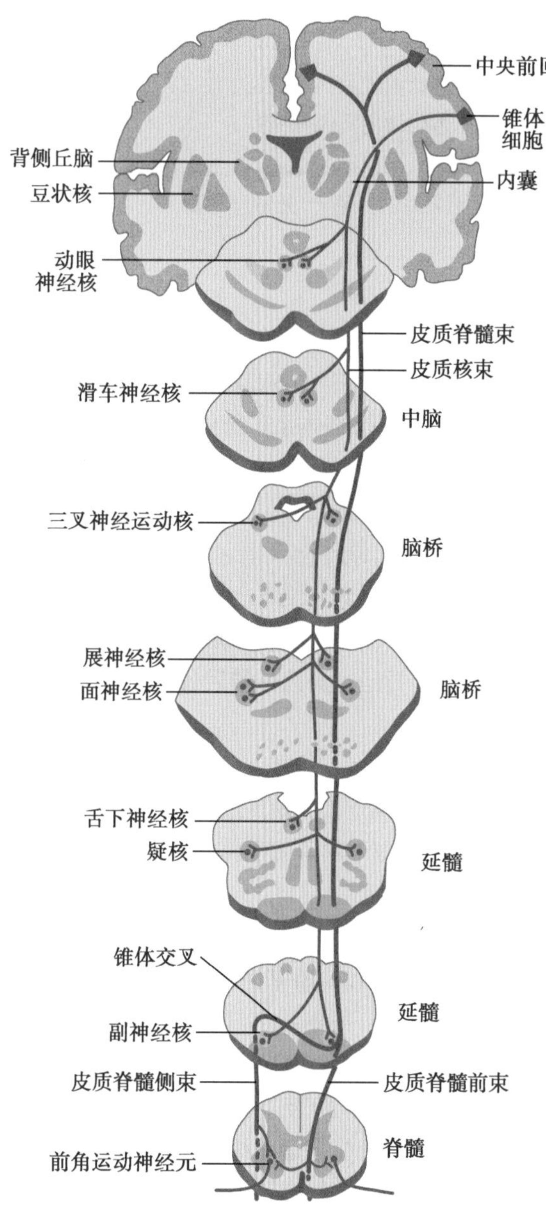

图 9-172 锥体系中的皮质脊髓束与皮质核束

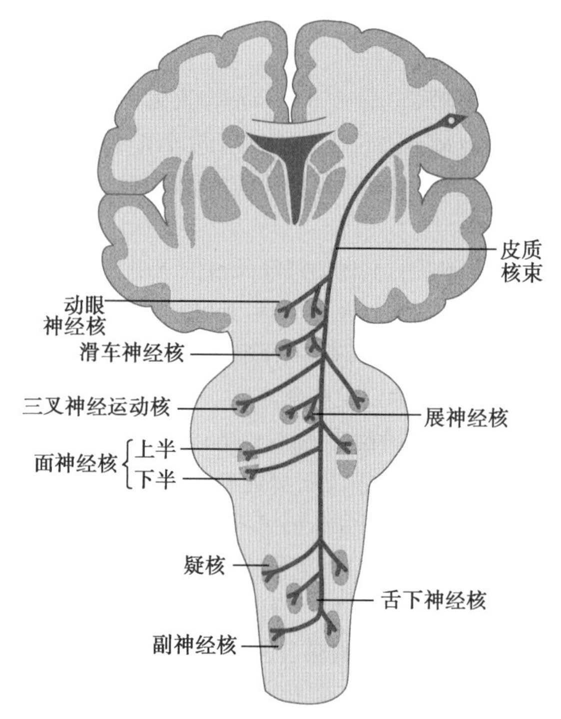

图 9-173 锥体系中的皮质核束

核上瘫和核下瘫

一侧上运动神经元受损，可产生对侧眼裂以下的面肌和对侧舌肌瘫痪，表现为病灶对侧鼻唇沟消失，口角低垂并向病灶侧偏斜，流涎，不能做鼓腮、露齿等动作，伸舌时舌尖偏向病灶对侧，称为核上瘫。一侧面神经核的神经元损伤，可致病灶侧所有的面肌瘫痪，表现为额纹消失，眼不能闭合，口角下垂，鼻唇沟消失等(知识链接图 9-1)；一侧舌下神经核的神经元损伤，可致病灶侧全部舌肌瘫痪，表现为伸舌时舌尖偏向病灶侧，两者均为下运动神经元损伤，故统称为核下瘫(知识链接图 9-2)。

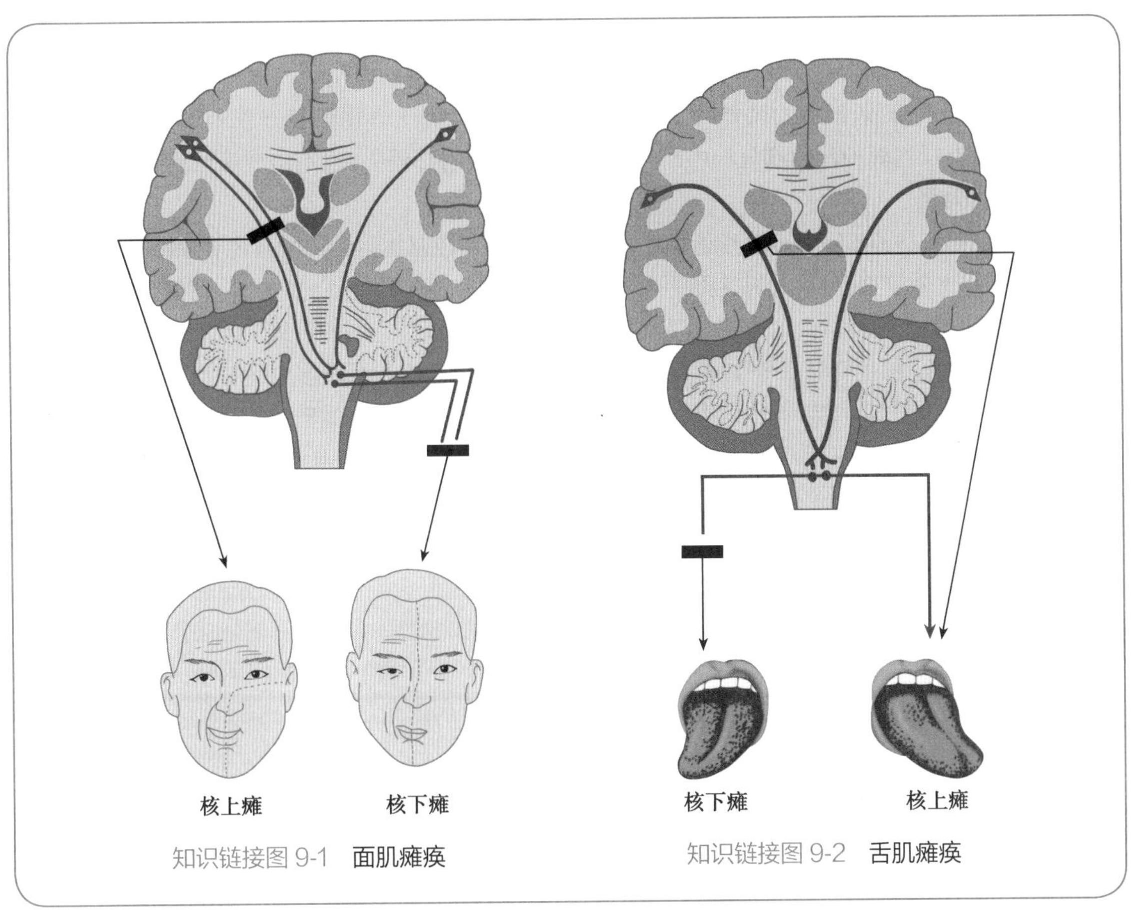

知识链接图 9-1 面肌瘫痪
知识链接图 9-2 舌肌瘫痪

锥体系的任何部位损伤都可引起其支配区的随意运动障碍，导致瘫痪。损伤可分为两类。

（1）上运动神经元损伤：指脊髓前角运动神经元和脑神经运动核以上的锥体系损伤，即锥体细胞或其轴突组成的锥体束的损伤。表现为：①随意运动障碍；②肌张力增高，故称为痉挛性瘫痪（硬瘫），这是由于上运动神经元对下运动神经元的抑制作用丧失（脑神经核上瘫时肌张力增高不明显），但早期肌萎缩不明显（因未失去下运动神经元对肌的支配）；③深反射亢进（因失去高级控制），浅反射（如腹壁反射、提睾反射等）减弱或消失（因锥体束的完整性被破坏）；④出现病理反射（如 Babinski 征阳性：刺激足底时，趾向背面屈曲，其他 4 趾分开，为锥体束损伤的典型症状之一）等，由锥体束的功能受到破坏所致（表 9-9）。

表 9-9 上、下运动神经元损伤后临床表现的比较

症状与体征	上运动神经元损伤	下运动神经元损伤
瘫痪范围	较广泛	较局限
瘫痪特点	痉挛性瘫（硬瘫）	弛缓性瘫（软瘫）
肌张力	增高	减低
深反射	亢进	消失
浅反射	减弱或消失	消失
腱反射	亢进	减弱或消失
病理反射	有	无
肌萎缩	早期无，晚期为废用性萎缩	早期有萎缩

（2）下运动神经元损伤：指脑神经运动核和脊髓前角运动神经元以下的锥体系损伤，即脑神经运动核和脊髓前角运动神经元以及它们的轴突（脑神经和脊神经）的损伤。表现为由失去神经直接支配所致的随意运动障碍，肌张力降低，故又称为弛缓性瘫痪（软瘫）。由于神经营养障碍，还可以出现肌萎缩。因所有反射弧的传出部分均中断，故浅反射和深反射都消失，也不出现病理反射。

（二）锥体外系

锥体外系 extrapyramidal system 是指锥体系以外影响和调控躯体运动的所有传导通路，由多级神经元组成，其结构十分复杂，包括大脑皮质（主要是躯体运动区和躯体感觉区）、纹状体、背侧丘脑、底丘脑、中脑顶盖、红核、黑质、脑桥核、前庭核、小脑和脑干网状结构等以及它们的纤维联系。锥体外系的纤维最后经红核脊髓束、网状脊髓束等中继，下行终止于脑神经运动核和脊髓前角运动神经元。在种系发生上，锥体外系是较古老的结构，从鱼类开始出现，在鸟类成为控制全身运动的主要系统。但到了哺乳类，尤其是人类，由于大脑皮质和锥体系的高度发达，锥体外系主要是协调锥体系的活动，二者协同完成运动功能。人类锥体外系的主要功能是调节肌张力、协调肌肉活动、维持体态姿势和习惯性动作（例如走路时双臂自然协调地摆动）等。锥体系和锥体外系在运动功能上是互相依赖不可分割的一个整体，只有在锥体外系保持肌张力稳定协调的前提下，锥体系才能完成一切精确的随意运动，如写字、刺绣等；而锥体外系对锥体系也有一定的依赖性，锥体系是运动的发起者，有些习惯性动作开始是由锥体系发起，然后才处于锥体外系的管理之下，如骑车、游泳等。下面简单介绍主要的锥体外系通路。

1. 皮质-新纹状体-背侧丘脑-皮质环路 对发出锥体束的皮质运动区的活动有重要的反馈调节作用（表 9-10）。

表 9-10 锥体外系——皮质-新纹状体-背侧丘脑-皮质环路

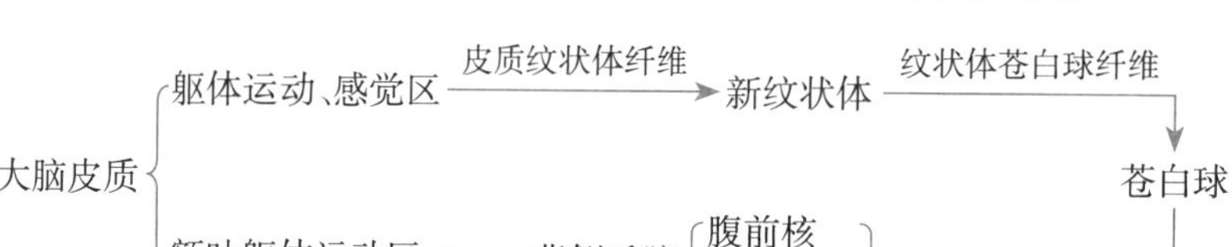

2. 新纹状体-黑质环路 自尾状核和壳发出纤维，止于黑质，再由黑质发出纤维返回尾状核和壳。黑质神经细胞能产生和释放多巴胺，当黑质病变后，纹状体内的多巴胺含量降低，是帕金森病的重要病理变化之一。

3. 苍白球-底丘脑环路 苍白球发出纤维止于底丘脑核，后者发出纤维经同一途径返回苍白球，对苍白球发挥抑制性反馈作用。一侧底丘脑核受损，丧失对同侧苍白球的抑制，对侧肢体出现大幅度颤搐。

4. 皮质-脑桥-小脑-皮质环路（表 9-11、图 9-176）

表 9-11 锥体外系通路——皮质-脑桥-小脑-皮质环路

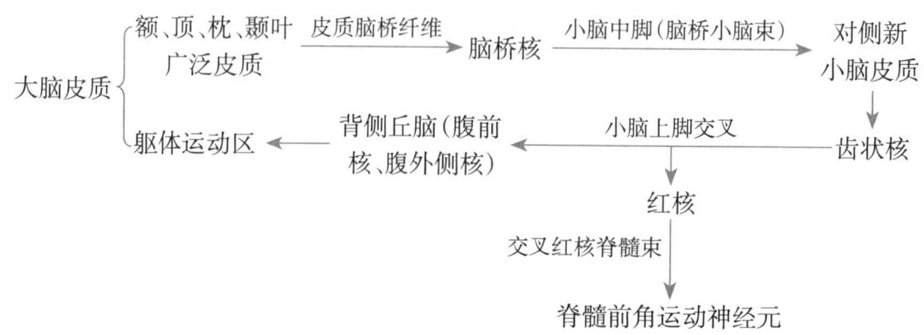

此环路是锥体外系中的重要反馈环路之一，人类最为发达。由于小脑还接受来自脊髓的本体感觉纤维，所以能更好地协调和共济肌肉运动（见图 9-176）。上述环路的任何部位损伤，都会导致共济

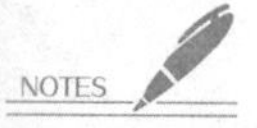

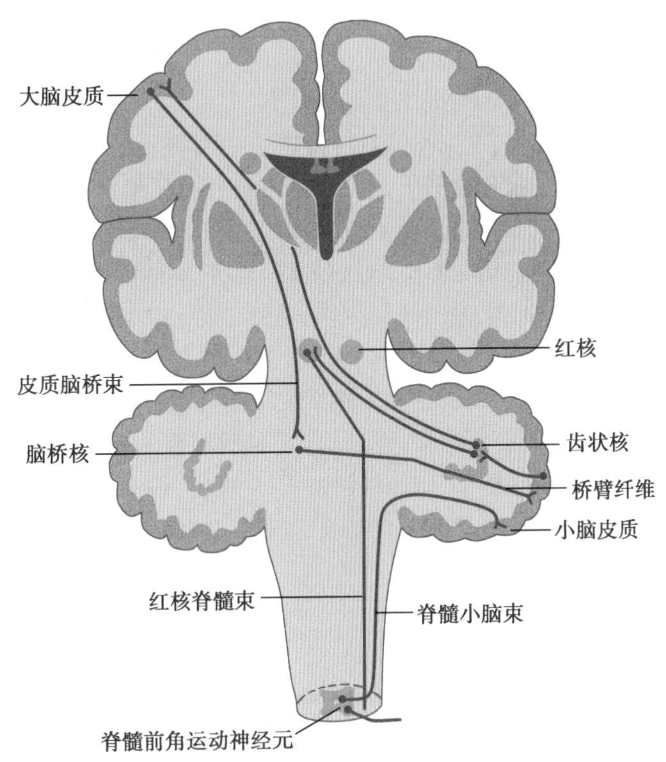

图 9-176 锥体外系的皮质-脑桥-小脑-皮质环路

失调，如行走蹒跚和醉汉步态等。

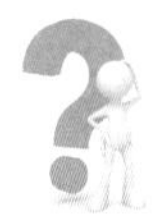

思考题

1. 外伤导致的脊髓损伤是使患者丧失劳动力的重要因素之一，请从解剖学角度分析脊髓半横断和脊髓全横断出现的症状主要有哪些？目前对脊髓损伤的治疗进展如何？

2. 瞳孔对光反射是临床上检测中脑病变的常用方法，直接对光反射和间接对光反射分别消失提示哪些结构可能发生了病变？

3. 肌萎缩性侧索硬化症是一种中枢神经系统的慢性进行性病变，病变累及延髓后可表现为发声困难、吞咽障碍、喝水或进食呛咳等症状，这些表现与哪些神经核团有关？

4. 患者患右侧听神经瘤，请从解剖学角度分析该肿瘤可能压迫到的神经核团、神经传导路以及可能出现的症状。

5. 患者左上肢指鼻试验不准、轮替动作差，左下肢跟膝胫试验差，无眩晕、无听力障碍且肌力完好，试分析患者最可能的病变部位在哪个脑区以及解剖学基础。

6. 大脑皮质有哪些类型的神经元？它们的形态学、化学构筑和电生理学特点是什么？大脑皮质的神经元是如何产生和形成分层分布的？科学界为什么期待对人类大脑的神经元测绘？

7. 某男性因车祸造成颅脑外伤，经 CT 检查诊断为右侧颞部硬膜外血肿伴发小脑幕切迹疝，患者出现①呕吐、头疼、嗜睡、意识朦胧；②两侧瞳孔不等大、右侧瞳孔对光反应迟钝；③左侧上、下肢肌力减退，肌张力增高，腱反射亢进，病理反射阳性等症状。请回答何谓小脑幕切迹，其上方有何结构？并用解剖学知识解释出现上述症状的原因。

8. 何谓豆纹动脉？其来源和供应范围如何？为什么易破裂出血？出现破裂时可能会产生哪些临床症状？为什么？

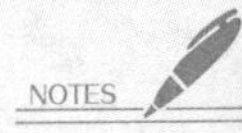

9. 骨折时可能伴有神经损伤,从解剖学角度分析肱骨中段、肱骨外科颈或肱骨髁上骨折可损伤哪些神经?产生哪些临床表现?为什么?

10. 甲状腺手术时最易损伤哪些神经?若受损有哪些临床表现?术中如何避免?

11. 颈部肿瘤手术时损伤交感干,术后患者出现①血压降低、心率变慢;②上肢、颈和面部无汗;③瞳孔缩小;④上睑下垂等症状,请用解剖学知识解释其原因。

12. 人眼观察物体时,光线进入眼球到最终产生视觉的过程都经过了哪些解剖结构?分析在视神经、视交叉中间部、视交叉外侧部、视束和视觉中枢损伤后的临床表现。

13. 女,56岁。突发昏迷持续2小时,意识恢复后,不能说话,右上、下肢不能活动。数日后,舌仍活动不灵活,但可以说话。体检发现:右上、下肢痉挛性瘫痪,肱二头肌肌腱、膝腱和跟腱反射亢进,Babinski征阳性,无肌萎缩。伸舌时舌尖偏向左侧,左侧舌肌明显萎缩。全身痛、温度觉正常。右侧躯干、肢体的位置觉、运动觉、振动觉和两点辨别性触觉完全消失。请从解剖学角度分析该患者的病变部位、损伤结构及原因。

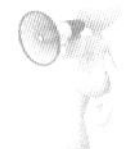

Summary

Nervous system is a major regulatory system with the most complex structures and functions among the human body systems. Through its receptors, the nervous system receives various information from the internal and external environment. The obtained information is integrated through the sensory nerve afferent center, and then sent out through the motor nerve. The nervous system regulates and controls the functional activities of various systems and organs of the human body, making it an organic whole, maintaining the stability of the internal environment, and adapting to changes in the external environment.

The nervous system has two parts: the central part and the peripheral part. The central part is made up of the brain and spinal cord, also known as the central nervous system. The peripheral part refers to the cranial nerve connected to the brain and the spinal nerves connected to the spinal cord, also known as the peripheral nervous system.

The nervous system is formed by nervous tissue which consists of two principal cellular constituents, nerve cells or neurons, and neuroglial cells or glia. The neuron is the structural and functional unit of the nervous system, and the glia provide structural and metabolic support for neurons.

A reflex arc is the basic functional unit of the nervous system. It has five basic components: receptor, sensory neuron, interneurons, motor neuron, and effector organs.

The spinal cord is cylindrical in shape and is located in the vertebral canal from the foramen magnum to the level of the first lumbar vertebra, with the lower end fixed to the coccyx through the filum terminate. It is divided into 31 segments, including 8 cervical segments, 12 thoracic segments, 5 lumbar segments, 5 sacral segments and 1 coccygeal segment, which is connected to a pair of spinal nerves. The spinal cord is composed of H-shaped gray matter (with anterior/motor horn, posterior/sensory horn, median zone and central gray matter) in the center and white matter (with ascending fibers, descending fibers and proper fasciculus) in the periphery. It receives sensory input and sends motor commands out to the trunk and limbs through the spinal nerves. It has reflex and connection functions that link advanced center with peripheral receptors and effectors.

The brain stem is stalk-like shaped that consists of the midbrain, pons and medulla oblongata from upper downward, which connects the brain to the spinal cord. The brain stem has vital centers that can

NOTES

regulate cardiac, respiratory and other fundamental function to maintain life. Among the 12 pairs of the cranial nerves, 10 are directly connected to the brain stem and related to the motor and sensory function of the face and neck. The brain stem is critical in the process of transmitting motor and sensory information through the neural pathways, and it participates in the regulation of sleep cycle and visceral activities. The major pathways include the corticospinal tract (motor function), the medial lemniscus pathway (fine touch, vibration sensation and proprioception) and the spinothalamic tract (pain, temperature, pruritus and rough touch).

The diencephalon lies between midbrain and cerebrum, surrounded by cerebral hemisphere. It can be divided into five major parts: dorsal thalamus, metathalamus, epithalamus, subthalamus, and hypothalamus. The dorsal thalamus is an ovoid mass of gray matter that forms the major part of the diencephalon. The metathalamus includes medial and lateral geniculate bodies. The epithalamus includes thalamic medullary stria, habenular trigone, habenular commissure, pineal body, and posterior commissure. The subthalamus contains a part of red nucleus and substantia nigra. The hypothalamus lies below the dorsal thalamus and forms the floor and inferior part of the lateral walls of the third ventricle.

The cerebellum is a significant regulatory center of movement, occupying the inferior and posterior aspects of the cranial cavity. It has two cerebellar hemispheres joined by vermis and can be divided into archicerebellum, paleocerebellum and neocerebellum. The gray matter on the surface is called cerebellar cortex, and the deep part is white matter, known as medulla. Deep within the white matter are central nuclei. The cerebellum integrates the movement information from vestibular organs, spinal cord and the cerebral cortex to the muscles, and from the muscles and joints to the cerebellum so as to maintain body balance and coordination of voluntary movement.

The cerebrum is the highest cognition, intelligence and control center for all mammals. It is separated into two hemispheres by longitudinal fissure, with corpus callosum connecting the two sides. The cerebral cortex is a folded structure. The sulci serving as landmarks to define the gyri into five large anatomical lobes (frontal, temporal, parietal, occipital, and insular). The cerebrum consists of the outer grey matter with principal neurons and interneurons, an inner mass of white matter made up of myelinated axons, which provide input and output connections from and to subcortical structure, and other cortical regions. The basal ganglia are structures embedded in the white matter including caudate nucleus, lentiform nucleus, claustrum and amygdaloid body (the former two are called striatum with key functions for movement control). The amygdaloid body and hippocampal formation are parts of the limbic system that is responsible for controlling various neurobiological functions including emotion, memory, hormone regulation.

The meninges of the brain and spinal cord are dural matter, arachnoid matter and pia matter from superficial to deep, which form epidural, subdural and subarachnoid spaces. The dura matter forms falx cerebri, tentorium cerebelli and dural venous sinus. The cerebral arteries come from the internal carotid artery and the vertebral artery, which form cerebral arterial circle at the base of the brain. The cerebral veins are divided into superficial and deep groups. Cerebrospinal fluid is produced by the choroid plexus in each ventricle, draining from the lateral ventricle to the third ventricle through the interventricular foramen, then to the fourth ventricle through the middle cerebral conduit, into the subarachnoid space through the median foramen and lateral foramen, and into the superior sagittal sinus through the arachnoid granula.

There are brain barriers in the central nervous system, which is composed of blood-brain barrier, blood-cerebrospinal fluid barrier, and cerebrospinal fluid-brain barrier. They protect the brain by restricting the transport of substances among capillaries, cerebrospinal fluid and brain tissue.

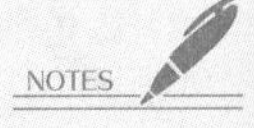

Peripheral nervous system refers to the nervous structure and tissues outside the central nervous system. It mainly consists of nerves, ganglia, nerve plexus and nerve terminal devices distributed throughout the body. Generally, the peripheral nervous system is divided into spinal nerve, cranial nerve, and visceral nerve. Structurally, the peripheral nervous system is connected with the spinal cord and brain of the central nervous system to realize the functional connection between the central nervous system and the organs and tissues of the body. Functionally, any part of the peripheral nervous system is composed of two major parts that transmit sensory signals and motor signals.

Spinal nerves are 31 pairs of peripheral nerves connected to the spinal cord. There are 8 pairs of cervical nerves, 12 pairs of thoracic nerves, 5 pairs of lumbar nerves, 5 pairs of sacral nerves, and 1 pair of coccygeal nerves. They are mixed nerves containing 4 fiber components: sensory and motor fiber components of somatic nerve and visceral nerve. All spinal nerves emerge from the intervertebral foramina and are immediately divided into 4 branches: anterior, posterior, meningeal and communicating branches. In addition to the segmental distribution of the anterior branches of the thoracic nerve, the other anterior branches constitute the nerve plexus, which forms a total of four plexus, i.e., cervical plexus, brachial plexus, lumbar plexus, and sacral plexus. The nerve branches from these plexuses are distributed mainly in the limbs and trunk.

The cranial nerve is the part of the peripheral nervous system that connects the brain. There are 12 pairs of cranial nerves with 7 kinds of fiber components. According to their fiber components and properties, the 12 pairs of cranial nerves can be divided into three types: sensory nerves (I, II and VIII), motor nerves (III, IV, VI, XI and XII), and mixed nerves (V, VII, IX and X). These cranial nerves pass through the corresponding foramens or fissures in the base of the skull, which are mainly distributed in the skin of the head and neck, mucous membranes, muscles, glands, blood vessels, visual organ, and vestibulocochlear organ (except the vagus nerve). The vagus nerve is widely distributed in the head, neck, thorax and abdomen corresponding organs, mucous membranes, muscles, glands and blood vessels.

As an important part of the peripheral nervous system, the visceral nervous system consists of visceral motor and sensory components. The visceral motor nerve is subdivided into sympathetic and parasympathetic parts, and it antagonistically regulates the movement of smooth muscle, cardiac muscle and the secretion of glands. The visceral sensory monitor changes in the viscera. Visceral sensory fibers generally accompany visceral motor fibers and distributes in the cardiovascular system, glands and viscera. The visceral motor and sensory nerves are usually interwoven into a plexus on their journey to the organ they innervate.

There are two major types of conductive pathways in the nervous system: the sensory pathway (ascending pathway) and the motor pathway (descending pathway). The sensory pathway is the afferent part of the reflex arc, and the motor pathway is composed of the efferent nerve.

The sensory pathway can be divided into: (1) proprioceptive sensory pathway, (2) pain sensation, temperature sensation, rough touch sensation and pressure sensation pathways, (3) visual pathway and pupillary light reflex pathway, (4) auditory pathway, (5) equilibrium pathway, and (6) visceral sensory pathway. These pathways are composed of three-grade neurons.

The motor pathway connects the cortex and the somatic motor effectors as well as visceral motor effectors. The conductive pathway from the cortex to the somatic motor effectors (skeletal muscles) is called the somatic motor pathway. It includes the pyramidal system and the extrapyramidal system. The neural pathway from the cortex to the visceral motor effectors (e.g., cardiac muscle, smooth muscle and glands) is the visceral motor pathway.

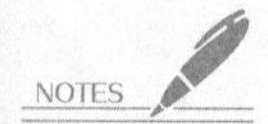

(臧卫东)

推 荐 阅 读

[1] 丁文龙,王海杰. 系统解剖学[M]. 3 版. 北京:人民卫生出版社,2015.

[2] 丁文龙,刘学政. 系统解剖学[M]. 9 版. 北京:人民卫生出版社,2018.

[3] 崔慧先. 系统解剖学[M]. 7 版. 北京:人民卫生出版社,2014.

[4] 张绍祥,张雅芳. 局部解剖学(8 年制)[M]. 3 版. 北京:人民卫生出版社,2015.

[5] 崔慧先,李瑞锡. 局部解剖学[M]. 9 版. 北京:人民卫生出版社,2018.

[6] 王庭槐. 生理学[M]. 9 版. 北京:人民卫生出版社,2018.

[7] 张朝佑. 人体解剖学[M]. 3 版. 北京:人民卫生出版社,2009.

[8] 朱长庚. 神经解剖学[M]. 2 版. 北京:人民卫生出版社,2009.

[9] 李云庆. 神经科学基础[M]. 2 版. 北京:高等教育出版社,2017.

[10] 人体解剖学与组织胚胎学名词审定委员会. 人体解剖学名词[M]. 2 版. 北京:科学出版社,2014.

[11] STANDRING S. Gray's Anatomy [M]. 40th ed. London:Churchill Livingstone Elsevier,2008.

[12] KEITH L M,ARTHUR F D,ANNE M R A. Clinically Oriented Anatomy [M]. 6th ed. Philadelphia:Wolters Kluwer Health/Lippincott Williams & Wilkins,2010.

[13] GERARD J T,MARK T N. Principles of Human Anatomy [M]. 11th ed. Hoboken:John Wiley & Sons,Inc.,2009.

[14] MALCOLM B C. Core Text of Neuroanatomy. 4th ed. Baltimor:William & Wilkins,1991.

中英文名词对照索引

C

D

E

F

G

H

J

K

L

M

N

P

Q

T

Y

Z

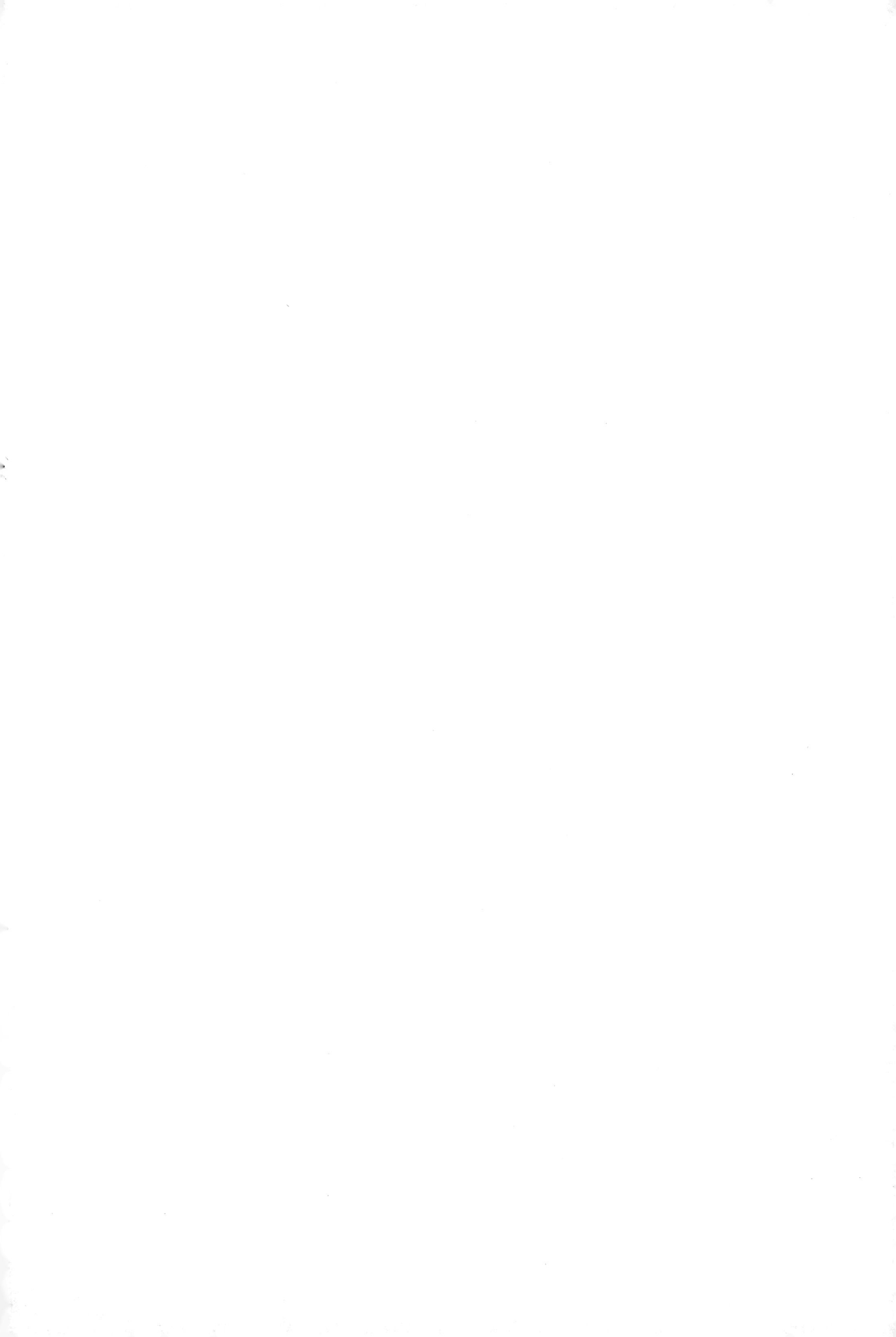